黄帝内经

杨建峰　主编

汕头大学出版社

图书在版编目(CIP)数据

黄帝内经／杨建峰主编. —汕头：汕头大学出版社，2018.4(2020.6 重印)

ISBN 978－7－5658－3453－0

Ⅰ. ①黄… Ⅱ. ①杨… Ⅲ. ①《内经》-注释②《内经》-译文 Ⅳ. ①R221

中国版本图书馆 CIP 数据核字(2018)第 013888 号

黄帝内经　HUANGDINEIJING

主　　编：杨建峰
责任编辑：邹　　峰
责任技编：黄东生
封面设计：门乃婷
出版发行：汕头大学出版社
　　　　　广东省汕头市大学路 243 号汕头大学校园内　邮政编码:515063
电　　话：0754－82904613
印　　刷：北京楠萍印刷有限公司
开　　本：880mm×1230mm　1/32
印　　张：28
字　　数：680 千字
版　　次：2018 年 4 月第 1 版
印　　次：2020 年 6 月第 2 次印刷
定　　价：58.00 元
ISBN 978－7－5658－3453－0

前　言

　　被称为上古三大奇书之一的《黄帝内经》，是我国传统中医学历史上现存最早又比较完整的中医古籍。《黄帝内经》包括《素问》、《灵枢》两大部分，共一百六十二篇。《素问》主要以阐释阴阳五行、天人相应、五运六气、天文历法、病机诊治、治法准则为主；《灵枢》主要以解释经络针灸、人体解剖、疾病症状及祛病之法为主。整部书以对话体为主，通过黄帝与岐伯等臣子的对话系统地反映了秦汉以前的医学成就，构建了中医理论体系的基本框架，成为中医学发展的基石。但是，由于《黄帝内经》成书较早，文字古奥难懂、晦涩多义，所以也给后世留下了团团迷雾。

　　有人说，《黄帝内经》与《易经》一样，得授于史前文明或外星来客，原因是书中多次提到了能"寿敝天地，无有终时"的"上古真人"。这与印加文明、古埃及文明等历史文明进程中的记载惊人的相似。仔细想来，似乎有些道理：要不是有了这些超越时代的先进思想的指导，古代的愚昧之人怎么能"仰观宇宙之邈远，俯瞰九州之变迁"，洞悉天文地理气象之间复杂的辩证关系呢？是耶，非耶？这答案当然要自己看了书之后才能找到。

　　从《黄帝内经》的内容来看，此书"上穷天纪，下极地理，远取诸物，近取诸身，更相问难"，不愧为一代奇书。天文、地理、气象、社会、历法、阴阳五行、运气之说皆有论述，用包罗万象概括一点儿也不为过。特别是其中最精妙的阴阳五行之说，不仅影响了中国五千年的文化，而且有些观点连现代科学也不得不佩服其前瞻性；还有其中的经络、针灸、气功的疗治理论，更是有着现代前沿医学都无法解释的神奇疗效；更别说现在正流行的"内经养生之道"，比西方"有病才治的实用医疗主义"高出了不止一个层次。从这些方面来看，《黄帝内经》的作者确实可以称得上是"大智大圣"。

对于这样一本被历代医家视为"圭臬"、奉为经典的奇书，如果有更多的读者能看到、看懂，那当然是一件再好不过的事。为此，编者结合各代研究成果，参考现代各种权威集注，采用全文翻译的方式，全方位地呈现了《黄帝内经》的全貌，以便读者无障碍阅读，掌握《黄帝内经》中观天知地、卜吉测凶、祛病养生的理论精髓。在这里要特别指出的是，由于《黄帝内经》文化底蕴丰厚、医理博大精深，我们的工作难免会有疏漏，误解误读之处还请大家多多谅解、批评指正。

2018 年 4 月

目 录

上篇　黄帝内经·素问

上古天真论篇第一

上古天真论：上古，指人类生活的远古时代。天，天年、天寿、天数的简称；真，即真气。本篇认为远古时代的人通过养生以保养真气，就能达到预防疾病、延年益寿、终其天年之目的，故名"上古天真论"。

昔在黄帝，生而神灵，弱而能言，幼而徇齐，长而敦敏，成而登天。

乃问于天师曰：余闻上古之人，春秋皆度百岁，而动作不衰；今时之人，年半百而动作皆衰者，时世异耶？人将失之耶？

岐伯对曰：上古之人，其知道者，法于阴阳，和于术数，食饮有节，起居有常，不妄作劳，故能形与神俱，而尽终其天年，度百岁乃去。今时之人不然也，以酒为浆，以妄为常，醉以入房，以欲竭其精，以耗散其真，不知持满，不时御神，务快其心，逆于生乐，起居无节，故半百而衰也。夫上古圣人之教下也，皆谓之虚邪贼风，避之有时，恬淡虚无，真气从之，精神内守，病安从来。是以志闲而少欲，心安而不惧，形劳而不倦，气从以顺，各从其欲，皆得所愿。故美其食，任其服，乐其俗，高下不相慕，其民故曰朴。是以嗜欲不能劳其目，淫邪不能惑其心，愚智贤不肖，不惧于物，故合于道。所以能年皆度百岁而动作不衰者，以其德全不危也。

帝曰：人年老而无子者，材力尽邪？将天数然也？

岐伯曰：女子七岁，肾气盛，齿更发长。二七而天癸至，任脉通，太冲脉盛，月事以时下，故有子。三七肾气平均，故真牙生而长极。四七筋骨坚，发长极，身体盛壮。五七阳明脉衰，面始焦，发始堕。六七三阳脉衰于上，面皆焦，发始白。七七任脉虚，太冲脉衰少，天癸竭，地道不通，故形坏而无子也。

丈夫八岁肾气实，发长齿更。二八肾气盛，天癸至，精气溢泻，阴阳和，故能有子。三八肾气平均，筋骨劲强，故真牙生而长极。四八筋骨隆盛，肌肉满壮。五八肾气衰，发堕齿槁。六八阳气衰竭于上，面焦，发鬓颁白。七八肝气衰，筋不能动，天癸竭，精少，肾藏衰，形体皆极。八八则齿发去。肾者主水，受五藏六腑之精而藏之，故五藏盛乃能泻。今五藏皆衰，筋骨解堕，天癸尽矣。故发鬓白，身体重，行步不正，而无子耳。

帝曰：有其年已老而有子者，何也？

岐伯曰：此其天寿过度，气脉常通，而肾气有余也。此虽有子，男不过尽八八，女不过尽七七，而天地之精气皆竭矣。

帝曰：夫道者，年皆百数，能有子乎？

岐伯曰：夫道者，能却老而全形身，年虽寿，能生子也。

黄帝曰：余闻上古有真人者，提挈天地，把握阴阳，呼吸精气，独立守神，肌肉若一，故能寿敝天地，无有终时，此其道生。

中古之时，有至人者，淳德全道，和于阴阳，调于四时，去世离俗，积精全神，游行天地之间，视听八达之外，此盖益其寿命而强者也，亦归于真人。

其次有圣人者，处天地之和，从八风之理，适嗜欲于世俗之间，无恚嗔之心，行不欲离于世，被服章，举不欲观于俗，外不劳形于事，内无思想之患，以恬愉为务，以自得为功，形体不敝，精神不散，亦可以百数。

其次有贤人者，法则天地，像似日月，辨列星辰，逆从阴阳，分别四时，将从上古，合同于道，亦可使益寿而有极时。

【译文】

从前有一位轩辕黄帝，生下来就很聪明伶俐，年龄很小时就善于言辞，幼年时对事物的理解力很强，长大后又忠诚又睿智，等到成年后就登上了天子之位。

有一天，黄帝向岐伯问：听说上古时代的人，都能够年过百岁而还没有衰老的现象；但现在的人，年龄到了五十岁，举手投足间就显出衰老。这是因为时代环境不同呢，还是人们失去了养生之法的缘故呢？

岐伯回答：上古时代的人，大都懂得养生的道理，效法阴阳，遵循时令的变化规律，饮食有一定节制，作息有一定规律，不妄事操劳，所以形体与精神能够两相称合，活到应该终了的寿命，度过百岁才死去。现在的人就不是这样了。把酒当做水饮，好逸恶劳，酒醉了，还肆行房事，纵情色欲，因而竭尽了精气，散失了真元。不知道保持精气的充沛，不明了节省精神的重要，只顾一时快心，违背着养生的真正乐趣，作息没有一定的规律，所以到五十岁便衰老了。上古时代，深明修养道理的人教诲人们说：对于四时不正的虚邪贼风，要能够适时回避；同时思想上保持清静，无欲无求，真气居藏于内，精神内守而不耗散，这样，病从哪里来呢？所以他们精神都很安闲，欲望很少；心境安定，没有恐惧；形体虽劳，并不过分疲倦；真气平和而调顺；每人顺着自己的心思，都能达到满意；吃什么都香甜，穿什么都舒服，习惯随遇而安，互相之间不羡慕地位的高下，人们都自然朴实。所以不正当的嗜好，不会干扰他的视听；淫乱邪说，也不会诱感他的心绪；不论愚者智者贤者不肖者对于酒色等事，都不急于寻求，这就合于养生之道。总之，他们之所以都能够过百岁而动作还不衰颓，这都是因为他们的养生之道完备而无偏颇啊。

黄帝问：人的年岁老了，就不能再生育子女，是精力不足呢，还是天癸之数使他这样呢？

岐伯回答：从一般生理过程来讲，女子到了七岁，肾气开始充盛，牙齿更换，毛发也开始生长。到了十四岁时，天癸发育成熟，任脉通畅，冲脉旺盛，月经按时出现，所以能够生育。到了二十一岁，肾气平和，智齿生长，身量也长到极限。到了二十八岁，筋骨坚强，毛发长到了极点，身体非常强壮。到了三十五岁，阳明经脉衰微，面部开始焦枯，头发开始脱落。到了四十二岁，三阳经脉都衰退了，面部枯槁，头发变白。到了四十九岁，任脉空虚，冲脉衰微，天癸枯竭，月经断绝，所以形体衰老，不能再生育了。

男子八岁时，肾气开始充盛，头发生长，牙齿更换。到了十六岁时，天癸发育成熟，精气充满，男女交合，所以有子。到了二十四岁，肾气平和，筋骨坚强，智齿生长，身量也长得够高了。到了三十二岁，筋骨粗壮，肌肉充实。到了四十岁，肾气衰退下来，头发初脱，牙齿干枯。到了四十八岁，人体上部阳明经气衰竭了，面色憔悴，发鬓变白。到了五十六岁，肝气衰，筋脉迟滞，因而导致手足运动不灵活了。到了六十四岁，天癸枯竭，精气少，肾藏衰，齿发脱落，身体形态都感到病苦。人体的肾脏主水，它接受五脏六腑的精华以后贮存在里面。所以脏府旺盛，肾脏才有精气排泄。现在年岁大了，五脏皆衰，筋骨无力，天癸竭尽，所以发鬓白，身体沉重，行步不正，不能再生育子女了。

黄帝问：有人年纪已老，还能再生子女，这是什么道理？岐伯说：这是因为他的先天禀赋超过了一般的人，气血经脉经常畅通。这种人虽然能够生育，但一般情况是男子不超过六十四岁，女子不超过四十九岁，男女的精气都竭尽了。

黄帝问：善于养生的人，年纪活到百岁，能不能生子呢？

岐伯答：经常注意养生的人，能够老得慢些，没有掉牙、面焦、发白、身重、行步不正等衰象，所以虽然达到高龄，仍然能够生子。

黄帝说：我听说上古时代有一种叫做真人的，他能抓住自然的规律，掌握阴阳的化机，吐故纳新以养精气，他的身体，好像和精神已经结合为一，所以寿命就与天地相当，没有终了的时候，这就是"与道俱生"的说法。

中古时代有一种叫做至人的，他有淳朴的道德，完备的养生方法，能够合于阴阳的变化，适应于四时气候的递迁，避开世俗的纷杂，聚精会神，悠游于天地之间，其所见所闻，能够广及八方荒远之外：这就是他延长寿命而使身体强健的方法。这种人也属于真人一类。

其次有叫做圣人的，能够安处于天地的平和之中，顺从着八风的变化规律，使自己爱好适于一般习惯。在处世中，从来不发怒生气，行为并不惊世骇俗，穿着打扮普普通通，在外不让忙碌的事务劳伤形体，在内也不为得失而思虑过甚，以安静乐观为自己的任务，以悠然自得为成功之境界，这样，他们的形体不会凋敝，精神也不易耗散，也可以活到百岁。还有一种善于养生而德才兼备的人，称为"贤人"。他们效法天地变化的规律，遵循日月运行昼夜盈亏的变化，辨别星辰观察星象，顺从阴阳，依四时不同而调养身体，以求符合上古的养生之道，他们也可以延长自己的寿命，不过却有一定的限制。

四气调神大论篇第二

四气调神大论：四气，即春、夏、秋、冬四时气候。调，调摄之意；神，指精神意志。本篇论述了春温、夏热、秋凉、冬寒四时气候变化的特点及自然界相应的征象，从"天人合一"的角度，阐述了人与四时阴阳消长变化相适应的养生方法，并强调了顺应四时养生的重要性，提出了"春夏养阳，秋冬养阴"的养生原则，突出了预防为主的"治未病"思想。由于人体脏器活动与外在的四时气候变化协调才能健康，而神是人体内在脏器活动的主宰，故名。

春三月，此谓发陈，天地俱生，万物以荣，夜卧早起，广步于庭，被发缓形，以使志生，生而勿杀，予而勿夺，赏而勿罚，此春气之应，养生之道也。逆之则伤肝，夏为寒变，奉长者少。

夏三月，此谓蕃秀，天地气交，万物华实，夜卧早起，无厌于日，使志无怒，使花英成秀，使气得泄，若所爱在外，此夏气之应，养长之道也。逆之则伤心，秋为痎疟，奉收者少，冬至重病。

秋三月，此谓容平，天气以急，地气以明，早卧早起，与鸡俱兴，使志安宁，以缓秋刑，收敛神气，使秋气平，无外其志，使肺气清，此秋气之应，养收之道也，逆之则伤肺，冬为飧泄，奉藏者少。

冬三月，此谓闭藏，水冰地坼，无扰乎阳，早卧晚起，必待日光，使志若伏若匿，若有私意，若已有得，去寒就温，无泄皮肤，使气亟夺，此冬气之应，养藏之道也。逆之则伤肾，春为痿厥，奉生者少。

天气清净光明者也，藏德不止，故不下也。天明则日月不明，邪害空窍，阳气者闭塞，地气者冒明，云雾不精，则上应白露不下。交通不表，万物命故不施，不施则名木多死。恶气不发，风雨不节，白露不下，则菀藁不荣。贼风数至，暴雨数起，天地四时不相保，与道相失，则未央绝灭。唯圣人顺之，故身无奇病，万物不失，生气不竭。

逆春气，则少阳不生，肝气内变；逆夏气，则太阳不长，心气内洞；逆秋气，则太阴不收，肺气焦满；逆冬气，则少阴不藏，肾气独沉。

夫四时阴阳者，万物之根本也，所以圣人春夏养阳，秋冬养阴，以从其根，故与万物沉浮于生长之门。逆其根，则伐其本，坏其真矣。故阴阳四时者，万物之终始也，死生之本也。逆之则灾害生，从之则苛疾不起，是谓得道。道者，圣人行之，愚者佩之。

从阴阳则生，逆之则死，从之则治，逆之则乱。反顺为逆，是谓内格。是故圣人不治已病治未病，不治已乱治未乱，此之谓也。夫病已成而后药之，乱已成而后冶之，譬犹渴而穿井，斗而铸锥，不亦晚乎！

【译文】

春天的三个月，是万物复苏的季节，天地间万物生气勃勃，草木欣欣向荣。 人们应当晚睡早起，在庭院里散步，披散着头发，舒缓形体，以便使神志随着春天生发之气而舒畅活泼。 不滥行杀伐，不冲杀掠夺，不随意罚惩，多放生，多加施予，多多奖赏。 一定要应和这春阳生发之气而决不能折逆它。 这就是适应春天生养的方法。 违背这个方法，那就会伤肝。 到了夏天，就要得寒变的病。 为什么呢？是因为春天生养的基础差，供给夏季盛长的物质基础也就差了。

夏三月，是草木繁衍秀美的季节。 在这一时期，天地阴阳之气相交，一切植物都开花结果。 在生活方面，人们应该晚睡早起，不要厌恶白天太长，保持心情愉快，不要随意发怒，精神要像自然界的花木一样秀美旺盛。 天气炎热，要适当出汗，使郁气能宣通于外。 这是适应夏天"长养"的道理。 违反了这个道理，必会受伤。 到了秋天，就会得疟疾；到了冬天更会生大病。 为什么呢？因为夏天长养基础一差，供给秋天收敛的能力也就差了。

秋三月，是草木自然成熟的季节。金风渐来，天气劲急；暑湿已去，地气清明。这个季节，应该早卧早起，与家中家畜的作息一致。使意志保持安定，借以舒缓秋天的形体。但是，意志怎样才能得到安定呢？就是要精神内守不急不躁，使秋天肃杀之气得以和平；不使意志外驰，使肺气得到匀整。这是适应秋天"收养"的方法。如果违背了这个方法，肺会受伤。到了冬天，就要生完谷不化的飧泄病。为什么呢？因为秋天收养基础一差，供给冬天潜藏之气的能力也就差了。

冬三月，是万物生机潜伏闭藏的季节。水结冰、地冻裂。这时，人们不要扰动阳气，应该早卧晚起，一定得等到日光显露再起床。使意志如伏似藏，好像收获颇多却不露声色。而且还应该避寒就温，不要让皮肤开泄出汗，使阳气藏而不泄。这就是适应冬天藏伏的方法。如果违反了这个道理，肾会受伤，到了春天，就要得痿厥病了。为什么呢？因为冬天闭藏的基础一差，供给春季生养的能力也就差了。

天气是清净光明的，纲蕴其德，永远无尽，所以长存而不衰。否则，如果天气阴霾晦暗，昼不见日，夜不见月，阴阳失序，造成天地否隔，邪乘虚窍而入，酿成灾害。因而流畅的阳气，变得闭塞不通；沉浊的地气，反而遮蔽光明。云雾不散，地气就不得上应天气，甘露也就不能下降了。甘露不降，草木就枯槁而死，不会再繁荣茂盛。再加上贼风和暴雨的不断袭击，天地四时不能保持其相互之间的平衡，与正常的规律相违背，这样的话，万物活不到一半寿命便都夭折了。只有圣人能够顺应自然变化，注意养生，所以身体没有重病。要是万物都能不失保养之道，那它的生气是不会衰竭的。

如果与春天之气相违逆，那么少阳之气就不能生发，从而使肝气内郁而生病变；如果与夏天之气相违逆，那么太阳之气就不能生长，就会发生心动的病；如果与秋天之气相违逆，那么少阴之气就不能收敛，就会肺热喘闷；如果与冬天之气相违逆，那么太阴之气不能潜藏，就会使肾气消沉而功能衰减。　以上所说的阴阳四时，是万物生长收藏的根本。　所以圣人顺着这个规律，在春天夏天保养心肝，在秋天冬天保养肺肾，以顺应这一养生之道的根本原则。　假如违反了这个根本原则，便会摧残本元，损坏身体。

所以说四时阴阳，是万物的终始，死生的本源。　违反了它，就要发生灾害；顺从着它，就不会得重病。　这样才可以说得了养生之道。不过这种养生之道只有圣人去奉行，愚者却不按照去做。　要知道，能顺从阴阳之道就生，违逆阴阳之道就死；顺应它便会太平，违反它就会混乱。　如果不顺阴阳四时之气而违逆它，就会使机体与自然环境相格拒。

因此，圣人主张要在病症未成之际去发现并预防它，要注意探察动乱之征兆去消除它，而不要等到病因已成，动乱已生再去平治，这就好像是等到口渴了才去掘井，要上战场才铸造兵器一样，悔之晚矣！

生气通天论篇第三

生气通天：生气，构成和维持人体生命活动的阴阳二气。　通，贯通；天，天地自然。

黄帝曰：夫自古通天者，生之本，本于阴阳。天地之间，六合之内，其气九州、九窍、五藏、十二节，皆通乎天气。其生五，其气三，数犯此者，则邪气伤人，此寿命之本也。

苍天之气清净，则志意治，顺之则阳气固，虽有贼邪，弗能害也，此因时之序。故圣人传精神，服天气，而通神明。失之则内闭九窍，外壅肌肉，卫气散解，此谓自伤，气之削也。

阳气者，若天与日，失其所则折寿而不彰，故天运当以日光明。是故阳因而上，卫外者也。

因于寒，欲如运枢，起居如惊，神气乃浮。因于暑，汗，烦则喘喝，静则多言，体若燔炭，汗出而散。因于湿，首如裹，湿热不攘，大筋缓短，小筋弛长，缓短为拘，弛长为痿。因于气为肿，四维相代，阳气乃竭。

阳气者，烦劳则张，精绝，辟积于夏，使人煎厥。目盲不可以视，耳闭不可以听，溃溃乎若坏都，汩汩乎不可止。

阳气者，大怒则形气绝，而血菀于上，使人薄厥。有伤于筋，纵，其若不容。

汗出偏沮，使人偏枯。汗出见湿，乃生痤疿。高粱之变，足生大疔，受如持虚。劳汗当风，寒薄为皶，郁乃痤。

阳气者，精则养神，柔则养筋。开阖不得，寒气从之，乃生大偻。陷脉为瘘，留连肉腠。俞气化薄，传为善畏，乃为惊骇。荣气不从，逆于肉理，乃生痈肿。魄汗未尽，形弱而气烁，穴俞以闭，发为风疟。

故风者，百病之始也，清静则肉腠闭拒，虽有大风苛毒，弗之能害，此因时之序也。

故病久则传化，上下不并，良医弗为。故阳畜积病死，而阳气当隔，隔者当泻，不亟正治，粗乃败之。

故阳气者，一日而主外，平旦人气生，日中而阳气隆，日西而阳气已虚，气门乃闭。是故暮而收拒，无扰筋骨，无见雾露，反此三时，形乃困薄。

岐伯曰：阴者，藏精而起亟也；阳者，卫外而为固也。阴不胜其阳，则脉流薄疾，并乃狂。阳不胜其阴，则五藏气争，九窍不通。是以圣人陈阴阳，筋脉和同，骨髓坚固，气血皆从。如是则内外调和，邪不能害，耳目聪明，气立如故。

风客淫气，精乃亡，邪伤肝也。因而饱食，筋脉横解，肠澼为痔。因而大饮，则气逆。因而强力，肾气乃伤，高骨乃坏。

凡阴阳之要，阳密乃固，两者不和，若春无秋，若冬无夏，因而和之，是谓圣度。故阳强不能密，阴气乃绝；阴平阳秘，精神乃治；阴阳离决，精气乃绝。

因于露风，乃生寒热。是以春伤于风，邪气留连，乃为洞泄。夏伤于暑，秋为痎疟。秋伤于湿，上逆而咳，发为痿厥。冬伤于寒，春必温病。四时之气，更伤五脏。

阴之所生，本在五味，阴之五宫，伤在五味。是故味过于酸，肝气以津，脾气乃绝。味过于咸，大骨气劳，短肌，心气抑。味过于甘，心气喘满，色黑，肾气不衡。味过于苦，脾气不濡，胃气乃厚。味过于辛，筋脉沮弛，精神乃央。是故谨和五味，骨正筋柔，气血以流，腠理以密，如是则骨气以精，谨道如法，长有天命。

【译文】

黄帝说：自古以来，认为人与自然界的密切结合，是生命的根本。更具体地说，生命本于阴阳。凡是天地之间，六合之内，无论是人的九窍、五脏，还是十二节，都与自然之气相通。所谓"生气"，指的是金、木、水、火、土五行，风、暑、火三种阳气，湿、燥、寒三种阴气。如果人不善于调养而经常去违犯它，那么邪气就会伤害人体。因此说，阴阳是寿命的根本。

由于人的生气与天相关，所以苍天之气清净，人的意志就平和。顺应了这个道理，能使阳气固护，即便有贼风虚邪，也不能侵害人体。所以圣人搏聚精神，运行阳气，契合阴阳的变化。如果不是这样，在内就会九窍闭塞，在外就会发生肌肉臃肿的病变，阳气就消散了，这是自己招致的伤害，并使生命受到削弱。

人体有阳气，就像天上有太阳。太阳失其正常运行，万物就不能生存；人体的阳气失其正常运行，就会折寿而不能生长壮大。所以说天的健运不息，是借太阳的光明，而人的阳气则是轻清上浮而起着保卫身体的作用。

人若受寒气的侵袭，在意志上就会不舒畅，起居不宁，像有戒备似的神气浮越，阳气就不能固密了。若为夏季暑气所伤，就会多汗、烦躁，甚至喘促，喝喝有声。如暑邪内攻，影响神明，那么身体虽不烦躁，却由于气伤神虚，也会多言多语，身体像烧炭一样发热。必须出汗，热才能退。如果伤于湿邪，就会头部沉重，好像有东西裹着一样。如果湿热不能及时排除，就会出现大筋拘而不伸，小筋弛而无力的症状。如果被风邪所伤，就会发为浮肿，如果上述寒、暑、湿、风四种邪气交替伤害人体，就会阳气衰竭。

人身的阳气，在烦劳的情况下，就会形成亢阳外越，因而导致阴精耗竭。如病积久，到了夏天，再加上炎热，就有发生"煎厥"病的可能。它的主要症状是：耳朵闭塞听不见，眼睛昏蒙看不清。病势危急，正像水泽溃堤，水流迅疾，不可遏止，一发而不可收拾。人身的阳气，在大怒时，形与气隔绝，运行紊乱，阳气上逆，血就会郁于头部，可能发生"暴厥"的病。当然，大怒之后，也有不发厥的，那也必然会伤筋。因为肝主筋。筋受了伤，肌肉无所约束，会变松弛，肢体行动就不能自如。阳气虚，气不周流，汗出偏于半身的，将来可能会发生偏瘫病。汗出后，若受到湿邪侵袭，就会生疿疹。经常食肥肉精米厚味的害处，是容易生大疔。人的哪条经脉虚，大疔就从哪条经脉发生。如果劳动之后，汗出当风，寒气逼于皮肤，每每发生粉刺，郁积久了，便成为痤疮。

阳气在人体里，它的精微可以养神，它的柔性可以养筋。如果腠理开阖失时，寒邪乘机袭人，就要生大偻病。营气本来流行在经脉里，如果寒气入于经脉，营气不能顺着经脉走，阻滞在肌肉纹理中，就会发生痈肿。寒气深入血脉中，就会成为瘘疮留滞在肌肉纹理，就会长时间不能痊愈。如果寒邪从背俞侵入到藏府，可能会出现善畏和惊骇的症状。汗出不透，形弱气消，俞穴闭塞，致使邪气留在体内，寒热交迫，就会发患风疟之病。

举例来说，风是百病的开端，能够引起各种疾病。但是，只要意志安闲，就能使腠理闭密，阳气能够卫外，并可因之有坚强的抵抗力，纵然有大风苛毒，也很难侵入形体，这关键就在于能够顺应四时的气序，作好调节养生。

病的时间长了，就会变生别的症候，若病到了上下之气不能相通，那时虽有良医，也治不好的。人的阳气过分蓄积，也会致死。治疗方法，既然是阳气蓄积，就应该把它消散，如何消散呢？就应该用泻法，不赶紧治疗，最高明的医生也无能为力了。人身的阳气，一天里都是属于外部的。天破晓的时候，人的阳气始生；中午的时候，阳气最旺盛；到了日落的时候，阳气衰退，气门也就随着关闭了。这时候，就应当休息，阳气收藏，就能抗拒邪气。不要扰动筋骨，不要披霜带露在田野郊外行走。如果违反了这个平旦、日中、日暮的动静规律，就会生病而使形体憔悴损坏。

岐伯说：阴是蓄藏精气而守于血部的，阳是保卫人体外部而坚固腠理的。假如阴不胜阳，脉之往来就急速有力，病会发展为狂症；如果阳不胜阴，那么五脏之气就会失调纷乱，以致九窍不通。所以圣人讲明阴阳，使人注意保持平衡，不使偏胜，因而筋脉舒和，骨髓坚固，气血畅通，这样就能够内外调和，不受邪气的伤害，耳聪目明，气的运行也就能始终如常了。

风邪侵入人体，渐渐侵害元气，精血就要损耗，这是邪气伤害肝脏的缘故。这种情况下，吃得过饱，胃肠的筋脉横满解裂，就会形成下泄脓血的痔疮；饮酒过度，肺气就会上逆，强力房事，就会损伤肾气，使腰间的背椎骨受损。

阴阳协调的关键，在于阴气宁静，阳气固密。如果阴阳偏胜，失去平衡协调，就好像一年之中，只有春天而没有秋天，只有冬天而没有夏天一样。因此说，使阴阳调和，这是圣人最好的养生方法。如果阳气过强，不能密藏，那阴气就要亏耗；阴气和平，阳气密藏，精神就会旺盛；如果阴阳离决而不相交，那精气也就随之而竭尽了。

如果冒受风邪，就会发生寒热。所以，春天伤于风邪，邪气留滞不去，到了夏天就会发生洞泄的病。夏天伤于暑邪，潜藏于内，到了秋天，就会发生疟疾。秋天伤于湿邪，到了冬天，就会随之气逆而痰咳，以致形成痿厥这样的重病。冬天被寒邪所伤害，到了春天，必然会发生温热的病。因此说，风寒暑湿这些四时的邪气，是会伤害五脏的。

精血的产生，根源于对饮食五味的物质摄取；但是，贮藏精血的五脏，又可因为过食五味而受伤害。例：过食酸的东西，会使肝气偏盛，失去条达，脾气因而受到克制，就可能呈现衰弱。过食咸的东西，会使骨气受伤，肌肉枯槁，气也就郁滞了。过食苦味的东西，会使心气喘闷，肾气也就衰弱了。过食甘味的东西，会使脾气濡滞，胃气也就薄弱了。过食辛味的东西，会使筋脉渐渐衰败，精神也就颓靡了。所以五味调和适当，使得骨骼正直，筋脉柔和，气血流通，腠理固密，这样，就气骨精强了。只要能够严格地按着养生的方法去做，就可以享受天赋的寿命了。

金匮真言论篇第四

金匮：匮，同"柜"，藏物之器。金匮，以金为匮，是古代帝王收藏珍贵书籍的器具。

黄帝问曰：天有八风，经有五风，何谓？

岐伯对曰：八风发邪，以为经风，触五藏邪气发病。所谓得四时之胜者，春胜长夏，长夏胜冬，冬胜夏，夏胜秋，秋胜春，所谓四时之胜也。

东风生于春，病在肝，俞在颈项；南风生于夏，病在心，俞在胸胁；西风生于秋，病在肺，俞在肩背；北风生于冬，病在肾，俞在腰股；中央为土，病在脾，俞在脊。

故春气者病在头，夏气者病在藏，秋气者病在肩背，冬气者病在四肢。

故春善病鼽衄，仲夏善病胸胁，长夏善病洞泄寒中，秋善病风疟，冬善病痹厥。

故冬不按跻，春不鼽衄，春不病颈项，仲夏不病胸胁，长夏不病洞泄寒中，秋不病风疟，冬不病痹厥、飧泄而汗出也。

夫精者，身之本也。故藏于精者，春不病温。夏暑汗不出者，秋成风疟。此平人脉法也。

故曰，阴中有阴，阳中有阳。平旦至日中，天之阳，阳中之阳也；日中至黄昏，天之阳，阳中之阴也；合夜至鸡鸣，天之阴，阴中之阴也；鸡鸣至平旦，天之阴，阴中之阳也。故人亦应之。

夫言人之阴阳，则外为阳，内为阴；言人身之阴阳，则背为阳，腹为阴；言人身之脏腑中阴阳，则脏者为阴，腑者为阳。肝、心、脾、肺、肾五脏皆为阴，胆、胃、大肠、小肠、膀胱、三焦六腑皆为阳。所以欲知阴中之阴、阳中之阳者，何也？为冬病在阴，夏病在阳，春病在阴，秋病在阳，皆视其所在，为施针石也。故背为阳，阳中之阳，心也；背为阳，阳中之阴，肺也；腹为阴，阴中之阴，肾也；腹为阴，阴中之阳，肝也；腹为阴，阴中之至阴，脾也。此皆阴阳、表里、内外、雌雄相输应也，故以应天之阴阳也。

帝曰：五藏应四时，各有收受乎？

岐伯曰：有。东方青色，入通于肝，开窍于目，藏精于肝。其病发惊骇，其味酸，其类草木，其畜鸡，其谷麦。其应四时，上为岁星，是以春气在头也。其音角，其数八，是以知病之在筋也，其臭臊。

南方赤色，入通于心，开窍于耳，藏精于心，故病在五藏。其味苦，其类火，其畜羊，其谷黍。其应四时，上为荧惑星，是以知病之在脉也。其音徵，其数七，其臭焦。

中央黄色，入通于脾，开窍于口，藏精于脾，故病在舌本。其味甘，其类土，其畜牛，其谷稷。其应四时，上为镇星，是以知病之在肉也。其音宫，其数五，其臭香。

西方白色，入通于肺，开窍于鼻，藏精于肺，故病在背。其味辛，其类金，其畜马，其谷稻。其应四时，上为太白星，是以知病之在皮毛也。其音商，其数九，其臭腥。

北方黑色，入通于肾，开窍于二阴，藏精于肾，故病在谿。其味咸，其类水，其畜彘，其谷豆。其应四时，上为辰星，是以知病之在骨也。其音羽，其数六，其臭腐。

故善为脉者，谨察五藏六腑，一逆一从，阴阳、表里、雌雄之纪，藏之心意，合心于精。非其人勿教，非其真勿授，是谓得道。

【译文】

黄帝说：天有八方之风，人的经脉有五脏之风。这是怎么回事呢？

岐伯说：八方不正常的气候，传播了致病因素；入于五经的风邪，触动人的五脏，因而发病。

一年四时的气候之间有相胜的关系，如春气胜长夏，长夏胜寒气，夏气胜秋气，秋气胜春气，这是一年四时之气相胜的情况。东风生于春季，病变常发生在肝经，而表现于颈项。南风生于夏季，病变常发生在心经而表现于胸胁。西风生于秋季，病变常发生在肺经而表现于肩背。北风生于冬季，病变常发生在肾经而表现于腰及腿胯之处。中央属土，病变常发生在脾经，而表现于脊背。

所以春气生病，病多在头部；夏气生病，病多在心脏；秋气生病，病多在肩背；冬气生病，病多在四肢。

所以春天多生鼽衄的病，夏天多生胸胁的病，长夏多生里寒疾泄的病，秋天多生风疟的病，而冬天多生痹症和厥病。

所以冬天只要善于保养阳气，不扰动筋骨，春天就不会发生鼽衄之疾，也不会得颈项的病，夏天就不会得胸胁部疾病，长夏就不会得里寒疾泄的病，秋天就不会得风疟这样的疾病，冬天也就不会得痹症成厥病，或因泄泻而汗出不止。

精在人身，如同根之于树一样。所以冬季善于保养精气，春天就不易生温病。夏天应疏泄，如果应该出汗而不出汗，到了秋天就会得风疟的病。这些道理，可以说都是根据四时而诊断疾病的基本法则。

所以说，阴中有阴，阳中有阳。从黎明到中午这段时间里，自然界的阳气是阳中之阳。从中午到黄昏这段时间里，自然界的阳气是阳中之阴。从黄昏到鸡叫这段时间里，自然界的阴气是阴中之阴。从鸡叫到黎明这段时间里，自然界的阴气是阴中之阳。自然界的阴阳之气是这样，人的阴阳之气也是这样。

就整个人体来说，外部为阳内部为阴。若单就躯干来说，背部为阳，腹部为阴。若单就脏腑来说，肝、心、脾、肺、肾五脏都属阴，而胆、胃、大肠、小肠、三焦、膀胱都属阳。要了解阴中之阴，阳中之阳的道理，是为了什么？因为冬病发生在阴，夏病发生在阳，春病发生在阴，秋病发生在阳，都应按照疾病所在的部位来进行针刺或砭石治疗的缘故。 所以说：背部为阳，阳中之阳为心。 背部为阳，阳中之阴为肺。 腹部为阴，阴中之阴为肾。 腹部为阴，阴中之阳为肝。 腹部为阴，阴中之至阴为脾。 以上所说的都是人体的阴阳表里内外雌雄的对应关系，它们与自然界四时昼夜的阴阳变化，是相符合的。

黄帝说：五脏与四时相对应，都各有所用吗？岐伯答：有。 东方青色，与人体的肝相应。 肝开窍于目，精华藏在其中，它发病多在头部。 比象来说，在五味中为酸，在植物中为木，在五畜中为鸡，在五谷中为麦，在四时中上为岁星，这些都属木的一类，和肝是相应的，所以肝有病就会发生在筋的方面。 再者，属木性质的，在五音中为角音，在五行生成数中为八，在气中为臊膻。

南方赤色，和人体的心相应。 心开窍于舌，精华藏于其中，它发病多在五脏。 比象来说，在五行里为火，在五味中为苦味，在五畜中为羊，在五谷中为黍，在四时中上为荧惑星，这些都属火的一类，和心是相应的。 所以心有病会发生在血脉方面。 再有属火性质的，在五音中为徵音，在五行生成数中为七，在气中为焦枯。

中央黄色，与人体的脾相应。 脾开窍于口，精华藏在其中，它发病多在脊部。 比象来说，在五味中为甘味，在五行中为土，在五畜中为牛，在五谷中为稷，在四时中上为镇星，这些都属土的一类，和脾是相应的，所以脾有病会发生在肉的方面。 再有，属土性质的，在五音中为宫音，在五行生成数中为五，在气中为香。

西方白色，与人体的肺相应。 肺开窍于鼻，精华藏在其中，它发病多在背部。 比象来说，在五味中为辛味，在五行中为金，在五畜中为马，在五谷中为稻，在四时中上为太白星，这些都属于金的一类，和肺是相应的，所以有病会发生在皮毛方面。 再有，属金性质的，在五音中为商音，在五行生成数中为九，在气中为腥。

北方黑色，与人体的肾相应。 肾开窍于二阴，精华藏在其中，它发病多在四肢。 比象来说，在五味中为咸味，在五行中为水，在五畜中为豕，在五谷中为豆，在四时中上为辰星。 这些都是属于水的一类，和肾是相应的，有病会发生在骨骼方面。 再者，属水性质的，在五音中为羽音，在五行生成数中为六，在气中为腐朽。

所以精通脉诊的人，必须小心地审察五脏六腑的气血逆顺以及阴阳、表里、雌雄的所以然，经过深思熟虑，以达到精微地步。 这样的脉学，是宝贵的。 但不是好学的人不要传授给他，只有具备医生的医德与好学聪颖的人，才有资格得到医学的精华。 这才算对医学事业作出了贡献。

阴阳应象大论篇第五

阴阳应象：阴阳，是古代哲学家对自然界相互关联的某些事物和现象对立双方属性的理论概括，即包含有对立统一的概念。 应，对应、相应；象，形象、现象、表象。 应象，指阴阳虽为抽象概念，但在自然界有象可应。

黄帝曰：阴阳者，天地之道也，万物之纲纪，变化之父母，生杀之本始，神明之府也，治病必求于本。故积阳为天，积阴为地。阴静阳躁，阳生阴长，阳杀阴藏。阳化气，阴成形。寒极生热，热极生寒。寒气生浊，热气生清。清气在下，则生飧泄；浊气在上，则生䐜胀。此阴阳反作，病之逆从也。

故清阳为天，浊阴为地；地气上为云，天气下为雨；雨出地气，云出天气。故清阳出上窍，浊阴出下窍；清阳发腠理，浊阴走五藏；清阳实四肢，浊阴归六腑。

水为阴，火为阳，阳为气，阴为味。味归形，形归气，气归精，精归化。精食气，形食味，化生精，气生形。味伤形，气伤精，精化为气，气伤于味。

阴味出下窍，阳气出上窍。味厚者为阴，薄为阴之阳。气厚者为阳，薄为阳之阴。味厚则泄，薄则通。气薄则发泄，厚则发热。壮火之气衰，少火之气壮。壮火食气，气食少火。壮火散气，少火生气。气味辛甘发散为阳，酸苦涌泄为阴。

阴胜则阳病，阳胜则阴病。阳胜则热，阴胜则寒。重寒则热，重热则寒。寒伤形，热伤气。气伤痛，形伤肿。故先痛而后肿者，气伤形也；先肿而后痛者，形伤气也。

风胜则动，热胜则肿，燥胜则干，寒胜则浮，湿胜则濡泻。天有四时五行，以生长收藏，以生寒暑燥湿风；人有五藏化五气，以生喜怒悲忧恐。故喜怒伤气，寒暑伤形；暴怒伤阴，暴喜伤阳。厥气上行，满脉去形。喜怒不节，寒暑过度，生乃不固。故重阴必阳，重阳必阴。故曰：冬伤于寒，春必温病；春伤于风，夏生飧泄；夏伤于暑，秋必痎疟；秋伤于湿，冬生咳嗽。

帝曰：余闻上古圣人，论理人形，列别藏腑，端络经脉，会通六合，各从其经；气穴所发，各有处名；谿谷属骨，皆有所起；分部逆从，各有条理；四时阴阳，尽有经纪；外内之应，皆有表里，其信然乎？

岐伯对曰：东方生风，风生木，木生酸，酸生肝，肝生筋，筋生心，肝主目。其在天为玄，在人为道，在地为化，化生五味，道生智，玄生神。神在天为风，在地为木，在体为筋，在藏为肝，在色为苍，在音为角，在声为呼，在变动为握，在窍为目，在味为酸，在志为怒。怒伤肝，悲胜怒；风伤筋，燥胜风；酸伤筋，辛胜酸。

南方生热，热生火，火生苦，苦生心，心生血，血生脾，心主舌。其在天为热，在地为火，在体为脉，在藏为心，在色为赤，在音为徵，在声为笑，在变动为忧，在窍为舌，在味为苦，在志为喜。喜伤心，恐胜喜；热伤气，寒胜热；苦伤气，咸胜苦。

中央生湿，湿生土，土生甘，甘生脾，脾生肉，肉生肺，脾主口。其在天为湿，在地为土，在体为肉，在藏为脾，在色为黄，在音为宫，在声为歌，在变动为哕，在窍为口，在味为甘，在志为思。思伤脾，怒胜思；湿伤肉，风胜湿；甘伤肉，酸胜甘。

西方生燥，燥生金，金生辛，辛生肺，肺生皮毛，皮毛生肾，肺主鼻。其在天为燥，在地为金，在体为皮毛，在脏为肺，在色为白，在音为商，在声为哭，在变动为咳，在窍为鼻，在味为辛，在志为忧。忧伤肺，喜胜忧；热伤皮毛，寒胜热；辛伤皮毛，苦胜辛。

北方生寒，寒生水，水生咸，咸生肾，肾生骨髓，髓生肝，肾主耳。其在天为寒，在地为水，在体为骨，在脏为肾，在色为黑，在音为羽，在声为呻，在变动为慄，在窍为耳，在味为咸，在志为恐。恐伤肾，思胜恐；寒伤血，燥胜寒；咸伤血，甘胜咸。

故曰：天地者，万物之上下也；阴阳者，血气之男女也；左右者，阴阳之道路也；水火者，阴阳之征兆也；阴阳者，万物之能始也。故曰：阴在内，阳之守也；阳在外，阴之使也。

帝曰：是属于阴胜的病，所以患者禁得起夏天，而禁不起冬天。这就是阴阳寒则厥，厥则腹满死，能夏不能冬。此阴阳更胜之变，病之形能也。

帝曰：调此二者奈何？

岐伯曰：能知七损八益，则二者可调，不知用此，则早衰之节也。年四十，而阴气自半也，起居衰矣；年五十，体重，耳目不聪明矣；年六十，阴痿，气大衰，九窍不利，下虚上实，涕泣俱出矣。故曰：知之则强，不知则老，故同出而异名耳。智者察同，愚者察异，愚者不足，智者有余，有余则耳目聪明，身体轻强，老者复壮，壮者益治。是以圣人为无为之事，乐恬憺之能，纵欲快志于虚无之守，故寿命无穷，与天地终，此圣人之治身也。

天不足西北，故西北方阴也，而人右耳目不如左明也；地不满东南，故东南方阳也，而人左手足不如右强也。

帝曰：何以然？

岐伯曰：东方阳也，阳者其精并于上，并于上则上明而下虚，故使耳目聪明而手足不便也；西方阴也，阴者其精并于下，并于下则下盛而上虚，故其耳目不聪明而手足便也。故俱感于邪，其在上则右甚，在下则左甚，此天地阴阳所不能全也，故邪居之。

故天有精，地有形，天有八纪，地有五里，故能为万物之父母。清阳上天，浊阴归地，是故天地之动静，神明为之纲纪，故能以生长收藏，终而复始。惟贤人上配天以养头，下象地以养足，中傍人事以养五藏。天气通于肺，地气通于嗌，风气通于肝，雷气通于心，谷气通于脾，雨气通于肾。六经为川，肠胃为海，九窍为水注之气。以天地为之阴阳，阳之汗，以天地之雨名之；阳之气，以天地之疾风名之。暴气象雷，逆气象阳。故治不法天之纪，不用地之理，则灾害至矣。

故邪风之至，疾如风雨，故善治者治皮毛，其次治肌肤，其次治筋脉，其次治六腑，其次治五藏。治五藏者，半死半生也。

故天之邪气，感则害人五藏；水谷之寒热，感则害于六腑；地之湿气，感则害皮肉筋脉。

故善用针者，从阴引阳，从阳引阴，以右治左，以左治右，以我知彼，以表知里，以观过与不及之理，见微得过，用之不殆。

善诊者，察色按脉，先别阴阳；审清浊，而知部分；视喘息，听音声，而知所苦；观权衡规矩，而知病所主。按尺寸，观浮沉滑涩，而知病所生以治。无过以诊，则不失矣。

故曰，病之始起也，可刺而已；其盛，可待衰而已。故因其轻而扬之，因其重而减之，因其衰而彰之。形不足者，温之以气；精不足者，补之以味。其高者，因而越之；其下者，引而竭之；中满者，泻之于内；其有邪者，渍形以为汗；其在皮者，汗而发之；其慓悍者，按而收之；其实者，散而泻之，审其阴阳，以别柔刚，阳病治阴，阴病治阳，定其血气，各守其乡，血实宜决之，气虚宜掣引之。

【译文】

黄帝说：阴阳，是自然界的一般规律，是分析和归纳千变万化客观事物的总纲，是万事万物发展变化的根源，也是发生、发展和灭亡的根本，自然界中的无穷奥妙都是从阴阳对立统一之中变化出来的，所以诊断和治疗疾病也务必求之于阴阳这一根本。再拿阴阳的变化来说，阳气轻清上浮，积而为天；阴气沉浊下降，积而为地。静止属阴，躁动属阳；阳主生发，阴主成长；阳主肃杀，阴主收藏。阳易动散，故能化气；阴易凝敛，故能成形。阴阳之气，在一定条件下，可向其对立面转化，故阴寒至极可转化为阳热，阳热至极可转化为阴寒。寒气凝敛，能生浊阴；热气升散，能生清阳。如果人体中脾脏的阳气下陷而不升，就会产生完谷不化的腹泻病；若胃中的浊阴之气堵塞在上而不降，就会产生胃脘胀满类疾病。这就是阴阳运行失常反映出来的一种病理现象。

清阳之气上升蒸腾而为天，浊阴之气下降凝聚而为地；地气蒸发上升为云，天气凝聚下降为雨；雨是由地气上升之云转变而成的，云是由天气下降之雨蒸发而成的。人体的变化也是如此，清阳之气从上窍耳目口鼻而出，如呼吸、声音、听觉、视觉等，都要依靠清阳之气才能维持；而浊阴之气从下窍而出，如大小二便等秽浊之物从前后二阴排出。　清阳之气发散于皮肤、腠理和肌肉，如卫气运行到体表，保卫人体，抵抗邪气；浊阴之气内注于五脏，如营气灌溉五脏六腑，起着营养的作用。　清阳之气充实于四肢，使四肢温度正常，运动轻便灵活；浊阴之气内走于六腑，饮食水谷中的营养才能被消化吸收，糟粕才能排出体外。

　　如果把水火分为阴阳，水的性质寒凉，又有润泽和向下流动的特点，属于阴；火的性质炎热，又有向上燃烧的特点，则属于阳。　若把药物和饮食的气味分阴阳，那么没有形质的气属于阳，而有形质的味就属于阴。　药物饮食的五味滋养了形体，而形体又仰求元气的充养；药物饮食之气生成人体的阴精，人体的阴精又依赖气化而产生。　阴精是依赖药物饮食之气产生的，形体是依赖药物饮食的五味而得到充实和生长的；药物饮食经过气化作用转变为人体的阴精，而人体的元气充养着人的形体。　药物饮食的五味太过，会损伤人的形体，药物饮食之气太过，则耗伤人体的阴精；阴精能化生人体的元气，药物饮食的五味太过又耗伤人体的元气。

　　阴性沉下，故味出于下窍；阳性升浮，故气出于上窍。　味属阴，味厚者为纯阴或阴中之阴，而味薄者为阴中之阳；气属阳，气厚者为纯阳或阳中之阳，气薄者为阳中之阴。　味厚纯阴者则能泻下，味薄阴中之阳者则能通利；气薄阳中之阴者则能宣泄，气厚纯阳者则能生热。　气味淳厚热性很大的药物能够使人正气衰弱，气味温和的药物可以使人正气充足。　这是因为大热的药物能消耗人体正气，而温和的药物具有补养的作用。　药物和饮食的滋味可以分为阴阳两类：辛甘之味，辛走气而性散，甘入脾以灌溉四旁，均具有发散的作用，属于阳；酸苦之味，酸主内收，苦主泻下，二者合并又能上涌作吐，下行作泻，均属于阴。

阴气偏盛的药物使用过多则伤阳气，阳气偏盛的药物使用过多则伤及人体的阴精。　阳性药使用过多则表现为发热，阴性药使用过多表现为身冷。　若寒到极点可以出现热的表现，热到极点可以出现寒的表现。　寒邪易伤人的形体，热邪能伤人身之气。　气受伤而运行不畅，可以发生疼痛；形体受伤而肌肉壅滞，引起肿胀。　故先痛而后肿的，是气伤在先而后及于形；先肿而后痛的，是形伤在先而后及于气。

　　风邪太盛伤害人体，可以引起头晕目眩、肢体痉挛和震摇不定；热邪太盛伤害人体，易生红肿热痛的疮痈；燥邪太盛伤害人体，耗津伤液，表现为各种干燥的症状；寒邪太盛伤害人体，使阳气不能正常运行，可以引起浮肿；湿邪太盛伤害人体，会引起大便泄泻不爽。　自然界春夏秋冬四时的推移，促成了生物生长收藏的生化过程；木、火、土、金、水五行生克的变化，产生了寒暑燥湿风的气候更替。　与自然界的四时五行相应，人体有心、肝、脾、肺、肾五脏，并有由五脏之气产生的喜、怒、悲、忧、恐五种情志。　所以，喜怒等情志变化能伤人五脏之气，寒暑等天地间气候变化自外而入能伤人之形。　暴怒伤肝，使气血上逆；暴喜使心气涣散，心阳受伤。　如果喜怒等情志太过，会使气血突然紊乱上冲，充满上部的经络，可以导致阳气脱离形体而散失，从而出现昏厥甚或死亡。　所以说，倘若人们对情志不加以节制，就会使脏腑气血从内部受伤；对气候变化不善于调摄，就可使邪气从外部侵袭，造成内外夹攻的形势，那么就有性命之忧了。　因物极必反，故阴气过盛可以转化为阳，阳气过盛可以转化为阴，所以，冬天受到寒邪的严重伤害，到来年春天可以发生温病；春天受到风邪的严重伤害，到了夏天就易生腹泻病；夏天受到暑邪的严重伤害，到了秋天就容易发生疟疾；秋天受到湿邪的严重伤害，到了冬天就容易发生咳嗽。

　　黄帝说：我听说远古时代对医学有很高修养的人，他们研究人体的形态，辨别脏腑的位置；审察经脉的联系，把十二经脉分为阴阳表里相合的六对，并分辨各条经脉的走行路线；各条经脉上的穴位，都有一定的名称和部位；肌肉与骨骼相连接，也都有它们的起止部位；经络系统中的皮部和浮络，虽然有上下左右不同，但都条理分明；四时阴阳的变化，有它一定的规律；外界环境与人体内部的脏腑经络，相互对应，也都有表里相合的关系。以上这些说法是否都是真的呢?

岐伯回答说：东方应春而生风，春风能促进草木生长，木气能产生酸味，酸味能滋养肝脏，肝脏气血营养筋脉，筋有柔韧能屈能伸的特点，与木气相应，在五行关系中，木能生火，而心属火，故说筋生心。肝与目有特殊的内在联系，所以说肝主管目。这种阴阳五行变化的力量，既强大又微妙，可以产生一切事物。它在天为深远无边的宇宙，在人为认识事物的规律，在地为万物的生化；生化然后能产生一切事物；认识了事物的规律，然后能生出智慧；深远无边的宇宙，是变化莫测的。变化在天便是六气中的风，在地便是五行里的木，在人体便是五体中的筋，在内脏便是五脏中的肝，在颜色便是五色中的青，在音律便是五音中的角，在发声便是五声中的呼，在疾病症状便是抽搐痉挛，在孔窍便是五官中的目，在滋味便是五味中的酸，在情志便是五志中的怒。根据情志与五脏的相应关系及五行生克的道理，大怒伤肝，悲可以抑制怒；风邪易伤筋，燥气能抑制风气；酸味也能伤筋，辛味能制约酸味。

南方应夏，阳气旺盛而生热，热盛生火，火气能产生苦味，苦味能够滋养心脏，心能生血，在五行关系中，火能生土，而脾属土，所以说血生脾。心脏与舌有特殊的内在联系，所以说心主管舌。这种阴阳五行变化的力量，既强大又微妙，可以产生一切事物，它在天便是六气中的暑热，在地便是五行里的火，在人体便是五体中的脉，在内脏便是五脏中的心，在颜色便是五色中的赤，在音律便是五音中的徵，在发声便是五声中的笑，在疾病症状便是忧心忡忡，在孔窍便是五官中的舌，在滋味便是五味中的苦，在情志便是五志中的喜。根据情志与五脏的相应关系及五行生克的道理，暴喜伤心，恐可以抑制喜；热能伤气，寒气能抑制热气；苦味也能伤气，咸味能制约苦味。

中央应长夏而生湿，湿能生土，土气能产生甘味，甘味能够滋养脾脏，脾脏能使肌肉生长发达。在五行关系中，土能生金，而肺属金，所以说肉生肺。脾脏与口有特殊的内在联系，所以说脾主管口。这种阴阳五行变化的力量，既强大又微妙，可以产生一切事物。它在天便是六气中的湿，在地便是五行里的土，在人体便是五体中的肉，在内脏便是五脏中的脾，在颜色便是五色中的黄，在音律便是五音中的宫，在发声便是五声中的歌，在疾病症状便是干哕，在孔窍便是五官中的口，在滋味便是五味中的甘，在情志便是五志中的思。根据情志与五脏的相应关系及五行生克的道理，思虑过度伤脾，怒可以抑制思；湿气能伤肌肉，风气能抑制湿气；甘味也能伤肌肉，酸味能制约甘味。

西方应秋而生燥，燥能生金，金气能产生辛味，辛味能够滋养肺脏，肺脏能使皮肤和毛发健康。在五行关系中，金能生水，而肾属水，所以说皮毛生肾。肺脏与鼻有特殊的内在联系，所以说肺主管鼻。这种阴阳五行变化的力量，既强大又微妙，可以产生一切事物，它在天便是六气中的燥，在地便是五行里的金，在人体便是五体中的皮毛，在内脏便是五脏中的肺，在颜色便是五色中的白，在音律便是五音中的商，在发声便是五声中的哭，在疾病症状便是咳嗽，在孔窍便是五官中的鼻，在滋味便是五味中的辛，在情志便是五志中的忧。根据情志与五脏的相应关系及五行生克的道理，过忧伤肺，喜可以抑制忧；热气能伤皮毛，寒气能抑制热气；辛味也能伤皮毛，苦味能制约辛味。

北方应冬而生寒，寒能生水，水汽能产生咸味，咸味能够滋养肾脏，肾脏能使骨髓充满。在五行关系中，水能生木，而肝属木，所以说髓生肝。肾脏与耳有特殊的内在联系，所以说肾主管耳。这种阴阳五行变化的力量，既强大又微妙，可以产生一切事物，它在天便是六气中的寒，在地便是五行里的水，在人体便是五体中的骨，在内脏便是五脏中的肾，在颜色便是五色中的黑，在音律便是五音中的羽，在发声便是五声中的呻，在疾病症状便是战栗颤抖，在孔窍便是五官中的耳，在滋味便是五味中的咸，在情志便是五志中的恐。 根据情志与五脏的相应关系及五行生克的道理，过度恐惧伤肾，思虑可以抑制恐惧；寒气能伤血，燥气能抑制寒气；咸味也能伤血，甘味能制约咸味。

所以说：天在上为阳，地在下为阴，而万事万物便产生在天地之间；气属阳，血属阴，气与血都是由于阴与阳相互作用而生成的；东南为左，西北为右，左与右是阴阳上升与下降的道路；阴阳无形，水为阴，为阴之征，火为阳，为阳之兆，故水火为阴阳之见端。 总之，阴阳的变化，是一切事物生成的根本。 阴阳两者既相互对立，又相互为用，阴气静而居内，为阳气所镇守；阳气动而居外，为阴气所役使。

黄帝问：在医学里，如何具体运用阴阳变化的法则呢？

岐伯答：阳气太过，身体就会发热，腠理紧闭，喘息急迫，憋得身子摆动。 出不来汗，并且发热愈甚，口齿发干，心里烦闷，如果再有腹部胀满的感觉，就是死证。 这是属于阳胜的病，所以患者禁得起冬天，而禁不起夏天。 阴气太过，身体就会恶寒，出汗，身上时常觉冷，时时烦躁不安，夹杂作冷，最后就会出现手足厥冷的现象。 这样，如再感觉腹部胀满，就是死证，这是属于阴胜的病，所以患者禁得起夏天，而禁不起冬天。 这就是阴阳偏胜，失去平衡所引起的疾病症状、病理变化和临床表现啊！

黄帝问：那么，怎么能够使阴阳得以调和呢？

岐伯答：能够知道七损八益的道理，就可以做到阴阳调和。 否则，就会早早衰弱的。 就一般人说，年到四十岁，阴气已经减了一半，起居动作，就显得衰退了；到了五十岁，就身体笨重、耳不聪、目不明了；到了六十岁，阴痿，阳气衰，九窍功能减退，阴虚于下，阳浮于上，流鼻涕、淌眼泪等衰老现象就都出现了。 所以说，懂得调摄的人，身体就强健；不懂得调摄的人，身体就容易衰老。 同样都生活在世上，但结果却不相同。 聪明的人在没有病的时候，就能够注意摄生；愚蠢的人，在发病时候，才知道治疗。 愚蠢的人，常感到体力不足；聪明的人，却感到精力有余。 精力有余，就会耳聪目明，身轻体健。 即使身体本已衰老，也可以焕发青春；本来就强壮的人，就更强健了。 所以最明达事理的人，做顺乎自然的事情，以恬静的真趣为快乐，在那种没有任何干扰的环境内，去寻求最大的幸福，因此，他的寿命就无穷尽，与天地长存。 这就是最明达事理的人的养生方法啊！

阳热之气在西北方不足，所以西方属阴，而右边的耳目也就不如左边的聪明。 阴寒之气在东南方不满，所以东方属阳而人左边的手足也就不如右边的灵活。

黄帝问道：这是什么道理？

岐伯回答说：东方是阳气升起的方位，所以属阳；人面南而坐，左为东方，所以左侧也属阳。 阳有上升的特性，所以人体左侧的精气，上部较盛，相对而言，左侧下部精气较虚。 耳目在上，手足在下，所以左侧的耳目比右侧的聪明，但左侧的手足却不如右侧的灵便。 西方是阳气下降的方位，所以属阴；人身的右侧也属阴。 阴有下降的特性，所以人体右侧的精气，下部较盛，相对而言，上部精气较虚。 手足在下，耳目在上，所以右侧的手足较左侧的灵便，但右侧的耳目却不如左侧的聪明。 因此，即使是同样受到外邪的侵袭，如果是在上部，身体右侧的病会较重，而在下部，身体左侧的病会较重。天地阴阳之气不能处处均衡，总会有所偏盛或偏虚。 同样，人体的左右两侧，也有上下阴阳盛虚的区别。 所以，邪气能够乘虚而入，停留在那里而成为疾病。

天有无形的精气覆盖宇宙，而包含着无限的生化能力；地有有形的物质，而能与天气相配合。 天有立春、立夏、立秋、立冬、春分、秋分、夏至、冬至八个节气，作为时序的划分纲领，地有东、南、西、北、中五方区域，并各有不同的地理环境，与天气相合。 天地阴阳相互交通，因而形成了万物。 无形的清阳上升于天，有形的浊阴下降于地，天地之所以能够这样不断地运动和相对静止，都是由阴阳变化的规律所决定的。 这些升、降与动、静，促使万物具有春生、夏长、秋收、冬藏的变化，并且周而复始，无穷无尽。 只有懂得这些道理的聪明人，才能够做到在上部，仿效天气清轻的性质，来调养头部之气；在下部，仿效地气的沉静性质，来调养足部之气；在中部，仿效人事之间协调合作的关系，来调养五脏之气。 天地间的各种现象与人体各脏腑经络之气相通应，天空的清气与肺脏相通；地上产生的饮食水谷与咽部之气相通；风气属于五行中的木，因而与肝脏相通；雷霆是火气，因而与心脏相通；山谷之气，能藏蓄和生长植物，具有土的性质，因而与脾脏相通；雨气有水的性质，因而与肾脏相通；人体中的三阴、三阳六经经脉运行气血，犹如地上的河流；肠胃能盛贮饮食水谷，犹如大海，善于容纳百川之水；耳、目、口、鼻和前阴、后阴上下九窍，犹如水气流通的道路。 若以天地阴阳来类比人体，则人身阳气所化之汗，犹如天之降雨；人体中的阳气，好像天地间的疾风，流动不止；人怒气暴发，如同天之雷霆；人身中的阳气容易上冲，如同自然界中的阳气向上蒸腾。 因此，调养身体，如果不仿效天地间的规律，不懂得天有八节不同的节气，地有五域不同的地理，那么，疾病就要发生了。

邪气侵犯人体，犹如暴风骤雨，不仅随时会使人生病，而且病情常常很快发生变化。 所以，善于治病的医生，能够抓住时机，在邪气刚侵入皮毛时，就及时给予治疗；医术稍差的，到病邪侵入到肌肤时，才知道给予治疗；再差一些的医生，则要到邪气侵入筋脉的时候才治疗；更差的医生，等到邪气已经深入到六腑时，才知道给予治疗；技术水平最差的医生，直到邪气已经进入五脏时，才想到给予治疗。 一般来说，邪气所在部位越浅，越容易治疗，人体所受损失也越小；而当邪气深入到五脏时，病势已经相当严重了，这时即使给予治疗，恐怕也只有一半治愈的希望。 所以，风、暑、燥、寒、湿五气侵犯人体，可以从皮毛而深入到五脏，作为医生，应该懂得早期治疗的重要性，给予及时治疗。 当然，疾病的部位深浅，也往往和引起疾病的病因性质有关。 例如，天之六淫之邪，多由鼻入肺，而易伤及人之五脏；饮食寒热调配不适当，则由口入而伤害六腑；居住和工作环境的潮湿之气侵犯人体，多伤害皮肉和筋脉等部位。

善于用针刺治病的医生，掌握阴阳的道理，当病在阳经时，可针刺阴经，从而引出阳经的邪气；当病在阴经时，可针刺阳经，从而引出阴经的邪气。 病在右者治于左，病在左者治于右。 以及根据人们正常的生理指标，来衡量病人的病理变化及轻重程度；并从外表出现的症状，去了解内部的病变。 通过这种方法，来观察和分析疾病是属于邪气太过的实证，还是属于正气不足的虚证。 那么，即使只见到疾病初起时的轻微表现，也可以知道病变的真实部位和性质。 能够这样诊断疾病，就不会发生错误。 根据正确的诊断给人治疗疾病，当然就不会失败了。

善于诊断疾病的医生，无论是观察病人颜色变化，还是切按病人的脉搏，首先必须分辨阴阳。 在分析颜色时，要辨别明润光泽与晦暗枯槁，并通过察看异常颜色表现在脸面上的具体部位，而得知病变所在的脏腑；看病人喘息的情况，听病人所发出的声音，从而知道他的痛苦所在；诊察四时的色脉是否正常，就可以知道疾病在哪一脏、哪一腑；察寸口脉的浮沉滑涩，可以知道疾病发生的原因。 这样，在治疗上就不会有过失。 但是，归根结底还是由于在诊断上没有错误。

关于治疗疾病的原则，一般说来，在病初起的时候，可以用针刺的方法而痊愈；如果是病邪很盛的，尤其是那些周期性发作的疾病，可以等到症状缓解、邪气稍退的时候再进行针刺；如果病邪的性质是轻清的，轻者附于表、附于上，可以用扬散的方法治疗；如果病邪性质是重浊的，重者沉于下、沉于里，可以用逐渐削减的方法治疗；如果疾病是属于正气衰弱的虚证，应该用补益的方法治疗，使正气旺盛起来；身体衰弱、怕冷、易患感冒的，可以用温性药来补气；精虚血少的，应该用味厚的药来滋补。 根据邪气所在部位，可以采用不同的方法，若邪气在上部，可以用吐法，使它从上排出；邪气在下部，可以用泻法、利法，使它从二便排出；邪气在中部，病胀满的，可用辛开苦降之法，使其消之于内；如果邪气停留在体表部位，可用药物汤液洗浴的方法，来祛除它；若邪气侵犯皮毛，可用汗法来发散它；若起病急暴，邪气很盛，当予以抑制之法；病属于实证的，邪气在表适宜用发散法，邪气在里适宜用泻下法。 总之，治疗疾病必须详细审察症候属阴、属阳，分别采用滋补法和攻泻法。 病在阳者可治其阴，病在阴者可治其阳。 要平定气血，使它们按正常规律运行。 凡血瘀属实的，当用刺血法治疗；气虚不足的，当用导引法治疗。

阴阳离合论篇第六

阴阳离合论：阴阳，指三阴经、三阳经。 离，指经脉循行部位、路线、功能各不相同；合，三阴经、三阳经统称为经脉。 本篇分别论述了三阴经、三阳经各有不同的经脉循行部位及功能，此为"离"；指出它们之间的密切联系，属于一个经脉系统，此为"合"，其自身又有一定的表里配合关系，循行路线与作用等各不相同，故名。

黄帝问曰：余闻天为阳，地为阴，日为阳，月为阴，大小月三百六十日成一岁，人亦应之。今三阴三阳不应阴阳，其故何也？

岐伯对曰：阴阳者，数之可十，推之可百，数之可千，推之可万，万之大，不可胜数，然其要一也。

天覆地载，万物方生，未出地者，命曰阴处，名曰阴中之阴；则出地者，命曰阴中之阳。阳予之正，阴为之主。故生因春，长因夏，收因秋，藏因冬，失常则天地四塞。阴阳之变，其在人者，亦数之可数。

帝曰：愿闻三阴三阳之离合也。

岐伯曰：圣人南面而立，前曰广明，后曰太冲。太冲之地，名曰少阴。少阴之上，名曰太阳，太阳根起于至阴，结于命门，名曰阴中之阳。中身而上，名曰广明，广明之下，名曰太阴。太阴之前，名曰阳明，阳明根起于厉兑，名曰阴中之阳。厥阴之表，名曰少阳，少阳根起于窍阴，名曰阴中之少阳。是故三阳之离合也，太阳为开，阳明为阖，少阳为枢。三经者，不得相失也，抟而勿浮，命曰一阳。

帝曰：愿闻三阴。

岐伯曰：外者为阳，内者为阴，然则中为阴，其冲在下，名曰太阴。太阴根起于隐白，名曰阴中之阴。太阴之后，名曰少阴。少阴根起于涌泉，名曰阴中之少阴。少阴之前，名曰厥阴。厥阴根起于大敦，阴之绝阳，名曰阴之绝阴。是故三阴之离合也，太阴为开，厥阴为阖，少阴为枢。三经者，不得相失也，抟而勿沉，名曰一阴。

阴阳𪅃𪅃，积传为一周，气里形表而为相成也。

【译文】

黄帝问道：我听说天是属阳的，地是属阴的，日是属阳的，月是属阴的，由于阴阳日月的运转，经过三百六十天，成为一年。人体也与之相对应。但是现在人体的三阴三阳和天地的阴阳不相符合，这是什么原因呢?

岐伯回答说:阴阳是有名无形的,它的变化是无穷的,由一可数列十,由十又可分到百,由百可散为千,由千又可推到万,由万再推演下去,是数不尽的。但是,它的根本规律却只有一个。

天地间,万物正生长繁衍。当它们还未出于地面的时候,叫做阴处,也叫做阴中之阴;当它们才出地面的时候,叫做阴中之阳。阳气给万物以生机,阴气给万物以形体。所以万物的发生,是借着春气的温暖;万物的滋长,是借着夏气的炎热;万物的收成,是借着秋气的清肃;万物的收藏,是借着冬气的寒冽。这是四时气候变化和万物生长收藏的规律,如果失掉了规律,那么天地之间,就会阴阳阻隔,闭塞不通。这种阴阳的变化,就人体来讲,也是一样的,它也像数一样可分为十百千万一样。

黄帝说:我希望听你讲一下三阴三阳离合的情况。

岐伯说:圣人面向南站立,前方名叫广明,后方名叫太冲,太冲所起的地方,叫做少阴,少阴经之上,是太阳经,太阳经的下端起于足部的至阴穴,其上聚于面部的睛明穴。太阳合于少阴,太阳与少阴又相表里,所以叫做阴中之阳。阳在上,半身以上阳气盛,所以也叫广明,广明的下边,叫做太阴,太阴的前面,叫做阳明。阳明经脉的下端起于足部的厉兑穴,阳明与太阴相表里,所以叫做阴中之阳。厥阴是阴气已尽,开始重新向阳的转化过程,所以厥阴之表,叫做少阳,少阳经脉的下端起于足部窍阴穴。少阳与厥阴相表里,又是阳气始生,所以叫做阴中之少阳。因此三阳经离合的情况,可以这样表述:太阳主表为开,阳明主里为阖,少阳介乎表里之间为枢。但这三者之间,并不互相排斥,而是互相联系着的。脉搏跳动有力而不浮越,叫做一阳。

黄帝说:我希望再听你讲讲三阴的离合情况。

岐伯说:在外的属阳,在内的属阴,但是在内阴中,冲脉又在脾的下位，叫做太阴。 太阴脉起于足大趾端的隐白穴，叫做阴中之阴。太阴的后面，叫做少阴，少阴脉起于足心的涌泉穴，叫做阴中之少阴。 少阴前面的经脉叫做厥阴，厥阴脉起于足大指端的大敦穴，叫做阴之绝阴。 因此三阴离合的情况，可以这样表述：太阴是三阴之表为开，厥阴是三阴之里为阖，少阴在表里之间为枢，但三者之间，并不互相排斥，而是互相联系的，脉搏跳动有力而不偏沉，所以叫做一阴。

阴阳之气，流行往来运行不息，一日一夜行于人身一周，周而复始，这是五脏六腑的气里形表之间相互为用的结果啊。

阴阳别论篇第七

阴阳别论：本篇运用阴阳学说理论，着重讨论脉象的分类、主病和三阴经、三阳经的不同病症及预后等有关问题。 因其论述的内容是从临床鉴别诊断的角度阐述的，故名。

黄帝问曰：人有四经十二从，何谓？

岐伯对曰：四经应四时，十二从应十二月，十二月应十二脉。

脉有阴阳，知阳者知阴，知阴者知阳。凡阳有五，五五二十五阳。所谓阴者，真藏也，见则为败，败必死也。所谓阳者，胃脘之阳也。别于阳者，知病处也；别于阴者，知死生之期。三阳在头，三阴在手，所谓一也。别于阳者，知病忌时；别于阴者，知死生之期。谨熟阴阳，无与众谋。

所谓阴阳者，去者为阴，至者为阳；静者为阴，动者为阳；迟者为阴，数者为阳。

凡持真脉之藏脉者，肝至悬绝急，十八日死；心至悬绝，九日死；肺至悬绝，十二日死；肾至悬绝，七日死；脾至悬绝，四日死。

曰：二阳之病发心脾，有不得隐曲，女子不月；其传为风消，其传为息贲者，死不治。

曰：三阳为病，发寒热，下为痈肿，及为痿厥腨痏瘤；其传为索泽，其传为㿉疝。

曰：一阳发病，少气，善咳，善泄；其传为心掣，其传为隔。

二阳一阴发病，主惊骇，背痛，善噫，善欠，名曰风厥。

二阴一阳发病，善胀，心满善气。

三阳三阴发病，为偏枯痿易，四支不举。

鼓一阳曰钩，鼓一阴曰毛，鼓阳胜急曰弦，鼓阳至而绝曰石，阴阳相过曰溜。

阴争于内，阳扰于外，魄汗未藏，四逆而起，起则熏肺，使人喘鸣。

阴之所生，和本曰和。是故刚与刚，阳气破散，阴气乃消亡。淖则刚柔不和，经气乃绝。

死阴之属，不过三日而死；生阳之属，不过四日而死。所谓生阳、死阴者，肝之心，谓之生阳，心之肺，谓之死阴，肺之肾，谓之重阴，肾之脾，谓之辟阴，死不治。

结阳者，肿四支；结阴者，便血一升，再结二升，三结三升。阴阳结斜，多阴少阳曰石水，少腹肿。二阳结谓之消，三阳结谓之隔，三阴结谓之水，一阴一阳结谓之喉痹。

阴搏阳别，谓之有子。阴阳虚，肠澼死，阳加于阴谓之汗，阴虚阳搏谓之崩。

三阴俱搏，二十日夜半死；二阴俱搏，十三日夕时死；一阴俱搏，十日死；三阳俱搏且鼓，三日死；三阴三阳俱搏，心腹

满，发尽不得隐曲，五日死；二阳俱搏，其病温，死不治，不过
十日死。

【译文】

黄帝问：人有四经十二从，这是什么意思？

岐伯答说：四经即肝、心、肺、肾四脏的脉象，它们和春夏秋冬
四时相应；十二丛即十二辰，它们和十二月相应，而十二月又和十二
经脉相应。

脉是有阴有阳的，知道什么是阳脉，就能知道什么是阴脉，反
之，知道什么是阴脉，也就能知道什么是阳脉。阳脉有五种，但五时
之中五脏的阳脉各不相同，因此成为二十五种阳脉。所谓阴脉就是五
脏真气呈败露之象的真脏脉，如果这种败象显现了出来，那就一定要
死了。所谓阳脉，就是有胃气的冲和之脉。能够辨别阳脉，就可知
道病的所在部位；能够辨别真脏脉，就可以判断病者的死期。要了解
三阳经的虚实，须诊察人迎；要了解三阴经的虚实，须诊察寸口。但
这两者是统一的，不可分割。辨别阳脉，可以根据自然界天时气候的
规律推断疾病轻重变化的时间；辨别阴脉，可以测知病患的死期。只
要谨慎地熟习阴脉和阳脉，在临症时，就不至于疑而不决了。

所谓脉象的阴阳，脉往叫做阴，脉来叫做阳；脉静叫做阴，脉动
叫做阳；脉慢叫做阴，脉快叫做阳。凡诊得无胃气的真脏脉，如肝脉
真脏独见，与其他各脏悬殊，十八天就死；心脉真脏独见，与其他各
脏悬殊，九天就死；肺脉真脏独见，与其他各脏悬殊，十二天就死；
肾脉真脏独见，与其他各脏悬殊，七天就死；脾脉真脏独见，与其他
各部悬绝，四天就死。

一般来说阳明经有病，就会发生严重的心痹症，病人经常感觉大
小便困难，如果是女子的话，就会经闭不来。若是病久传变了，或者
形体发热消瘦，或者喘息气逆，那就不可治疗了。

一般来说太阳经发病，多有发热恶寒的症状，并且下身浮肿，手足软弱无力，以至腿肚酸痛。如果病久传变，或者血涸肤枯，或者阴囊肿大。

一般来说少阳经发病，气虚不足，容易咳嗽，容易泄泻。如果病久传变，或者心虚掣痛，或者饮食不下，大小便隔塞不通。

阳明与厥阴发病，它的症状表现是惊骇背痛，常常嗳气，打呵欠，这种病叫做风厥。

少阴少阳发病，就容易腹部以及两胁肋处胀满，心中烦闷，又容易叹气。

太阳和太阴发病，就会发为半身不遂的偏枯症；或者筋骨解弛，痿弱无力，或者四肢不能举动。

脉搏指微有力，像钩一样头大尾小，叫做钩脉。脉搏指无力，像毛一样轻浮，叫做毛脉。脉搏指有力，像弦一样直而长，叫做弦脉。脉搏指无力，轻按不足，像石头下沉，叫做石脉。脉搏柔滑，来去和缓，叫做溜脉。

阴在内争胜，阳在外干扰，汗出不止，四肢逆冷，这样，寒气就会伤肺，使人喘鸣有声。

阴气之所以能够生成并得以调和，其根本是由于五味的滋养。阳气过盛就会破散，阴气也就随之消亡。反之，如果阴气过盛，使阴阳失调，阴阳紊乱，刚柔不和，十二经气就会衰绝的。

属于死阴的病，不过三天就会死去；属于生阳的病，不过四天可以痊愈。那么什么叫做生阳、死阴呢？例如肝病传心，是木生火，就叫做生阳；心病传肺，是火克金，就叫做死阴；肺病传肾，同为阴气，二阴相并，叫做重阴；肾病传脾，是肾水反来侮土，叫做辟阴，是不可治的死证。

邪气若郁结于阳经，四肢就会浮肿；阴血内结，阳气不得统运，就会大便下血，并且逐渐加重。阴经阳经都郁结了，而阴经的郁结重些，就会发生石水之病，主要症状是少腹肿；邪气郁结于胃和大肠的，就会发生消渴病；邪气郁结于膀胱和小肠的，就会发生大小便不通的症状；邪气郁结于脾肺的，就会发生水肿的病；邪气郁结于厥阴少阳两经的，就会发生喉痹的病。 阴脉搏击于指下，与阳脉有明显的区别，这是怀孕的现象。 在脉上阴阳都现虚象，再患痢疾，这是死证。 阳脉胜于阴脉，是要出汗的。 阴脉虚，阳脉搏指，在妇人就会发生血崩的病。

三阴(肺脾)之脉，都搏击于指下，经过二十天就会在夜半死亡。二阴(心肾)之脉，都搏击于指下，经过十三天就会在傍晚时死亡。 一阴(心包络、肝)之脉，都搏击于指下，经过十天就会在清晨死亡。 三阳(膀胱、小肠)之脉，都搏击于指下，并且鼓动过甚的，经过三天就会死亡。 三阴三阳之脉都搏击于指下，心腹胀满，作痛，大小便不通，经过五天就会死亡。 二阳(胃大肠)之脉，都搏击于指下，经气浮散，这已无法可治，不过十天就要死亡。

灵兰秘典论篇第八

灵兰秘典论：灵兰，为"灵台兰室"的简称，相传是黄帝藏书之所；秘典，密室存藏的珍贵典籍。 明·吴昆："灵台兰室，黄帝藏书之所；秘典，秘密典籍也。"本篇以古代官制喻十二脏，讨论了十二脏的生理功能，强调了心的主宰作用及十二脏的协调关系，因其所论内容至为重要，故名篇。

黄帝问曰：愿闻十二藏之相使，贵贱何如？

岐伯对曰：悉乎哉问也！请遂言之。心者，君主之官也，神明出焉；肺者，相傅之官，治节出焉；肝者，将军之官，谋虑出焉；胆者，中正之官，决断出焉；膻中者，臣使之官，喜乐出焉；脾胃者，仓廪之官，五味出焉；大肠者，传道之官，变化出焉；小肠者，受盛之官，化物出焉；肾者，作强之官，伎巧出焉；三焦者，决渎之官，水道出焉；膀胱者，州都之官，津液藏焉，气化则能出矣。凡此十二官者，不得相失也。故主明则下安，以此养生则寿，殁世不殆，以为天下则大昌。主不明则十二官危，使道闭塞而不通，形乃大伤，以此养生则殃，以为天下者，其宗大危，戒之戒之！

至道在微，变化无穷，孰知其原！窘乎哉，消者瞿瞿，孰知其要！闵闵之当，孰者为良！恍惚之数，生于毫氂，毫氂之数，起于度量，千之万之，可以益大，推之大之，其形乃制。

黄帝曰：善哉！余闻精光之道，大圣之业，而宣明大道，非斋戒择吉日，不敢受也。

黄帝乃择吉日良兆，而藏灵兰之室，以传保焉。

【译文】

黄帝说：我希望听你讲一下十二脏器在人体内的相互作用，有无主从的区别？

岐伯答说：你问得真详细啊，我尽量说一下吧。 在人体内，心的重要性就好比君主，人们的聪明智慧都是从心生出来的。 肺好像是宰相，主一身之气，人体内外上下的活动，都需要它来调节。 肝譬如将军，谋虑是从它那儿来的。 胆是清虚的脏器，具有决断的能力。 膻中像个内臣，君主的喜乐都由它透露。 脾胃受纳水谷，好像仓库，五味对人体的营养给用，是由它那儿产生的。 大肠主管输送，食物的消化、吸收、排泄过程是在它那儿最后完成的。 小肠的功能，是接受脾胃已消化的食物后，进一步起到分化作用。 肾是精力的源泉，能产生出智慧和技巧来。 三焦主疏通水液，周身行水的道路，是由它管理。

膀胱是水液聚会的地方，经过气化作用，才能把溺排出体外。 以上十二脏器的作用，不能失去协调。 当然，心的主宰作用十分重要，它如果得力，下边就能相安。 这是根本的道理。 如果依据这个道理来养生，就能长寿，终身不致有严重的疾病。 如果根据这个道理来治天下，国家就会非常昌盛。 反之，如果君不得力，那么十二官就成问题了。 而各个脏器的活动一旦失去联系，形体就会受到伤害。 对于养生来说，这样是很不好的。 对于治国来说，这样做，国家就有败亡的危险，实在值得警惕呀！

养生的道理极其微妙，变化是没有穷尽的，谁能了解它的本源呢？困难得很哪！道理是极精微而不易审察的，谁能够知道它的精要呢？道理是很深远而且合宜的，谁能理解它的好处！最微小的物体，渐渐地可以用毫厘来计算，上了毫厘大小的东西再经过积累，便要用尺来度斗来量了，然后，扩大，再扩大，就成为形体了。

黄帝说：好得很！听到了一番精纯明白的道理，知晓了圣人从事的事业。 可是这些道理，不是诚心诚意选择吉日，是不敢接受的。

于是黄帝就选择了吉日良辰，把这些道理保存在灵兰之室，如同宝物一般，使它传流下去。

六节藏象论篇第九

六节藏象论：节，度也。 古人以甲子纪天度，甲子一周之数六十，是谓一节，每年三百六十日，故称为六节。 本篇先论天度、气数，而天地阴阳之气与人体五脏相通应，故继论藏象，因此以"六节藏象"名篇。

黄帝问曰：余闻天以六六之节，以成一岁，人以九九制会，计人亦有三百六十五节，以为天地，久矣。不知其所谓也？

岐伯对曰：昭乎哉问也，请遂言之。夫六六之节，九九制会者，所以正天之度，气之数也。天度者，所以制日月之行也；气数者，所以纪化生之用也。天为阳，地为阴；日为阳，月为阴；行有分纪，周有道理，日行一度，月行十三度而有奇焉，故大小月三百六十五日而成岁，积气余而盈闰矣。立端于始，表正于中，推余于终，而天度毕矣。

帝曰：余已闻天度矣，愿闻气数何以合之？

岐伯曰：天以六六为节，地以九九制会，天有十日，日六竟而周甲，甲六复而终岁，三百六十日法也。夫自古通天者，生之本，本于阴阳。其气九州九窍，皆通乎天气。故其生五，其气三，三而成天，三而成地，三而成人，三而三之，合则为九，九分为九野，九野为九藏，故形藏四，神藏五，合为九藏，以应之也。

帝曰：余已闻六六九九之会也，夫子言积气盈闰，愿闻何谓气？请夫子发蒙解惑焉。

岐伯曰：此上帝所秘，先师传之也。

帝曰：请遂闻之。

岐伯曰：五日谓之候，三候谓之气，六气谓之时，四时谓之岁，而各从其主治焉。五运相袭，而皆治之，终期之日，周而复始，时立气布，如环无端，候亦同法。

故曰：不知年之所加，气之盛衰，虚实之所起，不可以为工矣。

帝曰：五运之始，如环无端，其太过不及何如？

岐伯曰：五气更立，各有所胜，盛虚之变，此其常也。

帝曰：平气何如？

岐伯曰：无过者也。

帝曰：太过不及奈何？

岐伯曰：在《经》有也。

帝曰：何谓所胜？

岐伯曰：春胜长夏，长夏胜冬，冬胜夏，夏胜秋，秋胜春，所谓得五行时之胜，各以气命其藏。

帝曰：何以知其胜？

岐伯曰：求其至也，皆归始春，未至而至，此谓太过，则薄所不胜，而乘所胜也，命曰气淫。不分邪僻内生，工不能禁。至而不至，此谓不及，则所胜妄行，而所生受病，所不胜薄之也，命曰气迫。所谓求其至者，气至之时也。谨候其时，气可与期，失时反候，五治不分，邪僻内生，工不能禁也。

帝曰：有不袭乎？

岐伯曰：苍天之气，不得无常也。气之不袭，是谓非常，非常则变矣。

帝曰：非常而变奈何？

岐伯曰：变至则病，所胜则微，所不胜则甚，因而重感于邪，则死矣。故非其时则微，当其时则甚也。

帝曰：善。余闻气合而有形，因变以正名。天地之运，阴阳之化，其于万物，孰少孰多，可得闻乎？

岐伯曰：悉哉问也，天至广不可度，地至大不可量，大神灵问，请陈其方。草生五色，五色之变，不可胜视；草生五味，五味之美，不可胜极。嗜欲不同，各有所通。天食人以五气，地食人以五味。五气入鼻，藏于心肺，上使五色修明，音声能彰。五味入口，藏于肠胃，味有所藏，以养五气，气和而生，津液相成，神乃自生。

帝曰：藏象何如？

岐伯曰：心者，生之本，神之变也，其华在面，其充在血脉，为阳中之太阳，通于夏气。肺者，气之本，魄之处也，其华在毛，其充在皮，为阳中之太阴，通于秋气。肾者，主蛰，封藏之本，精之处也，其华在发，其充在骨，为阴中之少阴，通于冬气。肝者，罢极之本，魂之居也，其华在爪，其充在筋，以生血气，其味酸，其色苍，此为阳中之少阳，通于春气。脾、胃、大肠、小肠、三焦、膀胱者，仓廪之本，营之居也，名曰器，能化糟粕，转味而入出者也，其华在唇四白，其充在肌，其味甘，其色黄，此至阴之类，通于土气。凡十一藏，取决于胆也。

故人迎一盛，病在少阳；二盛，病在太阳；三盛，病在阳明；四盛已上，为格阳。寸口一盛，病在厥阴；二盛，病在少阴；三盛，病在太阴；四盛已上，为关阴。人迎与寸口俱盛四倍已上，为关格，关格之脉赢，不能极于天地之精气，则死矣。

【译文】

黄帝问：我听说天是以六个甲子日合成为一年，地气是以九九之法与天相会通的，而人也有三百六十五节，与天地之数相合，这种说法已经是很久的了，但不知这是什么道理。

岐伯回答说：问的真高明啊！我就讲讲吧。六六之节和九九之会，是确定天度和气数的。天度，是用来确定日月行程、迟速的标准；气数，是用来标明万物化生的循环周期的。天是阳，地是阴。日行于昼是阳，月行于夜是阴。日月运行有一定的轨道和秩序。万物化生的循环也有一定的规律。每昼夜日行周天一度，而月行十三度又十九分之七，所以有大月小月，合三百六十五天为一年，而余气积累，则产生了闰月。那么怎样计算呢？首先确定冬至是一年节气的开始，用圭表测量日影的长短变化，校正一年里的时令节气，然后再推算余闰。这样，天度就可全部计算出来了。

黄帝说：我已听到关于天度的道理了，希望再听听气数是怎样与天度相配合的。

岐伯说：天是以六六之数为节度，地是以九九之法与天相会通的。天有十个日干，代表十天，六个十干，叫做一个周甲，六个周甲成为一年，这是三百六十日的计算方法。从古以来，懂得天道的，都认为天是生命的本源，进一步来讲，生命是本于阴阳的。九州的地气都是与天气相通的，所以有五行三气之说。天有三气、地有三气、人有三气，三三合而为九，在地分为九野，在人分为九脏，即四个形脏五个神脏，合为九脏，以与天的六六之数相应。

黄帝说：我已听懂了六六与九九相会通的道理了，但夫子说积累余气成为闰月，那什么叫做气呢？请启发我的愚昧，解除我的疑惑！

岐伯说：这是上帝所不肯讲，而由我的老师传授给我的。

黄帝道：希望全部讲给我听听。

岐伯说：五天叫做一候；三候成为一个节气；六个节气叫做一时（季），四时叫做一年。治病就应顺从其当王之气。五行气运相互承袭，都有主治之时。到了处终之日，再从头开始循环。一年分立四时，四时分布节气，如圆环一样地没有端绪。五日一候的推移，也是像这样的。

所以说，不知道一年中当王之气的加临，节气的盛衰，虚实产生的原因，就不能当医生。

黄帝说：五运终而复始，循环往复，像圆环一样没有端绪，那么它的太过和不及是怎样的呢？

岐伯说：五行运气，更迭主时，各有其所胜，所以盛虚的变化，这是正常的事情。

黄帝问：平气是怎样的？

岐伯说：没有太过，也没有不及。

黄帝道：太过和不及的情况怎样？

岐伯说：这在经书里是有记载的。

黄帝问：什么叫做所胜？

岐伯说：春胜长夏，也就是木克土；长夏胜冬，也就是土克水；冬胜夏，也就是水克火；夏胜秋，也就是火克金；秋胜春，也就是金克木，这是五行之气以时相胜的情况。而人的五脏就是根据这五行之气被命名的。

黄帝问：怎样可以知道它们的所胜呢？

岐伯说：推求脏气到来的时间，都以立春前为标准。如果时令未到而相应的脏气先到，就称为太过。太过就侵犯原来自己所不胜的气，而凌侮它所能胜的气就叫做"气淫"。如果时令已到而相应的脏气不到，就称为不及。不及则所胜之气因无制约就要妄行，所生之气也因无所养而要受病，所不胜之气也来相迫，这叫做"气迫"。所谓求其至，就是在脏气来到的时候，谨慎地观察与其相应的时令，看脏是否与时令气候到来的早晚相合。假如脏气与时令不合，并且与五行之间的对应关系无从分辨，那就表明内里邪僻之气已经生成，这样，就连医生也是无能为力的。

黄帝问道：五行气运有不相承袭的情况吗？

岐伯回答说：自然界的气运，不可能没有规律的；气运失其承袭，就是反常，反常就要危害自然及人体。

黄帝道：变为害又怎样呢？

岐伯说：这会使人发生疾病：如属所胜，患病就轻；如属所不胜，患病就重；假若这个时候再感受了邪气，就会死亡。也就是说，五行气运的反常，在不当克我的时候，病比较轻，而在正值克我的时候，病就重了。

黄帝道：讲得好！我听说天地之气化合而成形体，又根据不同的形态变化来确定万物的名称，那么天地的气运和阴阳的变化，对于万物所起的作用，哪个大哪个小，你可以告诉我吗？

岐伯说：你问得很详细，天很广阔，不容易测度，地很博大，也难以计算。不过既然你提出了这样一个很好的问题，那么我就说一下这其中的道理吧。草有五种不同的颜色，这五色的变化，是看不尽的。草有五种不同的气味，这五味的美妙也是不能穷尽的。人的嗜欲不同，对于色味，是各有其不同嗜好的。天供给人们五气，地供给人们五味。五气由鼻吸入，贮藏在心肺，能使脸色明润，音声洪亮。五味由口进入，藏在胃里，它的精微可养五脏之气。五气和化，就有生机，再加上津液的作用，神气自然会旺盛起来。

黄帝问道：人体内藏与其外在表现的关系是怎样的？

岐伯说：心是生命的根本，智慧的所在；其荣华表现在面部，其功用是充实血脉，是阳中之太阳，与夏气相应。肺是气的根本，是藏魄的所在；其荣华表现在毫毛，其功用是充实肤表，是阳中之少阴，与秋气相应。肾是真阴真阳藏蓄的地方，是封藏的根本，精气储藏的所在；其荣华表现于头发，其功用是充实骨髓，是阴中之太阴，与冬气相应。肝是四肢的根本，藏魂的所在；其荣华表现在爪甲，其功用是充实筋力，其味酸，其色黑，是阴中之少阳，与春气相应。脾胃大肠小肠三焦膀胱是水谷所藏的根本，是营气所生的地方叫做兴化，意思是说它能排泄水谷的糟粕，是转化五味而主吸收、排泄的；其荣华表现在口唇四周，其功用是充实肌肉，其味甘，其色黄，属于至阴一类，与长夏土气相应。胆具有阳气初生的性质，称为"少阳"，这种初生的阳气，维持了整个人体的生命活动，所以说，十一脏功能的发挥，又都取决于胆的少阳之气。

人迎脉搏大寸口脉一倍，病在少阳；大寸口脉两倍，病在太阳；大寸口脉三倍，病在阳明；大寸口脉四倍以上称为格阳。寸口脉搏大人迎脉一倍，病在厥阴；大人迎脉两倍，病在少阴；大人迎脉三倍，病在太阴；大人迎脉四倍以上称为关阴。假如人迎与寸口之脉都大于常人四倍，称为关格。关格之脉盛极到不能通达天地精气的地步，必死。

五脏生成篇第十

五脏生成：五脏即心、肝、脾、肺、肾。 生，相生；成，相成。本篇从生理、病理以及诊断等方面论述了五脏之间及五脏与五体、五色、五味、五脉之间的相生、相克、相反、相成关系。 故名曰"五脏生成"。

心之合脉也，其荣色也，其主肾也；肺之合皮也，其荣毛也，其主心也；肝之合筋也，其荣爪也，其主肺也。脾之合肉也，其荣唇也，其主肝也；肾之合骨也，其荣发也，其主脾也；是故多食咸，则脉凝泣而变色；多食苦，则皮槁而毛拔；多食辛，则筋急而爪枯；多食酸，则肉胝䐜而唇揭；多食甘，则骨痛而发落。此五味之所伤也。故心欲苦，肺欲辛，肝欲酸，脾欲甘，肾欲咸，此五味之所合也。五脏之气，故色见青如草兹者死，黄如枳实者死，黑如炲者死，赤如衃血者死，白如枯骨者死，此五色之见死也。青如翠羽者生，赤如鸡冠者生，黄如蟹腹者生，白如豕膏者生，黑如乌羽者生，此五色之见生也。

生于心，如以缟裹朱；生于肺，如以缟裹红；生于肝，如以缟裹绀；生于脾，如以缟裹栝楼实；生于肾，如以缟裹紫。此五脏所生之外荣也。色味当五脏：白当肺，辛；赤当心，苦；青当肝，酸；黄当脾，甘；黑当肾，咸。故白当皮，赤当脉，青当筋，黄当肉，黑当骨。诸脉者皆属于目，诸髓者皆属于脑，诸筋者皆属于节，诸血者皆属于心，诸气者皆属于肺，此四支八谿之朝夕也。

故人卧血归于肝，肝受血而能视，足受血而能步，掌受血而能握，指受血而能摄。卧出而风吹之，血凝于肤者为痹，凝于脉者为泣，凝于足者为厥，此三者，血行而不得反其空，故为痹厥也。人有大谷十二分，小豁三百五十四名，少十二俞，此皆卫气之所留止，邪气之所客也，针石缘而去之。

诊病之始，五决为纪，欲知其始，先建其母。所谓五决者，五脉也。

是以头痛巅疾，下虚上实，过在足少阴、巨阳，甚则入肾；徇蒙招尤，目冥耳聋，下实上虚，过在足少阳、厥阴，甚则入肝；腹满䐜胀，支鬲胠胁，下厥上冒，过在足太阴、阳明；咳嗽上气，厥在胸中，过在手阳明、太阴；心烦头痛，病在鬲中，过在手巨阳、少阴。

夫脉之小大滑涩浮沉，可以指别；五藏之象，可以类推；五藏相音，可以意识；五色微诊，可以目察。能合脉色，可以万全。

赤脉之至也，喘而坚，诊曰有积气在中，时害于食，名曰心痹，得之外疾，思虑而心虚，故邪从之；白脉之至也，喘而浮，上虚下实，惊，有积气在胸中，喘而虚，名曰肺痹，寒热，得之醉而使内也；青脉之至也，长而左右弹，有积气在心下支胠，名曰肝痹，得之寒湿，与疝同法，腰痛足清头痛；黄脉之至也，大而虚，有积气在腹中，有厥气，名曰厥疝，女子同法，得之疾使四支汗出当风；黑脉之至也，上坚而大，有积气在小腹与阴，名曰肾痹，得之沐浴清水而卧。

凡相五色，面黄目青，面黄目赤，面黄目白，面黄目黑者，皆不死也；面青目赤，面赤目白，面青目黑，面黑目白，面赤目青，皆死也。

与心脏相配合的是脉，它的荣华表现于面部的色泽，制约心脏的是肾。 与肺脏相配合的是皮，它的荣华表现于毛，制约肺脏的是心。 与肝脏相配合的是筋，它的荣华表现于爪甲，那制约肝脏的是肺。 与脾脏相配合的是肉，它的荣华表现于唇，那制约脾脏的是肝。 与肾脏相配合的是骨，它的荣华表现于发，那制约肾脏的是脾。

所以，多吃咸味的东西，会使血脉凝滞而面色失去光泽；多吃苦味的东西，会使皮肤干燥而毛发脱落；多吃辛味的东西，会使筋拘挛而爪甲枯槁；多吃酸味的东西，会使肉坚厚而唇部干裂起皮；多吃甜味的东西，会使骨骼发生疼痛而头发脱落。 这些是饮食时，由于五味的偏嗜而受到伤害的情况。 所以心喜欢苦味，肺喜欢辛味，肝喜欢酸味，脾喜欢甜味，肾喜欢咸味。 这就是五味与五脏的对应关系啊。

五脏荣于面上的气色，表现出的青黑色像死草一样，那是死证；表现出的黄色像枳实一样，那是死证；表现出的黑色像黑煤一样，那是死证；表现出的赤色像败血凝结一样，那是死证；表现出的白色像枯骨一样，那是死证。 这是从五种色泽来判断死证的情况。

面上的气色，如果青得像翠鸟的羽毛，是生色；赤得像鸡冠，是生色；黄得像蟹腹，是生色；白得像猪脂，是生色；黑得像乌鸦的羽毛，是生色。 这是从五种含有明润光彩的色泽来判断五脏之气生机旺盛的情况。 进一步说，凡反映心脏有生气的色泽，就像白绢裹着朱砂一样；肺脏有生气的色泽，就像白绢裹着红色的东西一样；肝脏有生气的色泽，就像白绢裹着青赤色的东西一样；脾脏有生气的色泽，就像白绢裹着栝楼实一样；肾脏有生气的色泽，就像白绢裹着紫色的东西一样，这些是五脏有生气的表现。

五色、五味与五脏是相合的：白色合于肺脏和辛味，赤色合于心脏和苦味，青色合于肝脏和酸味，黄色是合于脾脏和甜味，黑色合于肾脏和咸味。 所以白色又合于皮，赤色又合于脉。 青色又合于筋，黄色又合于肉，黑色又合于骨。

人身的经脉，皆上注于目；所有的精髓，皆上注于脑；所有的筋，皆注于肝；所有的血液，皆注于心；所有的气，皆注于肺，这气血筋脉向四肢和肘、腕、膝、踝八谿的灌注就像潮水一样。

人在躺卧的时候，血就归于肝脏。血是荣养四肢百骸的，所以眼睛得血就能看东西；足得了血就能行走；手掌得了血就能握物；手指得了血就能拿物品。睡起走到屋外，被风吹着，则血凝结在肤表上就要发生痹征；如果凝涩在经脉里，就会使得血行迟滞；如果凝涩在足部上，就会发生下肢厥冷的"厥"病。这三种疾患，都是由于血液不能流回到孔窍，所以，发生痹、厥等病。在人身上，有大谷十二处，小谿三百五十四处。那十二个分布在脊背的脏腑腧穴还不在其内。这些都是卫气所留止的地方，也是邪气容易侵袭留止的处所，如果受了邪气的侵袭，就赶紧用针刺或砭石除掉它。

开始诊病时，应当把五脏之脉，作为纲纪。打算知道某病是从哪个脏腑里发生的，先要考察那一脏脉的胃气怎样，所说的五决是什么呢？就是五脏之脉。

所以头痛巅顶的疾病，属于下虚上实，病在足少阴、足太阳两经；如病势加剧，就会传入肾脏。眼花摇头，发病急骤的；或者目暗耳聋，病程较长的，属于下实上虚，病在足少阳、厥阴两经；如病势加剧，就会传入肝脏。腹满胀起，胸膈胁间像撑拄一样，下体厥冷，上体眩晕，病是在足太阴、足阳明两经。咳嗽逆喘，胸中有病，病是在手阳明、手太阴两经。胸中痛，腰脊像扯着般疼痛，病是在手太阳、手少阴两经。

脉搏的小大滑涩浮沉等表象，可以凭手指分别出来。五脏的气象，可以从比类中去推求。宫商角徵羽五音与五脏相关，因此分析病人的音色，可以认识五脏的功能状况。五色虽然精微，可以用眼来观察。在诊断中如果能够将望色和切脉结合起来，就能够万无一失。

如果面上泛红，脉搏躁数而又坚实，在诊断上来说，就是病气积聚在腹中，常常妨碍饮食，这种病叫做心痹；它的致病原因，是由于过于思虑伤了心气，所以病邪乘虚而入。 如果面色发白，同时脉搏躁数而又浮大，上虚下实，这是病气积聚在胸中，气喘而且虚惊，这种病叫做肺痹；它的致病的原因是由于寒热，并在醉后房事。 如果面上泛青，同时脉搏长而弦，并且左右弹指，这是病气积在心下，撑拄两胁，这种病叫做肝痹；它的致病原因，是因为受了寒湿，所以病理症状和疝气一样，并有腰痛、足冷、头痛等症状。 如果面色蜡黄，同时脉搏上大而虚，这是病气积在腹中，自觉有逆气，这种病叫做厥疝；女子同样有这种情况，它的致病原因，是由于四肢过劳，出汗后受了风的侵袭。 如果面色发黑，同时下部脉坚而大，这是病气积在小腹和前阴，这种病叫做肾痹；它的致病原因，是用凉水沐浴后就睡觉而得的。

大凡观察五色：面黄目青，面黄目赤，面黄目白，面黄目黑的，都不是死的征象；面青目赤，面赤目白，面青目黑，面黑目白，面赤目青的，都是死的征象。

五藏别论篇第十一

五藏别论：本篇为《内经》论述藏象学说的重要篇章之一。 首先论述了五脏、六腑，奇恒之腑的功能特点及其区别和关系，说明了脏腑分类的基本依据。 并进一步论述了心理因素在治疗中的作用，提倡医学科学，反对迷信鬼神。 可见本篇一则对内脏进行了区别，二则强调五脏之象的甄别，三则有别于其他论述脏腑的篇章。 故以五脏别论篇。

黄帝问曰：余闻方士，或以脑髓为藏，或以肠胃为藏，或以为腑，敢问更相反，皆自谓是，不知其道，愿闻其说。

岐伯对曰：脑、髓、骨、脉、胆、女子胞，此六者，地气之所生也，皆藏于阴而象于地，故藏而不泻，名曰奇恒之府。夫胃、大肠、小肠、三焦、膀胱，此五者，天气之所生也，其气象天，故泻而不藏，此受五藏浊气，名曰传化之府，此不能久留输泻者也。魄门亦为五藏使，水谷不得久藏。

所谓五藏者，藏精气而不泻也，故满而不能实；六腑者，传化物而不藏，故实而不能满也。所以然者，水谷入口，则胃实而肠虚；食下，则肠实而胃虚。故曰实而不满，满而不实也。

帝曰：气口何以独为五藏主？

岐伯曰：胃者，水谷之海，六腑之大源也。五味入口，藏于胃以养五藏气，气口亦太阴也。是以五藏六腑之气味，皆出于胃，变见于气口。故五气入鼻，藏于心肺，心肺有病，而鼻为之不利也。

凡治病必察其下，适其脉，观其志意，与其病也。拘于鬼神者，不可与言至德。恶于针石者，不可与言至巧。病不许治者，病必不治，治之无功矣。

【译文】

黄帝问：我从方士那儿所听到的对脏和腑的说法，是有分歧的。有的把脑髓叫做脏，但又有把脑髓叫做腑的；有的把肠胃叫做脏，但又有把肠胃叫做腑的，他们的意见是相反的，却都说自己对。我不知到底谁说的正确，希望听你讲一下。

岐伯答：脑、髓、骨、脉、胆和子宫，这六者，是感受地气而生的，都能藏精血，像大地厚能载物那样。它们的作用，是藏精气以濡养机体而泄于体外，这叫做"奇恒之府"。胃、大肠、小肠、三焦、膀胱，这五者，是感受天气而生的，它们的作用，像天的健运不息一样，所以是泻而不藏，它们受纳五藏的浊气，叫做"传化之府"。就是说它们收纳水谷浊气以后，不能久停体内，经过分化，要把精华和糟粕分别输送和排出的。加上"魄门"，算是"六府"，它的作用，同样是使糟粕不能久藏在人体内。我们所说的五脏，它是藏精神而不泻的，所以虽然常常充满，却不像肠胃那样，要由水谷充实它。至于六腑呢，它的作用，是要把食物消化、吸收、输泻出去，所以虽然常常是充实的，却不能像五脏那样的被充满。食物入口以后，胃里虽实，肠子却是空的，等到食物下去，肠中就会充实，而胃里又空了，所以说六腑是"实而不满"的。

黄帝问：诊察气口之脉，为什么能够知道五脏六腑十二经脉之气呢？

岐伯说：胃是水谷之海，六腑的源泉。凡是五味入口后，都储留在胃里，经过脾的运化，来荣养脏腑血气。气口是手太阴肺经，而肺经是主朝百脉的。所以五脏六腑之气，都来源于胃，而其变化则表现在气口脉上，五气（臊、焦、香、腥、腐）入鼻，进入肺里，而肺一旦有病，鼻的功能也就差了。凡是在治疗疾病时，首先要问明病人的二便情况，辨清脉搏怎样，观察他的情志如何，以及病态如何。

假如病人非常迷信鬼神，就无须向他说明医疗理论；假如病人非常厌恶针石，就无须向他说明针石技巧；假如病人不愿接受治疗，那么就不必勉强给他治疗了。像这样，就是给他治疗，也是难以收到预期效果的。

异法方宜论篇第十二

异法方宜论：异法，指不同的治疗方法；方宜，谓地方环境各有所宜。本篇讨论了由于居住地区不同，人们受自然环境及生活条件的影响，形成了体质上的差异，因而产生的疾病有一定区别，在治疗疾病时必须采取不同的方法而因地制宜的道理。故名"异法方宜"。

黄帝问曰：医之治病也，一病而治各不同，皆愈，何也？

岐伯对曰：地势使然也。

故东方之域，天地之所始生也，鱼盐之地，海滨傍水，其民食鱼而嗜咸，皆安其处，美其食。鱼者使人热中，盐者胜血，故其民皆黑色疏理，其病皆为痈疡，其治宜砭石。故砭石者，亦从东方来。

西方者，金玉之域，沙石之处，天地之所收引也。其民陵居而多风，水土刚强，其民不衣而褐荐，其民华食而脂肥，故邪不能伤其形体。其病生于内，其治宜毒药。故毒药者，亦从西方来。

北方者，天地所闭藏之域也。其地高陵居，风寒冰冽，其民乐野处而乳食。脏寒生满病，其治宜灸焫。故灸焫者，亦从北方来。

南方者，天地所长养，阳之所盛处也。其地下，水土弱，雾露之所聚也。其民嗜酸而食胕，故其民皆致理而赤色。其病挛痹，其治宜微针。故九针者，亦从南方来。

中央者，其地平以湿，天地所以生万物也众，其民食杂而不劳，故其病多痿厥寒热，其治宜导引按跷。故导引按跷者，亦从中央出也。

故圣人杂合以治，各得其所宜，故治所以异而病皆愈者，得病之情，知治之大体也。

【译文】

黄帝问：医生治疗疾病，同样的病，而治法不同，结果都痊愈了。这是什么道理？

岐伯答说：这是地理条件使它这样的。例如东方地区，类似于春气气候温和，是出产鱼盐的地方，由于靠近海挨着水，当地居民都喜欢吃鱼盐一类东西，他们习惯于住在这个地方，也觉得吃得好。但是鱼多吃了，会使热邪滞留肠胃；盐多吃了，易伤血液。当地的人们，大都皮肤色黑，肌理松疏，所发生的疾病，多是痈肿一类。在治疗上，适合用砭石去治，因此说，砭石疗法，是从东方传来的。

西方地区，出产金玉，是沙漠地带，具有自然界秋季收敛的气象。那地方都是依山而居，多风沙，水土性质又是刚强的。当地居民的生活，在衣物上，不穿丝绵，多使用毛布和草席；在饮食上，讲究吃些鲜美多脂的东西。这会使人肥胖起来。这样，虽然外邪不易侵犯他们的躯干，但是，由于饮食、情志等问题，很容易在内脏里发生疾病。在治疗上，就需用药物，因此说，药物疗法，是从西方传来的。

北方地区，类似于自然界冬季闭藏的气象，地高，多丘陵，人们住在山岭上边。那里的环境是寒风席卷冰冻大地。该地居民以游牧为主，喜欢随时住在野地里，吃些乳类食品。这样内脏就会受寒，容易发生脘腹胀满的病，在治疗上，应该使用艾火炙烤。因此说艾灸疗法，是从北方传来的。

南方地区，类似于自然界长养万物的夏季气候，是盛阳所在的地方。地势低洼，水土濡湿，雾露多。该地的居民，喜欢吃酸类和腐臭的食物。故人们的身体皮肤致密而带赤色。这里经常发生拘挛湿痹等病。在治疗上，宜用小针微刺。因此说九针治疗之法是从南方传来的。

中央地区，地势平坦湿润，具有类似长夏之气使万物繁荣茂盛的性质。这也是物产最为丰富的地方。那里人们食物的种类很多。人们生活安逸，不感觉烦劳。所以人们发生的疾患多是痿厥、寒热等病。在治疗上，应该使用导引按摩。因此说，导引按跷疗法，是从中央地区传出的。

高明的医生汇集各种疗法，针对病情，给予恰当的治疗。所以疗法尽管不同，疾病却都能痊愈，这是由于能够了解病情，并掌握了治病大法的缘故啊！

移精变气论篇第十三

移精变气：移，转移；精，指精神；变气，改变气的运行。 本篇首先论述了用转移精神状态的治疗方法（具体指用祝由的方法）以改变气的运行，从而达到治病的目的，故以此作为篇名。

黄帝问曰：余闻古主治病，惟其移精变气，可祝由而已。今世治病，毒药治其内，针石治其外，或愈或不愈，何也？

岐伯对曰：往古人居禽兽之间，动作以避寒，阴居以避暑，内无眷慕之累，外无伸宦之形，此恬憺之世，邪不能深入也。故毒药不能治其内，针石不能治其外，故可移精祝由而已。当今之世不然，忧患缘其内，苦形伤其外，又失四时之从，逆寒暑之宜，贼风数至，虚邪朝夕，内至五脏骨髓，外伤空窍肌肤，所以小病必甚，大病必死，故祝由不能已也。

帝曰：善。余欲临病人，观死生，决嫌疑，欲知其要，如日月光，可得闻乎？

岐伯曰：色脉者，上帝之所贵也，先师之所传也。上古使僦贷季，理色脉而通神明，合之金木水火土四时八风六合，不离其常，变化相移，以观其妙，以知其要，欲知其要，则色脉是矣。色以应日，脉以应月，常求其要，则其要也。夫色之变化，以应四时之脉，此上帝之所贵，以合于神明也，所以远死而近生。生道以长，命曰圣王。

中古之病，至而治之，汤液十日，以去八风五痹之病，十日不已，治以草苏草荄之枝，本末为助，标本已得，邪气乃服。

暮世之治病也则不然，治不本四时，不知日月，不审逆从，病形已成，乃欲微针治其外，汤液治其内，粗工凶凶，以为可攻，故病未已，新病复起。

帝曰：愿闻要道。

岐伯曰：治之要极，无失色脉，用之不惑，治之大则。逆从到行，标本不得，亡神失国。去故就新，乃得真人。

帝曰：余闻其要于夫子矣，夫子言不离色脉，此余之所知也。

岐伯曰：治之极于一。

帝曰：何谓一？

岐伯曰：一者因得之。

帝曰：奈何？

岐伯曰：闭户塞牖，系之病者，数问其情，以从其意，得神者昌，失神者亡。

帝曰：善。

【译文】

黄帝问：我听说古时治病，只是改变病人的思想精神，断绝疾病的根由就完了。现在世人治病，用药从内治，用针石从外治，结果疾病还是有好有不好的，这是什么缘故呢？

岐伯答：古时候的人们，穴居野外，周围就是禽兽之类。他们凭借着活动来驱除寒冷，住在阴凉地方来躲避暑热。没有什么眷恋思慕等情志消耗精神，也没有追名逐利的奔波劳碌来使身体疲惫。在这个恬淡的环境里，外邪是不易侵犯人体的。因此既不需要"毒药治其内"，也不需要"针石治其外"，而只是改变病人的思想精神，断绝疾病的根由就够了。现在就不同了。人们心里经常为忧虑所苦，形体经常被劳累所伤，再加上不注意，违反四时的气序和寒热的变化；这样，贼风虚邪的不断侵袭，就会内里侵犯到五脏骨髓，外面伤害腧穴肌肤，所以得了小病，一定会成为重病，而得了大病，就一定会死亡，所以只断绝疾病的根由，是不能把病治好的。

黄帝说：很好！我希望遇到病人的时候，能够观察病的轻重，决断病的疑似，掌握这样的诊病要领，心中就像有日月的光亮一样豁然，这样的诊法，可以讲给我听听吗？

岐伯答说：望色和切脉的诊察，是远古之帝王所重视，先师所传授的。上古时候，有位医生叫做贷季，他研究色和脉的道理，通于神明，能联系到金木水火土四时阴阳八风六合，不脱离色脉诊法的正常规律，并能从相互变化当中，观察它的奥妙所在。所以要想了解诊病的要领，那就必须研究色、脉。气色就像太阳一样有阴有晴；而脉息像月亮一样有盈有亏。经常注意气色明晦、脉息虚实的差别，这就是诊法的要领。总之，色和脉的变化跟四时的和气是相应的。这一道理，远古帝王极重视，因为它合于神明。这样的诊法，如果能掌握，就可以回避死亡而达到生命的健康长寿。人们要称颂这样的人为圣王！

中古时候的医生治病，病发展了才加以治疗。先用汤液十天，祛除风痹病邪；如果十天病还没好，再用草药治疗。草药可用叶、茎、花、根、实，这要依病情需要加以选择。另外，医生和病人也要有相应的配合，能够这样，邪气就会伏藏，病也就会痊愈。

至于后世医生的治病就不是这样了。他们治病时，不根据四时的变化，不了解色、脉的重要，不辨别色、脉的顺逆，等到疾病已经形成了，才想着用汤液、微针，分别从内外去治疗，还大吹大擂，自以为能够治愈。结果呢，原来的疾病没有治愈，又添上新的病症了。

黄帝说：我希望听些有关治疗的根本道理。

岐伯说：治病的关键在不脱离色诊脉诊；毫不迟疑地运用这样的诊法，这就是诊治的最大原则。假如认识病情时把顺逆搞颠倒了，处理疾病时又不能取得病人的配合，采取的治疗措施，一定不可能符合疾病的实际情况。这样的话，如果让他去辅佐君主，也一定会使国家灭亡的。 所以治病，一定先要去掉旧病，然后再治新病，才算是得到了真医的传授。

黄帝说：我从你那儿听说了治疗的根本法则。 你这番话的核心是，治疗不能脱离对气色和脉象的辨别，这是我以前所不知道的。

岐伯说：诊治的极要关键，还有一个。

黄帝问：是什么？

岐伯说：这个关键就是问诊。

黄帝说：怎么去做呢？

岐伯说：关好门窗，向病人细致地询问病情，使他毫无反感，经过问诊以后，还要参考色脉，如果病人面色润泽，脉息和平，这叫得神。 病是会治好的。 否则，面色无华，脉逆四时，这叫失神，病是治不好的。

黄帝说：你说得很好。

汤液醪醴论篇第十四

汤液醪醴：汤液，古代一种清酒；醪为稠浊之酒；醴，为甜酒。明·张介宾："汤液醪醴，皆酒之属。"本篇由于首先从汤液醪醴起论，故名。

黄帝问曰：为五谷汤液及醪醴奈何？

岐伯对曰：必以稻米，炊之稻薪，稻米者完，稻薪者坚。

帝曰：何以然？

岐伯曰：此得天地之和，高下之宜，故能至完，伐取得时，故能至坚也。

帝曰：上古圣人作汤液醪醴，为而不用，何也？

岐伯曰：自古圣人之作汤液醪醴者，以为备耳，夫上古作汤液，故为而弗服也。中古之世，道德稍衰，邪气时至，服之万全。

帝曰：今之世不必已，何也？

岐伯曰：当今之世，必齐毒药攻其中，镵石针艾治其外也。

帝曰：形弊血尽而功不立者何？

岐伯曰：神不使也。

帝曰：何谓神不使？

岐伯曰：针石，道也。精神不进，志意不治，故病不可愈。今精坏神去，荣卫不可复收。何者？嗜欲无穷，而忧患不止，精气弛坏，荣泣卫除，故神去之而病不愈也。

帝曰：夫病之始生也，极微极精，必先入结于皮肤。今良工皆称曰：病成名曰逆，则针石不能治，良药不能及也。今良工皆得其法，守其数，亲戚兄弟远近，音声日闻于耳，五色日见于目，而病不愈者，亦何暇不早乎？

岐伯曰：病为本，工为标，标本不得，邪气不服，此之谓也。

帝曰：其有不从毫毛而生，五脏阳以竭也，津液充郭，其魄独居，孤精于内，气耗于外，形不可与衣相保，此四极急而动中，是气拒于内而形施于外，治之奈何？

岐伯曰：平治于权衡，去菀陈莝，微动四极，温衣，缪刺其处，以复其形。开鬼门，洁净府，精以时服，五阳已布，疏涤五脏，故精自生，形自盛，骨肉相保，巨气乃平。

帝曰：善。

【译文】

黄帝问道：怎样用五谷来制作汤液醪醴呢？

岐伯答说：用稻米来酝酿，用稻秆作燃料。因为稻米之气完备，而稻秆则是很坚劲的。

黄帝说：这是什么道理？

岐伯说：稻谷得天的和气，生在高下适宜的地方，所以得气最完备；又在适当的季节收割，所以稻秆最坚实。

黄帝说：上古时代的医生，制成了汤液醪醴，只是供给祭祀宾客之用，而不用它煎药，这是什么道理？

岐伯说：上古医生制成了汤液醪醴，是以备万一的，所以制成了，并不急于用它。到了中古时代，社会上讲究养生的少了，人们身体有点儿衰弱，而外邪乘虚经常侵害人体，但只要吃些汤液醪醴，病也就会好的。

黄帝说：现在人有了病，虽然也吃些汤液醪醴，而病不一定都好，这是什么缘故呢？

岐伯说：现在有病，必定要内服药物，外用镵石针艾，然后病才能治好。

黄帝说：病人形体衰败，气血竭尽，治疗不见功效，这是什么原因？

岐伯说：这是因为病人的精神已经不能发挥它的应有作用了。

黄帝说：怎么叫做精神不能发挥它的应有作用呢？

岐伯说：针石治病，只是引导血气而已，主要还在于病人的精神意志。如果病人的神气已经散乱，病人的志意已经散乱，那病是不会好的。而现在病人正是到了精神败坏、神气涣散、荣卫不可以再恢复的地步了。为什么病会发展到这样重呢？主要是由于情欲太过，又让忧患萦心，不能休止，以至于精气衰败、荣血枯清、卫气消失，所以神气就离开人体，而疾病也就不能痊愈了。

黄帝说：大凡疾病在初起的时候，一般都比较轻微而容易治疗，那是因为病邪侵入人体，多先侵犯到皮肤等浅表的部位，可是现在常有这种情况，经医生一看，说是病已成了，发展得很不好，结果针石不能奏效，再好的汤药也无济于事了。 现在的医生都固执己见，自以为是，这样，虽然像病人的亲人一样每天守候病人，不离寸步，听着病人的声音，观察着病人的气色，却依然治不好病人的病。 这怎能说是没有抓紧治疗呢?

岐伯说：病人是本，医生是标。 二者必须相得。 没有病人的配合固然不行，有了病人的配合，而没有好的医生，这也叫标本不相得，病邪同样不能驱除。 说的就是这种情况啊!

黄帝说：有的病并不先发生于外表而直接开始于五脏的伤竭。 它表现的症状是津液虚空，精神活动非常的枯寂，内里精血虚损，外面卫气耗散，形体消瘦，衣服都不合身了。 进而四肢拘急，中气动摇。总的说来，就是脏腑气机困钝，而形体也就不充实了。 这用什么方法治疗呢?

岐伯说：这要调和脏腑阴阳二脉，去瘀血，消积水，叫病人轻微地活动四肢，使阳气渐渐传布全身。 然后用针灸疗法中的缪刺方法，泻出体内的水肿，使他的形体恢复正常。 再想法使汗液畅达，小便通利；注意观察病人情况，适时地给些药吃。 待五脏阳气输布了，五脏郁积荡涤了，那么精气自然会产生，形体自然会强盛，骨骼和肌肉也就会相辅相成，气困于内的情况自然就消除了。

黄帝说：讲得很好。

玉版论要篇第十五

玉版论要：玉版，玉石做成的版，喻其珍贵，主要用于记录重要言论；要，重要之意。 本篇以色脉为例，论述了“揆度奇恒”（推测疾病的浅深、轻重、顺逆、分辨常病与奇病的方法）的具体应用，对通过色脉预测病势论述得颇为全面透彻。

黄帝问曰：余闻揆度奇恒，所指不同，用之奈何？

岐伯对曰：揆度者，度病之浅深也；奇恒者，言奇病也。请言道之至数。五色脉变，揆度奇恒，道在于一。神转不回，回则不转，乃失其机。至数之要，迫近以微，著之玉版，命曰合《玉机》。容色见上下左右，各在其要。其色见浅者，汤液主治，十日已；其见深者，必齐主治，二十一日已，其见大深者，醪酒主治，百日已；色夭面脱，不治，百日尽已；脉短气绝死，病温虚甚死。

色见上下左右，各在其要。上为逆，下为从。女子右为逆，左为从；男子左为逆，右为从，易重阳死，重阴死。阴阳反他，治在权衡相夺，奇恒事也，揆度事也。

搏脉痹躄，寒热之交。脉孤为消气，虚泄为夺血。孤为逆，虚为从。行奇恒之法，以太阴始。行所不胜曰逆，逆则死；行所胜曰从，从则活。八风四时之胜，终而复始，逆行一过，不复可数，论要毕矣。

【译文】

黄帝问道：我听说《揆度》和《奇恒》这两种书中诊察疾病的方法，内容很多却各有侧重，那么究竟怎样联系起来运用呢？

岐伯回答说："揆度"是估量疾病的轻重和深浅，而"奇恒"是辨别那些异乎寻常的疾病。要我说，诊病的至理，就是要注意五色和脉象的变化。至于"揆度"和"奇恒"，它们的要点都在于把握五色和脉象的联系。人体的气血，是永远运转而不回折的，如果回折了，就会失却生机。这个道理很重要，虽然只应用在望色和切脉上，可其中的含义既微妙又深远，值得记录在玉版上，与"玉机真脏论"互相参证。

容色的变化，呈现在鼻部上下左右的不同部位，应注意分别察看它的浅深度。那容色显露浅的，说明病轻，可用五谷汤液去调理，约十天就可以好了；那容色显露深的，说明病重，就需要服些药剂治疗，约二十一天也可痊愈；那容色深或晦暗无光的，病就更严重了，必定要用药酒治疗，须要经过百天左右才能痊愈。假如面色枯槁无华，面容消瘦，病就不能治好。除此以外，临证时见到脉象短促无力或温病患者阴精枯竭的，也是死证。

分析面部不同部位的病色是"顺"还是"逆"，必须注意分别察看它的不同特点。病色向上移的为逆，向下移的为顺；女子病色在右侧的为逆，在左侧的为顺；男子病色在左侧的为逆，在右侧的为顺。如果男女病色变易部位，反顺为逆，那对男子说，就是重阳；对女子说，就是重阴，而重阳、重阴，都是容易死的。至于阴阳和他人相反的病人应该权衡其轻重，想办法将阴阳扭转过来，使它恢复正常。这就需要使用《揆度》、《奇恒》的诊病方法了，必须精心诊察。

脉搏击于指下，或为痹症，或为蹩症，这是寒热之气交加所致。如脉见孤绝，说明是阳气损耗了；如脉见虚弱，那就是泄利和脱血之症。凡脉见孤绝，这叫逆，预后不良；脉见虚弱，这叫从，预后还好。在诊脉时运用奇恒的方法，应该从手太阴的寸口脉来诊察，如脉搏见了不胜现象的，那叫做逆，逆就要死亡。脉搏见了所胜现象，那叫做从，从就能活。至于八风、四时的胜量（即主治的王时，如风属春、火属夏等）是循环无端、终而复始的。假如四时气候失常，就不能再用常理推断了。这就是《揆度》、《奇恒》诊法的全部要点。

诊要经终论篇第十六

诊要经终：本篇根据人与自然息息相关的整体观念，论述了一年中十二个月的天地之气和人体五脏之气相应相通的理论，指出在诊治疾病时，必须重视四时的变化，进一步阐明了不同季节针刺部位及刺法亦各有所异的道理；最后又论述了十二经脉之气终绝的临床表现，故名。

黄帝问曰：诊要何如？

岐伯对曰：正月二月，天气始方，地气始发，人气在肝；三月四月，天气正方，地气定发，人气在脾；五月六月，天气盛，地气高，人气在头；七月八月，阴气始杀，人气在肺；九月十月，阴气始冰，地气始闭，人气在心；十一月十二月，冰复，地气合，人气在肾。

故春刺散俞，及与分理，血出而止，甚者传气，间者环也；夏刺络俞，见血而止，尽气闭环，痛病必下；秋刺皮肤，循理，上下同法，神变而止；冬刺俞窍于分理，甚者直下，间者散下。春夏秋冬，各有所刺，法其所在。

春刺夏分，脉乱气微，入淫骨髓，病不能愈，令人不嗜食，又且少气；春刺秋分，筋挛，逆气环为咳嗽，病不愈，令人时惊，又且哭；春刺冬分，邪气著脏，令人胀，病不愈，又且欲言语。

夏刺春分，病不愈，令人解㑊；夏刺秋分，病不愈，令人心中欲无言，惕惕如人将捕之；夏刺冬分，病不愈，令人少气，时欲怒。

秋刺春分，病不已，令人惕然欲有所为，起而忘之；秋刺夏分，病不已，令人益嗜卧，又且善梦；秋刺冬分，病不已，令人洒洒时寒。

冬刺春分，病不已，令人欲卧不能眠，眠而有见；冬刺夏分，病不愈，气上，发为诸痹；冬刺秋分，病不已，令人善渴。

凡刺胸腹者，必避五脏。中心者环死，中脾者五日死，中肾者七日死，中肺者五日死，中膈者，皆为伤中，其病虽愈，不过一岁必死。刺避五脏者，知逆从也。所谓从者，膈与脾肾之处，不知者反之。刺胸腹者，必以布憿著之，乃从单布上刺，刺之不愈复刺。刺针必肃，刺肿摇针，经刺勿摇，此刺之道也。

帝曰：愿闻十二经脉之终奈何？

岐伯曰：太阳之脉，其终也，戴眼、反折、瘈疭，其色白，绝汗乃出，出则死矣；少阳终者，耳聋，百节皆纵，目睘绝系，绝系一日半死。其死也，色先青白，乃死矣；阳明终者，口目动作，善惊妄言，色黄，其上下经盛，不仁，则终矣；少阴终者，面黑齿长而垢，腹胀闭，上下不通而终矣；太阴终者，腹胀闭不得息，善噫、善呕，呕则逆，逆则面赤，不逆则上下不通，不通则面黑皮毛焦而终矣；厥阴终者，中热嗌乾，善溺心烦，甚则舌卷卵上缩而终矣。此十二经之所败也。

【译文】

黄帝问：诊病的要领是什么？

岐伯答：一二月间，天气开始升发，地气开始萌动，这时候的人气在肝；三月四月，天气正在发扬，地气正在发育，这时候的人气在脾；五月六月，天气赫盛，地气升高，这时候的人气在头；七月八月开始出现肃杀的气象，这时候的人气在肺；九月十月阴气凝结，地气开始闭藏，这时候的人气在心，十一月十二月，冰封大地，地气就密闭了，这时候的人气在肾。

所以春天的刺法，应刺经脉散俞穴，达到肌肉分理，一出血就止针。如病较重的，经针刺后留针的时间长一些，使经脉之气得到流通，病会渐渐痊愈；病轻的，病随即就好了。夏天的刺法，应刺孙络的腧穴，见血就要止针。邪气一去就按摩使穴孔合闭起来，痛病也就消除了。秋天的刺法，应刺皮肤，先用手指循按肌肉的纹理，宣散气血。 或浅或深，观察病人的神色，如果变了，就可以停针。 冬天的刺法，应该深取俞窍到达分肉腠理之间。 病重者，可以深刺立入；较轻的可以左右上下随宜而刺，速度应慢一些。 总的来说春夏秋冬各有相应的刺法。 而四时的针刺也各有所在的部位。

春天误刺了夏天的才该刺的部位或腧穴，就会出现脉乱气弱的情况，邪气也就会侵入骨髓之中，病就不能痊愈，使人不想吃饭，而且气虚不足。 春天误刺了秋天的部位，就会发为筋挛气逆之病，咳嗽也会随之而来，疾病就不能痊愈，使人有时惊惧，有时无故哀伤哭泣。春天误刺了冬天的部位，邪气就会深居于内脏，使人腹胀，病不能痊愈，使人爱多说话。

夏天误刺了春天的部位，结果肝脏受伤，使人倦怠无力。 夏天误刺了秋天的部位，肺脏就会受伤病不能愈，使人从心里不愿说话，而且惴惴不安，好像有人要来抓自己似的。 夏天误刺了冬天的部位，会使肾脏受伤病不能愈，使人气血上逆，时常要发怒。

秋天误刺了春天的部位，肝脏受伤病不能愈，使人惕然不宁，想要做一件事，而立刻又忘了。 秋天误刺了夏天的部位，误伤心脏病不能愈，使人越来越贪睡，并且多梦。 秋天误刺了冬天的部位，肾脏受伤病不能愈，使人时常发冷。

冬天误刺了春天的部位，肝脏受伤病不能愈，使人困倦而不能安睡，即使安睡了，又会做噩梦。 冬天误刺了夏天的部位，误伤心脏病不能愈，使人气上逆，会发为痹症和麻木不仁的病。 冬天误刺了秋天的部位，肺脏受伤病不能愈，使人常常口渴。

凡是在胸腹的部位用针的时候，就应该注意一定要避开五脏。 假如中伤了心脏，一天就死了；假如中伤了脾脏，五天就死了；假如中伤了肾脏，七天就死了；假如中伤了肺脏，五天就死了；假如中伤了膈膜，那叫做"伤中"，这样，虽然暂时病是好些，但由于脏气相乱，不出一年也要死亡。 刺胸腹注意避开五脏的关键，是要懂得下针的顺逆。所谓"顺"，就是知道鬲与脾肾等器官的部位，注意避开它们；如不知其部位，不能避开，就很容易刺伤五脏，这就叫做"逆"。凡是刺胸腹部位的时候，应该先用布缠着胸腹，然后从布单上进针。如果刺后，不见病愈，可以再刺，这样，就不会伤了五脏。在针刺的时候，进针应该敏捷；如刺肿病，可以摇针手法，以去其邪；如刺经脉的病，就不必用摇针手法了，这是针刺的要点。

黄帝问：我希望听你讲一下十二经脉气绝时候的情况，可以吗？

岐伯答：太阳经脉气绝的时候，病人就会两目上视，眼球不能转动，身背反张，手足抽搐，面色发白，出绝汗，绝汗一出，就要死亡的。少阳经脉气绝的时候，病人就会耳聋、遍体骨节松懈，两眼直视前方，这是目系就要断绝，目系一断，一日半就要死亡，死的时候，病人面上先现出青白色，接着就死了。阳明经脉气绝的时候，病人就会口耳都张大，常常害怕，言语错乱，面色发黄，假如手足二经脉再躁盛而不流行，就要死亡了。少阴经脉气绝的时候，病人就会面黑，牙齿觉得变长，并积满牙垢，腹部胀闭，假如上下不能相通，便要死亡了。太阴经脉气绝的时候，病人就会腹胀闭塞，呼吸不利，常常呕吐，呕就会气逆，气逆就会面赤，假如不呕吐了，就会上下不通，不通了，面色发黑，皮肤汗毛渐渐枯焦，就要死亡了。厥阴经脉气绝的时候，病人就会胸中发热，咽喉干燥，多小便，心里烦躁，病重了，就会出现舌卷、睾丸上缩的情况，那就要死亡了。以上就是十二经气败绝的症状。

脉要精微论篇第十七

脉要精微：脉，脉诊；要，要领，要点；精微，精深微妙。本篇论述了望、闻、问、切四诊精深微妙的原理、要领及应用，因以论脉为先为主，故名。

黄帝问曰：诊法何如？

岐伯对曰：诊法常以平旦，阴气未动，阳气未散，饮食未进，经脉未盛，络脉调匀，气血未乱，故乃可诊有过之脉。切脉动静而视精明，察五色，观五脏有余不足，六腑强弱，形之盛衰，以此参伍，决死生之分。

夫脉者，血之府也，长则气治，短则气病，数则烦心，大则病进，上盛则气高，下盛则气胀，代则气衰，细则气少，涩则心痛，浑浑革至如涌泉，病进而色弊，绵绵其去如弦绝，死。

夫精明五色者，气之华也，赤欲如白裹朱，不欲如赭；白欲如鹅羽，不欲如盐；青欲如苍璧之泽，不欲如蓝；黄欲如罗裹雄黄，不欲如黄土；黑欲如重漆色，不欲如地苍。五色精微象见矣，其寿不久也。夫精明者，所以视万物，别白黑，审短长。以长为短，以白为黑，如是则精衰矣。

五脏者，中之守也，中盛脏满，气胜伤恐者，声如从室中言，是中气之湿也。言而微，终日乃复言者，此夺气也。衣被不敛，言语善恶，不避亲疏者，此神明之乱也。仓廪不藏者，是门户不要也。水泉不止者，是膀胱不藏也。得守者生，失守者死。

夫五脏者，身之强也，头者，精明之府，头倾视深，精神将夺矣。背者，胸中之府，背曲肩随，府将坏矣。腰者，肾之府，转摇不能，肾将惫矣。膝者，筋之府，屈伸不能，行则偻附，筋将惫矣。骨者，髓之府，不能久立，行则振掉，骨将惫矣。得强则生，失强则死。

岐伯曰：反四时者，有余为精，不足为消。应太过，不足为精；应不足，有余为消。阴阳不相应，病名曰关格。

帝曰：脉其四时动奈何？知病之所在奈何？知病之所变奈何？知病乍在内奈何？知病乍在外奈何？请问此五者，可得闻乎？

岐伯曰：请言其与天运转大也。万物之外，六合之内，天地之变，阴阳之应，彼春之暖，为夏之暑，彼秋之忿，为冬之怒，四变之动，脉与之上下，以春应中规，夏应中矩，秋应中衡，冬应中权。是故冬至四十五日，阳气微上，阴气微下；夏至四十五日，阴气微上，阳气微下。阴阳有时，与脉为期。期而相失，知脉所分，分之有期，故知死时。微妙在脉，不可不察，察之有纪，从阴阳始，始之有经，从五行生，生之有度，四时为宜，补泻勿失，与天地如一，得一之情，以知死生。是故声合五音，色合五行，脉合阴阳。

是知阴盛则梦涉大水恐惧，阳盛则梦大火燔灼；阴阳俱盛则梦相杀毁伤；上盛则梦飞，下盛则梦堕；甚饱则梦予，甚饥则梦取；肝气盛则梦怒，肺气盛则梦哭；短虫多则梦聚众，长虫多则梦相击毁伤。

是故持脉有道，虚静为保。春日浮，如鱼之游在波；夏日在肤，泛泛乎万物有余；秋日下肤，蛰虫将去；冬日在骨，蛰虫周密，君子居室。故曰：知内者按而纪之，知外者终而始之。此六者，持脉之大法。

心脉搏坚而长，当病舌卷不能言；其软而散者，当消环自已。肺脉搏坚而长，当病唾血；其软而散者，当病灌汗，至令不复散发也。肝脉搏坚而长，色不青，当病坠若搏，因血在胁下，令人喘逆；其软而散色泽者，当病溢饮，溢饮者，渴暴多饮，而易入肌皮肠胃之外也。胃脉搏坚而长，其色赤，当病折髀；其软而散者，当病食痹。脾脉搏坚而长，其色黄，当病少气；其软而散色不泽者，当病足胻肿，若水状也。肾脉搏坚而长，其色黄而赤者，当病折腰；其软而散者，当病少血，至令不复也。

帝曰：诊得心脉而急，此为何病？病形何如？

岐伯曰：病名心疝，少腹当有形也。

帝曰：何以言之？

岐伯曰：心为牡脏，小肠为之使，故曰少腹当有形也。

帝曰：诊得胃脉，病形何如？

岐伯曰：胃脉实则胀，虚则泄。

帝曰：病成而变何谓？

岐伯曰：风成为寒热，瘅成为消中，厥成为巅疾，久风为飧泄，脉风成为疠，病之变化，不可胜数。

帝曰：诸痈肿筋挛骨痛，此皆安生？

岐伯曰：此寒气之肿，八风之变也。

帝曰：治之奈何？

岐伯曰：此四时之病，以其胜治之，愈也。

帝曰：有故病五脏发动，因伤脉色，各何以知其久暴至之病乎？

岐伯曰：悉乎哉问也！征其脉小色不夺者，新病也；征其脉不夺其色夺者，此久病也；征其脉与五色俱夺者，此久病也；征其脉与五色俱不夺者，新病也。肝与肾脉并至，其色苍赤，当病毁伤，不见血，已见血，湿若中水也。

尺内两旁，则季胁也，尺外以候肾，尺里以候腹。中附上，左外以候肝，内以候膈；右外以候胃，内以候脾。上附上，右外以候肺，内以候胸中；左外以候心，内以候膻中。前以候前，后以候后。上竟上者，胸喉中事也；下竟下者，少腹腰股膝胫足中事也。

粗大者，阴不足阳有余，为热中也。来疾去徐，上实下虚，为厥巅疾；来徐去疾，上虚下实，为恶风也。故中恶风者，阳气受也。有脉俱沉细数者，少阴厥也；沉细数散者，寒热也；浮而散者为眴仆。诸浮不躁者皆在阳，则为热；其有躁者在手。诸细而沉者，皆在阴，则为骨痛；其有静者在足。数动一代者，病在阳之脉也，泄及便脓血。诸过者切之，涩者阳气有余也，滑者阴气有余也。阳气有余为身热无汗，阴气有余为多汗身寒，阴阳有余则无汗而寒。推而外之，内而不外，有心腹积也。推而内之，外而不内，身有热也。推而上之，上而不下，腰足清也。推而下之，下而不上，头项痛也。按之至骨，脉气少者，腰脊痛而身有痹也。

【译文】

黄帝问：诊脉怎样去做呢？

岐伯答：诊脉应当在清晨的时候进行，因为那时阳气未被扰动，阴气还未散尽，又未进过饮食，经脉之气不会亢盛，络脉之气亦很调和，气血又未扰乱，这样，才可以诊出有病的脉象。

在诊察病人脉搏动静变化的同时，还要看他的两目瞳神、面部色泽，从而分辨五脏是有余还是不足，六腑是强还是弱，形体是盛还是衰，将这几个方面加以综合考察，来判别病人的或死，或生。

脉是血液所聚的地方，而血的循行要依赖气的统帅。故脉长说明气机顺达，脉短说明气虚气滞或血液运行无力，脉数说明体内有热邪，脉大是表示病热进增。若见上部脉盛，是病气塞于胸；若见下部脉盛，是病气胀于腹。代脉是病气衰，细脉是气血虚少，涩脉是气滞血瘀。脉来刚硬过甚，势如涌泉，这是病情加重，到了危险地步；若脉来似有似无，其去如弓弦断绝，那是必死的。

面部的五色，是精气的外在表现。赤色应该像白绸里裹着朱砂一样，隐现着红润，不应像赭石那样的赤而带紫；白色应该像鹅的羽毛，白而光洁，不应像盐那样的白而杂暗；青色应该像碧玉样的青而润泽，不应像青靛那样的青而沉暗；黄色应该像罗裹雄黄，黄中透红，不应像土那样黄而沉滞；黑色应该像重漆样的黑而明润，不应像炭那样黑而枯暗。假如五色极败之象显露了，那么寿命也就不能长了。人的眼睛，是用来观察万物，辨别黑白，察长短的。如果长短不分，黑白颠倒，就证明精气衰败了。

人的五脏，其作用是藏精守内。如果腹气盛，藏气虚满，说话声音重浊，像从室中发出的一样，这是中气被湿邪所蒙盖的缘故；如果讲话时声音低微，说了再说，这表明正气显然是衰败了；如果病人不知收拾衣被，言语错乱，不分亲疏远近，这很显然是神气紊乱了；如果肠胃不能纳藏水谷，大便不禁，这是肾虚不能禁固的关系；如果小便不禁，这是膀胱不能闭藏的关系。总之，如果五脏能够起到守护精气的作用，病人的健康就能恢复；否则，病人就濒于死亡了。

五脏是人体强健的基础，而头是精明之腑，如果头部侧垂，眼窝内陷，那说明精神要衰败了。胸是背之腑，如果是背弯曲而肩下垂，那是胸要坏了；腰是肾之腑，如果腰部不能转动，那是肾气要衰竭了；膝是筋之腑，如果屈伸困难，走路就曲背低头，那是筋要疲惫了；髓是骨之腑，如果不能久立，行走动摇不定，那是骨要衰颓了。总之，如五腑能够由弱转强，就可复生；否则，就会死亡。

岐伯说：人的脏腑是应当与四时相应的。如果与四时相违背了，那么五脏的精气就会过盛，六腑的传化之物则会不足；如果相应太过，那么五脏的精气倒会不足；而如果相应不足，那么六腑的传化之物，倒会有余。这都是阴阳不相应合，病名叫做关格。

黄帝问：脉四时的变化是怎样的？从诊脉知道病的所在是怎样的？从诊脉知道病的变化是怎样的？从诊脉知道病的忽然在内是怎样的？从诊脉知道病的忽然在外是怎样？请问这五个问题，你可以把它们的道理讲给我听吗？

岐伯答：让我说说这五者的变化与天体运转的关系吧。天地之间，自然的变化，阴阳的反应，如春天的舒缓，发展成为夏天的酷热，秋天的劲急，发展成为冬天的严寒。 脉搏的往来上下与这四时的变迁是相应的：春脉之应像中规，夏脉之应像中矩，秋脉之应像中衡，冬脉之应像中权。 四时阴阳的情况，冬至到立春的四十五天，阳气微升，阴气微降；夏至到立秋的四十五天，阴气微升，阳气微降。这阴阳的升降，是有一定时间性的，它与脉象的变化相一致。 假如脉象和四时不相适应，就可从脉象里知道病是属于何藏，再根据藏气的盛衰，就可以推究出病人的死期。 这里的微妙都在脉象上，不可不细心地体察，而体察是有一定要领的，必须从阴阳开始。 阴阳亦有端绪，它是借着五行产生的，而它的产生又是按一定的法则，即以四时的变化为其规律。 看病时就要遵循着这个规律而不能偏离，将脉象与天地阴阳的变化联系起来考虑。 如果真正掌握了这种联系起来看问题的诀窍，就可以预知死生了。 总起来说，人的声音是与五音(宫、商、角、徵、羽)相适应的，人的气色是与五行相适应的，而人的脉象则是与天地、四时的阴阳相适应的。

阴气盛，就会梦见涉渡大水，害怕起来；阳气盛，就会梦见大火焚烧；阴阳俱盛，就会梦见互相残杀；上部盛就会梦见向上飞扬，下部盛就会梦见向下坠落；过于饱了，就会梦见给人东西；过于饿了，就会梦见取人东西；肝气盛了就会梦见自己发怒，肺气盛了就会梦见自己悲哀；腹中蛲虫多，就会梦见众人聚集；腹中蛔虫多，就会梦见与人相斗受伤。

所以持脉有一定的要诀，只有平心静气，抱神于一，才是可贵的。 脉象随着季节的不同而不同：春天脉上浮，像鱼游波中一样；夏天脉充皮肤，浮泛非常，像万物充盛；秋天脉见微沉，似在肤下，就像蛰虫将要入穴一样；冬天脉沉在骨，像蛰虫密藏洞穴，人们深居室内似的。 所以说，要知道脉之在里怎样，必须深按才能得其要领；而要知道脉之在表怎样，则要着重根据病情来推究致病的本源。 以上春、夏、秋、冬、内、外这六点，就是持脉的大法。

心脉搏击有力而长，是心经火盛，那是发生了舌硬不语的病；假如其脉濡弱而散，会感到心气不足，但当经气以次相传，循环一周而再回到其本位的时候，病也就好了。 肺脉搏有力而长，是肺经火盛，那是发生了唾血的病；假如其脉濡弱而散，就是肺虚皮毛不固，汗出如洗，这样，就使体力不易恢复。 肝脉搏击有力而长，面色不青，这是跌伤、击伤等病，由于瘀血积在胁下，使人发喘；假如其脉濡弱而散，面色反鲜泽的，那是溢饮的病，这是由于内已蓄湿，而又暴饮，肝不疏泄，以致水气流入肌肉皮肤之间、肠胃之外而引起的。 胃脉搏击有力而长，面色发红，就会髀痛如折；假如其脉濡弱而散，那是胃气不足，要发生食痹的病。 脾脉搏击有力而长，面色发黄，这是脾脉失去平缓，脾气不运，少气之病随之发生；假如其脉濡弱而散，面色无光泽，那就会发现足胫浮肿好像得了水肿病。 肾脉搏击有力而长，面色发黄赤，就会腰痛如折；假如其脉濡弱而散，那是精血虚少的病。

黄帝问：诊得心脉绷急，这是什么病？病的形态又怎样？

岐伯回答说：病名叫心疝，少腹部位要有块状出现。

黄帝问：这是什么道理？

岐伯答说：心是阳脏，和小肠为表里，小肠位在少腹中，所以说少腹要有块状出现呀。

黄帝问：诊得胃脉有病，它的症状怎样？

岐伯答：如果胃脉实，其病是腹胀满；如果胃脉虚，其病是泄利。

黄帝问：疾病的成因和它的变化是怎样的？

岐伯答说：因于风邪，就会变为寒热；因于热邪，就会变为消渴；因于气逆不已，就会变为巅疾；因于久风入中，内于脾土，就会变为飧泄；因于风寒侵入脉里，久不能去，就会变为疠风。 总之，因邪气侵犯人体而引起病的千变万化，是说不完的。

黄帝问道：凡痈肿筋挛骨痛，是怎样产生的？

岐伯答说：这是由于寒气所聚，风邪所侵而变成的。

黄帝问：怎样治疗？

岐伯说：这是四时之邪所引起的疾病，用五行相胜的方法治疗，就会痊愈。

黄帝问道：有旧病人五脏发动，因而影响脉色，怎样区别是久病还是新病呢？

岐伯答说：你问得很细致呀！这只要验看他的脉色，就可以区别了。如脉虽小而气色不差的，那是新病；如脉不差，可是气色已差的，那是久病；如脉和五色都差的，那是久病；如脉和气色都不差的，那是新病。肝脉肾脉见了沉弦的现象，皮色现出了青紫色，这样的病，是由于外伤所致，不见血也好，已见血也好，形体必肿，好像水肿一样，这是瘀血肿胀。

前臂从腕至肘的长度是一尺，这段内侧的皮肤叫尺肤。尺肤的脉两旁可以反映两胁肋的情况。轻按尺部可以候背，重按可以候腹。就尺肤的中部说，轻按其左，可以候肝，重按可以候鬲；轻按其右，可以候胃，重按可以候脾。就尺肤的上部说，轻按其右，可以候肺，重按可以候胸中；轻按其左，可以候心，重按可以候膻中。从臂内阴经之分，可以候腹，从臂外阳经之分，可以候背。上段之尽端，是候头项胸喉部疾病的，下段之尽端，是候小腹腰股膝胫足中部疾病的。

脉象洪大的，是阴不足而阳有余，见于热中之病。脉象来急而去缓的，是上部实而下部虚，见于厥巅病。脉象来缓而去急的，是上部虚而下实，见于恶风之病。脉象沉细数的，是足少阴经厥逆之病。脉象沉细散的，是寒热之病。脉象浮散的，是眩晕仆倒之病。脉象浮而躁的，其病在表，就会发热；若脉象浮而躁疾的，也是病邪在表的反映，但病在手三阳经。脉象细而沉的，其病在里，就会发为骨节疼痛；如果细沉而静，那是病在足三阴经了。数脉而有歇止的，其病在三阳经，要见溏泄及大便脓血的症状。脉见涩象，是阳气有余；脉见滑象，是阴气有余。阳气有余，就身热无汗；阴气有余，就多汗身冷；阴气阳气均有余，就会无汗发冷。 另一种察病方法：病象表症，当推求浮脉，而反见沉迟脉象，就是心腹积聚的病；病象里症，当推求沉脉，而反见浮数脉象，就是内热的病；推求上部，脉只见于上，而下部则弱，就是腰足清冷的病症；推求下部，脉只见于下，而上部则虚，就是头项疼痛的病症；假如重按至骨，而脉气少的，就是腰脊痛而有寒痹的病。

平人气象论篇第十八

平人气象：平人，即气血平和之人，指无病之人。 气，指经脉之气；象，是脉体形象。 本篇从"平人之常气禀于胃"的理论出发，强调脉以胃气为本，进而对脉息动数变化和四时五脏的平脉、病脉、死脉的脉象予以对比分析，作为诊断疾病、推断预后的依据，故名。

黄帝问曰：平人何如？

岐伯对曰：人一呼脉再动，一吸脉亦再动，呼吸定息脉五动，闰以太息，命曰平人。平人者，不病也。常以不病调病人，医不病，故为病人平息以调之为法。

人一呼脉一动，一吸脉一动，曰少气。人一呼脉三动，一吸脉三动而躁，尺热曰病温，尺不热脉滑曰病风，脉涩曰痹。人一呼脉四动以上曰死，脉绝不至曰死，乍疏乍数曰死。

平人之常气禀于胃，胃者，平人之常气也，人无胃气曰逆，逆者死。

春胃微弦曰平，弦多胃少曰肝病，但弦无胃曰死，胃而有毛曰秋病，毛甚曰今病。脏真散于肝，肝藏筋膜之气也。

夏胃微钩曰平，钩多胃少曰心病，但钩无胃曰死，胃而有石曰冬病，石甚曰今病。脏真通于心，心藏血脉之气也。

长夏胃微软弱曰平，弱多胃少曰脾病，但代无胃曰死，软弱有石曰冬病，弱甚曰今病。脏真濡于脾，脾藏肌肉之气也。

秋胃微毛曰平，毛多胃少曰肺病，但毛无胃曰死，毛而有弦曰春病，弦甚曰今病。脏真高于肺，以行荣卫阴阳也。

冬胃微石曰平，石多胃少曰肾病，但石无胃曰死，石而有钩曰夏病，钩甚曰今病。脏真下于肾，肾藏骨髓之气也。

胃之大络，名曰虚里，贯鬲络肺，出于左乳下，其动应衣，脉宗气也。盛喘数绝者，则病在中；结而横，有积矣；绝不至曰死。乳之下其动应衣，宗气泄也。

欲知寸口太过与不及，寸口之脉中手短者，曰头痛。寸口脉中手长者，曰足胫痛。寸口脉中手促上击者，曰肩背痛。寸口脉沉而坚者，曰病在中。寸口脉浮而盛者，曰病在外。寸口脉沉而弱，曰寒热及疝瘕少腹痛。寸口脉沉而横，曰胁下有积，腹中有横积痛。寸口脉沉而喘，曰寒热。脉盛滑坚者，曰病在外。脉小实而坚者，病在内。脉小弱以涩，谓之久病。脉滑浮而疾者，谓之新病。脉急者，曰疝瘕少腹痛。脉滑曰风。脉涩曰痹。缓而滑曰热中。盛而紧曰胀。脉从阴阳，病易已；脉逆阴阳，病难已。脉得四时之顺，曰病无他；脉反四时及不间脏，曰难已。

臂多青脉，曰脱血。尺脉缓涩，谓之解㑊。安卧脉盛，谓之脱血。尺脉涩滑，谓之多汗。尺寒脉细，谓之后泄。脉尺粗常热者，谓之热中。

肝见庚辛死，心见壬癸死，脾见甲乙死，肺见丙丁死，肾见戊己死，是谓真脏见皆死。

颈脉动喘疾咳，曰水。目裹微肿，如卧蚕起之状，曰水。溺黄赤安卧者，黄疸。已食如饥者，胃疸。面肿曰风。足胫肿曰水。目黄者曰黄疸。妇人手少阴脉动甚者，妊子也。

脉有逆从四时，未有脏形，春夏而脉瘦，秋冬而脉浮大，命曰逆四时也。风热而脉静，泄而脱血脉实，病在中脉虚，病在外脉涩坚者，皆难治，命曰反四时也。

人以水谷为本，故人绝水谷则死，脉无胃气亦死。所谓无胃气者，但得真脏脉不得胃气也。所谓脉不得胃气者，肝不弦、肾不石也。

太阳脉至，洪大以长；少阳脉至，乍数乍疏，乍短乍长；阳明脉至，浮大而短。

夫平心脉来，累累如连珠，如循琅玕，曰心平，夏以胃气为本。病心脉来，喘喘连属，其中微曲，曰心病。死心脉来，前曲后居，如操带钩，曰心死。

平肺脉来，厌厌聂聂，如落榆荚，曰肺平，秋以胃气为本。病肺脉来，不上不下，如循鸡羽，曰肺病。死肺脉来，如物之浮，如风吹毛，曰肺死。

平肝脉来，软弱招招，如揭长竿末梢，曰肝平，春以胃气为本。病肝脉来，盈实而滑，如循长竿，曰肝病。死肝脉来，急益劲，如新张弓弦，曰肝死。

平脾脉来，和柔相离，如鸡践地，曰脾平，长夏以胃气为本。病脾脉来，实而盈数，如鸡举足，曰脾病。死脾脉来，锐坚如乌之喙，如鸟之距，如屋之漏，如水之流，曰脾死。

平肾脉来，喘喘累累如钩，按之而坚，曰肾平，冬以胃气为本。病肾脉来，如引葛，按之益坚，曰肾病。死肾脉来，发如夺索，辟辟如弹石，曰肾死。

【译文】

黄帝问道：正常人的脉象是怎样的呢？

岐伯答说：正常人的脉搏，一呼脉跳动两次，一吸脉也跳动两次，一呼一吸，叫做一息。另外一吸终了到一呼开始的交换时间，这是一息超过了四至，共有五次搏动，叫做平人，也就是无病的人。诊脉的法则，应该以正常人的呼吸计算病人的脉搏至数。

人一呼，脉一次跳动；一吸，脉也一次跳动，这是气虚的现象。若人一呼，脉有三次跳动，一吸，脉也有三次跳动并且躁急，尺肤皮肤发热，这是病温。尺肤不热，脉搏往来流利的，这是风病。若人一呼，脉的跳动在四次以上的必死。脉搏中断不复至的必死。脉搏忽慢忽快的也是死脉。

人的正常脉气，是来源于胃的，胃气就是平人脉息的正常之气，人的脉息如无胃气，叫做逆象，逆象是可以致死的。

春时的脉象，弦中带有冲和的胃气，叫做平脉。如果弦多而冲和的胃气少，就是肝病；假如但见弦脉而无冲和的胃气，就要死亡；若虽有胃气，而兼见毛脉，这是春见毛脉，预测延至秋天就要生病的；倘若毛脉太甚，就会立即生病。春天是藏真之气散发于肝，肝脏是藏筋膜之气的。

夏时的脉象，钩中带有冲和的胃气，叫做平脉。如果钩多而冲和的胃气少，就是心脏有病；假如但见钩脉而无冲和的胃气，就要死亡；若虽有胃气，而兼见石脉，这是夏见冬脉，预测延至冬天就要生病的；倘若石脉太甚，就会立即生病的。夏天是藏真之气通于心，心是藏血脉之气的。

长夏的脉象，微软弱而有冲和的胃气，叫做平脉。如果弱多而冲和的胃气少，就是脾脏有病；假如但见弱脉而无冲和的胃气，就要死亡；若软弱脉中兼见石脉，预测到了冬天就要生病；倘若软弱太甚，就会立即生病。长夏的藏真之气濡润于脾，脾脏是主肌肉之气的。

秋时的脉象，微毛而有冲和之象的，叫作平脉。 如果毛多而冲和的胃气少，就主肺脏有病；假如但见毛脉而无胃气，就要死亡；若毛脉中兼见弦脉，预测延至春至就要生病；倘若弦脉太甚，就会立即生病。 秋的藏真之气高藏于肺，肺脏是主藏皮毛之气的。

冬时的脉象，沉石而有冲和之象的，叫做平脉，如果石多而冲和的胃气少，就主肾脏有病；假如但见石脉而无胃气，就要死亡；若沉石脉中兼见洪象，预测延至夏天就要生病；倘若钩脉太甚了，就会立即生病。 冬时藏真之气下藏于肾，肾脏是主藏骨髓之气的。

胃经的大络，叫做虚里。 其络出于左乳下，通过腹腔的膈肌而上络于肺，其脉搏动应手。 这是脉的宗气。 倘若脉跳动剧烈，并且极快，这是病在膻中的征候；若见跳动时止、位置横移的，主病有积块；倘若脉绝不至，就要死亡。

如何诊寸口的太过与不及呢？寸口脉应指而短，其病头痛；应指而长，其病足胫痛；应指短促迫疾，有上无下，主肩背痛；应指沉重且紧促的，其病在中；应指轻浮且缓大的，其病在表；应指沉于下且微弱的，主寒热及疝瘕积聚少腹痛；应指沉紧并有横斜的形状，主胁下、腹中有横积作痛；应指浮搏，病发寒热。 脉象盛滑而紧的，主病在外；脉象小实而坚的，主病在内，是有五藏的病。 脉来小弱而涩的，主久病；脉来浮滑而疾的，主新病。 脉来绷急的，主病疝瘕少腹作痛。 脉来滑利，主病风邪。 脉来涩滞不畅，主病痹。 脉来缓滑，其病热中。 脉来盛紧的，主病腹胀，脉顺阴阳，病易痊愈；否则，病就不易好了。 脉与四时相应为顺，即使患病，亦无其他危险；如脉与四时相反，病是难以痊愈的。

臂（人迎气口）多见弦脉，青筋显露，是由于失血。 尺肤缓而脉来涩，主倦怠无力，喜卧。 尺肤热而脉来盛，主有大脱血。 尺肤涩，脉来滑，主多汗。 尺肤寒，脉来细，主大便泄泻。 尺肤粗，脉气常显热者，主热在里。

肝之真藏脉出现，至庚辛日死。 心之真藏脉出现，至壬癸日死。脾之真藏脉出现，至甲乙日死。 肺之真藏脉出现，至丙丁日死。 肾之真藏脉出现，至戊己日死。 这就是真藏脉出现死亡的日期。

颈部脉搏动过甚，并见喘咳症状，主水病。 眼胞浮肿如蚕眠后之状，也是水肿病。 小便颜色黄赤，喜卧，是黄疸病；食后仍觉得饥，是胃疸病。 面部浮肿为风。 足胫肿为水。 目珠发黄的，是黄疸。妇人手少阴脉搏动过甚的，是怀孕的现象。

脉有逆四时的，就是当其时不出现正藏脉形，却反见它藏的脉，如春夏的脉应浮大反见瘦小，秋冬的脉应细沉反见浮大，这就叫做逆四时。 风热的脉应该躁，反见沉静；泄泻脱血的病，脉应该虚，反见实脉；病在内的，脉应实而反见虚；病在外的，脉应浮滑反涩坚，这样的病全难治，是因为违反了正常。

人的生命以水谷为本，所以断绝了水谷就要死亡。 脉没有胃气也是要死亡的。 什么是无胃气呢？ 就是仅见真藏脉，而没有冲和胃气的脉，这样，肝就不能叫弦脉，肾就不能叫石脉了。

人身的经脉之气，随时令而变化。 例如五月、六月太阳之气旺盛，脉象应当洪长而大，表现出阳气很旺盛的征象；正月、二月少阳之气旺盛，脉象应忽快忽慢、忽短忽长，表现出阳气初生而有进有退；三月、四月阳明之气旺盛，脉象当浮大而短，表现出阳气将盛而尚未大盛。

心脉来时，像一颗颗珠子，连续不断地流转，如抚摩琅轩的圆滑，这是平脉，夏时是以胃气为本的。 如果心脏有了病，脉就显得急促而不稳定，带有微曲之象，这是病脉。 如果脉来前曲后居，摸着如同衣带上的钩子一样，全无和缓之意，这是死脉。

肺脉来时，轻浮虚软，像风吹榆叶一样，这是平脉，秋季是以胃气为本。 如果脉来上下，如抚摸鸡的羽毛一样，毛中含有坚劲之意，这是病脉。 如果脉来如草浮在水上，如风吹毛动，像这样的轻浮，就是死脉。

肝脉来时，像举着竿子，那竿子末梢显得长软，这是平脉，春季是以胃气为本。如果脉来满指滑实，像抚摩长竿一样，这是病脉。如果脉来急而有劲，像新张的弓弦一样，这是死脉。

脾脉来时，和柔相附有神，像鸡爪落地一样，是缓缓的，这是平脉，长夏季节是以胃气为本的。如果脉来充实而数，像鸡的往来急走，就是病脉。如果脉来如雀啄、如鸟跃跳之数，如屋漏水一样地点滴无序，如水流之速，这是死脉。

肾脉来时，连绵小坚圆滑，按之其坚如石，这是平脉，冬时是以胃气为本的。如果脉来形如牵引葛藤，按之更坚，这是病脉。如果脉来像解索一般，数而散乱，又像弹石一样，促而坚硬，这是死脉。

玉机真脏论篇第十九

玉机真脏：玉机，即玉衡璇玑，是古代测量天体坐标的一种天文仪器；真脏，即五脏无胃气之脉。本篇讨论了四时五脏的平脉，太过不及的病脉，以及真脏脉的脉象；又阐述了五脏发病的传变规律，五脏虚实与死的机转，同时说明了五脏之脉必借胃气始能到达气口的道理。其中尤以脉有无胃气为重点，以无胃气之真脏脉预测病情，好像以玉机窥测天道一样重要，故名。

黄帝问曰：春脉如弦，何如而弦？

岐伯对曰：春脉者肝也，东方木也，万物之所以始生也，故其气来，软弱轻虚而滑，端直以长，故曰弦，反此者病。

帝曰：何如而反？

岐伯曰：其气来实而强，此谓太过，病在外；其气来不实而微，此谓不及，病在中。

帝曰：春脉太过与不及，其病皆何如？

岐伯曰：太过则令人善忘，忽忽眩冒而巅疾；其不及则令人胸痛引背，下则两胁胠满。

帝曰：善。夏脉如钩，何如而钩？

岐伯曰：夏脉者心也，南方火也，万物之所以盛长也，故其气来盛去衰，故曰钩，反此者病。

帝曰：何如而反？

岐伯曰：其气来盛去亦盛，此谓太过，病在外；其气来不盛去反盛，此谓不及，病在中。

帝曰：夏脉太过与不及，其病皆何如？

岐伯曰：太过则令人身热而肤痛，为浸淫；其不及则令人烦心，上见咳唾，下为气泄。

帝曰：善。秋脉如浮，何如而浮？

岐伯曰：秋脉者肺也，西方金也，万物之所以收成也，故其气来，轻虚以浮，来急去散，故曰浮，反此者病。

帝曰：何如而反？

岐伯曰：其气来，毛而中央坚，两旁虚，此谓太过，病在外；其气来，毛而微，此谓不及，病在中。

帝曰：秋脉太过与不及，其病皆何如？

岐伯曰：太过则令人逆气而背痛，愠愠然；其不及则令人喘，呼吸少气而咳，上气见血，下闻病音。

帝曰：善。冬脉如营，何如而营？

岐伯曰：冬脉者肾也，北方水也，万物之所以合藏也，故其气来沉以搏，故曰营，反此者病。

帝曰：何如而反？

岐伯曰：其气来如弹石者，此谓太过，病在外；其去如数者，此谓不及，病在中。

帝曰：冬脉太过与不及，其病皆何如？

岐伯曰：太过则令人解㑊，脊脉痛而少气不欲言；其不及则令人心悬如病饥，眇中清，脊中痛，少腹满，小便变。

帝曰：善。

帝曰：四时之序，逆从之变异也，然脾脉独何主？

岐伯曰：脾脉者土也，孤脏以灌四傍者也。

帝曰：然则脾善恶，可得见之乎？

岐伯曰：善者不可得见，恶者可见。

帝曰：恶者何如可见？

岐伯曰：其来如水之流者，此谓太过，病在外；如鸟之喙者，此谓不及，病在中。

帝曰：夫子言脾为孤脏，中央土以灌四傍，其太过与不及，其病皆何如？

岐伯曰：太过则令人四肢不举；其不及，则令人九窍不通，名曰重强。

帝瞿然而起，再拜而稽首曰：善。吾得脉之大要，天下至数，五色脉变，揆度奇恒，道在于一。神转不回，回则不转，乃失其机，至数之要，迫近以微，著之玉版，藏之藏府，每旦读之，名曰《玉机》。五脏受气于其所生，传之于其所胜，气舍于其所生，死于其所不胜。病之且死，必先传行至其所不胜，病乃死。此言气之逆行也，故死。肝受气于心，传之于脾，气舍于肾，至肺而死。心受气于脾，传之于肺，气舍于肝，至肾而死。脾受气于肺，传之于肾，气舍于心，至肝而死。肺受气于肾，传之于肝，气舍于脾，至心而死。肾受气于肝，传之于心，气舍于肺，至脾而死。此皆逆死也。一日一夜五分之，此所以占死生之早暮也。

黄帝曰：五脏相通，移皆有次，五脏有病，则各传其所胜。不治，法三月若六月，若三日若六日，传五脏而当死，是顺传所胜之次。故曰：别于阳者，知病从来；别于阴者，知死生之期。言知至其所困而死。

是故风者百病之长也。今风寒客于人，使人毫毛毕直，皮肤闭而为热，当是之时，可汗而发也；或痹不仁肿痛，当是之时，可汤熨及火灸刺而去之。弗治，病入舍于肺，名曰肺痹，发咳上气。弗治，肺即传而行之肝，病名曰肝痹，一名曰厥，胁痛出食，当是之时，可按若刺耳。弗治，肝传之脾，病名曰脾风，发瘅，腹中热，烦心出黄，当此之时，可按可药可浴。弗治，脾传之肾，病名曰疝瘕，少腹冤热而痛，出白，一名曰蛊，当此之时，可按可药。弗治，肾传之心，病筋脉相引而急，病名曰瘛，当此之时，可灸可药。弗治，满十日，法当死。肾因传之心，心即复反传而行之肺，发寒热，法当三岁死，此病之次也。

然其卒发者，不必治于传，或其传化有不以次，不以次入者，忧恐悲喜怒，令不得以其次，故令人有大病矣。因而喜大虚则肾气乘矣，怒则肝气乘矣，悲则肺气乘矣，恐则脾气乘矣，忧则心气乘矣，此其道也。故病有五，五五二十五变，及其传化。传，乘之名也。大骨枯槁，大肉陷下，胸中气满，喘息不便，其气动形，期六月死，真脏脉见，乃予之期日。大骨枯槁，大肉陷下，胸中气满，喘息不便，内痛引肩项，期一月死，真脏见，乃予之期日。大骨枯槁，大肉陷下，胸中气满，喘息不便，内痛引肩项，身热脱肉破䐃，真脏见，十月之内死。大骨枯槁，大肉陷下，肩髓内消，动作益衰，真脏来见，期一岁死，见其真脏，乃予之期日。大骨枯槁，大肉陷下，胸中气满，腹内痛，心中不便，肩项身热，破䐃脱肉，目匡陷，真脏见，目不见人，立死，其见人者，至其所不胜之时则死。急虚身中卒至，五脏绝闭，脉道不通，气不往来，譬于堕溺，不可为期。其脉绝不来，若人一息五六至，其形肉不脱，真脏虽不见，犹死也。

真肝脉至，中外急，如循刀刃责责然，如按琴瑟弦，色青白不泽，毛折，乃死。真心脉至，坚而搏，如循薏苡子累累然，色赤黑不泽，毛折，乃死。真肺脉至，大而虚，如以毛羽中人肤，色白赤不泽，毛折，乃死。真肾脉至，搏而绝，如指弹石辟辟然，色黑黄不泽，毛折，乃死。真脾脉至，弱而乍数乍疏，色黄青不泽，毛折，乃死。诸真脏脉见者，皆死不治也。

帝曰：见真脏曰死，何也？

岐伯曰：五脏者，皆禀气于胃，胃者，五脏之本也，脏气者，不能自致于手太阴，必因于胃气，乃至于手太阴也，故五脏各以其时，自为而至于手太阴也。故邪气胜者，精气衰也。故病甚者，胃气不能与之俱至于手太阴，故真脏之气独见，独见者病胜脏也，故曰死。

帝曰：善。

帝曰：凡治病，察其形气色泽，脉之盛衰，病之新故，乃治之，无后其时。形气相得，谓之可治；色泽以浮，谓之易已；脉从四时，谓之可治；脉弱以滑，是有胃气，命曰易治，取之以时。形气相失，谓之难治；色夭不泽，谓之难已；脉实以坚，谓之益甚；脉逆四时，为不可治。必察四难，而明告之。

所谓逆四时者，春得肺脉，夏得肾脉，秋得心脉，冬得脾脉，其至皆悬绝沉涩者，命曰逆四时。未有脏形，于春夏而脉沉涩，秋冬而脉浮大，名曰逆四时也。病热脉静，泄而脉大，脱血而脉实，病在中脉实坚，病在外脉不实坚者，皆难治。

黄帝曰：余闻虚实以决死生，愿闻其情。

岐伯曰：五实死，五虚死。

帝曰：愿闻五实、五虚。

岐伯曰：脉盛，皮热，腹胀，前后不通，闷瞀，此谓五实。脉细，皮寒，气少，泄利前后，饮食不入，此谓五虚。

帝曰：其时有生者何也？

岐伯曰：浆粥入胃，泄注止，则虚者活；身汗得后利，则实者活。此其候也。

【译文】

黄帝问道：春时的脉象如弦，那么怎样才算弦呢？

岐伯答说：春脉是肝脉，属东方的木，具有万物生长的气象；因此它的脉气濡润柔弱软虚而滑，正直而长，所以叫做弦。如果与此相违背，那就是病脉。

黄帝问：怎样叫做相违背呢？

岐伯答说：脉气来时，实而且弦，这叫做太过，主病在外；假如脉气来时不实而且微弱，这叫做不及，主病在内。

黄帝问：春脉太过与不及，都能够发生怎样的病变呢？

岐伯答说：太过了，会使人多怒，目眩头痛；如果不及，会使胸部作痛，牵引背部，并且两胁胀满。

黄帝说：讲得好。夏时的脉象如钩，那么怎样才算钩呢？

岐伯答说：夏脉就是心脉，属于南方的火，具有万物盛长的气象，因此脉气来时充盛，去时反衰，犹如钩的形象，所以叫做钩脉。假如与此相违背，就是病脉。

黄帝说：怎样才算违背呢？

岐伯说：其脉气来时盛去时也盛，这叫做太过，主病在外；如果脉气来时不盛，去时反而充盛，这叫做不及，主病在内。

黄帝说：夏脉太过与不及，都会发生怎样的病变呢？

岐伯说：太过会使人发热，骨痛，发浸淫疮；不及会使人心烦，虚气上逆而成咳吐涎唾，气下陷就会矢气过多。

黄帝说：讲得好。秋天的脉象如浮，那么怎样才算浮呢？

岐伯答说：秋脉是肺脉，属西方的金，具有万物收成的气象；因此脉气来时，轻虚且浮，来急去散，所以叫做浮脉。假如与此相违背，就是病脉。

黄帝说：怎样才算违背呢？

岐伯答说：其脉气来时浮软而中央坚实，两旁虚空，这叫做太过，主病在外；其脉气来浮软而微，这叫做不及，主病在里。

黄帝说：秋脉太过和不及，都会发生怎样的病变呢？

岐伯说：太过会使人气逆，背部作痛，郁闷而不舒畅；如果不及，会使人喘呼咳嗽，在上部会发生气逆出血，在下的胸部则可以听到喘息的声音。

黄帝说：讲得好。冬时的脉象如石，那么怎样才算石呢？

岐伯说：冬脉是肾脉，属于北方的水，具有万物闭藏的气象，因此脉气来时沉而濡润，所以叫做石脉。假如与此相违背，就是病脉。

黄帝说：怎样才算违背呢？

岐伯说：其脉气来时如弹石击手，这叫做太过，主病在外；如果脉象浮软，这叫做不及，主病在里。

黄帝说：冬脉太过与不及，发生的病变怎样？

岐伯说：太过会使人身体倦怠、腹痛、气短、不愿说话；不及会使人的心像饥饿时一样感到虚悬，季胁下空软部位清冷，脊骨痛，小腹胀满，小便黄赤。

黄帝说：四时的顺序，是导致脉相逆顺变化的根源，但是脾脉主哪个时令呢？

岐伯说：脾属土，是个独尊之脏，它的作用，是用来滋润四旁的其他腑的。

黄帝说：那么脾的正常与否，可以看得出来吗？

岐伯说：正常的脾脉看不出来，但病脉是可以看得出来的。

黄帝说：那么脾的病脉是怎样的呢？

岐伯说：其脉来时如水的流动，这叫做太过，主病在外；其脉来时，如鸟的啄食，这叫做不及，主病在里。

黄帝说：您说脾是孤脏，位居中央属土，滋润四旁之脏，那么它的太过与不及，都会发生怎样的病变呢？

岐伯说：太过会使人四肢沉重不能举动；不及会使人九窍壅塞不通，身重而不自如。

黄帝惊异地站了起来，行了个礼说：很好！我已懂得了诊脉的根本要领和天下的至理。考察四时脉象的变化，诊察脉的正常与异常，它的精要，归结在于一个"神"字。神的功用运转不息，永不停止。倘若回而不运转，就失掉它的生机。极其重要的真理，是非常切近微妙的，把它记录在玉版上，藏在内府里，每天早晨诵读，就把它叫做"玉机"吧。五脏所受的病气来源于它所生之脏，传给它所克之脏，留止在生己之脏，死于克己之脏。当病到了要死的时候，必先传到克己之脏，病人才死，这就是病气逆行的情况啊！举例来说：肝受病气于心，传行到脾，其病气留止于肾，传到肺就死了。心受病气于脾，传行到肺，病气留止于肝，传到肾就死了。脾受病气于肺，传行到肾，病气留止于心，传到肝就死了。肺受病气于肾，传行到肝，病气留止于脾，传到心就死了。肾受病气于肝，传行到心，病气留止于肺，传到脾就死了。这就是病气逆行的情况。以一昼夜的时辰来属五脏，就可推测出死的大体时间。

黄帝说：五脏是相通的，病气的转移，都有它的次序。五脏如果有病，就会传给各自所克之脏；若不及时治疗，那么多则三个月、六个月，少则三天、六天只要发生了这样的传变，就肯定要死。 所以说，能够辨别外证，就可知病在何经；能够辨别里症，就可知危在何日，就是说某脏到了它受困的时候，就死了。

风是百病中最可怕的。 风寒侵入了人体，就会使人的毫毛都立起来，皮肤闭塞，内里发热。 在这个时候，是可以用出汗的方法治好的。 如果不及时治疗，就会出现麻痹、肿痛等症状，此时可用热敷、拔火罐、艾灸或针刺等方法治好。 如果再耽误下去，病气就会传行并留止在肺部，这就是肺痹，发为咳嗽气喘，如果还不治疗，就会从肺传行到肝，这时的病名叫做肝痹，又叫做肝厥，就会发生胁痛、不思饮食等症状。 在这个时候，可用按摩或针刺等方法治疗，如果仍不及时治疗，病气从肝传行到脾，这时的病名叫做脾风，就会发生黄疸、腹中热、烦心、小便黄色等症状。 在这个时候，可用按摩、药物和汤浴等方法治疗。 如再不及时治疗，病气从脾传行到肾，这时的病名叫做疝瘕，就会出现少腹蓄热作痛、出汗等症状，又叫做蛊病。 在这个时候，可用按摩、药物等方法治疗。 如继续耽误下去，病气从肾传行到心，就会出现筋脉相引拘挛的症状，叫做瘛病。 在这个时候，可用艾灸、药物来治疗。 如仍治不好，十天以后，就会死亡。 倘病邪由肾传行于心，心又反传到肺脏，又发寒热，三天就会死亡，这是疾病传行的次第。

但假如是猝然发病，就不必根据这个传变的次序治疗；而有的传变也不一定完全依着这个次序。 忧恐悲（思）喜怒这五种情志就会使病气不按着这个次第传变，而能够突然发病。 如过喜伤心，克它的肾气就因而乘之。 怒伤肝，克它的肺气就因而乘之。 过思伤脾，克它的肝气就因而乘之。 过恐伤肾，克它的脾气就因而乘之。 过忧伤肺，克它的心气就因而乘之。 这就是疾病不依次序传变的规律。 所以病虽有五变，但能够发为五五二十五变，这和正常的传化是相反的。 传，就是"乘"的别名。 大骨枯瘘了，大肉消陷了，胸中气满，喘息不安，憋得肩背动摇，像这样，大约六个月就会死亡。 只要见了肺的真脏脉，就可预知死的日期。 大骨枯了，大肉消陷了，胸中气满，喘息不安，心里痛得牵动肩颈都不好受，像这样，大约一个月就可死亡；只要见了脾的真脏脉，就可预知它的死期。 大骨枯痿了，大肉消陷了，胸中气满喘息不安，腹内痛牵引肩颈，全身发热，肌肉消瘦，这时如果见了真脏脉，大约十个月就会死亡。 大骨枯痿了，大肉消陷了，两肩下垂不能抬起，肉亦消脱，动作也显得衰颓，像这样，如未见肾的真脏脉，大约一年的时间就死亡；见了肾的真脏脉，就可预知它的死期。 大骨枯痿了，大肉消陷了，加上胸中气满，腹痛，心里不安，全身发热，丰厚的肥脂处破败溃烂，肌肉消脱，目眶下陷，像这样，见了肝的真脏脉，目不能见人，就会很快死亡；如果目能见人，到了丧失抵抗力的日子，也要死亡的。 但是，由于正气一时暴虚，外邪突然侵入人体而发病，五脏隔塞了，脉道不通了，大气已不往来，就好像跌坠或溺水一样，这样的突然病变，是不可预测死期的。 如果其脉绝而不至，或人一息脉来五六至，形肉也没有表败的现象，就是不见真脏脉，也是要死亡的。

　　肝脏的真脏脉来的时候，内外劲急如同循着刀刃震震作响，好像新张开的弓弦，面色青白而不润泽，毫毛也枯损不堪，那是要死亡的。 心脏的真脏脉来的时候，坚而搏指，像摸到一串薏苡仁那样小而坚实，面色赤黑而不润泽，毫毛也枯损不堪，那是要死亡的。 肺脏的真脏脉来的时候，洪大而又非常虚弱，像毛羽抚过人的皮肤一样，面色白赤而不润泽，毫毛也枯损不堪，那是要死亡的。 肾脏的真脏脉来的时候，既坚而沉，像弹石那样硬得厉害，面色黑黄而不润泽，毫毛也枯损不堪，那是要死亡的。 脾脏的真脏脉来的时候，软弱无力而忽快忽慢，面色黄青而不润泽，毫毛也枯损不堪，那是要死亡的。 总而言之，凡是见了真脏脉，都是不治的死证。

　　黄帝说：见了真脏脉象，就要死亡，这是什么道理呢?

岐伯说：五脏之气，都依赖胃府的水谷精微来营养，所以胃是五脏的根本。五脏之气，不能直接到达手太阴的寸口，必须借助于胃气。所以五脏才能各自在一定的时候，以不同的脉象出现于手太阴寸口。如果邪气盛了，精气必然衰败；所以病气严重时，胃气就不能同脏气一起到达手太阴，那真脏脉就单独出现了。"独见"就是病气胜了脏气，那是要死亡的。

黄帝说：讲得好。

黄帝说：治病的一般规律，是要先诊察病人的形气怎样，色泽如何，以及脉的虚实，病的新旧，然后才进行治疗，而千万不能错过时机。病人形气相称，是可治之证；气色浮润，病是易治愈的；脉象和四时相适应，是可治之证；脉来弱而流利，是有胃气的现象，叫做易治的病。以上都算可治、易治之症，但也要及时地进行治疗才行。形气不相称，是难治之症；气色枯燥而不润泽，病是不易治愈的。脉实并且坚，那是更加沉重的病症；如果脉象和四时不相适应，那就是不可治之症了。一定要察明这四种难治之症，清楚地告诉病人。

所谓脉与四时相逆，就是春得肺脉，夏得肾脉，秋得心脉，冬得脾脉，而且脉来的时候都是独见而沉涩，这就叫做逆。在四时中未见有真脏脉，在春夏季节里，反见沉湍的脉象，在秋冬季节里，反见浮大的脉象，这都叫做逆四时。

病属热而脉反倒清静，发生泄利而脉反倒洪大；出现脱血而反见实脉；病在里而脉反倒实坚；病在外而脉反倒不实坚，这些都是脉证相反的情况，是不易治愈的。

黄帝说：我听说根据虚实可以预先判断死生，希望听你说一说这其中的道理。

岐伯说：凡有五实就得死，凡有五虚也得死。

黄帝说：那么你就说一说什么叫做五实五虚吧。

岐伯说：脉来势盛，皮肤发热，肚腹胀满，大小便不通，心里烦乱，这就叫做五实。 脉象极细，皮肤发冷，气短不足，大便泄泻，不欲饮食，这就叫做五虚。

黄帝说：就是得了五实五虚之症，也有痊愈的，这是为什么呢？

岐伯说：如果病人能够吃些浆粥，胃气渐渐恢复，泄泻停止，那么得五虚之症的人就可以痊愈；而患五实之症的人如果得以汗出，大便又通畅了，表里和了，也是可以痊愈的。 这就是根据虚实而能决死生的道理啊！

三部九候论篇第二十

三部九候：三部，指人体上、中、下三个诊脉部位；九候，指每一部位又分为天、地、人三候，三三合为九候。 三部九候属一种全身遍诊法，乃古代脉诊法之一。 本篇以人与天地相参的观点，论述了三部九候诊脉法的原理及其临床运用，指出三部九候脉必须相应，否则即属病态，并提示了脉证合参的重要性。 故名三部九候论。

黄帝问曰：余闻《九针》于夫子，众多博大，不可胜数。余愿闻要道，以属子孙，传之后世，著之骨髓，藏之肝肺，歃血而受，不敢妄泄，令合天道，必有终始，上应天光星辰历纪，下副四时五行，贵贱更立，冬阴夏阳，以人应之奈何？ 愿闻其方。

岐伯对曰：妙乎哉问也！ 此天地之至数。

帝曰：愿闻天地之至数，合于人形，血气通，决死生，为之奈何？

岐伯曰：天地之至数，始于一，终于九焉。一者天，二者地，三者人，因而三之，三三者九，以应九野。故人有三部，部有三候，以决死生，以处百病，以调虚实，而除邪疾。

帝曰：何谓三部？

岐伯曰：有下部，有中部，有上部。部各有三候，三候者，有天有地有人也，必指而导之，乃以为真。上部天，两额之动脉；上部地，两颊之动脉；上部人，耳前之动脉。中部天，手太阴也；中部地，手阳明也；中部人，手少阴也。下部天，足厥阴也；下部地，足少阴也；下部人，足太阴也。故下部之天以候肝，地以候肾，人以候脾胃之气。

帝曰：中部之候奈何？

岐伯曰：亦有天，亦有地，亦有人。天以候肺，地以候胸中之气，人以候心。

帝曰：上部以何候之？

岐伯曰：亦有天，亦有地，亦有人。天以候头角之气，地以候口齿之气，人以候耳目之气。

三部者，各有天，各有地，各有人。三而成天，三而成地，三而成人。三而三之，合则为九。九分为九野，九野为九脏。故神脏五，形脏四，合为九脏。五脏已败，其色必夭，夭必死矣。

帝曰：以候奈何？

岐伯曰：必先度其形之肥瘦，以调其气之虚实，实则泻之，虚则补之。必先去其血脉独而后调之，无问其病，以平为期。

帝曰：决死生奈何？

岐伯曰：形盛脉细，少气不足以息者危。形瘦脉大，胸中多气者死。形气相得者生。参伍不调者病。三部九候皆相失者死。上下左右之脉相应如参舂者病甚。上下左右相失不可数者死。中部之候虽独调，与众脏相失者死。中部之候相减者死。目内陷者死。

帝曰：何以知病之所在？

岐伯曰：察九候独小者病，大者病，独疾者病，独迟者病，独热者病，独寒者病，独陷下者病。以左手足上，上去踝五寸按之，庶右手足当踝而弹之，其应过五寸以上，蠕蠕然者不病；其应疾，中手浑浑然者病；中手徐徐然者病；其应上不能至五寸，弹之不应者死。是以脱肉身不去者死。中部乍疏乍数者死。其脉代而钩者，病在络脉。九候之相应也，上下若一，不得相失。一候后则病，二候后则病甚，三候后则病危。所谓后者，应不俱也。察其府脏，以知死生之期，必先知经脉，然后知病脉，真脏脉见者胜死。足太阳气绝者，其足不可屈伸，死必戴眼。

帝曰：冬阴夏阳奈何？

岐伯曰：九候之脉，皆沉细悬绝者为阴，主冬，故以夜半死。盛躁喘数者为阳，主夏，故以日中死。是故寒热病者，以平旦死。热中及热病者，以日中死。病风者，以日夕死。病水者，以夜半死。其脉乍疏乍数，乍迟乍疾者，日乘四季死。形肉已脱，九候虽调，犹死。七诊虽见，九候皆从者不死。所言不死者，风气之病及经月之病，似七诊之病而非也，故言不死。若有七诊之病，其脉候亦败者死矣，必发哕噫。

必审问其所始病，与今之所方病，而后各切循其脉，视其经络浮沉，以上下逆从循之，其脉疾者不病，其脉迟者病，脉不往来者死，皮肤著者死。

帝曰：其可治者奈何？

岐伯曰：经病者治其经，孙络病者治其孙络血，血病身有痛者治其经络。其病者在奇邪，奇邪之脉则缪刺之。留瘦不移，节而刺之。上实下虚，切而从之，索其结络脉，刺出其血，以见通之。瞳子高者太阳不足，戴眼者太阳已绝，此决死生之要，不可不察也。

【译文】

黄帝说：我听了先生讲的关于九针的道理，觉得多而广博，难以尽述。我希望再听到其中比较重要的道理，以便嘱咐子孙，流传后世。我一定会把那些话铭刻在心，藏于肺腑。我发誓接受所学，不敢随便泄露，使它与天地相合，有始有终，上应日月星辰节气之数，下合四时五行之变。就五行来说有盛有衰，就四时来说冬阴夏阳，那么人怎样才能够和这些自然规律相适应呢？希望你能讲一讲这方面的道理。

岐伯说：你问得好极了，这是天地间的至理啊！

黄帝说：希望听你说一说这天地间的至理，从而使它合于人的形体，通利血气，并决定死生。怎样才能做到这一点呢？

岐伯说：天地的至数，是从一开始，至九终止。一为阳，代表天，二为阴，代表地，人生天地之间，所以用三代表人。而天地人又合而为三，三三为九，与九野之数对应。所以脉有三部，每部各有三候，根据它去决定死生，诊断百病，调和虚实，祛除疾病。

黄帝说：什么叫做三部？

岐伯说：有下部，有中部，有上部，而每部又各有三候。三候是以天地人来代表的，这是必须有人指导才能明了的。上部天，在额部两侧的动脉；上部地，是两颊间的动脉；上部人是两则耳前的动脉。中部天，是两手的手太阴经；中部地，是两手的阳明经；中部人，是两手的少阴经脉。下部天，是两足的厥阴经，下部地，是两足少阴经；下部人，是两足太阴经。由于经脉与脏腑的所属关系，因此下部的天可以用来诊察肝脏之气，下部的地可以用来诊察肾脏之气，下部的人可以用来诊察脾胃之气。

黄帝说：那么中部的情况是怎样的呢？

岐伯说：中部也有天地人三部。中部之天可以用来诊察肺脏之气，中部之地可以用来诊察胸中之气，中部之人可以用来诊察心脏之气。

黄帝说：上部的情况又是怎样的呢？岐伯说：上部也有天地人三部。 上部之天可以用来诊察头角之气，上部之地可以用来诊察口齿之气，上部之人可以用来诊察耳目之气。 总之，三部之中，各有天，各有地，各有人；三候为天，三候为地，三候为人，三三相乘，合为九候。 脉有九候，以应地之有九野。 地之有九野，以应人之有九脏：肝、肺、心、脾、肾五神脏，胃、大肠、小肠、膀胱四形脏，合为九脏。 如果五脏败坏，气色必见枯暗，而气色枯暗是必然要死亡的。

黄帝说：诊察的方法怎样？

岐伯说：一定得先估量病者形体的肥瘦程度，来调和其气的虚实。 气实，就泻其有余，气虚就补其不足。 在这之前还得想法去掉血脉里的瘀滞，然后再调和气的虚实，无论治疗什么病，最终要达到五脏的平和。

黄帝说：怎样决断死生呢？

岐伯说：形体盛，脉反细，气短，呼吸像接续不上的，主死。 形体瘦，脉反大，胸中多气的，也主死。 形体和脉息相称合的主生；脉搏错杂不协调的主病。 如果三部九候都失其常度的主死。 上下左右之脉相应，但鼓动搏击应手，彼此参差不齐，说明病情很严重。 上下左右之脉失去了节律，以至不可计数的，是死候。 中部的脉，虽然独自调和，而上部与下部众藏之脉已失其常的，也是死候；中部的脉较上下两部偏少的，也是死候。 目眶内陷的，是精气衰竭的现象，也会死亡的。

黄帝说：怎样才能知道病的所在呢？

岐伯说：九候之中，有一部独小、或独大、或独疾、或独迟、或独热（滑）、或独寒（涩）、或独陷下（沉伏），都是有病的现象。 用左手在病人足内踝上五寸处，微指按着，用右手指在足踝上微微弹击。医者感到脉中气动，其动的范围在五寸以上，柔和有力，这样就是无病；如果其气来急，应手却恽恽然无力，这样就是有病。应手若有若无的，就是病态。上下能达五寸，弹之不能应手者，是死候。如果肌肉充实，脉搏不能去来的，也是死候。中部之脉忽密忽疏，经气已经散乱的，也是死候。上部之脉大而钩的，是病在络脉。九候之间，应该相互协调，上下如一，不得互相参差。如九候之中，有一候不相应的，就是病态；有二候不相应的，病就重了。有三候不相应的，病就危险了。所不相应，就是上中下三部不能一致。诊察病脏，可以知道死生的时间。一定得先了解正常的脉象，然后才能知道什么是病脉。见了真脏脉，而病邪又胜的，就会死亡。足太阳经脉气绝，两足不能屈伸，死亡的时候，两目必然上视。

黄帝说：冬阴夏阳怎么讲呢？

岐伯说：九候的脉象，都是沉细弦绝的为阴，与冬季相应，这样的病在夜半死。如都是盛疾搏数的为阳。好像夏令一样，这样的病在日中的午时死。寒热交作的就死在阴阳交会的清晨时候。内卫有热和外表有热的，死在日中阳极的时候。风气之病，与肝胆木气相应，死于日落之申酉时；阳盛的水病，常死于阴气最盛的夜半子时。如果脉象忽疏忽密、忽慢忽快，是脾气内绝，可能死在辰戌丑未的时候，也就是四季之末的时候。假如形肉已脱，即便是九候调顺，也是死的征象。假如七诊之脉虽然出现，而九候顺于四时，也能够不死。所说不死的病，如风病的经脉间的轻病，虽见了类似七诊（七种症状：脉细沉欲绝，脉盛躁动数、寒热交作，阳热过盛，风气病，水病，邪气在脾，形坏肉脱）的病脉，而实际上与七诊的病脉并不相同，所以说不是死候。所说不是死候的，那是指风气之病和女子月经之病，像似七诊，而其实并非真是此病，所以说不是死征。若有七诊的脉象，而脉候又见败坏的现象的，这是死征，死的时候，必发呃逆。

治病的时候，一定得详问病人刚开始得病时怎样，而现在的症状又怎样，然后切循它的脉搏，观察它的经络浮沉，以及上下逆顺。如脉来流利的不为病，脉不往不来的，就是死候；久病肉脱，皮肤贴附骨上的，也是死候。

黄帝说：那可治的病，应怎样处理？

岐伯说：病在经的，刺其经；病在孙络的，刺其孙络使之出血。属血病而身有疼痛症状的，就刺其经与络。 如果病邪留在大络，就用右病刺左、左病刺右的缪刺之法治之。 倘久病体瘦，症候并不变易的，应该酌量刺之。 上实下虚的，应该先切脉随后再行针刺，要找出络脉郁结的所在，刺出其血，以通其气。 眼睛上视的，是太阳经气不足；目上视而不转睛的，是太阳经气已绝。 这是判断生死的要诀，不可不仔细体察啊。

经脉别论篇第二十一

经脉别论：本篇首先讨论了惊恐、忿恚、劳逸、过用等原因，导致经脉失其常度，五脏功能紊乱而出现喘、汗等病变；继而以饮食入胃后，在人体输布过程为例，阐明经脉的作用及诊寸口"以决死生"的机理；并简要论述三阴、三阳脉气独至的病变、脉象和治法。 因本篇论述的内容都与经脉有关，但又不专论经脉循行等，专论各经病症的鉴别诊断，故名。

黄帝问曰：人之居处动静勇怯，脉亦为之变乎？

岐伯对曰：凡人之惊恐恚劳动静，皆为变也。是以夜行则喘出于肾，淫气病肺。有所堕恐，喘出于肝，淫气害脾。有所惊恐，喘出于肺，淫气伤心。度水跌仆，喘出于肾与骨，当是之时勇者气行则已，怯者则着而为病也。故曰：诊病之道，观人勇怯骨肉皮肤，能知其情，以为诊法也。

故饮食饱甚，汗出于胃。惊而夺精，汗出手心。持重远行，汗出于肾。疾走恐惧，汗出于肝。摇体劳苦，汗出于脾。

故春秋冬夏，四时阴阳，生病起于过用，此为常也。

食气入胃，散精于肝，淫气于筋。食气入胃，浊气归心，淫精于脉。脉气流经，经气归于肺，肺朝百脉，输精于皮毛。毛脉合精，行气于府。府精神明，留于四脏，气归于权衡。权衡以平，气口成寸，以决死生。

饮入于胃，游溢精气，上输于脾。脾气散精，上归于肺，通调水道，下输膀胱。水精四布，五经并行，合于四时五脏阴阳，揆度以为常也。

太阳脏独至，厥喘虚气逆，是阴不足阳有余也，表里当俱泻，取之下俞。阳明脏独至，是阳气重并也，当泻阳补阴，取之下俞。少阳脏独至，是厥气也。蹻前卒大，取之下俞。少阳独至者，一阳之过也。太阴脏搏者，用心省真，五脉气少，胃气不平，三阴也，宜治其下俞，补阳泻阴。一阳独啸，少阳厥也，阳并于上，四脉争张，气归于肾，宜治其经络，泻阳补阴。一阴至，厥阴之治也，真虚痛心，厥气留薄，发为白汗，调食和药，治在下俞。

帝曰：太阳脏何象？

岐伯曰：象三阳而浮也。

帝曰：少阳脏何象？

岐伯曰：象一阳也，一阳脏者，滑而不实也。

帝曰：阳明脏何象？

岐伯曰：象大浮也。太阴脏搏，言伏鼓也。二阴搏至，肾沉不浮也。

【译文】

黄帝问道：人所处的环境不同，劳累程度不同，情志不同，经脉血气也要随之生变化吗？

岐伯答道：大凡人的惊恐、恼怒、劳累，以及或动或静，经脉血气都要受到影响而发生变化。所以夜有远行，恐惧出于肾脏，气过妄行，就要伤害肺脏。因为堕坠，恐惧出于肝脏，气过妄行，就要伤害脾脏。因为大惊，恐惧出于肺脏，气过妄行，就会伤害心脏。倘或渡水、跌倒，恐惧出于肾脏和胃腑。在这样的情况下，身体强壮的，气能流畅，病会痊愈的；假如身体衰弱，邪气就会随之为害于人。所以说，诊病之法，就要观察人的身体强弱，肌肉皮肤的形态，从而了解病的由来，这就是诊病的方法。

所以饮食过饱的时候，必然伤坏胃腑。受惊而影响精神的时候，必然伤坏心脏。拿着重东西走了远路，必然伤坏肾脏。走得快并且害怕，必然伤坏肝脏。身体过分劳累的时候，必然伤坏脾脏。所以春秋冬夏四时阴阳变化之中，生病的原因，多是由于体力、饮食、劳累、精神等过度而致，这是一定的。

食物进入胃里，经过消化一部分营养成分输散到肝脏，濡润着周身的筋络；另一部分谷气注入脾脏，浸淫到血脉里去。脉气流行在经络里，而上归于肺，肺在会合百脉以后，就把精气输送到皮毛。脉与精气相合，流注到六腑里去，六腑的津液，又流注于心肝脾肾。但精气的敷布，还是要归于肺，而肺脏的情况，是从气口的脉象上表现出来的，疾病的是否可治，就是根据这个来判断的。

水液进入胃里，放散精气，上行输送到脾脏；脾脏散布精华，又向上输送到肺；肺气通调水道，又下行输入到膀胱。这样，气化水行，散布于周身皮毛，流行在五脏经脉里，符合于四时五脏阴阳动静的变化，就是经脉的正常现象。

太阳经脉独盛，就要出现虚气上逆、喘息等症状。这是阴不足阳有余的缘故，应该表里都用泄法取膀胱经的下俞束骨穴和肾经下俞的太谿穴。 如果阳明经脉独盛，阳气盛实极了，应该泻足阳明的陷谷穴，补足太阴的太白穴。 如果少阳经脉独盛，就要发生厥气，所以外踝前的少阳脉，猝然而大，应该取少阳经的临泣穴。 少阳经脉独盛，就说明少阳太过。 太阴经脉独盛，则应该省察确实：如果是五脏脉气减少，胃气不能平和，那是太阴太过的缘故，应该补足阳明的陷谷穴，泻足太阴的太白穴。 如果二阴经脉独盛，这是少阴热厥，虚阳并越于上，心脾肝肺的脉气争张的缘故。 病气是在肾脏，应该治其经络的表里，泻足太阳经穴昆仑、络穴飞扬，补足少阴经穴复溜，络穴大钟。 如果一阴经脉独盛，是厥阴经脉所主，真气已虚，心酸痛，逆气留止与正气相搏，经常自汗，这就要注意调节饮食，再配合药物来治疗。 如用针刺可取厥阴的太冲穴。

黄帝说：太阳经脉的脉象怎样？

岐伯说：太阳经脉像三阳经脉那样极盛，同时它还轻浮。

黄帝说：少阳经脉的脉象怎样？

岐伯说：少阳经脉与一阳经脉一样，脉象是滑而不实的。

黄帝说：阳明经脉之象怎样？

岐伯说：像心脉的大而且浮。 太阴经脉搏动，其脉象沉伏而实鼓指；二阴经脉搏动，是肾脉沉而不浮的现象。

脏气法时论篇第二十二

脏气法时：脏气，指人体五脏之气；法时，效法四时。 本篇从天人相应的整体观念出发，以五行生克理论为依据，分别从生理、病理、治法、药食等方面阐述了五脏之气与四时五行、五味的关系，说明五脏的虚实病症、补泻治法、药食宜忌以及传变预后等都与四时有着密切的联系。 "合人形以法四时五行而治"，是本篇的中心论点，意即人身五脏之气皆象法于四时五行，医生临床应充分考虑这一联系而施以合适的治法，故名。

黄帝问曰：合人形以法四时五行而治，何如而从？何如而逆？得失之意，愿闻其事。

岐伯对曰：五行者，金木水火土也，更贵更贱，以知死生，以决成败，而定五脏之气，间甚之时，死生之期也。

帝曰：愿卒闻之。

岐伯曰：肝主春，足厥阴、少阳主治，其日甲乙。肝苦急，急食甘以缓之。

心主夏，手少阴、太阳主治，其日丙丁。心苦缓，急食酸以收之。

脾主长夏，足太阴、阳明主治，其日戊己。脾苦湿，急食咸以燥之。

肺主秋，手太阴、阳明主治，其日庚辛。肺苦气上逆，急食苦以泄之。

肾主冬，足少阴、太阳主治，其日壬癸。肾苦燥，急食辛以润之，开腠理，致津液，通气也。病在肝，愈于夏，夏不愈，甚于秋，秋不死，持于冬，起于春，禁当风。肝病者愈在丙丁，丙丁不愈，加于庚辛，庚辛不死，持于壬癸，起于甲乙。肝病者，平旦慧，下晡甚，夜半静。肝欲散，急食辛以散之，用辛补之，酸泻之。病在心，愈在长夏，长夏不愈，甚于冬，冬不死，持于春，起于夏，禁温食热衣。心病者，愈在戊己，戊己不愈，加于壬癸，壬癸不死，持于甲乙，起于丙丁。心病者，日中慧，夜半甚，平旦静。心欲耎，急食咸以耎之，用咸补之，甘泻之。

病在脾，愈在秋，秋不愈，甚于春，春不死，持于夏，起于长夏，禁温食饱食湿地濡衣。脾病者，愈在庚辛，庚辛不愈，加于甲乙，甲乙不死，持于丙丁，起于戊己。脾病者，日昳慧，日出甚，下晡静。脾欲缓，急食甘以缓之，用苦泻之，甘补之。病在肺，愈在冬，冬不愈，甚于夏，夏不死，持于长夏，起于秋，禁寒饮食寒衣。肺病者，愈在壬癸，壬癸不愈，加于丙丁，丙丁不死，持于戊己，起于庚辛。肺病者，下晡慧，日中甚，夜半静。肺欲收，急食酸以收之，用酸补之，辛泻之。

病在肾，愈在春，春不愈，甚于长夏，长夏不死，持于秋，起于冬，禁犯焠㶸热食温炙衣。肾病者，愈在甲乙，甲乙不愈，甚于戊己，戊己不死，持于庚辛，起于壬癸。肾病者，夜半慧，四季甚，下晡静。肾欲坚，急食苦以坚之，用苦补之，咸泻之。

夫邪气之客于身也，以胜相加，至其所生而愈，至其所不胜而甚，至于所生而持，自得其位而起，必先定五脏之脉，乃可言间甚之时，死生之期也。

肝病者，两胁下痛引少腹，令人善怒，虚则目䀮䀮无所见，耳无所闻，善恐，如人将捕之。取其经，厥阴与少阳，气逆，则头痛，耳聋不聪颊肿，取血者。

心病者，胸中痛，胁支满，胁下痛，膺背肩甲间痛，两臂内痛；虚则胸腹大，胁下与腰相引而痛。取其经，少阴太阳，舌下血者。其变病，刺郄中血者。

脾病者，身重善肌肉痿、足不收，行善瘛，脚下痛，虚则腹满肠鸣，飧泄食不化。取其经，太阴阳明少阴血者。

肺病者，喘咳逆气，肩背痛，汗出，尻阴股膝，髀腨胻足皆痛；虚则少气不能报息，耳聋嗌干，取其经，太阴足太阳之外厥阴内血者。

肾病者，腹大胫肿，喘咳身重，寝汗出，憎风，虚则胸中痛，大腹小腹痛，清厥意不乐。取其经，少阴太阳血者。

肝色青，宜食甘，粳米、牛肉、枣、葵皆甘。心色赤，宜食酸，小豆、犬肉、李、韭皆酸。肺色白，宜食苦，麦、羊肉、杏、薤皆苦。脾色黄，宜食咸，大豆、豕肉、栗、藿皆咸。肾色黑，宜食辛，黄黍、鸡肉、桃、葱皆辛。辛散，酸收，甘缓，苦坚，咸耎。

毒药攻邪，五谷为养，五果为助，五畜为益，五菜为充，气味合而服之，以补精益气。此五者，有辛酸甘苦咸，各有所利，或散或收，或缓或急，或坚或耎，四时五脏，病随五味所宜也。

【译文】

黄帝问说：结合人的形体，仿效四时五行的变化规律来主治疾病，怎样是顺的？怎样是逆的？顺从与违背自然界规律，得与失的意义，我想听一听。

岐伯答说：你说的五行，就是金木水火土，从它的衰旺生克变化里，就可以推知疾病的轻重，治疗的成败，从而确定五脏之气的盛衰，疾病的险夷，死生的日期。

黄帝说：希望更详尽地听你说一说。

岐伯答说：肝主春木之气，木分阴阳，肝在足厥阴经为阴木，胆在足少阳经为阳木，春天就以这两经作为主治。甲乙属木，所以肝旺日为甲乙，肝性苦躁急，应该吃甜味药以缓和它。

心主夏火之气，火有阴阳之分，心在手少阴经为阴火，小肠在手太阳经为阳火，夏天就以这两经作为主治。丙丁属火，所以心旺日为丙丁，心性苦缓散，应该用酸味药来收养它。

脾主长夏之气，土有阴阳之分，脾在足太阴经为阴土，胃在足阳明经为阳土，长夏就以这两经作为主治。戊己属土，所以脾旺日为戊己，脾性苦湿，应该用咸味药以燥其湿。

肺主秋金之气，金有阴阳之分，肺在手太阴经为阴金，大肠在手阳明经为阳金，秋天就以这两经作为主治。庚辛属金，所以肺旺日为庚辛，肺气上逆，应该用苦味药以泄其气。

肾主冬水之气，水有阴阳之分，肾在足少阴经为阴水，膀胱在足太阳经为阳水，冬天就以这两经作为主治。壬癸属水，所以肾旺日为壬癸，肾性苦于干燥，应该用辛润药来润养它。总的来说，用五味以治五脏，是为了开发腠理，运行津液，而通气道。

病在肝脏，到夏天能够痊愈。假如夏天好不了，到秋天就会加重，秋天如果不死，到冬天病情就呈执持状态。来年春天，肝病逢到春木本气，就能有些起色，但要注意的是不能遭受风邪。已有肝病的人，在丙丁日会见好转的。如果丙丁日不愈，到庚辛日病会加重，庚辛日不见加重，在壬癸日就呈执持状态，到甲乙日就会有些好转。患有肝病的人，在天刚亮（属寅卯）的时候，会感到好些；到了傍晚（属申酉）的时候，病情就会重些；到了夜半（属亥子）的时候，也会安静些。肝病需要疏泄条达，应该用辛味药来疏散，若需要补的，就用酸味药来补肝，需要泻的，就用辛味药来泻肝。

病在心脏，到了长夏季节能够痊愈。假如长夏好不了，到冬天病就会加重，冬天如果不死，来年春天病情就呈执持状态，到了夏天，心病逢到夏火本气，就能逐渐好转。但要注意的是不能温衣热食，以免滋长了火气。患有心病的人，在戊己日会见好的，如果戊己日不愈，到壬癸日病会加重。如壬癸日不见加重，在甲乙日就呈执持状态，到丙丁日就会有好转了。患有心脏病的人，在中午（属巳午）的时候，会感到好一些，到了夜半，病会加重，至天刚亮的时候，又会安静下来。心脏病需要缓软，应该用咸味药来柔软它，需要补的，采用咸味来补心，需要泻的，采用甜味来泻心。

病在脾脏，到了秋天能够痊愈，假如秋天好不了，到了春天病会加重。 春天如果不死，到了夏天就呈执持状态。 到了长夏时候，脾病逢到长夏土本气，就会有些起色。 但要注意的是，应禁忌冷食、饱食，及居湿地、穿湿衣等。 患有脾病的人，在庚辛日会见好的，如庚辛日不愈，到甲乙日就要加重，如甲乙日病不见重，到丙丁日就呈执持状态，到戊己日就会有好转了。 患有脾病的人，在午后未时，就会感到好些，到了天刚亮的时候，病情就会加重，到了傍晚时候，又会安静下来。 脾脏病是需要缓和的，应该用甜味药来缓和它，需要泻的，采用苦味药来泻脾，需要补的，采用甜味药来补脾。 病在肺脏，到了冬天能够痊愈，假如冬天好不了，来年夏天病就会加重，夏天如果不死，到了长夏就呈执持状态。 到了秋天，肺病逢到秋金本气，病就有起色了。 但要注意禁忌冷饮冷食和衣服单薄。 患有肺病的人，在壬癸日会见好的，如果壬癸日不愈，到丙丁日病就会加重，如丙丁日不见加重，在戊己日就呈执持状态，到庚辛日就会有好转了。 患有肺病的人，在傍晚的时候，就会感到好些，在中午时候。 病情就会加重，到末时，又会安静下来。 肺脏病需要收敛，应该用酸味药来收敛，需要补的，采用酸味药来补肺，需要泻的，采用辛味药来泻肺。

病在肾脏，到了春天能够痊愈，假如春天好不了，到了长夏之时病就会加重。 长夏没死了，到了秋天，就呈执持状态。 到了冬天，肾病逢到冬水本气，就会有些好转，但要注意应该禁食煎烤之物和过热之物，不能穿烘热过的衣服，以免引起燥热。 患有肾病的人，在甲乙日会见好，如甲乙日不愈，到戊己日病就会加重，如戊己日不见加重，在庚辛日就呈执持状态，到壬癸日，就会有好转了。 患有肾病的人，在半夜的时候就会感到好些，在辰戌丑未四个时辰病就会加重，到傍晚时，便安静了。 肾脏病需要坚强肾气，应该用苦味药来坚强它，需要补的，采用苦味药来补肾，需要泻的，采用咸味药来泻肾。

邪气侵入到人身上，是以胜相凌的。 逢到与所生之脏相应的时日病就能愈。 如逢到与己脏相克的时日病就加重。 如逢到与生己之脏相应的时日病就呈势力均衡的对峙状态，逢到本脏当旺之时，病就好转起来，但必须确定五脏的平脉，才可以推论病症轻重的时间和死生的日期。

患有肝病的症状，肝实的，是两胁下疼痛，牵引少腹，使人多怒；如果肝虚，则两眼模糊，视物不清，两耳听不清声音，时常害怕，像被人追捕一样。 这怎样治疗呢？应该取厥阴与少阳两经穴位。如果肝气上逆，出现头目痛、耳聋、颊肿等症状，仍取厥阴、少阳两经之穴，刺出其血。

患有心病的症状，心实的，表现为胸中疼痛，胁部胀满，胁下痛，胸背肩胛间痛；如果心虚，则表现胸腹胀大，胁下和腰间牵引作痛。 这怎样治疗呢？应该取少阴和太阳两经穴位，并刺舌下出血，如病况和病初有所不同，应刺委中出血。

患有脾病的症状，脾实的，表现是身体沉重，易感饥饿，足部痿软无力，行走时抬不起脚，脚下疼痛；如果脾虚，就感到腹胀肠鸣，泄泻完谷不化。 这怎样治呢？应该取太阴阳明两经的外侧，再刺少阴经穴出血。

患有肺病的症状，肺实的，表现咳喘气逆，肩背疼痛，出汗，尻、股、膝、腿肚子、脚胫、足等处皆痛；如果肺虚，就少气，呼吸急促不能接续，胸满，咽部干燥。 这怎样治疗呢？应该取手太阴肺经的外侧，厥阴经脉的内侧少阴经，刺其出血。

患有肾病的症状，肾实的，表现是腹大足胫肿痛，喘咳，身体沉重，盗汗，怕风；如果肾虚，就感到胸中满，小腹痛，足冷，心中不乐。 这怎样治疗呢？应该取少阴和太阳经穴，刺出其血。

肝脏合青色，宜食甜味的东西，粳米、牛肉、枣、冬葵菜这些东西都是甜的。 心脏合赤色，宜食酸味的东西，胡麻、犬肉、李、韭菜这些东西都是酸的。 肺脏合白色，宜食苦味的东西，麦、羊肉、杏、小蒜这些东西都是苦的。 脾脏合黄色，宜食咸味的东西，大豆、猪肉、栗、豆叶这些东西都是咸的。 肾脏合黑色，宜食辛味的东西，黄米、鸡肉、桃、葱这些东西都是辛的。 一切食物，味辛的有发散作用，味酸的有收敛作用，味甜的有缓和作用，味苦的有坚燥作用，味咸的有软坚作用。

毒药是用来攻邪的，五谷是用来营养的，五果是用来作为辅助的，五肉是用来补益的，五菜是用来充养的，将谷果肉菜的气味合而服食，可以补精养气。 这五类东西包含了辛、酸、甘、苦、咸五味，而五味各有它的作用，或散、或收、或缓、或坚、或软。 治病时就要结合四时五脏的具体情况来恰当地利用五味。

宣明五气篇第二十三

宣明五气：宣明，即宣扬阐明；五气，指五脏之气。 本文承上篇，以五脏为中心，运用五行学说，宣扬阐明五脏之气的生理、病理、治疗特点及其规律，作为临床诊治的准则。 因文中没有问答之辞，故不称"论"，而名为"宣明五气篇"。

五味所入：酸入肝，辛入肺，苦入心，咸入肾，甘入脾，是谓五入。

五气所病：心为噫，肺为咳，肝为语，脾为吞，肾为欠、为嚏，胃为气逆，为哕、为恐，大肠、小肠为泄，下焦溢为水，膀胱不利为癃，不约为遗溺，胆为怒，是谓五病。

五精所并：精气并于心则喜，并于肺则悲，并于肝则忧，并于脾则畏，并于肾则恐，是谓五并，虚而相并者也。

五脏所恶：心恶热，肺恶寒，肝恶风，脾恶湿，肾恶燥，是谓五恶。

五脏化液：心为汗，肺为涕，肝为泪，脾为涎，肾为唾，是谓五液。

五味所禁：辛走气，气病无多食辛；咸走血，血病无多食咸；苦走骨，骨病无多食苦；甘走肉，肉病无多食甘；酸走筋，筋病无多食酸。是谓五禁，无令多食。

五病所发：阴病发于骨，阳病发于血，阴病发于肉，阳病发于冬，阴病发于夏，是谓五发。

五邪所乱：邪入于阳则狂，邪入于阴则痹，搏阳则为巅疾，搏阴则为瘖，阳入之阴则静，阴出之阳则怒，是谓五乱。

五邪所见：春得秋脉，夏得冬脉，长夏得春脉，秋得夏脉，冬得长夏脉，名曰阴出之阳，病善怒不治，是谓五邪，皆同命死不治。

五脏所藏：心藏神，肺藏魄，肝藏魂，脾藏意，肾藏志，是谓五脏所藏。

五脏所主：心主脉，肺主皮，肝主筋，脾主肉，肾主骨，是谓五主。

五劳所伤：久视伤血，久卧伤气，久坐伤肉，久立伤骨，久行伤筋，是谓五劳所伤。

五脉应象：肝脉弦，心脉钩，脾脉代，肺脉毛，肾脉石，是谓五脏之脉。

【译文】

饮食五味入胃后，各归其所喜的脏腑：酸味入肝，辛味入肺，苦味入心，甘味入脾，咸味入肾，这是说五味的所入。

五脏之气各有它的病症：心气不舒则噫气，肺气不清则咳嗽，肝气不达则无语，脾气不运则吞酸，肾气不足则呵欠。六腑之气：胃气不降则上逆，甚则呃逆；大肠小肠为病则为泄泻；下焦水液泛溢于皮肤，则为水肿；膀胱之气不化，则小便不通，如失其约束，就要遗尿；胆病就易发怒，这是说五脏六腑之病。

五脏之精气相并，便发生疾病：并于心则喜笑，并于肺则悲哀，并于肝则多怒，并于脾则苦思，并于肾则惊恐。 这就是所谓的五并。

五脏各有所厌恶：心厌恶热，肺厌恶寒，肝厌恶风，脾厌恶湿，肾厌恶燥。 这就是所谓五恶。

五脏各有所化之液：心液化为汗，肺液化为涕，肝液化为泪，脾液化为涎，肾液化为唾。 这就是所谓五液。

五脏之病对于五味各有禁忌：辛味走气，病在气不能食辛；苦味走血，病在血不能食苦；咸味走骨，病在骨不能食咸；甜味走肉，病在肉不能食甜；酸味走筋，病在筋不能食酸。 这就是所谓五禁。

五病各有它发生的部位或季节：阴病发生在骨；阳病发生在血；五味为病，发生在气；阳病发生在冬季；阴病发生在夏季。 这就是所谓五发。

五脏受邪气的侵扰，就造成不同的病理变化：病邪入于阳，则发狂病；病邪入于阴，则发血痹之病；病邪入于阳，阳过盛则为巅顶疾患；病邪入于阴，阴过盛则哑不能言；病邪由阳变阴则静；病邪由阴变阳则易多怒。

五邪所见的脉象是：春天而见秋季的毛脉，夏天而见冬季的石脉，长夏而见春季的弦脉，秋天而见夏季的钩脉，冬天而见长夏的濡脉。 这就是五种不应见的脉象，如四时中其中一邪出现，病是不能治的。

五脏各有所藏：心脏藏神，肺脏藏魄，肝脏藏魂，脾脏藏志，肾脏藏精。 这就是所谓五脏所藏。

五脏各有它所主宰的对象：心主血脉，肺生皮毛，肝主筋，脾主肉，肾主骨髓。 这就是所谓五主。

五种过度的疲劳，各有它所伤的对象：长久地目视，则劳心而伤血；长久地卧睡，则劳肺而伤气；长久地坐着，则劳脾而伤肉；长久地站着，则劳肾而伤骨；长久地行走，则劳肝而伤筋。 这就是五劳所伤。

五脏的脉与四时相对应的情况是：肝脉应春而弦，心脉应夏而钩，脾脉应长夏而代，肺脉应秋而毛，肾脉应冬而石。 这就是五脏的脉象。

血气形志篇第二十四

血气形志：形志，指形体和神志。 本篇主要讨论六经的气血多少、出气出血的治疗所宜、三阴三阳互为表里的关系、形志苦乐所致各种症候及治疗，同时介绍背部五脏俞穴的取穴方法。 其中以血气多少和形志苦乐疾病为重点，故名"血气形志"。

夫人之常数，太阳常多血少气，少阳常少血多气，阳明常多气多血，少阴常少血多气，厥阴常多血少气，太阴常多气少血，此天之常数。

足太阳与少阴为表里，少阳与厥阴为表里，阳明与太阴为表里，是为足阴阳也。手太阳与少阴为表里，少阳与心主为表里，阳明与太阴为表里，是为手之阴阳也。今知手足阴阳所苦，凡治病必先去其血，乃去其所苦，伺之所欲，然后泻有余，补不足。

欲知背俞，先度其两乳间，中折之，更以他草度去半已，即以两隅相拄也，乃举以度其背，令其一隅居上，齐脊大椎，两隅在下，当其下隅者，肺之俞也。复下一度，心之俞也。复下一度，左角肝之俞也，右角脾之俞也。复下一度，肾之俞也。是谓五脏之俞，灸刺之度也。

形乐志苦，病生于脉，治之以灸刺；形乐志乐，病生于肉，治之以针石。形苦志乐，病生于筋，治之以熨引。形苦志苦，病生于咽嗌，治之以百药。形数惊恐，经络不通，病生于不仁，治之以按摩醪药。是谓五形志也。

刺阳明出血气，刺太阳出血恶气，刺少阳出气恶血，刺太阴出气恶血，刺少阴出气恶血，刺厥阴出血恶气也。

【译文】

人体中气血的分布，是有一定之数的。太阳经是多血少气，少阳经是少血多气，阳明经是多气多血；少阴经是少血多气，厥阴经是多血少气，太阴经是多气少血。这就是人身气血的一定之数。

足太阳膀胱经和足少阴肾经为表里，足少阳胆经和足厥阴肝经为表里，足阳明胃经和足太阴脾经为表里：这是足三阴经和足三阳经之间的联系。手太阳小肠经和手少阴心经为表里，手少阳三焦经和手厥阴心包经为表里，手阳明大肠经和手太阴肺经为表里：这是手三阴经和手三阳经的联系。凡是治病如血液盛满的，一定得先刺去其血，以减轻病人的痛苦；然后观察病人的意愿，摸清虚实，泻其有余，补其不足。

要想了解五脏俞穴的部位，可先用一根草尺度量两乳间的距离，得到相等的长度后，从正中对折；再用别的草尺量至对折后草尺的正中，即四分之一处；折掉这四分之一，然后使草的两端相支撑，成为三角形。这时，叫病人举起臂来，就用它来量病人的背部，使一个角在上，与脊背大椎穴相齐，其余两个角在下，下面这两个角所在的地方，是肺俞。再把上角下移至左右肺俞连接线的中点，左右两角的位置是心俞。如上法将三角形下移之后，右角的位置是肝俞，左角的位置是脾俞。再如上法继续下移，左右两角的位置是肾俞。这就是五脏俞穴的部位，也是灸刺取穴的法度。

形体并无劳顿而结虑深思的人，病生于脉络不通，治疗时应用灸刺。形体和心志方面都很安逸的人，病生于肌肉壅滞，治疗时应用针石。 形体劳顿而心志逸乐的人，病生于筋伤，治疗时应用药熨导引。形体和心志方面都劳顿不堪的人，病生于困竭，治疗时应用百药。 精神屡受惊吓刺激的人，筋脉不能通畅，病生于麻木不仁，治疗时应用按摩和药酒。 这就是所谓五种形志之病。

所以说，刺阳明经，可以出血出气；刺太阳经，只可出血，不宜伤气；刺少阳经只可出气，不宜伤血；刺太阴经，可以出血出气；刺少阴经，只可出气，不宜伤血；刺厥阴经，只可出血，不宜伤气。

宝命全形论篇第二十五

宝命全形论："宝"通"保"，保全，珍重；全形，保全形体。清·高世栻："宝命全形者，宝天命以全人形也。"本篇从天人相应的整体观念出发，说明在天地之间、万物之中，莫贵于人。 人是天地万物之主宰，又与天地的变化密切相关；医生只有充分了解人体经脉气血阴阳消长与天地间阴阳变化的联系，审察至微，随机应变，才能正确施治，获得较好的疗效，从而达到顺应自然、珍重天命、保全形体、健康无病的目的。 故名宝命全形论。

黄帝问曰：天覆地载，万物悉备，莫贵于人。人以天地之气生，四时之法成。君王众庶，尽欲全形。形之疾病，莫知其情，留淫日深，著于骨髓，心私虑之。余欲针除其疾病，为主奈何？

岐伯对曰：夫盐之味咸者，其气令器津泄；弦绝者，其音嘶败；木敷者其叶发；病深者其声哕。人有此三者，是谓坏府，毒药无治，短针无取。此皆绝皮伤肉，血气争黑。

帝曰：余念其痛，心为之乱惑反甚，其病不可更代，百姓闻之，以为残贼，为之奈何？

岐伯曰：夫人生于地，悬命于天，天地合气，命之曰人。人能应四时者，天地为之父母。知万物者，谓之天子。天有阴阳，人有十二节。天有寒暑，人有虚实。能经天地阴阳之化者，不失四时；知十二节之理者，圣智不能欺也；能存八动之变，五胜更立，能达虚实之数者，独出独入，呿吟至微，秋毫在目。

帝曰：人生有形，不离阴阳，天地合气，别为九野，分为四时，月有小大，日有短长，万物并至，不可胜量，虚实呿吟，敢问其方？

岐伯曰：木得金而伐，火得水而灭，土得木而达，金得火而缺，水得土而绝，万物尽然，不可胜竭。故针有悬布天下者五，黔首共余食，莫知之也。一曰治神，二曰知养身，三曰知毒药为真，四曰制砭石小大，五曰知腑脏血气之诊。五法俱立，各有所先。今末世之刺也，虚者实之，满者泄之，此皆众工所共知也。若夫法天则地，随应而动，和之者若响，随之者若影，道无鬼神，独来独往。

帝曰：愿闻其道。

岐伯曰：凡刺之真，必先治神，五脏已定，九候已备，后乃存针。众脉不见，众凶弗闻。外内相得，无以形先。可玩往来，乃施于人。人有虚实，五虚勿近，五实勿远。至其当发，间不容瞬。手动若务，针耀而匀，静意视义，观适之变。是谓冥冥，莫知其形，见其乌乌，见其稷稷，从见其飞，不知其谁。伏如横弩，起如发机。

帝曰：何如而虚？何如而实？

岐伯曰：刺虚者须其实，刺实者须其虚，经气已至，慎守勿失，深浅在志，远近若一，如临深渊，手如握虎，神无营于众物。

【译文】

黄帝问：天地之间，万物俱全，没有什么东西比人更为宝贵的了。人是依靠天地之气来生存的，随着四时规律成长的，无论是君王，还是平民，都愿意保持形体的健康，但往往身体有了不适，自己也不知其所以，因此病邪就积渐深入，潜藏骨髓之内，不易去掉了。这是我内心所忧虑的，我想用针刺来解除他们的疾病痛苦，应该怎样办呢？

岐伯答：诊断疾病，应该注意观察它所表现的症候：比如盐贮藏在器具中，能够使器具渗出水来；琴弦将断的时候，会发出嘶哑刺耳的声音；树木弊坏，叶子就要落下来；如疾病到了深重阶段，人的气息就会腐臭令人闻之愈呕。人有了这样的现象，说明脏腑已有严重破坏，药物和针刺都已无效，这都是皮肉血气各不相得，所以病是不易治了。黄帝道：我很同情病人的苦痛，但心里有些惶惑：治疗疾病，弄得不好，反使病势加重，我又不能替代他们生病。百姓听了，将要认为我是残忍的人，怎么办才好呢？

岐伯说：人虽然是生活在地上，但也丝毫离不开天，天地之气相合，才产生了人。人如果能适应四时的变化，那么自然界的一切，都会成为他生命的泉源。如果能够了解万物的话，那就是天子了。人与自然是相应的，天有阴阳，人有十二骨节，天有寒暑，人有虚实，所以能效法天地阴阳的变化，就不会违背四时的规律；能够了解十二骨节的道理，就是所谓圣智也不能超过他。能够观察八风的变动和五行的衰旺，又能够通达虚实的变化规律，就能洞晓病情。病人的痛苦，哪怕极其细微的像秋毫那样不易察觉，也逃不过他的眼睛。

黄帝道：人生而有形体，离不开阴阳规律的支配；天地之气相合以后，才有了世界的一切。从地理上，可以分为九野；从气候上，可以分为四时。月份有大有小，白天有短有长，万物同时来到世界，实在是度量不尽的，我只希望解除病人的痛苦，请问应该用什么针法呢？

岐伯说：针刺之法，可根据五行变化的道理分析一下：如木遇到金，就被折伐；火遇到水，就会熄灭；土遇到木，就要通达；金遇到火，就要熔化；水遇到土，就会阻断。这种种变化，万物都是这样，例子举不胜举。有五种针法已向天下的众人公布了，但人们只顾饱食，而不从根本上了解它们。那五种针法是什么呢？第一要精神专一，第二要修养形体，第三要了解药物的真正性能，第四要制定大小砭石以适应不同的疾病，第五要懂得脏腑血气的诊断方法。这五种针法，各有所长，先运用哪个，要视具体情况而定。现在针刺的疗法，一般是用补治虚，用泻治满，而这是人所共知的。如果能够按照天地阴阳的道理，随其变化而施针疗，就能取得如响应声、如影随形的疗效。这并没有什么神秘，只是真积力久，才有这样的独到之处。

黄帝道：我愿意听一下用针的道理。

岐伯说：针刺的正法，要先集中精神。待五脏虚实已定，脉有九候已明，然后下针。在针刺的时候，必须精神贯注，即使有人旁观，也像看不见一样，有人喧嚣，也像听不到一样。同时还要色脉相参，不能仅看外形，必须将症状吃透，达到纯熟的地步才能给人治病。虚实的关键是，见到五虚的症状，不能随意去泻，见到五实的症状，也不可远而不泻，在应该进针时，就是一眨眼的工夫也不能耽搁。在手捻针时，什么事也不想，针要光净匀称，针者需静下心来，注意病人的呼吸，并且观察针气所到的变化，这种无形无象的变化，几乎是无迹可寻的。气之往来，好像鸟之群杂而飞，雌雄相和，看到它的起飞，看不见它的杂乱。当气未至的时候，正像张弓之待发；在气应的时候，却如扣动弩机之迅疾。

黄帝道：怎样刺虚？又怎样刺实？

岐伯说：刺虚证，须用补法，刺实证，须用泻法。经气已经到了，应慎重掌握，不失时机。无论针刺深浅，无论取穴远近，得气是一样的。在捻针的时候，像面临深渊时那样的谨慎，又像手握猛虎那样的专一，总的来说，就是要神志集中，不为其他事物所干扰。

八正神明论篇第二十六

八正神明论：八正，天地八方之正位，以候八方之虚邪。 本篇主要从四时八方正位、日月星辰的变化来说明它们与人体经脉气血虚实、针刺补泻都有密切的关系。 另外还指出四诊应结合四时阴阳虚实来分析病机和诊断疾病；讨论诊察疾病形与神的含义，故名"八正神明论"。

黄帝问曰：用针之服，必有法则焉，今何法何则？

岐伯对曰：法天则地，合以天光。

帝曰：愿卒闻之。

岐伯曰：凡刺之法，必候日月星辰四时八正之气，气定乃刺之。是故天温日明，则人血淖液而卫气浮，故血易泻，气易行；天寒日阴，则人血凝泣而卫气沉。月始生，则血气始精，卫气始行；月郭满，则血气实，肌肉坚；月郭空，则肌肉减，经络虚，卫气去，形独居。是以因天时而调血气也。是以天寒无刺，天温无疑，月生无泻，月满无补，月郭空无治，是谓得时而调之。因天之序，盛虚之时，移光定位，正立而待之。故曰：月生而泻，是谓脏虚；月满而补，血气扬溢，络有留血，命曰重实；月郭空而治，是谓乱经。阴阳相错，真邪不别，沉以留止，外虚内乱，淫邪乃起。

帝曰：星辰八正何候？

岐伯曰：星辰者，所以制日月之行也。八正者，所以候八风之虚邪以时至者也。四时者，所以分春秋冬夏之气所在，以时调之也。八正之虚邪，而避之勿犯也。以身之虚，而逢天之虚，两虚相感，其气至骨，入则伤五脏，工候救之，弗能伤也，故曰：

天忌不可不知也。

帝曰：善。其法星辰者，余闻之矣，愿闻法往古者。

岐伯曰：法往古者，先知《针经》也。验于来今者，先知日之寒温，月之虚盛，以候气之浮沉，而调之于身，观其立有验也。观其冥冥者，言形气荣卫之不形于外，而工独知之，以日之寒温，月之虚盛，四时气之浮沉，参伍相合而调之，工常先见之，然而不形于外，故曰观于冥冥焉。通于无穷者，可以传于后世也，是故工之所以异也，然而不形见于外，故俱不能见也。视之无形，尝之无味，故谓冥冥，若神仿佛。虚邪者，八正之虚邪气也。正邪者，身形若用力，汗出腠理开，逢虚风，其中人也微，故莫知其情，莫见其形。上工救其萌牙，必先见三部九候之气，尽调不败而救之，故曰上工。下工救其已成，救其已败。救其已成者，言不知三部九候之相失，因病而败之也。知其所在者，知诊三部九候之病脉处而治之，故曰守其门户焉，莫知其情而见邪形也。

帝曰：余闻补泻，未得其意。

岐伯曰：泻必用方，方者，以气方盛也，以月方满也，以日方温也，以身方定也，以息方吸而内针，乃复候其方吸而转针，乃复候其方呼而徐引针，故曰泻必用方，其气乃行焉。补必用员，员者行也，行者移也，刺必中其荣，复以吸排针也。故员与方，非针也。故养神者，必知形之肥瘦，荣卫血气之盛衰。血气者，人之神，不可不谨养。

帝曰：妙乎哉论也！合人形于阴阳四时，虚实之应，冥冥之期，其非夫子孰能通之。然夫子数言形与神，何谓形？何谓神？愿卒闻之。

岐伯曰：请言形，形乎形，目冥冥，问其所病，索之于经，慧然在前，按之不得，不知其情，故曰形。

帝曰：何谓神？

岐伯曰：请言神，神乎神，耳不闻，目明心开而志先，慧然独悟，口弗能言，俱视独见，适若昏，昭然独明，若风吹云，故曰神。三部九候为之原，九针之论不必存也。

【译文】

黄帝问道：用针的技术，必然有它的一定法则，那方法和准则又是什么呢？

岐伯答说：这要取法于天地阴阳，并结合日月星辰之光来研究体会它。

黄帝道：希望能听你详尽地说一说。

岐伯说：大凡针刺之法，必须察验日月星辰四时八正之气，气定了，才能进行针刺。如果气候温和，日光明亮，那么人体就血液濡润而卫气充盛；如果气候寒冷，日光阴翳，那么人体就血液滞涩而卫气沉伏。月亮初生的时候，人的血气随月新生，卫气亦随之畅行；月亮正圆的时候，人的血气强盛，肌肉坚实；月黑无光的时候，人的肌肉减瘦，经络空虚、卫气不足，这时虽然形体外表和月圆时一样，但体内气血已经衰弱了。所以强身是要顺着天气而调和血气的。因此说：气候太寒了，不要行针刺；气候太暖了，不要行灸治；月初生的时候，不要用泻法；月正圆的时候，不要用补法；月黑无光的时候，就干脆不要进行治疗：这就叫做能够顺应天时而调养血气。按照天时推移的次序结合人身血气的盛衰，来确定气的所在，并聚精会神地等待治疗的最好时机。所以说：月初生时用泻法，这叫做重虚；月正圆时用补法，使血气充溢，经脉中血液留滞，这叫做重实；月黑无光的时候而用针刺，就会扰乱经气，这叫做乱经。这些都是阴阳相错，正气邪气分不清楚，以致邪气沉伏留而不去，络脉外虚，经脉内乱，所以病邪就乘之而起。

黄帝道：星辰、八正、四时都能够用来验证什么呢？

岐伯说：察验星辰的方位，可以测定日月循行的规律；察验八节常气的交替，可以测出八风的病邪是什么时候来的；察验四时，可以分别春秋冬夏之气的所在；顺着时序度量八正的病邪，加以避免，就不至于受到它的侵犯。假如身体虚弱，又招致自然界的虚邪，两虚相感，邪气就会侵犯至骨。医生如懂得气候变化的道理，可以及时挽救，病人不致受到更严重的伤害。否则，病邪就会深入五脏。所以说天时的宜忌，不可不了解。

黄帝道：讲得好。关于取法于星辰的道理，我是已经听到了。希望再听听怎样效法往古呢？

岐伯说：要效法往古，要先懂得《针经》。要想把古人的针术在现在加以验证，先要知道太阳的寒温，月亮的盛虚，借以测验气的浮沉，再结合病人的身体情况进行考察，就会看到它是立刻见效的。所谓观于冥冥，就是说血气荣卫的变化并不显露于外，而医生却能懂得。这就是把太阳的寒温，月亮的盛虚，四时气候的浮沉等情况综合起来考察的结果。这样，医生就常能预见病情，然而疾病尚未显露于外，所以说这叫做"观于冥冥"。如果医生对病的认识非常透彻，他的经验就可以传流于后世，这就是医生与一般人不同的地方。因为病情尚未显露到表面，所以一般医生察觉不到。由于气血变化不显露在外，一般人无法看到它的形迹，所以叫做"冥冥"，就像神仙一样若隐若现，难以捉摸。虚邪，就是四时八节的病邪。正邪，就是身体在饥饿时，因劳累出汗，而遭受了虚风侵袭的结果。正邪伤人轻微，所以一般医生，既不了解它的病情，也看不到它的病象。好的医生，注意疾病的开始，在三部九候之脉都还调和而未败坏的时候，就给以调治，所以病是容易痊愈的。而不好的医生，却等病已形成后才治疗，就是不懂得三部九候之脉气的混乱是由疾病发展所导致的。他所谓知道疾病的所在，只不过是知道三部九候病脉的所在部位罢了，所以说这等于把守门户一样，已经陷入了被动地位。 其原因就是不了解病理，而只会观察作为表面现象的病症。

黄帝道：我听说针法有补有泻，但不懂它的内在意义。

岐伯说：泻法必须掌握一个"方"字。 "方"就是病人之气正盛、月亮正圆，天气正温和，身体尚安定的时候；要在病人吸气的时候进针，再等到他正吸气的时候转针。 还要等他正呼气的时候慢慢地拔出针来，所以说"泻必用方"，这样，引出邪气以后，正气流畅，病就会好了。 补法必须掌握一个"圆"字，"圆"就是使气通行的意思，行气就是导移其气以至病所，针刺时必须达到营血所在的深度，还要在病人吸气时推移其针。 总起来说，圆与方的行针，都要用排针之法。 所以善用针的人，必须观察病人形体的肥瘦，和荣卫血气的盛衰，因为血气是人的神气寄存之处，不可不谨慎调养。

黄帝道：你所讲的妙极了，它把人的形体与阴阳四时结合起来，虚实的感应，无形的病况，要不是先生你谁能讲得清呢？然而先生屡次说到形和神，究竟什么叫形神？希望更详尽地听你说一说。

岐伯说：请让我先讲形。 所谓形，就是说还没有对疾病看得很清楚。 紧扣着病人的病痛之处，再从经脉里去探索，病情才会全面掌握。 要是按寻而不可得，便不知道病情了。 因为靠诊察形体，才能知道病情，所以叫做形。

黄帝道：那么什么叫神呢？

岐伯说：所谓神，就是耳不闻杂声，目不见异物，心志开朗，非常清醒地领悟其中的道理，但这不是用言语所能表达的。 有如观察一种东西，大家都在看，但只是自己看得真，刚才还好像很模糊的东西，突然昭然若揭，好像风吹云散，这就叫做神。 这神的领会，是以三部九候脉法为本源的，真能达到这种地步，就不必太拘泥于九针之论。

离合真邪论篇第二十七

离合真邪论：真，真气，正气；邪，即邪气。 本篇主要讨论了如何通过针刺使邪气与真气离而不合，合而早离，故名离合真邪论。

黄帝问曰：余闻九针九篇，夫子乃因而九之，九九八十一篇，余尽通其意矣。经言气之盛衰，左右倾移，以上调下，以左调右，有余不足，补泻于荥输，余知之矣。此皆荣卫之倾移，虚实之所生，非邪气从外入于经也。余愿闻邪气之在经也，其病人何如？取之奈何？

岐伯对曰：夫圣人之起度数，必应于天地，故天有宿度，地有经水，人有经脉。天地温和，则经水安静；天寒地冻，则经水凝泣；天暑地热，则经水沸溢；卒风暴起，则经水波涌而陇起。夫邪之入于脉也，寒则血凝泣，暑则气淖泽，虚邪因而入客，亦如经水之得风也，经之动脉，其至也亦时陇起，其行于脉中循循然，其至寸口中手也，时大时小，大则邪至，小则平，其行无常处，在阴与阳，不可为度，从而察之，三部九候，卒然逢之，早遏其路。吸则内针，无令气忤，静以久留，无令邪布，吸则转针，以得气为故，候呼引针，呼尽乃去，大气皆出，故命曰泻。

帝曰：不足者补之，奈何？

岐伯曰：必先扪而循之，切而散之，推而按之，弹而怒之，抓而下之，通而取之，外引其门，以闭其神，呼尽内针，静以久留，以气至为故，如待所贵，不知日暮，其气以至，适而自护，候吸引针，气不得出，各在其处，推阖其门，令神气存，大气留止，故命曰补。

帝曰：候气奈何？

岐伯曰：夫邪去络入于经也，舍于血脉之中，其寒温未相得，如涌波之起也，时来时去，故不常在。故曰方其来也，必按而止之，止而取之，无逢其冲而泻之。真气者，经气也，经气太虚，故曰其来不可逢，此之谓也。故曰候邪不审，大气已过，泻之则真气脱，脱则不复，邪气复至，而病益蓄，故曰其往不可追，此之谓也。不可挂以发者，待邪之至时而发针泻矣。若先若后者，血气已尽，其病不可下，故曰知其可取如发机，不知其取如扣椎，故曰知机道者不可挂以发，不知机者扣之不发，此之谓也。

帝曰：补泻奈何？

岐伯曰：此攻邪也，疾出以去盛血，而复其真气，此邪新客，溶溶未有定处也，推之则前，引之则止，逆而刺之，温血也。刺出其血，其病立已。

帝曰：善。然真邪以合，波陇不起，候之奈何？

岐伯曰：审扪循三部九候之盛虚而调之，察其左右上下相失及相减者，审其病脏以期之。不知三部者，阴阳不别，天地不分。地以候地，天以候天，人以候人，调之中府，以定三部，故曰刺不知三部九候病脉之处，虽有大过且至，工不能禁也。诛罚无过，命曰大惑，反乱大经，真不可复，用实为虚，以邪为真，用针无义，反为气贼，夺人正气，以从为逆，荣卫散乱，真气已失，邪独内著，绝人长命，予人天殃，不知三部九候，故不能久长。因不知合之四时五行，因加相胜，释邪攻正，绝人长命。邪之新客来也，未有定处，推之则前，引之则止，逢而泻之，其病立已。

【译文】

黄帝问：我听了九针九篇，而先生又从九篇上加以发挥，演绎为九九八十一篇，我已完全明白它的意义了。　经中所说的气有盛衰、左右偏移，取上以调下，取左以调右，有余和不足则在荥输二穴里进行补泻，这些我全已知道了。　这都是荣卫之气异常偏向，或虚或实所造成的，并不是邪气从外侵入经脉的结果。　现在我希望听听邪气侵入经脉的时候，其病的症状怎样以及怎样治疗的情况。

岐伯答说：圣人制定法则，必定要合乎自然。　天有三百六十五度及二十八宿。　地有十二经水，人有十二经脉。　天地温和的时候，经水就安静；天寒地冻的时候，经水就凝固；天气酷热的时候，经水就沸溢；狂风暴起的时候，经水也会出现波涛汹涌的情景。　那病邪侵入到经脉里，如属寒邪，就会使血行滞涩，如属热邪就会使血气濡润，风邪侵入到经脉里，也像经水遭受到风一样，经脉的搏动，也时有丘垅突起的现象。　病邪在脉中作祟，就好像车前的横木一样。　在指下的感觉，时大时小，大是表示病邪盛，小是表示病邪平静。　邪气流行，并无一定之处，或在阴，或在阳，不可揣度。　如要顺势做进一步的考察，那就得用三部九候的脉法。　在察考时，如果触到病邪，就应遏绝病邪来路，早期治疗。　治疗方法是：吸气时进针，进针时别让气逆，进针后要静候其气，留针要稍久一些，不使病邪散布。　当吸气时捻转其针，以得气为目的。　然后等到病人呼气的时候，慢慢地拔针，呼气尽时针也就拔出了。　这样，针下所聚的气都出来了，所以叫做泻。

黄帝道：关于不足之症怎样用补法？

岐伯说：一定得先循着经脉的走向摸准。　再用指头按压，使邪气散开，然后推按皮肤，弹动穴位，使气血充盈，等到脉气流通，再行出针。　出针后立即用左手按闭针孔，从而让正气闭藏。　进针是在病人呼气将尽时进针，安静地稍久留针，以得气为目的。　进针候气，要像等待贵宾一样有耐心。　已经得气后，要谨慎地守护，等病人吸气时候，拔出针，这样，使正气不致外泄。　出针以后，推合按闭针孔，使真气内存，针下所聚之气不致外泄，这就叫做补。

黄帝道：进针以后，应该怎样候气呢？

岐伯说：当邪气离开络脉而进入经脉以后就停留在血脉之中。或寒或温，还未与正气相合，所以脉象浮大，时来时去，邪气不是留在一处，所以说，在邪气刚来时，必须按住并制止它。制止以后再克服它，但不要在邪气最旺的时候，用泻法。所谓真气，就是经脉之气。真气虚了，反用泻法，就会使经气大虚。所以说气虚的时候，不可用泻，就是指这一点说的。如果察验邪气时不够详细，针下所聚之气已过，这时再用泻法，就会使真气虚脱，而虚脱后就不易恢复。这样，病邪就会再来，病就更加重了。所以说，邪气如已随经而去，就不能再追，就是指这个说的。总而言之，就是要等待邪气到的时候发针。或先或后地进针，血气已虚，病就不易减退。所以说，懂得用针的，像拨动机弩一样，不善于用针的，就像敲击木锥，毫无响应。所以说，懂得机宜的，是间不容发，不懂机宜的，就是扣机也不能发动，说的就是这个意思。

黄帝道：应该怎样取血？

岐伯说：这就是攻邪啊。应该及时刺出盛血，而恢复正气。因为病邪是刚侵入，没有固定下来，推之就前进，引之则留止，一定得先泻去其血。刺出其血，病就会好的。

黄帝道：讲得好！假如病邪和真气并合了，脉气不见波动，那么怎样诊察？

岐伯说：这就要细心地循按三部九候的虚实而去调治，再审察其左右上下等部位，有无不相称或减弱的地方，再进一步察明病在哪一脏，等待气至，再行针刺。从下部脉来诊察下焦，从上部脉来诊察上焦，从中部脉来诊察中焦，而这三部九候之脉，都是以胃气来察验的。如果不懂得三部九候，在阴阳方面不能辨别，在上下方面不能分清，这就是说不了解三部九候病脉的所在，无法确定病变的位置就率意针刺，这样，就会发生误治的情况。那么即便是好的医生，也是不能制止它的。 不当泻而用泻法，这叫做"大惑"，会扰乱脏府经脉，正气就不易恢复。 把实证当作虚证，把邪气当作正气，用针没有法则，邪气就会为害，损伤病人正气，使顺证变成逆证，以致病人荣卫散乱，正气消耗，邪气旺盛，给病人带来灾祸。 像这样不懂得三部九候的医生，是不能够长久行医的。 不懂得配合四时五行克制盛衰的道理。 不治邪气，攻伐正气，就能断绝病人的性命。 最后需要重申的是，病邪刚侵入人体时，并没有定着一处，推它就向前，引它就向后，迎其气而泻之，其病是立刻可以痊愈的。

通评虚实论篇第二十八

通评虚实论：通评，即全面、广泛地评述。 本篇以"邪气盛则实，精气夺则虚"为纲，全面、广泛地论述了脏腑、经络、气血、脉象和有关病症的虚实情况，并以虚实为依据，判断病情发展和指导治疗，故名。

黄帝问曰：何谓虚实？

岐伯对曰：邪气盛则实，精气夺则虚。

帝曰：虚实何如？

岐伯曰：气虚者，肺虚也，气逆者，足寒也，非其时则生，当其时则死。余脏皆如此。

帝曰：何谓重实？

岐伯曰：所谓重实者，言大热病，气热脉满，是谓重实。

帝曰：经络俱实何如？何以治之？

岐伯曰：经络皆实，是寸脉急而尺缓也，皆当治之，故曰滑则从，涩则逆也。夫虚实者，皆从其物类始，故五脏骨肉滑利，可以长久也。

帝曰：络气不足，经气有余，何如？

岐伯曰：络气不足，经气有余者，脉口热而尺寒也，秋冬为逆，春夏为从，治主病者。帝曰：经虚络满，何如？岐伯曰：经虚络满者，尺热满、脉口寒涩也，此春夏死、秋冬生也。

帝曰：治此者奈何？

岐伯曰：络满经虚，灸阴刺阳；纤满络虚，刺阴灸阳。

帝曰：何谓重虚？

岐伯曰：脉气上虚尺虚，是谓重虚。

帝曰：何以治之？

岐伯曰：所谓气虚者，言无常也。尺虚者，行步恇然。脉虚者，不象阴也。如此者，滑则生，涩则死也。

帝曰：寒气暴上，脉满而实，何如？

岐伯曰：实而滑则生，实而逆则死。

帝曰：脉实满，手足寒，头热，何如？

岐伯曰：春秋则生，冬夏则死。脉浮而涩，涩而身有热者死。

帝曰：其形尽满何如？

岐伯曰：其形尽满者，脉急大坚，尺涩而不应也。如是者，故从则生，逆则死。

帝曰：何谓从则生，逆则死？

岐伯曰：所谓从者，手足温也。所谓逆者，手足寒也。

帝曰：乳子而病热，脉悬小者，何如？

岐伯曰：手足温则生，寒则死。

帝曰：乳子中风热，喘鸣肩息者，脉何如？

岐伯曰：喘鸣肩息者，脉实大也，缓则生，急则死。

帝曰：肠澼便血何如？

岐伯曰：身热则死，寒则生。

帝曰：肠澼下白沫何如？

岐伯曰：脉沉则生，脉浮则死。

帝曰：肠澼下脓血何如？

岐伯曰：脉悬绝则死，滑大则生。

帝曰：肠澼之属，身不热，脉不悬绝，何如？

岐伯曰：滑大者曰生，悬涩者曰死，以脏期之。

帝曰：癫疾何如？

岐伯曰：脉搏大滑，久自已；脉小坚急，死不治。

帝曰：癫疾之脉，虚实何如？

岐伯曰：虚则可治，实则死。

帝曰：消瘅虚实何如？

岐伯曰：脉实大，病久可治；脉悬小坚，病久不可治。

帝曰：形度骨度脉度筋度，何以知其度也？

帝曰：春亟治经络，夏亟治经俞，秋亟治六腑，冬则闭塞。闭塞者，用药而少针石也。所谓少针石者，非痈疽之谓也，痈疽不得顷时回。痈不知所，按之不应手，乍来乍已，刺手太阴傍三痏与缨脉各二。掖痈大热，刺足少阳五，刺而热不止，刺手心主三，刺手太阴经络者大骨之会各三。暴痈筋缛，随分而痛，魄汗不尽，胞气不足，治在经俞。

腹暴满，按之不下，取手太阳经络者，胃之募也，少阴俞去脊椎三寸傍五，用员利针。霍乱，刺俞傍五，足阳明及上傍三。刺痫惊脉五，针手太阴各五，刺经太阳五，刺手少阴经络傍者一，足阳明一，上踝五寸，刺三针。

凡治消瘅、仆击、偏枯痿厥、气满发逆，肥贵人，则高粱之疾也。隔塞闭绝，上下不通，则暴忧之病也。暴厥而聋，偏塞闭不通，内气暴薄也。不从内，外中风之病，故瘦留著也。蹇跛，寒风湿之病也。

黄帝曰：黄疸、暴痛、癫疾、厥狂，久逆之所生也。五脏不平，六腑闭塞之所生也。头痛耳鸣，九窍不利，肠胃之所生也。

【译文】

黄帝问道：什么叫做虚实呢？

岐伯答说：邪气盛，就是实证，正气被伤，就是虚证。

黄帝问：那么虚实的情况各是怎样的呢？

岐伯说：肺生气，气虚，就是肺虚，必定发生气逆足寒的症状。假如在不相克的时令就好治，如遇相克的时令，病人就会死的。 其余各脏的虚实，也是一样。

黄帝问：什么叫做重实？

岐伯说：所谓重实，是说大热病人，邪气甚热，脉象又极盛满，这就叫做重实。

黄帝道：经络俱实是怎样的情况？用什么方法治疗？

岐伯说：所谓经络俱实，是指脉口急而尺肤弛缓，经与络都应该治疗。 所以说脉滑象征着气血畅盛，叫做顺；脉涩象征着气血虚滞，叫做逆。 大凡人体虚实的情况和生物是一样的，就是说呈现滑利现象的都为生，呈现枯涩现象的都为死。 若一个人五脏骨肉滑利，生命是可以久长的。

黄帝道：络气不足，经气有余的情况怎样？

岐伯说：所谓络气不足，经气有余，是指脉热而尺肤却寒的情况。 秋冬之时见这种现象的，为逆；而在春夏之时，就为顺了。 需要治疗的是那种主病的逆象。

黄帝问：经虚络实的情况怎样？

岐伯说：所谓经虚络实，是指尺肤热而脉寒，这种现象，在春夏则死，在秋冬则生。

黄帝问：怎样治疗这种病呢？

岐伯说：络实经虚的，灸阴刺阳；经实络虚的，刺阴灸阳。

黄帝问：什么叫做重虚？

岐伯说：脉虚、气虚、尺虚，这就叫做重虚。

黄帝问：怎样辨别呢？

岐伯说：所谓气虚，是由于膻中之气不足，表现为语言不能连续；所谓尺虚，是尺肤脆弱，表现为行步怯弱无力；所谓脉虚，是气血都弱，阴阳不能应象。所有呈现上面这些现象的病人，脉象滑利的，可以生；如果脉象湍涩，就会死的。

黄帝问：寒气上攻，脉气盛满而实，它的变化怎样呢？

岐伯说：脉实而有滑利之象的主生；如果脉实而有逆涩之象的就主死。

黄帝问：脉象实满，手足皆寒，头部热，它的变化怎样呢？

岐伯说：这种病人，在春秋的时候可生，若在冬夏的时候就会死的。又一种脉象浮而涩，脉涩而身体发热的也会死的。

黄帝问：身形虚浮肿胀的情况怎样？

岐伯说：所谓身形虚浮肿胀，是指脉口急大而坚，尺肤却反涩滞，和脉不相适应，像这样，顺就可生、逆就会死。

黄帝问：怎么叫顺则生、逆则死？

岐伯说：所谓顺，就是手足温和；所谓逆，就是手足寒冷。

黄帝问：女子生产后而患热病，脉象悬小，它的变化怎样？

岐伯说：手足温暖的可生，如手足寒冷，就会死的。

黄帝问：乳子中风，出现喘息有声，张口抬肩的症状，它的脉象怎样？

岐伯说：脉象浮缓，尚有胃气的，可生；如果脉现小急，是真藏脉现，就会死的。

黄帝问：肠澼中现赤痢的其变化怎样？

岐伯说，痢兼发热的，则死；身寒不发热的，则生。

黄帝问：肠澼而下白沫的，其变化怎样？

岐伯说：脉沉则生，浮则死。

黄帝问：肠澼而脓血俱下的，其变化又怎样呢？

岐伯说：脉象小涩的则死；滑大的则生。

黄帝问：如果身热，脉不小涩，又怎样呢？

岐伯说：脉象滑大的可生；脉象清小的，是无胃气的表现，脉现则死。至于什么时候死，那要根据克胜之日来定。

黄帝问：癫疾的情况怎样？

岐伯说：脉象搏击，但大而且滑的，经过一段时间可以治好；如果脉象又小，而且坚急的，那是实结不通，就死不可治了。

黄帝问：癫疾之脉，虚实情况怎样？

岐伯说：脉象虚缓的可治，而坚实的就会死的。

黄帝问：消瘅病的虚实情况怎样？

岐伯说：脉象实大的，病虽长久，可以治愈；假如脉象悬小而坚涩，病的时间又较长，那就不可治了。

黄帝说：形度、骨度、脉度、筋度怎样才能测量？（原文如此，疑有脱漏。）

春季治病就用络穴；夏季治病用各经的俞穴；秋季治病用六腑的合穴；冬季是闭塞的季节，在这个季节里，治病要多用药品，少用针石。但少用针石，不是指痈疽等病说的，痈疽等病需用针石治疗，是顷刻也不许迟疑不决的，痈毒初起，不知它发在何处，按之也找不到，痛的地方又不固定，在这种情况下，可在手太阴之傍三刺，颈部左右各两刺。腋痈的病人，全身大热，应刺足少阳经五次，针刺以后，如热仍不退，可刺手厥阴心包经，共三次，刺手太阴经的络穴和肩贞穴各三下。急性痈肿，筋缩，随着痈肿的发展分肉而痛，痛得汗出不尽，这是由于膀胱经气不足，应该针刺其经的俞穴。

腹部突然胀痛，按之胀痛不减的，应该取手太阳经的络穴，就是胃的募穴和少阴肾俞穴用圆而尖的针刺。 霍乱，应针肾俞两旁的志室穴五次，足阳明胃俞及肾俞外两旁胃仓穴，各三次。 惊痫的刺法有五点：刺手太阴经的经渠穴五下；刺手太阳小肠经的阳谷穴五下；刺手少阴经络傍的支正穴一次；刺足阳明经解谿穴一次；刺足踝上五寸的筑宾穴三次。

只要诊治消瘅、突然仆倒、半身不遂、气逆、中满等病，那享受极丰的贵人患这些病，是吃肉类精米太多所造成。 膈噎就会气闭不行，上下不通，那是暴怒或忧虑所引起的病。 突然厥逆，不知人事，耳聋，大小便不通，那是内气上迫引起的病。 有的病，不从内起，外中风寒，因为风邪留滞，久而化热、肌肉消瘦，是极为明显的。 有的人行走偏跛，那是由于着寒或是风湿而形成的病。

黄帝道：黄疸、突然发生剧痛、癫狂、气逆等症，是由于经脉之气，久逆于上所形成的。 五脏不和，是由于六腑闭塞所形成。 头痛、耳鸣、九窍不利，是由于肠胃病变所形成的。

太阴阳明论篇第二十九

太阴阳明论：本篇讨论了足太阴脾、足阳明胃的生理功能、病理变化，以及脾胃的相互关系。 故名。

黄帝问曰：太阴阳明为表里，脾胃脉也，生病而异者何也？

岐伯对曰：阴阳异位，更虚更实，更逆更从，或从内，或从外，所从不同，故病异名也。

帝曰：愿闻其异状也。

岐伯曰：阳者天气也，主外；阴者地气也，主内。故阳道实，阴道虚。故犯贼风虚邪者，阳受之；食饮不节，起居不时者，阴受之。阳受之则入六腑，阴受之则入五脏。入六腑，则身热不时卧，上为喘呼；入五脏，则䐜满闭塞，下为飧泄，久为肠澼。故喉主天气，咽主地气。故阳受风气，阴受湿气。故阴气从足上行至头，而下行循臂至指端；阳气从手上行至头，而下行至足。故曰阳病者，上行极而下，阴病者，下行极而上。故伤于风者，上先受之；伤于湿者，下先受之。

帝曰：脾病而四支不用，何也？

岐伯曰：四支皆禀气于胃，而不得至经，必因于脾，乃得禀也。今脾病不能为胃行其津液，四支不得禀水谷气，气日以衰，脉道不利，筋骨肌肉，皆无气以生，故不用焉。

帝曰：脾不主时何也？

岐伯曰：脾者土也，治中央，常以四时长四脏，各十八日寄治，不得独主于时也。脾脏者常著胃土之精也，土者生万物而法天地，故上下至头足，不得主时也。

帝曰：脾与胃以膜相连耳，而能为之行其津液，何也？

岐伯曰：足太阴者，三阴也，其脉贯胃属脾络嗌，故太阴为之行气于三阴。阳明者表也，五脏六腑之海也，亦为之行气于三阳。脏腑各因其经而受气于阳明，故为胃行其津液。四支不得禀水谷气，日以益衰，阴道不利，筋骨肌肉无气以生，故不用焉。

【译文】

黄帝问：太阴、阳明两经，互为表里，是分属于脾胃的经脉，而所生的疾病不同，这是什么道理呢？

岐伯答道：脾属阴经，胃属阳经，二者经脉循行的部位不同，或虚、或实、或顺、或逆也各不相同；或者从内，或者从外，发病的原因又不同，所以病名也就相异了。

黄帝道：希望你说说不同的情况。

岐伯说：阳像天，为人体的外卫，阴像地，为人体的内护。 外邪多有余，阳道常实；内伤多不足，阴道常虚。 所以贼风虚邪伤人时，阳分首当其冲；而饮食不慎、起居失调，阴分独受其害。 外表受病，传入六腑；内在受病，传入五脏。 如果邪入六腑，就会发烧，睡卧不宁，发喘。 如果病在五脏，就会胀满发闷，飧泄，经过一段时间，会成为飧泄的病。 喉是管呼吸的，主天气；咽是管纳食的，主地气。阳气易感风邪，阴气易感湿邪。 三阴之经脉，是由足上行至头，由头而下循臂至手指的尖端。 三阳之经脉是由手上行至头，再下至足。所以阳经的病邪，先上行到极点再向下；阴经的病邪，先向下行到极点，再向上行。 因此外感风邪，多在上部。 外中湿气，多在下部。

黄帝问：脾一有病四肢就不能正常活动，这是什么道理？

岐伯说：四肢都依赖胃气的营养。 但是胃气不能直达到四肢，要经过脾的运化，水谷精液才能布达于四肢，现在脾有病了，不能把胃的水谷精液输送出去，四肢因得不到水谷精气，一天一天的衰弱，经脉不通，筋骨、肌肉得不到营养供给，所以四肢就不能活动了。

黄帝道：脾脏不能主一个时季，是什么原因？

岐伯说：脾属土而位居中央，它从四时里分主于四脏，就是在四季之末各十八日里，不得独主一个时季。 因为脾脏的功用，是在土之精妙，土的意义，相当于天地生养万物一样，从头至足，无处不到，所以不独主一个时季。

黄帝道：脾和胃仅有一膜相连，为什么能够给胃输送营养物质呢？

岐伯说：足太阴脾经，就是三阴，它的经脉环绕于胃，连属于脾，连系着咽喉，所以太阴经脉能够运阳明之气，入于手足三阴经；足阳明胃经，是足太阴脾经之表，是五脏六腑的营养之海，所以胃经也能将脾经的营养传输到手足三阳经。 五脏六腑都能借助脾经而接受阳明的水谷精气，因此说脾能为胃输送津液。 如果四肢得不到营养的补充，就会逐渐衰弱，经脉不畅，筋骨、肌肉没有气血的滋养，也就失去了正常的功能。

阳明脉解篇第三十

阳明脉解：本篇主要解释阳明经的病变及其症状，故名"阳明脉解"。

黄帝问曰：足阳明之脉病，恶人与火，闻木音则惕然而惊，钟鼓不为动，闻木音而惊，何也？愿闻其故。

岐伯对曰：阳明者胃脉也，胃者土也，故闻木音而惊者，土恶木也。

帝曰：善。其恶火何也？

岐伯曰：阳明主肉，其脉血气盛，邪客之则热，热甚则恶火。

帝曰：其恶人何也？

岐伯曰：阳明厥则喘而悗，悗则恶人。

帝曰：或喘而死者，或喘而生者，何也？

岐伯曰：厥逆连脏则死，连经则生。

帝曰：善。病甚则弃衣而走，登高而歌，或至不食数日，逾垣上屋，所上之处，皆非其素所能也，病反能者何也？

岐伯曰：四支者，诸阳之本也，阳盛则四支实，实则能登高也。

帝曰：其弃衣而走者何也？

岐伯曰：热盛于身，故弃衣欲走也。

帝曰：其妄言骂詈，不避亲疏而歌者何也？

岐伯曰：阳盛则使人妄言骂詈不避亲疏，而不欲食，不欲食故妄走也。

【译文】

黄帝问道：足阳明经有病，讨厌见到人和火，听到木头撞击之声就惕然惊恐，而对钟鼓的声音却没有反应。为什么唯独听到木音就害怕呢？我希望听听其中的道理。

岐伯答道：足阳明是胃的经脉，在五行里属土，所以听到木音就害怕起来，那是土为木克的原因。

黄帝说：讲得好。那么它讨厌火，又是为什么？

岐伯说：阳明主宰肌肉，它的经脉多血多气。外邪伤之，就会发热。发热太甚，所以恶火。

黄帝问：它讨厌人，又是为什么？

岐伯说：阳明经厥逆，就会发生喘促，心中烦闷，由于烦闷，所以讨厌人。

黄帝说：有的厥逆喘促而死，有的虽然厥逆喘促，却还能活着，这是为什么呢？

岐伯说：厥逆而达到内脏，则喘促则死，如果厥逆仅及于经脉，就是喘促也可以生。

黄帝道：讲得好。有的人在阳明病重的时候，脱掉衣服乱跑，登高歌唱；或者几天不吃饭，跳墙上房。这不是他平素所能够做的，有病时，竟然能够做了，这是为什么？

岐伯说：四肢是诸阳的根本，阳气盛则四肢实，四肢实，所以能够登高。

黄帝问：病人脱掉衣服乱跑，是什么原因呢？

岐伯说：身上热邪偏盛，就会脱掉衣服乱跑啊。

黄帝问：那咒骂人时不避亲疏，有时又纵情歌唱，这是为什么呢？

岐伯说：阳气偏盛，就要使人神志昏乱，所以会骂人而不避亲疏并且随意歌唱啊。

热论篇第三十一

热论：热，此指外感热病。 本篇系统地论述了外感热病的概念、成因、主症、六经辨证、传变规律、治疗大法、预后及饮食宜忌等问题，是讨论热病的专篇，故名。

黄帝问曰：今夫热病者，皆伤寒之类也，或愈或死，其死皆以六七日之间，其愈皆以十日以上者何也？不知其解，愿闻其故。

岐伯对曰：巨阳者，诸阳之属也，其脉连于风府，故为诸阳主气也。人之伤于寒也，则为病热，热虽甚不死；其两感于寒而病者，必不免于死。帝曰：愿闻其状。

岐伯曰：伤寒一日，巨阳受之，故头项痛，腰脊强。二日阳明受之，阳明主肉，其脉侠鼻络于目，故身热目疼而鼻干，不得卧也。三日少阳受之，少阳主胆，其脉循胁络于耳，故胸胁痛而耳聋。三阳经络皆受其病，而未入于脏者，故可汗而已。四日太阴受之，太阴脉布胃中络于嗌，故腹满而嗌干。五日少阴受之，少阴脉贯肾络于肺，系舌本，故口燥舌干而渴。六日厥阴受之，厥阴脉循阴器而络于肝，故烦满而囊缩。三阴三阳，五脏六腑，皆受病，荣卫不行，五脏不通，则死矣。

其不两感于寒者，七日巨阳病衰，头痛少愈；八日阳明病衰，身热少愈；九日少阳病衰，耳聋微闻；十日太阴病衰，腹减如故，则思饮食；十一日少阴病衰，渴止不满，舌干已而嚏；十二日厥阴病衰，囊纵少腹微下，大气皆去，病日已矣。

帝曰：治之奈何？

岐伯曰：治之各通其脏脉，病日衰已矣。其未满三日者，可汗而已；其满三日者，可泄而已。

帝曰：热病已愈，时有所遗者，何也？

岐伯曰：诸遗者，热甚而强食之，故有所遗也。若此者，皆病已衰，而热有所藏，因其谷气相薄，两热相合，故有所遗也。

帝曰：善。治遗奈何？

岐伯曰：视其虚实，调其逆从，可使必已矣。

帝曰：病热当何禁之？

岐伯曰：病热少愈，食肉则复，多食则遗，此其禁也。

帝曰：其病两感于寒者，其脉应与其病形何如？

岐伯曰：两感于寒者，病一日则巨阳与少阴俱病，则头痛口干而烦满；二日则阳明与太阴俱病，则腹满身热，不欲食谵言；三日则少阳与厥阴俱病，则耳聋囊缩而厥，水浆不入，不知人，六日死。

帝曰：五脏已伤，六腑不通，荣卫不行，如是之后，三日乃死何也？

岐伯曰：阳明者，十二经脉之长也，其血气盛，故不知人，三日其气乃尽，故死矣。

凡病伤寒而成温者，先夏至日者为病温，后夏至日者为病暑，暑当与汗皆出，勿止。

【译文】

黄帝问道：一般的所谓热病，都是伤寒一类，有的能痊愈，有的会死亡，那死的常在六七日之间，痊愈的大约在十日以后，这是什么道理？我不能理解，希望听一下其中的道理。

岐伯答道：足太阳膀胱经，是诸阳所会合的地方，它的经脉连于风府，所以能够为诸阳主气。 人在伤于寒邪的时候，就要发热，如果单是发热，即便热得很厉害，也不会死；但假如阳经、阴经同时感受寒邪为病，就必然死亡。

黄帝道：希望听听伤寒的症状。

岐伯说：伤寒的第一天，太阳经感受寒邪，所以头项腰背皆痛。第二天，病邪传到阳明，阳明经主肌肉，它的经脉挟鼻、络于目，所以身热严重、眼睛痛、鼻腔燥、不能安睡。 第三天，病邪传到少阳。少阳主骨，它的经脉循行于两胁，络于两耳，所以胸胁痛、耳聋。 如果三阳经虽然都已受病，但还没有传入到腑里的，可以通过发汗来治好病。 第四天病邪传到太阴，太阴经脉分布于胃，络于咽嗌，所以腹胀满、咽喉发干。 第五天，病邪传入少阴，少阴经脉通肾、络肺、连系舌本，所以口热、舌干而渴。 第六天，病邪传入厥阴。 厥阴经脉环绕阴器、络于肝，所以烦闷不安，阴囊抽缩。 如果三阴三阳经、五脏六腑都受了病害，使全身营卫气血的运行发生紊乱，五脏的精气闭阻不通，那就要死了。

如果不是表里两经感到寒邪的，到第七天，太阳经病气就会减轻，头痛也就会稍好一些；到第八天，阳明经病气会减轻，身热也会稍微消退；到第九天，少阳经病气会减轻，耳聋也会好转而能听到点声音；到第十天，太阴经病气会减轻，胀起的腹部也会消退得和往常一样，就想吃东西了；到第十一天，少阴经病气会减轻，口也不再渴了，舌也不再干了，并且还会打喷嚏。 到第十二天，厥阴经病气减退，阴囊也松缓下来，少腹部也觉得舒服，邪气全退了，病也就好了。

黄帝又问：怎样治疗呢？

岐伯回答说：治疗的方法，应根据脏腑的症状，随经分别施治，使其病日渐衰退。 那受病未满三天的，可以通过发汗使其痊愈；病已超过三天的，可以通过泻下使其痊愈。

黄帝道：热病已经好了，常常有余热不消的情况，这是为什么？

岐伯说：凡是余热不清的，都是因为发热重的时候，还勉强吃东西造成的。 像这样，病虽然已经减轻，可是余热未尽，于是谷气与余热搏结在一起，所以就有余热不消的现象。

黄帝说：那么怎样治疗余热呢？

岐伯说：只要根据病的或虚或实，而分别给以正治和反治，病就会好的。

黄帝道：患了热病有什么禁忌呢？

岐伯说：患热病的如果稍好些，就吃肉一类的东西，就会复发；如果多吃谷食，也会有余热，这就是热病的禁忌。

黄帝道：假如两经同时受寒的病人，这时的脉象和症状是怎样的呢？

岐伯说：两感于寒的病人，第一天太阳和少阴二经都染上病，就有头痛、口干、烦闷而渴的症状；第二天阳明与太阴二经都染上病。就有肠满、发烧、不想吃东西、语无伦次的症状；第三天少阳与厥阴二经都染上病，就有耳聋、阴囊抽缩、厥逆的症状。 如果再发展到水浆不入口、神智昏迷的情况，到第六天就得死。

黄帝说：病情发展到五脏都已损伤，六腑不通、荣卫不和的地步以后，有的三天之后就死亡了，这是为什么？

岐伯说：阳明经是十二经脉中最重要的，这一经邪气盛，病人容易神智昏迷，三天以后阳明经气已尽，所以就死亡了。

凡伤于寒邪而变成温病的，在夏至以前发病的叫做温病，在夏至以后发病的叫做暑病，暑病应当发汗，使热从汗出，而不能予以收敛。

刺热篇第三十二

刺热：热，指五脏热病；刺，指针刺的选穴原则和方法。 本篇叙述了五脏热病的临床表现、诊断、针刺选穴原则和方法及热病的预后等问题，故名。

肝热病者，小便先黄，腹痛多卧身热。热争则狂言及惊，胁满痛，手足躁，不得安卧。庚辛甚，甲乙大汗，气逆则庚辛死。刺足厥阴、少阳。其逆则头痛员员，脉引冲头也。

心热病者，先不乐，数日乃热。热争则卒心痛，烦闷善呕，头痛面赤无汗。壬癸甚，丙丁大汗，气逆则壬癸死。刺手少阴、太阳。

脾热病者，先头重颊痛，烦心颜青，欲呕身热。热争则腰痛不可用俛仰，腹满泄，两颔痛。甲乙甚，戊己大汗，气逆则甲乙死。刺足太阴、阳明。

肺热病者，先淅然厥，起毫毛，恶风寒，舌上黄，身热。热争则喘咳，痛走胸膺背，不得大息，头痛不堪，汗出而寒。丙丁甚，庚辛大汗，气逆则丙丁死。刺手太阴、阳明，出血如大豆，立已。

肾热病者，先腰痛胻酸，苦渴数饮身热。热争则项痛而强，胻寒且酸，足下热，不欲言，其逆则项痛员员澹澹然。戊己甚，壬癸大汗，气逆则戊己死。刺足少阴、太阳。诸汗者，至其所胜日汗出也。

肝热病者，左颊先赤；心热病者，颜先赤；脾热病者，鼻先赤；肺热病者，右颊先赤；肾热病者，颐先赤。病虽未发，见赤色者刺之，名曰治未病。热病从部所起者，至期而已；其刺之反者，三周而已；重逆则死。诸当汗者，至其所胜日，汗大出也。

诸治热病，以饮之寒水，乃刺之；必寒衣之，居止寒处，身寒而止也。

热病先胸胁痛，手足躁，刺足少阳，补足太阴，病甚者为五十九刺。热病始手臂痛者，刺手阳明、太阴而汗出止。热病始于头首者，刺项太阳而汗出止。热病始于足胫者，刺足阳明而汗出止。热病先身重骨痛，耳聋好瞑，刺足少阴，病甚为五十九刺。热病先眩冒而热，胸胁满，刺足少阴、少阳。

太阳之脉，色荣颧骨，热病也，荣未交，日今且得汗，待时而已。与厥阴脉争见者，死期不过三日，其热病内连肾，少阳之脉色也。少阳之脉，色荣颊前，热病也，荣未交，日今且得汗，待时而已，与少阴脉争见者，死期不过三日。

热病气穴：三椎下间主胸中热，四椎下间主膈中热，五椎下间主肝热，六椎下间主脾热，七椎下间主肾热，荣在骶也。项上三椎陷者中也。颊下逆颧为大瘕，下牙车为腹满，颧后为胁痛，颊上者膈上也。

【译文】

肝脏所发的热病，病人先见小便发黄，腹痛，喜卧，身体发热。热盛，就要狂言，多惊惧，胁痛，手足躁扰不安，不能卧，如再肝气上逆，则更头痛眩晕。逢庚辛之日，病会加重，逢甲乙之日，会出大汗。如果病人气已溃乱，则庚辛之日就可死去。治法当刺足厥阴和足少阳两经。

心脏所发的热病，病人先感到不高兴，过几天才发热。热盛则心里烦躁，恶心，头痛，面部发赤，无汗。逢壬癸之日，病就加重。逢丙丁之日，就会出大汗。若病人气已溃乱，逢壬癸之日，就可死去。治法刺手少阴和手太阳两经。

脾脏所发的热病，病人先感到头重，眉目之间痛，心里烦闷，想呕吐，身体发热。热盛，则感到腰痛以至不能弯曲伸展身体，腹部胀满，两颌疼痛。逢甲乙之日，病当加重。逢戊己之日，就会出大汗。 若病人气已溃乱，逢甲子之日，就会死去。 治法刺足太阴和足阳明两经。

肺脏所发的热病，病人先感到寒冷，皮肤上毫毛竖起，怕风，舌上发黄，身体发热。 热盛，就要发喘咳嗽，咳嗽会震得胸痛，牵连到背，不能喘大气，并头痛得使人受不了，直出冷汗。 逢丙丁之日，病会加重。 逢庚辛之日，就会出大汗。 若病人气已溃乱，逢丙丁之日，就会死去。 治法当刺手太阴和手阳明两经，刺出黄豆大的血滴病就好了。

肾脏所发的热病，病人先感腰痛，小腿发酸，口渴，总想喝水，身体发热。 热盛，则头颈痛而又强直，小腿发凉而酸，脚下热，不想说话。 如肾气上逆，则会感到颈痛迫急。 逢戊己之日，病会加重。逢壬癸之日，便出大汗。 如病人气已溃乱，逢戊己之日，就会死去。治法当刺足少阴和足太阳两经。

肝热病人，左颊先见赤色；心热病人，额上先见赤色；脾热病人，唇部先见赤色；肺热病人，右颊先见赤色；肾热病人，颐部先见赤色。 大凡在疾病还没有发作的时候，见到面部的赤色，就给以针刺治疗，这叫做治未病。 如果热病继一定部位的面色变红而发作，那么只要及时给以治疗，至其所胜之日，病就会好的。 如果治反了，那就需要延至三周才好。 如果再误治了，那就一定会造成死亡的后果。总而言之，热病应当发汗，如及时正确治疗，到了所胜之日，就能够汗出而愈。

凡是治疗热病，应该先给病人喝清凉的水，然后再用刺法；并且使病人穿单薄的衣服；住的地方也要凉爽。 这样，等身上的热消退之后病就好了。

热病如果发现胸胁痛闷，手足躁扰不安的症状，就刺足少阳经、补手太阴经；若病较重的，用五十九刺的方法。 热病起于手臂的，刺手阳明、太阴两经得汗。 热病起于头部的，刺足太阳经得汗。 热病起于足胫的，刺足阳明经得汗。 热病发作时如果病人先觉身体重、骨节痛、耳聋、好睡，就刺足少阴经；如病较重，用五十九刺的方法。热病如先眩晕、胃热、胸胁胀闷的，就刺足少阴肾经和足少阳胆经。

足太阳经有一条分支和颧骨部位联系，所以太阳经发生热病，赤色显在两颧上，这是骨热病的象征。 如果荣色未坏，只要使它发汗，待到其所胜之时，病自然会好的。 但如果同时又见少阴经的脉证，那么死期就不会超过三天。 少阳经脉之病，赤色显在面颊前，这是热病的象征，如果荣色未坏，只要使它发汗，待到其所胜之时，病自然会好的。 但如果同时又见厥阴经的脉证，那么死期就不会超过三天。

治疗热病的气穴，第三脊椎下面主泻肺热；第四脊椎下面主泻心热；第五脊椎下面主泻肝热；第六脊椎下面主泻脾热；第七脊椎下面主泻肾热。 清泄营分中的热邪可用位于骶部的穴位，和位于颈项椎以下的凹陷中央的穴位大椎穴。 又诊察面部之色，可以推知腹部的病，如赤色从颊下上逆到颧，为痢疾之病；赤色见于颊车穴的，为腹部胀满之病；赤色见于颧骨后部的为胁痛之病。 凡颜色见于颊上的，病都在膈上。

评热病论篇第三十三

评热病论：评。 评论；热病，热性病。 本篇论述了阴阳交、风厥、劳风、风水等四种疾病的病因、病机、症状、治疗及其预后。 由于这些病都为外邪乘虚侵袭所致，病属外感热病之类，故名。

黄帝问曰：有病温者，汗出辄复热，而脉躁疾不为汗衰，狂言不能食，病名为何？

岐伯对曰：病名阴阳交，交者，死也。

帝曰：愿闻其说。

岐伯曰：人所以汗出者，皆生于谷，谷生于精，今邪气交争于骨肉而得汗者，是邪却而精胜也，精胜则当能食而不复热。复热者，邪气也，汗者，精气也。今汗出而辄复热者，是邪胜也。不能食者，精无俾也，病而留者，其寿可立而倾也。且夫《热论》曰：汗出而脉尚躁盛者死。今脉不与汗相应，此不胜其病也，其死明矣。狂言者，是失志，失志者死。今见三死，不见一生，虽愈必死也。

帝曰：有病身热，汗出烦满，烦满不为汗解，此为何病？

岐伯曰：汗出而身热者，风也；汗出而烦满不解者，厥也，病名曰风厥。

帝曰：愿卒闻之。

岐伯曰：巨阳主气，故先受邪，少阴与其为表里也，得热则上从之，从之则厥也。

帝曰：治之奈何？

岐伯曰：表里刺之，饮之服汤。

帝曰：劳风为病何如？

岐伯曰：劳风法在肺下，其为病也，使人强上冥视，唾出若涕，恶风而振寒；此为劳风之病。

帝曰：治之奈何？

岐伯曰：以救俛仰，巨阳引。精者三日，中年者五日，不精者七日，咳出青黄涕，其状如脓，大如弹丸，从口中若鼻中出，不出则伤肺，肺伤则死也。

帝曰：有病肾风者，面胕疭然壅，害于言，可刺不？

岐伯曰：虚不当刺，不当刺而刺，后五日，其气必至。

帝曰：其至何如？

岐伯曰：至必少气时热，时热从胸背上至头，汗出手热，口干苦渴，小便黄，目下肿，腹中鸣，身重难以行，月事不来，烦而不能食，不能正偃，正偃则咳甚，病名曰风水，论在《刺法》中。

帝曰：愿闻其说。

岐伯曰：邪之所凑，其气必虚。阴虚者，阳必凑之，故少气时热而汗出也。小便黄者，少腹中有热也。不能正偃者，胃中不和也。正偃则咳甚，上迫肺也。诸有水气者，微肿先见于目下也。

帝曰：何以言？

岐伯曰：水者阴也，目下亦阴也，腹者至阴之所居，故水在腹者，必使目下肿也。真气上逆，故口苦舌干，卧不得正偃，正偃则咳出清水也。诸水病者，故不得卧，卧则惊，惊则咳甚也。腹中鸣者，病本于胃也。薄脾则烦不能食，食不下者，胃脘隔也。身重难以行者，胃脉在足也。月事不来者，胞脉闭也，胞脉者，属心而络于胞中，今气上迫肺，心气不得下通，故月事不来也。

帝曰：善。

【译文】

黄帝问道：患温病的人，在汗出以后，身体又发热，脉躁动，病情不因汗出而稍减，并且胡言乱语，饮食不进，这叫什么病呢？

岐伯答道：病名叫阴阳交，阴阳交是一种死证。

黄帝道：希望听到它的道理。

岐伯说：人体所以出汗，是由于水谷入胃，化生精微。现在邪正在骨肉之间与正气互相交战而能够出汗，这是由于邪气退而精气胜的原因，精气胜就应该吃东西，不再发热；热是邪气标志，精气外泄的反映。现在汗出而又发热，说明邪气胜于正气。不能进食，精气就失去了补充来源，而更加缺乏，使热邪更盛。汗出而热留不退，病人的寿命就危在旦夕了。《灵枢·热论》里说过：汗出而脉仍躁动旺盛，是死证。 现在脉象与出汗不相适应，这是精气不能胜其病邪，死的征象是很明显的。 至于说胡话，那是神志失常的缘故，而神志失常，也是死的征象。 现在死征有了三种，而不见一点生机，那么即使有好转的现象，也是必定要死的。

黄帝道：有人身体发热，汗出烦闷，就是说烦闷不因汗出而解，这是什么病？

岐伯说：汗出而身体发热的，是由于风邪；汗出而烦闷不解的，是由于气之上逆，这个病名叫做风厥。

黄帝道：我想详尽地了解。

岐伯说：少阴受太阳发热的影响，从而随之上逆，便成为厥。

黄帝说：怎样治疗呢？

岐伯说：刺太阳和少阴两经的穴，并且内服汤药。

黄帝道：劳风这种病，有哪些症状呢？

岐伯说：劳风发病是在肺下，它的症状是头项僵直，目视不明，吐粘痰，怕风吹又发寒战。

黄帝说：怎样治疗呢？

岐伯说：首先要通达肺气，使病人呼吸通畅，身体能自由伸曲。然后要节制动作，注意休息；其次是借助服药引太阳经的阳气，以解郁闭之邪。 通过这样的治疗，精壮的三日可以见愈，中年人精气稍衰的，五日可见愈，老年或精气不足的，七日可见愈。 这种病人，咳出青黄的痰，样子稠脓，大小像弹丸。 这种稠痰应从口中或鼻中排除才好，如果不能咳出，就要伤肺，伤肺就会死亡。

黄帝道：有患肾风的病人，面部足背浮肿、下眼泡壅起肿得像卧蚕一样，话也说不利索，像这样的病人，可以针刺吗？

岐伯说：肾已重虚，不当用刺法，如已用了刺法，病气必然会来的。 黄帝道：病气来了会怎样？ 岐伯说：如病气来了，一定感到气短，时时发热，从胸背上至头部，汗出、手心发热、多渴、小便色黄、眼睑浮肿、肠中雷鸣、身体觉沉，行动困难。若病人是妇女，月经就会停止，胸中烦闷，不能仰卧，仰卧就咳嗽得非常厉害，这病叫做风水，在《刺法》篇里有详细的论述。

黄帝道：希望你说说这其中的缘由。

岐伯说：邪气的聚集，必定首先是因为正气的不足。肾阴不足，风阳就乘虚聚合起来，所以短气，时时发热、汗出、小便色黄，这是有了内热。不能仰卧，是胃中不和。仰卧就咳嗽加重，是水气上迫肺脏。凡是有水气的病人，其预兆可在目下看出。

黄帝说：为什么？

岐伯说：水属于阴，目下也是属于阴的部位，腹部为至阴之处，所以腹中有水，目下必然发现微肿。心气上逆，所以口苦舌干，不能仰卧。仰卧就会咳出清水。凡是水肿，病人都不能仰卧，因为卧后就会感到惊悸不安，而惊悸就会使咳嗽加重。腹中鸣响，是由于脾虚。水气迫胃就烦闷不想吃东西。食物不能下咽，是胃中有阻隔。身体觉沉，难以行动，是胃的经脉下行于足的缘故。妇女月经不来，是因为胞脉闭塞。胞脉属于心脏，而下络于胞中，现在水气上逆逼迫肺脏，心气不得下通，所以月经就不来了。

黄帝说：讲得好！

逆调论篇第三十四

逆调论：逆，相反，不正常；调，协调。逆调就是指不协调。人体的阴阳气血等生理功能均以协调为顺，如果失调就会百病丛生。本篇讨论的肉烁、内热、内寒、骨痹、肉苛等均是阴阳气血营卫不和所致，故名。

黄帝问曰：人身非常温也，非常热也，为之热而烦满者何也？

岐伯对曰：阴气少而阳气胜，故热而烦满也。

帝曰：人身非衣寒，也，中非有寒气也，寒从中生者何？

岐伯曰：是人多痹气也，阳气少，阴气多，故身寒如从水中出。

帝曰：人有四支热，逢风寒如炙如火者何也？

岐伯曰：是人者阴气虚，阳气盛。四支者阳也，两阳相得而阴气虚少，少水不能灭盛火，而阳独治，独治者，不能生长也，独胜而止耳。逢风而如炙如火者，是人当肉烁也。

帝曰：人有身寒，汤火不能热，厚衣不能温，然不冻慄，是为何病？

岐伯曰：是人者，素肾气胜，以水为事，太阳气衰，肾脂枯不长，一水不能胜两火，肾者水也，而生于骨，肾不生则髓不能满，故寒甚至骨也。所以不能冻慄者，肝一阳也，心二阳也，肾孤脏也，一水不能胜二火，故不能冻慄，病名曰骨痹，是人当挛节也。

帝曰：人之肉苛者，虽近衣絮，犹尚苛也，是谓何疾？

岐伯曰：荣气虚，卫气实也。荣气虚则不仁，卫气虚则不用，荣卫俱虚，则不仁且不用，肉如故也，人身与志不相有，曰死。

帝曰：人有逆气，不得卧而息有音者；有不得卧而息无音者；有起居如故而息有音者；有得卧、行而喘者；有不得卧、不能行而喘者；有不得卧、卧而喘者。皆何脏使然？愿闻其故。

岐伯曰：不得卧而息有音者，是阳明之逆也，足三阳者下行，今逆而上行，故息有音也。阳明者，胃脉也，胃者六腑之海，其气亦下行，阳明逆不得从其道，故不得卧也。《下经》曰：胃不和则卧不安，此之谓也。

夫起居如故而息有音者，此肺之络脉逆也。络脉不得随经上下，故留经而不行，络脉之病人也微，故起居如故而息有音也。

夫不得卧、卧则喘者，是水气之客也。夫水者，循津液而流也，肾者水脏，主津液，主卧与喘也。

帝曰：善。

【译文】

黄帝问：人体如果不是因为衣眼温暖而有发热而烦闷的征象，这是因为什么？

岐伯答道：由于阴气少，阳气胜，所以发热而又烦闷。

黄帝道：人体如果不是因为衣服单薄，也没有寒气在内，可是寒状像从内部发出似的。这是什么原因？

岐伯说：这种人，是有痹证，阳气少，阴气多，所以身体冰凉，像从冷水里出来一样。

黄帝道：有人四肢先发热，一遇到风就发起烧来，热得像炙于火上一样，这是什么缘故？

岐伯说：这种人是阴气虚少，阳气偏盛，四肢属阳，两阳相合，以致阴气虚少，不能减少旺盛的阳火，形成阳气独旺于外的现象。如果阳气独旺于外，便不能生长，所以一遇到风就像炙于火上的病人，肌肉必然会慢慢消减干枯。

黄帝道：有一种病人，身体寒冷，即便近汤向火，仍不觉热，穿厚衣服，也不能使他温暖，但却并不冻得打哆嗦，这是什么病呢？

岐伯说：这种人，素来肾气偏胜，长期生活在潮湿的环境里，致使太阳气衰，肾脂枯耗不长。肾是水脏而主骨，肾气不实，骨髓就不充满。病人所以不战栗的原因，因为胆是一阳相火，心是二阴君火，肾是孤脏，一个肾水不能制胜心胆上下之火，所以虽然寒冷，还不发抖，病名叫做骨痹。这种病人必然骨节拘挛。

黄帝道：有一种病人，肌肉顽麻，就是肌肉接触到衣棉，也毫无感觉，这是什么病？

岐伯说：荣气虚的，就会使皮肉麻木；卫气虚的，肢体就不能举动；荣卫都虚弱了，那就麻木不仁，而且不能举动、肌肉更加顽麻了，如人的形体与神志不能相互配合适应，那必然要死亡。

黄帝道：患逆气病的人，有不能卧下而呼吸有声音的；有不能卧下，呼吸没有声音的；有起居如常而呼吸有声音的；有能够卧下，而一旦行动就气喘的；有不能卧下，但能够行动而气喘的；有不能卧下，卧下去就气喘的。所有这些情况，是哪个脏的病所导致的呢？希望能了解它的缘故。

岐伯说：不能卧下而呼吸有声音的，是阳明经脉之气上逆。足三阳经脉之气是下行的，现在逆而上行，所以就呼吸不利而有声音了。阳明是胃脉，胃是六腑之海，胃气也是下行的；如果阳明气逆，胃气就不能再从其道下行，所以就不能平卧了。《下经》里曾说："胃不和则卧不安。"就是这个意思。若起居如常，而呼吸有声音的，这是肺的络脉不顺，强脉之气不能随着经脉之气上下，其气留于经脉而不行络脉，但络脉的病比较轻，所以起居如常，只是呼吸有声音而已。若不能卧，卧下去就喘起来，是水气侵肺的原因，水气是循着津液流行的道路而游走的，肾是水脏，主司津液，气喘不能卧下，这是肾脏的病变。

黄帝道：说得好。

疟论篇第三十五

疟论：疟，病名。属外感病范围，以感受风、暑之邪为主因，多发于夏秋，但四季皆有。它是以寒战、高热、头痛、汗出热退、发作有时为特征的一类疾病。本篇专论疟疾之种类、病因、病机、诊断及治疗原则和方法，故名。

黄帝问曰：夫痎疟皆生于风，其蓄作有时者，何也？

岐伯对曰：疟之始发也，先起于毫毛，伸欠乃作，寒慄鼓颔，腰脊俱痛，寒去则内外皆热，头痛如破，渴欲冷饮。

帝曰：何气使然？愿闻其道。

岐伯曰：阴阳上下交争，虚实更作，阴阳相移也。阳并于阴，则阴实而阳虚，阳明虚则寒慄鼓颔也；巨阳虚，则腰背头项痛；三阳俱虚则阴气胜，阴气胜则骨寒而痛；寒生于内，故中外皆寒；阳盛则外热，阴虚则内热，外内皆热，则喘而渴，故欲冷饮也。此皆得之夏伤于暑，热气盛，藏于皮肤之内，肠胃之外，此荣气之所舍也。此令人汗空疏，腠理开，因得秋气，汗出遇风，及得之以浴，水气舍于皮肤之内，与卫气并居。卫气者，昼日行于阳，夜行于阴，此气得阳而外出，得阴而内薄，内外相薄，是以日作。

帝曰：其间日而作者何也？

岐伯曰：其气之舍深，内薄于阴，阳气独发，阴邪内著，阴与阳争不得出，是以间日而作也。

帝曰：善。其作日晏与其日早者，何气使然？

岐伯曰：邪气客于风府，循膂而下，卫气一日一夜大会于风府，其明日日下一节，故其作也晏，此先客于脊背也，每至于风府，则腠理开，腠理开则邪气入，邪气入则病作，以此日作稍益晏也。其出于风府，日下一节，二十五日下至骶骨，二十六日入于脊内，注于伏膂之脉，其气上行，九日出于缺盆之中，其气日高，故作日益早也。其间日发者，由邪气内薄于五脏，横连募原也，其道远，其气深，其行迟，不能与卫气俱行，不得皆出，故间日乃作也。

帝曰：夫子言卫气每至于风府，腠理乃发，发则邪气入，入则病作。今卫气日下一节，其气之发也不当风府，其日作者奈何？

岐伯曰：此邪气客于头项循膂而下者也，故虚实不同，邪中异所，则不得当其风府也。故邪中于头项者，气至头项而病；中于背者，气至背而病；中于腰脊者，气至腰脊而病；中于手足者，气至手足而病。卫气之所在，与邪气相合，则病作。故风无常府，卫气之所发，必开其腠理，邪气之所合，则其府也。

帝曰：善。夫风之与疟也，相似同类，而风独常在，疟得有时而休者何也？

岐伯曰：风气留其处，故常在；疟气随经络沉以内薄，故卫气应乃作。

帝曰：疟先寒而后热者何也？

岐伯曰：夏伤于大暑，其汗大出，腠理开发，因遇夏气凄沧之水寒，藏于腠理皮肤之中，秋伤于风，则病成矣。夫寒者，阴气也，风者，阳气也，先伤于寒而后伤于风，故先寒而后热也，病以时作，名曰寒疟。

帝曰：先热而后寒者何也？

岐伯曰：此先伤于风，而后伤于寒，故先热而后寒也，亦以时作，名曰温疟。其但热而不寒者，阴气先绝，阳气独发，则少气烦冤，手足热而欲呕，名曰瘅疟。

帝曰：夫经言有余者泻之，不足者补之。今热为有余，寒为不足。夫疟者之寒，汤火不能温也，及其热，冰水不能寒也，此皆有余不足之类。当此之时，良工不能止，必须其自衰乃刺之，其故何也？愿闻其说。

岐伯曰：经言无刺熇熇之热，无刺浑浑之脉，无刺漉漉之汗，故为其病逆，未可治也。夫疟之始发也，阳气并于阴，当是之时，阳虚而阴盛，外无气，故先寒慄也；阴气逆极，则复出之阳，阳与阴复并于外，则阴虚而阳实，故先热而渴。夫疟气者，并于阳则阳胜，并于阴则阴胜；阴胜则寒，阳胜则热。疟者，风寒之气不常也，病极则复。至病之发也，如火之热，如风雨不可当也。故经言曰：方其盛时必毁，因其衰也，事必大昌，此之谓也。夫疟之未发也，阴未并阳，阳未并阴，因而调之，真气得安，邪气乃亡，故工不能治其已发，为其气逆也。

帝曰：善。攻之奈何？早晏何如？

岐伯曰：疟之且发也，阴阳之且移也，必从四末始也。阳已伤，阴从之，故先其时坚束其处，令邪气不得入，阴气不得出，审候见之，在孙络盛坚而血者，皆取之，此真往而未得并者也。

帝曰：疟不发，其应何如？

岐伯曰：疟气者，必更盛更虚。当气之所在也，病在阳，则热而脉躁；在阴，则寒而脉静；极则阴阳俱衰，卫气相离，故病得休；卫气集，则复病也。

帝曰：时有间二日或至数日发，或渴或不渴，其故何也？

岐伯曰：其间日者，邪气与卫气客于六腑，而有时相失，不能相得，故休数日乃作也。疟者，阴阳更胜也，或甚或不甚，故或渴或不渴。

帝曰：论言夏伤于暑，秋必病疟，今疟不必应者何也？

岐伯曰：此应四时者也。其病异形者，反四时也。其以秋病者寒甚，以冬病者寒不甚，以春病者恶风，以夏病者多汗。

帝曰：夫病温疟与寒疟而皆安舍？舍于何脏？

岐伯曰：温疟者，得之冬中于风，寒气藏于骨髓之中，至春则阳气大发，邪气不能自出，因遇大暑，脑髓烁，肌肉消，腠理发泄，或有所用力，邪气与汗皆出，此病藏于肾，其气先从内出之于外也。如是者，阴虚而阳盛，阳盛则热矣，衰则气复反入，入则阳虚，阳虚则寒矣，故先热而后寒，名曰温疟。

帝曰：瘅疟何如？

岐伯曰：瘅疟者，肺素有热，气盛于身，厥逆上冲，中气实而不外泄，因有所用力，腠理开，风寒舍于皮肤之内，分肉之间而发，发则阳气盛，阳气盛而不衰则病矣。其气不及于阴，故但热而不寒，气内藏于心，而外舍于分肉之间，令人消烁脱肉，故命曰瘅疟。

帝曰：善。

【译文】

黄帝问：疟疾的发生，都是由于感受风邪，它的潜伏或发作都有一定的时间，为什么？

岐伯答道：疟疾开始发作的时候，寒先起于毫毛，继而身体神志都感到疲倦，随之寒战不止，两颌都抖动起来，腰脊疼痛；及至寒冷过去，内外又发起热来，头痛，口渴，喜欢冷饮。

黄帝道：是什么邪气，使病至于这样呢？

岐伯说：这是阴阳上下相争，虚实更替相胜，阴阳相互转化的关系。阳气为阴所并，则阴气实而阳明虚。阳明经气虚了，就会发生寒战，以至两颌随之抖动；太阳经气虚了，就会腰脊头项疼痛；三阳经气都虚了，则阴气胜，阴气胜，就会骨节寒冷而且疼痛。寒从内生，所以里外都觉得冷；阳盛的时候，要生外热，阴虚的时候，要生内热，如果内外都发热了，就要呼吸喘迫、口渴、喜欢冷饮。这种病多在夏天发病，是由于被暑气所伤。热气过盛，藏在皮肤之内，肠胃之外，也就是邪气居于营气之内。暑热，使人汗出肉松，腠理开泄，一遇秋天的肃杀之气，汗出时就会感受风邪；洗澡之后病情就进一步发展。这样，风邪水气停留在皮肤之内，与卫气相合，疟疾就会发作。 卫气白天行于阳分，夜间行于阴分，这种邪气并于阳就向外发散，并于阴则向内里侵袭，所以每天都要发作一次。

黄帝道：疟疾有隔日而发作的，这是为什么？

岐伯说：这是因为邪气所在的地方较深，已经迫近阴分，致使阴气独行，而疟邪仍滞留于内，这样，阴与阳相争而邪气得不到发散，所以隔日才发作一次。

黄帝道：那么有的疟疾在发作时间上，有一天早于一天的，有一天晚于一天的，这又是什么原因？

岐伯说：邪气侵犯风府，沿着脊骨逐节下移，卫气经过一昼夜的时间与邪气在风府那儿交会，可是它每过一天向下移行一节。 这样，卫气与邪气的交会一天比一天晚，发病的时间也就一天比一天晚。 这是邪气客于脊背时会出现的情况。 卫气每当达到风府的时候，腠理开泄，腠理一开泄，则邪气侵入，邪气侵入，于是病就发作，这就是发病一天比一天晚的原因。 卫气运行于风府，邪气逐日下移一椎，约经二十五日下至骶骨，二十六日又入脊内，注于太冲之脉，然后循太冲脉上行，至九日到达任脉的天突穴。 因其气上行，所以病的发作就一天比一天早。 至于隔日发作一次，是因为邪气内迫五脏，横连于膜原，距体表较远，邪气深入运行缓慢，不能与卫气并行，邪气与正气不能同时到达体表，所以隔日发作一次。

黄帝道：你说卫气如果到达了风府，能使腠理开发，腠理开发，病邪因而袭入，而邪入病就会发作，现在卫气日下一节，并没遇到风府，疾病却每天发作，这是为什么？

岐伯说：以上是指邪气侵入头顶，沿脊椎骨下行的情况，人体的组织有虚实的不同，而病邪所中的地方也不一样。 这样就不一定遇到风府才发病。 所以邪中头顶的，如卫气行至头顶，与邪气合就能发病；邪中于背的，卫气行至背，与邪气合就能发病；邪中于腰脊的，卫气行至腰脊，与邪气合就能发病；邪中于手足的，卫气行至手足，与邪气合就能发病。 总而言之，卫气所在之处，与邪气相合而斗，就要发病。 所以风邪所侵并没有一定的地方，只要卫气与之相应，腠理开泄，邪气停留的那个地方，就会发病。

黄帝道：说起来，风气和疟病，似乎是一样的。 那为什么风邪常不间歇，而疟病却发作有时呢？

岐伯说：风邪常留其处，疟气随经络循行，是以次内传的，要到卫气和它相应时，病才能发作。

黄帝道：疟疾发作，有先感寒冷而后感发热的，这是为什么？

岐伯说：夏天感受暑气，汗大出，腠理开泄，夏天的小寒乘机侵入，藏在皮肤里面，到秋天又伤了风邪，就成为疟疾了。 寒属阴，风属阳，先伤于寒而后伤于风，所以先寒而后热，这种病的发作有一定的时间，病叫做寒疟。

黄帝道：那么，有一种疟病，是先热而后寒的，这又是为什么？

岐伯说：这是先伤于风的阳邪，然后伤于寒的阴邪所造成的。 这种病发作也有一定的时间，病叫做温疟。

如只发热而不发寒的，这是病人仅仅感受了风邪，而没有受到寒邪的侵犯，所以在病发作时，就会感到气短烦闷，手足发热，想要呕吐，这病叫做瘅疟。

黄帝道：医经上说有余的应当泻，不足的应当补。 现在说发热是有余，发冷是不足，像疟病的寒冷，就是热汤和火，也不能使之温暖，而等到发热时，就是用冰水，也不能使之清凉，这种寒热，都属有余不足之类，但当它发热发冷的时候，就是良医也无法止住，必待冷热衰退时候，才可用针刺治疗，这是什么原因？希望听你讲讲这其中道理。

岐伯说：医经上说，有高热时不能刺，脉搏混乱时不能刺，汗大出时不能刺，这是因为病在逆行，所以不能治疗。 疟疾在开始发作时，外阳并于里阴，这时是阳分虚而阴分实，所以先感寒冷战栗。 至阴气逆乱到了极点，那又外出于阳，因此阴阳又相并于内，这时是阴分虚而阳分实，所以感到热而干渴。 疟病并于阳分则阳气胜，并于阴分则阴气胜，阴气胜则发寒，阳气胜则发热。 疟疾是由于风寒暴气的变化无常，热到极点，则阴邪之寒气至；寒到极点，则阳邪之热来。这疟疾发作的时候，热得像火的燃烧，寒得像风雨般不可抵御。 所以医经上说，当邪气正盛的时候，不敢攻邪，待邪气衰退，治疗就可见效，就是这个意思。 疟疾在未发作的时候，阴气未并于阳分，阳气未并于阴分，及时进行调治，那正气不伤，邪气也就完了。 所以医工不能在病发的时候治疗，是因为正气和邪气逆乱的缘故。

黄帝道：疟疾究竟怎样治疗？早晚应怎样掌握？

岐伯说：疟疾将要发作，阴阳也将相互移转，它必定是从四肢开始。 阳气已被邪伤，阴分随之受到影响，所以在阴阳之气还未相并的时候，以绳牢固地缚住四肢的末端，使邪气不能入，阴气不能出，两者不能相移；牢固地缚住以后，经过精审的诊察，看到孙络充实的地方，察其瘀血所在；针刺出其血，这样就能去掉真邪，而不致使邪气并入体内。

黄帝道：疟疾在未发作的时候，它的情况是怎样的呢？

岐伯说：疟气是盛虚更替的，它随同邪气的所在而发作：病在阳分，就发热而脉搏躁疾；病在阴分，就发冷而脉搏沉静；发病达于极点，则阴阳之气都已衰退，卫气和邪气相离，病就休止；但当卫气与邪气再合时，病就重新发作。

黄帝道：疟疾的发作，有的隔二日，有的隔至数日；发作时有的口渴，有的不口渴，这是什么缘故？

岐伯说：它之所以隔几天再发作，是因为邪氛与卫气会于风府的时间，有时是相错的，不能相得俱出，所以停几天才再发作，疟疾是阴阳更替相胜，或重些、或轻些，所以有的口渴，有的不口渴。

黄帝道：医经上说夏天被暑气所伤，秋天就一定要得疟疾。 可是现在有些疟疾，不一定这样，这是为什么？

岐伯说：夏天被暑气所伤，秋天不一定得疟疾，这是指和四时发病规律相顺应而言的。那形证不同的疟疾是因为与四时发病规律相反所导致的。那发于秋天的，寒冷较重；发于冬天的，寒冷不重；发于春天的，怕风；发于夏天的，多汗。

黄帝道：温疟和寒疟，各居何处，居留在哪一脏中？

岐伯说：温疟是在冬天中病感受风邪，寒气留在骨髓里面，到了春天阳气生发的时候如邪气不能自行外出，遇到暑热，就会使人倦怠，头脑昏沉，肌肉消瘦，腠理发泄，这时用力劳动，邪气与汗就一齐出外。这种病是邪气先伏藏于肾，它发作的时候，是邪气从内而出外；这样的病，阴气先虚，而阳气偏盛。阳盛就会发热，乃至偏盛到极点，邪气又回入于阴。邪入于阴，则阳气又虚。阳虚就又发冷。这种病是先热后寒，病名叫做温疟。

黄帝道：瘅疟是怎样的情况？

岐伯说：瘅疟由于肺先有热，肺气盛，气逆上冲，气实不能向外发泄，适逢劳力之后，腠理开泄，风寒侵袭于皮肤之间，肌肉之内，因而发病。发病则阳气偏盛，阳气盛而不衰退，就会发热；由于邪气不回入于阴，所以只是热而不恶寒，这种病，是邪气内藏于血脉之中，而外留于肌肉之间，能使人肌肉消瘦，所以叫做瘅疟。

黄帝道：讲得好！

刺疟篇第三十六

刺疟：本篇承接"疟论篇"论述采用针刺治疗疟疾的方法，并重点记述了六经疟和脏腑疟的症状、刺法，故名。

足太阳之疟，令人腰痛头重，寒从背起，先寒后热，熇熇暍暍然，热止汗出，难已，刺郄中出血。

足少阳之疟，令人身体解㑊，寒不甚，热不甚，恶见人，见人心惕惕然，热多汗出甚，刺足少阳。

足阳明之疟，令人先寒，洒淅洒淅，寒甚久乃热，热去汗出，喜见日月光火气乃快然，刺足阳明跗上。

足太阴之疟，令人不乐，好大息，不嗜食，多寒热汗出，病至则善呕，呕已乃衰，即取之。

足少阴之疟，令人呕吐甚，多寒热，热多寒少，欲闭户牖而处，其病难已。

足厥阴之疟，令人腰痛少腹满，小便不利如癃状，非癃也，数便，意恐惧，气不足，腹中悒悒，刺足厥阴。

肺疟者，令人心寒，寒甚热，热间善惊，如有所见者，刺手太阴阳明。

心疟者，令人烦心甚，欲得清水，反寒多，不甚热，刺手少阴。

肝疟者，令人色苍苍然，太息，其状若死者，刺足厥阴见血。

脾疟者，令人寒，腹中痛，热则肠中鸣，鸣已汗出，刺足太阴。

肾疟者，令人洒洒然，腰脊痛宛转，大便难，目眴眴然，手足寒，刺足太阳少阴。

胃疟者，令人且病也，善饥而不能食，食而支满腹大，刺足阳明太阴横脉出血。

疟发身方热，刺跗上动脉，开其空出其血，立寒。疟方欲寒，刺手阳明太阴、足阳明太阴。

疟脉满大，急刺背俞，用中针，傍伍胠俞各一，适肥瘦出其血也。疟脉小实，急灸胫少阴，刺指井。疟脉满大，急刺背俞，用五胠俞背俞各一，适行至于血也。疟脉缓大虚，便宜用药，不且用针。凡治疟先发，如食顷乃可以治，过之则失时也。诸疟而脉不见，刺十指间出血，血去必已，先视身之赤如小豆者尽取之。

十二疟者，其发各不同时，察其病形，以知其何脉之病也。先其发时如食顷而刺之，一刺则衰，二刺则知，三刺则已。不已，刺舌下两脉出血；不已，刺郄中盛经出血，又刺项已下侠脊者必已。舌下两脉者，廉泉也。

刺疟者，必先问其病之所先发者，先刺之。先头痛及重者，先刺头上及两额两眉间出血。先项背痛者，先刺之。先腰脊痛者，先刺郄中出血。先手臂痛者，先刺手少阴阳明十指间。先足胫酸痛者，先刺足阳明十指间出血。

风疟，疟发则汗出恶风，刺三阳经背俞之血者。

骭酸痛甚，按之不可，名曰胕髓病，以镵针针绝骨出血，立已。身体小痛，刺至阴。诸阴之井无出血，间日一刺。疟不渴，间日而作，刺足太阳。渴而间日作，刺足少阳。温疟汗不出，为五十九刺。

【译文】

足太阳经的疟疾，使人腰痛、头重，寒冷从背部起，先寒后热，热势很盛，热止汗出。这种疟疾，不易痊愈。治疗方法是刺委中出血。

足少阳经的疟疾，使人身体倦怠，发冷并不厉害，怕见人，见人就感到恐惧，发热的时候比较长，汗出的也多。治疗方法是刺足少阳经。

足阳明经的疟疾，使人先感到冷，寒冷得厉害，经过一段时间又发热。热一退，汗也就止了。这种病人，见到日光火焰才感到舒适。治疗方法是刺足阳明经足背上的冲阳穴。

足太阴经的疟疾，使人闷闷不乐，好叹气，不想吃东西，多寒少热，汗出，病发作时就呕吐，呕吐后病势就衰减了。治疗方法是刺足太阴经的公孙穴。

足少阴经的疟疾，使人发闷，呕吐得很厉害，寒热多发，热多寒少，总想紧闭着门窗待在屋里。 这种病不易痊愈。

足厥阴经的疟疾，使人腰痛，少腹胀满，小便不利，与"癃"病症状很相像，实际上不是。 只是小便次数多，病人气不足，惶恐不安，肠中阻滞不畅。 治疗方法是刺足厥阴经的太冲穴。

肺疟，使人心里感到发冷，冷极了就发热，发热的时候容易害怕，像看到什么可怕的东西一样。 治疗方法是刺手太阴、手阳明两经的列缺合谷两穴。

心疟，使人心里烦热得厉害，愿意喝冷水，寒多，不大发热。 治疗方法是刺手少阴经的神门穴。

肝疟，使人面色苍青，形状如同死人一般。 治疗方法是刺足厥阴经络出血。

脾疟，使人冷得难受，肝腹疼痛，脾热下行又会使人感到肠鸣，汗出。 治疗方法是刺足太阴经商丘穴。

肾疟，使人感到有寒意，腰脊疼痛，不能转动，大便不通畅，目眩，手足发冷。 治疗方法是刺足太阳、少阴两经。

胃疟，使人胃里发热，感到饥饿，不想吃东西，腹部膨大，支撑胀满。 治疗方法是刺足阳明的历兑、三里、解溪三个穴位，太阴经孙络出血。

疟疾在发作后身体正热的时候，刺脚背上的动脉，开通经穴，放出一些血，立时热就退了。 如疟疾是刚要发冷，那就应该刺手阳明太阴和足阳明太阴了。 疟疾病人脉搏满大而急，刺背部的俞穴，用中等针，靠近五胠俞各取一穴，酌量病人的肥瘦刺出其血。 如病人脉搏小实而急，灸胫部的少阴穴，并刺手足指末端的井穴。 疟疾病人的脉搏缓大而虚的，就要用药治疗，不应该用针刺。 凡是治疗疟疾，应在病发作之前一顿饭的时候，给予治疗，过了这个时间，就失去时机了。

各种疟疾，如脉伏而不见的，急刺十指之间出血，血去病邪就可止了；若先见皮肤上发出赤小豆般的红点，应该都用针刺去。

上面的十二种疟疾，它们的发作各不相同；观察病人的症状，就可以了解病是属于哪一经脉。如果在发作前约一顿饭的时候就给以针刺，一次，邪气就可减退；两次，可大见疗效；刺到三次，病就可以好了。如果不好，可刺舌下两脉出血。如再不好，可取委中血盛的经络，刺出其血，并刺颈项以下挟着脊柱两旁的经穴；这样，病是一定会好的。上面所说的舌下两脉，指的是足少阴廉泉穴。

凡刺疟疾，一定得先问明在病发作时最先发病的部分，先行针刺。如先发是头痛、头重的，就先刺头上及两额两眉间出血。先发是项背痛的，就先刺项部背部。先发是腰脊痛的，就先刺委中出血。先发是手臂痛的，就先刺手经阴阳十指间的井穴。先发是足胫酸痛的，就先刺足以阴阳十指间的井穴。

风疟，病发作时，汗出怕风，刺太阳经背部的俞穴出血。

小腿酸痛，不能按触，这叫做附髓病，可用镵针，刺绝骨穴出血，痛就可以止住。身体觉得微痛，刺阴经的井穴，不可出血，应隔一天刺一次。疟疾口不渴而隔日发作的，刺足太阳经；如口渴而隔日发作的，刺足少阳经。温疟而汗不出的，用五十九刺的方法。

气厥论篇第三十七

气厥论：气，指气机；厥，指逆乱、失常。本篇主要讨论因气机逆乱致寒热相移而产生一系列病症的道理。故名气厥论。

黄帝问曰：五脏六腑，寒热相移者何？

岐伯曰：肾移寒于肝，痈肿，少气。脾移寒于肝，痈肿，筋挛。肝移寒于心，狂，隔中。心移寒于肺，肺消。肺消者，饮一溲二，死不治。肺移寒于肾，为涌水。涌水者，按腹不坚，水气客于大肠，疾行则鸣濯濯如囊裹浆，水之病也。

脾移热于肝，则为惊衄。肝移热于心，则死。心移热于肺，传为鬲消。肺移热于肾，传为柔痉。

肾移热于脾，传为虚，肠澼死，不可治。胞移热于膀胱，则癃，溺血。膀胱移热于小肠，鬲肠不便，上为口糜。

小肠移热于大肠，为虙瘕，为沉。大肠移热于胃，善食而瘦入，谓之食亦。胃移热于胆，亦曰食亦。胆移热于脑，则辛頞鼻渊。鼻渊者，浊涕下不止也，传为衄蔑瞑目，故得之气厥也。

【译文】

黄帝问：五脏六腑的寒热相互转移的情况是怎样的呢？

岐伯说：肾移寒于脾，会发生痈肿和少气的病。 脾移寒于肝，会发生痈肿和筋挛的病。 肝移寒于心，会发生狂症和心气不通的病。心移寒于肺，会成为肺消，肺消病的症状，是饮水一分，小便要尿二分，这种病是死症，尚无法可治。 肺移寒于肾，成为涌水，涌水病的症状，是病人的腹下部，按之坚硬，但因水气侵犯大肠，走得快时，可以听到肠中咣里咣哨的水声，像皮囊里裹着浆水一样，这种病，应该以治肺为主。

脾移热于肝，会发生惊恐和鼻出血的病。 肝移热于心，会死亡。心移热于肺，日久传变，会成为膈消的病。 肺移热于肾，日久传变，会成为柔痉的病。

肾移热于脾，日久传变，会成为肠澼的病，无法治疗。 胞移热于膀胱，就会尿血。 膀胱移热于小肠，由于隔塞生热、大便不通、热气上行，会致口疮糜烂。

小肠移热于大肠，热结不散，成为虙瘕，或为痔疮。 大肠移热于胃，会多吃饭却反消瘦，叫做食亦。胃移热于胆，也叫做食亦。胆移热于脑，则鼻梁内觉得辛辣成为鼻渊，日久传变，就会鼻中出血，目暗不明。这就是胆逆热气上行的缘故了！

咳论篇第三十八

咳论：本篇主要讨论咳嗽的病因、病机、症状、分类、传变规律及治疗原则，故名。

黄帝问曰：肺之令人咳，何也？

岐伯对曰：五脏六腑皆令人咳，非独肺也。

帝曰：愿闻其状。

岐伯曰：皮毛者，肺之合也。皮毛先受邪气，邪气以从其合也。其寒饮食入胃，从肺脉上至于肺则肺寒，肺寒则外内合邪，因而客之，则为肺咳。五脏各以其时受病，非其时各传以与之。

人与天地相参，故五脏各以治时感于寒则受病，微则为咳，甚者为泄、为痛。乘秋则肺先受邪，乘春则肝先受之，乘夏则心先受之，乘至阴则脾先受之，乘冬则肾先受之。

帝曰：何以异之？

岐伯曰：肺咳之状，咳而喘息有音，甚则唾血；心咳之状，咳则心痛，喉中介介如梗状，甚则咽肿喉痹；肝咳之状，咳则两胁下痛，甚则不可以转，转则两胠下满；脾咳之状，咳则右胁下痛，阴阴引肩背，甚则不可以动，动则咳剧；肾咳之状，咳则腰背相引而痛，甚则咳涎。

帝曰：六腑之咳奈何？安所受病？

岐伯曰：五脏之久咳，乃移于六腑。脾咳不已，则胃受之；

胃咳之状，咳而呕，呕甚则长虫出。肝咳不已，则胆受之；胆咳之状，咳呕胆汁。肺咳不已，则大肠受之；大肠咳状，咳而遗失。心咳不已，则小肠受之；小肠咳状，咳而失气，气与咳俱失。肾咳不已，则膀胱受之；膀胱咳状，咳而遗溺。久咳不已，则三焦受之；三焦咳状，咳而腹满，不欲食饮。此皆聚于胃，关于肺，使人多涕唾而面浮肿气逆也。

帝曰：治之奈何？

岐白曰：治脏者治其俞，治腑者治其合，浮中者治其经。

帝曰：善。

【译文】

黄帝问：肺脏有病后使人咳嗽，这是为什么？

岐伯说：五脏六腑有病都能使人咳嗽，不只是肺脏。

黄帝说：请你说一说其具体情况。

岐伯说：皮毛主表，和肺是相配合，皮毛感受了寒气，寒气就会侵入肺脏。比如喝了冷水，吃了冷的食物，寒气入胃，从肺脉注入肺，肺也会因此受寒，如此，外内的寒邪互相结合，停留在肺脏，就会造成肺咳。至于五脏六腑的咳嗽，是五脏各在所主的时令受病，并不是肺在它所主的时受病，是五脏的病传给肺的。人是和天地相参合的。五脏各在它所主的时令中受寒邪侵袭，得了病，病轻的，会咳嗽；严重的，寒气入里，会造成泄泻、腹痛。一般而言，秋天的时候，是肺先受邪，在春天的时候是肝，夏天的时候是心，长夏的时候是脾，而冬天的时候是肾。

黄帝问：那么这些咳嗽又如何分别呢？

岐伯说：肺咳的症状，咳嗽时喘息有声音，严重时还会唾血。心咳的症状，是咳嗽时感到心痛，喉头像有东西梗塞，严重时咽喉肿痛闭塞。 肝咳的症状，咳嗽时左胁痛，如果严重，行走会很困难。 此时行走，则会造成两脚浮肿。 脾咳的症状，咳嗽时右胁痛，并牵连着肩背部隐隐作痛，严重了不能动弹，一动弹就会造成咳嗽。 肾咳的症状，咳嗽的时候腰背互相牵扯痛，严重了，就要咳出黏涎来。

黄帝道：六腑咳嗽的症状怎样？又是怎样受病的呢？

岐伯说：五脏咳嗽，日久不愈，就会转移到六腑。 例如脾咳久不见好，胃就要受病；胃咳的症状，咳而呕吐，严重时，也可能呕出蛔虫。 肝咳久不见好，则胆就要受病；胆咳的症状，咳嗽起来，可吐出苦汁。 肺咳久不见好，大肠就要受病；大肠咳的症状，咳嗽时大便就会失禁。 心咳久不见好，则小肠就要受病；小肠咳的症状是咳嗽放屁，常常是咳嗽和放屁并作。 肾咳久不见好，则膀胱就要受病；膀胱咳的症状，在咳嗽时小便失禁。 上述各种咳嗽，如果经久不愈，三焦则要受病；三焦咳的症状，是咳嗽时肚肠发满，不想吃东西。 这些咳嗽，无论是哪一脏腑的病变所致，其寒邪都聚在于胃，联属在肺，使人多吐稠痰，面目浮肿，气逆。

黄帝问：那么，又如何治疗呢？

岐伯说：治疗五脏的咳嗽，要取各脏的俞穴；治疗六腑的咳嗽，要取各腑的合穴；凡是由于咳嗽而致浮肿的，要取各脏腑的经穴。

黄帝道：说得有道理！

举痛论篇第三十九

举痛论：本篇以寒邪留滞脏腑经脉所引起的多种疼痛为例，突出了问诊、望诊、切诊在临证时的具体应用及其意义。 由于本篇主要列举并论述了多种疼痛病症，故名举痛论。

黄帝问曰：余闻善言天者，必有验于人；善言古者，必有合于今；善言人者，必有厌于己。如此，则道不惑而要数极，所谓明也。今余问于夫子，令言而可知，视而可见，扪而可得，令验于己而发蒙解惑，可得而闻乎？

岐伯再拜稽首对曰：何道之问也？

帝曰：愿闻人之五脏卒痛，何气使然？

岐伯对曰：经脉流行不止，环周不休，寒气入经而稽迟，泣而不行，客于脉外则血少，客于脉中则气不通，故卒然而痛。

帝曰：其痛或卒然而止者，或痛甚不休者，或痛甚不可按者，或按之而痛止者，或按之无益者，或喘动应手者，或心与背相引而痛者，或胁肋与少腹相引而痛者，或腹痛引阴股者，或痛宿昔而成积者，或卒然痛死不知人、有少间复生者，或痛而呕者，或腹痛而后泄者，或痛而闭不通者，凡此诸痛，各不同形，别之奈何？

岐伯曰：寒气客于脉外则脉寒，脉寒则缩蜷，缩蜷则脉绌急，绌急则外引小络，故卒然而痛，得炅则痛立止；因重中于寒，则痛久矣。

寒气客于经脉之中，与炅气相薄则脉满，满则痛而不可按也，寒气稽留，炅气从上，则脉充大而血气乱，故痛甚不可按也。

寒气客于肠胃之间，膜原之下，血不得散，小络急引故痛，按之则血气散，故按之痛止。寒气客于侠脊之脉，则深按之不能及，故按之无益也。

寒气客于冲脉，冲脉起于关元，随腹直上，寒气客则脉不通，脉不通则气因之，故喘动应手矣。

寒气客于背俞之脉则脉泣，脉泣则血虚，血虚则痛，其俞注于心，故相引而痛；按之则热气至，热气至则痛止矣。

寒气客于厥阴之脉，厥阴之脉者，络阴器系于肝，寒气客于脉中，则血泣脉急，故胁肋与少腹相引痛矣。厥气客于阴股，寒气上及少腹，血泣在下相引，故腹痛引阴股。

寒气客于小肠膜原之间，络血之中，血泣不得注于大经，血气稽留不得行，故宿昔而成积矣。

寒气客于五脏，厥逆上泄，阴气竭，阳气未入，故卒然痛死不知人，气复反则生矣。

寒气客于肠胃，厥逆上出，故痛而呕也。寒气客于小肠，小肠不得成聚，故后泄腹痛矣。热气留于小肠，肠中痛，瘅热焦渴，则坚干不得出，故痛而闭不通矣。

帝曰：所谓言而可知者也，视而可见奈何？

岐伯曰：五脏六腑，固尽有部，视其五色，黄赤为热，白为寒，青黑为痛，此所谓视而可见者也。

帝曰：扪而可得奈何？

岐伯曰：视其主病之脉，坚而血及陷下者，皆可扪而得也。

帝曰：善。余知百病生于气也，怒则气上，喜则气缓，悲则气消，恐则气下，寒则气收，炅则气泄，惊则气乱，劳则气耗，思则气结，九气不同，何病之生？

岐伯曰：怒则气逆，甚则呕血及飧泄，故气上矣。喜则气和志达，荣卫通利，故气缓矣。悲则心系急，肺布叶举，而上焦不通，荣卫不散，热气在中，故气消矣。恐则精却，却则上焦闭，闭则气还，还则下焦胀，故气不行矣。寒则腠理闭，气不行，故气收矣。炅则腠理开，荣卫通，汗大泄，故气泄。惊则心无所倚，神无所归，虑无所定，故气乱矣。劳则喘息汗出，外内皆越，故气耗矣。思则心有所存，神有所归，正气留而不行，故气结矣。

【译文】

黄帝问：我听说善于谈论天道的，必能把天道验证于人；善于谈论古今的，必能把古事与现在联系起来；善于谈论别人的，必能结合于自己，这样才能透彻地阐明医理而得其真髓。现在我想请你说说你如何通过那言而可知的问诊、视而可见的望诊、扪而可得的触诊，去辨别病情呢？希望我能有所体验，有所启发，从而解除我的疑惑。

岐伯问：你要问那些道理？

黄帝说：我希望知道是什么邪气使五脏突然作痛。

岐伯回答：人身经脉中的气血，周流全身，循环不息，寒气侵入经脉，经血就会留滞，凝涩而不畅通。假如寒邪侵袭在经脉之外，血液必然减少；若侵入脉中，则脉气不通，就会突然作痛。

黄帝道：有的痛忽然自止；有的剧痛却不能止；有的痛很厉害，不可揉按；有的适当揉按就可止住疼痛；有的虽加揉按，亦无效益；有的试按腹部就应手而痛；有的在痛时心与背相牵引；有的心与胁肋和少腹牵引作痛；有的腹痛牵引大腿内侧；有疼痛日久不愈而成小肠气积的；有突然剧痛，就像死了一样，不知人事，稍停片刻才能苏醒；有又痛又呕吐的；有腹痛而又泄泻的；有痛而胸闷不舒畅的，所有这些疼痛，表现各不相同，如何加以区别呢？

岐伯说：寒气侵犯于经脉外，则经脉受寒，经脉受寒则收缩，收缩则经脉痉挛拘急，因而牵引在外的细小脉络，就会忽然间发生疼痛，但只要得热，疼痛就会立止；假如再受寒气侵袭，则痛就不易消解了。寒气侵犯到经脉之中，与经脉里的热气相互交迫，就会经脉满盛，满盛则实，所以痛得厉害而不休止。

寒气停留，热气跟随而来，冷热相搏，则经脉充溢满大，气血混乱于中，就会痛得厉害不能触按。

寒气侵入肠胃之间，膜原之下，不能散行，细小的脉络因之绷急牵引而痛，以手揉按，则血气可以散行，所以按之则痛就停止。寒气

173

侵入了督脉，即使重按，也不能达到病所，所以按之也无效益。

寒气侵入到冲脉，冲脉是从关元穴起，循腹上行的，所以冲脉的气血不得流通，那么气郁向上逆行，所以试探腹部就会应手而痛。

寒气侵入到背部五脏俞穴，则血脉流行不畅，血脉凝滞则血虚，血虚则疼痛。因为背俞与心相连，所以互相牵引作痛，如以手按之则手热，热气到达病所，痛就可止。

寒气侵入到厥阴脉，厥阴脉环络阴器，并系于肝。寒气侵入脉中，血流不畅，脉道迫急，所以胁肋与小腹互相牵引而作痛。

寒气侵入到大腿内侧，气血不和累及小腹，阴股之血凝滞；在下相引，所以腹痛连于大腿内侧。寒气侵入到小肠膜原之间，络血之中，血脉凝滞，不能贯注到小肠经脉里去，因而血气停留，不得畅通，这样日久就成小肠积块了。

寒气侵入到五脏，则厥逆之气上壅，阴气太甚，阳气郁遏不通，所以忽然痛死，不知人事；如果阳气恢复，仍然是可以苏醒的。

寒气侵入肠胃，厥逆之气上行，所以发生腹痛并且呕吐。寒气侵入到小肠，导致小肠容纳、吸收、消化功能失常。水谷不得停留，所以就后泄而腹痛了。热气蓄留于小肠，肠中要发生疼痛，并且发热干渴，大便坚硬不得出，所以就痛而大便闭结不通了。

黄帝问：以上病情，是从问的当中可以了解的。通过目视可以了解病情吗？

岐伯说：五脏六腑，在面部各有所属的部位，观察面部的五色，黄色和赤色为热，白色为寒，青色和黑色为痛，这就是视而可见的道理。

黄帝问：通过扪摸就可了解病情吗？

岐伯说：这要看主病的脉象。坚实的，是邪盛；陷下的，是不足，这些是可用手扪切而得知的。

黄帝说：讲得很有见地！我听说许多疾病是由于气的影响而发生的。如暴怒则气上逆，大喜则气缓散，悲哀则气消散，恐惧则气下陷，遇寒则气收聚，受热则气外泄，过忧则气混乱，过劳则气耗损，思虑则气郁结，这九样气的变化，各不相同，各又导致什么病呢？

岐伯说：大怒则气上逆，严重的，可以引起呕血和飧泄，所以说是"气逆"。 高兴气就和顺，营卫之气通利，所以说是"气缓"。悲哀过甚则使心与其他脏腑联系的脉络痉挛拘急，肺叶胀起，上中两焦不通，热气在内不散，所以说是"气消"。 恐惧就会使精气衰退，精气下衰就要使上焦闭塞，上焦不通，还于下焦，气郁下焦，就会胀满，所以说是"气下"。 寒冷之气，能使经络凝涩，营卫之气不得流行，所以说是"气收"。 热则腠理开发，营卫之气过于疏泄，汗大出，所以说是"气泄"。 过忧则心悸无靠不宁，神气无所归宿，心中疑虑不定，所以说是"气乱"。 过劳则喘且汗出，气喘耗损体内的气，出汗损耗体表的气，所以说是"气耗"。 思虑过多那么心就要受伤，精神呆滞，气就会滞而不能运行，所以说是"气结"。

腹中论篇第四十

腹中论：本篇论述病症如鼓胀、血枯、伏梁、热中、消中、厥逆等，因为病皆在腹内，故名。

黄帝问曰：有病心腹满，旦食则不能暮食，此为何病？

岐伯对曰：名为鼓胀。

帝曰：治之奈何？

岐伯曰：治之以鸡矢醴，一剂知，二剂已。

帝曰：其时有复发者何也？

岐伯曰：此饮食不节，故时有病也。虽然其病且已，时故当病，气聚于腹也。

帝曰：有病胸胁支满者，妨于食，病至则先闻腥臊臭，出清液，先唾血，四支清，目眩，时时前后血，病名为何？何以得之？

岐伯曰：病名血枯，此得之年少时，有所大脱血，若醉入房中，气竭肝伤，故月事衰少不来也。

帝曰：治之奈何？复以何术？

岐伯曰：以四乌鲗骨一藘茹二物并合之，丸以雀卵，大如小豆，以五丸为后饭，饮以鲍鱼汁，利肠中及伤肝也。

帝曰：病有少腹盛，上下左右皆有根，此为何病？可治不？

岐伯曰：病名曰伏梁。

帝曰：伏梁何因而得之？

岐伯曰：裹大脓血，居肠胃之外，不可治，治之每切按之致死。

帝曰：何以然？

岐伯曰：此下则因阴，必下脓血，上则迫胃脘，生鬲，侠胃脘内痈，此久病也，难治。居齐上为逆，居齐下为从，勿动亟夺。论在《刺法》中。

帝曰：人有身体髀股䯒皆肿，环齐而痛，是为何病？

岐伯曰：病名伏梁，此风根也。其气溢于大肠而著于肓，肓之原在齐下，故环齐而痛也。不可动之，动之为水溺涩之病。

帝曰：夫子数言热中消中，不可服高粱芳草石药，石药发瘨，芳草发狂。夫热中消中者，皆富贵人也，今禁高粱，是不合其心，禁芳草石药，是病不愈，愿闻其说。

岐伯曰：夫芳草之气美，石药之气悍，二者其气急疾坚劲，故非缓心和人，不可以服此二者。

帝曰：不可以服此二者，何以然？

岐伯曰：夫热气慓悍，药气亦然，二者相遇，恐内伤脾，脾者土也而恶木，服此药者，至甲乙日更论。

帝曰：善。有病膺肿颈痛，胸满腹胀，此为何病？何以得之？

岐伯曰：名厥逆。

帝曰：治之奈何？

岐伯曰：灸之则瘖，石之则狂，须其气并，乃可治也。

帝曰：何以然？

岐伯曰：阳气重上，有余于上，灸之则阳气入阴，入则瘖；石之则阳气虚，虚则狂；须其气并而治之，可使全也。

帝曰：善。何以知怀子之且生也？

岐伯曰：身有病而无邪脉也。

帝曰：病热而有所痛者何也？

岐伯曰：病热者，阳脉也，以三阳之动也，人迎一盛少阳，二盛太阳，三盛阳明，入阴也。夫阳入于阴，故病在头与腹，乃膜胀而头痛也。

帝曰：善。

【译文】

黄帝问：心腹胀满的病，早上吃了东西，到晚上却不想再吃，这种病是什么呢？

岐伯答道：这种病叫做臌胀。

黄帝又问；怎样给予治疗？

岐伯说：治疗用鸡矢醴，一剂就可见效，两剂病就好了。

黄帝又问：这种病，会不时复发，这是什么缘故？

岐伯说：这是由于不注意控制饮食，所以有时会复发，另一种情况是，病虽接近痊愈，因为受风，冷气聚于腹中，也是要复发的。

黄帝问：胸胁胀满的病，影响病人的饮食，发病时先闻到有腥臊气味，鼻流清涕，吐血，四肢寒冷，目眩晕，大小便经常出血，这种病叫什么？因为什么得的？

岐伯说：这种病，叫做血枯，是年少时，有过大出血的病以后，留下的根；或者大醉以后进行房事，使精气耗竭，肝脏损伤，又致月经衰少，或停止不来。

黄帝问，怎样治疗呢？用什么方法使血气恢复？

岐伯说：用四分海螵蛸、一分茜草，两种药合并研末，用雀卵和为丸，制成如小豆大的丸药，先服药后吃饭，用鲍鱼汁送下，这样，有益于胁胀，并能补益受伤的肝脏。

黄帝道：小腹盛满的病，与上下左右的组织有粘连，这是什么病？能治好吗？

岐伯说：这种病叫做伏梁。

黄帝道：伏梁病是因为什么引起的呢？

岐伯说：小腹的患处里裹着脓血，生在肠胃外面，不易治疗，在治疗时，疼得厉害，如果用手按压脓血包块患处使力过大，致使包块破裂穿孔的话，甚至可以致死。

黄帝道：怎会这样呢？

岐伯说：这种病，重按了，向下就会伤阴；向上就会迫胃至膈，使胃脘内生痈，这种病根深蒂固，是难治的。这种病，生在脐上，算是顺症，生在脐下，就是逆症，注意别触动患处，更不能用性烈之药。

黄帝道：有人髀、股、胻都发肿，而且环脐疼痛，这是什么病？

岐伯说：病名叫做伏梁，这是因为宿受风寒而发病的。风寒之气由大肠外泄，滞留在肠外的脂膜上，肠外脂膜的根源在气海，所以要环脐疼痛。对这种病不可重按患处，也不能用猛药泻下，否则会引起小便涩滞不畅的病变。

黄帝道：你屡次说患热中消中的病，不可吃厚味精粮，也不可以用芳草或矿石类药物；因为吃了石类药物容易发生癫疾，吃了芳草药物容易发狂。但那患热中消中之病的，多是富贵之人，禁忌吃厚味精粮，显然不合他的心愿，不用芳草石药，病又不能治愈，希望能听到你的具体意见。

岐伯说：芳香药草的性质多有热，石类药物的性质多猛烈，这两类药物，都有急疾坚劲的性质，所以不能舒缓人的身心。

黄帝说：为什么不可以服这两类药呢？岐伯说：热气本身是轻捷猛烈的，药物之气也是这样，两者遇在一起，恐怕就要损伤脾气，脾气属土，土恶木克，服用这类药物，逢到甲乙日，病会更加严重。

黄帝道：很有道理！有一种患膺肿颈痛，胸满腹胀的，这是什么病？病是怎样得的？

岐伯说：病名叫做厥逆。

黄帝问：怎样治疗？

岐伯说：用灸法就会失音，用砭法就会发狂，要等待它的上下之气交合，才可以进行治疗。

黄帝问：为什么？

岐伯说：阳气重，则上部有余，假如再用灸法，那是以火济火，阳盛入阴，就要发生失音的症状；若用砭石刺之，则阳气随刺外出，阳气外出，就会发生神志失常以致发狂的症状，所以对这种病的处理，必须等待上下之气交合，然后治疗，才可以达到痊愈的目的。

黄帝道：有道理！怎样可以知道妇女怀孕将要生产呢？

岐伯说：诊察的方法，是看她身上，似乎有病，但切不出来有病象的脉息。

黄帝道：有一种病是发热并且身体有的地方觉得疼痛，这是什么原因？

岐伯说：凡是发热的病，皆见阳脉。三阳的脉，显然是盛的。人迎比气口大一倍的，病在少阳；比气口大两倍的，病在太阳；比气口大三倍的，病在阳明，病邪由阳入阴，那么病就在头部与腹部，就会发生腹胀和头痛。

黄帝道：有道理。

刺腰痛篇第四十一

刺腰痛：腰痛，是通过腰部的某些经络受邪侵后所产生的症状。本文通过叙述各条经脉功能失调后导致腰痛的机理，进而探讨其针刺治疗方法，故名刺腰痛。

足太阳脉令人腰痛，引项脊尻背如重状，刺其郄中，太阳正经出血，春无见血。

少阳令人腰痛，如以针刺其皮中，循循然不可以俛仰，不可以顾，刺少阳成骨之端出血，成骨在膝外廉之骨独起者，夏无见血。

阳明令人腰痛，不可以顾，顾如有见者，善悲，刺阳明于䯒前三痏，上下和之出血，秋无见血。

足少阴令人腰痛，痛引脊内廉，刺少阴于内踝上二痏，春无见血，出血太多，不可复也。

厥阴之脉令人腰痛，腰中如张弓弩弦，刺厥阴之脉，在腨踵鱼腹之外，循之累累然，乃刺之，其病令人善言，默默然不慧，刺之三痏。

解脉令人腰痛，痛引肩，目䀮䀮然，时遗溲，刺解脉，在膝筋肉分间郄外廉之横脉出血，血变而止。解脉令人腰痛如引带，常如折腰状，善恐，刺解脉，在郄中结络如黍米，刺之血射以黑，见赤血而已。

同阴之脉，令人腰痛，痛如小锤居其中，怫然肿，刺同阴之脉，在外踝上绝骨之端，为三痏。

阳维之脉令人腰痛，痛上怫然肿。刺阳维之脉，脉与太阳合腨下间，去地一尺所。

衡络之脉令人腰痛，不可以俛仰，仰则恐仆，得之举重伤腰，衡络绝，恶血归之，刺之在郄阳筋之间，上郄数寸，衡居为二痏出血。

会阴之脉，令人腰痛，痛上漯漯然汗出，汗干令人欲饮，饮已欲走。刺直阳之脉上三痏，在跷上郄下五寸横居，视其盛者出血。

飞阳之脉令人腰痛，痛上拂拂然，甚则悲以恐。刺飞阳之脉，在内踝上五寸，少阴之前，与阴维之会。

昌阳之脉令人腰痛，痛引膺，目䀮䀮然，甚则反折，舌卷不能言。刺内筋为二痏，在内踝上大筋前太阴后，上踝二寸所。

散脉令人腰痛而热，热甚生烦，腰下如有横木居其中，甚则遗溲。刺散脉，在膝前骨肉分间，络外廉束脉，为三痏。

肉里之脉令人腰痛，不可以咳，咳则筋缩急，刺肉里之脉为二痏，在太阳之外，少阳绝骨之后。

腰痛侠脊而痛至头几几然，目䀮䀮欲僵仆，刺足太阳郄中出血。腰痛上寒，刺足太阳阳明；上热，刺足厥阴；不可以俛仰，刺足少阳；中热而喘，刺足少阴，刺郄中出血。

腰痛，上寒不可顾，刺足阳明；上热，刺足太阴；中热而喘，刺足少阴。大便难，刺足少阴。少腹满，刺足厥阴。如折不可以俛仰，不可举，刺足太阳。引脊内廉，刺足少阴。

腰痛引少腹控䏚，不可以仰，刺腰尻交者，两髁胂上。以月生死为痏数，发针立已，左取右，右取左。

【译文】

足太阳经脉发生病变所引起的腰痛，痛的时候牵引着颈项、脊背、屁股，病人好像背负着沉重的东西一样。治疗时应该刺足太阳经的委中穴，如果在春季，不要刺出血。

足少阳经脉发生病变所引起的腰痛，疼的时候就好像用针刺皮肤一样，顺着经脉的动息，使人不能俯仰，也不能回顾。治疗时应该刺足少阳经的阳陵泉穴出血，如在夏季，不要出血。

阳明经脉发生病变，使人腰痛的时候，痛起来就不能扭腰，假如转身扭腰，就会出现幻视，并且常常难过。治疗时应该刺阳明经足三里穴，为了调和上下，刺之出血，如在秋季，不要出血。

足少阴经脉发生的病变，使人腰痛的时候，是牵引着脊骨内外都痛。治疗时应当刺少阴经的复溜穴两次。若在春天，不要出血，假如出血太多，就会血虚，是不易恢复的。

厥阴经脉发生的病变，使人腰痛的时候，腰中就像弓弦张开时一样拘急。治疗时应该刺厥阴络脉。在腿肚与足跟中间鱼腹突出处的外侧（蠡沟穴），循摸到那好似串珠一样的地方，就可进行针刺。

病发生于解脉而导致的腰痛，痛时会牵引到肩部，眼睛模糊，常常遗尿。治疗时应针刺解脉。解脉在膝后两筋之间郄中外廉的横脉处。要刺到使它出血，待到血色由紫黑变赤才停止。病发生于解脉而导致的腰痛，痛时腰间像要裂开，而平常时候也像要折断一样，并且动不动就害怕。治疗时，应针刺解脉。解脉在委中穴，取络脉结如黍米大处即是。刺的时候会有黑血射出，到血色变赤为止。

病发生于同阴之脉所引起的腰痛，痛起来好像小锤在里面敲打，痛得非常厉害。治疗时，应针刺同阴之脉，同阴脉在外踝上绝骨尽处的阳铺穴，要刺三次。

病发生于阳维之脉所引起的腰痛，痛处的经脉会突然肿起。治疗时应当刺阳维之脉，因为阳维脉与太阳经相交汇合，取穴应在腿肚下，距离地面一尺多高的部位。

病发生于衡络脉所引起的腰痛，痛起来不可以俯仰，后仰就恐怕要跌倒。这种病的发生是由于用力举重，伤及腰部，因而横络阻绝，恶血灌注，治疗时应该刺委阳、委中两穴之间上行数寸处的殷门穴，要刺两次，使之出血。

病发生于会阴之脉所引起的腰痛，痛止后，就不断地出汗，汗干了，使人想喝水，喝完水就想小便。治疗时应该刺会阴脉三次，在申脉穴上和委中穴下约五寸的地方，针刺有小络脉充血之处，刺其出血。

病发生于飞阳脉所引起的腰痛，痛起来心里就感到不安，甚至于会发生悲哀和恐惧现象。治疗时，应该刺飞阳脉，在内踝上五寸，少阴之前，与阴维交会的地方。

病发生在昌阳脉所引起的腰痛，痛起来牵引胸部，眼睛也模糊，严重的腰痛反折，舌短卷缩，不能言语。治疗时应该刺筋内复溜穴两次。其穴在内踝上大筋之前的太阴后交信穴，即内踝上二寸处。

病发生于散脉所引起的腰痛，使人发热，热极了，会使人烦躁不安，腰的下面就像有条横脉在里面，甚至于遗尿不禁。治疗时应该刺散脉这条脉，在膝前肉分间，终脉外侧的束脉，足太阴经上的地机穴，刺三次。

病发生于肉里之脉所引起的腰痛，痛得使人不能咳嗽，如果咳嗽，筋脉就发生挛急。治疗时应该刺肉里之脉，这条脉在太阳经的外侧，少阳经上的阳辅穴。刺三次。

腰痛牵连到脊背而一直痛到巅顶的，头部也觉得沉重，眼睛惊视着，好像要跌倒。治疗时应该刺足太阳委中出血。如果腰痛时有寒冷的感觉，应该刺足太阳阳明，如果腰痛时有热的感觉，应该刺足厥阴，如果腰痛时不可以俯仰，应该刺足少阳；如果腰痛并伴有内热气喘，应该刺足少阴，并刺委中出血。

腰痛时感觉寒冷，不能四顾，应该刺足阳明；腰痛时感觉燥热，应该刺足太阴；腰痛并且内热气喘，应该刺足少阴。腰痛而又大便困难，应该刺足少阴。腰痛并少腹胀满，应该刺足厥阴。腰痛如折，不可以俯仰，不能举动，应该刺足太阳。腰痛牵引脊骨内侧，应该刺足少阴。

如果腰痛牵引小腹和胁下，病人不能后仰身体，治疗时应该刺骶骨部位的下髎穴，其穴在腰下两旁臀大肌起始之处。刺法以月亮盈亏计算针刺次数，针刺就见功效。用穴方法是：左部痛的，取右部穴；右部痛的，取左部穴。

风论篇第四十二

风论：风，为外感六淫之一。本篇专论风邪侵入人体之后所引起的各种病变，包括机理、症候及诊断要点，阐明"风者善行而数变"和"风为百病之长"的意义，故名风论。

黄帝问曰：风之伤人也，或为寒热，或为热中，或为寒中，或为疠风，或为偏枯，或为风也，其病各异，其名不同，或内至五脏六腑，不知其解，愿闻其说。

岐伯对曰：风气藏于皮肤之间，内不得通，外不得泄；风者，善行而数变，腠理开则洒然寒，闭则热而闷，其寒也则衰食饮，其热也则消肌肉，故使人怢栗不能食，名曰寒热。

风气与阳明入胃，循脉而上至目内眦，其人肥则风气不得外泄，则为热中而目黄；人瘦则外泄而寒，则为寒中而泣出。

风气与太阳俱入，行诸脉俞，散于分肉之间，与卫气相干，其道不利，故使肌肉愤膜而有疡，卫气有所凝而不行，故其肉有不仁也。疠者，有荣气热胕，其气不清，故使其鼻柱坏而色败，皮肤疡溃。风寒客于脉而不去，名曰疠风，或名曰寒热。

以春甲乙伤于风者为肝风，以夏丙丁伤于风者为心风，以季夏戊己伤于邪者为脾风，以秋庚辛中于邪者为肺风，以冬壬癸中于邪者为肾风。

风中五脏六腑之俞，亦为脏腑之风，各入其门户所中，则为偏风。风气循风府而上，则为脑风。风入系头，则为目风，眼寒。饮酒中风，则为漏风。入房汗出中风，则为内风。新沐中风，则为首风。久风入中，则为肠风飧泄。外在腠理，则为泄风。故风者，百病之长也，至其变化乃为他病也，无常方，然致有风气也。

帝曰：五脏风之形状不同者何？愿闻其诊及其病能。

岐伯曰：肺风之状，多汗恶风，色皏然白，时咳短气，昼日则差，暮则甚，诊在眉上，其色白。心风之状，多汗恶风，焦绝善怒吓，赤色，病甚则言不可快，诊在口，其色赤。肝风之状，多汗恶风，善悲，色微苍，嗌干善怒，时憎女子，诊在目下，其色青。脾风之状，多汗恶风，身体怠惰，四肢不欲动，色薄微黄，不嗜食，诊在鼻上，其色黄。肾风之状，多汗恶风，面痝然浮肿，脊痛不能正立，其色炲，隐曲不利，诊在肌上，其色黑。

胃风之状，颈多汗恶风，食饮不下，鬲塞不通，腹善满，失衣则䐜胀，食寒则泄，诊形瘦而腹大。首风之状，头面多汗恶风，当先风一日，则病甚，头痛不可以出内，至其风日，则病少愈。漏风之状，或多汗，常不可单衣，食则汗出，甚则身汗，喘息恶风，衣常濡，口干善渴，不能劳事。泄风之状，多汗，汗出泄衣上，口中干，上渍其风，不能劳事，身体尽痛则寒。

帝曰：善。

【译文】

黄帝问：风邪伤害人体，有的发为寒热，有的发为热中，有的发为寒中，有的成为疠风，有的成为偏枯，有的侵入内部，达到五脏六腑之间，我不了解这其中的道理，希望听你谈谈。

岐伯回答说：风气侵入了人体的皮肤，既不能在内部得到疏泄，又不能向外部发散。风的行动最快，病变多端，腠理开的时候，会使人觉得寒冷，腠理闭的时候，会使人觉得热闷。发寒就会饮食减退，发热就会肌肉消瘦，所以使人失味而不想吃东西，病名叫做寒热。

风气从阳明入胃，循着经脉上行一直到眼角内侧。假如这个人是肥胖的，风邪之气就不易向外发泄，稽留时间长了，成为热中，致使眼珠发黄；如果是肌肉消瘦的人，阳气容易向外发泄，就会成为寒中，而两眼不时流泪。

风气从太阳经脉侵入人体，流行于各经俞穴，散布在肌肉之间，与血气纠结在一起，这样，经脉运行的通道就不能通畅，所以肌肉就会肿起而形成"疮疡"。如因卫气有所凝滞，影响运行，那么肌肉就会麻木不知痛痒。疠风，是荣卫都有热，血气不清，所以致使鼻茎损伤，面色变坏，皮肤溃烂。因为风寒久留在经脉里而不能去，所以叫做寒热。

在春季甲乙日伤于风的，是肝风；在夏季丙丁日伤风的，是心风；在长夏戊己日伤风的，是脾风；在秋季庚辛日伤风的，是肺风；在冬季壬癸日伤风的，是肾风。

风邪侵入到五脏六腑的俞穴，就变成了五脏六腑的风。无论是络、是经、是脏、是腑，只要被风所侵，就成为偏风。风邪侵入后，循着风府经脉上行至脑，就成为脑风；风侵入头部的视觉系统，就成为目风；睡眠着凉，并且醉后感受风邪，就成为漏风；入房时汗出，感受风邪，就成为内风；刚洗完头，感受风邪，就成为首风；风邪久留肌腠，伤及脾胃，就成为肠风；至于外在腠理之间的，就成为泄风。说起来风是引起各种疾病的重要因素，它的变化极多，而且发为其他疾病时，没有一定的规律。但是致病的原因，归根到底来自风气的侵入。

黄帝说：五脏的风所表现的症状，都有哪些不同？希望听你谈谈诊察的要点和病态表现。

岐伯说：肺风的症状是多汗怕风，面色淡白，时有咳嗽气短，白天症状轻，夜晚症状加重。 诊察的重点是在两眉之间，可以见到白色。 心风的症状是多汗怕风，形体干瘦，经常悲伤，面有赤色。 病重时，说话就不爽快。 诊察要注意舌，当见赤色。 肝风的症状是多汗怕风，面色微青，咽喉干燥，容易发怒，有厌恶异性的现象。 诊察时要注意目下，当见青色。 脾风的症状是多汗怕风，身体疲倦，四肢不愿意活动，不想吃东西。 诊察时要注意鼻上，当见黄色。 肾风的症状是多汗怕风，面部浮肿，腰脊疼痛，不能长时间站立，面色黑得像烟煤，小便不通畅。 诊察时要注意面颊，当见黑色。

胃风的症状是颈部多汗怕风，食饮不下，膈下痞塞不通，腹满闷。 如衣服穿得单薄过少，腹部就会胀满。 吃了凉东西，就要泄泻。 诊察时要注意病人形瘦腹大这一特点。 头风的症状是头痛，面部多汗怕风。 在风气将发的前一天，就预先感到很痛苦，头痛得厉害，不愿到外面去。 到了风胜那天，头痛的情况反而会减轻。

漏风的症状是汗出得多，不能穿单薄的衣服，一吃饭就出汗。 汗出过多了，又觉得身上发冷，怕风，衣裳总是被汗水浸湿的，口干爱渴，受不了劳累。 泄风的症状是多汗。 汗出多了，湿沾衣裳，口中干燥，受不了劳累，周身疼痛并且发冷。

黄帝道：说得好。

痹论篇第四十三

痹论：痹者，闭也，有闭塞不通的意思。 清·张志聪："痹者，闭也，邪闭而为痛也。 言风寒湿三气杂错而至，相合而为痹。"本篇论述了因风寒湿邪气致气血凝滞，出现以运行不利、人体疼痛、麻木等为主要症状的痹病，并对各类痹病的成因、症候、病机、分类、治疗等均作了较为系统地阐发，故名痹。

黄帝问曰：痹之安生？

岐伯对曰：风寒湿三气杂至，合而为痹也。其风气胜者为行痹，寒气胜者为痛痹，湿气胜者为著痹也。

帝曰：其有五者何也？

岐伯曰：以冬遇此者为骨痹，以春遇此者为筋痹，以夏遇此者为脉痹，以至阴遇此者为肌痹，以秋遇此者为皮痹。

帝曰：内舍五脏六腑，何气使然？

岐伯曰：五脏皆有合，病久而不去者，内舍于其合也。故骨痹不已，复感于邪，内舍于肾。筋痹不已，复感于邪，内舍于肝。脉痹不已，复感于邪，内舍于心。肌痹不已，复感于邪，内舍于脾。皮痹不已，复感于邪，内舍于肺。所谓痹者，各以其时重感于风寒湿之气也。凡痹之客五脏者，肺痹者，烦满喘而呕。心痹者，脉不通，烦则心下鼓，暴上气而喘，嗌干善噫，厥气上则恐。肝痹者，夜卧财惊，多饮数小便，上为引如怀。肾痹者，善胀，尻以代踵，脊以代头。脾痹者，四支解惰，发咳呕汁，上为大塞。肠痹者，数饮而出不得，中气喘争，时发飧泄。胞痹者，少腹膀胱按之内痛，若沃以汤，涩于小便，上为清涕。

阴气者，静则神藏，躁则消亡。饮食自倍，肠胃乃伤。淫气喘息，痹聚在肺；淫气忧思，痹聚在心；淫气遗溺，痹聚在肾；淫气乏竭，痹聚在肝；淫气肌绝，痹聚在脾。诸痹不已，亦益内也。其风气胜者，其人易已也。

帝曰：痹，其时有死者，或疼久者，或易已者，其故何也？

岐伯曰：其入脏者死，其留连筋骨间者疼久，其留皮肤间者易已。

帝曰：其客于六腑者何也？

岐伯曰：此亦其食饮居处，为其病本也。六腑亦各有俞，风寒湿气中其俞，而食饮应之，循俞而入，各舍其腑也。

帝曰：以针治之奈何？

岐伯曰：五脏有俞，六腑有合，循脉之分，各有所发，各随其过，则病瘳也。

帝曰：荣卫之气亦令人痹乎？

岐伯曰：荣者，水谷之精气也，和调于五脏，洒陈于六腑，乃能入于脉也，故循脉上下，贯五脏，络六腑也。卫者，水谷之悍气也，其气慓疾滑利，不能入于脉也，故循皮肤之中，分肉之间，熏于肓膜，散于胸腹，逆其气则病，从其气则愈，不与风寒湿气合，故不为痹。

帝曰：善。痹或痛，或不痛，或不仁，或寒，或热，或燥，或湿，其故何也？

岐伯曰：痛者，寒气多也，有寒故痛也。其不痛不仁者，病久入深，荣卫之行涩，经络时疏，故不通，皮肤不营，故为不仁。其寒者，阳气少，阴气多，与病相益，故寒也。其热者，阳气多，阴气少，病气胜，阳遭阴，故为痹热。其多汗而濡者，此其逢湿甚也，阳气少，阴气盛，两气相感，故汗出而濡也。

帝曰：夫痹之为病，不痛何也？

岐伯曰：痹在于骨则重，在于脉则血凝而不流，在于筋则屈不伸，在于肉则不仁，在于皮则寒，故具此五者，则不痛也。凡痹之类，逢寒则虫，逢热则纵。

帝曰：善。

【译文】

黄帝问：痹病是怎样发生的？

岐伯说：风、寒、湿三气一起侵犯人体，错杂而形成了痹症。偏重于风的，叫做行痹；偏重于寒的，叫做痛痹；偏重于湿的，叫做著痹。

黄帝问：痹病又可分为五种，都是什么？

岐伯说：在冬天得病的叫做骨痹；在春天得病的叫做筋痹；在夏天得病的叫做脉痹；在季夏得病的叫做肌痹；在秋天得病的叫做皮痹。

黄帝问：痹病的病邪侵犯五脏六腑，这是什么原因呢？

岐伯说：五脏与筋、脉、肉、皮、骨，是内外相应的。病邪久留在体表而不去，就会侵入它所相应的内脏。所以骨痹不愈，又感受了邪气，就向内影响于肾；筋痹不愈，又感受了邪气，就向内影响于肝；脉痹不愈，又感受了邪气，就向内影响于心；肌痹不愈，又感受了邪气，就向内影响于脾；皮痹不愈，又感受了邪气，就向内影响于肺。因此说痹病，是在所主季节里感受风、寒、湿三气所形成的。

凡痹病侵入到五脏，病变是不同的。肺痹的症状，是胸背疼痛剧烈，气上逆，烦闷，喘息而呕。心痹的症状，是血脉不通，心烦而且心跳，暴气上冲而喘，咽喉干燥，经常嗳气，逆气上乘于心，就令人惊恐。肝痹的症状，是夜间睡眠多惊，好饮水，小便次数多，腹部胀满形似满弓，状如怀孕。肾痹的症状，是浑身肿胀，直胀得能坐而不能行，能低头而不能仰头，只能用尾骨着地，颈骨下倾、脊骨上耸。脾痹的症状，是四肢倦怠无力，爱口渴，吐沫，胸部痞塞。肠痹的症状，是常常喝水而小便困难，中气喘而急迫，有时要发生飧泄。膀胱痹的症状，是手按小腹时有疼痛，又像有热水流过，有烧灼感，小便涩痛，上部鼻流清涕。

五脏的阴气，安静时就精神内藏，躁动时就易于耗散。假如饮食过多了，肠胃就要受伤。气失其平和而喘息急促，那么风、寒湿的痹

190

气就容易凝聚在肺；气失其平和而忧愁思虑，那么风寒湿的痹气就容易凝聚在心；气失其平和而呕吐，那么风寒湿的痹气就容易凝聚在肾；气失其平和而疲乏口渴，那么风寒湿的痹气就容易凝聚在肝；气失其平和而过饥伤胃，那么风寒湿的痹气就容易凝聚在脾。各种痹病日久不愈，会越来越往人体的内部发展。如属于风气较胜的，那么病人就比较容易痊愈。

黄帝说：得了痹病，有因此而死的、有疼痛日久的，也有痊愈的，这是怎么回事？

岐伯曰：痹病传入五脏的死；固守在筋骨之间的会长久疼痛、难以痊愈；发生于皮肤的，容易治愈。

黄帝说：痹病的风寒湿气侵入五脏六腑会怎样？

岐伯曰：由于饮食起居失调，造成了六腑发生痹病，六腑在背部有俞穴，如果风邪入侵俞穴而又饮食不调，病邪就会循着俞穴侵入相应的腑中。

黄帝说：怎样用针来医治呢？

岐伯说：人五脏有腧穴，六腑有合穴，经脉所循行的部位各有症状可察，医者根据病邪所在之处，针其对应的穴位，就可以治愈病痛。

黄帝问：荣气卫气也与风寒湿三气相合而成痹病吗？

岐伯说：荣是水谷所化成的精气，它调和于五脏，散布在六腑，然后进入脉中，循着经脉的道路上下，起到贯通五脏、联络六腑的作用。卫是水谷所化成的悍气，悍气是急滑的，不能进入脉中，所以只循行皮肤之中，腠理之间，上熏蒸于筋膜，下聚合于胸腹。如果卫气不顺着脉外循行，就会生病；但只要其气顺行，病就会好的。总之，营卫气是不与风寒湿之气相合的，所以不能发生痹病。

黄帝问：讲得好！痹病有痛的、有不痛的、有麻木的，并有不同的寒、热、湿等反应，这是什么原因？

岐伯说：痛是寒气偏多，加上衣着单薄，内外都寒，所以疼痛。

如不痛而麻木不仁的，那是病的日子长了，病邪深入，荣卫运行迟滞。 但经络有时还能疏通，所以不痛；皮肤得不到营养，所以麻木不仁。 如寒多的，是阳气少、阴气多，阴气加剧了风寒湿的痹气，所以说是寒；如热多的，是阳气多，阴气少，阳凌于阴，所以说是热。 如多汗出而沾湿的，那是感受湿气太甚，阳气不足，阴气有余，阴气和湿气相感，所以有多汗出而沾湿的情况。

黄帝问：痹病有不痛的，这是什么缘故？

岐伯说：痹在骨的则身重；痹在脉的则凝滞而不流畅；痹在筋的则屈而不伸；痹在肌肉的则麻木不仁；痹在皮肤的则发寒；如果有这五种症状的，就不会有疼痛。 大凡痹病之类，遇到寒气就挛急，遇到热气就弛缓。

黄帝说：说得好！

痿论篇第四十四

痿论：痿，指肢体枯萎，软弱而不能运动的一类疾病。 主要表现为肢体筋脉弛缓，软弱无力，严重者手不能握物，足不能任身，肘、腕、膝、踝等关节知觉脱失，渐至肌肉萎缩而不能随意运动。 本篇以五脏合五体的原理，分别论述了痿躄、脉痿、筋痿、肉痿、骨痿等五种痿证的病因、病机、症状、诊断及治疗等，故名痿论。

黄帝问曰：五脏使人痿，何也？

岐伯对曰：肺主身之皮毛，心主身之血脉，肝主身之筋膜，脾主身之肌肉，肾主身之骨髓。故肺热叶焦，则皮毛虚弱急薄，著则生痿躄也。心气热，则下脉厥而上，上则下脉虚，虚则生脉痿，枢折挈，胫纵而不任地也。肝气热，则胆泄口苦筋膜干，筋膜干则筋急而挛，发为筋痿。脾气热，则胃干而渴，肌肉不仁，发为肉痿。肾气热，则腰脊不举，骨枯而髓减，发为骨痿。

帝曰：何以得之？

岐伯曰：肺者，脏之长也，为心之盖也，有所失亡，所求不得，则发肺鸣，鸣则肺热叶焦。故曰：五脏因肺热叶焦，发为痿躄。此之谓也。悲哀太甚，则胞络绝，胞络绝则阳气内动，发则心下崩，数溲血也。故《本病》曰：大经空虚，发为肌痹，传为脉痿。思想无穷，所愿不得，意淫于外，入房太甚，宗筋弛纵，发为筋痿，及为白淫。故《下经》曰：筋痿者，生于肝，使内也。有渐于湿，以水为事，若有所留，居处相湿。肌肉濡渍，痹而不仁，发为肉痿。故《下经》曰：肉痿者，得之湿地也。有所远行劳倦，逢大热而渴，渴则阳气内伐，内伐则热舍于肾，肾者水脏也，今水不胜火，则骨枯而髓虚，故足不任身，发为骨痿。故《下经》曰：骨痿者，生于大热也。

帝曰：何以别之？

岐伯曰：肺热者色白而毛败，心热者色赤而络脉溢，肝热者色苍而爪枯，脾热者色黄而肉蠕动，肾热者色黑而齿槁。

帝曰：如夫子言可矣，论言治痿者，独取阳明何也？

岐伯曰：阳明者，五脏六腑之海，主闰宗筋，宗筋主束骨而利机关也。冲脉者，经脉之海也，主渗灌溪谷，与阳明合于宗筋，阴阳揔宗筋之会，会于气街，而阳明为之长，皆属于带脉，而络于督脉。故阳明虚则宗筋纵，带脉不引，故足痿不用也。

帝曰：治之奈何？

岐伯曰：各补其荥而通其俞，调其虚实，和其逆顺，筋脉骨肉，各以其时受月，则病已矣。

帝曰：善。

黄帝问：五脏都能使人发生痿弱的病，这是什么原因？

岐伯说：肺主管全身的皮毛，心主管全身的血脉，肝主管全身的筋膜，脾主管全身的肌肉，肾主管全身的骨髓。所以肺脏有热，肺叶就会枯萎，皮毛也呈现虚弱急薄的状态，严重的，就发生痿躄的病，心脏有热，下行之脉就会逆而上行，以致上盛下虚，虚就形成脉痿，关节像折了一样，不能互相联系，足胫弛缓不能走路；肝脏有热，可使胆汁上泛而见口苦，筋膜失却营养而干枯，筋膜一干枯，就会挛急，发生筋痿；脾脏有热，可使胃内津液干燥、口渴，肌肉麻木不仁，发为肉痿；胃脏有热，则精液耗竭，腰脊不能活动，骨枯髓减，发为骨痿。

黄帝问：痿症是怎样引起的呢？

岐伯说：肺是各种脏器之长，又是心脏的华盖。遇有失意的事情，或欲望不能满足，心火烁肺，肺伤后喘喝有声，因此肺热液涸，发为痿躄的病，就是这个道理。悲哀太过，就会损伤胞络，阳气乘机在内里扰动，致使常常尿血。所以《本病篇》说：大的经脉空虚，发为脉痹，最后变为脉痿。考虑得太多，而愿望又达不到，意志总浮游在外，或房劳过伤，致使众筋弛缓，就发为筋痿，以至导致遗精、阳痿，女子出现白带过多的病症。所以《下经》说：筋痿的病，是由于入房过度引起的。感受湿邪、好饮酒浆，内有湿热留连，外居潮湿之地，肌肉为湿所困，以致麻木不仁，就成为肉痿。所以《下经》说：肉痿的病，是久居湿地引起的。有的因为远行劳累，又遇到热天气，感到口渴，渴就是内部的阳明之气亏乏，于是虚热就侵入到肾脏。肾属水脏，现在水不能胜火热，就会骨枯髓空，以致两足不能支持身体，发为骨痿。所以《下经》说：骨痿的病，是由于大热所引起的。

黄帝问：怎样分别五痿症呢？

岐伯答道：肺脏有热的，面色白而毛发败坏；心脏有热的，面色红而孙络浮见；肝脏有热的，面色青而爪甲干燥；脾脏有热的，面色黄而肌肉软；肾脏有热的，面色黑而牙齿枯槁松动。

黄帝问：像你以上所说的痿病都是由于肺热叶焦引起的。可古代医论上说治疗痿症，应该独取阳明，这是什么道理？

岐伯说：阳明是五脏六腑的源泉，能够润养众筋，众筋的功能，是约束骨肉并且使关节滑利。冲脉是经脉的源泉，它能渗透灌溉全身的肌肉，与阳明合于宗筋。阴经阳经都在宗筋处相聚，再复合于气街。阳明是它们的统领，都连属于带脉，而系络于督脉。所以阳明经脉不足，那么众筋就要弛缓，带脉也不能收引，就使足部痿弱不堪用了。

黄帝问：那么怎样治疗呢？

岐伯答道：用补荣气和通俞气的办法，调和虚实逆顺。无论筋、脉、骨、肉，各在其当旺的月份，进行治疗，病就会好的。

黄帝道：说得好。

厥论篇第四十五

厥论：厥者，气逆也。厥病多由阴阳之气不相顺接，气血逆乱，不能在短时间恢复平衡所致的四肢逆冷、突然昏倒等病。本篇较全面地论述了寒热厥病的病因、病机、症候特点，以及六经厥病的症状和治疗，故名厥论。

黄帝问曰：厥之寒热者何也？

岐伯对曰：阳气衰于下，则为寒厥；阴气衰于下，则为热厥。

帝曰：热厥之为热也，必起于足下者何也？

岐伯曰：阳气起于足五指之表，阴脉者，集于足下而聚于足心，故阳气胜则足下热也。

帝曰：寒厥之为寒也，必从五指而上于膝者何也？

岐伯曰：阴气起于五指之里，集于膝下而聚于膝上，故阴气胜则从五指至膝上寒，其寒也，不从外，皆从内也。

帝曰：寒厥何失而然也？

岐伯曰：前阴者，宗筋之所聚，太阴阳明之所合也。春夏则阳气多而阴气少，秋冬则阴气盛而阳气衰。此人者质壮，以秋冬夺于所用，下气上争不能复，精气溢下，邪气因从之而上也，气因于中，阳气衰，不能渗营其经络，阳气日损，阴气独在，故手足为之寒也。

帝曰：热厥何如而然也？

岐伯曰：酒入于胃，则络脉满而经脉虚，脾主为胃行其津液者也，阴气虚则阳气入，阳气入则胃不和，胃不和则精气竭，精气竭则不营其四支也。此人必数醉若饱以入房，气聚于脾中不得散，酒气与谷气相薄，热盛于中，故热遍于身内热而溺赤也。夫酒气盛而慓悍，肾气有衰，阳气独胜，故手足为之热也。

帝曰：厥或令人腹满，或令人暴不知人，或至半日远至一日乃知人者，何也？

岐伯曰：阴气盛于上则下虚，下虚则腹胀满；阳气盛于上则下气重，上而邪气逆，逆则阳气乱，阳气乱则不知人也。

帝曰：善。愿闻六经脉之厥状病能也。

岐伯曰：巨阳之厥，则肿首头重，足不能行，发为眴仆。

阳明之厥，则癫疾欲走呼，腹满不得卧，面赤而热，妄见而妄言。

少阳之厥，则暴聋颊肿而热，胁痛，箭不可以运。

太阴之厥，则腹满䐜胀，后不利，不欲食，食则呕，不得卧。

少阴之厥，则口干溺赤，腹满心痛。

厥阴之厥，则少腹肿痛，腹胀泾溲不利，好卧屈膝，阴缩肿，骱内热。

盛则泻之，虚则补之，不盛不虚，以经取之。

太阴厥逆，骱急挛，心痛引腹，治主病者。

少阴厥逆，虚满呕变，下泄清，治主病者。

厥阴厥逆，挛，腰痛，虚满前闭谵言，治主病者。

三阴俱逆，不得前后，使人手足寒，三日死。

太阳厥逆，僵仆，呕血善衄，治主病者。

少阳厥逆，机关不利，机关不利者，腰不可以行，项不可以顾，发肠痈不可治，惊者死。

阳明厥逆，喘咳身热，善惊，衄呕血。

手太阴厥逆，虚满而咳，善呕沫，治主病者。

手心主、少阴厥逆，心痛引喉，身热，死不可治。

手太阳厥逆，耳聋泣出，项不可以顾，腰不可以俛仰，治主病者。手阳明、少阳厥逆，发喉痹，嗌肿，痓，治主病者。

【译文】

黄帝问：厥病有寒有热，是怎么回事？

岐伯答说：阳气从足部衰起的，就是寒厥；阴气从足部衰起的，就是热厥。

黄帝问：热厥一定先从足下发生，这是什么道理？

岐伯说：阳气走足五指的外侧，它集中在足下，而聚结在足心，所以阳胜了，足下就会发热。

黄帝问：寒厥一定先从足五指处发生，然后上行到膝下，这是什么道理？

岐伯说：阴气起于五指以里，先交会于膝下部位，再向上聚合到膝关节上部。所以阴气胜，逆冷就先起于五指，上行到膝上；这种逆冷，不是从外侵入人体的寒气，而是由于内部阳虚的寒冷。

黄帝问：寒厥是怎样形成的？

岐伯答道：前阴是众筋聚集的地方，也是太阴脾经和足阳明胃经的会合场所。一般来说，春夏是阳气多而阴气少，秋冬是阴气盛而阳气衰。患寒厥的人，往往是自恃形体壮实，在秋冬阳气已衰的季节，房事不节，在下的阴气，向上浮越，与阳相争，而阳气不能内藏，精气漏泄，阴寒之气得以从而上逆，成为寒厥。寒邪之气，潜居在里面，阳气就随着衰退，无法将营养物质输送到全身的经络。这样，阳气日渐衰竭，只有阴气存在，所以手足就发冷。

黄帝说：热厥是怎样形成的？

岐伯答道：酒入胃里，能使络脉中血液充满，而经脉反见空虚。脾的功能，是帮助胃来输送津液的。如饮酒过度，脾无所输而阴气虚；阴气虚则阳气实，阳气实则胃气不和，胃气不和则水谷的精气衰减，而精气一旦衰减，就难以营养四肢了。这种病人，一定是由于经常酒醉，饱食后行房，肾气太虚，命门无气以资脾，所以气聚而不宣散，酒气与谷气两相搏结，酝酿成热，热是从里面起来的，所以全身发热。因为有内热，所以小便色赤。酒气盛而性烈，肾气日益衰退。而阳气独胜于内，所以手足就发热。

黄帝说：厥病有的使人腹满，有的使人突然不知人事，或者半天，甚至一天才能认识人，这是什么道理？

岐伯说：阴气偏盛于上，那么下部就虚，下部虚，那么腹部就容易胀满。阳气偏盛于上，阴气也会并行于上，而邪气是逆行的，邪气上逆那么阳气就紊乱，而阳气一旦紊乱，就会突然不省人事。

黄帝说：讲得好！我希望听听六经厥病的症状。

岐伯说：太阳经的厥病，头脚都觉沉重，在下是足不能行，在上是眼花昏倒。 阳明经的厥病，就会发为癫疾，狂走叫呼，腹满，不能卧下，卧下就面红发热，看到的都是稀奇古怪的东西，说的都是乱言乱语。 少阳经的厥病，突然耳聋，两颊部肿，胸部发热，两胁疼痛，腿开始活动不便。 太阳经的厥病，肚腹胀满，大便不爽，不想吃东西，吃了就呕吐，不能安卧。 少阴经的厥病，舌干，小便赤，腹满，心痛。 厥阴经的厥病，少腹肿痛膜胀，小便不利，睡眠喜欢蜷腿，前阴萎缩，足胫内侧发热。 所有这些厥病，身体强壮的就用泻法，虚弱的就用补法，如既不强壮又不虚弱的，就刺所病的本经主穴。

足太阴经厥逆，小腿拘挛，心痛连及腹部，这要治它主病之经。足少阴经厥逆，腹部虚满、呕逆、下泄清水，这要治它主病之经。 足厥阴经厥逆，筋挛、腰痛，小便不通，胡言乱语，这要治它主病之经。 假如太阴、少阴、厥阴同时厥逆、大小便不通，并且手足逆冷，上至肘膝，三天就会死亡。 足太阳经厥逆、昏倒、经常鼻出血，这要治它主病之经。 足少阳经厥逆，筋骨关节不灵活，腰部就难以动弹，脖颈就难以回顾，如若兼发肠痈，还可治疗，如再发惊，就会死亡。足阳明经厥逆，喘促咳嗽，身发热，容易惊骇，鼻血、呕血。

手太阴经的厥逆，胸腹虚满，咳嗽，常常呕出痰水，这要治它主病之经。 手心主包络和手少阴心经厥逆，心痛连及咽喉，如身体发热，就会死的，如不发热，可以治疗。 手太阳经厥逆，耳聋，眼流泪，这要治它主病之经。 手阳明经和少阳经厥逆，发为喉痹，咽肿，颈项强直，这要治它主病之经。

病能论篇第四十六

病能论：能，通“态”。 病能，指疾病的形态。 本篇以胃脘、颈痈、卧不安、不得偃卧、厥腰痛、阳厥、酒风等七种疾病为例，论述了观察病态、分析病情的重要意义及具体方法，同时还讨论了几种古医籍。因全篇以论述胃脘痈等疾病的形态为主，故名病能论。

黄帝问曰：人病胃脘痈者，诊当何如？

岐伯对曰：诊此者，当候胃脉，其脉当沉细，沉细者气逆，逆者人迎甚盛，甚盛则热。人迎者胃脉也，逆而盛，则热聚于胃口而不行，故胃脘为痈也。

帝曰：善。人有卧而有所不安者，何也？

岐伯曰：脏有所伤，及精有所之寄则安，故人不能悬其病也。

帝曰：人之不得偃卧者，何也？

岐伯曰：肺者脏之盖也，肺气盛则脉大，脉大则不得偃卧。论在《奇恒阴阳》中。

帝曰：有病厥者，诊右脉沉而紧，左脉浮而迟，不然，病主安在？

岐伯曰：冬诊之，右脉固当沉紧，此应四时，左脉浮而迟，此逆四时，在左当主病在肾，颇关在肺，当腰痛也。

帝曰：何以言之？

岐伯曰：少阴脉贯肾络肺，今得肺脉，肾为之病，故肾为腰痛之病也。

帝曰：善。有病颈痈者，或石治之，或针灸治之，而皆已，其真安在？

岐伯曰：此同名异等者也。夫痈气之息者，宜以针开除去之；夫气盛血聚者，宜石而泻之，此所谓同病异治也。

帝曰：有病怒狂者，此病安生？

岐伯曰：生于阳也。

帝曰：阳何以使人狂？

岐伯曰：阳气者，因暴折而难决，故善怒也，病名曰阳厥。

帝曰：何以知之？

岐伯曰：阳明者常动，巨阳少阳不动，不动而动大疾，此其候也。

帝曰：治之奈何？

岐伯曰：夺其食即已，夫食入于阴，长气于阳，故夺其食即已。使之服以生铁洛为饮。夫生铁洛者，下气疾也。帝曰：善。有病身热解墯，汗出如浴，恶风少气，此为何病？

岐伯曰：病名曰酒风。

帝曰：治之奈何？

岐伯曰：以泽泻、术各十分，麋衔五分，合以三指撮，为后饭。

所谓深之细者，其中手如针也，摩之切之，聚者坚也，博者大也。《上经》者，言气之通天也；《下经》者，言病之变化也；《金匮》者，决死生也；《揆度》者，切度之也；《奇恒》者，言奇病也。所谓奇者，使奇病不得以四时死也；恒者，得以四时死也；所谓揆者，方切求之也，言切求其脉理也；度者，得其病处，以四时度之也。

【译文】

黄帝问：有人患了胃脘痛的病，用什么方法来诊断？

岐伯答说：诊断这种病，应当先检查他的胃脉，他的脉搏往往是沉细的，沉细就是胃气上逆，上逆则人迎部跳动过甚，跳动过甚就是有热。人迎是胃的动脉，由于气逆而跳动过于亢盛，这就说明是热聚结在胃口而不得散发，所以胃脘发生痈肿。

黄帝说：讲得好！又有人睡眠不安定，这是什么缘故？

岐伯说：这是因为五脏有所损伤，或情绪过于偏颇，如果不能消除这两种原因，睡眠是不能安宁的。

黄帝说：又有人不能仰卧，这是什么缘故？

岐伯说：肺脏位居最高，覆盖着各个器官，肺内邪气充盛，那么络脉就胀大，肺的络脉胀大，就不能仰卧，在古代《奇恒阴阳》篇里已有这样的论述。

黄帝说：又有因气逆而病的，诊得右手脉搏沉而紧，左手浮而迟，不知道主要病变在哪里？

岐伯说：在冬天诊察，右脉本应当沉紧，这是和四时相适应的；而左手脉搏浮而迟，这就与四时相反了。左手见浮迟脉，应该是肾脏有病，脉象大约近于肺脉，腰部会感到疼痛。

黄帝说：为什么这样说呢？

岐伯说：少阴脉贯穿肾脏，并络肺脏，现在冬天诊得浮迟之脉，这说明肾气不足，肾脏有病，所以才有腰痛之苦。

黄帝说：讲得好！患有颈痈的病人，有的用砭石治疗，有的用针治疗，而都能痊愈，它的治法是怎样的？

岐伯说：这是病名虽然一样，而病的类型却不同的缘故啊。如由于气结停聚而成的痈肿，应该用针刺开其穴，泻去其气；若气盛血聚、脓已成熟的痈肿，应该用砭石泻其瘀血，这就是所说的同病异治。

黄帝问：有一种使人狂怒的病，是怎样产生的？

岐伯答道：发生于阳气逆乱。

黄帝又问：阳气为什么能够使人发狂？

岐伯答道：这是因为人突然遭受了严重的精神挫折，而难于疏解，所以容易狂躁发怒，病名叫做阳厥。

黄帝说：怎么能知道要发病呢？

岐伯说：正常人阳明经脉像人迎穴是跳动的，太阳经脉与少阳经脉，其动是隐微的；如果本来是不甚搏动的经脉，而突然搏动的太快，这就是阳厥善怒而狂的征候。

黄帝又问：那么这样病，怎样治疗呢？

岐伯答道：减少膳食，就可痊愈。因为食物入胃，能够助长阳气，所以减少食物，阳明气衰，病就能好，再给他服点生铁洛饮，那生铁洛饮是能去癫狂一类病的。

黄帝说：讲得好。有病人周身发热，四肢倦怠，汗出多得像洗澡一样，怕风，感觉气不够用，这是什么病？

岐伯答说：病名叫做酒风。

黄帝又问：怎样治疗？

岐伯说：用泽泻、白术各十分、麋衔五分，配合研末，每次服三指撮，在饭前服下。

所谓需深按而得的细小的脉，它应手像针一样；推之，按之，脉气聚而不散，是坚脉；阴阳搏结，是大脉。《上经》是讲自然界与人体活动关系的；《下经》是讲疾病变化的；《金匮》是讲诊断疾病，决定死生的；《揆度》是讲切按脉象以判断疾病的；《奇恒》是讲分析异常之病的。"奇"就是不受四时季节的影响而致死亡；"恒"就是随着四时气候变化而致死亡。"揆"就是切按其脉而求它的致病原因，"度"就是以诊断所得，结合四时逆顺，分析治法，推断疾病的轻重宜忌。

奇病论篇第四十七

奇病论：奇者，异也。奇病，即异常的、特殊少见的病症。本篇论述了子痫、息积、伏梁、疹筋、厥逆、脾瘅、厥、胎病（癫疾）、肾风等十种奇病的病因、病机、症状、治法及预后。因所论的都是异于一般的病，故名奇病论。

黄帝问曰：人有重身，九月而瘖，此为何也？

岐伯对曰：胞之络脉绝也。

帝曰：何以言之？

岐伯曰：胞络者系于肾，少阴之脉，贯肾系舌本，故不能言。

帝曰：治之奈何？

岐伯曰：无治也，当十月复。《刺法》曰：无损不足，益有余，以成其疹，然后调之。所谓无损不足者，身羸瘦，无用镵石也；无益其有余者，腹中有形而泄之，泄之则精出，而病独擅中，故曰疹成也。

帝曰：病胁下满气逆，二、三岁不已，是为何病？

岐伯曰：病名曰息积，此不妨于食，不可灸刺，积为导引服药，药不能独治也。

帝曰：人有身体髀、股、胻皆肿，环齐而痛，是为何病？

岐伯曰：病名曰伏梁，此风根也。其气溢于大肠，而著于肓，肓之原在齐下，故环齐而痛也。不可动之，动之为水溺涩之病也。

帝曰：人有尺脉数甚，筋急而见，此为何病？

岐伯曰：此所谓疹筋，是人腹必急，白色黑色见，则病甚。

帝曰：人有病头痛以数岁不已，此安得之，名为何病？

岐伯曰：当有所犯大寒，内至骨髓，髓者以脑为主，脑逆故令头痛，齿亦痛，病名曰厥逆。

帝曰：有病口甘者，病名为何？何以得之？

岐伯曰：此五气之溢也，名曰脾瘅。夫五味入口，藏于胃，脾为之行其精气，津液在脾，故令人口甘也，此肥美之所发也，此人必数食甘美而多肥也，肥者令人内热，甘者令人中满，故其气上溢，转为消渴。治之以兰，除陈气也。

帝曰：有病口苦，取阳陵泉，口苦者病名为何？何以得之？

岐伯曰：病名曰胆瘅。夫肝者，中之将也，取决于胆，咽为之使。此人者，数谋虑不决，故胆虚，气上溢，而口为之苦，治之以胆募俞，治在《阴阳十二官相使》中。

帝曰：有癃者，一日数十溲，此不足也。身热如炭，颈膺如格，人迎躁盛，喘息气逆，此有余也。太阴脉微细如发者，此不足也。其病安在？名为何病？

岐伯曰：病在太阴，其盛在胃，颇在肺，病名曰厥，死不治，此所谓得五有余二不足也。

帝曰：何谓五有余二不足？

岐伯曰：所谓五有余者，五病之气有余也。二不足者，亦病气之不足也。今外得五有余，内得二不足，此其身不表不里，亦正死明矣。

帝曰：人生而有病巅疾者，病名曰何？安所得之？

岐伯曰：病名为胎病，此得之在母腹中时，其母有所大惊，气上而不下，精气并居，故令子发为巅疾也。

帝曰：有病痝然如有水状，切其脉大紧，身无痛者，形不瘦，不能食、食少，名为何病？

岐伯曰：病生在肾，名为肾风。肾风而不能食、善惊，惊已，心气痿者死。

帝曰：善。

【译文】

黄帝问：妇人怀孕九个月的时候，说话发不出声音，这是什么病？

岐伯说：是因为胞中的络脉被越来越大的胎儿压迫而阻断不通所致。

黄帝又问：根据什么这样推断呢？

岐伯说：胞中络脉，连系于肾脏，而少阴肾脉，又是属于肾脏并属于舌本的，所以胞络受阻，说话就没有声音了。

黄帝又问：怎样治疗？

岐伯说：不需要治疗，等到十个月自然分娩后，自然会复原的。

古代《刺法》篇说过，不要伤不足，补有余，以免因误治造成新的疾病。应该审察虚实，然后再给予适当的诊治。所谓不伤不足的意思，就是身体羸瘦的病人，不能用针石治疗。不能补有余的意思，就是用补以后，可能精神好些，但是若是邪气停留腹中形成肿块，用了补益的方法后，反而使病邪独擅腹中，那就可能成为癥瘕一类疾病。

黄帝问：有人患胁下胀满，气上逆，经过两三年不好，这是什么病？

岐伯说：这种病，叫做息积，饮食照常，不受妨碍。不要用灸法或针法治疗，应该长期用导引来疏通气血，不能单纯依靠药物治疗的。

黄帝问：有人身体的髀部、大腿、小腿都发肿，并环绕肚脐周围而痛，这是什么病？

岐伯说：病名叫做伏梁。这种病，风邪是致病的主要原因：那邪气满布在大肠外面，停聚于肓膜，而肓膜的根源在肚脐以下，所以环绕脐部作痛。这种病不可用药攻下。假如攻下，就会导致小便困难的病变。

黄帝问：有人尺肤急而脉数、筋拘挛，明显可见，这是什么病？

岐伯说：这种病叫做疹筋。患这种病，肚腹一定痛。如果皮肤上出现白或黑的颜色，病就更重些。

黄帝说：有人患头痛，几年不好，这是怎么得的？

岐伯说：一定有地方遭受了很厉害的寒气，寒气向内侵入骨髓，骨髓是以脑为主，寒邪之气向上侵犯到脑部，就会发生头痛和齿痛的症状，病名叫做厥逆。

黄帝问：有的病人嘴里发甜，是什么病？又是怎样得的？

岐伯说：这是由于饮食谷物的精气向上泛溢，病名叫做脾瘅。一般说，食物进入嘴里，贮藏于胃，再由脾脏运化，输送所化清气于各个器官，现在脾脏失其正常功能，津液向上泛溢，所以令人嘴里觉有甜味，这是饮食过于肥美所诱发的。产生这样病的人，大都是经常吃甘美厚味的。肥厚能够使人内里生热，甜味能够使人胸部满闷，所以脾气向上泛溢，日久可转为消渴症。应该以兰草治疗，兰草的功能，能够排除郁热陈腐之气。

黄帝说：有的病人，嘴里发苦，是什么病？怎么得的？

岐伯说：病名叫做胆瘅。人的肝脏好比是将军，主管出谋划策；胆是洁净之府，五脏都取决于它，肝胆的经脉都经过咽喉，所以咽部就像是肝胆的信使。患胆瘅的人，因为经常思虑不断，情绪苦闷，所以胆失却正常的功能，胆汁向上泛溢，因此嘴里发苦。治疗时，刺胆募、胆俞二穴。它的治疗原则，载在《阴阳十二官相使》里。

黄帝问：有人小便淋漓不畅，一天数十次，这是正气不足的现象；身上发热像炭火炙烤，颈项和胸膺之间，像有东西阻格，人迎脉躁盛，发喘、气上逆，这是邪气亢盛有余的病象。寸口脉细的像头发，这又是正气不足的征象。这是哪里有病？叫什么病？

岐伯说：这种病本在太阴，由于胃热过盛，症状却偏重在肺，病名叫做厥。是无法治疗的死症。这是得了五有余、二不足的病啊！

黄帝说：怎样叫五有余、二不足呢？

岐伯说：所谓有余，就是病气有余的状态；所谓不足，就是正气不足的状态。现在一个人的外表同时有五种有余的脉证，内里同时有两种不足的脉证，这种病人，既不能从表治，又不能从里治，所以是死证。

黄帝说：人生下来就患有癫痫病的，病名叫什么？怎样得病的？

岐伯说：病名叫做胎病。这是因为胎儿在腹中时，其母曾屡次受到很大的惊吓，气逆于上而不下，惊气聚在一起，所以使孩子生下来就患有癫痫病。

黄帝说：有人患面皮肿，像有水气的样子，按他的脉，大而紧，身体不感到疼痛，形体也不消瘦，但不能吃东西，或者吃得很少，这叫什么病？

岐伯说：这种病的根本在肾，病名叫做肾风，肾风到了不能吃东西的阶段，多害怕，如害怕不止，就会心力衰竭而死。

黄帝说：有道理。

大奇论篇第四十八

大奇论：大，扩大，推广之意；奇，异于常态。因为本篇论述了疝、瘕、肠澼、暴厥等病的脉象与病症，分析了它们的病机和预后，并根据脉象，分析了心、肝、肾、胃、胆、胞、大肠、小肠、十二经等精气不足的病症并预测死期。由于这些内容，实际上是前篇《奇病论》的扩大和充实，故名大奇论。

肝满肾满肺满皆实，即为肿。肺之雍，喘而两胠满。肝雍，两胠满，卧则惊，不得小便。肾雍，脚下至少腹满，胫有大小，髀骱大跛，易偏枯。心脉满大，痫瘛筋挛。

肝脉小急，痫瘛筋挛。肝脉鹜暴，有所惊骇，脉不至若瘖，不治自已。肾脉小急，肝脉小急，心脉小急，不鼓皆为瘕。

肾肝并沉为石水，并浮为风水，并虚为死，并小弦欲惊。肾脉大急沉，肝脉大急沉，皆为疝。心脉搏滑急为心疝，肺脉沉搏为肺疝。三阳急为瘕，三阴急为疝，二阴急为痫厥，二阳急为惊。

脾脉外鼓，沉为肠澼，久自已。肝脉小缓为肠澼，易治。肾脉小搏沉，为肠澼下血，血温身热者死。心肝澼亦下血，二脏同病者可治，其脉小沉涩为肠澼，其身热者死，热见七日死。

胃脉沉鼓涩，胃外鼓大，心脉小坚急，皆鬲偏枯，男子发左，女子发右，不瘖舌转，可治，三十日起，其从者，瘖，三岁起，年不满二十者，三岁死。

脉至而搏，血衄身热者死，脉来悬钩浮为常脉。脉至如喘，名曰暴厥，暴厥者，不知与人言。脉至如数，使人暴惊，三四日自已。

脉至浮合，浮合如数，一息十至以上，是经气予不足也。微见九十日死。

脉至如火薪然，是心精之予夺也，草干而死。脉至如散叶，是肝气予虚也，木叶落而死。脉至如省客，省客者，脉塞而鼓，是肾气予不足也，悬去枣华而死。脉至如丸泥，是胃精予不足也，榆荚落而死。脉至如横格，是胆气予不足也，禾熟而死。脉至如弦缕，是胞精予不足也，病善言，下霜而死，不言，可治。

脉至如交漆，交漆者，左右傍至也，微见三十日死。

脉至如涌泉，浮鼓，肌中，太阳气予不足也，少气，味韭英而死。脉至如颓土之状，按之不得，是肌气予不足也，五色先见黑，白垒发死。

脉至如悬雍，悬雍者，浮揣切之益大，是十二俞之予不足也，水凝而死。

脉至如偃刀，偃刀者，浮之小急，按之坚大急，五脏菀熟，寒热独并于肾也，如此其人不得坐，立春而死。

脉至如丸，滑不直手，不直手者，按之不可得也，是大肠气予不足也，枣叶生而死。脉至如华者，令人善恐，不欲坐卧，行立常听，是小肠气予不足也，季秋而死。

【译文】

肝脉、肾脉、肺脉都是实象的，都可以发生病肿。肺痈、喘促、两胁胀满；肝痈，两胁胀满，睡眠会惊骇不安，小便不通；肾痈，从脚下至小腹胀满，两条腿看上去粗细大小不一样，大腿和小腿有变化，走路身体不平衡，容易发展成为半身不遂的病。

心脉满而大，是体内热甚，会出现癫痫，手足抽搐，筋脉拘挛的现象。肝脉小而紧，是肝藏虚寒，也会出现癫痫、手足抽搐、筋脉拘挛的现象。如肝脉迅急，是突然受到了惊骇；脉搏一时按不到，并且失音，也是受惊气逆的现象，不必治疗，气平会自然痊愈的。

肾脉小而紧，肝脉小而紧，心脉在指下不能鼓击，这是气血凝滞，都能够发为瘕病。

肾脉、肝脉都见沉象的，会发生石水的病症。肾肝都见浮脉，便是风水的病症。如果肾肝二脉都呈现虚象，是为死症。如果肝肾脉搏均见小而像弓弦状的，就会发为惊病。

肾脉大而急沉、或肝脉大而急沉的，都是寒气积聚的疝气病。

心脉之动，滑而且紧，是心疝；肺脉之动，见沉象，是肺疝。

膀胱和小肠脉紧急，说明是瘕病。脾脉和肺脉紧急，是疝病。心肾脉紧，说明是痫厥。胃和大肠脉紧，说明是惊病。

脾脉浮动，而又见沉象的，是肠澼，虽然日久，但体内的气并没有受损。时间长了自然会好的。肝脉小而缓的肠澼病，容易治疗。肾脉小搏而沉又兼便血的痢疾，如血溢于外，而身体发热，是死症。心脉、肝脉小而便血的痢疾，如果二脏同病，木火相生，可以治疗。假如身体发热，可以致死。发热太甚的，七天就会死亡。

胃脉沉而涩滞，或者浮动而大，以及心脉小急，全是气血不通的征象，都可发为半身不遂的偏枯的病。如果男子发病在左侧，女子发病在右侧，说话不失音、舌头动转灵活，就可以治疗，大约经过三十天就能恢复。如果男子发病在右侧，女子发病在左侧，说话发不出声音，大约需要三年才能恢复。如果年龄不满二十岁，正在发育的时候，大约三年就要死亡。

鼻出血的病人，脉来搏指，大而有力，身体发热的，就有死亡的危险；假若脉来如悬空无根，呈现微钩而浮之象的，这才是失血后应有的脉。

脉来像水流般湍急的，病名叫做暴厥。得暴厥的病人，一时不省人事，不能言语。脉来有数象的，这是热邪冲及心脏，所以使人暴惊。热退自安，大约三四天就会好的。

脉来时像浮波之合，浮波之合，就是说变化迅速。在一呼一吸之间，脉搏跳动十次以上，这是人身十二经络不足的现象。大约从开始见到这种脉象，经过九十天就会死亡。

脉来时像火刚燃起来一样的旺盛，这是心脏的精气已经脱失的脉象，大约到冬初草枯的时候就要死亡。脉来时像风吹落叶一样，这是肝气虚极的脉象，大约到树木叶落的时候，就要死亡。脉来时极充实，所说的实，实际上是闭塞而弹指的脉象，这是肾脏精气已经不足，大约在枣树花开到花落的期间就会死亡。脉来时像泥弹一样，坚强短涩，是胃腑的精气已经不足，大约在夏初榆荚纷飞的时候死亡。脉来像有东西横格在指下，这是胆气已经不足，大约到深秋禾谷成熟的时候，便要死亡。脉来如弦如缕，这是胞络的精气已经不足。如病人爱说话，大约到霜降季节便会死亡；如不爱说话，还可以治疗。脉来像绞滤漆汁一样，四处流散，开始见到这种脉象，大约经过三十天就要死亡。脉来像泉水一样，浮动胞中，是太阳经脉的精气已经不足，到长夏尝到韭英的时候，就要死亡。脉来如颓败的松土一样，重按不足，是肌肉的精气已经不足。从面上五色看，黑白色屡现的，就要死亡。脉来时像悬雍垂一样，浮取揣摩就觉得愈摸愈大，这是十二俞穴的精气不足，到天寒水冻的时候，就要死亡。脉来像仰卧的刀口，浮取脉小而急，重按脉大而坚，五脏菀藏郁热，寒热交并于肾脏，像这样的病人，不能坐着，到立春时，就要死亡。 脉来像弹丸，滑不著手，按之不得，这是大肠的精气已经不足，到初夏枣树生叶的时候，就会死亡。 脉来轻浮软弱如花，使人多恐惧，坐卧不安，行走站立时经常听见声音，幻觉不断，这是小肠精气虚损，大约到深秋的时候，就会死亡。

脉解篇第四十九

脉解：脉，指人体三阴三阳经脉；解，即解释阐发。 本篇主要内容是对《灵枢·经脉》篇诸经脉病症的产生机理，结合各经所应的时令变化特点进行解释和阐发。 三阴三阳经脉之气各有主时，在各自所应的时令中，受时令气候变异的影响而有阴阳的盛衰变化，遂成经脉之病，由于本篇专门解释经脉病症的形成机理，故称"脉解篇"。

太阳所谓肿腰脽痛者，正月太阳寅，寅，太阳也，正月阳气出在上，而阴气盛，阳未得自次也，故肿腰脽痛也。病偏虚为跛者，正月阳气冻解，地气而出也，所谓偏虚者，冬寒颇有不足者，故偏虚为跛也。所谓强上引背者，阳气大上而争，故强上也。所谓耳鸣者，阳气万物盛上而跃，故耳鸣也，所谓甚则狂巅疾者，阳尽在上，而阴气从下，下虚上实，故狂巅疾也。所谓浮为聋者，皆在气也。所谓入中为瘖者，阳盛已衰，故为瘖也。内夺而厥，则为瘖俳，此肾虚也。少阴不至者，厥也。

少阳所谓心胁痛者，言少阳盛也，盛者心之所表也，九月阳气尽而阴气盛，故心胁痛也。所谓不可反侧者，阴气藏物也，物藏则不动，故不可反侧也。所谓甚则跃者，九月万物尽衰，草木毕落而堕，则气去阳而之阴，气盛而阳之下长，故谓跃。

阳明所谓洒洒振寒者，阳明者午也，五月盛阳之阴也，阳盛而阴气加之，故洒洒振寒也。所谓胫肿而股不收者，是五月盛阳之阴也，阳者衰于五月，而一阴气上，与阳始争，故胫肿而股不收也。所谓上喘而为水者，阴气下而复上，上则邪客于脏腑间，故为水也。所谓胸痛少气者，水气在脏腑也，水者阴气也，阴气在中，故胸痛少气也。所谓甚则厥，恶人与火，闻木音则惕然而惊者，阳气与阴气相薄，水火相恶，故惕然而惊也。所谓欲独闭户牖而处者，阴阳相薄也，阳尽而阴盛，故欲独闭户牖而居。所谓病至则欲乘高而歌，弃衣而走者，阴阳复争，而外并于阳，故使之弃衣而走也。所谓客孙脉则头痛鼻衄腹肿者，阳明并于上，上者则其孙络太阴也，故头痛鼻衄腹肿也。

太阴所谓病胀者，太阴子也，十一月万物气皆藏于中，故曰病胀。所谓上走心为噫者，阴盛而上走于阳明，阳明络属心，故曰上走心为噫也。所谓食则呕者，物盛满而上溢，故呕也。所谓得后与气则快然如衰者，十二月阴气下衰，而阳气且出，故曰得后与气则快然如衰也。

少阴所谓腰痛者，少阴者肾也，十月万物阳气皆伤，故腰痛也。所谓呕咳上气喘者，阴气在下，阳气在上，诸阳气浮，无所依从，故呕咳上气喘也。所谓色色不能久立久坐，起则目䀮䀮无所见者，万物阴阳不定未有主也，秋气始至，微霜始下，而方杀万物，阴阳内夺，故目䀮䀮无所见也。所谓少气善怒者，阳气不治，阳气不治则阳气不得出，肝气当治而未得，故善怒，善怒者名曰煎厥。所谓恐如人将捕之者，秋气万物未有毕去，阴气少，阳气入，阴阳相薄，故恐也。所谓恶闻食臭者，胃无气，故恶闻食臭也。所谓面黑如地色者，秋气内夺，故变于色也。所谓咳则有血者，阳脉伤也，阳气未盛于上而脉满。满则咳，故血见于鼻也。

厥阴所谓癞疝，妇人少腹肿者，厥阴者辰也，三月阳中之阴，邪在中，故曰癞疝少腹肿也。所谓腰脊痛不可以俛仰者，三月一振荣华，万物一俛而不仰也。所谓癞癃疝肤胀者，曰阴亦盛而脉胀不通，故曰癞癃疝也。

所谓甚则嗌干热中者，阴阳相薄而热，故嗌干也。

【译文】

太阳经有腰部肿胀和臀部疼痛的病症，这是因为正月建寅，属于太阳。正月是阳气升发的季节，而阴寒之气还盛，阳气不能畅达，所以腰椎部肿痛。所谓阳气偏虚为跛足的，是因为正月阳气从东方来，解开地气之冻而上升，由于寒气的影响，体内阳气极感不足，所以阳气偏虚在一侧，从而发生跛足的症状。所谓头项强痛的，是因为阳气上升互相争扰而发生的。所谓患有耳鸣的，是因为阳气盛上活跃，所以发生耳鸣。所谓狂癫的，是因为阳气尽在上部，阴气却在下面，下虚上实，所以发生狂癫病。所谓阳脉浮的耳聋，是因为气火上炎，气上而不下。所谓阳气进入内部而喑痵不言的，是因为阳气已虚，所以发生失音不语的症状。色欲过度，发为厥逆，发展成为失音不语和四肢软废的喑俳病，这是因为肾脏衰弱，少阴经气达不到四肢的缘故。少阴经气达不到，还会成为厥逆。

少阳经所谓心胁痛的症状，是因为少阳属九月，月建在戌，戌是少阳脉，散络心包，发病时能够影响心经，而九月是阳气将尽、阴气方盛的时候，所以心胁部发生疼痛。所谓卧而不能辗转的，是九月阴气渐渐盛了，万物就要闭藏，一切都将呈现静而不动的状态，人体的少阳经气也受影响，所以不能转动。所谓甚则跃的，是因为九月的季节，万物都渐衰败，草木凋零，人身之气也由阳入阴，如果阳气旺盛，阳气就会向下活动，所以叫做跃。

214

阳明经有所谓洒洒振寒的症状，这是因为阳明经旺于五月，月建在午，是阳极而阴生的时候。阳明经病正像时令的阳极而有阴气相加，所以有寒冷、颤抖的病态。所谓胫肿与两股不能屈伸的症状，这是五月里盛阳中阴气作祟的缘故。阳气在五月开始衰微，而一阴之气上升，阴与阳争，阳明经气不和，所以发生胫肿、两股不能屈伸的病症。所谓上气喘逆而为水肿的是由于阴气从下上逆，阴邪随着侵犯了脾胃，所以化水而成为喘逆病。所谓胸痛少气的，是由于水气停在脏腑之间，水液属阴气，潴留体内，所以出现胸痛少气的病。所谓病甚则厥逆，厌恶人和火的亮光，听见击木的声音，就显出害怕的样子，这是由于阳气和阴气相互摩荡，水火不相协调，所以发生这类惊怕的症状。所谓有的病人欲关闭门窗，独自居处，这是由于什么呢？是因为阴气和阳气相摩，阳气衰了，阴气转盛，阴盛就喜静，所以病人就要关门窗，喜欢独居了。所谓病至就要登高歌唱，脱衣乱跑的是由于阴阳相争，结果阳气盛，邪气并于阳经，所以使病人有脱衣乱跑、神志失常的症状。所谓邪侵孙脉就发生头痛鼻塞、流涕、腹胀的，是由于阳明经的邪气，并行于上的细小络脉和太阴脉，邪入上部的细小络脉，所以发生头痛、鼻塞流涕；邪入太阴脉，所以腹部发胀。

太阴经脉有所谓胀的症状，这是因为太阴经旺于十一月，月建在子，而十一月是万物收藏的季节，人体的阳气退藏在中，如果邪气也隐藏在内，所以就有腹部胀满的症状。所谓上走心而为噫的，是由于阴气旺盛向上侵犯足阳明胃经，阳明的络脉上属于心，所以阴气侵犯心经，就会发生嗳气的症状。所谓吃了食物而呕吐的，是因为食物不能消化，胃气盛满。向上溢出，所以就要呕吐。有的病人腹满，大便或放屁后就感到腹部畅快，胀满减轻，是因为十一月阴气盛到极点，渐渐下衰，阳气自然发出，所以得大便或放了屁后就会感到很爽快。

少阴经脉有所谓腰痛的病，这是因为少阴月建在申。七月的时候，三阴已起，万物阳气已衰，人体的阳气也随着季节衰弱了，所以发生腰痛。　所谓呕吐气逆而喘的，是由于阴气旺盛于下，阳气浮越于上，阳气无所依附，就发生呕吐咳嗽气逆而喘的症候。　所谓忧虑怅望，不能久立，坐起则眼花缭乱，看不清东西的，是因为阴阳不能安定，万物未有所生，而秋天肃杀之气已来，微霜开始下降，万物因之凋零，人体阴阳之气在内相争，正和这种情况相同，所以眼睛模糊，什么也看不清了。　所谓少气多怒的，是由于阳气失掉作用，少阳经气不能外出，肝气郁结不得疏泄，所以容易发怒，病名叫做煎厥。　所谓经常害怕如有人捉捕的，是由于秋气初降，万物的阳气还去尽去，阴气未寒，阳气在内，阴阳相争，所以经常害怕。　所谓厌恶食物气味的，是由于胃府失去了消化功能，所以就厌恶闻到食物的气味。　所谓面黑如炭色的，是由于秋天之气耗散内藏精华，所以面色就变黑了。所谓咳则有血的，是由于上部的络脉受了损伤，阳气充盛于上，血液充满了脉管，而上部脉满就会咳嗽，所以就发生咳嗽以及鼻出血的症状。

厥阴经脉有所谓男性的"癞疝"和女性的小腹肿胀的症状，这是因为厥阴月建在辰。　三月是阳气方虚、阴气将尽的季节，为阳中之阴。　阴邪积聚于中，所以会发癞疝，小腹肿胀的病变。　所谓腰痛不能俯仰的，是由于三月阳气鼓动，草木繁荣，枝叶下垂，呈现俯而不仰之势，人病应之，也就会腰痛不可俯仰。　有的病人出现颓疝、癃闭、腹胀的，是因为厥阴气盛，厥阴经脉闭塞不通，因而发生阴器肿，小便不通的病变。　所谓嗌干热中的，是因为阴阳相迫，产生内热，所以使咽喉发干。

刺要论篇第五十

刺要论：刺，针刺；要，要领、基本原则。　因本篇经文论述了针刺深浅的基本原则，故名刺要论。

黄帝问曰：愿闻刺要。

岐伯对曰：病有浮沉，刺有浅深，各至其理，无过其道。过之则内伤，不及则生外壅，壅则邪从之。浅深不得，反为大贼，内动五脏，后生大病。故曰：病有在毫毛腠理者，有在皮肤者，有在肌肉者，有在脉者，有在筋者，有在骨者，有在髓者。

是故刺毫毛腠理无伤皮，皮伤则内动肺，肺动则秋病温疟，泝泝然寒慄。刺皮无伤肉，肉伤则内动脾，脾动则七十二日四季之月，病腹胀烦，不嗜食。刺肉无伤脉，脉伤则内动心，心动则夏病心痛。刺脉无伤筋，筋伤则内动肝，肝动则春病热而筋弛。刺筋无伤骨，骨伤则内动肾，肾动则冬病胀腰痛。刺骨无伤髓，髓伤则销铄胻酸，体解㑊然不去矣。

【译文】

黄帝说：希望听听针刺方面的要点。

岐伯说：疾病有在表和在里的分别，刺法有浅深的不同，疾病在表当浅刺，疾病在里当深刺，治病要达到应刺的浅度深度，而不能超过应刺的准则。刺得过深了，就会内伤五脏；刺得过浅，又达不到病所，使外面气血壅滞，这样，邪气就会乘机侵入。所以针刺的浅深，如不恰当，反有很大的危害。在内里会伤害五脏，要生大病的。这是因为，疾病有病在毫毛和腠理的，有病在皮肤的，有病在肌肉的，有病在脉的，有病在筋的，有病在骨的，有病在髓的。所以刺毫毛腠理，不要损伤了皮肤，如果皮肤受伤，就会影响内部的肺脏。肺脏功能受到影响后，到秋天就会患温疟、热厥的病，而且出现怕冷战栗的症状。

刺皮肤，不要损伤肌肉，如肌肉受伤，就会影响内部的脾脏，脾脏功能受到影响后，就会在每季最后十八天当中，发生腹胀烦满，不想吃东西的症状。

刺肌肉，不要损伤脉。如脉受伤，就会影响内部心脏，心脏功能受到影响后，到夏天就会发生心痛的病。

刺脉，不要损伤筋。如筋受伤，就会影响内部肝脏。肝脏功能受到影响后，到了春天就会发生热性疾病，筋也会松弛的。

刺筋，不要损伤骨。如骨受伤，就会影响内部的肾脏，肾脏功能受到影响后，到冬天就会发生腹胀腰痛的症状。

刺骨，不要损伤髓。如髓受伤，髓便日渐消枯，以致小腿酸软，身体倦怠无力，不愿行动了。

刺齐论篇第五十一

刺齐论：齐，整也，即整齐。《玉篇》："齐，整也，无偏颇也。"刺齐，指针刺浅深各有一定限度。本篇论述了针刺的深浅界限，故名刺齐论。

黄帝问曰：愿闻刺浅深之分。

岐伯对曰：刺骨者无伤筋，刺筋者无伤肉，刺肉者无伤脉，刺脉者无伤皮，刺皮者无伤肉，刺肉者无伤筋，刺筋者无伤骨。

帝曰：余未知其所谓，愿闻其解。

岐伯曰：刺骨无伤筋者，针至筋而去，不及骨也。刺筋无伤肉者，至肉而去，不及筋也。刺肉无伤脉者，至脉而去，不及肉也。刺脉无伤皮者，至皮而去，不及脉也。所谓刺皮无伤肉者，病在皮中，针入皮中，无伤肉也。刺肉无伤筋者，过肉中筋也。刺筋无伤骨者，过筋中骨也。此之谓反也。

【译文】

黄帝问：希望听听刺法里浅深的分别。

岐伯答说：应深刺的，是说针刺骨的，不要伤害筋，针刺筋的，不要伤害肌肉，针刺肉的，不要伤害脉。针刺脉的，不要伤害皮肤；应浅刺的，是说针刺皮肤，不要伤害肌肉，针刺肉的，不要伤害筋，针刺筋的，不要伤害骨。

黄帝又问：我不明白你所说的意思，请你解释一下。

岐伯说：所说针刺骨不要伤害筋，就是说要刺骨的，不能仅仅刺到筋的部位，还没有达到刺骨的深度，就停针或拔去；针刺筋不要损伤肌肉，就是说要刺筋的，不能仅仅刺到肌肉，还没有达到筋的深度，就停针或拔去；针刺脉不要伤害皮肤，就是说要刺脉的，不能仅仅刺到皮肤，还没有达到刺脉的深度，就停针或拔去。

所谓针刺皮肤不要损伤肌肉，就是说病在皮肤里，就针至皮肤，不可针刺太过而伤害肌肉。所谓针刺肌肉不要去伤害筋，就是只可针入病变的肌肉里，太过就会伤害筋。所谓针刺筋不要去伤害骨，就要只可针入病变的筋上，太过就伤害骨。这些都是针刺不正常的情况。

刺禁论篇第五十二

刺禁论：刺，针刺；禁，禁忌、忌讳。本篇经文主要指出人体一些禁刺部位及误刺之害，或某些原因不适宜斜刺之理，故名刺禁论。

黄帝问曰：愿闻禁数。

岐伯对曰：脏有要害，不可不察，肝生于左，肺藏于右，心部于表，肾治于里，脾为之使，胃为之市。鬲肓之上，中有父母，七节之傍，中有小心，从之有福，逆之有咎。

刺中心，一日死，其动为噫。刺中肝，五日死，其动为语。

刺中肾，六日死，其动为嚏。刺中肺，三日死，其动为咳。刺中脾，十日死，其动为吞。刺中胆，一日半死，其动为呕。

刺跗上，中大脉，血出不止死。刺面，中溜脉，不幸为盲。刺头，中脑户，入脑立死。刺舌下，中脉太过，血出不止为瘖。刺足下布络中脉，血不出为肿。刺郄中大脉，令人仆脱色。刺气街中脉，血不出为肿鼠仆。刺脊间，中髓为伛。刺乳上，中乳房，为肿，根蚀。刺缺盆中内陷，气泄，令人喘咳逆。刺手鱼腹内陷，为肿。

无刺大醉，令人气乱。无刺大怒，令人气逆。无刺大劳人，无刺新饱人，无刺大饥人，无刺大渴人，无刺大惊人。

刺阴股中大脉，血出不止死。刺客主人内陷中脉，为内漏、为聋。刺膝髌出液，为跛。刺臂太阴脉，出血多立死。刺足少阴脉，重虚出血，为舌难以言。刺膺中陷，中肺，为喘逆仰息。刺肘中内陷，气归之，为不屈伸。刺阴股下三寸内陷，令人遗溺。刺掖下胁间内陷，令人咳。刺少腹，中膀胱，溺出，令人少腹满。刺腨肠内陷，为肿。刺匡上陷骨中脉，为漏、为盲。刺关节中液出，不得屈伸。

【译文】

黄帝问：希望听你讲讲禁刺之处有哪些。

岐伯说：五脏都有其要害的地方，不可不注意。肝气从左侧上升；肺气从右侧下降；心气布散于体表，肾脏治理着体内；脾脏输送水谷精华给各脏器，像个差役；胃府容纳水谷，像个市集；横膈膜上有维持生命的气海，第七椎旁，里面有心胞络。这些重要部位，在针刺时，遵循着法则就有疗效，违反了法则，就有误刺的过失。

针刺如误中心脏，大约一日就死，其死征是出现嗳气的症状。如误中肝脏，大约五日就死，其死征是出现自言自语的症状。如误中肾脏，大约六日就死，其死征是出现打喷嚏的症状。 如误中肺脏，大约三日就死，肺在气为咳，其死征是出现咳嗽的症状。 如误中脾脏，大约十日就死，其死征是出现吞咽困难的症状。 如误中胆，大约一日半死，其死征是出现呕吐的症状。 针刺误中足背的大动脉，可能会出血不止而死。

刺面部，如误中溜脉，会使人遭受眼瞎的不幸。 刺头部，如误伤脑户穴，很快就会死亡。 刺舌下廉泉穴，如中经脉太深，就会血流不止，以致失音不能说话。 误刺了足下散布的络脉，血流不出来，就会形成局部肿胀。 刺委中太深，误伤大脉，会使人晕倒，面色变白。刺气街穴，误伤血脉，血流不出来，就瘀结为肿，鼠鼷部位也会肿胀。 刺脊骨间隙，误伤脊髓，会发生伛偻背弯曲的病变。 刺乳中穴，伤及乳房，就会肿起来，生成蚀疮。 刺缺盆穴太深，气外泄，会使人喘逆。 刺手鱼腹太深，会使人体的局部发肿。

不可针刺大醉的病人，如刺了，会使人脉乱。 不可针刺正在大怒时的病人，如刺了，会使人气逆。 不可针刺过于疲劳的人，不可针刺过饱的人，不可针刺过于饥饿的人，不可针刺极度口渴的人，不可针刺受了极大惊吓的人。

针刺大腿内侧的穴位时，如误伤大脉，就会流血不止而死。 刺客主人穴及目上陷骨时，如误伤络脉，会耳底生脓，使人耳聋。 刺膝盖骨，如流出液体，会使人跛足。 刺手太阴经脉，误伤血脉，就会很快死亡。 刺足少阴经脉，出血，会使肾气更虚，出现舌不灵活，难以说话的病疾。 刺胸膺太深，伤了肺脉，会发为气喘上咳，仰面呼吸的疾病，刺尺泽、曲泽两穴太深，气便结聚于局部，会使臂部不能屈伸。刺大腿内侧下三寸的部位太深，会使人小便失禁，刺胁肋之间太深。会使人咳嗽。 刺小腹部太深，伤了膀胱，小便就流入腹腔，使人少腹胀满。 刺小腿肚太深，会使局部发肿。 刺眼眶骨上，伤了脉络，就会流泪不止，甚至失明。 刺腰脊或四肢的关节时，如体液流出，会造成关节屈伸功能障碍。

刺志论篇第五十三

刺志论：志，有铭记之意。 本篇所论的虚实之要和补泻之法，属于针刺时应当铭记不忘的重要问题，故名刺志论。

黄帝问曰：愿闻虚实之要。

岐伯对曰：气实形实，气虚形虚，此其常也，反此者病。谷盛气盛，谷虚气虚，此其常也，反此者病。脉实血实，脉虚血虚，此其常也，反此者病。

帝曰：如何而反？

岐伯曰：气虚身热，此谓反也。谷入多而气少，此谓反也。谷不入而气多，此谓反也。脉盛血少，此谓反也。脉小血多，此谓反也。

气盛身寒，得之伤寒。气虚身热，得之伤暑。谷入多而气少者，得之有所脱血，湿居下也。谷入少而气多者，邪在胃及与肺也。脉小血多者，饮中热也。脉大血少者，脉有风气，水浆不入，此之谓也。

夫实者，气入也。虚者，气出也。气实者，热也。气虚者，寒也。入实者，左手开针空也；入虚者，左手闭针空也。

【译文】

黄帝问：希望听你讲讲虚实的要点。

岐伯说：气充实的，形体也充实，气不足的，形体也衰弱，这是正常的现象；与此相反的，就是病态。 纳谷多的，气就充盛，纳谷少的，气就不足，这是正常的现象；与此相反的，就是病态。 脉充实的，血液也充实，脉虚弱的，血液也不足，这是正常的现象；与此相反的，就是病态。

黄帝问：怎样算是反常呢？

岐伯说：正气足而身体反觉寒冷，正气虚而身体反发热的，这就是反常的现象。吃东西多而正气不足，这是反常的现象；吃东西少而正气反足，这也是反常的现象。脉充实，血不足，这是反常现象；脉虚弱而血多，这也是反常现象。

气旺盛而身上寒冷，这是受了寒邪的伤害。气不足而身体发热，这是受了暑热的伤害。吃东西多而气反少的，这是由于失血之后，湿邪聚于下部的原因。吃东西少而气反有余的，表明邪气在胃并达到了肺脏。脉小而血多，面有赤色，是饮酒多而中焦有热。脉大而血反少，面色白，是感受风邪，水汤不进所造成的。

所谓实，是说邪气侵入人体。所谓虚，是说正气耗散于内。邪气实，就会有热；正气虚，就会有寒。针刺治疗实证，应左手开针孔以泻之；治疗虚证，应左手闭合针孔以补之。

针解篇第五十四

针解：本篇主要论述了针刺补泻的手法及用针时的注意要点，并阐明人与天地相应的道理及九针之用各有适应病症。由于通篇内容是以解释用针的道理为主，故名"针解"。

黄帝问曰：愿闻九针之解，虚实之道。

岐伯对曰：刺虚则实之者，针下热也，气实乃热也。满而泄之者，针下寒也，气虚乃寒也。菀陈则除之者，出恶血也。邪胜则虚之者，出针勿按。徐而疾则实者，徐出针而疾按之。疾而徐则虚者，疾出针而徐按之。言实与虚者，寒温气多少也。若无若有者，疾不可知也。察后与先者，知病先后也。为虚与实者，工勿失其法。若得若失者，离其法也。虚实之要，九针最妙者，为其各有所宜也。补写之时者，与气开阖相合也。九针之名，各不同形者，针穷其所当补泻也。

刺实须其虚者，留针阴气隆至，乃去针也。刺虚须其实者，阳气隆至，针下热乃去针也。经气已至，慎守勿失者，勿变更也。深浅在志者，知病之内外也。近远如一者，深浅其候等也。如临深渊者，不敢堕也。手如握虎者，欲其壮也。神无营于众物者，静志观病人，无左右视也。义无邪下者，欲端以正也。必正其神者，欲瞻病人目，制其神，令气易行也。所谓三里者，下膝三寸也。所谓跗之者，举膝分易见也。巨虚者，蹻足胻独陷者。下廉者，陷下者也。

帝曰：余闻九针，上应天地四时阴阳，愿闻其方，令可传于后世，以为常也。

岐伯曰：夫一天、二地、三人、四时、五音、六律、七星、八风、九野，身形亦应之，针各有所宜，故曰九针。人皮应天，人肉应地，人脉应人，人筋应时，人声应音，人阴阳合气应律，人齿面目应星，人出入气应风，人九窍三百六十五络应野。故一针皮，二针肉，三针脉，四针筋，五针骨，六针调阴阳，七针益精，八针除风，九针通九窍，除三百六十五节气，此之谓各有所主也。人心意应八风，人气应天，人发齿耳目五声应五音六律，人阴阳脉血气应地，人肝目应之九。九窍三百六十五，人一以观动静天二以候五色七星应之以候发毋泽五音一以候宫商角徵羽六律有余不足应之二地一以候高下有余九野一节俞应之以候闭节三人变一分人候齿泄多血少十分角之变五分以候缓急六分不足三分寒关节第九分四时人寒温燥湿四时一应之以候相反反一四方各作解。

【译文】

黄帝说：希望听你讲讲对九针的解释和虚实补泻的不同治疗方法。

岐伯说：针治虚证必须用补的手法，如针下有热感，那正气就算实和了；针刺实证必须用泄的手法，如针下有凉感，那邪气就算虚和了。血分有郁积已久的邪气，应该放出恶血。针刺邪盛的病人，出针以后，不要按闭针孔而应使邪气外泄。所谓"徐而疾则实"，就是说慢慢地出针；出针后，迅速按闭针孔，这样正气就不致外泄。所谓"疾而徐则虚"就是说迅速地出针，出针后，不按闭针孔，这样就可使邪气得以外散，这里所说的虚实，是指气至时凉感和热感的多少而言，如果凉感或热感似有似无，那么疾病的虚实就难以断定了。审察疾病的先后，是要认识病的标与本。掌握病的虚实，医工应该确守针法，不发生错误。假如得失无定（应补而用泻法，应泻而用补法），那就是离开治疗法则了。运用虚实的主要关键，是要灵活运用九针，因为九针能适应各种不同的病症。掌握补泻的时候，用针应该与气的开阖相配合。所谓九针，是说针有九种名称；形状各不相同，这九针是根据或补或泻而发挥其作用的。

刺实证，要用泻法，留针以待阴气盛来，针下有凉的感觉，然后去针。刺虚证，要用补法，应该待阳气盛来，针下有热的感觉，然后去针。如果针刺时经气已经来到，就不要轻率地改变手法。所谓应做到针刺的深浅，都装在心里，是要求搞清楚疾病的或内或外。所谓针刺的远近都一样，是说不论病变，深浅候气之法是相同的。所谓行针时，要像临近深渊似的，是说不要怠惰大意。所谓持针像手握老虎一样，是说行针需要坚定有力。所谓精神不要注意外界的事物，是说应平心静气地观察病人，不左右张望。所谓下针时，不能倾斜，是说一定要使针保持端正直下。所谓施术时，一定要正病人的神志，是说需要注视病人的眼睛，来控制其精神活动，使经气容易运行。"三里"是膝下外侧三寸处的穴名，"跗上"是冲阳穴，取动脉是容易看清的。 上巨虚穴就是上廉穴，在胫骨与腓骨之间，足三里下三寸的地方。 巨虚下廉穴，则在上廉穴的下凹陷处。

黄帝说：我听说九针与天地、四时、阴阳，是相应合的，希望听你讲讲其中的道理，使其传流后世，而作为治病的常规。

岐伯说：一天、二地、三人、四时、五音、六律、七星、八风、九野，人的形体的各部分与这些是相对应的。 而针各有与其相适应的疾病，所以有九针之名。 具体地来讲，人的皮肤，如同覆盖万物的天；人的肌肉，如同敦厚的地；脉的盛衰，如同人的壮老；筋在各部功用不同，如同四时气候各异；人的声音与自然界的五音相应合；人的脏腑阴阳，与六律各有调节的情况相类似；人的面部七窍与牙齿的排列，像天上的星辰一样；人的呼吸，像自然界的风一样；人的九窍、三百六十五络分布全身，像大地上的九野一样。 所以第一种镵针刺皮，第二种圆针刺肌肉，第三种锃针刺脉，第四种锋针刺筋，第五种铍针刺骨，第六种员利针调和阴阳，第七种毫针补益精气，第八种长针驱除风邪，第九种大针疏通九窍，以应三百六十五节之气，这就是说九针各有它的功能。 人的心意，像八风一样变化无常；人的正气，像天一样运行不息；人的发齿耳目，像五音六律一样有条不紊；人的血气阴阳经脉，如同生化万物的大地；人的肝气通目，与九之数相应。

长刺节论篇第五十五

长刺节论：长，扩充，推广的意思；刺节，即针刺经穴的方法。本篇与《灵枢·官针》和《灵枢·刺节真邪》为一体，结合头痛、寒热等十二种病症的刺治，又补充了五节、十二节的刺法内容，故名长刺节论。

刺家不诊，听病者言，在头，头疾痛，为藏针之，刺至骨，病已上，无伤骨肉及皮，皮者道也。

阴刺，入一傍四处，治寒热，深专者，刺大脏，迫脏刺背，背俞也，刺之迫脏，脏会，腹中寒热去而止，与刺之要，发针而浅出血。

治腐肿者刺腐上，视痈小大深浅刺，刺大者多血，小者深之，必端内针为故止。

病在少腹有积，刺皮𩩲以下，至少腹而止，刺侠脊两旁四椎间，刺两髂髎季胁肋间，导腹中气热下，已。病在少腹，腹痛不得大小便，病名曰疝，得之寒，刺少腹两股，刺腰髁骨间，刺而多之，尽炅病已。

病在筋，筋挛节痛，不可以行，名曰筋痹。刺筋上为故，刺分肉间，不可中骨也，病起筋炅病已止。病在肌肤，肌肤尽痛，名曰肌痹，伤于寒湿，刺大分小分，多发针而深之，以热为故，无伤筋骨；伤筋骨，痈发若变，诸分尽热病已止。病在骨，骨重不可举，骨髓酸痛，寒气至，名曰骨痹，深者刺，无伤脉肉为故，其道大分小分，骨热病已止。

病在诸阳脉，且寒且热，诸分且寒且热，名曰狂，刺之虚脉，视分尽热，病已止。病初发，岁一发；不治，月一发；不治，月四五发，名曰癫病。刺诸分诸脉，其无寒者以针调之，病已止。病风且寒且热，炅汗出，一日数过，先刺诸分理络脉；汗出且寒且热，三日一刺，百日而已。病大风，骨节重，须眉堕，名曰大风，刺肌肉为故，汗出百日，刺骨髓，汗出百日，凡二百日，须眉生而止针。

【译文】

精于针术的医生来诊病，听病人自诉，病在头部，痛得很厉害，就给他针刺，刺头部的大骨。头不痛了，才止针，不伤及骨肉和皮，皮是针的出入道路，更要注意别损伤。

阳刺的手法，即中间直刺一次，左右斜刺四次，可以治寒热的疾患。病邪深入，而专攻于脏的，可针刺五脏的募穴。邪气迫近五脏的，应该刺背俞。背部是内脏之气会聚之处，针刺背部俞穴可以驱除迫近内脏的邪气。针刺时，以腹中寒热已去为止。大概针刺的要点是拔针时要稍微出点血。

治疗痈肿时，就针刺痈上，察看痈的大小深浅（以取其脓），大的痈肿，脓血较多，部位较浅，所以浅刺即可；小的痈肿，往往部位较深，应该深刺，一定要以端直进针为准则。

少腹有积聚的疾病，应针刺腹以下的部位，向下直到少腹为止；然后再针刺第四椎两旁的孔穴和髂骨两侧的居髎穴，以及季胁肋间等处的穴位，引导腹中热气下行，病就会好的。

小腹有病，疼痛并大小便困难，病名叫做疝。这种病，受了寒凉，就感到少腹胀满，两股间发冷。应针刺腰部和髁骨之间，刺后并加灸治，待小腹全部发热，病就痊愈了。

病在筋，筋拘挛，关节都痛，不能行动，病名叫做筋痹。刺的准则，是在筋上，刺筋要刺在肌肉相合的地方，不可刺伤骨，刺后如筋有热感，表示病趋痊愈，就可停针。

病在肌肤，皮肤和肌肉全部疼痛的，叫做肌痹。这种病是受了寒湿的侵犯所引起的。应针刺大小肌肉会合处的穴道，针刺要深，要多针几处，以产生热感为准则。不要损伤筋骨，若伤害了筋骨，寒气就会发作而出现病变。假如针刺时肌肉处有热感，说明病趋痊愈，就应停针。

骨部有病，便感到沉重，举动不便，如感到骨髓里酸痛，寒气很大，病名叫做骨痹。应该深刺，以不刺伤脉和肌肉为准则。刺至大小肌肉之间，骨部感觉发热，病趋痊愈，就可止针。

病从诸阳经脉发生，大小分肉处有时寒时热的感觉，这叫做狂病。针刺应该用泻法，以泄散阳脉的病邪，观察各处分肉，都有了热感，说明病趋痊愈，即可停针。狂病在初得的时候，每年发一次。如不及时治疗，就会发展到每月发作一次。再不治疗，就会发展到每月发作四五次了。这叫做癫病，应针刺大小分肉。如果经脉有异常寒冷的征象，需要用补法。病见好，就可停针。

因受风得病，出现时寒时热的证象，热则汗出，一日发作数次。应先刺分肉皮肤和络脉。若依旧汗出，时寒时热，应该三天针治一次，治疗到一百天，病就会好的。

患疠风病，周身骨节沉重、须眉脱落，这就叫做疠风病，治疗时应以针刺肌肉为原则，使之出汗；治疗一百天后，再针刺骨髓，仍应使之出汗，也治疗一百天，前后共二百天。直到须眉重新生长，才可止针。

皮部论篇第五十六

皮部论：皮，皮肤；部，部位。皮部是指体表的皮肤按经络的分布部位分区。本篇主要讨论了十二经脉在皮肤的分属部位和从皮肤络脉色泽判断病邪浅深、性质、所主病症的方法以及皮肤络脉在疾病发展中的作用。由于所论均与皮肤有关，故名"皮部"。

黄帝问曰：余闻皮有分部，脉有经纪，筋有结络，骨有度量，其所生病各，别其分部，左右上下，阴阳所在，病之始终，愿闻其道。

岐伯对曰：欲知皮部以经脉为纪者，诸经皆然。

阳明之阳，名曰害蜚，上下同法，视其部中有浮络者，皆阳明之络也。其色多青则痛，多黑则痹，黄赤则热，多白则寒，五色皆见，则寒热也。络盛则入客于经，阳主外，阴主内。

少阳之阳，名曰枢持，上下同法，视其部中有浮络者，皆少阳之络也，络盛则入客于经，故在阳者主内，在阴者主出，以渗于内，诸经皆然。

太阳之阳，名曰关枢，上下同法，视其部中有浮络者，皆太阳之络也，络盛则入客于经。

少阴之阴，名曰枢儒，上下同法，视其部中有浮络者，皆少阴之络也，络盛则入客于经，其入经也，从阳部注于经，其出者，从阴内注于骨。

心主之阴，名曰害肩，上下同法，视其部中有浮络者，皆心主之络也，络盛则入客于经。

太阴之阴，名曰关蛰，上下同法，视其部中有浮络者，皆太阴之络也，络盛则入客于经。凡十二经络脉者，皮之部也。

是故百病之始生也，必先于皮毛，邪中之则腠理开，开则入客于络脉；留而不去，传入于经；留而不去，传入于腑，廪于肠胃。邪之始入于皮也，泝然起毫毛，开腠理；其入于络也，则络脉盛色变；其入客于经也，则感虚乃陷下；其留于筋骨之间，寒多则筋挛骨痛，热多则筋弛骨消，肉烁䐃破，毛直而败。

帝曰：夫子言皮之十二部，其生病皆何如？

岐伯曰：皮者，脉之部也。邪客于皮则腠理开，开则邪入客于络脉，络脉满则注于经脉，经脉满则入舍于腑脏也，故皮者有分部，不与而生大病也。

帝曰：善。

【译文】

黄帝说：我听说皮肤上有十二经脉分属的部位，脉的分布，有横有纵；筋的分布有结、有络，骨的分布有大小长短。 它们所生的疾病各不相同，这就要靠十二经脉在皮肤上所分属的部位来区别，同时要照顾到病变部位的上下左右和病症的阴阳属性，以及疾病的发展过程。 希望听你具体地讲一讲。

岐伯答：要知道皮肤上的分区，是以经脉循行的部位作为联系的，各经都是这样。 阳明经的阳络，叫做"害蜚"。 手足阳明经是一样的。 看到那分部中有浮络的都属阳明的络脉。 这些浮络如果大多是青色的，就说明有痛；大多是黑色的，就说明有痹；大多是黄赤色的，就说明有热；大多是白色的，就说明有寒，倘使五种颜色都存在，就是寒热相兼的病。 络脉中的邪气盛了，就会向内侵入本经，络属阳主外，经属阴主内。

少阳经的阳络，叫做"枢持"，手足少阳经是一样的。 看到那分部中有浮络的，都属少阳经的络脉。 络脉中的邪气盛了，就会向内侵入本经。

太阳经的阳络，叫做"关枢"，手足太阳经是一样的。 看到那分部中有浮络的，都属太阳经的络脉。 络脉中的邪气盛了，就会向内侵入本经。

少阴经的阴络，叫做"枢儒"，手足少阴经是一样的。 看到那分部有浮络的，都属少阴经的络脉。 络脉中的邪气盛了，就会向内侵入本经。 病邪从阳络传入经脉，再出于经脉，侵犯到骨骼中。 要从脉注入于骨。

厥阴经的阴络，叫做"害肩"。 手足厥阴经是一样的。 看到那分部中有浮络的，都属厥阴经的络脉。 络脉的邪气盛了，就会向内侵入本经。

太阴经的阴络，叫做"关蛰"，手足太阴经是一样的。 看到那分部中有浮络的，都属于太阴经的络脉。 络脉中的邪气盛了，就要向内侵入本经。 总之，十二经脉，都是分属于皮肤各个部分的。

因此说，百病的发生，一定是先从皮肤毫毛处开始。 病邪中于皮就使腠理开泄，邪气因而侵入络脉，停留下去，就会向内传到经脉，再停留不动，就会传入肠胃。 当病邪开始侵入皮肤腠理的时候，会使人寒栗，毫毛竖起，腠理开泄。 病邪侵入络脉时，会使络脉盛满、颜色改变。 病邪侵入于经脉的时候，会使人感到虚衰而进一步导致陷下的症状。 若病邪留滞在筋骨之间，寒气盛了，就会使筋挛骨痛；热气盛了，就会使筋骨痿缓，肩、肘等处肌肉败坏，皮毛焦枯。

黄帝说：你所说皮的十二部，它发生的病变都是怎样的？

岐伯说：皮上是络脉遍布的部分，邪气侵入于皮，则腠理开泄；而腠理开泄，邪气就会侵入络脉；络脉盛满，就会贯注于经脉；经脉盛满，则进而留于脏腑。 所以皮有十二经的分布，在络浅病轻的时候，不及时治疗，就会发展为大病。

黄帝说：有道理。

经络论篇第五十七

经络论：本篇主要讨论了经络的色泽变化，指出经脉之色内应五脏之气，根据络脉的五色变化，可以诊察病情，并从颜色上对经脉和络脉进行了区别，补充了《素问·皮部论》之不足。 因篇内所论是与经络有关的内容，故马莳说："内论经络所见之色，故名篇。"

黄帝问曰：夫络脉之见也，其五色各异，青黄赤白黑不同，其故何也？

岐伯对曰：经有常色而络无常变也。

帝曰：经之常色何如？

岐伯曰：心赤、肺白、肝青、脾黄、肾黑，皆亦应其经脉之色也。

帝曰：络之阴阳，亦应其经乎？

岐伯曰：阴络之色应其经，阳络之色变无常，随四时而行也。寒多则凝泣，凝泣则青黑，热多则淖泽，淖泽则黄赤，此皆常色，谓之无病。五色具见者，谓之寒热。

帝曰：善。

【译文】

黄帝问道：络脉表现于外，它的五色各不相同，这是什么缘故？

岐伯答说：经脉的颜色是不变的，而络脉却没有常色，是变化着的。

黄帝说：经脉的常色都是怎样的？

岐伯说：心主赤，肺主白，肝主青，脾主黄，肾主黑，这些都是与经脉主色相应的。

黄帝问：阴络和阳络，也与其经脉的主色相应吗？

岐伯说：阴络的颜色，与其经脉相应，而阳络的颜色就变化无常，它是随着季节的改变而变化的。寒冷过甚，血液就迟滞，因此呈现青黑的颜色；湿热过甚，血液就润泽，因此呈现黄赤的颜色。这都是正常的色泽，是无疾病的。假如五色都显露了，那是过寒或过热所引起的。

黄帝说：说得好。

气穴论篇第五十八

气穴论：气，指脏腑经络之气；穴，指穴位、腧穴。本篇主要论述了人体脏腑经络之气所输注的三百六十五个腧穴所在的部位，气穴与孙络、溪谷的关系以及刺热病、诸水、寒热、背与心相控而痛等所应取的穴位，故名"气穴论"。

黄帝问曰：余闻气穴三百六十五，以应一岁，未知其所，愿卒闻之。

岐伯稽首再拜对曰：窘乎哉问也！其非圣帝，孰能穷其道焉！因请溢意尽言其处。

帝捧手逡巡而却曰：夫子之开余道也，目未见其处，耳未闻其数，而目以明，耳以聪矣。

岐伯曰：此所谓圣人易语，良马易御也。

帝曰：余非圣人之易语也，世言真数开人意，今余所访问者真数，发蒙解惑，未足以论也。然余愿闻夫子溢志尽言其处，令解其意，请藏之金匮，不敢复出。

岐伯再拜而起曰：臣请言之。背与心相控而痛，所治天突与十椎及上纪，上纪者，胃脘也，下纪者，关元也。背胸邪系阴阳左右，如此其病前后痛涩，胸胁痛而不得息，不得卧，上气短气偏痛，脉满起斜出尻脉，络胸胁支心贯鬲，上肩加天突，斜下肩交十椎下。

脏俞五十穴，腑俞七十二穴，热俞五十九穴，水俞五十七穴，头上五行、行五，五五二十五穴，中胳两旁各五，凡十穴，大椎上两旁各一，凡二穴，目瞳子浮白二穴，两髀厌分中二穴，犊鼻二穴，耳中多所闻二穴，眉本二穴，完骨二穴，顶中央一穴，枕骨二穴，上关二穴，大迎二穴，下关二穴，天柱二穴，巨虚上下廉四穴，曲牙二穴，天突一穴，天府二穴，天牖二穴，扶突二穴，天窗二穴，肩解二穴，关元一穴，委阳二穴，肩贞二穴，瘖门一穴，齐一穴，胸俞十二穴，背俞二穴，膺俞十二穴，分肉二穴，踝上横二穴，阴阳跷四穴，水俞在诸分，热俞在气穴，寒热俞在两骸厌中二穴，大禁二十五，在天府下五寸，凡三百六十五穴，针之所由行也。

帝曰：余已知气穴之处，游针之居，愿闻孙络溪谷，亦有所应乎？

岐伯曰：孙络三百六十五穴会，亦以应一岁，以溢奇邪，以通荣卫，荣卫稽留，卫散荣溢，气竭血著，外为发热，内为少气，疾泻无怠，以通荣卫，见而泻之，无问所会。

帝曰：善。愿闻溪谷之会也。

岐伯曰：肉之大会为谷，肉之小会为溪，肉分之间，溪谷之会，以行荣卫，以会大气。邪溢气壅，脉热肉败，荣卫不行，必将为脓，内销骨髓，外破大腘，留于节凑，必将为败。积寒留舍，荣卫不居，卷肉缩筋，肋肘不得伸，内为骨痹，外为不仁，命曰不足，大寒留于溪谷也。溪谷三百六十五穴会，亦应一岁。其小痹淫溢，循脉往来，微针所及，与法相同。

帝乃辟左右而起，再拜曰：今日发蒙解惑，藏之金匮，不敢复出。乃藏之金兰之室，署曰《气穴所在》。

岐伯曰：孙络之脉别经者，其血盛而当泻者，亦三百六十五脉，并注于络，传注十二络脉，非独十四络脉也，内解泻于中者十脉。

【译文】

黄帝说：我听说人身有三百六十五个孔穴，它们与一年的天数相应，但不知道它们的位置，希望听你讲解一下。

岐伯叩头再拜回答说：这个问题，是很令人为难的。如果不是圣帝，谁肯推究这些道理？既然您提出来了，那就让我尽情地说明一下这些气穴的所在吧。

黄帝拱手谦逊地说：先生讲的，对我很有启发，我的眼睛虽还没有看见所讲的穴位，耳朵虽还没有听到所讲的穴数，但是好像已经使我耳聪目明地领会了。

岐伯说：这就是所谓"圣人易语，良马易御"啊！

黄帝说：我并不是你所说的易语的圣人。一般人说，探求事物的道理能够开拓人的思想，现在我所询问的这个，不过是希望启发我的蒙昧，解除我的疑惑，还谈不上讨论微妙的道理。然而我听你说要尽意地把气穴部位都讲出来，使我了解它的精髓，那么我一定把所记的藏在金匮里，决不失掉它。

岐伯再拜回答说：那么我就说一下吧！背部与胸部互相牵扯而痛，它的治疗方法，是取任脉经的天突穴，督脉经的中枢穴，以及中脘穴、关元穴。由于病邪触及阴阳左右，所以背部胸部才感到疼痛、胸胁痛使人不得呼吸，不能平卧，上气喘息、呼吸短促，或者满闷作痛。这是因为经脉满起以后，就从大络开始，斜出于尻脉，络胸部，支心贯膈，上肩胛，交会于天突穴，再斜下至肩，而交会于背部十椎下的肾脏。

脏俞有五十个穴位，腑俞有七十二个穴位，热俞有五十九个穴位，水俞有五十七个穴位。另外头上有五行，每行五穴，五五共二十五穴；中膂（脊椎骨两侧）两旁各有五穴，左右共十穴；大椎上面两旁各有一穴，目瞳子浮白各二穴，两侧髀枢中环跳二穴，犊鼻二穴，听宫二穴，攒竹二穴，完骨二穴，项中央风府一穴，枕骨处窍阴二穴，上关二穴，大迎二穴，下关二穴，天柱二穴，上下巨虚四穴，地仓二穴，天突一穴，天府二穴，天牖二穴，扶突二穴，天窗二穴，肩井二穴，关元一穴，委阳二穴，肩贞二穴，喑门一穴，脐中央神阙一穴，胸俞十二穴，背部膈俞二穴，膺俞十二穴，足外踝上分肉二穴；踝上横骨、内踝上之交信、外踝上之跗阳，左右共四穴；阴跷阳跷四穴；治水之俞穴在诸分；治热之俞穴在气分；治寒之俞穴在两骸厌中处；禁穴是五里，以上总共是三百六十五穴，是针刺的重要部位。

黄帝问：我已经知道气穴的部位和要穴的所在，还希望听听孙络和溪谷，也各有所应吗？

岐伯答道：孙络与三百六十五穴内外相会，也和一年三百六十五天相应。 孙络的作用，是可以去邪气。 如果邪侵入人体，造成荣卫停滞，气粗浊，血凝结，就会在外发热，在内短气，得赶快用针泻其邪气，不要迟疑延误，以使荣卫流畅。 只要见到以上情况，就用泻法，是不必考虑其穴会的。

黄帝说：我希望再听听豁谷交会的情况。

岐伯说：肌肉的大会合处叫"谷"，较小肌肉的会合之处叫"豁"。 肌肉纹理之间那是豁谷的会合之处，可以畅通荣卫，也可以停留邪气。 如果外邪亢进，正气壅塞，血热肉坏，荣卫不能通行，肌肉必定要肿起，内部可使骨髓销烁，外表可使大的肌肉破损。 如果邪气留连在骨肉之间，必将成为败证。 寒邪长久聚留而不去，荣卫不能正常循行，就会由于内部过寒，筋络为之卷缩，经常不能伸展，这样，在内可以成为骨痹，在外发展为皮肤感觉麻木迟钝；这是大寒留于豁所造成的。 豁谷与三百六十五穴相会，也和一年三百六十五天相应。 如果属于小痹，也能随脉往来为病，微针可以治疗，治法和一般刺法相同。

黄帝遣开左右，起身再拜说：今天听到你的讲话，启发了我的愚昧，解决了我的疑惑，我把它藏在金匮里，决不丢掉它。 随即藏于金兰之室，署名为《气穴所在》。

岐伯说：孙络之脉是经脉分出来的别支，如果孙络血盛满应该用泻法，孙脉亦有三百六十五脉，但都贯注于络脉，再转注于十二经脉，虽不与十四络脉相通，实际上已经包括在其中了。 即使是深入到骨缝中的络脉，也能够内注泻于五脏之脉的。

气府论篇第五十九

气府论：气，指经脉之气；气府，即经脉之气所汇聚之处。 本篇主要论述了手足三阳经脉及督脉、任脉、冲脉之经气在经脉中的聚发穴位的穴数及分布情况，故名气府论。

足太阳脉气所发者七十八穴：两眉头各一，入发至项三寸半，傍五，相去三寸，其浮气在皮中者凡五行，行五，五五二十五，项中大筋两旁各一，风府两旁各一，侠背以下至尻尾二十一节，十五间各一，五脏之俞各五，六腑之俞各六，委中以下至足小指傍各六俞。

　　足少阳脉气所发者六十二穴：两角上各二，直目上发际内各五，耳前角上各一，耳前角下各一，锐发下各一，客主人各一，耳后陷中各一，下关各一，耳下牙车之后各一，缺盆各一，腋下三寸，胁下至胠，八间各一，髀枢中傍各一，膝以下至足小指次指各六俞。

　　足阳明脉气所发者六十八穴：额颅发际傍各三，面鼽骨空各一，大迎之骨空各一，人迎各一，缺盆外骨空各一，膺中骨间各一，侠鸠尾之外，当乳下三寸，侠胃脘各五，侠齐广三寸各三，下齐二寸侠之各三，气街动脉各一，伏菟上各一，三里以下至足中指各八俞，分之所在穴空。

　　手太阳脉气所发者三十六穴：目内眦各一，目外各一，鼽骨下各一，耳郭上各一，耳中各一，巨骨穴各一，曲掖上骨穴各一，柱骨上陷者各一，上天窗四寸各一，肩解各一，肩解下三寸各一，肘以下至手小指本各六俞。

　　手阳明脉气所发者二十二穴：鼻空外廉，项上各二，大迎骨空各一，柱骨之会各一，髃骨之会各一，肘以下至手大指次指本各六俞。

　　手少阳脉气所发者三十二穴：鼽骨下各一，眉后各一，角上各一，下完骨后各一，项中足太阳之前各一，侠扶突各一，肩贞各一，肩贞下三寸分间各一，肘以下至手小指次指本各六俞。

　　督脉气所发者二十八穴：项中央二，发际后中八，面中三，大椎以下至尻尾及傍十五穴，至骶下凡二十一节，脊椎法也。

任脉之气所发者二十八穴：喉中央二，膺中骨陷中各一，鸠尾下三寸，胃脘五寸，胃脘以下至横骨六寸半一，腹脉法也。下阴别一，目下各一，下唇一，龂交一。

冲脉气所发者二十二穴：侠鸠尾外各半寸至齐寸一，侠齐下傍各五分至横骨寸一，腹脉法也。

足少阴舌下，厥阴毛中急脉各一，手少阴各一，阴阳跷各一，手足诸鱼际脉气所发者，凡三百六十五穴也。

【译文】

足太阳经脉气所通达灌注的有七十八个穴位：两眉陷中各一穴，自眉头上行入发至前顶穴，其中有神庭、上星、囟会，共长三寸半，前顶顶居中行，其左右分次两行和外两行，是从中至两旁，共五行，中行至外行相距三寸。其上浮于头部的经脉之气，共有五行，五五计二十五个穴位。下行至后颈中大筋两侧左右各有一穴，即天柱穴各一穴，风府穴两旁各有一穴，即风池穴。自此下行至脊两旁，从大椎往下至尾骶，有二十一节，其中有十五个椎间，左右各有一个穴位，共三十个。五脏的俞穴左右各有五个，六府的俞穴左右各有六个，从委中穴下到足小趾左右各有六穴。

足少阳经脉气所通达灌注的有六十二穴：两头角上各有一穴；自瞳孔直上发际内各有五穴；耳前角上各有一穴；鬓发下各有一穴；客主人穴左右各一；耳后陷中各有一穴；下关穴左右各一；颊车穴左右各有一穴；缺盆穴左右各有一穴；腋下三寸，各有三穴；从腋下到季肋，左右各六穴；髀枢中有一穴，左右共二穴。膝以下到足小脂次指有六个俞穴。

足阳明经脉气所通达灌注的有六十八穴：额颅发际旁各有三穴；颧骨骨空中间各有一穴；大迎穴在骨空陷中左右各一穴；人迎穴左右

各一；缺盆外骨空陷中各有一穴；膺中骨中间各有一穴；挟鸠尾穴之外，正当乳下三寸，挟胃脘左右各有五穴；挟脐横开三寸左右各有三穴；下脐二寸，左右各有三穴；气街穴在动脉跳动处左右各一；伏菟上各有一穴；三里以下到足中趾，左右各有八个俞穴，它们分布在趾间的骨空处。

手太阳经脉气所通达灌注的有三十六穴：目内眦各有一穴；目外眦各有一穴；耳郭上各有二穴；巨骨穴左右各一，曲掖上各有一穴；柱骨上陷者中各有一穴；天窗上四寸处各有一穴；肩解部各有一穴；肩解下三寸处各有一穴；肘部以下至手小指端处，各有六个俞穴。

手阳明经脉气所通达灌注的有二十二穴：鼻孔外侧和项上各有二穴；大迎穴在骨空中各有一穴；项肩相会之处各有一穴；肩臂相会之处各有一穴；肘部以下至手大指侧的次指间，左右手各有六个俞穴。

手少阳经脉气所通达灌注的有三十二穴：颧骨下面各有一穴；眉后各有一穴；头角上各有一穴；下完骨后各有一穴；项中足太阳之前各一穴；挟扶突穴左右各一；肩贞穴左右各一；肩贞穴下三寸，其间左右各有一穴；肘以下到手小指侧的次指端，左右各有六个俞穴。

督脉经气所通达灌注的有二十八穴：颈项中央有二穴；前发际中行向后有八穴；面部中央有三穴；大椎以下至尻尾及旁有十五穴；从大椎至尾骶共二十一节，这是根据脊椎骨来寻找穴位的方法。 任脉经气所灌注的有二十八穴：喉中央有二穴；膺中骨陷中各有一穴，共六穴；鸠尾下三寸是上脘穴；上脘穴至脐中是五寸，脐中至横骨毛际是六寸半，每寸各有一穴，共计十四穴；这是腹部取穴的方法。 下部前后二阴的中间，有会阴穴；目下各有一穴；唇下有一穴；外加断交一穴。

冲脉经气所灌注的有二十二穴：挟鸠尾外两旁各横开半寸到脐部共有六穴，每穴各相距一寸，挟脐两旁各横开五分，而下至横骨部各有五穴，每穴各相距一寸，这是取腹部经脉穴位的方法。

足少阴经脉气所灌注的穴位有：在舌下有二穴；厥阴在毛际中各

有一急脉穴；手少阴在腕后左右各有一个阴郄穴；阴跷、阳跷各有一穴。 手足的鱼际穴也是脉气所发的。 以上共计三百六十五穴。

骨空论篇第六十

骨空论：骨空，即骨孔，指周身骨节之孔穴，是经气出入之处及骨骼赖以滋养之所。 本篇论述了多种疾病的针灸治疗方法，其取穴多在骨孔，故名骨空论。

黄帝问曰：余闻风者百病之始也，以针治之奈何？

岐伯对曰：风从外入，令人振寒，汗出头痛，身重恶寒，治在风府，调其阴阳，不足则补，有余则泻。大风颈项痛，刺风府，风府在上椎。大风汗出，灸譩譆，譩譆在背下侠脊傍三寸所，厌之令病者呼譩譆，譩譆应手。从风憎风，刺眉头。失枕在肩上横骨间，折使揄臂齐肘正，灸脊中。䏚络季胁引少腹而痛胀，刺譩譆。腰痛不可以转摇，急引阴卵，刺八髎与痛上，八髎在腰尻分间。鼠瘘寒热，还刺寒府，寒府在附膝外解营。取膝上外者使之拜，取足心者使之跪。

任脉者，治阳明中俞髎。若别，治巨阳少阴荥。淫泺胫痠，不能久立，治少阳之维，在外上五寸。起于中极之下，以上毛际，循腹里上关元，至咽喉，上颐循面入目。冲脉者，起于气街，并少阴之经，侠齐上行，至胸中而散。任脉为病，男子内结七疝，女子带下瘕聚。冲脉为病，逆气里急。督脉为病，脊强反折。督脉者，起于少腹以下骨中央，女子入系廷孔，其孔，溺孔之端也，其络循，阴器合篡间，绕篡后，别绕臀，至少阴与巨阳中络者，合少阴上股内后廉，贯脊属肾，与太阳起于目内眦，上额交巅，上入络脑，还出别下项，循肩髆内，侠脊抵腰中，入循膂络肾；其男子循茎下至篡，与女子等；其少腹直上者，贯齐中央，上贯心入喉，上颐环唇，上系两目之下中央。此生病，从少腹上冲心而痛，不得前后，为冲疝。其女子不孕，癃痔遗溺嗌干。督脉生病治督脉，治在骨上，甚者在齐下营。

其上气有音者，治其喉中央，在缺盆中者。其病上喉者治其渐，渐者上侠颐也。寒膝伸不屈，治其楗。坐而膝痛，治其机。立而暑解，治其骸关。膝痛，痛及拇指，治其腘。坐而膝痛如物隐者，治其关。膝痛不可屈伸，治其背内。连骱若折，辅骨上、横骨下为楗，侠髋为机，膝解为骸关，侠膝之骨为连骸，骸下为辅，辅上为腘，腘上为关，头横骨为枕。

水俞五十七穴者，尻上五行，行五，伏菟上两行，行五，左右各一行，行五，踝上各一行，行六穴。髓空在脑后三分，在颅际锐骨之下，一在断基下，一在项后中复骨下，一在脊骨上空在风府上。脊骨下空，在尻骨下空。数髓空在面侠鼻，或骨空在口下当两肩。两髆骨空，在髆中之阳。臂骨空在臂阳，去踝四寸两骨空之间。股骨上空在股阳，出上膝四寸。骱骨空在辅骨之上端。股际骨空在毛中动下。尻骨空在髀骨之后，相去四寸。扁骨有渗理，无髓孔，易髓无空。

灸寒热之法，先灸项大椎，以年为壮数，次灸橛骨，以年为壮数，视背俞陷者灸之，举臂肩上陷者灸之，两季胁之间灸之，外踝上绝骨之端灸之，足小指次指间灸之，腨下陷脉灸之，外踝后灸之，缺盆骨上，切之坚痛如筋者灸之，膺中陷骨间灸之，掌束骨下灸之，齐下关元三寸灸之，毛际动脉灸之，膝下三寸分间灸之，足阳明胕上动脉灸之，巅上一灸之，犬所啮之处灸之三壮，即以犬伤病法灸之。凡当灸二十九处。伤食灸之，不已者，必视其经之过于阳者，数刺其俞而药之。

【译文】

黄帝问：我听说风邪是一切疾病的根由，如用针刺来治疗，应采取怎样的方法？

岐伯答道：风邪从外侵入人体，使人寒战、出汗、头痛、身重、怕风寒，治疗应取风府穴，以调和它的阴阳。若是正气不足的，就用补法；若是邪气有余的，就用泻法，假如感受了大的风邪，就会颈项痛，应刺风府穴。风府在颈椎第一椎上面。若因受大风而汗出，应灸谚语穴。谚语穴在背部下第六脊椎旁开三寸，用手指压其穴位。病人就会感觉疼痛而呼出谚语的声音，此时医者的手指下会觉得跳动。

迎风就怕的病人，应刺眉头攒竹穴。颈项强痛的疾患，应取肩上横骨之间的穴位。臂痛如折的，可使病人伸臂，然后引两肘尖相合寻找正当脊部中央的部位，给以灸治。

胁季胁牵引脐下腹痛鼓胀的，刺谚语穴。腰痛不能转侧摇动的，痛极了，牵引睾丸也不舒服，刺八髎穴和疼痛部位。八髎在腰尻骨间孔隙中。得了鼠瘘病，寒热往来，应刺寒府穴，寒府在膝膑外旁的骨缝中。取膝上外侧的孔穴时，要使病人作揖拜的姿势；若取足的涌泉穴则应使病人作跪的姿势。

任脉起源于中极穴的下面，上行至毛际，再循腹部经关元穴直到咽喉，再上颐循面最后进入眼部承泣穴。冲脉起源于气街穴，与足少阴经相并，挟脐左右上行，到胸中就分散了。任脉如发生病变，在男子为腹部的七种疝病，在女子为瘕聚带下病。冲脉发生病变，就会气逆上冲，腹内疼痛的。

督脉发生病变，会使脊柱强硬反折。督脉的循行，是起于少腹髋髀大骨的中间。在女子则督脉内系廷孔，廷孔就是尿道的外端。然后从这里分出一支别络，循着阴户会合于会阴部，绕行于肛门外面；再分支别行绕臀部到少阴，与太阳经的中络相合。 少阴经从股内后廉而上，穿过脊柱而连属于肾脏，与足太阳经起于目内眦，上行至额，在巅顶交会，又向里联络于脑，复还出，循着项下至肩搏内，内行挟脊，抵达腰中，入内，循脊络于肾而止。 在男子，督脉则循阴茎，下至会阴，这与女子是相同的。 不同的是，此后它从少腹直上，穿过脐中央，再向上通过心进入喉，又上行到下巴，并环绕口唇，再上行系于两目之下。 督脉发生病变，气从少腹直上冲心而痛，不能大小便，称为冲疝，如在女子，就不能怀孕，或小便不利，遗尿，嗌干等症。总而言之，督脉生了病，还是应从督脉治疗，病轻的话从脊骨或横骨的各穴去治；病重的话就取脐下阴交穴治疗。

对于那气逆喘鸣有声的病人，治疗时应取廉泉穴和天突穴。 如逆气上冲喉部，就取挟着颐部的大迎穴。

对于行走困难，膝关节能伸不能屈的病人，治疗时，可取股部经穴髀关穴；坐下而膝痛的，治疗时，可取环跳穴；站立时，感到骨散坠如分开一样的，治疗时可取膝关节经穴；膝痛，痛而牵引到足大指的刺其膝弯处委中穴；坐下来，膝痛像有东西藏在里面似的，治疗时取承扶穴；膝痛不可屈伸的，治疗时可取背部足太阳经的俞穴；如疼痛牵连小腿部像折断似的。 治疗时可取阳明中俞的陷谷穴；膝痛像骨肉分离一样的，治疗时可取太阳经、少阴经的荥穴；膝部酸痛无力，不能久立的，治疗时可取少阳之络的光明穴，穴在外踝上五寸处。

辅骨之上，横骨之下叫"楗"；侠髋骨相接的地方叫"机"；膝部骨缝叫"骸关"；侠膝两旁的高骨叫"连骸"；连骸下面叫"辅骨"；辅骨上面是"腘"，"腘"上骨节动处叫"关"；头后部的横骨叫"枕骨"。

治水之俞有五十七个孔穴：尻骨上有五行，每行各五穴；伏菟上有两行，每行各五穴；又左右各一行，每行各五穴；足内踝上各一行，每行各六穴。 髓空在脑后三分，颅骨边际锐骨的下面，有一孔在断基的下面。 有一孔在项后伏骨的下面，有一孔在脊骨付上孔的风府上面；脊骨下端之孔。 在尻骨下面的髓孔；在面部挟鼻两旁有数处髓孔，有的在口下通于两侧肩骨的大迎；两肩髃骨空在肩髃中的外侧；臂骨的骨空在外侧，离手踝四寸处两骨的中间；股骨上面的骨孔在股面上至膝四寸的地方。 胻骨的骨孔在辅骨的上端；股际的骨孔在阴毛中的动脉下面；尻骨的骨孔在髀的后面相去四寸处。 扁骨有血脉渗灌的纹理，没有髓孔。

灸寒热证的方法是先灸项后的大椎穴，根据病人年龄来决定艾灸创伤的深度。 次灸尾骶骨的尾闾穴，也是以年龄为艾灸的壮数。 察看背部有凹陷的地方用灸法，与臂肩上有凹陷的地方用灸法，两季胁间的京门穴用灸法，足外踝上绝骨的阳辅穴用灸法，足小指次指间的侠谿穴用灸法，小腿腓肠肌下凹陷处的承山穴用灸法，外踝后的昆仑穴用灸法，缺盆骨上切按坚动如筋的用灸法，膺中陷骨间的天突穴用灸法，掌横骨下的阳池穴用灸法，脐下三寸的关元穴用灸法，脐下毛际边缘有动脉跳动处的气冲穴用灸法。 膝下三寸的三里穴用灸法，足跗上动脉处的冲阳穴用灸法，头顶上的百会穴用灸法。 被犬咬的可就犬所咬处灸三壮。 按照犬伤病法灸治。 以上灸寒热的部位共有二十九处，因伤食而发寒热的，如用灸法还不见好，一定要细察它经脉过盛的地方，多刺它的俞穴，同时配合药物治疗。

水热穴论篇第六十一

水热穴论：本篇论述了水气病的病因、病机、病症及治疗水病的五十七穴，热病的机理及治疗的五十九穴，并阐明了四时阴阳盛衰不同，针刺取穴的不同意义。 由于篇中主要讨论水气病和热病的治疗穴位，故名水热穴论。

黄帝问曰：少阴何以主肾？肾何以主水？

岐伯对曰：肾者，至阴也，至阴者，盛水也，肺者，太阴也，少阴者，冬脉也，故其本在肾，其末在肺，皆积水也。

帝曰：肾何以能聚水而生病？

岐伯曰：肾者，胃之关也，关门不利，故聚水而从其类也。上下溢于皮肤，故为胕肿。胕肿者，聚水而生病也。

帝曰：诸水皆生于肾乎？

岐伯曰：肾者，牝脏也，地气上者属于肾，而生水液也，故曰至阴。勇而劳甚则肾汗出，肾汗出逢于风，内不得入于脏腑，外不得越于皮肤，客于玄府，行于皮里，传为胕肿，本之于肾，名曰风水。所谓玄府者，汗空也。

帝曰：水俞五十七处者，是何主也？

岐伯曰：肾俞五十七穴，积阴之所聚也，水所从出入也。尻上五行、行五者，此肾俞。故水病，下为胕肿大腹，上为喘呼，不得卧者，标本俱病，故肺为喘呼，肾为水肿，肺为逆不得卧，分为相输，俱受者，水气之所留也。伏菟上各二行、行五者，此肾之街也。三阴之所交结于脚也，踝上各一行、行六者，此肾脉之下行也，名曰太冲。凡五十七穴者，皆脏之阴络，水之所客也。

帝曰：春取络脉分肉何也？

岐伯曰：春者木始治，肝气始生，肝气急，其风疾，经脉常深，其气少，不能深入，故取络脉分肉间。

帝曰：夏取盛经分腠何也？

岐伯曰：夏者火始治，心气始长，脉瘦气弱，阳气留溢，热熏分腠，内至于经，故取盛经分腠，绝肤而病去者，邪居浅也。所谓盛经者，阳脉也。

帝曰：秋取经俞何也？

岐伯曰：秋者金始治，肺将收杀，金将胜火，阳气在合，阴气初胜，湿气及体，阴气未盛，未能深入，故取俞以泻阴邪，取合以虚阳邪，阳气始衰，故取于合。

帝曰：冬取井荥何也？

岐伯曰：冬者水始治，肾方闭，阳气衰少，阴气坚盛，巨阳伏沉，阳脉乃去，故取井以下阴逆，取荥以实阳气。故曰：冬取井荥，春不鼽衄，此之谓也。

帝曰：夫子言治热病五十九俞，余论其意，未能领别其处，愿闻其处，因闻其意。

岐伯曰：头上五行、行五者，以越诸阳之热逆也。大杼、膺俞、缺盆、背俞，此八者，以泻胸中之热也。气街、三里、巨虚上、下廉，此八者，以泻胃中之热也。云门、髃骨、委中、髓空，此八者，以泻四支之热也。五脏俞傍五，此十者，以泻五脏之热也。凡此五十九穴者，皆热之左右也。帝曰：人伤于寒而传为热何也？岐伯曰：夫寒盛则生热也。

【译文】

黄帝问：少阴为什么主肾？肾又为什么主水？

岐伯答道：肾是至阴之脏，而阴属水，所以说肾是主水的脏器。肾属少阴，这是因为少阴在冬季最旺，而冬季正是与水相应的。因此水肿的病，它的根本在肾，它的标在肺，肺肾两脏如不健全，都能够积水为病。

黄帝又问：肾为什么能够积水而生病呢？

岐伯说：肾就好比胃的闸门，闸门不灵活了，就会积聚水液并使邪气猖獗，水液上下泛溢于皮肤，其内会发生腹水，发生腹水的原因，就是水液的不断积聚。

黄帝问：一切水病，都是由肾脏导致的吗？

岐伯答：肾是阴脏，地气与肾相通而生为水液，所以叫做至阴。假如有人自恃其勇，入房或劳力过甚，就会汗出，当汗出的时候，遇到风邪，汗孔骤闭，汗出不尽，水气向内不得回到内脏，向外不能泄于皮肤，就会滞留在六腑，流走于皮肤，最后形成浮肿。这种病是由肾的病变所导致的，又因感风而成，所以叫做风水。

黄帝问：治疗水病的俞穴有五十七处，它们究竟和什么相关联呢？

岐伯说：肾俞五十七穴，是阴气积聚的地方，也是水液从此出入的地方。尾骨上有五行，每行有五个穴，五五二十五穴，这是督脉和足太阳经脉所主的俞穴。所以有了水病，就会下见浮肿与腹部膨大，在上部则出现喘息急促，不能平卧，这是标本同病：喘呼属肺，水肿属肾。肺被上逆的水气所迫，就不能平卧，肺肾本是互相输应的，现在同时受病了，这就是由于水气稽留的关系。伏菟上各有两行，每行五个穴，这是肾气通行的道路，而和肝脾二经交结在小腿下；足内踝上各有一行，每行有六个穴，这是肾脉下行的部分，叫做太冲。以上五十七个穴，都是五脏的阴络，也是水液所停留的地方。

黄帝道：春天针刺，要取络脉分肉，为什么？

岐伯说：春天是草木开始生发的季节，与之相应的肝脏之气自然也开始萌动。肝气的性能很急，它的变动像春天的风一般的迅速。因为经脉深藏，而在春时，其气还少，不能深入到经脉，所以只能浅刺，取络脉分肉之间。

黄帝问：夏天针刺，要取盛经分腠，为什么？

岐伯说：夏天是火当令，人体内与之相应的心气也开始旺盛起来，因此虽然脉瘦气弱，却充满了阳气，热气熏蒸于分腠之间，向内进入经脉，所以应取盛经分腠。针刺只透过皮肤，病邪就会外出，这是因为病邪处于浅表的关系。所谓的"盛经"，就是充盈浮现在体表皮肤和肌肉之间的络脉。

黄帝问：秋天刺法，要取经俞，为什么？

岐伯说：秋天是金当令，人体与之相应的肺脏，表现了收敛之象。金气旺了；反要胜火，阳气在经脉的合穴，阴气只是刚旺起来，它侵犯人体，但不是太盛，还不能深入，所以应取俞穴以泻阴邪，取合穴以泻阳邪，因阳气初衰，所以要取合穴。

黄帝问：冬天刺法，要取井荥，为什么？

岐伯说：冬天是水当令，人体内与之相应的肾脏就呈现出阳衰阴盛的气象。足太阳经气伏沉在骨，阳气随之下行，故取井穴以抑制阴逆的太过，取荥穴以充实阳气的不足。所以说"冬以井荥，春不鼽衄"，就是这个道理。

黄帝道：夫子所说治疗热病的五十九个俞穴，我已经明白了它们的大概，但还不能分清俞穴的部位，现在希望听一下其部位的所在和它们的作用。

岐伯说：头上五行，每行五穴，能够泄越诸阳经上逆的热邪。大杼、膺俞、缺盆、背俞，这八个穴，可以泻除胸中的热邪。气街、三里、上巨虚、下巨虚，这八个穴，可以泄除胃中的热邪。云门、髃骨、委中、髓空，这八个穴，可以泄除四肢的热邪。以上五十九个穴位，都是热邪所经过的，可以刺而治之。

黄帝道：人受了寒邪，会转为发热，这是什么缘故？

岐伯说：物极必反，寒邪太甚，就会郁而发热。

调经论篇第六十二

调经论：调，调理；经，经脉（即文中反复提到的经隧）。本篇论述了人体经脉在生理、病理等方面的重要性，并提出"血气不和，百痛乃变化而生"的观点。由于经脉是运行气血的通道，所以针刺经络对调和气血则有着重要意义，故名调经论。

黄帝问曰：余闻《刺法》言，有余泻之，不足补之，何谓有余？何谓不足？

岐伯对曰：有余有五，不足亦有五，帝欲何问？

帝曰：愿尽闻之。

岐伯曰：神有余有不足，气有余有不足，血有余有不足，形有余有不足，志有余有不足，凡此十者，其气不等也。

帝曰：人有精气津液，四支九窍，五脏十六部，三百六十五节，乃生百病，百病之生，皆有虚实。今夫子乃言有余有五，不足亦有五，何以生之乎？

岐伯曰：皆生于五脏也。夫心藏神，肺藏气，肝藏血，脾藏肉，肾藏志，而此成形。志意通，内连骨髓，而成身形五脏。五脏之道，皆出于经隧，以行血气，血气不和，百病乃变化而生，是故守经隧焉。

帝曰：神有余不足何如？

岐伯曰：神有余则笑不休，神不足则悲。血气未并，五脏安定，邪客于形，洒淅起于毫毛，未入于经络也，故命曰神之微。

帝曰：补泻奈何？

岐伯曰：神有余，则泻其小络之血，出血，勿之深斥，无中其大经，神气乃平。神不足者，视其虚络，按而致之，刺而利之，无出其血，无泄其气，以通其经，神气乃平。

帝曰：刺微奈何？

岐伯曰：按摩勿释，著针勿斥，移气于不足，神气乃得复。

帝曰：善。有余不足奈何？

岐伯曰：气有余则喘咳上气，不足则息利少气。血气未并，五脏安定，皮肤微病，命曰白气微泄。

帝曰：补泻奈何？

岐伯曰：气有余，则泻其经隧，无伤其经，无出其血，无泄其气；不足，则补其经隧，无出其气。

帝曰：刺微奈何？

岐伯曰：按摩勿释，出针视，之，曰我将深之，适人必革，精气自伏，邪气散乱，无所休息，气泄腠理，真气乃相得。

帝曰：善。血有余不足奈何？

岐伯曰：血有余则怒，不足则恐。血气未并，五脏安定，孙络水溢，则经有留血。

帝曰：补泻奈何？

岐伯曰：血有余，则泻其盛经出其血。不足，则视其虚经内针其脉中，久留而视，脉大，疾出其针，无令血泄。

帝曰：刺留血奈何？

岐伯曰：视其血络，刺出其血，无令恶血得入于经，以成其疾。

帝曰：善。形有余不足奈何？

岐伯曰：形有余则腹胀，泾溲不利，不足则四支不用。血气未并，五脏安定，肌肉蠕动，命曰微风。

帝曰：补泻奈何？

岐伯曰：形有余则泻其阳经，不足则补其阳络。

帝曰：刺微奈何？

岐伯曰：取分肉间，无中其经，无伤其络，卫气得复，邪气乃索。

帝曰：善。志有余不足奈何？

岐伯曰：志有余则腹胀、飧泄，不足则厥。血气未并，五脏安定，骨节有动。

帝曰：补泻奈何？

岐伯曰：志有余则泻然筋血者，不足则补其复溜。

帝曰：刺未并奈何？

岐伯曰：即取之，无中其经，邪所乃能立虚。

帝曰：善。余已闻虚实之形，不知其何以生。

岐伯曰：气血以并，阴阳相倾，气乱于卫，血逆于经，血气离居，一实一虚。血并于阴，气并于阳，故为惊狂。血并于阳，气并于阴，乃为炅中。血并于上，气并于下，心烦惋善怒，血并于下，气并于上，乱而喜忘。

帝曰：血并于阴，气并于阳，如是血气离居，何者为实？何者为虚？

岐伯曰：血气者，喜温而恶寒，寒则泣不能流，温则消而去之，是故气之所并为血虚，血之所并为气虚。

帝曰：人之所有者，血与气耳。今夫子乃言血并为虚，气并为虚，是无实乎？

岐伯曰：有者为实，无者为虚，故气并则无血，血并则无气，今血与气相失，故为虚焉。络之与孙脉俱输于经，血与气并，则为实焉。血之与气并走于上，则为大厥，厥则暴死，气复反则生，不反则死。

帝曰：实者何道从来？虚者何道从去？虚实之要，愿闻其故。

岐伯曰：夫阴与阳，皆有俞会，阳注于阴，阴满之外，阴阳匀平，以充其形，九候若一，命曰平人。夫邪之生也，或生于阴，或生于阳。其生于阳者，得之风雨寒暑；其生于阴者，得之饮食居处，阴阳喜怒。

帝曰：风雨之伤人奈何？

岐伯曰：风雨之伤人也，先客于皮肤，传入于孙脉，孙脉满则传入于络脉，络脉满则输于大经脉，血气与邪并客于分腠之间，其脉坚大，故曰实。实者外坚充满，不可按之，按之则痛。

帝曰：寒湿之伤人奈何？

岐伯曰：寒湿之中人也，皮肤不收，肌肉坚紧，荣血泣，卫气去，故曰虚。虚者聂辟气不足，按之则气足以温之，故快然而不痛。

帝曰：善。阴之生实奈何？

岐伯曰：喜怒不节，则阴气上逆；上逆则下虚，下虚则阳气走之，故曰实矣。

帝曰：阴之生虚奈何？

岐伯曰：喜则气下，悲则气消，消则脉虚空，因寒饮食，寒气熏满，则血泣气去，故曰虚矣。

帝曰：经言阳虚则外寒，阴虚则内热，阳盛则外热，阴盛则内寒，余已闻之矣，不知其所由然也。

岐伯曰：阳受气于上焦，以温皮肤分肉之间，令寒气在外，则上焦不通，上焦不通，则寒气独留于外，故寒慄。

帝曰：阴虚生内热奈何？

岐伯曰：有所劳倦，形气衰少，谷气不盛，上焦不行，下脘不通。胃气热，热气熏胸中，故内热。

帝曰：阳盛生外热奈何？

岐伯曰：上焦不通利，则皮肤致密，腠理闭塞，玄府不通，卫气不得泄越，故外热。

帝曰：阴盛生内寒奈何？

岐伯曰：厥气上逆，寒气积于胸中而不泻，不泻则温气去，寒独留，则血凝泣，凝则脉不通，其脉盛大以涩，故中寒。

帝曰：阴与阳并，血气以并，病形以成，刺之奈何？

岐伯曰：刺此者，取之经隧，取血于营，取气于卫，用形哉，因四时多少高下。

帝曰：血气以并，病形以成，阴阳相倾，补泻奈何？

岐伯曰：泻实者，气盛乃内针，针与气俱内，以开其门，如利其户，针与气俱出，精气不伤，邪气乃下，外门不闭，以出其疾，摇大其道，如利其路，是谓大泻，必切而出，大气乃屈。

帝曰：补虚奈何？

岐伯曰：持针勿置，以定其意，候呼内针，气出针入，针空四塞，精无从去，方实而疾出针，气入针出，热不得还，闭塞其门，邪气布散，精气乃得存，动气候时，近气不失，远气乃来，是谓追之。

帝曰：夫子言虚实者有十，生于五脏，五脏五脉耳。夫十二经脉，皆生其病，今夫子独言五脏。夫十二经脉者，皆络三百六十五节，节有病，必被经脉，经脉之病，皆有虚实，何以合之？

岐伯曰：五脏者，故得六腑与为表里，经络支节，各生虚实，其病所居，随而调之。病在脉，调之血；病在血，调之络；病在气，调之卫；病在肉，调之分肉；病在筋，调之筋；病在骨，调之骨。燔针劫刺其下及与急者；病在骨，焠针药熨；病不知所痛，两跷为上；身形有痛，九候莫病，则缪刺之；痛在于左而右脉病者，巨刺之。必谨察其九候，针道备矣。

【译文】

黄帝问：我听到刺法上说，病属有余的用泻法，病属不足的用补法。但是怎样是有余，怎样是不足呢？岐伯答：有余的有五种，不足的也有五种，你要问哪一种呢？

黄帝道：希望全都听听！

岐伯说：神有有余和不足，气有有余和不足，血有有余和不足，

形有有余和不足，志有有余和不中。 这十种情况的病理变化和表现是
各不相同的。

黄帝问：人有精、气、津、液、四肢、九窍、五脏、十六部、三
百六十五节，以上部位均能被病邪侵袭而发生各种疾病，而各种疾病
的发生，各有虚实的不同；现在，先生只说有余的有五种，不足的也
有五种，它们究竟是怎样发生的呢？

岐伯说：都是由于五脏发生的。 心藏神，肺藏气，肝藏血，脾藏
肉，肾藏志，因而成了五脏的形态。 而志意通达，与内部骨髓互相连
系，这就成了人的整个形体，五脏之间相互联系的通道，都是出自经
穴之间，从而使血气得以运行。 假如血气不能调和，各种疾病就会因
而发生。 所以诊断治疗，是要以经脉作为依据的。

黄帝问：神有余和不足的情况是怎样的？

岐伯说：神有余就大笑不止，神不足就易发忧虑。 如果病邪尚未
与血气相混杂，那么，五脏还是安定的。 这时病邪只是滞留在形体
中，恶寒只是起于肌表毫毛，尚未入于经络，这叫做微邪的神病。

黄帝又问：治疗时怎样使用补泻之法呢？ 岐伯说：神有余的就刺
它的小络之脉，使之出血，但不要推针深刺，更不要刺伤大的经脉，
这样，神气就自然平调了。 神不足的要用补法，看准那虚络，按摩以
达病所，再配合以针刺，不使出血，也不使其气外泄，只是疏通它的
经脉，神气就平调了。

黄帝又问：针刺微邪应该怎样？

岐伯说：按摩病处，不要松歇，针刺时不向深推，只是导移病人
之气，使之充足，神气就可得到恢复。

黄帝道：很好！ 气有余和不足的情况是怎样的？

岐伯说：气有余就喘咳、上逆；气不足就鼻息不利、气短。 如果
邪气尚未与气血相混杂，那么五脏还是安定的。 这时皮肤只是微病，
其势尚轻，这叫做肺气微虚。

黄帝又问：补泻的方法怎样？

岐伯说：气有余就泻它的经隧，但不要伤了它的经脉，不能使它出血，不能使它气泄。如气不足的，就要补它的经隧，不能使它出气。

黄帝又问：针刺微病时应怎样？

岐伯说：应按摩病处，不要松歇，同时拿针对病人说："我要深刺。"但实际进针时并不深刺，这样病人的精气自然贯注于内，而邪气就散乱于浅表，无处留止；邪气从腠理发泄了，真气自然就能恢复正常。

黄帝说：很好！血有余和不足的情况是怎样的？

岐伯说：血有余就易发怒，血不足就易悲忧。如果邪气尚未与血气相混杂，五脏还能安定。只是孙络邪盛外溢，络内就会有留血现象。

黄帝又问：补泻的方法怎样？

岐伯说：血有余就泻其气充盛的经脉，使之出血；血不足，就补其气虚弱的经脉。在进针后，如病人脉搏不大不小，留针时间就要稍长，并注意病人的目光；如脉见洪大，就要立刻拔针，不能使它出血。

黄帝又问：刺留血的方法怎样？

岐伯说：看准那有留血的络脉，刺出其血，但注意不要让恶血流入经脉，而引起其他疾病。

黄帝道：很好！形有余和不足的情况是怎样的？

岐伯说：形有余就腹部发胀，小便不利；形不足则手足不灵活。如果邪气尚未与血气相混杂，五脏还安定，仅是肌肉有些蠕蠕微动感觉，这叫做"微风"。

黄帝又问：补泻的方法怎样？

岐伯说：形有余就泻足阳明胃经之气，形不足就补足阳明胃经的络脉之气。

黄帝又问：针刺微风之病应怎样？

岐伯说：刺其分肉间以散其邪，不要刺中经脉，也不要伤它的络脉，使卫气能够恢复，那么邪气就消散了。

黄帝道：很好！ 志有余和不足的情形是怎样的呢？

岐伯说：志有余就要腹胀，志不足就足厥冷。 如果邪气尚未与气血相混杂，那么五脏还是安定的，只是骨节里有微动的感觉。

黄帝又问：补泻的方法是怎样的？

岐伯说：志有余就刺泻然谷出血，志不足就在复溜穴采取补法。

黄帝又问：在邪气与血气尚未相并的时候，怎样刺呢？

岐伯说：就刺骨节微动的地方，不要中它的经脉，只刺邪所留止处，病邪就可马上除去了。

黄帝道：很好！ 我已经听到关于虚实的各种表现，但还不知道它们是怎样产生的？

岐伯说：虚实的发生，是由于邪气与血气相混杂，以致阴阳相互间失去平衡。 这样，气窜乱于卫分，血逆行于经络，血气都离了本位，就形成了一虚一实的情况。 如果血与阴邪相混，气与阳邪相混，就会发生惊狂的病症。 如果血与阳邪相混，气与阴邪相混，就会发生内热的病症。 如果血与邪气在人体上部相混杂，气与邪气在人体下部相混杂，就会使人心中烦闷多怒。 如果血与邪气在下部相混杂，气与邪气在人体上部相混杂，就会使人气乱、健忘。

黄帝道：血与阴邪相混，气与阳邪相混，像这样血所离了本位的情况，怎样才算是实，怎样才算是虚呢？

岐伯说：血和气都是喜温暖而恶寒冷的，寒冷会使血气涩滞不能畅通，温暖就能使血气消释而易于运行，所以气若偏胜，就有血虚的现象；而血若偏胜了，就有气虚的现象。

黄帝道：人体最重要的，就是血和气了，现是您却说血偏胜，气偏胜都是虚，那么就没有实了吗？

岐伯说：多余的就叫做实，不足的就叫做虚。因为，气偏胜，血就显得不足，血偏胜，气就显得不足。加之血和气失掉了正常的相互联系，所以就成为虚了。大络和孙络里的血气，那是流注到经脉去的，如果血与气相混杂，那就成为实了。如血和气混杂后，循着经络上逆，就会发生大厥的病症，得了大厥病，就会突然昏死过去，如手足还暖就能活，否则就会死去。

黄帝道：实性病症是从什么渠道来的？虚又是从什么渠道去的？关于虚实的关键，我希望听你讲一讲这其中的缘故。

岐伯说：阴经和阳经，都有输入和会合的俞穴。阳经的气血，灌注到阴经，阴经气血充满了，就流走于他处，这样阴阳得以平衡，从而充实人的形体，使九候的脉象也表现一致，就称为正常的人。凡邪气产生的病变，有生于阴的内伤，有生于阳的外因。生于阳的，是受了风雨寒暑的侵袭；生于阴的，是由于饮食不节，起居失常，情欲过度，喜怒无恒等缘故。

黄帝问：风雨伤害人的情况是怎样的呢？

岐伯说：风雨的伤人是先侵入皮肤，然后传入孙脉，孙脉满再传到络脉，络脉满就注入经脉，血气和邪气相混杂侵袭分肉腠理之间，其脉象呈坚大，所以说是实证。实证外表有坚实充满的样子，肌肤上不能够接触，接触就会发生疼痛。

黄帝又问：寒湿伤害人的情况是怎样的呢？

岐伯说：寒湿的伤人，会使皮肤拘急，肌肉坚紧，营血凝淆，卫气耗散，所以说是虚证。病虚的人，常有恐怯的感觉，气不够用。如经接触，就会血脉流畅，而气也就足了，感觉很温暖似的，所以就觉得舒服而不痛了。

黄帝道：很好！阴分发生的实证是怎样的？

岐伯说：多怒不加节制，就会使阴气上逆。如果阴气上逆，下部的阴气就要不足，阳气就来凑合，所以说是实证。

黄帝又问：阴分发生的虚证是怎样的？

岐伯说：如恐惧太过，就会使气下陷；悲哀太过，就会使气消散；气消耗，血脉就虚了，若再吃了寒冷的饮食，寒气伤了脏气，就会使血清滞而气耗散，所以说是虚证。

黄帝道：古经上所说的阳虚就产生外寒，阴虚就产生内热，阳盛就产生外热，阴盛就产生内寒。我已听到了这种说法，但不知其所以然。

岐伯说：诸阳都是受气于上焦的，它的功用是温养腠理之间。现在寒气侵袭于外，就会使上焦之气不能达于肤腠之间，以致寒独留在外表，所以发生恶寒战栗的症状。

黄帝又道：阴虚产生内热是怎么回事？

岐伯说：假如劳倦过度，形体气力就会衰疲，脾胃之气也会不足，结果上焦不能宣五谷之味、下脘不能化谷之精，胃气郁遏而生热，上熏胸中，所以阴虚会发生内热。

黄帝又问：阳盛产生外热是怎样？

岐伯说：由于上焦不利，就使皮肤紧密，腠理闭塞不通，卫气不能发泄外越，所以就发生外热。

黄帝又问：阴盛产生内寒是怎样的？

岐伯说：由于厥逆之气向上，寒气积在胸中而不得下泄，就使阳气散去，而寒独留，因而血液凝涩，血液凝涩就使脉不通畅，其脉盛大而兼滞象，所以成为寒中。

黄帝道：阴与阳相混杂，同时又与血气相混杂，病已经形成，刺治的方法应怎样？

岐伯说：刺治这样的病症，取其经隧刺之，并刺脉中营血和脉外卫气，同时还要观察病人形体的长短肥瘦和四时气候的不同，而采取或多或少或高或下的刺法。

黄帝又道：邪气已经和血气相混杂，病形已成，阴阳失去了平衡。这时补法和泻法怎样运用呢？

岐伯说：泻实的方法是在邪气盛时进针，使针与气一起入内，从而开放邪气外泄的门户。拔针时，要使气和针一同出来，人的精气不受伤，邪气就会消退。针孔不能闭塞，以让邪气都出尽，这就要摇大针孔，从而通利邪气外出的道路，这就叫做大泻。拔针时一定要急出其针，邪气就会退的。

黄帝又问：补虚的方法又是怎样的？

岐伯说：拿着针先不要忙着刺入病人肉里，必须安神定志，等待病人呼气之时下针，呼气出而针入。这样，针孔四周紧密使精没有地方泄去。待气正实的时候迅速把针拔出，气入而针出。这样，针下的热气不能随针而出，等于堵住了其散失之路，而邪气就会散去。人的精气就得以保存了。总而言之，在针刺时，不论入针还是出针都要不失时机，使已得之气不致从针孔外泄散失，使未至之气能够引导而来，这就叫做补法。

黄帝道：你说虚实有十种，只是产生于五脏的五脉。可是人身有十二经脉，能够产生各种病变，你仅仅谈了五脏，那十二经脉，联络人体的三百六十五个气穴，每个气穴有病，必定波及经脉，经脉的病，又都有虚实，它们与五脏的虚实怎样能相应呢？

岐伯说：五脏本来和六腑有表里的关系，其经络和支节，各有虚实的病症，这要审视病变的所在，随即进行调治。如病在脉，可以调治其血；病在血，可以调治其络；病在气，可以调治其卫气；病在肌肉，可以调治其分肉间；病在筋，调治筋，这要用火针劫刺病处和拘急的地方；如病在骨，可用针深刺，出针后，用药温熨病处，如病人不知疼痛，针刺阳跷阴跷二脉是最好了；如有疼痛，而九候的脉象没有变化，就用缪刺法治疗；如疼痛在左侧，而右脉见了病象，就要用巨刺方法治疗。所以必定要谨慎审察病人九候的脉象，然后进行针治，这样，针刺的道理就算完备了。

缪刺论篇第六十三

缪刺论：缪刺，是针刺方法的一种，与经刺(巨刺)法不同。凡病在经脉，则刺其经穴，是谓经刺法；病在络脉，则刺其皮络，是谓缪刺法。本篇主要阐述各条经脉发病所采用的缪刺方法，故名缪刺论。

黄帝问曰：余闻缪刺，未得其意，何谓缪刺？

岐伯对曰：夫邪之客于形也，必先舍于皮毛，留而不去，入舍于孙脉；留而不去，入舍于络脉；留而不去，入舍于经脉，内连五脏，散于肠胃，阴阳俱感，五脏乃伤，此邪之从皮毛而入，极于五脏之次也，如此，则治其经焉。今邪客于皮毛，入舍于孙络，留而不去，闭塞不通，不得入于经，流溢于大络，而生奇病也。夫邪客大络者，左注右，右注左，上下左右，与经相干，而布于四末，其气无常处，不入于经俞，命曰缪刺。

帝曰：愿闻缪刺，以左取右，以右取左奈何？其与巨刺何以别之？

岐伯曰：邪客于经，左盛则右病，右盛则左病，亦有移易者，左痛未已而右脉先病，如此者，必巨刺之，必中其经，非络脉也。故络病者，其痛与经脉缪处，故命曰缪刺。

帝曰：愿闻缪刺奈何？取之何如？

岐伯曰：邪客于足少阴之络，令人卒心痛，暴胀，胸胁支满，无积者，刺然骨之前出血，如食顷而已，不已，左取右，右取左，病新发者，取五日已。

邪客于手少阳之络，令人喉痹舌卷，口干心烦，臂外廉痛，手不及头，刺手中指次指爪甲上，去端如韭叶各一痏，壮者立已，老者有顷已，左取右，右取左，此新病数日已。

邪客于足厥阴之络，令人卒疝暴痛，刺足大指爪甲上，与肉交者各一痏，男子立已，女子有顷已，左取右，右取左。

邪客于足太阳之络，令人头项肩痛，刺足小指爪甲上，与肉交者各一痏，立已；不已，刺外踝下三痏，左取右，右取左，如食倾已。

邪客于手阳明之络，令人气满胸中，喘息而支胠，胸中热，刺手大指次指爪甲上，去端如韭叶各一痏，左取右，右取左，如食顷已。

邪客于臂掌之间，不可得屈，刺其踝后，先以指按之痛，乃刺之，以月死生为数，月生一日一痏，二日二痏，十五日十五痏，十六日十四痏。

邪客于足阳跷之脉，令人目痛从内眦始，刺外踝之下半寸所各二痏，左刺右，右刺左，如行十里顷而已。

人有所堕坠，恶血留内，腹中满胀，不得前后，先饮利药，此上伤厥阴之脉，下伤少阴之络，刺足内踝之下，然骨之前血脉出血，刺足跗上动脉，不已，刺三毛上各一痏，见血立已，左刺右，右刺左。善悲惊不乐，刺如右方。

邪客于手阳明之络，令人耳聋，时不闻音，刺手大指次指爪甲上，去端如韭叶各一痏，立闻；不已，刺中指爪甲上与肉交者，立闻；其不时闻者，不可刺也。耳中生风者，亦刺之如此数，左刺右，右刺左。

凡痹往来行无常处者，在分肉间痛而刺之，以月死生为数，用针者，随气盛衰，以为痏数，针过其日数则脱气，不及日数则气不泻，左刺右，右刺左，病已，止；不已，复刺之如法，月生一日一痏，二日二痏，渐多之，十五日十五痏，十六日十四痏，渐少之。

邪客于足阳明之经，令人鼽衄，上齿寒，刺足中指次指爪甲上，与肉交者各一痏，左刺右，右刺左。

邪客于足少阳之络，令人胁痛不得息，咳而汗出，刺足小指次指爪甲上，与肉交者各一痏，不得息立已，汗出立止，咳者温衣饮食，一日已。左刺右，右刺左，病立已。不已，复刺如法。

邪客于足少阴之络，令人嗌痛，不可内食，无故善怒，气上走贲上，刺足下中央之脉各三痏，凡六刺，立已，左刺右，右刺左。嗌中肿，不能内唾，时不能出唾者，刺然骨之前，出血立已，左刺右，右刺左。

邪客于足太阴之络，令人腰痛，引少腹控䏚，不可以仰息，刺腰尻之解，两胂之上，是腰俞，以月死生为痏数，发针立已，左刺右，右刺左。

邪客于足太阳之络，令人拘挛背急，引胁而痛，刺之从项始数脊椎侠脊，疾按之应手如痛，刺之傍三痏，立已。

邪客于足少阳之络，令人留于枢中痛，髀不可举，刺枢中以毫针，寒则久留针，以月死生为数，立已。

治诸经刺之，所过者不病，则缪刺之。

耳聋，刺手阳明；不已，刺其通脉出耳前者。齿龋，刺手阳明，不已，刺其脉入齿中，立已。

邪客于五脏之间，其病也，脉引而痛，时来时止，视其病，缪刺之于手足爪甲上，视其脉，出其血，间日一刺，一刺不已，五刺已。

缪传引上齿，齿唇寒痛，视其手背脉血者去之，足阳明中指爪甲上一痏，手大指次指爪甲上各一痏，立已，左取右，右取左。

邪客于手足少阴、太阴、足阳明之络，此五络，皆会于耳中，上络左角，五络俱竭，令人身脉皆动，而形无知也，其状若尸，或曰尸厥，刺其足大指内侧爪甲上，去端如韭叶，后刺足心，后刺足中指爪甲上各一痏，后刺手大指内侧，去端如韭叶，后刺手心主，少阴锐骨之端各一痏，立已。不已，以竹管吹其两耳，鬄其左角之发，方一寸，燔治，饮以美酒一杯，不能饮者灌之，立已。

凡刺之数，先视其经脉，切而从之，审其虚实而调之，不调者经刺之，有痛而经不病者缪刺之，因视其皮部有血络者，尽取之，此缪刺之数也。

【译文】

黄帝问：我听说有一种缪刺法，但不知道它的意义，究竟什么叫做缪刺？

岐伯回答说：邪气在侵袭人体时，必定先侵入皮毛，如果逗留不去，就会进入孙脉之中；再逗留不去，那就进入络脉；如果还逗留不去，就要进入经脉，经脉内与五脏相连，这样邪气就沿经脉侵入五脏分散到肠胃之中。 这样一来，阴阳交互偏盛，五脏就要受伤，这是邪气先从皮毛进来，到达五脏的顺序。 像这样，应当治其经穴。 这叫正判法。 假如邪气侵入皮毛，并且到了孙脉，邪气逗留不去；而络脉闭塞，流行不通，邪气不能传入经脉，于是流到大络，就会发生一侧的病变。 当邪气进入大络以后，从左进到右边，又从右进到左边，上下与经脉相关连，而流布到四肢。 邪气流窜，没有固定的地方，也不流入经俞，这就需要进行缪刺。

黄帝道：我希望听听缪刺，左病取右、右病取左是什么道理，它和巨刺又是根据什么分别的。

岐伯说：邪气侵袭到经脉，左侧邪气盛，影响到右边发病。 右侧邪气盛，影响到左边发病。 但是也有改变的时候，左边疼痛没好，而右脉已经开始有病。 像这样的情况就必须用巨刺法。 但使用巨刺必定要邪气中于经脉，绝不是络脉。 因为络脉疼痛的部位与经脉疼痛的部位不同，所以对络脉病要采用缪刺。

黄帝道：希望听听怎样进行缪刺，运用的方法怎样？

岐伯说：邪气侵入足少阴的络脉以后，使人突然发生心痛、腹胀、胸胁部撑闷等症状。 如果病人即有症状而邪气还没有积聚，可以针刺然否穴出血，大约一顿饭的时间，病就好了，这就需要采用左病取右、右病取左的方法。 一般新发病的患者，针刺要过五天，才可痊愈。

如果邪气侵入手少阳的络脉，会使人发生喉痹、舌踡、口干、心中烦闷、手臂外侧疼痛，不能高举到头部等症状。 应当刺手小指旁次指上，距离爪甲约韭菜叶那样宽处的关冲穴，左右各刺一次。 壮年人立刻就好，老年人稍等一刻就好了，病在左，刺右边，病在右，刺左边。 假如是宿疾新发，几天的时间，也就好了。

如果邪气侵袭足厥阴肝经的络脉以后，使发生疝气突然疼痛。这应当刺足大趾爪甲上和肉相接处的大敦穴，左右各一次。 男子立刻见好，女子稍等一刻就好了，刺的方法，就是病在左边取右边，病在右边取左边。 邪气侵入足太阳膀胱经络脉以后，使人头项痛，肩痛。 这应当刺足小趾爪甲上和肉相交接处的至阴穴。 左右各一次，立刻就好。如果不好，改刺外踝下的金门穴各三次，左病刺右边，右病刺左边。

邪气侵入手阳明大肠经络脉以后，使人胸中气满、喘急、胸肋胀闷、胸内发热。 这应当刺手大指旁边次指的爪甲上，距离顶端如韭菜叶宽处的商阳穴。 左右各一次。 左病取右边，右病取左边。 约一顿饭的时间，就可痊愈了。

邪气侵入臂掌络脉，腕关节不能弯曲，这应当刺腕关节后。 先用手指按住压痛之处，然后进针。 要根据月亮的圆缺来决定用针的次数：月亮向圆时，初一是一针，初二是两针，逐日增加一针。 如下半月月亮向缺，就十五日十五针，十六日十四针，逐日减少一针。

邪气侵入足部的阳跷脉，会使人眼痛，这种疼痛是从眼内角开始。 这应当刺外踝下面半寸处的申脉穴。 左右各二次，左病刺右边，右病刺左边，约摸有走十里路的时间就可以好了。

人由于从高处跌落而受伤，瘀血留在体内，就会腹中痛胀，大小便不通。 这时要先服用通便祛瘀的药物。 这种病，是因为损伤了上面厥阴的经脉，下面伤了少阴的络脉，应当刺足内踝下面，足厥阴肝经的中封穴和然谷穴之前的血络使它出血，并刺足背上动脉处的冲阳穴。 如果不见效，就再刺足大趾三毛上面的大敦穴，左右各一次，出血后，立刻就好。 也是左病刺右边，右病刺左边。 假如有病人出现好悲好惊和不乐的现象，和上述的刺法是一样的。

邪气侵入手阳明大肠经的络脉以后，会使人耳聋，常常失掉听觉。 这应当刺食指指端距离爪甲如韭菜叶宽处的商阳穴，左右各一次，立时可以恢复听觉，如不见效，改刺中指爪甲和肌肉相交处的中冲穴，病人立刻就能听见声音；如果不能即时听见，说明络气已绝，不可用针刺治疗了。 至于那时刻都好像听到风声的耳鸣，也可采取与上述刺法同等的次数，左病刺右，右病刺左。

患行痹的病人，疼痛游走不定，这是由于邪气侵入肌肉之间到处窜所引起的，治疗时就在疼痛的分肉部分进行针刺。 以月亏月盈的日期决定针刺刺数，倘使针刺超过了应刺的日数，就会伤耗正气，如达不到应刺的日数，那么病气就不会去掉。 左病刺右，右病刺左。 病好了，就停止。 倘若还没有好，仍要采用上面的刺法。 月亮开始向圆的初一刺一针，初二日刺两针，以后逐日增加一针；到十五日刺十五针，十六日则刺十四针，以后就逐日减少一针。

邪气侵入足阳明胃经的络脉，会使人流涕流鼻血，上齿寒冷。 这应当刺足中指爪甲与肌肉交界处的厉兑穴，左右各一次。 左病刺右边，右病刺左边。

邪气侵入足少阳胆经络脉以后，会使人胁痛，呼吸不畅快、咳嗽、出汗等。 这应当刺足小指爪甲上指甲和肌肉交界处的窍阴穴，左右各一次。 这样，呼吸不畅的症状就会去掉，出汗也会立刻停止。如有咳嗽的要注意衣服饮食的温暖，大约一天就好了。 左病刺右，右病刺左，病就可以立刻好转。 如还没有好，按照上述的方法再行针刺。

邪气侵入足少阴肾经的络脉以后，会使人咽痛不能进食，无故发怒，气上逆至胸膈等。 这应当刺足心的涌泉穴，左右各三次，共六针，立刻就可见效。 刺法是左病刺右，右病刺左。

咽喉肿得到了不能咽唾液、口有涎沫也不能吐出的时候，应该刺然骨前面的然谷穴，使它出血，会立即见效。 刺法是左病刺右，右病刺左。

邪气侵入足太阴脾经的络脉以后，会使人腰痛连及小腹，一直波及胁下，并且使人不能挺胸呼吸。 这应当刺腰骶部的骨缝当中脊两旁之肌肉上的下髎穴。 以月的盈亏日数决定针刺的多少。 刺完出针以后，会立即见效。 刺法是左病刺右，右病刺左。

邪气侵入足太阳膀胱经的络脉以后，会使人的背部拘急，牵引胁肋疼痛。 进行针刺时，应当从颈后数着脊椎，循脊骨两旁，按到病人感到疼痛的地方，针刺脊骨傍三针，会立即见效。

邪气侵入足少阳胆经的络脉以后，会使人环跳部疼痛，大腿不能抬高。 这应当用极细的毫针，刺环跳穴。 如寒太重，留针时间要长些。 以月的盈亏日数决定针刺的次数，立刻就会见好。

治疗各条经脉的病变，用针刺经脉的方法，经脉所过的部位并不疼痛，那是病变发生在络脉，就要用缪刺法。

耳聋症，刺手阳明经的商阳穴。 如不见效，就要改刺手阳明经脉走向耳前的听宫穴。

龋齿病，刺手阳明的商阳穴，可立刻见效。 如不见好，就刺那些通入齿中的经脉出其恶血，可立即收到效果。

邪气侵入到五脏之间，它的病变，是经脉络脉相引而痛，有时来于络脉，有时止于经脉。这需要看准病脉，用缪刺法使其出血，隔日针刺一次，如一次不见好，连刺五次就好了。

手阳明经有病而邪气缪传牵引上齿，发生齿唇痛的症状。这要看病人手背上的络脉有瘀血的地方，刺出其血，然后刺足阳明经的中指爪甲上的内庭穴和手上食指爪甲上的商阳穴，各刺一次，立刻就好。左病取右，右病取左。

再说邪气侵入到手少阴、足少阴、手太阴、足太阴、足阳明等经的络脉。这五经的络脉都聚集在耳中，并上绕到左耳上面的额角。假使五种络脉的脉气全都衰竭，就会使人全身经脉受到震动，虽运转如常，形体却失去知觉，像死尸一样，有的人就把这叫做尸厥。这时应当刺病人的足大趾内侧爪甲上距离顶端有一个韭菜叶宽处的隐白穴，然后刺足心的涌泉穴，再刺足大趾侧次趾的历兑穴各一针，而后再刺手大指内侧距离顶端一个韭菜叶宽处的少商穴和掌后锐骨端少阴的神门穴各一针，会立刻见效。如无效，再用竹管吹病人的两耳，可立刻见效；如仍无效，把病人左边头角上的头发，剃下一方寸来，用火烧燔，研末，用好酒一杯冲服。如病人因失去知觉而不能饮用，就把酒灌入病人口中，立时可以挽救过来。

大凡针刺之法，要首先观察病人的经脉，用手切摸，详审它的虚实，而调其气血。如有偏虚偏实的现象，就用巨刺法。如果有疼痛而经脉没有病变的，就用缪刺法。并且要看看皮部，如有充血显露的络，就得把瘀血都刺出来，这就是缪刺的原则。

四时刺逆从论篇第六十四

四时刺逆从论：本篇从"天人合一"的整体观出发，认为自然界四时六气，内合于脏腑十二经脉，外应于皮肉筋骨脉，由于四时的六气有太过、不及的变化，人体气血随之有所变异，其趋向和聚积的部位也各不相同。 针刺治疗时，若能顺应四时的变迁，随时调整针刺方法，则正气不乱，就能达到治疗目的，是为从；反之，如果逆四时气候变化而刺，不但不能治愈疾病，还会使正气内乱，甚则死亡，此谓逆，故名。

厥阴有余病阴痹，不足病生热痹；滑则病狐疝风，涩则病少腹积气。少阴有余病皮痹、隐轸，不足病肺痹；滑则病肺风疝，涩则病积、溲血。太阴有余病肉痹、寒中，不足病脾痹；滑则病脾风疝，涩则病积、心腹时满。阳明有余病脉痹，身时热，不足病心痹；滑则病心风疝，涩则病积、时善惊。太阳有余病骨痹、身重，不足病肾痹；滑则病肾风疝，涩则病积、善时，巅疾。少阳有余病筋痹、胁满，不足病肝痹；滑则病肝风疝，涩则病积、时筋急、目痛。

是故春气在经脉，夏气在孙络，长夏气在肌肉，秋气在皮肤，冬气在骨髓中。

帝曰：余愿闻其故。

岐伯曰：春者，天气始开，地气始泄，冻解冰释，水行经通，故人气在脉。夏者，经满气溢，入孙络受血，皮肤充实。长夏者，经络皆盛，内溢肌中。秋者，天气始收，腠理闭塞，皮肤引急。冬者盖藏，血气在中，内著骨髓，通于五脏。是故邪气者，常随四时之气血而入客也，至其变化，不可为度，然必从其经气，辟除其邪，除其邪则乱气不生。

帝曰：逆四时而生乱气，奈何？

岐伯曰：春刺络脉，血气外溢，令人少气；春刺肌肉，血气环逆，令人上气；春刺筋骨，血气内著，令人腹胀。夏刺经脉，血气乃竭，令人解㑊；夏刺肌肉，血气内却，令人善恐；夏刺筋骨，血气上逆，令人善怒。秋刺经脉，血气上逆，令人善忘；秋刺络脉，气不外行，令人卧不欲动；秋刺筋骨，血气内散，令人寒慄。冬刺经脉，血气皆脱，令人目不明；冬刺络脉，内气外泄，留为大痹；冬刺肌肉，阳气竭绝，令人善忘。凡此四时刺者，大逆之病，不可不从也，反之，则生乱气相淫病焉。故刺不知四时之经，病之所生，以从为逆，正气内乱，与精相薄，必审九候，正气不乱，精气不转。

帝曰：善。

刺五脏，中心一日死，其动为噫。中肝五日死，其动为语。中肺三日死，其动为咳。中肾六日死，其动为嚏欠。中脾十日死，其动为吞。刺伤人五脏必死，其动则依其脏之所变，候知其死也。

【译文】

厥阴之气太过，会发为阴痹；而不足则会发为热痹。见滑脉就要发生狐风疝；而见涩脉则主少腹里有积气。

少阴之气太过，会发生皮痹和瘾疹；而不足则会发生肺痹。见滑脉就要患肺风疝；而见涩脉则会患积聚和尿血。

太阴之气太过，会发生肉痹和寒中；而不足，则会发生脾痹。见滑脉就要患脾风疝；而见涩脉则会患积聚，使人心腹经常胀满。

阳明之气太过，会发生脉痹，身体常发热，而不足则会发生心痹。见滑脉就要患心风疝；而见涩脉则会患积聚，使人时常惊恐。

太阳之气太过，会发生骨痹，身体沉重；而不足则会发生肾痹。见滑脉就要患肾风疝；而见涩脉则主有积聚，或使人经常发生头部疾患。

少阳之气过于亢盛，会发生筋痹，胁部满闷；而不足则会发生肝痹。 见滑脉就要患肝风疝；而见涩脉则主积聚，使人时常感到筋脉拘急和眼痛。

这是因为春天风木之气在经脉，夏天君火之气在孙络，长夏湿土之气在肌肉，秋天燥金之气在皮肤，冬天寒水之气在骨髓中。

黄帝道：我希望听听这是为什么。

岐伯说：春天，天气刚刚升发，地气也刚刚泄露，冻土已解，冰也融化。 水流行而河道通，所以与这相应，人体经脉中的气血也开始旺盛、流通。 夏天，经脉满，气充盛，孙络得到了血的滋养，皮肤也就变得润泽而富有弹性了。 长夏经脉与络脉都很旺盛，能够充分地润泽着肌肉。 秋天，天气开始收敛，人身的腠理闭塞，皮肤也随着收缩。 冬天，主闭藏，人身的血气收藏在内，附着于骨髓，贯通着五脏，所以邪气常常随着四时气血的不同情况而入侵人体。 至于病邪侵入人体不同部位引起的不同病变，那是不可揣度的。 但是，在治疗方面，所有的病都必须顺着四时的气血来驱除病邪。 这样，逆乱之气就不会产生了。

黄帝道：在治疗时，违反了四时气候变迁规律，因而产生血气逆乱的情况，是怎样的？

岐伯说：春气在经脉，如果刺了络脉，血气就会身外散溢，使人气短；如刺肌肉，血气就会循环逆乱，使人气喘；如刺筋骨，血气就会留着在内，使人腹胀。 夏气在孙络，如果刺了经脉，血气就会衰竭，使人懈惰无力；如刺肌肉，血气就会内闭，阳气不通，使人容易惊恐；如刺筋骨，血气就会逆行而上，使人容易发怒。 秋气在皮肤，如果刺了经脉，就会气血上逆，使人健忘；如刺络脉，气就会虚损而不能卫外，使人嗜睡，不想活动；如刺筋骨，就会气血散乱于内，使人发生寒战。 冬气在骨髓，如果刺了经脉，就会气血虚脱，使人目视不明；如刺络脉，就会血气向外泄出，使人发生大痹；如刺肌肉，就会阳气竭绝，使人健忘。 以上所说的都是违背了四时变化规律的针刺之法，使人气血严重紊乱而导致疾病。 所以，凡是六经之病，治疗时都必须遵从四时规律。 如果违反了，必定会产生逆乱之气，而逆乱之气的泛滥就要导致病变的扩大。 所以说，针刺不懂得四时经气的所在和疾病发生的情况，以顺为逆，就会使正气内乱，邪气和真气相搏击。 因此在诊断时，必须审察三部九候之脉，使正气不致紊乱，真气不受邪气的搏击。

黄帝道：讲得好。

针刺五脏时，如刺中心脏，一天就要死亡，其病变的症状是频繁噫气；如刺中肝脏，五天就要死亡，其病变的症状是多语；如刺中肺脏，三天就要死亡，其病变的症状是咳嗽；如刺中肾脏，六天就要死亡，其病变的症状是多打喷嚏和哈欠；如刺中脾脏，十天就要死亡，其病变的症状，是不由自主地做吞咽动作。 总之，刺伤了人的五脏必死。 刺中后所发生的病变，就是某脏所伤的依据，并可以此测知病人死亡的日期。

标本病传论篇第六十五

标本病传论：本篇所论内容，一是病有标本，治有逆从；二是疾病传变规律及据此以预测疾病发展。 因其中心是讨论标本与病传问题，故名标本病传论。

黄帝问曰：病有标本，刺有逆从，奈何？

岐伯对曰：凡刺之方，必别阴阳，前后相应，逆从得施，标本相移。故曰：有其在标而求之于标，有其在本而求之于本；有其在本而求之于标，有其在标而求之于本。故治有取标而得者，有取本而得者；有逆取而得者，有从取而得者。故知逆与从，正行无问；知标本者，万举万当；不知标本，是谓妄行。

夫阴阳逆从，标本之为道也，小而大，言一而知百病之害；少而多，浅而博，可以言一而知百也。以浅而知深，察近而知远，言标与本，易而勿及。

治反为逆，治得为从。先病而后逆者治其本；先逆而后病者治其本；先寒而后生病者治其本；先病而后生寒者治其本；先热而后生病者治其本；先热而后生中满者治其标；先病而后泄者治其本；先泄而后生他病者治其本，必且调之，乃治其他病。先病而后生中满者治其标；先中满而后烦心者治其本。人有客气，有同气。小大不利治其标；小大利治其本。病发而有余，本而标之，先治其本，后治其标；病发而不足，标而本之，先治其标，后治其本。谨察间甚，以意调之，间者并行，甚者独行。先小大不利而后生病者治其本。

夫病传者，心病先心痛；一日而咳，三日胁支痛，五日闭塞不通，身痛体重。三日不已，死。冬夜半，夏日中。

肺病喘咳；三日而胁支满痛，一日身重体痛，五日而胀。十日不已，死。冬日入，夏日出。

肝病头目眩，胁支满；三日体重身痛，五日而胀，三日腰脊少腹痛，胫酸。三日不已，死。冬日入，夏早食。

脾病身痛体重；一日而胀，二日少腹腰脊痛，胫酸，三日背膂筋痛，小便闭。十日不已，死。冬人定，夏晏食。

肾病少腹腰脊痛，胻酸；三日背膂筋痛，小便闭，三日腹胀，三日两胁支痛。三日不已，死。冬大晨，夏晏晡。

胃病胀满；五日少腹腰脊痛，胻酸，三日背膂筋痛，小便闭，五日身体重。六日不已，死。冬夜半后，夏日昳。

膀胱病小便闭；五日少腹胀，腰脊痛，胻酸，一日腹胀，一日身体痛。二日不已，死。冬鸡鸣，夏下晡。

诸病以次相传，如是者，皆有死期，不可刺。间一脏止，及至三四脏者，乃可刺也。

【译文】

黄帝问：病有标病本病，刺法有逆治从治，这是怎么回事？

岐伯回答说：大凡针刺的原则，必定要先辨别病情属阴还是属阳，并将病的前期和后期联系起来看。 然后确定施行逆治还是施行从治，治标还是治本。 所以说有的标病而治标，有的本病而治本，有的本病而治标，有的标病而治本。 因此在治法方面，有治标而奏效的，有治本而奏效的，有反治而奏效的，有正治而奏效的。 所以懂得了逆治与从治的法则，那么就可放手治疗而无所疑虑；懂得了治标和治本的法则，就能屡治屡愈，万无一失。 如果不懂得标本，那就是胡乱治疗。

阴阳逆从和标本作为一种原则，可以使人们对疾病的认识由小到大，从某一点出发，就可以了解各种疾病的害处；又可以引少入多，由浅到博，从一种疾病而推知各种疾病。 从浅便能知深，察近便能知远。 讲标与本的道理，是容易理解，而不易做到。

相反而治的为逆治，相顺而治的为从治。 例如先患某病为本，然后才气血不和的为标，要治它的本病；若先因气血不和，然后才患病的，也应先治气血不和。 先因寒邪致病而后发生其他病变的，应当先治其寒；先患病而后生寒变的，也当先治其本病。 先患热病而后发生其他病变的，应当治其热病，先患病而后生热的，就应治它的热病。先患病而后发生泄泻的，应先治其本病；先患泄泻而后又生其他病的，当先治疗泄泻。 一定得先把泄泻调治好，才可治疗其他病症。先患病而后发生中满的，应当先治它的腹中胀满；先患中满症，而后又增加了心烦不舒的，应当治其中腹胀满。 人体内有邪气，也有真气。 由某种疾病引起大小便不利的，应当先治大小便不利这个标病；大小便通利的应当先治其本病。 先大小便不通利，而后并发其他疾病的，应当先治其本病。 如病发而表现为有余的实证，应当用本而标之的治法，即先治其本，后治其标；如病发而表现为不足的虚证，应当用标而本之的治法，即先治其标，后治其本。 要谨慎地观察病情的轻重，根据具体情况而进行适当的治疗。 病轻的可以标本兼治，病重的就要从实际出发，或治本或治标。 关于疾病的转变，心病是先发心痛，大约一天时间，病转到肺，就会发生咳嗽；大约三天时间，病转到肝，就要胁部撑痛；大约五天时间，病转到脾，就会大便闭塞不通，身体痛且沉重；如果再过三天时间不好，就会死亡。 冬天是死在半夜，夏天是死在中午。

肺病先是喘咳，大约三天时间，病转到肝，就会胁肋胀满疼痛；大约一天时间，病转到脾，就会发生身重疼痛；大约五天时间，病转到肾，就会发生肿胀；如果再过十天不好，就会死亡。 冬天是死在日落的时候，夏天是死在日出的时候。

肝病先是头目眩晕，胁肋撑胀，大约三天时间，病转到脾，就产生体重身痛；大约五天时间，病转到胃，就产生腹胀；大约三天时间，病转到肾，就产生腰脊小腹疼痛，腿胫发酸；如果再过三天不好，就会死亡。 冬天是死在日落的时辰，夏天是死在早餐的时辰。

脾病先是身体疼痛沉重，大约一天时间，病转到胃，发生胀闷；大约两天时间，病转到肾，发生小腹腰脊疼痛，腿胫发酸；大约三天时间，病转到膀胱，发生背脊筋痛，小便不通；如果再过十天不好，就会死亡。 冬天是死在戌时，夏天是死在吃晚饭的时候。

肾病则小腹腰脊痛，胫部发酸，大约三天时间，病转到膀胱，发生背脊筋痛，小便不通；大约三天时间，病转到小肠，产生小腹满胀；大约三天时间，病转到心，胸部及两胁部发胀疼痛；如果再过三天不好，就会死亡。 冬天死在天亮之时，夏天死在晚饭之时。

胃病先是胀满，大约五天时间，病转到肾，产生小腹腰脊疼痛，胫部发酸；大约三天时间，病转到膀胱，产生背脊筋痛，小便不通；大约五天时间，病转到脾，就会身体沉重；如果再过六天不好，就会死亡。 冬天是死在半夜以后，夏天是死在午后。

膀胱病先是小便不通，大约五天时间，病转到肾，产生小腹胀满，腰脊疼痛，胫部发酸；大约一天时间，病转到小肠，发生腹部膜胀；大约一天时间，病转到心，身体发沉，浑身疼痛；如果再过两天不好，就会死亡。 冬天是死在半夜后，夏天是死在午后。

各种病症，按次序相互转变，像上述次序相传的，都有一定的死期，不可用刺法。 如果是间脏或隔三四脏相传的，方可进行针刺治疗。

天元纪大论篇第六十六

天元纪大论：天，指自然界；元，始；纪，指规律。 本篇讨论自然界万物变化的本原及其规律，故名"天元纪大论"。

黄帝问曰：天有五行御五位，以生寒暑燥湿风；人有五脏化五气，以生喜怒思忧恐。论言五运相袭而皆治之，终朞之日，周而复始，余已知之矣，愿闻其与三阴三阳之候，奈何合之？

鬼臾区稽首再拜对曰：昭乎哉问也！夫五运阴阳者，天地之道也，万物之纲纪，变化之父母，生杀之本始，神明之府也，可不通乎！故物生谓之化，物极谓之变，阴阳不测谓之神，神用无方谓之圣。

夫变化之为用也，在天为玄，在人为道，在地为化，化生五味，道生智，玄生神。

神在天为风，在地为木；在天为热，在地为火；在天为湿，在地为土；在天为燥，在地为金；在天为寒，在地为水。

故在天为气，在地成形，形气相感而化生万物矣。然天地者，万物之上下也；左右者，阴阳之道路也；水火者，阴阳之征兆也；金木者，生成之终始也。气有多少，形有盛衰，上下相召，而损益彰矣。

帝曰：愿闻五运之主时也，何如？

鬼臾区曰：五气运行，各终朞日，非独主时也。

帝曰：请闻其所谓也。

鬼臾区曰：臣积考《太始天元册》文曰：太虚寥廓，肇基化元，万物资始，五运终天，布气真灵，揔统坤元，九星悬朗，七曜周旋，曰阴曰阳，曰柔曰刚，幽显既位，寒暑弛张，生生化化，品物咸章。臣斯十世，此之谓也。帝曰：善。何谓气有多少，形有盛衰？

鬼臾区曰：阴阳之气各有多少，故曰三阴三阳也。形有盛衰，谓五行之治，各有太过不及也。故其始也，有余而往，不足随之，不足而往，有余从之，知迎知随，气可与期。应天为天符，承岁为岁直，三合为治。

帝曰：上下相召奈何？

鬼臾区曰：寒暑燥湿风火，天之阴阳也，三阴三阳，上奉之；木火土金水，地之阴阳也，生长化收藏，下应之。天以阳生阴长，地以阳杀阴藏。天有阴阳，地亦有阴阳。木火土金水火，地之阴阳也，生长化收藏。故阳中有阴，阴中有阳。所以欲知天地之阴阳者，应天之气，动而不息，故五岁而右迁，应地之气，静而守位，故六朞而环会，动静相召，上下相临，阴阳相错，而变由生也。

帝曰：上下周纪，其有数乎？

鬼臾区曰：天以六为节，地以五为制。周天气者，六蒢为一备；终地纪者，五岁为一周。君火以明，相火以位。五六相合，而七百二十气为一纪，凡三十岁；千四百四十气，凡六十岁，而为一周。不及太过，斯皆见矣。

帝曰：夫子之言，上终天气，下毕地纪，可谓悉矣。余愿闻而藏之，上以治民，下以治身，使百姓昭著，上下和亲，德泽下流，子孙无忧，传之后世，无有终时，可得闻乎？

鬼臾区曰：至数之机，迫迮以微，其来可见，其往可追，敬之者昌，慢之者亡，无道行私，必得天殃，谨奉天道，请言真要。

帝曰：善言始者，必会于终；善言近者，必知其远，是则至数极而道不惑，所谓明矣！愿夫子推而次之。令有条理，简而不匮，久而不绝，易用难忘，为之纲纪，至数之要，愿尽闻之。

鬼臾区曰：昭乎哉问！明乎哉道！如鼓之应桴，响之应声也。臣闻之：甲己之岁，土运统之；乙庚之岁，金运统之；丙辛之岁，水运统之；丁壬之岁，木运统之；戊癸之岁，火运统之。

帝曰：其于三阴三阳，合之奈何？

鬼臾区曰：子午之岁，上见少阴；丑未之岁，上见太阴；寅申之岁，上见少阳；卯酉之岁，上见阳明；辰戌之岁，上见太阳；巳亥之岁，上见厥阴。少阴所谓标也，厥阴所谓终也。厥阴之上，风气主之；少阴之上，热气主之；太阴之上，湿气主之；少阳之上，相火主之；阳明之上，燥气主之；太阳之上，寒气主之。所谓本也，是谓六元。

帝曰：光乎哉道！明乎哉论！请著之玉版，藏之金匮，署曰《天元纪》。

【译文】

黄帝问：天有五行，主五方之位，因而产生寒、暑、燥、湿、风的气候变化。人有五脏化生五气，因而产生喜、怒、思、忧、恐。《六节藏象论》说道：五运之气相承袭，都有其固定的顺序，到岁终的那一天是一个周期，然后重新开始环转。这些道理，我已经了解了，希望再听听五运与三阴三阳这六气是怎样结合的。

鬼臾区恭敬行礼回答说：你问得很明确啊！五运阴阳是天地间的规律，是一切事物的纲领，是千变万化的起源，是生长、毁灭的根本，是精神活动的大本营，难道可以不通晓它吗？凡是万物的生长称为"化"，生长发展到极端就叫做"变"，阴阳变化的不可揣测叫做"神"。这个神的作用变化无穷叫做"圣"。神明变化的作用，在天就是深奥不测的宇宙，在人就是深刻的道理，在地就是万物的化生。地能够化生，就产生了万物的五味；人明白了道理，就产生了智慧；天的深奥不测，就产生了神明。而神明变化，在天为风，在地为木；在天为热，在地为火；在天为湿，在地为土；在天为燥，在地为金；在天为寒，在地为水。

总之在天为无形的六气，在地为有形的五行，形气相互感应，就能化生万物了。这样说来，天地是一切事物的上下范围，左右是阴阳升降的道路，水火是阴阳的表现，秋春是生长收成的终了与开始。大气有多少的不同，五行有盛衰的分别，形气相互感召，于是不足和有余的现象，也就很明显了。

黄帝道：我希望听听五运主四时的情况是怎样的。

鬼臾区说：五气运行，每气各尽一年的三百六十五日，并不是仅仅主四时的。

黄帝又问：希望听您说说这其中的缘由。

鬼臾区说：我查考了《太始元天册》，那上面说：广阔无垠的天空，是化生的基础。万物依靠它开始成长，五运在那儿找到自己的归宿，它还敷布真灵之气，统摄着作为万物生长之根本的坤元。 九星在它那儿悬挂辉耀，七曜在它那儿环绕旋转。 于是就有了阴阳的变化，也有了柔刚的分别；昼夜的明暗既已有了固定的规律，四时寒暑也就更替有常了；这样生化不息，万物自然就都会明显地繁荣昌盛了。 我家已经十世相传的，就是前面所讲这些道理。

黄帝说：讲得好！什么叫做气有多少、形有盛衰呢？

鬼臾区说：阴气和阳气，各有多少的不同。 所以说有三阴三阳之别。 形有盛衰，是说五行主岁运，各有太过与不及。 所以在开始的时候，如太过了，随之下一运便是不足；如开始是不足的，随之下一年便是太过。 懂得有余不足的道理，也就可以推知气的来至。 凡运气与司天之气相应而符合的叫做"天符"，与该岁的年支相符的叫做"岁直"，若运气与天气、年支相会合，那么就可以算做"治"了。

黄帝道：天地阴阳相互感召是怎么一回事呢？

鬼臾区说：寒、暑、燥、湿、风、火是天的阴阳，而人身的三阴三阳与它相应。 木、火、土、金、水、火是地的阴阳，而生长化收藏的变化与它相应。 天是阳生阴长的，地是以阳杀阴藏的，天有阴阳，地也有阴阳，天地相合，则阳中有阴，阴中有阳。 这就是我们要了解天地之阴阳的根本原因。 与六气相应的五运，是运动不息的，经过五年就右迁一步。 与五运相应的六气，是比较静止的，所以经过六年才循环一周，天地动静上下相互影响，阴阳相互交错，于是变化就产生了。

黄帝道：天地运转，周而复始，也有定数吗？

鬼臾区说：天以六气为节，地以五行为制，六气司天，需要六年方能循环一周，五运制地，需要五年才能循环一周。 五运和六气相合计三十年中共有七百二十个节气，是为一纪。 经过一千四百四十个节气，是为六十年甲子一周，而不及与太过就都可以显现出来了。

黄帝道：你以上所讲的，上说完了天气，下说完了地纪，可以说是极为详细了。 我要把听到的藏在心里，上以治人民的疾苦，下以维护自己的健康，并把它传于后世，使其没有终止的时候，能不能再跟我讲一讲呢？

鬼臾区说：五运六气相合的规律，可以说是最微妙的，它的变化，其未来是可察见的，其以往是可寻求的；重视这些变化规律，就可以避免疾病，忽视了它，就要得病，甚至于死亡。 违背了自然规律，放纵私意，必然会遭到灾祸。 所以必须要谨慎地适应运气的自然规律，请允许我讲讲它的真正要旨吧！

黄帝道：善讲起源的，必然会领悟到结果；善讲浅近的，必然也了解那深远的地方。 只有这样，五运六气相合的道理，才能算达到深刻而不至于迷惑了。 希望你推进一步，使其有条理，内容简要而不贫乏，并能久传不绝，容易运用，不会忘记，而且要有纲目。 关于这运气的要道，我希望听到它的全部道理。

鬼臾区说：你问得是多么高明啊，而运气的道理又是多么清楚啊！ 就像鼓槌敲在鼓上，又像发出的声音得到了回响。 我曾听说：甲年和己年是土运通纪它的全年，乙年和庚年是金运通纪它的全年，丙年和辛年是水运通纪它的全年，丁年和壬年是木运通纪它的全年，戊年和癸年是火运通纪它的全年。

黄帝道：五运六气与三阴三阳怎样相合的呢？

鬼臾区说：子年午年都是少阴司天，丑年未年都是太阴司天，寅年申年都是少阳司天，卯年酉年都是阳明司天，辰年戌年都是太阳司天，巳年亥年都是厥阴司天。 年支阴阳的次序以子年为始，亥年为终。 厥阴是以风气为主，少阴是以热气为主，太阴是以湿气为主，少阳是以相火为主，阳明是以燥气为主，太阳是以寒气为主，因为风热湿火燥寒是三阴三阳的本气，所以称为"天元"。

黄帝又道：你讲得太明白了，请记载在玉版上，藏在金匮里，题上一个名称，叫做"天元纪"。

五运行大论篇第六十七

五运行大论：五运，即以五行代表的五运。 行，变化运行。 五运既主岁，又主时。 随着天体的运行，而五运也就有了不同的变化。 如癸年为火运，甲年为土运，初运为木，二运即为火等。 本篇重点论述了五运六气的主要运动变化规律，及其对人体和万物生化的影响，故名。

黄帝坐明堂，始正天纲，临观八极，考建五常。

请天师而问之曰：论言天地之动静，神明为之纪，阴阳之升降，寒暑彰其兆。余闻五运之数于夫子，夫子之所言，正五气之各主岁尔，首甲定运，余因论之。

鬼臾区曰：土主甲己，金主乙庚，水主丙辛，木主丁壬，火主戊癸。子午之上，少阴主之；丑未之上，太阴主之；寅申之上，少阳主之；卯酉之上，阳明主之；辰戌之上，太阳主之；巳亥之上，厥阴主之。不合阴阳，其故何也？

岐伯曰：是明道也，此天地之阴阳也。夫数之可数者，人中之阴阳也，然所合，数之可得者也。夫阴阳者，数之可十，推之可百，数之可千，推之可万。天地阴阳者，不以数推，以象之谓也。

帝曰：愿闻其所始也。

岐伯曰：昭乎哉问也！臣览《太始天元册》文，丹天之气经于牛女戊分，黅天之气经于心尾己分，苍天之气经于危室柳鬼，素天之气经于亢氐昴毕，玄天之气经于张翼娄胃。所谓戊己分者，奎壁角轸，则天地之门户也。夫候之所始，道之所生，不可不通也。

帝曰：善。论言天地者，万物之上下，左右者，阴阳之道路，未知其所谓也。

岐伯曰：所谓上下者，岁上下见阴阳之所在也。左右者，诸上见厥阴，左少阴，右太阳；见少阴，左太阴，右厥阴；见太阴，左少阳，右少阴；见少阳，左阳明，右太阴；见阳明，左太阳，右少阳；见太阳，左厥阴，右阳明。所谓面北而命其位，言其见也。

帝曰：何谓下？

岐伯曰：厥阴在上，则少阳在下，左阳明，右太阴；少阴在上，则阳明在下，左太阳，右少阳；太阴在上，则太阳在下，左厥阴，右阳明；少阳在上，则厥阴在下，左少阴，右太阳；阳明在上，则少阴在下，左太阴，右厥阴；太阳在上，则太阴在下，左少阳，右少阴。所谓面南而命其位，言其见也。

上下相遘，寒暑相临，气相得则和，不相得则病。

帝曰：气相得而病者，何也？

岐伯曰：以下临上，不当位也。

帝曰：动静何如？

岐伯曰：上者右行，下者左行，左右周天，余而复会也。

帝曰：余闻鬼臾区曰：应地者静。今夫子乃言下者左行，不知其所谓也，愿闻何以生之乎？

岐伯曰：天地动静，五行迁复，虽鬼臾区其上候而已，犹不能遍明。夫变化之用，天垂象，地成形，七曜纬虚，五行丽地。地者，所以载生成之形类也。虚者，所以列应天之精气也。形精之动，犹根本之与枝叶也，仰观其象，虽远可知也。

帝曰：地之为下否乎？

岐伯曰：地为人之下，太虚之中者也。

帝曰：冯乎？

岐伯曰：大气举之也。燥以干之，暑以蒸之，风以动之，湿以润之，寒以坚之，火以温。故风寒在下，燥热在上，湿气在中，火游行其间，寒暑六入，故令虚而生化也。故燥胜则地干，暑胜则地热，风胜则地动，湿胜则地泥，寒胜则地裂，火胜则地固矣。

帝曰：天地之气，何以候之？

岐伯曰：天地之气，胜复之作，不形于诊也。《脉法》曰：天地之变，无以脉诊。此之谓也。

帝曰：间气何如？

岐伯曰：随气所在，期于左右。

帝曰：期之奈何？

岐伯曰：从其气则和，违其气则病，不当其位者病，迭移其位者病，失守其位者危，尺寸反者死，阴阳交者死。先立其年，以知其气，左右应见，然后乃可以言死生之逆顺。

帝曰：寒暑燥湿风火，在人合之奈何？其于万物何以生化？

岐伯曰：东方生风，风生木，木生酸，酸生肝，肝生筋，筋生心。其在天为玄，在人为道，在地为化。化生五味，道生智，玄生神，化生气。神在天为风，在地为木，在体为筋，在气为柔，在脏为肝。其性为暄，其德为和，其用为动，其色为苍，其化为荣，其虫毛，其政为散，其令宣发，其变摧拉，其眚为陨，其味为酸，其志为怒。怒伤肝，悲胜怒；风伤肝，燥胜风；酸伤筋，辛胜酸。

南方生热，热生火，火生苦，苦生心，心生血，血生脾。其在天为热，在地为火，在体为脉，在气为息，在脏为心。其性为暑，其德为显，其用为躁，其色为赤，其化为茂，其虫羽，其政为明，其令郁蒸，其变炎烁，其眚燔焫，其味为苦，其志为喜。喜伤心，恐胜喜；热伤气，寒胜热；苦伤气，咸胜苦。

中央生湿，湿生土，土生甘，甘生脾，脾生肉，肉生肺。其在天为湿，在地为土，在体为肉，在气为充，在脏为脾。其性静兼，其德为濡，其用为化，其色为黄，其化为盈，其虫倮，其政为谧，其令云雨，其变动注，其眚淫溃，其味为甘，其志为思。思伤脾，怒胜思；湿伤肉，风胜湿；甘伤脾，酸胜甘。

西方生燥，燥生金，金生辛，辛生肺，肺生皮毛，皮毛生肾。其在天为燥，在地为金，在体为皮毛，在气为成，在脏为肺。其性为凉，其德为清，其用为固，其色为白，其化为敛，其虫介，其政为劲，其令雾露，其变肃杀，其眚苍落，其味为辛，其志为忧。忧伤肺，喜胜忧；热伤皮毛，寒胜热；辛伤皮毛，苦胜辛。

北方生寒，寒生水，水生咸，咸生肾，肾生骨髓，髓生肝。其在天为寒，在地为水，在体为骨，在气为坚，在脏为肾。其性为凛，其德为寒，其用为藏，其色为黑，其化为肃，其虫鳞，其政为静，其令霰雪，其变凝冽，其眚冰雹，其味为咸，其志为恐。恐伤肾，思胜恐；寒伤血，燥胜寒；咸伤血，甘胜咸。

五气更立，各有所先，非其位则邪，当其位则正。

帝曰：病生之变何如？

岐伯曰：气相得则微，不相得则甚。

帝曰：主岁何如？

岐伯曰：气有余，则制己所胜而侮所不胜；其不及，则己所不胜侮而乘之，己所胜轻而侮之。侮反受邪，侮而受邪，寡于畏也。

帝曰：善。

【译文】

黄帝坐在明堂里，开始校算天文运行的规律，观看八方地理形势，研究五行运气阴阳变化的道理，于是请岐伯来，向他问道：有的书上说天地的动静，是由日月为之纪度；阴阳的升降，是由寒暑显出其征兆。 我曾听你讲过五运的规律，你所讲的仅仅是五运主岁，应以甲为首。 我曾与鬼臾区商讨这个说法，鬼臾区认为：土运统率甲己，金运统率乙庚，水运统率丙辛，木运统率丁壬，火运统率戊癸；子午两年是少阴司天，丑未两年是太阴司天，寅申两年是少阳司天，卯酉两年是阳明司天，辰戌两年是太阳司天，巳亥两年是厥阴司天，与你所讲的阴阳之例不相符合，这是什么缘故？

岐伯说：这个道理是很明显的，因为五运六气是天地的阴阳啊！那能够数得清的是人体内的阴阳，但它与天地的阴阳相合并可用类推的方法求得。 如由十可以推到百，由千可以推到万。 但是天地间阴阳，是不能够以数来推算而只能够进行估计的。

黄帝道：我希望听到它是怎样开始的。

岐伯说：您问得高明啊！ 我曾在《太始天元册》文里看到：古人测天时看见天空当中有赤色的火气，横亘在牛女二宿与西北方戊位之间；黄色的土气横亘在心尾二宿与东南方己位之间；青色的木气横亘在危室二宿与柳鬼二宿之间；白色的金气横亘在亢氐二宿与昴毕二宿之间；黑色的水气横亘在张翼二宿与娄胃二宿之间。 所谓戊位，就在奎壁二宿的所在，己位是角轸二宿的所在，奎壁是在立秋到立冬的节气之间，角轸是在立春到立夏的节气之间，所以是天地阴阳的门户。时节的开始，也就是天地阴阳之道的发端，这是不可不通晓的。

黄帝道：《天元纪大论》上说过，天地是万物的上下，左右是阴阳运行的道路，我不明白它的意义。

岐伯说：所谓上下，是该年的司天、在泉位置上的阴阳。 而左右，是司天的左右。 凡是司天的位置上出现厥阴时，左面便是少阴，右面是太阳；出现少阴时，左面是太阴，右面是厥阴，出现太阴时，左面是少阳，右面是少阴；出现少阳时，左面是阳明，右面是太阴；

出现阳明时，左面是太阳，右面是少阳；出现太阳时，左面是厥阴，右面是阳明。 所谓面向北方来确定阴阳的位置，说的就是阴阳在司天位置上的各种显现。

黄帝道：怎样叫做下（在泉）呢？

岐伯说：厥阴在司天的位置，那么少阳就在在泉的位置，左是阳明，右是太阴；少阴在司天的位置，那么阳明就在在泉的位置，左是太阳，右是少阳；太阴在司天的位置，那么太阳就在在泉的位置，左是厥阴，右是阳明；少阳在司天的位置，那么厥阴就在在泉的位置，左是少阴，右是太阳；阳明在司天的位置，那么少阴就在在泉的位置，左是太阳，右是厥阴；太阳在司天的位置，那么太阴就在在泉的位置，左是少阳，右是少阴。 这里所说面向南方而确定阴阳的位置，说的是阴阳在在泉位置上的不同显现。 上下相互交合，寒暑相互加临，其气相生的就是和平，其气彼此相克的就会使人生病。

黄帝又道：有气彼此相生而使人生病的，这又是什么缘故呢？

岐伯说：这是由于以下加临于上，位置不当啊！

黄帝道：司天、在泉运转的动静怎样？

岐伯说：司天之气向右转，左泉之气向左转，左右旋转一周年，又回归到原来的位置。

黄帝又道：我听得鬼臾区说，与地相应的气多主静，现在你说在下者向左转，不知道是什么道理，希望听你讲一讲怎么会动呢？

岐伯说：天地是运动而又静止的，五行是循环流转的。 鬼臾区虽然知道天运之候，却不了解左右的道理。 在自然的变化作用中，天创造了星象，地生成了万物的形体，日月五星循行于天空，五行之气附着于大地，大地是负载它所生成的有形物类的，天空是分布日月五星的，大地上的物类与天空上日月五星的运动，好像根干与枝叶一样地密切。 我们抬头观看天象，哪怕很远的天体也是可以了解的。

黄帝问：大地是不是在下面？

岐伯说：大地是在人的下面、太虚之中的。

黄帝又问：那么大地有作为凭依的地方吗？

岐伯说：是太虚的大气托浮着它（大气中包含着有风、寒、暑、湿、燥、火六气）。燥气使它干燥，暑气使它蒸发，风气使它运动，湿气使它润泽，寒气使它坚实，火气使它温和。风寒在下，燥热在上，湿气位于中央，火气游行于上下。一年之中，六气分别侵入地面，地面受其影响而化生万物。所以燥气太过，大地就干燥；暑气太过，大地就发热；风气太过，大地上的万物就随之动摇；湿气太过，大地就湿润；寒气太过，大地就冻裂；火气太过，大地就坚实固密。

黄帝道：司天、在泉之气在脉搏上怎样诊察呢？

岐伯说：天地间的六气有相互克制的胜气与复气之分，这种胜气与复气的变化并不表现在人的脉搏上。《脉法》上说：天地的变化，不能根据脉来诊察，就是这个意思。

黄帝道：那么，左右间气怎样在脉搏上检查？

岐伯说：随着间气的位置，可以诊察左右的脉搏。

黄帝又道：脉与气相应的情况怎样？

岐伯说：脉象变化与间气变化相一致的为和平，脉与气相违的就会生病。间气不当其位的会生病，间气的位置左右相反的会生病，见到相克之脉象的病就危险，尺部与寸部的脉象俱反的就会死亡，阴阳交错而现的也会死亡。首先要确定该年的司天、在泉、从而知道它的左右间气，然后才可推测病的或死、或生、或逆、或顺，

黄帝道：天的寒、暑、燥、湿、风、火六气，在人体怎样与之相合呢？它们对于万物又是怎样孕育生化的呢？

岐伯说：六气的变化，其在天为玄冥之象，在人为适应变化之道，在地为生养之化。化能生五昧，道能出智慧，玄能生神明。地有化生作用，从而产生了六气。东方是产生风的方位，风能使木气生长，木气能生酸味，酸味能够养肝，肝血能够养筋，而由于筋生于

肝，肝属木，木能生火，所以筋又能养心。它在天，是为风，在五行是为木，在人体中是为筋，在物体生化是柔软，在五脏中是为肝。它的性质温暖，它的本质属于平和，它的功能属于运动，它的颜色是苍青，它的变化是荣美，它在动物中属于兽类，它在作用上属于发散，它在时令上属于宣布阳和，它的异常之变化是使万物受到摧残。它的危害表现为陨坠，它在滋味上属于酸类，它在情志上属于忿怒。发怒会损伤肝。悲哀的情绪能够抑制忿怒；风气能够伤肝，燥气能够克制风气；酸味太过会伤害筋，辛味能克制酸味。

南方生热，热能使火气兴旺，火气能生苦味，苦味能够养心，心能够生血，血足能够养脾。它在天的六气中是为热，在地的五行中是为火，在人体是为血脉，在功用上能使物体生长，在内脏是为心。它的性质属于暑热，它的本质属于显明，它的功能属于躁急，它的颜色是赤，它的变化是繁茂，它在动物中属于鸟类，它在作用上属于明达，它在时令上属于盛热蒸腾，它的异常变化是过于炎热而使津液消灼。它的为害是发生火灾，它在气味上属于苦类，它在情志上属于喜乐。喜乐太过会损害心，恐的情绪能够克制喜乐；过热会伤气，寒气能够克制热气；苦味太过也会伤气，咸味能够克制苦味。

中央属土而生湿，湿能使土气增长，土气能产生农作物的甘味，甘味能够滋养脾气，脾气能够滋养肌肉，肌肉强壮，能使肺气充实。所以它在六气中是为湿，在五行中是为土，在人体是为肌肉，在功用能使形体充实，在内脏是为脾。它的性质属于安静并能兼容万物，它的本质属于润泽，它的功能属于化生万物，它的颜色是黄，它的变化结果是使万物充盈丰满，它在动物中属于倮虫一类，它的作用是安静宁谧，它在时令上属于云行雨施，它在变动上易发暴雨或霪雨连绵，它的为害是大水流溢、堤坝崩溃而洪水泛滥。它在气味上属于甘味，它在情志上属于思虑。思虑太过会损伤脾，忿怒的情绪能够克制思虑；湿气会伤害肌肉，风气能够克制湿气；甘味太过，也会伤害脾，酸味能够克制甘味。

西方生燥，燥气能使金气旺起，金气能生辛味，辛味能够滋养肺气，肺气能够滋养皮毛，皮毛润泽又能滋生肾水。它在六气里是为燥，在五行里是为金，在人体是为皮毛，在功用方面能使物体成熟，在内脏里是为肺。它的性质属于清凉，它的本质属于清静，它的功能是坚固，它的颜色属于白，它的变化属于收敛，它能养殖的动物是甲介之类。它的作用是强劲有力，它在时令上是雾生露降，它的变动能使万物肃杀，它为灾害是使草木青干凋落，它在气味上是辛，它在情志上是忧愁。忧愁太过会伤害肺，喜乐的情绪能够克制忧愁，热气太过会伤害皮毛，寒气能克制热气；辛味太过，也能伤害皮毛，苦味能克制辛味。

北方生寒，寒能使水气生旺，水气能产生咸味，咸味能滋养肾气，肾气能滋养骨髓，骨髓充实，又能养肝。它在六气里是为寒，在五行里是为水，在人体是为骨，在功用方面能使物体坚固，在内脏是为肾。它的性质属于冷，它的本制属于寒，它的功能属于收藏，它的颜色是黑，它的变化是万物肃静，它在动物中能养殖的是有鳞片的一类。它的作用属于静止，它在时令上是霰撒雪飞，它的变动是冰冻寒甚，它为灾害，是冰雹非时而降，它在气味上是咸，它在情绪上是恐惧。恐惧太过会伤害肾，思虑能够克制恐惧；寒气太过会伤害血脉，燥气能够克制寒气；咸味能伤害血脉，甘味能够克制咸味。

五方之气，交替更换，各有先期而至的气候，与四时的定位相反的是为邪气，于四时定位相合的是为正气。

黄帝问：邪气致病会发生什么变化？

岐伯说：气与主时的方位相合，病轻；不相合，病重。

黄帝道：五气主岁怎样？

岐伯说：气太过就克制自己所能克制的他气，而一方面还要欺侮克制自己的他气。假如气不及就会被胜过自己的乘机欺侮，另一方面还要受到为自己所克制之气的轻易来犯。 但是，凡恃强而欺侮侵犯它气的，自己也受到邪气的伤害，之所以会是这种结局，是由于它肆无忌惮地横行，削弱了本身防御力量的缘故。

黄帝说：说得好。

六微旨大论篇第六十八

六微旨大论：六，指六气；微，精微之意。 本篇重点讨论了六气变化的理论，故名六微旨大论。

黄帝问曰：呜呼远哉！天之道也，如迎浮云，若视深渊，视深渊尚可测，迎浮云莫知其极。夫子数言，谨奉天道，余闻而藏之，心私异之，不知其所谓也。愿夫子溢志尽言其事，令终不灭，久而不绝，天之道可得闻乎？

岐伯稽首再拜对曰：明乎哉问，天之道也！此因天之序，盛衰之时也。

帝曰：愿闻天道六六之节，盛衰何也？

岐伯曰：上下有位，左右有纪。故少阳之右，阳明治之；阳明之右，太阳治之；太阳之右，厥阴治之；厥阴之右，少阴治之；少阴之右，太阴治之；太阴之右，少阳治之。此所谓气之标，盖南面而待也。故曰：因天之序，盛衰之时，移光定位，正立而待之。此之谓也。

少阳之上，火气治之，中见厥阴；阳明之上，燥气治之，中见太阴；太阳之上，寒气治之，中见少阴；厥阴之上，风气治之，中见少阳；少阴之上，热气治之，中见太阳；太阴之上，湿气治之，中见阳明。所谓本也，本之下，中之见也，见之下，气之标也。本标不同，气应异象。

帝曰：其有至而至，有至而不至，有至而太过，何也？

岐伯曰：至而至者和；至而不至，来气不及也；未至而至，来气有余也。

帝曰：至而不至，未至而至，如何？

岐伯曰：应则顺，否则逆，逆则变生，变则病。

帝曰：善。请言其应。

岐伯曰：物，生其应也；气，脉其应也。

帝曰：善。愿闻地理之应六节气位何如？

岐伯曰：显明之右，君火之位也；君火之右，退行一步，相火治之；复行一步，土气治之；复行一步，金气治之；复行一步，水气治之；复行一步，木气治之；复行一步，君火治之；相火之下，水气承之；水位之下，土气承之；土位之下，风气承之；风位之下，金气承之；金位之下，火气承之；君火之下，阴精承之。

帝曰：何也？

岐伯曰：亢则害，承乃制，制则生化，外列盛衰，害则败乱，生化大病。

帝曰：盛衰何如？

岐伯曰：非其位则邪，当其位则正。邪则变甚，正则微。

帝曰：何谓当位？

岐伯曰：木运临卯，火运临午，土运临四季，金运临酉，水运临子，所谓岁会，气之平也。

帝曰：非位何如？

岐伯曰：岁不与会也。

帝曰：土运之岁，上见太阴；火运之岁，上见少阳、少阴；

金运之岁，上见阳明；木运之岁，上见厥阴；水运之岁，上见太阳，奈何？

岐伯曰：天之与会也。故《天元册》曰天符。

帝曰：天符岁会何如？

岐伯曰：太一天符之会也。

帝曰：其贵贱何如？

岐伯曰：天符为执法，岁位为行令，太一天符为贵人。

帝曰：邪之中也奈何？

岐伯曰：中执法者，其病速而危；中行令者，其病徐而持；中贵人者，其病暴而死。

帝曰：位之易也何如？

岐伯曰：君位臣则顺，臣位君则逆。逆则其病近，其害速；顺则其病远，其害微。所谓二火也。

帝曰：善。愿闻其步何如？

岐伯曰：所谓步者，六十度而有奇，故二十四步积盈百刻而成日也。

帝曰：六气应五行之变何如？

岐伯曰：位有终始，气有初中，上下不同，求之亦异也。

帝曰：求之奈何？

岐伯曰：天气始于甲，地气始于子，子甲相合，命曰岁立。谨候其时，气可与期。

帝曰：愿闻其岁，六气始终，早晏何如？

岐伯曰：明乎哉问也！甲子之岁，初之气，天数始于水下一刻，终于八十七刻半；二之气，始于八十七刻六分，终于七十五刻；三之气，始于七十六刻，终于六十二刻半；四之气，始于六十二刻六分，终于五十刻；五之气，始于五十一刻；终于三十七刻半；六之气，始于三十七刻六分，终于二十五刻。所谓初六，天之数也。

乙丑岁，初之气，天数始于二十六刻，终于一十二刻半；二之气，始于一十二刻六分，终于水下百刻；三之气，始于一刻，终于八十七刻半；四之气，始于八十七刻六分，终于七十五刻；五之气，始于七十六刻，终于六十二刻半；六之气，始于六十二刻六分，终于五十刻。所谓六二，天之数也。

丙寅岁，初之气，天数始于五十一刻，终于三十七刻半；二之气，始于三十七刻六分，终于二十五刻；三之气，始于二十六刻，终于一十二刻半；四之气，始于一十二刻六分，终于水下百刻；五之气，始于一刻，终于八十七刻半；六之气，始于八十七刻六分，终于七十五刻。所谓六三，天之数也。

丁卯岁，初之气，天数始于七十六刻，终于六十二刻半；二之气，始于六十二刻六分，终于五十刻；三之气，始于五十一刻，终于三十七刻半；四之气，始于三十七刻六分，终于二十五刻；五之气，始于二十六刻，终于一十二刻半；六之气，始于一十二刻六分，终于水下百刻。所谓六四，天之数也。次戊辰岁，初之气，复始于一刻，常如是无已，周而复始。

帝曰：愿闻其岁候何如？

岐伯曰：悉乎哉问也！日行一周，天气始于一刻，日行再周，天气始于二十六刻，日行三周，天气始于五十一刻，日行四周，天气始于七十六刻，日行五周，天气复始于一刻，所谓一纪也。是故寅午戌岁气会同，卯未亥岁气会同，辰申子岁气会同，巳酉丑岁气会同。终而复始。

帝曰：愿闻其用也。

岐伯曰：言天者求之本，言地者求之位，言人者求之气交。

帝曰：何谓气交？

岐伯曰：上下之位，气交之中，人之居也。故曰：天枢之上，天气主之；天枢之下，地气主之；气交之分，人气从之，万物由之。此之谓也。

帝曰：何谓初中？

岐伯曰：初凡三十度而有奇，中气同法。

帝曰：初中何也？

岐伯曰：所以分天地也。

帝曰：愿卒闻之。

岐伯曰：初者地气也，中者天气也。

帝曰：其升降何如？

岐伯曰：气之升降，天地之更用也。

帝曰：愿闻其用何如？

岐伯曰：升已而降，降者谓天；降已而升，升者谓地。天气下降，气流于地；地气上升，气腾于天。故高下相召，升降相因，而变作矣。

帝曰：善。寒湿相遘，燥热相临，风火相值，其有闻乎？

岐伯曰：气有胜复，胜复之作，有德有化，有用有变，变则邪气居之。

帝曰：何谓邪乎？

岐伯曰：夫物之生从于化，物之极由乎变，变化之相薄，成败之所由也。故气有往复，用有迟速，四者之有，而化而变，风之来也。

帝曰：迟速往复，风所由生，而化而变，故因盛衰之变耳。成败倚伏游乎中何也？

岐伯曰：成败倚伏生乎动，动而不已，则变作矣。

帝曰：有期乎？

岐伯曰：不生不化，静之期也。

帝曰：不生化乎？

岐伯曰：出入废则神机化灭，升降息则气立孤危。故非出入，则无以生长壮老已；非升降，则无以生长化收藏。是以升降出入，无器不有。故器者生化之宇，器散则分之，生化息矣。故无不出入，无不升降。化有小大，期有近远。四者之有，而贵常守，反常则灾害至矣。故曰：无形无患，此之谓也。

帝曰：善。有不生不化乎？

岐伯曰：悉乎哉问也！与道合同，惟真人也。

帝曰：善。

【译文】

黄帝问：哎呀，关于天的道理，真是太深远了，就好像仰观浮云，又好像俯视深渊。 但深渊还可以测量，而观浮云却不可能知道它的极点何在。 先生你屡次说，天道是应该谨慎奉行的，我听了以后，记在心里，但又充满了疑惑，不知其所以然。 希望你尽情地讲一讲，使它永不泯灭，长久流传。 像这样的天道，可以讲给我听吗？

岐伯行礼回答说：你问得很高明啊。 所谓天之道，就是自然的变化所显示出来的时序和盛衰。

黄帝道：我希望听听天道六六之节和时序的盛衰是怎样的呢？

岐伯说：上下六步有一定的位置，左右升降有一定的范围，所以少阳的右面由阳明所司的阳明的右面由太阳所司，太阳的右面由厥阴所司，厥阴的右面由少阴所司，少阴的右面由太阴所司，太阴的右面由少阳所司。 这都是六气之标，要面向南方而等待它确定它。 所以说自然界的时序及盛衰，要靠观看日光移影察视圭表来确定，说的就是这个道理。

少阳的上面是火气所司，所以中气是厥阴；阳明的上面是燥气所司，所以中气是太阴；太阳的上面是寒气所司，所以中气是少阴；厥阴的上面是风气所司，所以中气是少阳；少阴的上面是热气所司，所以中气是太阳；太阴的上面是湿气所司，所以中气是阳明。 以上所说的"上面"是三阴三阳的本气，本气的下面是中气，中气之下，是六气之标。 由于本标不同，所以六气所反映的现象也是不同的。

黄帝道：就时与气的关系来说，有时至而六气至的，有时至而六气不至的，有六气先来时后至的，这是什么原因？

岐伯说：时至而六气至的是和平之气，时至而六气不至的是来气尚未到达，时未至而六气先至的是来气有余。

黄帝又道：那么时至而气不至、时未至而气先至的结果会如何呢？

岐伯说：时与气相应而来的，这叫做顺。 时与气不能相应而来的，这叫做逆，逆就产生变化，产生变化就能致病。

黄帝道：讲得好！希望你再讲一下什么叫做相应？

岐伯说：万物与生长是相应的，大气与脉象是相应的。

黄帝道：好！希望听你讲讲关于六气主时的位置是怎样的？

岐伯说：春分节以后是少阴君火的位置；君火的右边，后退一步是少阳相火主治的位置，再后退一步是太阴土气主治的位置，再后退一步是阳明金气主治的位置，再后退一步是太阳水气主治的位置，再后退一步是厥阴木气主治的位置，再后退一步是少阴君火主治的位置。 相火主治之位的下面，有水气来制约它，水气主治之位的下面，有土气来制约它，土气主治之位的下面，有风气来制约它，风气主治之位的下面，有金气来制约它。 金气主治之位的下面，有火气来制约它，君火主治之位的下面，有阴精来制约它。

黄帝又道：这是为什么？

岐伯说：六气亢盛就产生伤害作用，随之要有克制它的相应的气，只有加以克制，才能生化。 六气要是有太过或不及的情况就会为害，从而败坏生化之机出现极大的病变。

黄帝道：那么，自然界的盛衰又是怎样的呢？

岐伯说：不合其位的是邪气，恰当其位的是正气，邪气致病变化多，正气致病是轻微的。

黄帝又道：怎样叫做当位？

岐伯说：例如木运遇卯年，火运遇午年，土运遇辰戌丑未年，金运遇酉年，水运遇子年。 这就称为岁会，也就是平气。

黄帝又道：不当其位怎样？

岐伯说：那就是主岁的天干与地支不能相会于五方正位啊。

黄帝道：土运主岁而司天是太阴，火运主岁而司天是少阴或少阴，金运主岁而司天是阳明。 木运主岁而司天是厥阴，水运主岁而司天在是太阳。 这些都是怎样分的？

岐伯说：这是司天之气与主岁的运气相合，所以《天元册》里叫做天符。

黄帝又道：既是天符又是岁会的怎样？

岐伯说：这叫做太一天符的会合。

黄帝又道：它们之间有什么贵贱的分别呢？

岐伯说：天符如同执法，岁会如同行令，太一天符如同贵人。

黄帝又问：如属感受邪气而发病，这三者有什么区别？

岐伯说：感受执法之邪的，发病急而比较危险；感受行令之邪的，发病较缓和而病程较长；感贵人之邪的，发病急骤并容易死亡。

黄帝道：六气的位置相互变换会怎样？

岐伯说：君居臣位是顺的，臣居君位是逆的，逆则发病就会很急，它的危害大；顺则发病就会较慢，它的危害也小。 所谓六气位置的变换，是指君火与相火说的。

黄帝道：说得好！我希望听听有关步的道理。

岐伯说：所谓一步就是六十日有零，所以二十四步以后，其奇零之数共为一百刻，就成为一日。

黄帝道：六气与五行相应的变化怎样？

岐伯说：主时之六气的每一气位都有始有终，每一气有初气，有中气，又有天干之气和地支之气的分别。所以推求起来也就不能一律了。

黄帝又道：怎样推求呢？

岐伯说：天干之气以甲为开始，地支之气以子为开始，子与甲相互组合，称为岁立，只要认真地推测四时的变化，就可以求得六气终始的会合。

黄帝又道：我希望听听每年六气始终的早晚怎样？

岐伯说：问得高明啊！甲子的年份，初气开始于水下一刻，终止于八十七刻半；第二气开始于八十七刻六分，终止于七十五刻；第三气开始于七十六刻，终止于六十二刻半；第四气开始于六十二刻六分，终止于五十刻；第五气开始于五十一刻，终止于三十七刻半；第六气开始于三十七刻六分，终止于二十五刻。这就是六十年之首甲子年的六气的始终刻分数。乙丑的年份，初气开始于二十六刻，终止于十二刻半；第二气开始于十二刻六分，终止于水下百刻；第三气开始于一刻，终于八十七刻半，第四气开始于八十七刻六分，终止于七十五刻；第五气开始于七十六刻，终止于六十二刻半；第六气开始于六十二刻六分，终止于五十刻。这是乙丑年的六气第二周的始终刻分数。

丙寅的年份，初开始于五十一刻，终止于三十七刻半；第二气开始于三十七刻六分，终止于二十五刻；第三气开始于二十六刻，终止于十二刻半；第四气开始于十二刻六分，终止于水下百刻；第五气开始于一刻，终止于八十七刻半；第六气开始于八十七刻六分，终止于七十五刻。这是六气第三周的始终刻分数。

丁卯的年份，初气开始于七十六刻，终止于六十二刻半；第二气开始于六十二刻六分，终止于五十刻；第三气开始于五十一刻，终止于三十七刻半，第四气开始于三十七刻六分，终止于二十五刻；第五气开始于二十六刻，终止于十二刻半：第六气开始于十二刻六分，终止于水下百刻。这是六气第四周的始终刻分数，再次是戊辰年初气，重新从水下一刻开始，时时循着上述次序，周而复始地循环不已。

黄帝问：希望听听以年来计算又该怎样？

岐伯说：问得真详细啊！太阳循行第一周，六气开始于水下一刻，太阳循行第二周，六气开始于二十六刻，太阳循行第三周，六气开始于五十一刻，太阳循行第四周，六气开始于七十六刻，太阳循行第五周，六气又从一刻开始。这是六气四周的循环，叫做一纪。所以寅年、午年、戌年三年的六气始终的时刻相同；卯年、未年、亥年，六气始终的时刻相同；巳年、酉年、丑年，六气始终的时刻相同，总之，六气是循环不已，终而复始的。

黄帝道：我希望听你讲一讲六气的作用。

岐伯说：说到天，天当推求于六气，说到地，当推求于主时之六位，说到人体，当推求于天地气交之中。

黄帝又道：什么叫做气交？

岐伯说：天气降于下，地气升于上，天地气交之处，就是人类生活的地方。所以说中枢的上面，是属于天气所主，中枢的下面，是属于地气所主，而气交的部分，入气随之而来，万物也由之化生。

黄帝又道：什么叫做初气、中气呢？

岐伯说：初气三十天有零，中气也是这样。

黄帝又道：为什么要区分初气和中气呢？

岐伯说：这是分别天气与地气的根据。

黄帝又道：我希望听你讲个究竟。

岐伯说：初就是地气，中就是天气。

黄帝道：气的升降是怎样的？

岐伯说：地气上升，天气下降，这是天地之气要相互作用。

黄帝又道：希望听听它的作用怎样？

岐伯说：升后而降，这是天的作用；降后又升，这是地的作用。天气下降，气就流荡于大地；地气上升，气就蒸腾于天空。 所以上下交相呼应，升降互为因果，因而就发生了自然界的运动和变化。

黄帝道：讲得好！寒与湿相遇，燥与热相守，风与火相当，其中有什么异常变化吗？

岐伯说：六气里有胜有复，而胜复的变化中，有根本与生化，有原因与变异，一旦有了变异，就会招致邪气的留连。

黄帝道：什么是邪呢？

岐伯说：万物的生长都由于生化的作用，万物的发展到极点就要变。 变与化的斗争，是成长与毁败的根源。 所以气有往有返，作用有慢有快，从往返快慢里，就会出现化与变的过程，这就是风气的由来。

黄帝道：慢快往返，是风气产生的原因。 由化至变的过程，是随着盛衰的变化而进行的。 但是无论成败，其潜伏的因素都是从变化中来，这是为什么？

岐伯说：成败因素相互蕴伏，是由于六气的运动，运动不止，就会发生变化。

黄帝道：变化一出现，有停止的时候吗？

岐伯说：没有生没有化，就是停止的时候。

黄帝道：静止的时候就不能生化了吗？

岐伯说：凡动物之类，如果其呼吸停止，那么生命就会立即消灭；凡植物类如果其阴阳升降停止，那么则其活力也就立即萎颓。 因此说没有出入运动，就不可能由生而长而壮而老而死亡；没有升降，也就不能由生而长而开花而结实而收藏。 所以有形之物，都具有升降出入之气。 因此有形之物，是生化的所在。 如果形体解散，生化也就熄灭了。 因此任何具有形体的东西，没有不出不入不升不降的，其间仅仅有生化的大小和时间早晚的分别而已。 升降出入的存在重要的是要保持一定的规律。 假如违反了正常，就会产生灾害。 所以说，除非是无形体的东西，才能免于灾患。 黄帝道：那么有没有不生不化的人呢？

岐伯说：问得真详细啊！能与自然规律相融合，而同其变化的，只有真人。

黄帝道：讲得好。

气交变大论篇第六十九

气交变大论：天地之间，人居之处，称为"气交"。 本篇主要论述五运六气大过不及与胜复变化对人体和万物的影响，故名"气交变"。

黄帝问曰：五运更治，上应天幕，阴阳往复，寒暑迎随，真邪相薄，内外分离，六经波荡，五气倾移，太过不及，专胜兼并，愿言其始，而有常名，可得闻乎？

岐伯稽首再拜对曰：昭乎哉问也！是明道也。此上帝所贵，先师传之，臣虽不敏，往闻其旨。

帝曰：佘闻得其人不教，是谓失道，传非其人，慢泄天宝。余诚菲德，未足以受至道；然而众子哀其不终，愿夫子保于无穷，流于无极，余司其事，则而行之奈何？

岐伯曰：请遂言之也。《上经》曰：夫道者，上知天文，下知地理，中知人事，可以长久。此之谓也。

帝曰：何谓也？

岐伯曰：本气位也。位天者，天文也。位地者，地理也。通于人气之变化者，人事也。故太过者，先天；不及者，后天，所谓治化而人应之也。

帝曰：五运之化，太过何如？

岐伯曰：岁木太过，风气流行，脾土受邪。民病飧泄，食减，体重，烦冤，肠鸣腹支满，上应岁星。甚则忽忽善怒，眩冒巅疾。化气不政，生气独治，云物飞动，草木不宁，甚而摇落，反胁痛而吐甚，冲阳绝者，死不治，上应太白星。岁火太过，炎暑流行，肺金受邪。民病疟，少气，咳喘，血溢，血泄注下，嗌燥，耳聋，中热，肩背热，上应荧惑星。甚则胸中痛，胁支满胁痛，膺背肩胛间痛，两臂内痛，身热骨痛而为浸淫。收气不行，长气独明，雨水霜寒，上应辰星。上临少阴少阳，火燔焫，水泉涸，物焦槁，病反谵妄狂越，咳喘息鸣，下甚，血溢泄不已，太渊绝者死不治，上应荧惑星。

岁土太过，雨湿流行，肾水受邪。民病腹痛，清厥，意不乐，体重，烦冤，上应镇星。甚则肌肉萎，足痿不收，行善瘛，脚下痛，饮发中满，食减，四肢不举。变生得位，藏气伏，化气独治之，泉涌河衍，涸泽生鱼，风雨大至，土崩溃，鳞见于陆，病腹满溏泄，肠鸣，反下甚而太溪绝者死不治，上应岁星。

岁金太过，燥气流行，肝木受邪。民病两胁下少腹痛，目赤痛，眦疡，耳无所闻。肃杀而甚，则体重，烦冤，胸痛引背，两胁满且痛引少腹，上应太白星。甚则喘咳逆气，肩背痛，尻阴股膝髀腨胻足皆病，上应荧惑星。收气峻，生气下，草木敛，苍干凋陨，病反暴痛，胠胁不可反侧，咳逆甚而血溢，太冲绝者死不治，上应太白星。

岁水太过，寒气流行，邪害心火。民病身热烦心，躁悸，阴厥上下中寒，谵妄心痛，寒气早至，上应辰星。甚则腹大胫肿，喘咳，寝汗出，憎风，大雨至，埃雾朦郁，上应镇星。上临太阳，则雨冰雪霜不时降，湿气变物，病反腹满，肠鸣溏泄，食不化，渴而妄冒，神门绝者死不治，上应荧惑、辰星。

帝曰：善。其不及何如？

岐伯曰：悉乎哉问也！岁木不及，燥乃大行，生气失应，草木晚荣，肃杀而甚，则刚木辟著，柔萎苍干，上应太白星。民病中清，胠胁痛，少腹痛，肠鸣溏泄。凉雨时至，上应太白星，其谷苍。上临阳明，生气失政，草木再荣，化气乃急，上应太白、镇星，其主苍早。复则炎暑流火，湿性燥，柔脆草木焦槁，下体再生，华实齐化，病寒热疮疡痱胗痈痤，上应荧惑、太白，其谷白坚。白露早降，收杀气行，寒雨害物，虫食甘黄，脾土受邪，赤气后化，心气晚治，上胜肺金，白气乃屈，其谷不成，咳而鼽，上应荧惑、太白星。

岁火不及，寒乃大行，长政不用，物荣而下，凝惨而甚，则阳气不化，乃折荣美，上应辰星，民病胸中痛，胁支满，两胁痛，膺背肩胛间及两臂内痛，郁冒朦昧，心痛暴瘖，胸腹大，胁下与腰背相引而痛，甚则屈不能伸，髋髀如别，上应荧惑、辰星，其谷丹。复则埃郁，大雨且至，黑气乃辱，病鹜溏腹满，食饮不下，寒中肠鸣，泄注腹痛，暴挛痿痹，足不任身，上应镇星、辰星，玄谷不成。

岁土不及，风乃大行，化气不令，草木茂荣，飘扬而甚，秀而不实，上应岁星，民病飧泄，霍乱，体重腹痛，筋骨繇复，肌肉眰酸，善怒。藏气举事，蛰虫早附，咸病寒中，上应岁星、镇星，其谷黅。复则收政严峻，名木苍凋，胸胁暴痛，下引少腹，善太息，虫食甘黄，气客于脾，黅谷乃减，民食少失味，苍谷乃损，上应太白、岁星。上临厥阴，流水不冰，蛰虫来见，藏气不

304

用，白乃不复，上应岁星，民乃康。

岁金不及，炎火乃行，生气乃用，长气专胜，庶物以茂，燥烁以行，上应荧惑星。民病肩背瞀重，鼽嚏，血便注下。收气乃后，上应太白星，其谷坚芒。复则寒雨暴至，乃零冰雹霜雪杀物，阴厥且格，阳反上行，头脑户痛，延及囟顶发热，上应辰星，丹谷不成，民病口疮，甚则心痛。

岁水不及，湿乃大行，长气反用，其化乃速，暑雨数至，上应镇星。民病腹满身重，濡泄，寒疡流水，腰股痛发，腘腨股膝不便，烦冤，足痿清厥，脚下痛，甚则跗肿。藏气不政，肾气不衡，上应辰星，其谷秬。上临太阴，则大寒数举，蛰虫早藏，地积坚冰，阳光不治，民病寒疾于下，甚则腹满浮肿，上应镇星，其主黅谷。复则大风暴发，草偃木零，生长不鲜，面色时变，筋骨并辟，肉𥆧瘛，目视䀮䀮，物疏璺，肌肉胗发，气并鬲中，痛于心腹，黄气乃损，其谷不登，上应岁星。

帝曰：善。愿闻其时也。

岐伯曰：悉哉问也！木不及，春有鸣条律畅之化，则秋有雾露清凉之政，春有惨凄残贼之胜，则夏有炎暑燔烁之复，其眚东，其脏肝，其病内舍胠胁，外在关节。

火不及，夏有炳明光显之化，则冬有严肃霜寒之政，夏有惨凄凝冽之胜，则不时有埃昏大雨之复，其眚南，其脏心，其病内舍膺胁，外在经络。

土不及，四维有埃云润泽之化，则春有鸣条鼓拆之政，四维发振拉飘腾之变，则秋有肃杀霖霪之复，其眚四维，其脏脾，其病内舍心腹，外在肌肉四肢。

金不及，夏有光显郁蒸之令，则冬有严凝整肃之应，夏有炎烁燔燎之变，则秋有冰雹霜雪之复，其眚西，其脏肺，其病内舍膺胁肩背，外在皮毛。

水不及，四维有湍润埃云之化，则不时有和风生发之应，四维发埃昏骤注之变，则不时有飘荡振拉之复，其眚北，其脏肾，其病内舍腰脊骨髓，外在溪谷踹膝。

夫五运之政，犹权衡也，高者抑之，下者举之，化者应之，变者复之，此生长化成收藏之理，气之常也，失常则天地四塞矣。故曰：天地之动静，神明为之纪，阴阳之往复，寒暑彰其兆。此之谓也。

帝曰：夫子之言五气之变，四时之应，可谓悉矣。夫气之动乱，触遇而作，发无常会，卒然灾合，何以期之？

岐伯曰：夫气之动变，固不常在，而德化政令灾变，不同其候也。

帝曰：何谓也？

岐伯曰：东方生风，风生木，其德敷和，其化生荣，其政舒启，其令风，其变振发，其灾散落。

南方生热，热生火，其德彰显，其化蕃茂，其政明曜，其令热，其变销烁，其灾燔焫。

中央生湿，湿生土，其德溽蒸，其化丰备，其政安静，其令湿，其变骤注，其灾霖溃。

西方生燥，燥生金，其德清洁，其化紧敛，其政劲切，其令燥，其变肃杀，其灾苍陨。

北方生寒，寒生水，其德凄沧，其化清谧，其政凝肃，其令寒，其变溧冽，其灾冰雪霜雹。是以察其动也，有德有化，有政有令，有变有灾，而物由之，而人应之也。

帝曰：夫子之言岁候，不及其太过，而上应五星。今夫德化政令，灾眚变易，非常而有也，卒然而动，其亦为之变乎。

岐伯曰：承天而行之，故无妄动，无不应也。卒然而动者，气之交变也，其不应焉。故曰：应常不应卒。此之谓也。

帝曰：其应奈何？

岐伯曰：各从其气化也。

帝曰：其行之徐疾逆顺何如？

岐伯曰：以道留久，逆守而小，是谓省下。以道而去，去而速来，曲而过之，是谓省遗过也。久留而环，或离或附，是谓议灾与其德也。应近则小，应远则大。芒而大倍常之一，其化甚；大常之二，其眚即发也。小常之一，其化减；小常之二，是谓临视，省下之过与其德也。德者福之，过者伐之。是以象之见也，高而远则小，下而近则大，故大则喜怒迩，小则祸福远。岁运太过，则运星北越，运气相得，则各行以道。故岁运太过，畏星失色而兼其母，不及，则色兼其所不胜。肖者瞿瞿，莫知其妙，闵闵之当，孰者为良，妄行无征，示畏侯王。

帝曰：其灾应何如？

岐伯曰：亦各从其化也，故时至有盛衰，凌犯有逆顺，留守有多少，形见有善恶，宿属有胜负，征应有吉凶矣。

帝曰：其善恶何谓也？

岐伯曰：有喜有怒，有忧有丧，有泽有燥，此象之常也，必谨察之。

帝曰：六者高下异乎？

岐伯曰：象见高下，其应一也，故人亦应之。

帝曰：善。其德化政令之动静损益皆何如？

岐伯曰：夫德化政令灾变，不能相加也。胜复盛衰，不能相多也。往来小大，不能相过也。用之升降，不能相无也。各从其动而复之耳。

帝曰：其病生何如？

岐伯曰：德化者气之祥，政令者气之章，变易者复之纪，灾眚者伤之始，气相胜者和，不相胜者病，重感于邪则甚也。

帝曰：善。所谓精光之论，大圣之业，宣明大道，通于无穷，究于无极也。余闻之，善言天者，必应于人；善言古者，必验于今；善言气者，必彰于物；善言应者，同天地之化；善言化言变者，通神明之理，非夫子孰能言至道欤！乃择良兆而藏之灵室，每旦读之，命曰《气交变》，非斋戒不敢发，慎传也。

【译文】

黄帝问道：五运交替，与在天之六气相应；阴阳往来，与寒暑变化相随；真气与邪气相互争斗，因而使人体的表里分离，六经的血气为之波动，五脏之气也失去了平衡而互相倾移，出现了太过不及，专胜以及互相兼并现象，我希望你谈谈它起始的原理，和反映于人身的病症。能讲给我听吗？

岐伯行礼后回答说：您问得很明达，这是应该讲明的道理，它也是历代帝王很重视的，也是从前医师传授下来的，我虽不聪敏，但过去却听说过其中的意义。

黄帝道：我听说遇到了适当的人而不教，就会失去传道的机会，如传授给不适当的人，则等于不重视宝贵的大道。我固然是才德菲薄，不一定能够推行医学要道，但是我悲悯许多人因疾病死亡，因此希望你能为了保护人们的生命，为了医道的永远流传，而把这些道理传授出来，由我来主管掌握，按照规矩去做，你看怎样呢？

岐伯说：我尽量谈一下。《上经》说：所谓道，可以上知天文、下知地理，中知人事，并能保持长久，说的就是这个。

黄帝又问：这又怎么讲呢？

岐伯说：这里的根本就在于推求天地人三气的位置啊。 位天，就是司天的气象；位地，就是司地的六节；通晓人气变化的是人事，所以太过的气先天时而至，不及的气后天时而至，所以说，岁运的变化有常有变，而人体也随之而起变化。

黄帝道：五运的气化，在太过的时候是什么情况呢？

岐伯说：岁木之气太过，就会风气流行，脾土受到它的侵害，人们因脾土失运多患飧泄，饮食减少，肢体沉重，烦闷，肠鸣，肚腹胀满等病。 由于木气太过，所以上应天的木星，就显得分外明亮。 如果风气过度的旺盛，在人体就会产生骤然发怒，头眩，眼发花等头部疾病。 这是土气不能行其政令，木气独胜的现象，因此，风气就更猖獗起来，使天上的云雾飞扬，地上的草木动摇不定，甚至枝叶摇落，在人就会发生胁痛，呕吐不止。 冲阳脉绝的，大多死亡，无法治疗。由于木气太盛，就会有金气来制约报复，所以上应天的金星就分外明亮。

岁火之气太过，就会暑热流行，肺金就要受到侵害，人们多患疟疾，呼吸少气，咳嗽气喘，吐血衄血、便血，泄泻如注，喉干、耳聋，胸中发热，肩背发热等病。 由于火气太过，所以上应天的火星，就显得分外明亮。 如果火气过度旺盛，在人体就会有胸中疼痛，胁下胀满，胸膺部、背部、肩胛之间均感到疼痛，两臂内侧疼痛，身热，骨节痛，因而发生浸淫疮等病症。 这是金气不行，火气独旺的现象。由于物极必反，水气乘之，因而出现雨冰霜寒的变化。 所以上应水星，就显得分外明亮。 假如遇到少阴、少阳司天，火热之气就会更加亢盛，好像火烧一样，以致水泉干涸，植物焦枯，在人们的病，多见谵语狂乱，咳嗽气喘，呼吸有声，二便下血不止。 太渊脉绝止的，大多死亡，无法治疗，这种病上应火星。

岁土之气太过，雨湿之气就会流行，肾水就要受到侵害，人们多患腹痛，手足逆冷，情志抑郁，身体不清快，烦闷等病。 由于土气太过，所以上应天的土星，就显得分外明亮。如果土气过度旺盛，在人体就会肌肉萎缩，两足痿弱不能行走，经常抽搐拘挛，脚跟痛，自然界就会出现水邪蓄积现象，因此泉水涌出、河水满溢，甚至干涸的池塘也孳生了鱼类，甚则会发生急风暴雨，使堤岩崩溃，河水泛滥，陆地出现鱼类，在人就会患肚腹胀满、大便溏泻、肠鸣、泄泻不止等症。如果太谿脉绝止的，大多死亡，无法治疗。水气受伤以后，木气就要来制约报复，所以天上的木星就分外地光明。

岁金之气太过，燥气就会流行，肝木就要受到侵害，人们多患两胁下小腹疼痛，目赤痛，眼角痒，耳聋等病。燥金之气过于亢盛，就会身重、烦闷、胸痛牵引到背部、两胁胀满。而痛势下连小腹，由于金气太过所以上应天的金星，就显得光明。如果金气过度旺盛，在人体就会有喘息咳嗽、逆气，肩背疼痛，下连股、膝、髀、腨、骱、足等处疼痛的病症，由于火气来复，所以上应火星，就显得光明。若是金气过于严峻，木气被它克制，草木就要呈收敛之象，以至绿叶干枯凋落，在人们的疾病，多见急剧疼痛，胁肋痛得不能动转，咳嗽气逆，甚则吐血衄血。太冲脉绝止的，大多死亡，无法治疗。因为金气盛，所以天上的金星分外光明。

岁水之气太过，就会寒气流行，心火从而受到侵害，人们多患身热，心烦，焦躁心跳，虚寒厥冷，全身发冷、谵语、心痛等病。在气候方面是寒气早至。由于水气太过，所以天上的水星就显得光明如果水气过度旺盛，在人体就会有腹水、足胫浮肿、气喘咳嗽、盗汗、怕风等病症。由于水气盛，因而大雨下降，尘雾迷蒙不清，土气来复，天上的土星就显得光明。如遇太阳寒水司天，则冰雹霜雪会不时下降。湿气太盛致使物变其形。在人们的疾病，多见肚腹胀满、肠鸣、溏泄、食物不化、渴而眩晕等症。如果神门脉绝止的，大多死亡，无法治疗。因为火不胜水，所以天上的火星昏暗，而水星却显得分外明亮。

黄帝道：讲得好。那么五运不及的又怎样？

岐伯说：问得真详细啊！岁木之气不及，燥气然后流行，生气不能及时而来，草木就要推迟萌发。金气亢盛，坚硬的树木就会破裂如劈，柔嫩的枝叶都会萎顿枯干。因为燥金之气盛，所以上应天的金星就显得光明。在人们多患中气虚寒、胠胁部疼痛、小腹痛、肠鸣、溏泄的病症。在气候方面，是凉雨时至。这一切与天上的金星相应。在谷类，与木气相应的青色谷物不能成熟。如遇阳明司天，木气不能行其政令，土气兴起，草木再度茂盛，于是生化之气就显得峻急而谷类也就不易结实了。因为燥、土二气俱盛，所以天上的金星、土星俱明。木气受克制，则其子气火气来复，那么就会炎热如火，万物湿润的变为干燥，柔嫩脆弱的草木也都焦枯，于是枝叶从根部重新生长，以达到花实并见。在人体多患寒热、疮疡、痱、疹、痈痤等疾病。与此相应，天上的火星、金星俱明，而五谷却因火气制金，不能成熟，白露则提前下降，肃杀之气流行，寒雨非时，损害万物，甘黄的谷物为虫所食。在人则脾土受邪，火气后起，心气虽然旺起较迟，但等到火能胜金的时候，金气就会受到抑制，谷物不能成熟。在人会出现咳嗽，流鼻涕等症状。与此相应，天上的火星、金星光明。

岁火之气不及，寒气就会大规模流行。夏天生长之气不能行其政令，植物就会由茂盛走向零落。寒凉之气过甚，则阳气不能生化，因而万物的繁茂生机也就被摧残了。与此相应，天上的水星光明。在人们多患胃痛，胁部胀满，两胁疼痛，胸膺部、背部、肩胛之间以及两臂内侧都感疼痛，气郁上冒，视物不清，心痛，突然失音，胸腹大，胁下与腰痛互相牵引而痛，病势甚至发展到屈不能伸，髋骨与股部好像裂开一样。因为火受水气制约，所以上应天的火星黯淡，水星光亮，与火气相应的红色谷物不能成熟。水气克火，则炎的子气（土气）来复，于是土湿之气上蒸为云，大雨时至，水气受到抑制，在人多见大便溏泄，腹满，饮食不下，肚中寒冷，肠鸣和泻下如注，腹痛，突然拘挛、痿、痹而足不能支持身体。 与此相应，天上土星光明，水星失色。 与水气相应的黑色谷物也不能成熟。

岁土之运不及，风气就大规模流行，而土气就不能发挥化的作用。 风木能生万物，所以草木茂盛，但因过分飘扬，虽然外秀却不能结实。 与此相应，天上木星明亮。 在人们多患飧泄，霍乱、身体重、腹痛、筋骨动摇强直、肌肉𥅁动发酸等症，并时常发怒。 寒水之气乘机行动，虫类提前蛰伏在土里。 人们一般都患中气虚寒。 与此相应，天上木星光明，土星失色。 在谷类，与土气相应的黄色谷物不能结实。 土受木气的克制，则其子气（金气）来复，于是秋气当令，呈现出肃杀严峻之气，因此大木凋谢，在人体就会有胸胁突然疼痛，牵引小腹，频频叹气等症。 甘黄五谷都被虫食了。 邪气客于脾土，黄色的谷类结实减少，人们吃得少，而且感到没有滋味。 金气胜木，青色之谷受到损害。 与此相应，天上金星光明，木星无光。 如遇厥阴司天，少阳在泉，则流水不能结冰，蛰伏的虫类，又重新出现，寒水之气不能用事，金气也就不得复盛。 与此相应，天上木星光明，人们也就康健了。

岁金之气不及，火气就会流行，木气得行政令，生长之气专胜，万物因而茂盛。 但火气旺盛了，气候就会干燥灼热。 与此相应，天上火星光明。 在人们多患肩背沉重，鼻流清涕，喷嚏，便血，泄下如注等病，金气被制，所以秋收之气后至。 与此相应，天上金星昏暗，与金色相应的白色谷物不能结实。 金色被制以后，它的子气（水气）来复，于是寒雨暴至，然后降落冰雹霜雪，残害万物。 在人就会为寒逆所扰，使阳气反而上行，以致头后部疼痛，连及头顶，身体发热。与此相应，天上水星光明，红色谷类不能成熟，人们多患口中生疮，甚至发生心痛等症。

岁水之气不及，湿气就大规模流行。 水气不能制火，火气反行其令，其生化很快，暑雨屡次下降。 与此相应，天上土星光明。 在人

312

们多患腹部胀满，身体重，湿泄，阴性疮疡，脓液稀薄，腰股发痛，下肢运动不便利，烦闷，两脚痿弱，四肢清冷，脚下疼痛，足背浮肿，这是冬藏之气不能行其政令，肾气失掉平衡的缘故。 与此相应，天上水星昏暗，黑色的谷类不能成熟。 如遇太阴司天，寒水在泉，强大的寒流常常侵袭，虫类很早就伏藏，地面上凝积厚冰，太阳不能发挥温暖作用，人们多患下半身寒疾，严重的就腹满浮肿。 与此相应，天上土星光明，谷类黄色之稻成熟。 由于土气被水气制约，则其子气（木气）来复，就出现大风暴发，草类偃伏，木类凋零，因为风吹干裂，植物失去了生长的鲜泽。 在人的面色就也改变，筋骨拘急疼痛，肌肉跳动抽搐，两眼看物不清，肌肉发出风疹。 如果风气侵入胸膈里，就会产生心腹疼痛。 这是木气太盛，土气受害，黄色的谷类不能成熟，与此相应，天上的木星光明。

黄帝道：讲得好。 希望听一下五气与四时的关系怎样。

岐伯说：问得真详细啊！木运不及的，如果春天有惠风畅鸣的和气，那秋天就有雾露清凉的正常气候；如果春天反见寒冷伤害的金气，夏天就会有炎热如火燔烧的气候。 它的灾害，往往发生在东方，在人体应在肝脏，其发病部位，内在肢胁，外在关节。

火运不及的，如果夏天有显明的和气，那冬天就有严肃霜寒的正常气候；如果夏天反见惨凄寒冷的气象，那么就会经常有尘埃昏蒙和大雨的情况。 它的灾害，往往发生在南方，在人体应在心脏，其发病部位，内在胸胁，外在经络。

土运不及的，如果四维之月有润泽的和气，那春天就有风和鸟鸣、草木萌芽的正常气候；如果四维之月有暴风飞扬、草木摇折的异常现象，那秋天也就有阴凉久雨不止的气象。 它的灾害，往往发生在四隅，在人体应在脾脏，其发病部位，内在心腹，外在肌肉四肢。

金运不及的，如果夏天有显明湿蒸的和气，那冬天就有严寒凝结的整肃之气相应；如果夏天出现炎热如火燔烧的变化，那秋天就会有冰雹霜雪的灾害。 它的灾害，往往发生在西方，在人体应在肺脏，其发病部位，内在胸胁肩背，外在皮毛。 水运不及的，如果四维之月有湿润埃云的正常气候，那天就会时常有和风生发的感应；如果四维之月有尘埃迷暗，暴雨如注的变化，那就会时常有暴风飞扬、摇折草木的情况。 它的灾害，往往发生在北方，在人体应在肾脏，其发病部位，内在腰脊骨髓，外在谿谷胫膝。

五运之气的作用如同权衡一样，太过的就加以抑制，不及的就加以辅助，正常的气化，就有正常的感应，异常的气化，就使其复原。这是万物生长化收藏过程的自然道理，四时气序的常规，如果失去了这些规律，则天地之气就会四塞不通了。 所以说，天地的动静，有日月星辰的运行做为参照，阴阳的往来，有寒暑的更移来显示它的征兆，就是这个意思。

黄帝道：你讲五运之气的变化和四时相应的情况，可以说是很详尽了。 但是，气的动乱，有所触犯才随时而发，而发生动乱的时候，又没有一定的规律，突然遇到发生灾害，怎样能先期知道呢？

岐伯说：五气的动乱变化，固然是没有一定的常规，然而它的德化政令和变异，是有不同之处可以推测的。

黄帝又道：这是什么道理呢？

岐伯说：东方生风，风能使木气旺盛。 它的特性是敷布和气，它的生化是使万物滋生繁荣，它的职权是使万物舒展开放，它的表现是风，它的变动是大风怒号，它的灾害是吹散万物而使其零落。 南方生热，热能使火气旺盛，它的特性是光明显耀，它的生化是使万物繁多茂盛，它的职权是明亮照耀万物，它的表现是热，它的变动是火势炎炎，它的灾害是销烁万物。 中央生湿，湿能使土气旺盛，它的特性是湿热，它的生化是使万物丰满全备，它的职权是使万物安静，它的表现是湿，它的变动是暴雨如注，它的灾害是久雨不止、土溃泥烂。 西方生燥，燥能使金气旺盛，它的特性是清洁，它的生化是使万物紧缩收敛，它的职权是强劲急切，它的表现是燥，它的变动是肃杀万物，它的灾害是使万物干枯陨落。 北方生寒，寒能使水气旺盛，它的特性是寒冷，它的生化是使万物清静，它的职权是使万物中外严整，它的表现是寒，它的变动是酷寒，它的灾害是冰雪霜雹。 所以观察它的运动，有特性、有生化、有职权、有表现、有变动、有灾害，而万物与之相随，人也与之相应。

黄帝道：你已讲了五运的太过、不及，而上应五星的变化。 现在特性、生化、职权、表现、灾害、变动，并不按常规发生而属于突然的变化，五运是否也会随之变动呢？

岐伯说：如果五运是随天道而行，那就肯定与五星相应。 突然而来的胜复变动，那是由于气候的交相变化，五星是和它不相应的。 所谓"五星应常规而不应突变"，就是这个道理。

黄帝又道：五星是怎样与岁运相应的呢？

岐伯说：那就是各从其天运之气。

黄帝道：五星的运行有慢快逆顺的不同，这都说明了什么呢？

岐伯说：五星如果在它顺行的径路上久留不前，或者在它的度数上滞留不前而光芒微小，这就好像是察看所属分野中的情况；若五星顺行时，去而速回，或者迂回而过，这就好像是察看所属分野中的情况是否还有遗漏和过错；若五星久留而回环旋转，似去似不去的，这就好像是在它所属分野中建议降灾和降福；气候的变化近则小，变化远则大。 若是星的光芒大于平常一倍，那气化就亢盛，大二倍的，那灾害就立即发作；小于平常一倍的，那气化就减退，小二倍的，叫做"临视"，好像是在察看在下的过与德，有德的降福，有过的降灾。所以五星的呈现，若是高而远，它的胜复就小；若是下而近，它的胜复就大。 所以星的光芒大，就表示喜怒的感应期近，星的光芒大，就示祸福的降临期远。 岁运太过的时候，它的运星就向北越出常规，如运气相和五星就各按它的道路而行。 所以在岁运太过的时候，它所克制之星就会暗淡而兼见母星的颜色，若是岁运不及，则岁星就兼见所不胜的颜色。 总之，天的变化，道理是极精微而不易审察的，谁能了解它的奥妙呢？道理是很深远而且适宜的，谁能理解它的好处呢？那无知的人，毫无征验，只是乱谈占象，以使侯王畏惧而已。

黄帝道：五星在灾害方面的征验怎样？

岐伯说：也是各从岁运的气化而有所不同。 所以岁时更迭有盛有衰，运星的侵犯有逆有顺，星的留守日期有长有短，星的呈象中是有好有坏，星宿所属有胜有负，征验的反应有吉有凶。

黄帝道：星象的好坏怎样？

岐伯说：五星呈象中是有喜、怒、忧、丧、泽、燥的不同，这是星象变化时常呈现的，应该慎重观察。

黄帝道：星的喜、怒、忧、丧、泽、燥六种现象，在它所居地位的高低有什么关系吗？

岐伯说：星象虽然可看出高低的不同，但在应验上却是一样的，所以应在人身方面也是一样的。

黄帝说：讲得好。 它们的德、化、政、令、动静、损益都是怎样？

岐伯说：德、化、政、令、灾变都是一定的，是不能彼此相加或相减的，胜盛复就胜，胜衰复就衰，是不能相互一方而增多的，胜复往来的日数，多少一样，是不能彼此相越的，五行阴阳的升降，是互相结合而不是消灭一方的，这都是随着五气的运动而与之相应的。

黄帝道：它对疾病的发生有什么影响？

岐伯说：五运正常的特性与作用是五气的外在现象；变动是复气产生的前提；灾害是万物受伤的根源。 人气和岁气相当的就平和，人气和岁气不相当的就生病，若再重感邪气，病就更要加重了。

黄帝道：讲得好。 这真称得上是精微高明的理论，圣人的事业，畅晓的学说，简直达到了无穷无尽的境界了。 我听说，善于讲天道的，必定把天道应验于人；善于讲古代事物的，必定把古代的事物应验于现在；善于讲气化的，必定把气化明确地表现在万物上；善于讲感应的，就和天地的造化统一起来；善于讲生化与变动的，就要了解自然的道理，除了像你这样的人，谁能说出这样极精的道理呢？

于是黄帝选择了一个好日子，把它藏在灵兰书室里，每天清晨读它，命名为《气交变》，不是专心诚意的时候不敢打开，非常谨慎地传于后世。

五常政大论篇第七十

五常政大论：五常，五运主岁有平气、不及、太过的一般规律。本篇主要讨论了五运主岁各有平气、不及、太过三种不同情况，以及在各种情况下对自然界万物和人类的影响，故名"五常政大论"。

黄帝问曰：太虚寥廓，五运回薄，衰盛不同，损益相从，愿闻平气，何如而名？何如而纪也？

岐伯对曰：昭乎哉问也！木曰敷和，火曰升明，土曰备化，金曰审平，水曰静顺。

帝曰：其不及奈何？

岐伯曰：木曰委和，火曰伏明，土曰卑监，金曰从革，水曰涸流。

帝曰：太过何谓？

岐伯曰：木曰发生，火曰赫曦，土曰敦阜，金曰坚成，水曰流衍。

帝曰：三气之纪，愿闻其候。

岐伯曰：悉乎哉问也！敷和之纪，木德周行，阳舒阴布，五化宣平，其气端，其性随，其用曲直，其化生荣，其类草木，其政发散，其候温和，其令风，其脏肝，肝其畏清，其主目，其谷麻，其果李，其实核，其应春，其虫毛，其畜犬，其色苍，其养筋，其病里急支满，其味酸，其音角，其物中坚，其数八。

升明之纪，正阳而治，德施周普，五化均衡，其气高，其性速，其用燔灼，其化蕃茂，其类火，其政明曜，其候炎暑，其令热，其脏心，心其畏寒，其主舌，其谷麦，其果杏，其实络，其应夏，其虫羽，其畜马，其色赤，其养血，其病瞤瘛，其味苦，其音徵，其物脉，其数七。

备化之纪，气协天休，德流四政，五化齐修，其气平，其性顺，其用高下，其化丰满，其类土，其政安静，其候溽蒸，其令湿，其脏脾，脾其畏风，其主口，其谷稷，其果枣，其实肉，其应长夏，其虫倮，其畜牛，其色黄，其养肉，其病否，其味甘，其音宫，其物肤，其数五。

审平之纪，收而不争，杀而无犯，五化宣明，其气洁，其性刚，其用散落，其化坚敛，其类金，其政劲肃，其候清切，其令燥，其脏肺，肺其畏热，其主鼻，其谷稻，其果桃，其实壳，其应秋，其虫介，其畜鸡，其色白，其养皮毛，其病咳，其味辛，其音商，其物外坚，其数九。

静顺之纪，藏而勿害，治而善下，五化咸整，其气明，其性下，其用沃衍，其化凝坚，其类水，其政流演，其候凝肃，其令寒，其脏肾，肾其畏湿，其主二阴，其谷豆，其果栗，其实濡，其应冬，其虫鳞，其畜彘，其色黑，其养骨髓，其病厥，其味咸，其音羽，其物濡，其数六。

故生而勿杀，长而勿罚，化而勿制，收而勿害，藏而勿抑，是谓平气。

委和之纪，是谓胜生，生气不政，化气乃扬，长气自平，收令乃早，凉雨时降，风云并兴，草木晚荣，苍干凋落，物秀而实，肤肉内充，其气敛，其用聚，其动缓戾拘缓，其发惊骇，其脏肝，其果枣李，其实核壳，其谷稷稻，其味酸辛，其色白苍，其畜犬鸡，其虫毛介，其主雾露凄沧，其声角商，其病摇动注恐，从金化也，少角与判商同，上角与正角同，上商与正商同，其病支废痈肿疮疡，其虫甘，邪伤肝也，上宫与正宫同，萧瑟肃杀则炎赫沸腾，眚于三，所谓复也，其主飞蠹蛆雉，乃为雷霆。

伏明之纪，是谓胜长，长气不宣，藏气反布，收气自政，化令乃衡，寒清数举，暑令乃薄，承化物生，生而不长，成实而稚，遇化已老，阳气屈伏，蛰虫早藏，其气郁，其用暴，其动彰伏变易，其发痛，其脏心，其果栗桃，其实络濡，其谷豆稻，其味苦咸，其色玄丹，其畜马彘，其虫羽鳞，其主冰雪霜寒，其声徵羽，其病昏惑悲忘，从水化也，少徵与少羽同，上商与正商同，邪伤心也，凝惨凛冽，则暴雨霖霪，眚于九，其主骤注雷霆震惊，沉㴲淫雨。

卑监之纪，是谓减化，化气不令，生政独彰，长气整，雨乃愆，收气平，风寒并兴，草木荣美，秀而不实，成而秕也，其气散，其用静定，其动疡涌分溃痈肿，其发濡滞，其脏脾，其果李栗，其实濡核，其谷豆麻，其味酸甘，其色苍黄，其畜牛犬，其虫倮毛，其主飘怒振发，其声宫角，其病留满否塞，从木化也，少宫与少角同，上宫与正宫同，上角与正角同，其病飧泄，邪伤脾也，振拉飘扬，则苍干散落，其眚四维，其主败折虎狼，清气乃用，生政乃辱。

从革之纪，是谓折收，收气乃后，生气乃扬，长化合德，火政乃宣，庶类以蕃，其气扬，其用躁切，其动铿禁瞀厥，其发咳喘，其脏肺，其果李杏，其实壳络，其谷麻麦，其味苦辛，其色白丹，其畜鸡羊，其虫介羽，其主明曜炎烁，其声商徵，其病嚏咳鼽衄，从火化也，少商与少徵同，上商与正商同，上角与正角同，邪伤肺也，炎光赫烈，则冰雪霜雹，眚于七，其主鳞伏彘鼠，岁气早至，乃生大寒。

涸流之纪，是谓反阳，藏令不举，化气乃昌，长气宣布，蛰虫不藏，土润水泉减，草木条茂，荣秀满盛，其气滞，其用渗泄，其动坚止，其发燥槁，其脏肾，其果枣杏，其实濡肉，其谷黍稷，其味甘咸，其色黅玄，其畜彘牛，其虫鳞倮，其主埃郁昏翳，其声羽宫，其病痿厥坚下，从土化也，少羽与少宫同，上宫与正宫同，其病癃闭，邪伤肾也，埃昏骤雨，则振拉摧拔，眚于一，其主毛显狐狢，变化不藏。

故乘危而行，不速而至，暴虐无德，灾反及之，微者复微，甚者复甚，气之常也。

发生之纪，是谓启陈，土疏泄，苍气达，阳和布化，阴气乃随，生气淳化，万物以荣，其化生，其气美，其政散，其令条舒，其动掉眩巅疾，其德鸣靡启坼，其变振拉摧拔，其谷麻稻，其畜鸡犬，其果李桃，其色青黄白，其味酸甘辛，其象春，其经足厥阴、少阳，其脏肝脾，其虫毛介，其物中坚外坚，其病怒，太角与上商同，上徵则其气逆，其病吐利，不务其德，则收气复，秋气劲切，甚则肃杀，清气大至，草木凋零，邪乃伤肝。

赫曦之纪，是谓蕃茂，阴气内化，阳气外荣，炎暑施化，物得以昌，其化长，其气高，其政动，其令鸣显，其动炎灼妄扰，其德暄暑郁蒸，其变炎烈沸腾，其谷麦豆，其畜羊彘，其果杏栗，其色赤白玄，其味苦辛咸，其象夏，其经手少阴太阳、手厥阴少阳，其脏心肺，其虫羽鳞，其物脉濡，其病笑、疟、疮疡、血流、狂妄、目赤，上羽与正徵同，其收齐，其病痓，上徵而收气后也，暴烈其政，藏气乃复，时见凝惨，甚则雨水霜雹切寒，邪伤心也。

敦阜之纪，是谓广化，厚德清静，顺长以盈，至阴内实，物化充成，烟埃朦郁，见于厚土，大雨时行，湿气乃用，燥政乃辟，其化圆，其气丰，其政静，其令周备，其动濡积并稸，其德柔润重淖，其变震惊飘骤崩溃，其谷稷麻，其畜牛犬，其果枣李，其色黔玄苍，其味甘咸酸，其象长夏，其经足太阴、阳明，其脏脾肾，其虫倮毛，其物肌核，其病腹满、四肢不举，大风迅至，邪伤脾也。

坚成之纪，是谓收引，天气洁，地气明，阳气随，阴治化，燥行其政，物以司成，收气繁布，化洽不终，其化成，其气削，其政肃，其令锐切，其动暴折疡疰，其德雾露萧瑟，其变肃杀凋零，其谷稻黍，其畜鸡马，其果桃杏，其色白青丹，其味辛酸苦，其象秋，其经手太阴、阳明，其脏肺肝，其虫介羽，其物壳络，其病喘喝胸凭仰息，上徵与正商同，其生齐，其病咳，政暴变则名木不荣，柔脆焦首，长气斯救，大火流，炎烁且至，蔓将槁，邪伤肺也。

流衍之纪，是谓封藏，寒司物化，天地严凝，藏政以布，长令不扬，其化凛，其气坚，其政谧，其令流注，其动漂泄沃涌，其德凝惨寒雰，其变冰雪霜雹，其谷豆稷，其畜彘牛，其果栗枣，其色黑丹黔，其味咸苦甘，其象冬，其经足少阴、太阳，其脏肾心，其虫鳞倮，其物濡满，其病胀，上羽而长气不化也。政过则化气大举，而埃昏气交，大雨时降，邪伤肾也。

故曰：不恒其德，则所胜来复，政恒其理，则所胜同化。此之谓也。

帝曰：天不足西北，左寒而右凉，地不满东南，右热而左温，其故何也？

岐伯曰：阴阳之气，高下之理，太少之异也。东南方，阳也，阳者其精降于下，故右热而左温。西北方，阴也，阴者其精奉于上，故左寒而右凉。是以地有高下，气有温凉，高者气寒，下者气热，故适寒凉者胀，之温热者疮，下之则胀已，汗之则疮已，此凑理开闭之常，太少之异耳。

帝曰：其于寿夭何如？

岐伯曰：阴精所奉其人寿，阳精所降其人夭。

帝曰：善。其病也，治之奈何？

岐伯曰：西北之气散而寒之，东南之气收而温之，所谓同病异治也。

故曰：气寒气凉，治以寒凉，行水渍之。气温气热，治以温热，强其内守。必同其气，可使平也，假者反之。

帝曰：善。一州之气，生化寿夭不同，其故何也？

岐伯曰：高下之理，地势使然也。崇高则阴气治之，污下则阳气治之，阳胜者先天，阴胜者后天，此地理之常，生化之道也。

帝曰：其有寿夭乎？

岐伯曰：高者其气寿，下者其气夭，地之小大异也，小者小异，大者大异。故治病者，必明天道地理，阴阳更胜，气之先后，人之寿夭，生化之期，乃可以知人之形气矣。

帝曰：善。其岁有不病，而脏气不应不用者，何也？

岐伯曰：天气制之，气有所从也。

帝曰：愿卒闻之。

岐伯曰：少阳司天，火气下临，肺气上从，白起金用，草木眚，火见燔焫，革金且耗，大暑以行，咳嚏鼽衄鼻窒，曰疡，寒热肘肿。风行于地，尘沙飞扬，心痛胃脘痛，厥逆鬲不通，其主暴速。

阳明司天，燥气下临，肝气上从，苍起木用而立，土乃眚，凄沧数至，木伐草萎，胁痛目赤，掉振鼓栗，筋痿不能久立。暴热至，土乃暑，阳气郁发，小便变，寒热如疟，甚则心痛，火行于稿，流水不冰，蛰虫乃见。

太阳司天，寒气下临，心气上从，而火且明，丹起金乃眚，寒清时举，胜则水冰，火气高明，心热烦，嗌干善渴，鼽嚏，喜悲数欠，热气妄行，寒乃复，霜不时降，善忘，甚则心痛。土乃润，水丰衍，寒客至，沉阴化，湿气变物，水饮内稸，中满不食，皮㿋肉苛，筋脉不利，甚则胕肿，身后痈。

厥阴司天，风气下临，脾气上从，而土且隆，黄起水乃眚，土用革，体重，肌肉萎，食减口爽，风行太虚，云物摇动，目转耳鸣。火纵其暴，地乃暑，大热消烁，赤沃下，蛰虫数见，流水不冰，其发机速。

少阴司天，热气下临，肺气上从，白起金用，草木眚，喘呕寒热，嚏鼽衄鼻窒，大暑流行，甚则疮疡燔灼，金烁石流。地乃燥清，凄沧数至，胁痛善太息，肃杀行，草木变。

太阴司天，湿气下临，肾气上从，黑起水变，埃冒云雨，胸中不利，阴痿气大衰而不起不用。当其时反腰脽痛，动转不便也，厥逆。地乃藏阴，大寒且至，蛰虫早附，心下否痛，地裂冰坚，少腹痛，时害于食，乘金则止水增，味乃咸，行水减也。

帝曰：岁有胎孕不育，治之不全，何气使然？

岐伯曰：六气五类，有相胜制也，同者盛之，异者衰之，此天地之道，生化之常也。故厥阴司天，毛虫静，羽虫育，介虫不成；在泉，毛虫育，倮虫耗，羽虫不育。

少阴司天，羽虫静，介虫育，毛虫不成；在泉，羽虫育，介虫耗不育。

太阴司天，倮虫静，鳞虫育，羽虫不成；在泉，倮虫育，鳞虫不成。

少阳司天，羽虫静，毛虫育，倮虫不成；在泉，羽虫育，介虫耗，毛虫不育。

阳明司天，介虫静，羽虫育，介虫不成；在泉，介虫育，毛虫耗，羽虫不成。

太阳司天，鳞虫静，倮虫育；在泉，鳞虫耗，倮虫不育。

诸乘所不成之运，则甚也。故气主有所制，岁立有所生，地气制己胜，天气制胜己，天制色，地制形，五类衰盛，各随其气之所宜也。故有胎孕不育，治之不全，此气之常也。所谓中根也。根于外者亦五，故生化之别，有五气、五味、五色、五类、五宜也。

帝曰：何谓也？

岐伯曰：根于中者，命曰神机，神去则机息。根于外者，命曰气立，气止则化绝。故各有制，各有胜，各有生，各有成。故曰：不知年之所加，气之同异，不足以言生化。此之谓也。

帝曰：气始而生化，气散而有形，气布而蕃育，气终而象变，其致一也。然而五味所资，生化有薄厚，成熟有少多，终始不同，其故何也？

岐伯曰：地气制之也，非天不生、地不长也。

帝曰：愿闻其道。

岐伯曰：寒热燥湿，不同其化也。故少阳在泉，寒毒不生，其味辛，其治苦酸，其谷苍丹。

阳明在泉，湿毒不生，其味酸，其气湿，其治辛苦甘，其谷丹素。

太阳在泉，热毒不生，其味苦，其治淡咸，其谷黔秬。

厥阴在泉，清毒不生，其味甘，其治酸苦，其谷苍赤，其气专，其味正。

少阴在泉，寒毒不生，其味辛，其治辛苦甘，其谷白丹。

太阴在泉，燥毒不生，其味咸，其气热，其治甘咸，其谷黔秬。化淳则咸守，气专则辛化而俱治。

故曰：补上下者从之，治上下者逆之，以所在寒热盛衰而调之。

故曰：上取下取，内取外取，以求其过。能毒者以厚药，不胜毒者以薄药此之谓也。气反者，病在上，取之下；病在下，取之上；病在中，傍取之。治热以寒，温而行之；治寒以热，凉而行之；治温以清，冷而行之；治清以温，热而行之。故消之削之，吐之下之，补之泻之，久新同法。

帝曰：病在中而不实不坚，且聚且散，奈何？

岐伯曰：悉乎哉问也！无积者求其脏，虚则补之，药以祛之，食以随之，行水渍之，和其中外，可使毕已。

帝曰：有毒无毒，服有约乎？

岐伯曰：病有久新，方有大小，有毒无毒，固宜常制矣。大毒治病，十去其六，常毒治病，十去其七，小毒治病，十去其八，无毒治病，十去其九，谷肉果菜，食养尽之，无使过之，伤其正也。不尽，行复如法。必先岁气，无伐天和，无盛盛，无虚虚，而遗人天殃；无致邪，无失正，绝人长命。

帝曰：其久病者，有气从不康，病去而瘵，奈何？

岐伯曰：昭乎哉圣人之问也！化不可代，时不可违。夫经络以通，血气以从，复其不足，与众齐同，养之和之，静以待时，谨守其气，无使倾移，其形乃彰，生气以长，命曰圣王。故《大要》曰：无代化，无违时，必养必和，待其来复。此之谓也。

帝曰：善。

【译文】

黄帝问道：天空这样的广阔无垠，五运循环急速不息。由于它有盛衰的不同，所以人体的损益也随之而异。我希望听听五运中的平气，是怎样立名，怎样来识别呢？

岐伯回答说：你问得高明啊！木的平气，是敷布和柔，称为敷和；火的平气，是上升而明，称为升明；土的平气，是广布生化，称为备化；金的平气，是清宁干和，称为审平；水的平气，是静穆顺达，称为静顺。

黄帝道：那不及的怎样？

岐伯说：如果木运不及，万物就萎弱，称为委和；火就伏藏而失明曜之气称为伏明；土运不及就减弱生化作用，万物萎缩，称为卑监；金运不及，收敛坚硬的作用衰减、使万物松脆，称之为从革；水就干涸而无湿润之气称为涸流。

黄帝道：太过又怎样呢？

岐伯说：太过木就会生发过早，称为发生；火就会炎势太盛，称为赫曦；土就会过于高厚，称为敦阜；金就会过于刚硬，称为坚成；水就会溢满外流，称为流衍。

黄帝道：对平气、太过和不及的标志，我希望听听怎样来判断。

岐伯说：你问得真够详细了。木运平气的识别在于，木的特性是周遍流行，阳气舒畅，阴气散布，五行的气化也从而显得畅通平和。敷和的气理端正；性顺随；其变动是或曲或直；其生化能使万物兴旺；其属类是草木；其功能是发散；其征兆是温和；其表现是风；其相应于人体内脏的是肝。肝畏惧肺金，它关联着眼睛；其在谷类是麻；其在果类是李；其在果实是核仁；其所应的时令是春；其在虫类是毛虫；其在畜类是犬；其在颜色是苍；其在精气所养是筋；其在病是里急胀满；其在五味是酸；其在五音是角；其在物体是属于中坚；其在河图成数是八。

火运平气的识别，在于火气行令，其特性充分发挥无所不至，五行的气化从而得以平衡发展。升明之气上升，性急速；其变动是燃烧；其生化能使物类茂盛；其属类是火；其功能是使万物明亮光曜；其征兆是炎暑；其表现是热；其在人的内脏是心，心所畏惧的是寒水，它关联着舌；其在谷类是麦；其在果类是杏，其在果实中是丝络；其所应的时令是夏；其在虫类是羽虫；其在畜类是马；其在颜色是赤；其在精气所养是血；其在病是肌肉跳动，身体抽搐；其在五味是苦；其在五音是徵；其在物体是属于脉络一类；其在河图成数是七。

土运平气的识别，在于土的气厚，与自然协和之气相协调，它的特性达于四方，使五行的气化，同时盛行。备化之气和平；性柔顺；其变动是或高或低，其生化能使万物成熟丰满；其属类是土；其功能是使万物平安静和；其征兆是湿热相蒸；其表现是湿；其在人的内脏是脾。脾所畏惧的是肝木，它关联着口；其在谷类是稷；其在果类是枣，其在果实中是果肉，其所应的时令是长夏；其在虫类是倮虫，其在畜类是牛；其在颜色是黄；其在精气所养是肉；其在病是痞塞；其在五味是甘；其在五音是宫；其在物体是属于皮肤一类；其在河图成数是五。

金运平气的识别，在于金是收敛而无争夺，肃杀而无残害，五行的气化，从而得到通畅、明洁。审平之气洁净；性刚强；其变动是分散零落；其生化能使万物结实收敛；其属类是金；其功能是使万物清劲严肃；其征兆是清凉而急切，其表现是燥；其在人的内脏是肺。肺所畏惧的是心火，它关联着鼻；其在谷类是稻；其在果类是桃；其在果实是外壳；其所应的时令是秋；其在虫类是介虫；其在畜类是鸡；

其在颜色是白；其在精气所养是皮毛；其在病是咳嗽；其在五味是辛；其在五音是商；其在物体是属于外壳坚硬一类；其在河图成数是九。

水运平气的识别在于水纳藏而于万物无害，生化而善于下行，五行的气化从而都得以完整。 静顺之气明静；性趋下；其变动是沫生流溢；其生化是水物凝坚；其属类是水；其功能是使井泉不竭，河流不息；其征兆是寒静，其表现是寒；其在人的内脏是肾。 肾所畏惧的是脾土，它关联着二阴，其在谷类是豆；其在果类是栗；其在果实是液汁，其所应的时令是冬；其在虫类是鳞虫；其在畜类是猪；其在颜色是黑；其在所养精气是骨；其在病是气逆；其在五味是咸，其在五音是羽；其在物体是液体一类；其在河图成数是六。

所以发生而不戕害，长养而不惩罚，化育而不制止，收敛而不妨害，纳藏而不抑制，这就叫做平气。

木运不及的标志是"胜生"。 木的生发之气不能发挥作用，土气于是播散，火气自然平静，收气因之早来。 这样，凉雨不时下降，风起云涌，草木生发得晚，并且易于干枯凋落，但当谷物抽穗结实后，皮肉充实。 委和之气收敛，其作用是聚集；其在人体的变动是筋络收缩弛缓；其发病是易于惊骇；其应于内脏为肝；其在果类是枣、李，其在果实中是属于核和壳，其在谷类是稷、稻；其在五味是酸、辛；其在颜色是白、青；其在畜类是犬、鸡；其在虫类是毛虫、介虫；其所主宰的气候是雾露寒凉；其声音为角与商。 如所发病变是摇动和狂怒，这是木从金化的缘故；这时少角与半商是相同的，上角与正角是相同的。 上商与正商也是相同的。 如所发病变是四肢痛肿、疮疡、生虫等，这是金气伤了肝气的缘故。 这时上宫与正宫是相同的。 木受金克，秋气肃杀，但随之而来的就是火势炎炎，其灾害应于东方，这是所谓报复。 木受金克，属火的羽虫、蠹虫、蛆虫、雉鸡应之而出，但木气郁到极点，就会震发而为雷霆。 所以说委和主羽虫、蠹虫、蛆虫、雉鸡以及雷霆。

火运不及的标志是"胜长"。火的生长之气不得发扬，水气就乘机施布，收气也自行发挥作用，土气于是平静，寒冷之气屡现，暑热之气就薄弱了。万物虽承土的化气而生，但因火运不及，生后不能成长，虽能结实，却稚小不肥，一遇长夏之化令就先衰老。由于阳气伏陷，所以虫类不等岁气到就蛰藏起来。伏明之气郁结。其作用是暴急，其变动或明或隐并不一定。其发病是疼痛；其应于内脏为心：其在果类是栗、桃；其在果实是丝络和液汁；其在谷类是豆、稻；其在五味是苦、咸；其在颜色是玄、丹；其在畜类是马、猪；其在虫类是羽虫、鳞虫；其所主宰的气候是冰、雪、霜、寒；其在声音是徵、羽。如发生昏乱糊涂、悲哀善忘的病，这是火从水化的缘故。这时少徵与少羽相同，上商与正商相同。人体中所发生的疾病，是由于邪气伤害肝木的缘故。火运既衰，阴凝惨淡，随之大雨倾泻，其灾害应于四方。火受水克，以致暴雨下注、雷霆震惊，但火郁到极点，又会转为乌云蔽日，阴雨连绵。所以说伏明主暴雨、雷霆以及霪雨。

土运不及的标志是"减化"。土的化气不能起主导作用，木的生气就独自张扬，火的长气倒可完整如常，但雨水会过期不降。收气也是平定的，可是风寒并起，草木虽然荣美，也秀而不能成实，所成的，只是秕子一类的东西。其气散漫，其作用是镇静、安定；其变动是疮疡溃烂、痈肿；其发病是水湿凝滞；其应于内脏为脾；其在果类是李、栗；其在果实是仁与核；其在谷类是豆与麻；其在五味是酸、甘；其在颜色是苍、黄；其在畜类是牛、犬；其在虫类是倮虫、毛虫；其所主的气候是大风刮起，树木摇动；其在声音是宫、角；其病变是胀满痞塞不通，这就是土运不及而从木化的关系。这时少宫与少角相同。上宫和正宫相同，上解和正角相同。其发病是飧泄，这是木气伤脾所致的。土衰木盛，所以暴风骤起，草木摇折，随之干枯散落，其灾害应在东南、西北、西南、东北，其所主败坏折伤，有如虎狼之势，清冷之气也发生作用，于是生气的功能便被抑制了。

金运不及的标志是"折收"。金的收气后至，生气就张扬，火气和土气合在一起发挥作用，火的功用就发动了，各种植物得以茂盛。其气升扬，其作用是躁急；其变动是喘咳、失音、胸闷、气逆；其发病是咳嗽、气喘；其应于内脏为肺；其在果类是李、杏；其在果实是外壳和丝络；其在谷类是麻和黍；其在五味是苦、辛；其在颜色是白和丹；其在畜类是鸡、羊；其在虫类是介虫、羽虫；其所主的气候是晴朗炎热，其在声音为商、徵；其发病是喷嚏、咳嗽、鼻涕、衄血，这是金运不及而从火化的关系。这时少商和少徵相同，上角和正角相同。这时的病变是火气伤肺所致的。金衰火旺，所以火势炎炎，火气过盛，水气来复，随之而见冰、雪、霜、雹。其灾害应于南方，鳞、伏(小爬虫类)猪、鼠随之而出，冬藏之气早到，于是发生大寒。

水运不及的标志是"反阳"。水的藏气不能行使其封藏的职能，土化之气就昌盛，长气也乘机宣布，蛰虫不按时藏伏，土润泽、水泉少，草木条达茂盛，万物荣秀丰满盛大。其气室塞，其作用是慢慢渗漏。其变动是便结不下；其发病是津液枯竭；其应于内脏为肾；其在果类是枣、杏；其在果实是液汁和肉；其在谷类是黍、稷；其在五味是甘、咸；其在颜色是黄、黑；其在畜类是猪、牛；其在虫类是鳞虫、倮虫；其所主的气候，是尘土飞扬空中昏暗，其在声音是羽、宫；其病变是痿厥和二便不通，这是水运不及而从土化的关系。这时少羽和少宫相同。上宫与正宫相同，其病的表现是小便不畅或排尿困难，这是土气伤了肾脏的缘故。水运不及，所以尘土昏暗，突然降雨，但木气来复，反见大风飞扬，树木摧拔。其灾害应于北方，毛虫狐狢一类就应之而出，四处活动不潜藏。

所以五运有不及的时候，那么相胜的就会乘其不足而至，加以侵犯，好像不速之客，不请自来，如暴虐而无道德，结果灾害必然反加到自己身上，这是有胜气必有报复之子气的关系。如母所受克制微弱，受到报复就微，如母所受克制过重，受到报复也重，这是运气中的常规。

木运太过的标志是"启陈"。土气因木气太过而疏松发泄，草木的青气条达，阳气和柔布化于四方，阴气相随，生气淳厚，化生万物，万物因之欣欣向荣。其运化是生发，其气美好，其职权是向外散布，其表现是畅达舒展，其应在人体变动上是颤摇、眩晕和巅顶部的疾病。其特性是惠风四散，推陈出新，若变化就会出现狂风振摇，摧折树木。其在谷类是麻、稻；其在畜类是鸡、犬；其在果类是李、桃；其在颜色属青、黄、白；其在五味属酸、甘、辛；其相应是春天，其在人体的经脉是足厥阴及少阳，其在内脏是肝、脾；其在虫类为毛虫、介虫，其在物体中属内外坚硬；其在病变上主忿怒。这时太角与上商同。若逢少阴君火司天，火性上逆，木旺克土，所以病发气逆吐泻。若木运自恃太过，不注意坚守自己的品性而去侮土，那么金的收气就来复，以致发生秋令劲急的景象，甚至呈现出肃杀之气，突然气候清凉，草木干落，木运衰败，邪气就会损伤人的肝脏。

火运太过的标志是繁茂。物遇太阳，阴气从内而退，阳气显荣于外，炎暑发挥着它的蒸腾作用，草木得以昌盛。其运化是成长，其气上升，其职权是推动，其表现明显。其应在人体变动上是发生高热，烦扰不宁；其特性是暑热湿蒸，其变化是热得厉害，好像空气沸腾。其在谷类是麦、豆；其在畜类是羊、猪；其在果类是杏、栗；其在颜色属赤、白、黑；其在五味属苦、辛、酸；其相应是夏天；其在人体的经脉是手少阴及太阳和手厥阴、少阳；其在内脏是心肺；其在虫类是羽虫、鳞虫；其在物体中属脉络和汁液；其在病变上主笑，疟疾、疮疡、出血、发狂、目赤。这时上羽与正徵同。若火气太过又逢火气司天，二火相合，则金气受伤，而收气作用的发挥就推迟了。如火运过于暴烈，水气必来报复，就会经常看到阴凝惨淡的景象，甚至下雨、下霜、下雹，极为寒冷。火运衰退，邪气会伤人的心脏。

土运太过的标志是广化。土性厚而清静，使万物顺应时节生长以至充满，土的精气内实，则万物就能生化而成形。　土气太过，蒸腾好像烟尘，隐约蒙眬地中现在丘陵之上，大雨经常下降，湿气横行，燥的权力退避。　其运化是圆满，其气丰盛，其职权主安静，其表现周密详备，其应在人体变动上是濡湿蓄积，其特性是柔润光泽，其变动是雷霆震动，暴雨骤至，山崩土溃。　其在谷类是稷、麻；其在畜类是牛、犬；其在果类是枣、李；其在颜色是黄、黑、青；其在五味是甘、咸、酸；其相应是长夏；其在人体的经脉是足太阴及阳明；其在内脏是脾、肾；其在虫类是倮虫、毛虫；其在物体中属于肉、核一类；其在发病上主腹满和四肢不能举。　土运太过，木气来复，所以大风迅速而来，土木交争，土运衰败，邪气会伤人的脾脏。

金运太过的标志是收引。　天气洁净，地气明朗，阳气随之而来，而阴气也显得条达，燥金之气行使职权，因而万物成实，但收气频繁地施布，化气就不能尽其作用。　其生化减损，其气削伐，其职权过于肃杀；其表现尖锐急切；其在人体变动上是折伤、肤疮；其特性是雾露萧瑟；其变化是肃杀凋零。　其在谷类是稻、黍；其在畜类是鸡、马；其在果类是桃、杏；其在颜色是白、青、丹；其在五味是辛、酸、苦；其相应是秋天；其在人体的经脉是手太阴、阳明；其在内脏是肺、肝；其在虫类是介虫、羽虫；其在物体中属于皮壳和丝络一类；其在病变上主气喘有声和呼吸困难，而不得卧。　这时上徵与正商相同。　由于金气被制，木不受克，所以生气能和长化收藏诸气平衡，发生的病变，只是咳嗽。　如金运太过，行使职权暴虐太甚，则名木枯槁，不能发荣，草类也会柔脆干死，夏天的长气就得以恢复，所以炎热流行，蔓草将要枯槁，金运衰败，邪气会伤人的肺脏。

水运太过的标志是封藏。　这时藏气掌管物化，天寒地冻，万物凝结，闭藏之气主宰一切，长气之气就不能得以发扬。　其生化为寒冷，其气为坚凝，其职权为安静，其表现是水湿流注，其在人体变动上是痛泄、吐涎沫，其特性是阴凝惨淡的寒气，其变化是冰雪霜雹；其在谷类是豆、稷；其在畜类是猪、牛；其在果类是栗、枣；其在颜色是黑、丹、黄；其在五味是咸、苦、甘；其象征是冬天；其在人体的经脉是足少阴、太阳；其在内脏是肾、心；其在虫类是鳞虫、倮虫；其在物体中属于液汁充满；其病变是胀满，这是火的生长之气不能布化的缘故。 如水运太过，则土气来得，于是水土交争，大雨下降，水运衰败，邪气就会伤人肾脏。

所以说：不保持正常的性能，以强凌弱，就会有胜我者前来报复。 若功能的行使能守常规，就是有胜气来侵，也可以同化，就是这个意思。

黄帝道：天气不足于西北，北方寒，西方凉；地气不满于东南，南方热，东方温。 这是什么缘故？

岐伯说：天气的阴阳，地理的高下，都随着四方疆域的大小而有所不同。 东南方属阳，阳的精气自上而下降，则南方热而东方温；西北方属阴，阴的精气自下而上升，则西方凉而北方寒。 所以地理有高低，气候温凉，地势高峻气候就寒，地势低下气候就热。 往西北寒凉地方去就容易有胀病，往东南温热的地方去就容易有疮疡。 患胀满的人，用通利药可治愈，患疮疡的人，用发汗药可治愈，这是气候和地理影响人体腠理开闭的一般情况，在治疗上只要根据病情大小的不同而加以变化就可以了。

黄帝道：它对于人的寿命长短有什么关系？

岐伯说：阴精上承的地方，腠理致密，所以人多长寿。 阳精下降的地方，腠理开发，所以人多夭折。 黄帝说：讲得好。 但有了病人，应该怎样治疗呢？

岐伯说：西北方气候寒冷，应该散其外寒，清其里热；东南方气候温热，应该收敛外泄的阳气，温其内寒，这就是同样发病而治法不同的道理。 所以说，气候寒凉的地方，多内热，可以用寒凉药治疗，并可用汤水浸渍。 气候温热的地方，多内寒，可用温热的方法治疗，又必加强内守，不使真阳外泄。 治法必须与该地的气候一致起来，这样可使气达到平调，如果有假热的冷病，或假寒的热病，又当用相反的方法治疗。

黄帝道：同是一个地区的气候，而生化寿夭，各有不同，这是什么缘故？

岐伯说：这是高下不同的缘故，地势的差异所导致的。 地势崇高的地方多寒，属于阴气所治；地势低下的地方多热，属于阳气所治；阳气太过，四时气候就到得早；阴气太过，四时气候就到得晚，这就是地理高下与生化迟早之关系的一般规律啊。

黄帝又道：那么它对寿夭也有影响吗？

岐伯说：地势高的地方，因为寒则元气固而多寿；地势低的地方，因为热则元气泄而多夭。 地域的大小跟这种差别的关系则是：地域小寿夭的差别就小，地域大寿夭的差别就大。 所以治病必须懂得天道和地理，阴阳的相胜，气候的后先，人的寿命长短，生化的时期，然后才可以了解人的形体和气机啊。

黄帝道：岁运当病却不病，或藏气应该相感应相使用，而不相感应相使用，这是什么原因？

岐伯说：这是司天之气制约着，人身藏气有所适从的关系。

黄帝道：我希望详尽地听听。

岐伯说：少阳相火司天，火气弥漫于地，肺气上从天气。 上从于天气则为火用事，地上的草木受灾，火现出烧灼的景象，金被克制变质，并且耗损，火气太过、炎暑流行。 这时发生的病变有咳嗽、喷嚏、鼻涕、衄血、鼻塞、疮疡、疟疾、浮肿等。 厥阴在泉，则风气起行于地，飞沙扬尘，发生的病变，为心痛、胃脘痛、厥逆、胸膈不通等，很快就会暴发的。

阳明燥金司天，燥气下临于地，肝气先受克制，应而上从天气，青色起，木从金而化为金用，土气就会受到灾害，凉气常常到来，木坏草枯。 在人体，受到气运的影响，就可产生胁痛、目赤、动摇、战栗、筋脉萎弱、不能久立等病。 但是阳明司天则少阴君火在泉，于是暴热来到，地气变为暑热蒸腾，阳气郁结于内发生疾病，小便变为赤黄，寒热往来如同疟疾，甚而至于心痛。 在火气流行于草木枯槁的时候，流水不得结冰，蛰虫却外见了。

太阳寒水司天，寒气下临于地，心火受到克制，应而上从天气，从水化而为水用。 火热之气起，金必受害，寒凉之气就出现了，寒气太过则水结成冰，由于火气被迫上炎，所以发病为心热烦闷、咽喉干、常口渴、流涕、喷嚏，容易悲哀，常常打呵欠，热气妄行于上，寒气报复于下，严霜不时下降，由于水气侵犯心火，神气受伤，所以善忘，甚而至于发生心痛。 太阳司天则太阴湿土在泉，土能制水，所以土气滋润，水流溢满，寒水之客气加临，火为沉阴所化，万物就会因寒湿而变易。 在人体受到气运的影响，就可产生停饮，腹满不能饮食，皮肤麻痹，肌肉不仁，筋脉活动不利，甚至浮肿，转身困难。

厥阴风木司天，风气下临于地，脾气受到克制，从木化而为木用。 土气隆起，水气因之受害，土的功用亦为之改变。 随着气运而产生的病变，就会有身体发重、肌肉萎缩，食少，口不辨味。 风气行于天空之间，云气与草木动摇，人体也感觉有目眩、耳鸣的情况。 厥阴司天少阳相火在泉，火气任其横行。 地气于是像暑天一般，大热如火。 应在人体上，多病赤痢。 这时，应该蛰居的虫类常见于外，流水不能结冰，在它造成病害时，是非常急速的。

少阴君火司天，热气下临于地，肺气受到克制，相应而上从天气，金就畏火而化为火用，草木于是受害。 在人受了气运的影响，就会产生哮喘、呕吐、寒热、喷嚏、鼻流涕、衄血、鼻塞不通等病。 火气当权，所以大暑流行，甚至病发疮疡、高烧。 炎暑酷热的情况，好像能使金烁石流一样。 少阴司天则阳明燥金在泉。 燥气行地，寒凉之气屡次到来，在病变上，就容易发生胁痛，好叹息。 肃杀之气大行，所以草木也发生变化。

太阴湿土司天，湿气下降于地，肾气受到克制，相应而上从天气，寒水就畏湿土而化为水用，土气则上冒而为云雨。 在人受了气运的影响，就会产生胸中不快、阴痿、阳气大衰，阴不能举，而失其作用。 在这土旺的时候，又会感到腰臀疼痛，动转不便，厥逆。 太阴司天，则太阳寒水在泉，所以地气阴凝闭藏，大寒又到，蛰虫提前贴近土里伏藏。 在病变上，就会产生心下痞塞而痛。 如果寒气太过，土地冻裂，水结坚冰，则病发为少腹痛。 经常影响吃东西。 水气上乘肺金，水得金生，寒凝更加显著，所以井泉水增，水味变咸，这是由于津河流注的水太少了。

黄帝道：每年有的动物能够胎孕繁殖，有的不能生育，这生化的不同情况，究竟是什么气所导致的呢？

岐伯说：六气和五行所化的五种虫类，是相胜相克的。 如六气与运气相同，则生物就会繁盛，如六气与运气不相同，则生物就会减衰，这是天地孕育的道理，生化的自然规律。 所以厥阴司天的时候，毛虫不受影响而安静，羽虫可以生育，介虫不能生成；若厥阴在泉，毛虫可以生育，倮虫遭到损耗，羽虫也就不育。 少阴司天的时候，羽虫不受影响而安静，介虫可以生育，毛虫不能生成；若少阴在泉，羽虫可以生育，介虫遭到耗损并且不得生育。 太阴司天的时候，倮虫不受影响而安静，鳞虫可以生育，羽虫不能生成；太阴在泉，倮虫可以生育，鳞虫虽育而不能生成。 少阳司天的时候，羽虫不受影响而安静，毛虫可以生育，倮虫不能生成；少阳在泉，羽虫可以生育，介虫遭到耗损，毛虫不能生育。 阳明司天的时候，介虫不受影响而安静，羽虫可以生育，介虫不能生成；阳明在泉，介虫可以生育，毛虫遭到耗损，羽虫不能生成。 太阳司天的时候，鳞虫不受影响而安静，倮虫可以生育；太阳在泉，鳞虫可以生育，羽虫遭到耗损，倮虫不能生育。 凡是遭到克制而不能成长的五运，再遇到不能孕育生成的六气，后果就更严重了，所以六气所主各有所胜，而岁运所立，各有其生化的作用。 在泉之气，制其所胜者；司天之气，制其胜己者；司天之气制色，在泉之气制形。 五种虫类的繁衍和衰微，都是适应着六气而产生的，所以有胎孕和不育的分别，这不是治化的不全，而是运气的一种正常现象，因此叫做中根。 中根以外的六气，也是根据五行而施化。 所以生化之气不齐，而有臊、焦、香、腥、腐五气，酸、苦、辛、咸、甘五味，青、黄、赤、白、黑五色，毛、羽、倮、鳞、介五类分别。 它们在万物之中各得其所宜。

黄帝道：这是什么道理呢？

岐伯说：生物的生命，其根源藏于内的，叫做神机，如果神离去了，则生化的机能也就停止。 凡生命根源于外的，叫做气立，假如在外的六气歇止，那生化也就随之断绝了。 所以说运各有制约、各有相胜、各有所生、各有所成，设若不知道岁运和六气的加临，以及六气的同异，就不能晓得生化，就是这个道理。

黄帝道：气形成就能生化，气流动就能造就物体的形质，气敷布就可繁殖，气终了的时候，形体物象便发生变化，一切物质都是如此。 然而五味所禀受之气，在生化上有厚有薄，在成熟上有少有多，其结果与开始也不同，这是什么缘故呢？

岐伯说：这是由于在泉之气所控制，所以生化上有厚薄多少的差异，而不是天不生地不长啊！

黄帝又道：希望听听这其中的道理。

岐伯说：寒、热、燥、湿的气化，各有不同。 所以少阳相火在泉的时候，寒毒之物不能生长，金从火化，所以味辛，其主治之味是苦、酸，其在谷类颜色上是苍色和丹色。 阳明燥金在泉的时候，湿毒之物不能生长，木从金化，所以味酸，其气湿，其主治之味是辛、苦、甘，其在谷类颜色上是丹色和素色。 太阳寒水在泉的时候，热毒之物不能生长，火从水化，所以味苦，其主治之味是淡、咸，在谷类颜色上是黄色和黑色。 厥阴风木在泉的时候，清毒之物不能生长，土从木化，所以味甘，其主治之味是酸、苦，在谷类颜色上是青色和红色，厥阴司天则少阳在泉，木火相生，则气化专一，其味纯正。 少阴君火在泉的时候，寒毒之物不能生长，金从火化，所以味辛，其主治之味是辛、苦、甘，在谷类颜色上是白色和红色。 太阴湿土在泉的时候，燥毒之物不能生长，水从土化，所以味咸，其气热，其主治之味是甘、咸，在谷类颜色上是黄色和黑色。 太阴在泉，而其气化淳厚，土能制水，所以咸味得以内守。 土居土味，而能生金，其气专精，所以辛味也得以生化，能与湿土同治。

所以说因司天在泉之气不及而引起的疾病应该用补法，补就要顺其气而补。 因司天在泉之气太过而引起的疾病应该用治法，治就要逆其气而治，都要从表现出的寒热盛衰而加以调治，所以说无论用上取、下取、内取、外取之法，总要先找着其气不及和太过的原因，再加以治疗。 身体强能耐受毒药的就给以性味厚的药，身体弱而不能耐受毒药的，就给以性味薄的药，就是这个道理。 若病气反其常候，如病在上而治其下，病在下而治其上，病在中而治其左右。 治热用寒药，应该温服；治寒用热药，应该凉服；治温用凉药，应该冷服；治清冷用温药，应该热服。 病者身体的虚实不同，其制方也就不同，所以或用消法，或用削法，或用吐法，或用下法，或用补法，或用泻法，无论久病新病，都得遵从这一点。

黄帝道：若病在里面，不实也不坚硬，有时聚而有形，有时散而无形，这种病怎样治疗呢？

岐伯说：你问得真详尽啊！ 这种病如果没有积滞的话，应该从内脏里寻求病因，如虚就用补法，用药以祛邪，随用饮食加以滋养，用热汤以浴渍肌表，使其内外调和，这样可以使病完全消除。

黄帝道：有毒的药和无毒的药，服法也有什么限制吗？

岐伯说：病有新久，处方有大小，药的有毒无毒，一定有它的常规。 凡用大毒之药，病去十分之六，不可再服；用小毒之药，病去十分之七，不可再服；用平常的毒药，病去十分之八，不可再服；无毒的药，病去十分之九，也不必再服；以后用谷肉果菜，饮食调养，就可使病气都去掉了，但不可吃得过多而损伤了正气。 如果邪气未尽，还可再按上法服药。 一定得先知道岁气的偏胜，千万不能攻伐天真的冲和之气，不要使实者更实，不要使虚者更虚，而给患者留下后患。总之，一方面要注意不能使邪气更盛，另一方面要注意不能使正气丧失，以免断送人的生命。

黄帝道：那久病的人，有时气顺，而身体并不健康，病虽去了，而身体仍然瘦弱，又怎样办呢？

岐伯说：你问得真够高明的！ 天地对万物的生化，人是不能代替的，四时的气序，人是不可违反的。 因此只能顺应天地四时的气化，使经络畅通，气血和顺，慢慢来恢复它的不足，使与正常人一样，或补养，或调和，要耐心地观察，谨慎地守护着正气，不要使它耗损。这样，病人的形体就会强壮，生气也会一天一天地增长起来，这叫做圣王调养之法。 《大要》上说：不要试图以人力来代替天地的气化，不要违反四时的运行，必须静养，必须安和，等待正气的恢复，就是这个意思。

黄帝说：讲得好。

六元正纪大论篇第七十一

六元正纪大论：六元指风、寒、暑、湿、燥、火六气；正纪即六气的演变规律。 本篇论述了六十年的运气变化，故名。

黄帝问曰：六化六变，胜复淫治，甘苦辛咸酸淡先后，余知之矣。夫五运之化，或从五气，或逆天气，或从天气而逆地气，或从地气而逆天气，或相得，或不相得，余未能明其事。欲通天之纪，从地之理，和其运，调其化，使上下合德，无相夺伦，天地升降，不失其宜，五运宣行，勿乖其政，调之正味，从逆奈何？

岐伯稽首再拜对曰：昭乎哉问也！此天地之纲纪，变化之渊源，非圣帝孰能穷其至理欤！臣虽不敏，请陈其道，令终不灭，久而不易。

帝曰：愿夫子推而次之，从其类序，分其部主，别其宗司，昭其气数，明其正化，可得闻乎？

岐伯曰：先立其年，以明其气，金木水火土，运行之数，寒暑燥湿风火，临御之化，则天道可见，民气可调，阴阳卷舒，近而无惑，数之可数者，请遂言之。

帝曰：太阳之政奈何？

岐伯曰：辰戌之纪也。

太阳、太角、太阴、壬辰、壬戌，其运风，其化鸣紊启拆，其变振拉摧拔，其病眩掉目瞑。太角（初正）、少徵、太宫、少商、太羽（终）。

太阳、太徵、太阴、戊辰、戊戌同正徵。其运热，其化暄暑郁燠，其变炎烈沸腾，其病热郁。太徵、少宫、太商、少羽（终）、少角（初）。

太阳、太宫、太阴、甲辰岁会（同天符）、甲戌岁会（同天符），其运阴埃，其化柔润重泽，其变震惊飘骤，其病湿下重。太宫、少商、太羽（终）、太角（初）、少徵。

太阳、太商、太阴、庚辰、庚戌，其运凉，其化雾露萧飔，其变肃杀凋零，其病燥背瞀胸满。太商、少羽（终）、少角（初）、太徵、少宫。

太阳、太羽、太阴、丙辰（天符）、丙戌（天符），其运寒，其化凝惨溧冽，其变冰雪霜雹，其病大寒，留于溪谷。太羽（终）、太角（初）、少徵、太宫、少商。

凡此太阳司天之政，气化运行先天，天气肃，地气静，寒临太虚，阳气不令，水土合德，上应辰星镇星。其谷玄黅，其政肃，其令徐。寒政大举，泽无阳焰，则火发待时。少阳中治，时雨乃涯，止极雨散，还于太阴，云朝北极，湿化乃布，泽流万物，寒敷于上，雷动于下，寒湿之气，持于气交。民病寒湿，发肌肉萎，足痿不收，濡泻血溢。

初之气，地气迁，气乃大温。草乃早荣，民乃厉，温病乃作，身热头痛呕吐，肌腠疮疡。二之气，大凉反至，民乃惨，草乃遇寒，火气遂抑，民病气郁中满，寒乃始。三之气，天政布，寒气行，雨乃降。民病寒，反热中，痈疽注下，心热瞀闷，不治者死。四之气，风湿交争，风化为雨。乃长乃化乃成。民病大热，少气，肌肉萎，足痿，注下赤白。五之气，阳复化，草乃长乃化乃成，民乃舒。终之气，地气正，湿令行，阴凝太虚。埃昏郊野，民乃惨凄，寒风以至，反者孕乃死。

故岁宜苦以燥之温之，必折其郁气，先资其化源，抑其运气，扶其不胜，无使暴过而生其疾，食岁谷以全其真，避虚邪以安其正。适气同异，多少制之，同寒湿者燥热化，异寒湿者燥湿化，故同者多之，异者少之，用寒远寒，用凉远凉，用温远温，用热远热，食宜同法。有假者反常，反是者病，所谓时也。

帝曰：善。阳明之政奈何？

岐伯曰：卯酉之纪也。

阳明、少角、少阴，清热胜复同，同正商。丁卯（岁会）、丁酉，其运风，清热。少角（初正）、太徵、少宫、太商、少羽（终）。

阳明、少徵、少阴、寒雨胜复同，同正商。癸卯（同岁会）、癸酉（同岁会）、其运热，寒雨。少徵、太宫、少商、太羽（终）、太角（初）。

阳明、少宫、少阴，风凉胜复同。己卯、己酉、其运雨风凉。少宫、太商、少羽（终）、少角（初）、太徵。

阳明、少商、少阴，热寒胜复同，同正商。乙卯天符、乙酉岁会，太一天符，其运凉热寒。少商、太羽（终）、太角（初）、少徵、太宫。

阳明、少羽、少阴，雨风胜复同，同少宫。辛卯、辛酉，其运寒雨风。少羽（终）、少角（初）、太徵、少宫、太商。

凡此阳明司天之政，气化运行后天，天气急，地气明，阳专其令，炎暑大行，物燥以坚，淳风乃治，风燥横运，流于气交，多阳少阴，云趋雨府，湿化乃敷。燥极而泽，其谷白丹，间谷命太者，其耗白甲品羽，金火合德，上应太白荧惑。其政切，其令暴，蛰虫乃见，流水不冰，民病咳嗌塞，寒热发，暴振溧，癃闭，清先而劲，毛虫乃死，热后而暴，介虫乃殃，其发躁，胜复之作，扰而大乱，清热之气，持于气交。

初之气，地气迁，阴始凝，气始肃，水乃冰，寒雨化。其病中热胀，面目浮肿，善眠，鼽衄嚏欠呕，小便黄赤，甚则淋。二之气，阳乃布，民乃舒，物乃生荣。厉大至，民善暴死。三之气，天政布，凉乃行，燥热交合，燥极而泽，民病寒热。四之气，寒雨降。病暴仆，振栗谵妄，少气嗌干引饮，及为心痛、痈肿、疮疡、疟寒之疾，骨痿血便。五之气，春令反行，草乃生荣，民气和。终之气，阳气布，候反温，蛰虫来见，流水不冰，民乃康平，其病温。

故食岁谷以安其气，食间谷以去其邪，岁宜以咸以苦以辛，汗之、清之、散之，安其运气，无使受邪，折其郁气，资其化源。以寒热轻重少多其制，同热者多天化，同清者多地化，用凉远凉，用热远热，用寒远寒，用温远温，食宜同法。有假者反之，此其道也。反是者，乱天地之经，扰阴阳之纪也。

帝曰：善。少阳之政奈何？

岐伯曰：寅申之纪也。

少阳、太角、厥阴、壬寅（同天符）、壬申（同天符）、其运风鼓，其化鸣紊启坼，其变振拉摧拔，其病掉眩，支胁，惊骇。太角（初正）、少徵、太宫、少商、太羽（终）。

少阳、太徵、厥阴、戊寅天符、戊申天符，其运暑，其化喧嚣郁燠，其变炎烈沸腾，其病上热郁，血溢血泄心痛。太徵、少宫、太商、少羽（终）、少角（初）。

少阳、太宫、厥阴、甲寅、甲申，其运阴雨，其化柔润重泽，其变震惊飘骤，其病体重、胕肿痞饮。太宫、少商、太羽（终）、太角（初）、少徵。

少阳、太商、厥阴、庚寅、庚申同正商，其运凉，其化雾露清切，其变肃杀凋零，其病肩背胸中。太商、少羽（终）、少角（初）、太徵、少宫。

少阳、太羽、厥阴、丙寅、丙申，其运寒肃，其化凝惨凓冽，其变冰雪霜雹，其病寒浮肿。太羽（终）、太角（初）、少徵、太宫、少商。

凡此少阳司天之政，气化运行先天，天气正，地气扰，风乃暴举，木偃沙飞，炎火乃流，阴行阳化，雨乃时应，火木同德，上应荧惑岁星。其谷丹苍，其政严，其令扰。故风热参布，云物沸腾，太阴横流，寒乃时至，凉雨并起。民病寒中，外发疮疡，内为泄满。故圣人遇之，和而不争。往复之作，民病寒热疟泄，聋瞑呕吐，上怫肿色变。

初之气，地气迁，风胜乃摇，寒乃去，候乃大温，草木早荣。寒来不杀，温病乃起，其病气怫于上，血溢目赤，咳逆头痛，血崩、胁满、肤腠中疮。二之气，火反郁，白埃四起，云趋雨府，风不胜湿，雨乃零，民乃康。其病热郁于上，咳逆呕吐，疮发于中，胸嗌不利，头痛身热，昏愦脓疮。三之气，天政布，炎暑至，少阳临上，雨乃涯。民病热中，聋瞑血溢，脓疮咳呕，鼽衄渴嚏欠，喉痹目赤，善暴死。四之气，凉乃至，炎暑间化，白露降，民气和平，其病满身重。五之气，阳乃去，寒乃来，雨乃降，气门乃闭，刚木早凋，民避寒邪，君子周密。终之气，地气正，风乃至，万物反生，霿雾以行。其病关闭不禁，心痛，阳气不藏而咳。

抑其运气，赞所不胜，必折其郁气，先取化源，暴过不生，苛疾不起。故岁宜咸辛宜酸，渗之泄之，渍之发之，观气寒温，以调其过，同风热者多寒化，异风热者少寒化，用热远热，用温远温，用寒远寒，用凉远凉，食宜同法，此其道也。有假者反之，反是者病之阶也。

帝曰：善。太阴之政奈何？

岐伯曰：丑未之纪也。

太阴、少角、太阳，清热胜复同，同正宫。丁丑、丁未、其运风清热。少角（初正）、太徵、少宫、太商、少羽（终）。

太阴、少徵、太阳，寒雨胜复同。癸丑、癸未，其运热寒雨。少徵、太宫、少商、太羽（终）、太角。

太阴、少宫、太阳，风清胜复同，同正宫。己丑太一天符、己未太一天符，其运雨风清。少宫、太商、少羽（终）、少角（初）、太徵。

太阴、少商、太阳，热寒胜复同。乙丑、乙未，其运凉热寒。少商、太羽（终）、太角（初）、少徵、太宫。

太阴、少羽、太阳，雨风胜复同，同正宫。辛丑（同岁会）、辛未（同岁会），其运寒雨风。少羽（终）、少角（初）、太徵、少宫、太商。

凡此太阴司天之政，气化运行后天，阴专其政，阳气退辟，大风时起，天气下降，地气上腾，原野昏霿，白埃四起，云奔南极，寒雨数至，物成于差夏。民病寒湿，腹满身䐜愤胕肿，痞逆寒厥拘急。湿寒合德，黄黑埃昏，流行气交，上应镇星、辰星。其政肃，其令寂，其谷黅玄。故阴凝于上，寒积于下，寒水胜火，则为冰雹，阳光不治，杀气乃行。故有余宜高，不及宜下，有余宜晚，不及宜早，土之利，气之化也，民气亦从之，间谷命其太也。

初之气，地气迁，寒乃去，春气正，风乃来，生布万物以荣，民气条舒，风湿相薄，雨乃后。民病血溢，筋络拘强，关节不利，身重筋痿。二之气，大火正，物承化，民乃和，其病温厉大行，远近咸若，湿蒸相薄，雨乃时降。三之气，天政布，湿气降，地气腾，雨乃时降，寒乃随之。感于寒湿，则民病身重胕肿，胸腹满。四之气，畏火临，溽蒸化，地气腾，天气否隔，寒风晓暮，蒸热相薄，草木凝烟，湿化不流，则白露阴布，以成秋令。民病腠理热，血暴溢，心腹满热，胪胀，甚则胕肿。五之气，惨令已行，寒露下，霜乃早降，草木黄落，寒气及体，君子周密，民病皮腠。终之气，寒大举，湿大化，霜乃积，阴乃凝，水坚冰，阳光不治。感于寒，则病人关节禁固，腰脽痛，寒湿推于气交而为疾也。

必折其郁气，而取化源，益其岁气，无使邪胜，食岁谷以全其真，食间谷以保其精。故岁宜以苦燥之温之，甚者发之泄之。不发不泄，则湿气外溢，肉溃皮拆而水血交流。必赞其阳火，令御甚寒，从气异同，少多其判也，同寒者以热化，同湿者以燥化，异者少之，同者多之，用凉远凉，用寒远寒，用温远温，用热远热，食宜同法。假者反之，此其道也，反是者病也。

帝曰：善。少阴之政奈何？

岐伯曰：子午之纪也。

少阴、太角、阳明、壬子、壬午，其运风鼓，其化鸣紊启坼，其变振拉摧拔，其病支满。太角（初正）、少徵、太宫、少商、太羽（终）。

少阴、太徵、阳明、戊子天符、戊午太一天符，其运炎暑，其化暄曜郁燠，其变炎烈沸腾，其病上热血溢。太徵、少宫、太商、少羽（终）、少角（初）。

少阴、太宫、阳明、甲子、甲午，其运阴雨，其化柔润时雨，其变震惊飘骤，其病中满身重。太宫、少商、太羽（终）、太角（初）、少徵。

少阴、太商、阳明、庚子（同天符）、庚午（同天符），同正商，其运凉劲，其化雾露萧飚，其变肃杀凋零，其病下清。太商、少羽（终）、少角（初）、太徵、少宫。

少阴、太羽、阳明、丙子岁会、丙午，其运寒，其化凝惨溧冽，其变冰雪霜雹，其病寒下。太羽（终）、太角（初）、少徵、太宫、少商。

凡此少阴司天之政，气化运行先天，地气肃，天气明，寒交暑，热加燥，云驰雨府，湿化乃行，时雨乃降，金火合德，上应荧惑太白。其政明，其令切，其谷丹白。水火寒热持于气交而为病始也，热病生于上，清病生于下，寒热凌犯而争于中，民病咳喘，血溢血泄鼽嚏，目赤眦疡，寒厥入胃，心痛、腰痛、腹大、嗌干肿上。初之气，地气迁，燥将去，寒乃始，蛰复藏，水乃冰，霜复降，风乃至，阳气郁，民反周密，关节禁固，腰脽痛，炎暑将起，中外疮疡。二之气，阳气布，风乃行，春气以正，万物应荣，寒气时至，民乃和。其病淋，目瞑，目赤，气郁于上而热。三之气，天政布，大火行，庶类蕃鲜，寒气时至。民病气厥心痛，寒热更作，咳喘目赤。四之气，溽暑至，大雨时行，寒热互至。民病寒热，嗌干黄瘅，鼽衄饮发。五之气，畏火临，暑反至，阳乃化，万物乃生乃长荣，民乃康，其病温。终之气，燥令行，余火内格，肿于上，咳喘，甚则血溢。寒气数举，则霿雾翳，病生皮腠，内舍于胁，下连少腹而作寒中，地将易也。

必抑其运气，资其岁胜，折其郁发，先取化源，无使暴过而生其病也。食岁谷以全真气，食间谷以辟虚邪。岁宜咸以耎之，而调其上，甚则以苦发之，以酸收之，而安其下。甚则以苦泄之。适气同异而多少之，同天气者以寒清化，同地气者以温热化，用热远热，用凉远凉，用温远温，用寒远寒，食宜同法。有假则反，此其道也，反是者病作矣。

帝曰：善。厥阴之政奈何？

岐伯曰：巳亥之纪也。

厥阴、少角、少阳，清热胜复同，同正角。丁巳天符、丁亥天符，其运风清热。少角（初正）、太徵、少宫、太商、少羽（终）。

厥阴、少徵、少阳，寒雨胜复同。癸巳（同岁会）、癸亥（同岁全），其运热寒雨。少徵、太宫、少商、太羽（终）、太角（初）。

厥阴、少宫、少阳，风清胜复同，同正角。己巳、己亥，其运雨风清。少宫、太商、少羽（终）、少角（初）、太徵。

厥阴、少商、少阳，热寒胜复同，同正角。乙巳、乙亥，其运凉热寒。少商、太羽（终）、太角（初）、少徵、太宫。

厥阴、少羽、少阳，雨风胜复同。辛巳、辛亥，其运寒雨风。少羽（终）、少角（初），太徵、少宫、太商。

凡此厥阴司天之政，气化运行后天，诸同正岁，气化运行同天，天气扰，地气正，风生高远，炎热从之，云趋雨府，湿化乃行，风火同德，上应岁星荧惑。其政挠，其令速，其谷苍丹，间谷言太者，其耗文角品羽。风燥火热，胜复更作，蛰虫来见，流水不冰，热病行于下，风病行于上，风燥胜复形于中。

初之气，寒始肃，杀气方至，民病寒于右之下。二之气，寒不去，华雪水冰，杀气施化，霜乃降，名草上焦，寒雨数至，阳复化，民病热于中。三之气，天政布，风乃时举，民病泣出耳鸣掉眩。四之气，溽暑湿热相薄，争于左之上，民病黄瘅而为胕肿。五之气，燥湿更胜，沉阴乃布，寒气及体，风雨乃行。终之气，畏火司令，阳乃大化，蛰虫出见，流水不冰，地气大发，草乃生，人乃舒，其病温厉。必折其郁气，资其化源，赞其运气，无使邪胜。岁宜以辛调上，以咸调下，畏火之气，无妄犯之。用温远温，用热远热，用凉远凉，用寒远寒，食宜同法。有假反常，此之道也，反是者病。

帝曰：善。夫子之言可谓悉矣，然何以明其应乎？

岐伯曰：昭乎哉问也！夫六气者，行有次，止有位，故常以正月朔日平旦视之，观其位而知其所在矣。运有余，其至先；运不及，其至后，此天之道，气之常也。运非有余非不足，是谓正岁，其至当其时也。

帝曰：胜复之气，其常在也，灾眚时至，候也奈何？

岐伯曰：非气化者，是谓灾也。

帝曰：天地之数，终始奈何？

岐伯曰：悉乎哉问也！是明道也。数之始，起于上而终于下，岁半之前，天气主之，岁半之后，地气主之，上下交互，气交主之，岁纪毕矣。故曰：位明气月可知乎，所谓气也。

帝曰：余司其事，则而行之，不合其数何也？

岐伯曰：气用有多少，化治有盛衰，衰盛多少，同其化也。

帝曰：愿闻同化何如？

岐伯曰：风温春化同，热曛昏火夏化同，胜与复同，燥清烟露秋化同，云雨昏暝埃长夏化同，寒气霜雪冰冬化同，此天地五运六气之化，更用盛衰之常也。

帝曰：五运行同天化者，命曰天符，余知之矣。愿闻同地化者，何谓也？

岐伯曰：太过而同天化者三，不及而同天化者亦三，太过而同地化者三，不及而同地化者亦三，此凡二十四岁也。

帝曰：愿闻其所谓也。

岐伯曰：甲辰甲戌太宫下加太阴，壬寅壬申太角下加厥阴，庚子庚午太商下加阳明，如是者三。癸巳癸亥少徵下加少阳，辛丑辛未少羽下加太阳，癸卯癸酉少徵下加少阴，如是者三。戊子戊午太徵上临少阴，戊寅戊申太徵上临少阳，丙辰丙戌太羽上临太阳，如是者三。丁巳丁亥少角上临厥阴，乙卯乙酉少商上临阳明，己丑己未少宫上临太阴，如是者三。除此二十四岁，则不加不临也。

帝曰：加者何谓？

岐伯曰：太过而加同天符，不及而加同岁会也。

帝曰：临者何谓？

岐伯曰：太过不及，皆曰天符，而变行有多少，病形有微甚，生死有早晏耳。

帝曰：夫子言用寒远寒，用热远热。余未知其然也，愿闻何谓远？

岐伯曰：热无犯热，寒无犯寒，从者和，逆者病，不可不敬畏而远之，所谓时兴六位也。

帝曰：温凉何如？

岐伯曰：司气以热，用热无犯，司气以寒，用寒无犯，司气以凉，用凉无犯，司气以温，用温无犯，间气同其主无犯，异其主则小犯之，是谓四畏，必谨察之。

帝曰：善！其犯者何如？

岐伯曰：天气反时，则可依时，及胜其主则可犯，以平为期，而不可过，是谓邪气反胜者。故曰：无失天信，无逆气宜，无翼其胜，无赞其复，是谓至治。

帝曰：善。五运气行主岁之纪，其有常数乎？

岐伯曰：臣请次之。

甲子　甲午岁

上少阴火，中太宫土运，下阳明金，热化二，雨化五，燥化四，所谓正化日也。其化上咸寒，中苦热，下酸热，所谓药食宜也。

乙丑　乙未岁

上太阴土，中少商金运，下太阳水，热化寒化胜复同，所谓邪气化日也。灾七宫。湿化五，清化四，寒化六，所谓正化日也。其化上苦热，中酸和，下甘热，所谓药食宜也。

丙寅　丙申岁

上少阳相火，中太羽水运，下厥阴木，火化二，寒化六，风化三，所谓正化日也。其化上咸寒，中咸温，下辛温，所谓药食宜也。

丁卯（岁会）　丁酉岁

上阳明金，中少角木运，下少阴火，清化热化胜复同，所谓邪气化日也。灾三宫。燥化九，风化三，热化七，所谓正化日也。其化上苦小温，中辛和，下咸寒，所谓药食宜也。

戊辰戊戌岁

上太阳水，中太徵火运，下太阴土，寒化六，热化七，湿化五，所谓正化日也。其化上苦温，中甘和，下甘温，所谓药食宜也。

己巳　己亥岁

厥阴木，中少宫土运，下少阳相火，风化清化胜复同，所谓邪气化日也。灾五宫。风化三，湿化五，火化七，所谓正化日也。其化上辛凉，中甘和，下咸寒，所谓药食宜也。

庚午（同天符）　庚子岁（同天符）

上少阴火，中太商金运，下阳明金，热化七，清化九，燥化九，所谓正化日也。其化上咸寒，中辛温，下酸温，所谓药食宜也。

辛未（同岁会）　辛丑岁（同岁会）

上太阴土，中少羽水运，下太阳水，雨化风化胜复同，所谓邪气化日也。灾一宫。雨化五，寒化一，所谓正化日也。其化上苦热，中苦和，下苦热，所谓药食宜也。

壬申（同天符）　壬寅岁（同天符）

上少阳相火，中太角木运，下厥阴木，火化二，风化八，所谓正化日也。其化上咸寒，中酸和，下辛凉，所谓药食宜也。

癸酉（同岁会）　癸卯岁（同岁会）

上阳明金，中少徵火运，下少阴火，寒化雨化胜复同，所谓邪气化日也。灾九宫。燥化九，热化二，所谓正化日也。其化上苦小温，中咸温，下咸寒，所谓药食宜也。

甲戌（岁会同天符）　甲辰岁（岁会同天符）

上太阳水，中太宫土运，下太阴土。寒化六，湿化五，正化日也。其化上苦热，中苦温，下苦温，药食宜也。

乙亥　乙巳岁

上厥阴木，中少商金运，下少阳相火，热化寒化胜复同，邪气化日也。灾七宫。风化八，清化四，火化二，正化度也。其化上辛凉，中酸和，下咸寒，药食宜也。

丙子（岁会）　丙午岁

上少阴火，中太羽水运，下阳明金，热化二，寒化六，清化四，正化度也。其化上咸寒，中咸热，下酸温，药食宜也。

丁丑　丁未岁

上太阴土，中少角木运，下太阳水，清化热化胜复同，邪气化度也。灾三宫。雨化五，风化三，寒化一，正化度也。其化上苦温，中辛温，下甘热，药食宜也。

戊寅　戊申岁（天符）

上少阳相火，中太徵火运，下厥阴木，火化七，风化三，正化度也。其化上咸寒，中甘和，下辛凉，药食宜也。

己卯　己酉岁

上阳明金，中少宫土运，下少阴火，风化清化胜复同，邪气化度也。灾五宫。清化九，雨化五，热化七，正化度也。其化上苦小温，中甘和，下咸寒，药食宜也。

庚辰　庚戌岁

上太阳水，中太商金运，下太阴土，寒化一，清化九，雨化五，正化度也。其化上苦热，中辛温，下甘热，药食宜也。

辛巳　辛亥岁

上厥阴木，中少羽水运，下少阳相火，雨化风化胜复同，邪气化度也。灾一宫。风化三，寒化一，火化七，正化度也。其化上辛凉，中苦和，下咸寒，药食宜也。

壬午　壬子岁

上少阴火，中太角木运，下阳明金，热化二，风化八，清化四，正化度也。其化上咸寒，中酸凉，下酸温，药食宜也。

癸未　癸丑岁

上太阴土，中少徵火运，下太阳水，寒化雨化胜复同，邪气化度也。灾九宫。雨化五，火化二，寒化一，正化度也。其化上苦温，中咸温，下甘热，药食宜也。

甲申　甲寅岁

上少阳相火，中太宫土运，下厥阴木，火化二，雨化五，风化八，正化度也。其化上咸寒，中咸和，下辛凉，药食宜也。

乙酉（太一天符）　乙卯岁（天符）

上阳明金，中少商金运，下少阴火，热化寒化胜复同。邪气化度也。灾七宫。燥化四，清化四，热化二，正化度也。其化上苦小温，中苦和，下咸寒，药食宜也。

丙戌（天符）　丙辰岁（天符）

上太阳水，中太羽水运，下太阴土，寒化六，雨化五，正化度也。其化上苦热，中咸温，下甘热，药食宜也。

丁亥（天符）　丁巳岁（天符）

上厥阴木，中少角木运，下少阳相火，清化热化胜复同，邪气化度也。灾三宫。风化三，火化七，正化度也。其化上辛凉，中辛和，下咸寒，药食宜也。

戊子（天符）　戊午岁（太一天符）

上少阴火，中太徵火运，下阳明金，热化七，清化九，正化度也。其化上咸寒，中甘寒，下酸温，药食宜也。

己丑（太一天符）　己未岁（太一天符）

上太阴土，中少宫土运，下太阳水，风化清化胜复同，邪气化度也。灾五宫，雨化五，寒化一，正化度也。其化上苦热，中甘和，下甘热，药食宜也。

庚寅　庚申岁

上少阳相火，中太商金运，下厥阴木，火化七，清化九，风化三，正化度也。其化上咸寒，中辛温，下辛凉，药食宜也。

辛卯　辛酉岁

上阳明金，中少羽水运，下少阴火，雨化风化胜复同，邪气化度也。灾一宫，清化九，寒化一，热化七，正化度也。其化上苦小温，中苦和，下咸寒，药食宜也。

壬辰　壬戌岁

上太阳水，中太角木运，下太阴土，寒化六，风化八，雨化五，正化度也。其化上苦温，中酸和，下甘温，药食宜也。

癸巳（同岁会）　癸亥（同岁会）

上厥阴木，中少徵火运，下少阳相火，寒化雨化胜复同，邪气化度也。灾九宫。风化八，火化二，正化度也。其化上辛凉，中咸和，下咸寒，药食宜也。

凡此定期之纪，胜复正化，皆有常数，不可不察。故知其要者，一言而终，不知其要，流散无穷，此之谓也。

帝曰：善。五运之气，亦复岁乎？

岐伯曰：郁极乃发，待时而作也。

帝曰：请问其所谓也？

岐伯曰：五常之气，太过不及，其发异也。

帝曰：愿卒闻之。

岐伯曰：太过者暴，不及者徐，暴者为病甚，徐者为病持。

帝曰：太过不及，其数何如？

岐伯曰：太过者其数成，不及者其数生，土常以生也。

帝曰：其发也何如？

岐伯曰：土郁之发，岩谷震惊，雷殷气交，埃昏黄黑，化为白气，飘骤高深，击石飞空，洪水乃从，川流漫衍，田牧土驹。化气乃敷，善为时雨，始生始长，始化始成。故民病心腹胀，肠鸣而为数后，甚则心痛胁䐜，呕吐霍乱，饮发注下，胕肿身重。云奔雨府，霞拥朝阳，山泽埃昏，其乃发也，以其四气。云横天山，浮游生灭，怫之先兆。

金郁之发，天洁地明，风清气切，大凉乃举，草树浮烟，燥气以行，霿雾数起，杀气来至，草木苍干，金乃有声。故民病咳逆，心胁满引少腹，善暴痛，不可反侧，嗌干面尘色恶。山泽焦枯，土凝霜卤，怫乃发也，其气五。夜零白露，林莽声慎，怫之兆也。

水郁之发，阳气乃辟，阴气暴举，大寒乃至，川泽严凝，寒雾结为霜雪，甚则黄黑昏翳，流行气交，乃为霜杀，水乃见祥。故民病寒客心痛，腰脽痛，大关节不利，屈伸不便，善厥逆，痞坚腹满。阳光不治，空积沉阴，白埃昏暝，而乃发也，其气二火前后。太虚深玄，气犹麻散，微见而隐，色黑微黄，怫之先兆也。

木郁之发，太虚埃昏，云物以扰，大风乃至，屋发折木，木有变。故民病胃脘当心而痛，上支两胁，膈咽不通，食饮不下，甚则耳鸣眩转，目不识人，善暴僵仆。太虚苍埃，天山一色，或气浊色，黄黑郁若，横云不起雨，而乃发也，其气无常。长川草偃，柔叶呈阴，松吟高山，虎啸岩岫，怫之先兆也。

火郁之发，太虚肿翳，大明不彰，炎火行，大暑至，山泽燔燎，材木流津，广厦腾烟，土浮霜卤，止水乃减，蔓草焦黄，风行惑言，湿化乃后。故民病少气，疮疡痈肿，胁腹胸背，面首四支，䐜愤胕胀，疡痱，呕逆，瘛疭骨痛，节乃有动，注下温疟，腹中暴痛，血溢流注，精液乃少，目赤心热，甚则瞀闷懊憹，善暴死。刻终大温，汗濡玄府，其乃发也，其气四。动复则静，阳极反阴，湿令乃化乃成。华发水凝，山川冰雪，焰阳午泽，怫之先兆也。

有怫之应而后报也，皆观其极而乃发也，木发无时，水随火也。谨候其时，病可与期，失时反岁，五气不行，生化收藏，政无恒也。

帝曰：水发而雹雪，土发而飘骤，木发而毁折，金发而清明，火发而曛昧，何气使然？

岐伯曰：气有多少，发有微甚，微者当其气，甚者兼其下，征其下气而见可知也。

帝曰：善。五气之发，不当位者何也？

岐伯曰：命其差。

帝曰：差有数乎？

岐伯曰：后皆三十度而有奇也。

帝曰：气至而先后者何？

岐伯曰：运太过则其至先，运不及则其至后，此候之常也。

帝曰：当时而至者何也？

岐伯曰：非太过非不及，则至当时，非是者眚也。

帝曰：善。气有非时而化者何也？

岐伯曰：太过者当其时，不及者归其己胜也。

帝曰：四时之气，至有早晏高下左右，其候何如？

岐伯曰：行有逆顺，至有迟速，故太过者化先天，不及者化后天。

帝曰：愿闻其行，何谓也？

岐伯曰：春气西行，夏气北行，秋气东行，冬气南行。故春气始于下，秋气始于上，夏气始于中，冬气始于标。春气始于左，秋气始于右，冬气始于后，夏气始于前。此四时正化之常。故至高之地，冬气常在，至下之地，春气常在，必谨察之。

帝曰：善。

黄帝问曰：五运六气之应见，六化之正，六变之纪何如？

岐伯对曰：夫六气正纪，有化有变，有胜有复，有用有病，不同其候，帝欲何乎？

帝曰：愿尽闻之。

岐伯曰：请遂言之。夫气之所至也，厥阴所至为和平，少阴所至为暄，太阴所至为埃溽，少阳所至为炎暑，阳明所至为清劲，太阳所至为寒雾。时化之常也。

厥阴所至为风府，为璺启；少阴所至为火府，为舒荣；太阴所至为雨府，为员盈；少阳所至为热府，为行出；阳明所至为司杀府，为庚苍；太阳所至为寒府，为归藏。司化之常也。

厥阴所至为生，为风摇；少阴所至为荣，为形见；太阴所至为化，为云雨；少阳所至为长，为蕃鲜；阳明所至为收，为雾露；太阳所至为藏，为周密。气化之常也。

厥阴所至为风生，终为肃；少阴所至为热生，中为寒；太阴所至为湿生，终为注雨；少阳所至为火生，终为蒸溽；阳明所至为燥生，终为凉；太阳所至为寒生，中为温。德化之常也。

厥阴所至为毛化，少阴所至为羽化，太阴所至为倮化，少阳所至为羽化，阳明所致为介化，太阳所至为鳞化，德化之常也。

厥阴所至为生化，少阴所至为荣化，太阴所至为濡化，少阳所至为茂化，阳明所至为坚化，太阳所至为藏化，布政之常也。

厥阴所至为飘怒大凉，少阴所至为大暄寒，太阴所至为雷霆骤注烈风，少阳所至为飘风燔燎霜凝，阳明所至为散落温，太阳所至为寒雪冰雹白埃，气变之常也。

厥阴所至为挠动，为迎随；少阴所至为高明焰为曛；太阴所至为沉阴，为白埃，为晦暝；少阳所至为光显，为彤云，为曛；阳明所至为烟埃，为霜，为劲切，为悽鸣；太阳所至为刚固，为坚芒，为立。令行之常也。

厥阴所至为里急，少阴所至为疡胗身热，太阴所至为积饮否隔，少阳所至为嚏呕为疮疡，阳明所至为浮虚，太阳所至为屈伸不利，病之常也。

厥阴所至为支痛，少阴所至为惊惑恶寒战慄谵妄；太阴所至为稸满，少阳所至为惊躁、瞀昧、暴病，阳明所至为鼽尻阴股膝髀腨胻足病，太阳所至为腰痛，病之常也。

厥阴所至为緛戾，少阴所至为悲妄衄衊，太阴所至为中满、霍乱吐下，少阳所至为喉痹、耳鸣、呕涌，阳明所至为皴揭，太阳所至为寝汗、痉。病之常也。

厥阴所至为胁痛、呕泄，少阴所至为语笑，太阴所至为重胕肿，少阳所至为暴注瞤瘛、暴死，阳明所至为鼽嚏，太阳所至为流泄禁止，病之常也。

凡此十二变者，报德以德，报化以化，报政以政，报令以令，气高则高，气下则下，气后则后，气前则前；气中则中，气外则外，位之常也。故风胜则动，热胜则肿，燥胜则干，寒胜则浮，湿胜则濡泄，甚则水闭胕肿，随气所在，以言其变耳。

帝曰：愿闻其用也。

岐伯曰：夫六气之用，各归不胜而为化，故太阴雨化，施于太阳；太阳寒化，施于少阴；少阴热化，施于阳明；阳明燥化，施于厥阴；厥阴风化，施于太阴。各命其所在以征之也。

帝曰：自得其位可如？

岐伯曰：自得其位，常化也。

帝曰：愿闻所在也。

岐伯曰：命其位而方月可知也。

帝曰：六位之气盈虚何如？

岐伯曰：太少异也，太者之至徐而常，少者暴而亡。

帝曰：天地之气，盈虚何如？岐伯曰：天气不足，地气随之，地气不足，天气从之，运居其中而常先也。恶所不胜，归所同和，随运归从，而生其病也。故上胜则天气降而下，下胜则地气迁而上，多少而差其分，微者小差，甚者大差，甚则位易，气交易，则大变生而病作矣。《大要》曰：甚纪五分，微纪七分，其差可见。此之谓也。

帝曰：善。论言热无犯热，寒无犯寒。余欲不远寒，不远热奈何？

岐伯曰：悉乎哉问也！发表不远热，攻里不远寒。

帝曰：不发不攻，而犯寒犯热何如？

岐伯曰：寒热内贼，其病益甚。

帝曰：愿闻无病者何如？

岐伯曰：无者生之，有者甚之。

帝曰：生者何如？

岐伯曰：不远热则热至，不远寒则寒至，寒至则坚否腹满，痛急下利之病生矣，热至则身热，吐下霍乱，痈疽疮疡，瞀郁注下，䐜瘛肿胀，呕鼽衄头痛，骨节变，肉痛，血溢血泄，淋闷之病生矣。

帝曰：治之奈何？

岐伯曰：时必顺之，犯者治以胜也。

黄帝问曰：妇人重身，毒之何如？

岐伯曰：有故无殒，亦无殒也。

帝曰：愿闻其故何谓也？

岐伯曰：大积大聚，其可犯也，衰其太半而止，过者死。

帝曰：善。郁之甚者，治之奈何？

岐伯曰：木郁达之，火郁发之，土郁夺之，金郁泄之，水郁折之，然调其气，过者折之，以其畏也，所谓泻之。

帝曰：假者何如？

岐伯曰：有假其气，则无禁也，所谓主气不足，客气胜也。

帝曰：至哉圣人之道！天地大化，运行之节，临御之纪，阴阳之政，寒暑之令，非夫子孰能通之！请藏之灵兰之室，署曰《六元正纪》，非斋戒不敢示，慎传也。

【译文】

黄帝问：六气的正化和异常变化，以及胜气、复气、邪气、平气的关系，与甘苦辛咸酸淡等味的先后生化道理，我已经明白了。但是五行的运化，有时和司天在泉之气相从，有时和司天在泉之气相违，有时从在泉之气而逆司天之气，有时从司天之气而逆在泉之气，有的互相适应，有的不相适应，我不明白这其中的道理。要想符合天之六气的规律，顺应地之五行的法则，调和五运的气化，使之上下协调，而不互相违背，使天地的升降不失其常规；使五运之气畅行不背离它的职权；然后调和五味和药物的性味，或从治，或逆治；应该怎样掌握呢？

岐伯行礼回答说：你提出的问题，真高明啊！这是天地生化的纲领、气运变化的本源，如不是聪明圣智的人，谁能穷究它的精微道理呢？我虽然没有才能，还是愿意说说它的道理，使它永不磨灭，长久不变。

黄帝道：希望你进一步根据它们的类属和次序，区分六气里的主气、客气，主宰和从属，从而阐明五行运化的气数和法则，能这样来告诉我吗？

岐伯说：必先建立年岁干支，以明主岁之气金木水火土五行运行之数、寒暑燥湿风火主从的变化。这样，自然的规律就可以了解，人们的气机就可以调和，阴阳胜负的道理，就能够认识而不致迷惑了。这属于气运之数是可以计算的，我愿意尽我所知说一下。

黄帝问道：太阳寒水司天的运气情况是怎样的呢？

岐伯回答说：这是用地支的辰、戌代表的年份。

壬辰、壬戌年，太阳寒水司天，太阴湿土在泉，岁运为太角，木运之气为风，气化为风声素乱，物体裂纹，反常变化为狂风振撼摧折树木，多发病为头晕目眩，视物不清。

客运五步：初运为太角（客运与主运相同，气得正化），二运为少徵，三运为太宫，四运为少商，终运为太羽。主运五步始于太角终于太羽。

戊辰、戊戌年，（火运太过，逢司天寒水制约，则与火运平气之年相同），太阳寒水司天，太阴湿土在泉，岁运太过为太徵。火运主热，其气化为温暑郁热，反常变化为火炎炽热，多发病为热邪郁滞。

客运五步为，初运太徵，二运少宫，三运太商，四运少羽，终运太角。主运五步为，始于少角，终于少羽。

甲辰、甲戌年（此二年既是岁会，又是同天符），太阳寒水司天，太阴湿土在泉，岁运为太宫，土运主阴雨，正常气化为润泽多湿，反常变化为风飘雨骤雷声滚滚，多发病为湿邪下重。

客运五步是：初运太宫，二运少商，三运太羽，四运少角，终运太徵。　主运五步始于太角终于太羽。

　　庚辰、庚戌年，太阳寒水司天，太阴湿土在泉，岁运为太商。　金运气凉，正常气化为雾露萧瑟，反常变化为肃杀凋零，多发病为干燥少津，胸满背胀。

　　客运五步为：初运太商，二运少羽，三运太角，四运少徵，终运太宫。　主运五步是始于少角，终于少羽。

　　丙辰、丙戌年(此二年为天符)，太阳寒水司天，太阴湿土在泉，岁运为太羽。　水气寒冰肃杀，正常气化为寒风凛冽，凝敛凄惨，反常变化为多雪霜冰雹，多发病为寒邪留滞于筋肉关节空隙处。

　　客运五步是：初运太羽，二运少角，三运太徵，四运少宫，终运太商。　主运五步始于太角终于太羽。

　　凡是太阳司天行使职权的时候，气化的运行常先天时而至，天气清肃，地气安静。　寒气上临天空。　阳气不能发挥它的作用，寒水与湿土互相协济，它相应于上的就是辰星、镇星。　生长的谷物是黑色和黄色。　它的气象严肃，它的作用徐缓。　如果寒气的作用极为扩张，阴中之阳受了遏制，川泽里没有升腾的阳气，那么火气必要待时而发。　到了少阳当令的时候，时雨就终止了。　到了极点，雨水非常稀少，就又回到太阴当令，乌云朝向北极，湿土之气运化四布，雨水润泽遍及万物。　寒水之气布于上，少阴君火动于下，寒湿偏胜之气，相持于气交之中。　这时人们多患寒湿，多见肌肉萎软，两足萎弱，伸缩无力，大便濡泻、失血等病。

　　初之气，由于地气迁移，气候极为温暖，于是百草早早地就繁盛了。　这时人们很容易感受疫病，发为温病，它的症候是身热、头痛、呕吐、肌肤赤斑等。

　　二之气，阳明燥金当令，大凉的气候到来。　人们寒冷凄惨，百草遇到寒气，火气被抑制了。　人们就要患气郁于中、腹中胀满的病，太阳寒水之气从此开始。

三之气，司天太阳之气当令，寒气流行，雨水下降。 这时人们多发生寒病，但内中却病热，以至发生痈疽、下痢、心中烦热、神志昏蒙、胸闷等症，若不及时治疗，就会死亡。

四之气，厥阴风木当令，太阴湿土主运。 风湿两气交争，风不胜湿，化为雨水，万物因而长大、变化、成熟。 这时人们多患高热、气虚不足、肌肉萎弱、两足萎弱无力、赤白痢疾等。

五之气，少阴君火当令，火气不能运行。 但因太阴湿土之气与之化合，百草因此生长、变化、定形，人们也舒畅无病。

终之气，太阴湿土当令，地气正胜，湿气运行。 阴气凝聚在天空，尘土飞扬，蒙蔽郊野，人们受这样气候的影响，也感到凄惨不乐。 若再有寒风到来，风能胜湿，影响到人体，孕妇就会受到损害而流产。

如果要减弱致郁的胜气，首先要培养化生的根源，这样来抑制那太过的运气，扶植那不胜的运气，而不要使其有偏胜偏衰的现象以致生病。 同时应食用与岁气相合的青色、黄色谷类以保全真气，防避虚邪贼风以保持正气，所以本年应多用苦味以去湿、苦温以去寒。 要斟酌气运的同异来确定用药的多少。 若气运都是寒湿的，就用燥热之品；若气运寒湿之气不同的就用燥湿之品；其气运相同的，应多用相宜的气味；其气运不同的，就应该斟酌少用。 更要注意用寒性药应避开寒冷的天时，用凉性药应避开清冷的天时，用温性药应避开温暖的天时，用热性药应避开炎热的天时。 在饮食方面，与上面的规律是相同的。 假如天气反常，邪气反胜，就可不照避寒避热等常规去做。不这样的话，就会生病。 这是所谓因时制宜。

黄帝说：好。 阳明燥金司天的运气情况是怎样的呢？

岐伯回答说：这是用地支卯、酉标志的年份。

丁卯（岁会）年、丁酉年，阳明燥金司天，少阴君火在泉；清气为胜气，火热为复气，此二年胜复之气相同。 司天之燥金制约不及之木运，金气反得其政，故与金运平气之年的气化相同。凡此二年，运气为风，胜气为清，复气为热。

客运五步：初运少角（客运与主运同气，气得正化），二运太徵，三运少宫，四运太商，终运少羽。主运五步为，始于少角，终于少羽。

癸卯年、癸酉年（此二年都为同岁会），阳明燥金司天，少阴君火在泉，岁运为少徵，寒气为胜气，湿土为复气，这二年的胜气复气相同。火运不及，燥金之气布政，故同金运平气之年。凡此二年，运气是火胜气为寒，复气为雨。

客运五步：初运少徵，二运太宫，三运少商，四运太羽，终运少角。主运五步为，始于太角，终于太羽。

己卯年、己酉年，阳明燥金司天，少阴君火在泉，岁运为少宫。土运不及，风木之气为胜气，燥金之凉气为复气，这二年的胜气复气相同。凡此二年，运气为雨，胜气为风，复气为凉。

客运五步：初运少宫，二运太商，三运少羽，四运太角，终运少徵。主运五步始于少角终于少羽。

乙卯年（天符年）、乙酉年（太一天符），阳明燥金司天，少阴君火在泉，岁运为少商。火热之气为胜气，寒水之气为复气，这二年的胜气复气相同。金运不及而得司天之金气相助，故同金运平气之年。凡此二年，金运之气为凉，胜气为热，复气为寒。

客运五步：初运少商，二运太羽，三运少角，四运太徵，终运少宫。主运五步始于太角终于太羽。

辛卯年、辛酉年，阳明燥金司天，少阴君火在泉，岁运为少羽，土湿的雨气为胜气，木之风气为复气，此二年的胜气复气相同。凡此二年，运气为寒，胜气为雨，复气为风。

客运五步：初运少羽，二运太角，三运少徵，四运太宫，终运少商。主运五步始于少角终于少羽。

凡是阳明司天行使职权的时候，气化运行比正常天时慢些，天气劲急，阳气主宰着时令，炎热之气流行，草木干燥而硬。 只有和淳之风吹来才可得到消解。 风燥之气横于岁运，流于气交之中，阳气多，阴气少。 云向雨府，湿土之气于是敷布，燥气盛到极点，化为雨泽。正气所化的岁谷是红白二色，其间谷是感受太过的间气而成熟的，金火互相配合发挥作用，它相应于上的，是太白（金）荧惑（火）二星。金气气象劲急，火气的表现急暴。 于是蛰伏的虫类出现，水流动而不结冰。 在这种情况下人们多患咳嗽，咽喉肿塞，突然发寒发热，战抖，大小便不通等症。 上半年清金之气劲而有力，毛虫死亡，下半年火热之气急暴，介虫遭殃，金气和火气的发作都是急迫的，而胜复的变化，常常是纷乱的，清气和热气相持于气交之中。

初之气，地气迁移，阴气开始凝聚，于是气肃杀，水结冰冻，寒雨酝酿。 人们受了气候的侵害，多患内热胀满，面目浮肿，喜睡眠，鼻流清涕，鼻血，喷嚏，呵欠，呕吐，小便颜色黄赤，甚则尿频，尿急，淋漓不断等症。

二之气，阳气敷布，人们感到舒畅，草木生长繁荣。 但疫病会猖獗一时，造成人们的死亡。

三之气，燥金司天当令，凉气运行，燥气热气交相配合。 燥气到了极点就会化为润泽，人们多患疟疾。

四之气，寒雨下降，人们多患突然昏倒，寒冷发抖，胡言乱语，气不足，咽喉干燥，口渴引饮，心痛，痈肿疮疡，寒疟，骨软无力，大小便出血等疾患。

五之气，厥阴风木用事，秋天反行春令，草又生发荣美，人们也很舒服。

终之气，阳气四布，气候反而温暖，蛰伏的虫类出现于外，流水不能结冰，人们安康，只是易患温病。

在这样的年份应吃白色或红色的岁谷，以安定正气，吃间谷以驱除邪气。 用药时应用咸味、苦味、辛味，应用汗法、清法、散法以适应运气，不使受到邪气，并削弱郁结之气，资助化生的泉源。根据寒热轻重来调节用药，运与气同热的，用方多以清凉之品治之。运与气同清的，用方多以火热之品治之。用凉性应该避免清凉的天气，用热性应该避免炎热的天气，用寒性应该避免寒冷的天气，用温性应该避免温暖的天气。在饮食方面，与上述的方法是相同的。有时天气反常，就可以灵活应用。这些都是适应自然的法则，如果违反了它，就扰乱了自然变化的法则和阴阳的规律。

黄帝说：好。少阳相火司天的运气怎样？

岐伯回答说：这是以地支寅、申为标志的年份。

壬寅年、壬申年（二年均是同天符），少阳相火司天，厥阴风木在泉，岁运为太角，木运之气为风，正常的气化为微风吹拂、大地回春、草木萌发；反常变化为狂风振撼摧毁树木，多发病为头晕目眩、两胁支满、惊骇。

客运五步：初运太角（客运与主运之气相同，气得正化），二运少徵，三运太宫，四运少商，终运太羽。主运五步始于太角终于太羽。

戊寅年、戊申年（此二年均为天符），少阳相火司天，厥阴风木在泉，岁运为太徵。火运之气为热，正常的气化为酷热郁灼，反常变化为烈炎沸腾，多发病为热郁于上、血溢血泄、心痛。

客运五步：初运太徵，二运少宫，三运太商，四运少羽，终运太角。主运五步为，始于少角，终于少羽。

甲寅年、甲申年，少阳相火司天，厥阴风木在泉，岁运太宫，土运之气为阴雨，正常的气化为水湿润泽，反常的变化为风飘雨骤雷声大作，多发病为身重浮肿，水饮痞满。

客运五步：初运太宫，二运少商，三运太羽，四运少角，终运太徵。主运五步始于太角终于太羽。

庚寅年、庚申年，少阳相火司天，厥阴风木在泉，岁运为太商，岁运太商受司天火气制约，故与金运平气之年相同。金运之气为凉，正常的气化为雾露清凉急切，反常的变化为肃杀凋零，多发病在肩背、胸中。

客运五步：初运太商，二运少羽，三运太角，四运少徵，终运太宫。 主运五步始于少角终于少羽。

丙寅年、丙申年，少阳相火司天，厥阴风木在泉，岁运为太羽。水运之气为寒，正常的气化为风寒凛冽，反常的变化为多冰雪霜雹，多发病为寒证、浮肿。

客运五步：初运太羽，二运少角，三运太徵，四运少宫，终运太商。 主运五步为，始于太角，终于太羽。

凡是少阳司天行使职权的时候，气化的运行比正常的天时早些。天气正常，地气扰动，于是暴风突起，树被吹倒，沙土飞扬，炎火流行。 而当厥阴湿土之气与少阳并行时，雨就应时下降。 火木互相配合发挥作用，它相应于上的，是荧惑(火)岁星(木)，它应于谷物是红色、深青色，其职权是严肃的，其表现是扰动的，所以风热之气相互掺合于气交之中，而景物呈现不已。 一旦湿土之气横行，寒气经常来到，凉雨就随之降下。 在这种情况下，人们多患寒抑于内，外生疮疡，内生泄泻腹满。 明达的人遇到了这种情况，就会使寒热之气调和，不致相争。 假如寒热相争，反复发作，就要发生疟疾、泄泻、耳聋、目瞑、呕吐、心肺气郁、肿胀、皮肤变色等症。

初之气，地气迁移，风气亢盛有摇动之势，寒气退去，气候显著温暖，草木很早就欣欣向荣，即使有些寒气，并不减少它的荣美。 这时温热病开始发生，人们多患上部气郁，出血，目赤，咳嗽气逆，头痛，血崩，两胁胀满，皮肤生疮等症。

二之气，太阴湿土用事，少阴君火之气反被郁遏，白色之气四起，云向雨府，风气不能胜过雨湿之气，细雨零落，人们极为安康。如有疾病，是热气郁于上部，咳嗽、气逆、呕吐，疮疡发于体内，胸部不利，头痛，周身发热，心乱，脓疮等。

三之气，司天运气布化，炎热到来，因为客主之气都是少阳相火行使职权，所以雨就停止下降。这时，人们多患内里发热，耳聋，目瞑，出血，咳嗽，呕吐，鼻塞流涕，鼻出血，喷嚏，阿欠，咽喉痹痛，目赤，常常突然死亡。

四之气，阳明燥金清凉之客气，加于主时的太阴湿土，因而有时凉，有时热，白露下降，民气和平。如有疾病，是胸满，身体沉重。

五之气，阳热散去，寒气随之而来。雨水下降，人身的腠理孔窍收敛，坚硬的树木提前凋落，人们纷纷躲避寒邪，起居就更谨慎了。

终之气，地气当令，风气流动，万物反有生长的气象，时常出现霜雾。在这种情况下，人们由于皮肤疏松阳气不能闭藏，而有咳嗽、心痛等病。治疗时应当抑制那太过的运气，帮助那不及的运气。必须减弱郁结之气，并首先从生化的泉源做起。如果运气和平，急暴和严重的疾病就不会发作。所以本年用病应用咸味、辛味、酸味，并用渗法、泄法、水渍法、发汗法。观察运气的寒温，加以调节不使太过。如岁运与司天、在泉之气相同，同属风热，用方就以寒凉之品治之，不相同的，就少用寒凉之品。此外，还要注意用热性应避免炎热的天气，用温性应避免温暖的天气，用寒性应避免寒冷的天气，用凉性应避免清凉的天气。在饮食方面，与上述方法是相同的。有时气候反常，就可以灵活应用。这些都是基本的法则，如果违反了法则，就会造成疾病。

黄帝说：好。太阴湿土司天的运气是怎样的情况呢？

岐伯回答说：这是以地支寅、申为标志的年份。

丁丑年、丁未年，太阴湿土司天，太阳寒水在泉，岁运为少角。清气为胜气，热气为复气，这二年的胜气复气相同。此二年，运气为风，胜气为清，复气为热。

客运五步：初运少角（客运主运相同，气得正化），二运太徵，三运少宫，四运太商，终运少羽。主运五步与客运相同，始于少角，终于少羽。 以五行相生、太少相生为序。

癸丑年、癸未年，太阴湿土司天，太阳寒水在泉，岁运为少徵，寒气为胜气，雨气为复气，此二年的胜气复气相同。 凡此二年，火运之气为热，胜气为寒，复气为雨。 客运五步：初运少徵，二运太宫，三运少商，四运太羽，终运少角。 主运五步为：始于太角，终于太羽。 以五行相生，太少相生为序。

己丑年、己未年（二者均为太一天符），太阴湿土司天，太阳寒水在泉，岁运为少宫。 风气为胜气，清气报复，这二年的胜气复气相同。 我们把既是天符又是岁会的称为太一天符。 不及的土运得司天之气相助，故同土运平气之年气化。 凡此二年，运气为雨，胜气为风，复气为清。

客运五步：初运少宫，二运太商，三运少羽，四运太角，终运少徵。 主运五步为，始于少角，终于少羽。 以五行相生、太少相生为序。

乙丑年、乙未年，太阴湿土司天，太阳寒水在泉，岁运为少商，热为胜气，寒气报复，此二年的胜气复气相同。 凡此二年，金运之气为凉，胜气为热，复气为寒。

客运五步：初运少商，二运太羽，三运少角，四运太徵，终运少宫。 主运五步为，始于太角，终于太羽，以五行相生、太少相生为序。

辛丑年、辛未年（此二年都为同岁会），太阴湿土司天，太阳寒水在泉，岁运为少羽，雨为胜气，风气报复，此二年的胜气复气相同。 司天土气胜岁运不及土气，所以同土运平气之年的气化。 凡此二年，水运之气为寒，雨为胜气，风为复气。

客运五步：初运少羽，二运太角，三运少徵，四运太宫，终运少商。 主运五步为，始于少角，终于少羽，以五行相生、太少相生为序。

凡是太阴司天行使职权的时候，气化运行比正常天气慢些。 阴气取得了支配地位，阳气就退避了。 大风经常刮起，天气下降，地气上升。 广阔的野地隐约昏暗，白色的云气四起，云向南方奔驰，寒雨频频下降，万物在立秋后才能成熟。 这时人们多患寒湿的病，全身发胀、浮肿、痞塞气逆、阳气虚微而厥、手足拘急。 湿寒配合起了作用，黄黑两色的埃尘昏暗，流行于气交之中。 它相应于上的就是镇星（土）、辰星（水），其职权是严肃的，其表现是寂静的，其应于谷物是黄色和黑色。 由于阴湿之气凝结于上，寒水之气积留于下。 寒水胜过了火，就会成为冰雹。 阳气失掉它的作用，阴气就会流行。 在运气有余的年份，应在高地种植谷物；在不及的年份，应在低洼处种植谷物，有余的年份应种得晚，不及的年份应种得早。 土地之利在于自然的化育，人们的身体也是这样的。

初之气，地气迁移，寒气离去，春气降临，和风吹来，生气四布，万物向荣，人们感到舒畅。 由于太阴湿土司天，风湿之气相搏，不能及时下雨。 人们受了气候的影响，多患口鼻出血、筋络拘急强直、关节活动不便、身体沉重、筋萎无力等症。

二之气，少阴君火主事，万物得到化育，人民安和。 但由于火盛气热，所以瘟疫病就大流行，远近都是这样。 等到湿气上蒸，与热气相搏，雨才及时下降。

三之气，太阴司天行使权力，湿气下降，地气上升，雨水应时下降，寒气也随之而来。 如果感受寒湿，人们就会患身体沉重难举、行动不便、浮肿、胸腹胀满之症。

四之气，少阳相火加临，湿气熏蒸，地气升腾，天气不通，早晚都有寒风吹拂，蒸腾的湿气与热气互相搏击，草木之间似有薄烟凝聚，湿气运化不流动，白露暗降，从而表现出秋季收成的时令。 这时人们多患皮肤热、突然出血、疟疾、心腹发热、胀满等症，甚则发生浮肿。

五之气，阳明燥金之气流行，寒露既下，严霜早降，草木枯黄凋落，寒气侵犯人体，明达医理的人，都起居谨慎，以防疾病，这时人们多患皮肤腠理的病。

终之气，寒气大盛，湿气运化，冷霜积聚，阴气凝结，河水结成坚冰，阳气失去作用。人们感受寒气，就会关节强直，腰腿疼痛，这致病原因就是由于寒湿之气相推于气交之中而成的。必须削弱其郁结之气，而采取化生的泉源，抑制岁气的太过，不使邪胜为害。服食岁谷以保全真气，服食间谷以保全精气，本年分在药物上应该用苦味，并用燥法、温法，甚者用发法、泄法。如果不发散宣泄，就会湿气充溢于外，肉烂皮裂，血水淋漓。应该扶助阳火，使之抵抗严寒。根据运气的相同或差异来确定治法和药量：岁运和司气同寒的应调以热化，同湿的应调以燥化，不同的少投，相同的多投，用凉性应该避免清凉的天气，用寒性应该避免寒冷的天气，用温性应该避免温暖的天气，用热性应该避免炎热的天气。在饮食方而，与上述的方法是相同的。有时气候反常，就得灵活应用。这些都是基本法则。如果违反了法则，就会致病。

黄帝说：好。少阴君火司天的运气是怎样的情况呢?

岐伯回答说：这是以地支的子、午为标志的年份。

壬子年、壬午年，少阴君火司天，阳明燥金在泉，岁运为太角，气候多风，正气气化为微风吹拂、万物萌发，反常的变化是狂风振撼摧拔树木，发病为胁下支撑胀满。

客运五步：初运太角(主客运相同，气得正化)，二运少徵，三运太宫，四运少商，终运太羽。主运五步与客运五步相同，始于太角，终于太羽，以五行相生、太少相生为序。

戊子年(天符)、戊午年(太一天符)，少阴君火司天，阳明燥金在泉，岁运太徵，火运之气太过，气候偏热。正常的气化是郁蒸酷热，反常的变化是火炎蒸腾，多发病为上部郁热、血溢。

客运五步：初运太徵，二运少宫，三运太商，四运少羽，终运太角。 主运五步是，始于少角，终于少羽，以五行相生、太少相生为序。

甲子年、甲午年，少阴君火司天，阳明燥金在泉，岁运为太宫，土运之气太过，气候多雨，正常的气化是雨水润泽，反常的变化为风雨飘骤，雷声滚滚，多发病为中满、身重。

客运五步：初运太宫，二运少商，三运太羽，四运少角，终运太徵。 主运五步为，始于太角，终于太羽，以五行相生、太少相生为序。

庚子年、庚午年（此二年均为同天符），少阴君火司天，阳明燥金在泉，岁运为太商，太过之金运被司天之火气克制，故与金运平气相同。 金运之气清凉劲急，正常的气化为雾露萧瑟，反常的变化是肃杀凋零，多发病为清气在下。

客运五步：初运太商，二运少羽，三运太角，四运少徵，终运太宫。 主运五步为，始于少角，终于少羽，以五行相生、太少相生为序。

丙子年（岁会）、丙午年，少阴君火司天，阳明燥金在泉，岁运为太羽，水运之气太过，气候偏寒。 正常的气化为凝敛凄惨，寒风凛冽，反常的变化为多冰雪霜雹，多发病为下肢寒冷。

客运五步：初运太羽，二运少角，三运太徵，四运少宫，终运太商。 主运五步始于太角终于太羽，以五行相生、太少相生为序。

凡是少阴司天行使职权的时候，气化运行比正常的天气为早，地气收缩，天气明朗，寒气与暑气相交，热气和燥气相加，金火相互配合发挥作用。 它相应于上的，是荧惑（火）、太白（金）二星。 天气的布化光明，地气的表现急切，其应于谷物是红色、白色，水火寒热相持于气交之中，成为疾病的起因。 热病生于上部，寒病生于下部，寒热之气互相侵犯而争扰于中部。 因此，人们多患咳嗽、喘息、口鼻出血、大便下血、鼻塞流涕、喷嚏、目赤、眼角生疮、寒厥及于胃部、心痛、腰痛、膜腹胀、咽喉干燥、头面肿等病。

初之气，地气转移，燥气已去，寒气开始，虫类又蛰藏起来，河水冻结成冰，严霜又复下降，寒风常常刮起，阳气被寒气郁遏。 这时人们的起居应该谨慎。 如果不注意，就会发生关节运动不便，腰臀部疼痛。 在炎热即将到来的时候，内部和外部还会发生疮疡。

二之气，阳气散布，风气流动，春气极为舒和，万物欣欣向荣。 但司天君火未盛，所以寒气时常到来，由于木火与时令相应，人们很觉安和。 其在疾病的发生，是小便不利、两眼红赤、气郁上焦、发热。

三之气，司天之气是少阴君火，君相二火当令，火气旺盛，万物繁盛、鲜明，但时常有寒气侵犯。 人们多患热厥、心痛、寒热相互发作、咳喘、眼睛红赤等病。

四之气，溽暑的气候到来，大雨经常下降，寒热交互而作。 人们多患寒热、咽干、黄疸、鼻塞流涕、鼻出血、水饮等病。

五之气，少阳相火加临，其时当秋，反而炎热，阳气运化，万物生长荣美。 人们都很安康，如有疾患一般是温病。

终之气，阳明燥气当令，火热的余邪，从内隔拒，不能散泄。 人们多患头面肿，咳嗽气喘，严重的，口鼻出血。 寒气时常流动，天空里呈现大雾晦暗迷漫的景象，此时疾病在外生于皮肤腠理，在内留于胁肋，向下牵连到小腹而产生寒冷的病，到这时，地气又要转换了。

必须抑制运气的有余，资助岁气的所胜，减弱那郁结之气，并首先调和化生的泉源，不使它太过而产生疾病。 所以应都食岁谷以保全真气，服食间谷以预防邪气。 在本年份应该用咸寒之品以软坚，而调和其上部，进一步用苦味之品来涌泄它，用酸味之品来收敛它并安和其下部，要根据运气的相同或差异，或多或少地食用。 若岁运与司天的热气相同的，应以清寒调治，与在泉的凉气相同的，应以温热调治它。 用热要避免炎热的气候，用凉要避免清凉的气候，用温要避免温暖的气候，用寒要避免寒冷的气候。 在饮食方面，与上述的方法是相同的。 有时气候反常就可以灵活应用，这些都是基本法则，如果违反了这个法则，就会发生疾病。

黄帝说：好。厥阴风木司天的运气是怎样的情况呢？

岐伯回答说：这是以地支的巳、亥为标志的年份。

丁巳年、丁亥年，厥阴风木司天，少阳相火在泉，岁运为少角，清为胜气，热气报复，这两年的胜气复气相同。丁巳、丁亥年都是天符。运气为风，胜气为清，复气为热。

客运五步：初运少角（客运与主运相同，气得正化），二运太徵，三运少宫，四运太商，终运少羽。主运五步与客运五步相同，起于少角，终于少羽，以五行相生、太少相生为序。

癸巳年、癸亥年（这两年都是同岁会），厥阴风木司天，少阳相火在泉，岁运为少徵，寒为胜气，雨气报复，这两年的胜气复气都相同，凡此二年，运气为热，胜气为寒，复气为雨。

客运五步：初运少徵，二运太宫，三运少商，四运太羽，终运少角。

主运五步为，初运太角，终运太羽，以五行相生、太少相生为序。

己巳年、己亥年，厥阴风木司天，少阳相火在泉，岁运为少宫，气候多风，风为胜气，清气报复，这两年的胜气复气相同。不及的土运得司天之厥阴木气相助，故其气化与木运平气之年相同。凡此二年，运气为雨，胜气为风，复气为清。

客运五步：初运少宫，二运太商，三运少羽，四运太角，终运少徵。

主运五步为，初运少角，终运少羽，以五行相生、太少相生为序。

乙巳年、乙亥年，厥阴风木司天，少阳相火在泉，岁运为少商，气候炎热。热为胜气，寒气来复，这两年的胜气复气相同。金运不足，司天之风木反胜，故本年的气化与木运平气之年相同。凡此二年，运气为凉，胜气为热，复气为寒。

客运五步：初运少商，二运太羽，三运少角，四运太徵，终运少宫。 主运五步为，始于太角，终于太羽，以五行相生、太少相生为序。

辛巳年、辛亥年，厥阴风木司天，少阳相火在泉，岁运为少羽，气候多雨。 雨为胜气，风气来复，这两年的胜气复气相同。 凡此二年，运气为寒，胜气为雨，复气为风。

客运五步：初运少羽，二运太角，三运少徵，四运太宫，终运少商。 主运五步为初运少角终运少羽，以五行相生、太少相生为序。

凡是厥阴司天行使职权的时候，气化运行比正常的天气为迟。 若逢平气，则气化运行都和天时相合。 风木司天，所以天气扰动。 少阳在泉，所以地气正常。 木在上，所以风生高运。 火在下，所以炎热从之。 云向雨府，象征湿土之气，敷布流行，这是风火协同的作用。 它相应于上的，是岁星(木)、荧惑(火)二星。 风的职权是扰动的，火的作用是急速的，其应于谷物是深青色和红色，间谷是感受太过的间气而成熟的。 风燥火热，彼此胜负交争，蛰伏的虫类又出现于外，流水不能结冰，人们的热病多趋于下部，风病多趋于上部，风燥之气，胜复相争，复呈现于中部。

初之气，寒气急，肃杀之气才来，人们多患右胁之下感觉寒冷之病。

二之气，寒气不去，白雪纷飞，河水结冰，肃杀之气发挥作用，冷霜降下，草类尖梢干枯，寒雨屡降。 由于少阴君火主时，阳气又复散发，人们多患内部郁热。

三之气，司天运气行使权力，所以经常起风，人们多患眼睛流泪、耳鸣、头晕目眩等症。

四之气，溽暑来临，湿热互相搏结，争扰于左间上部，人们多患黄疸、浮肿。

五之气，燥气、湿气更胜，经常阴天，寒气侵袭人体，于是风雨大作。

终之气，客气少阳相火当令，阳气大盛，蛰伏的虫类出来活动，流水不能结冰，地气发扬，百草重新生长，人们感到舒畅。 在疾病上，易患温病。 必须削弱郁结之气，资助其化生的泉源和运气，不叫邪气太过。 本年份应用辛味以调和在上的风气，应用咸味以调和在下的火气。 相火之气，不能随意触犯它。 应用温性要避免温暖的气候，应用热性要避免炎热的气候，应用凉性要避免清凉的气候，应用寒性要避免寒冷的气候。 在饮食方面，与上述的方法是相同的。 有时气候反常，就可以灵活应用，这些都是基本法则。 如果违反了这个法则，就会发生疾病。

黄帝说：讲得好。 夫子的话，可以说很详尽了，但是怎样才可以明白它的相应呢？

岐伯说：你问得真高明啊！那六气的运行，各有一定的次序和方位，应该以正月初一日平明气候来观察，看它所在的气位，就可以知道应与不应了。 凡是中运太过的，气至在节候之前；不及的，气至在节候之后，这是天道，也是六气的规律。 如果中运既不是太过也不是不及，就是所谓"正岁"，其气至就恰好与节候同时。 黄帝说：胜气与复气是常有的，而灾害也时常到来，这怎样来察验呢？

岐伯说：不是当位的气化，就可称为灾害了。

黄帝道：天地的气数，其开始与终止的情形怎样？

岐伯说：问得真详细，这才真正是要了解医道啊！天地的气数，开始于天气，终止于地气，上半年是天气所主，下半年是地气所主。天地之气上下互合为用，是气交所主，一年里的气化规律就是这些了。 所以说上、下、左、右的位置明白了，那么每气所主的月份就可知道，也就是所谓天地气数的终始。

黄帝又道：我曾用以上的规律观察运气，按你所说的去做，但那运气之数和岁候有时不能相合，这是什么原因？

岐伯说：六气的作用有有余有不足，与五运的相合之化又有盛、有衰。由于存在多、少和盛、衰的不同，所以就有了同化问题。

黄帝道：希望听听同化是怎样的？

岐伯说：风温之气与春天的木气同化，炎炎闷热之气与夏天的火气同化。胜气与复气也有同化，燥清烟露之气与秋天的金气同化，寒气霜雪之气与冬天的水气同化，这是天地五运六气相互作用而发生盛衰变化的常规。

黄帝道：岁运与司天之气一致的称为天符，这我已经知道了。希望听一下岁运与在泉之气一致的情况怎样。

岐伯说：岁运太过而与司天一致的有三，岁运不及而与司天一致的也有三，岁运太过而与在泉一致的有三，岁运不及而与在泉一致的也有三，这共有二十四年。

黄帝道：希望听听"三"是指什么说的。

岐伯说：甲辰甲戌是土运太过，下加太阴在泉；壬寅壬申是木运太过，下加厥阴在泉；庚子庚午是金运太过，下加阳明在泉：这是太过而与在泉一致的三。癸巳癸亥是火运不及，下加少阳在泉；辛丑辛未是水运不及，下加太阳在泉；癸卯癸酉是火运不及，下加少阴在泉：这是不及而与在泉一致的三。戊子戊午是火运太过，上临少阴司天；戊寅戊申是火运太过，上临少阳司天；丙辰丙戌是水运太过，上临太阳司天：这是太过与司天一致的三。丁巳丁亥是木运不及，上临厥阴司天；乙卯乙酉是金运不及，上临阳明司天；己丑己未是土运不及，上临太阴司天：这是不及与司天一致的三。除开这二十四年以外，就没有岁运与司天在泉一致的加临了。

黄帝道：岁运与在泉一致是怎样讲？

岐伯说：太过而与在泉一致的叫做同天符，不及而与在泉一致的叫做同岁会。

黄帝道：岁运与司天一致是怎样讲？

岐伯说：太过不及，都叫做天符，只不过其中变化运行有多有少，病形有轻有重，生死有早有晚罢了。

　　黄帝道：你讲过，用寒药应该避免寒，用热药应该避免热，我还不知道具体的做法，希望你讲一下怎样叫做避免？

　　岐伯说：用热不要和天气之热抵触，用寒不要和天气之寒抵触，顺应这一规律，就能平和，否则就会添病，不可不谨慎而避免它，四时六气各有寒热温凉，都不要触犯它们。

　　黄帝道：温凉次于寒热，是否可以犯呢？

　　岐伯说：气运是热，用热应该避免；气运是寒，用寒应该避免；气运是凉，用凉应该避免；气运是温，用温应该避免；间气与主气相同的不可触犯它，与主气不同的，可以稍有违逆；这寒、热、温、凉叫做四畏，是要谨慎地观察注意的。

　　黄帝道：对于违犯的怎么办？

　　岐伯说：客气与主气不相合的，就可以依照主气，至于客气胜过主气的，也可以违犯，以达到平衡为准，不可太过。这是由于邪气反而胜过主时之气的缘故。所以说不违反天气的时令，不违反六气的宜忌，不助长胜气，也不助长复气，这是最好的治法。

　　黄帝道：主岁的五运气化流行，是否有常数呢？

　　岐伯说：让我分别来说明吧。

　　甲子、甲午年：

　　上临少阴君火司天，中属太宫土运太过，下加阳明燥金在泉。司天热化之数二，中运雨化之数五，在泉燥化之数四，本年无胜复之气，所以叫做正化日。其气化所致之病，司天热气所致的应该用咸寒，中运雨湿之气所致的应该用苦热，在泉燥气所致的应该用酸热：这是在这两年用药方面适宜的情况。

　　乙丑、乙未年：

　　上临太阴湿土司天，中属少商金运不及，下加太阳寒水在泉。由于金运的不及致有热化的胜气和寒化的复气，因非本年正常之气，所以叫做"邪气化日"。 它所致的灾害是在西方。 司天湿化之数五，中运清化之数四，在泉寒化之数六，这是正气所化，所以叫做"正化日"。 其气化所致之病，司天湿土之气所致的应该用苦热，中运清气所致的应该用酸和，在泉寒气所致的应该用甘热。 这是这两年用药方面适宜的情况。

丙寅年、丙申年：

在上是少阳相火司天，中运是太羽水运太过，在下是厥阴风木在泉。 司天火化之数二，中运寒化之数六，在泉风化之数三，这是上、中、下三气的正常气化表现，是没有胜复之气的"正化日"。 对它引起的疾病，因为司天火气所致的，适宜用咸寒之品；因为中运寒气所致的，适宜用咸温之品；因为在泉风气所致的，适宜用辛温之品。 以上就是在丙寅、丙申年应该选用的药物与食品的性味。

丁卯年(岁会)、丁酉年：

在上是阳明燥金司天，中运是少角木运不及，在下是少阴君火在泉。 金能克木，木运不及则消凉的金气偏胜，金气胜就会有火气制约报复它。 这两年同是胜气为清，复气为热，这些都不是上、中、下三气的正常气化，因而叫做"邪化日"。 又因为胜复之气是由木运不及而引起的，因而灾害发生在与木气相应的东方。 在九宫中，东方的位置属于三宫，司天燥化之数九，中运风化之数三，在泉热化之数七。燥、风、热都是正常的气化表现，故叫"正化日"。 对它引起的疾病，因为司天燥气所致的，适宜用苦小温之品；因为中运风气所致的，适宜用辛平之品；因为在泉热气所致的，适宜用咸寒之品。 这就是在丁卯、丁酉年应该选用的药物与食品的性味。

戊辰年、戊戌年：

在上是太阳寒水司天，中运是太徵火运太过，在下是太阴湿土在泉。 司天寒化之数六，中运热化之数七，在泉湿化之数五，这些都是正常的气化表现，没有胜复之气，因而叫做"正化日"。 对它引起的疾病，因为司天寒气所致的，适宜用苦温之品；因为中运火气所致的，适宜用甘平之品；因为在泉湿气所致的，适宜用甘温之品。 以上就是在戊辰、戊戌年应该选用的药物与食品的性味。

己巳年、己亥年：

在上是厥阴风木司天，中运是少宫土运不及，在下是少阳相火在泉。 木能克土，土运不及则风木之气偏胜，木气胜就会有清凉的金气制约报复它。 在这两年同是胜气为风，复气为清，而这些都不是上、中、下三气的正常气化表现，因而叫做"邪化日"。 又因为胜复之气是因为土气不及所引起的，所以灾害发生在与土气相应的中央。 在九宫中，中央的位置属于五宫。 司天风化之数三，中运湿化之数五，在泉火化之数七，风、火、湿都是正常的气化表现，因而叫做"正化日"。 它引起的疾病，因为司天风气所致的，适宜用辛凉之品；因为中运湿气所致的，适宜用甘平之品；因为在泉火气所致的，适宜用咸寒之品。 以上就是在己巳、己亥年应该选用的药物和食品的性味。

庚午年、庚子年（两年都是同天符）：

在上是少阴君火司天，中运是太商金运太过，在下是阳明燥金在泉。 司天热化之数七，中运清化之数九，在泉燥化之数九。 热、清、燥都是正常的气化表现，因而叫做"正化日"。 对它引起的疾病，因为司天热气所致的，适宜用咸寒之品；因为中运凉气所致的，适宜用辛温之品；因为在泉燥气所致的，适宜用酸温之品。 以上就是在庚午、庚子年应该选用的药物与食品的性味。

辛未年、辛丑年（两年都是同岁会）：

在上是太阴湿土司天，中运是少羽水运不及，在下是太阳寒水在泉。 土能克水，水运不及则土湿之气偏胜，土气胜，就会有风木之气制约报复它。 这两年都是胜气为雨，复气为风，这些都不是上、中、下三气的正常气化表现，因而叫做"邪化日"。 又因为胜复之气是因水运不及而引起的，所以灾害发生在与水气相应的北方。 在九宫中，北方的位置属于一宫。 司天雨化之数五，中运寒化之数一，在泉寒化之数一。 雨、寒都是正常的气化表现，因而叫做"正化日"。 它引起的疾病，因为司天湿气所致的，适宜用苦温之品；因为中运寒气所致的，适宜用苦平之品；因为在泉寒气所致的，适宜用苦热之品。 以上就是在辛未、辛丑年应该选用的药物与食品的性味。

壬申年、壬寅年（二年都是同天符）：

在上是少阳相火司天，中运是太角木运太过，在下是厥阴风木在泉。 司天火化之数二，中运风化之数八，在泉风化之数八。 风、火都是正常的气化表现，因而叫做"正化日"。 对它引起的疾病，因为司天火气所致的，适宜用咸寒之品；因为中运风气所致的，适宜用酸平之品；因为在泉风气所致的，适宜用辛凉之品。 以上就是在壬申、壬寅年应该选用的药物与食品的性味。

癸酉年、癸卯年（两年都是同岁会）：

在上是阳阴燥金司天，中运是少徵火运不及，在下是少阴君火在泉。 水能克火，火运不及则寒水之气偏胜，水气胜，就会有湿土之气制约报复它。 这两年都是胜气为寒，复气为雨，这些都不是上、中、下三气的正常气化表现，因而叫做"邪化日"。 又由于胜复之气是由于火运不及所引起的，因而灾害发生在与火气相应的南方。 在九宫中，南方的位置属于九宫。 司天燥化之数九，中运热化之数二，在泉热化之数二。 燥、热都是正常的气化表现，因而叫做"正化日"。它引起的疾病，因为司天燥气所致的，适宜用苦小温之品；因为中运热气所致的，适宜用咸温之品；因为在泉热气所致的，适宜用咸寒之品。 以上就是癸酉、癸卯年应该选用的药物与食品的性味。

甲戌年、甲辰年（两年既是岁会又是同天符）：

在上是太阳寒水司天，中运是太宫土运太过，在下是太阴湿土在泉。 司天寒化之数六，中运湿化之数五，在泉湿化之数五。 寒、湿都是正常的气化表现，因而叫做"正化日"。 它引起的疾病，因为司天寒气所致的，适宜用苦热之品；因为中运湿气所致的，适宜用苦温之品；因为在泉湿气所致的，也适宜用苦温之品。 以上就是甲戌、甲辰年应该选用的药物与食品的性味。

乙亥年、乙巳年：

在上是厥阴风木司天，中运是少商金运不及，在下是少阳相火在泉。 火能克金，金运不及则火气偏胜，火气胜，就会有寒水之气制约报复它。 这两年都是胜气为热，复气为寒，这些胜气与复气都不是上、中、下之气的正常气化表现，因而叫做"邪化日"。 又因为胜复之气是由于金运不及所引起的，所以灾害发生在与金气相应的西方。在九宫中，西方的位置属于七宫。 司天风化之数八，中运清化之数四，在泉火化之数二。 风、清、火是上、中、下之气的正常气化表现，所以叫做"正化日"。 对它引起的疾病，因为司天风气所致的，适宜用辛凉之品；因为中运清气所致的，适宜用酸平之品；因为在泉火气所致的，适宜用咸寒之品。 以上就是在乙亥、乙巳年应该选用的药物与食品的性味。

丙子年（为岁会）、丙午年：

在上是少阴君火司天，中运是太羽水运太过，在下是阳明燥金在泉。 司天热化之数二，中运寒化之数六，在泉清化之数四。 热、寒、清都是正常的气化表现，因而叫做"正化日"。 它所引起的疾病，因为司天热气所致的，适宜用咸寒之品；因为中运寒气所致的，适宜用咸热之品；因为在泉清气所致的，适宜用酸温之品。 以上就是在丙子、丙午年应该选用的药物与食品的性味。

丁丑年、丁未年：

在上是太阴湿土司天，中运是少角木运不及，在下是太阳寒水在泉。 金能克木，木运不及则清凉的金气偏胜，金气胜就会有火热之气制约报复它。 这两年都是胜气为清，复气为热，这些胜气与复气都不是上、中、下之气的正常气化表现，因而叫做"邪化日"。 又因为胜复之气是因为木运不及所引起的，所以灾害发生在与木气相应的东方。 在九宫中，东方的位置属于三宫。 司天雨化之数五，中运风化之数三，在泉寒化之数一。 雨、风、寒都是正常的气化表现，因而叫做"正化日"。 对它引起的疾病，因为司天雨气所致的，适宜用苦温之品；因为中运风气所致的，适宜用辛温之品；因为在泉寒气所致的，适宜用甘热之品。 以上就是丁丑、丁未年应该选用的药物与食品的性味。

戊寅年、戊申年（为天符）：

在上是少阳相火司天，中运是太徵火运太过，在下是厥阴风木在泉。 司天火化之数七，中运火化之数七，在泉风化之数三。 火、风都是正常的气化表现，因而叫做"正化日"。 对它引起的疾病，因为司天火气所致的，适宜用咸寒之品；因为中运火气所致的，适宜用甘平之品；因为在泉风气所致的，适宜用辛凉之品。 以上就是在戊寅、戊申年应该选用的药物与食品的性味。

己卯年、己酉年：

在上是阳明燥金司天，中运是少宫土运不及，在下是少阴君火在泉。 木能克土，土运不及则风木之气偏胜，木气胜，就会有清凉的金气制约报复它。 这两年都是胜气为风，复气为清，但这些胜气与复气都不是上、中、下之气的正常气化表现，因而叫做"邪化日"。 又因为胜复之气是由于土运不及所引起的，所以灾害发生在与土气相应的中央。 在九宫中，中央的位置属于五宫。 司天清化之数九，中运雨化之数五，在泉热化之数七。 清、雨、热都是正常的气化表现，因而叫做"正化日"。 它引起的疾病，因为司天清气所致的，适宜用苦小温之品；因为中运雨气所致的，适宜用甘平之品；因为在泉热气所致的，适宜用咸寒之品。 以上就是在己卯、己酉年应该选用的药物与食品的性味。

庚辰年、庚戌年：

在上是太阳寒水司天，中运是太商金运太过，在下是太阴湿土在泉。司天寒化之数一，中运清化之数九，在泉雨化之数五。寒、清、雨都是正常的气化表现，因而叫做"正化日"。对它引起的疾病，因为司天寒气所致的，适宜用苦热之品；因为中运清气所致的，适宜用辛温之品；因为在泉雨气所致的，适宜用甘热之品。以上就是在庚辰年、庚戌年应该选用的药物与食品的性味。

辛巳年、辛亥年：

在上是厥阴风木司天，中运是少羽水运不及，在下是少阳相火在泉。土能克水，水运不及则土湿之气偏胜，土气胜就会有风木之气制约报复它。这两年都是胜气为雨，复气为风，这些胜复之气都不是上、中、下之气的正常气化表现，因而叫做"邪化日"。又因为胜气与复气是因为水运不及所引起的，所以灾害发生在与水气相应的北方。在九宫中，北方的位置属于一宫。司天风化之数三，中运寒化之数一，在泉火化之数七。风、寒、火都是正常的气化表现，因而叫做"正化日"。对它引起的疾病，因为司天风气所致的，适宜用辛凉之品；因为中运寒气所致的，适宜用苦平之品；因为在泉火气所致的，适宜用咸寒之品。以上就是在辛巳、辛亥年应该选用的药物与食品的性味。

壬午年、壬子年：

在上是少阴君火司天，中运是太角木运太过；在下是阳明燥金在泉。司天热化之数二，中运风化之数八，在泉清化之数四。热、风、清都是正常的气化表现，因而叫做"正化日"。对它引起的疾病，因为司天热气所致的，适宜用咸寒之品；由于中运风气所致的，适宜用酸凉之品；因为在泉清气所致的，适宜用酸温之品。以上就是在壬午、壬子年应该选用的药物与食品的性味。

癸未年、癸丑年：

在上是太阴湿土司天，中运是少徵火运不及，在下是太阳寒水在泉。 水能克火，火运不及则寒水之气偏胜，寒气胜就会有湿土之气制约报复它。 这两年都是胜气为寒，复气为雨，这些胜气与复气不是上、中、下之气的正常气化表现，因而叫做"邪化日"。 又因为胜复之气是由于火运不及所引起的，所以灾害发生在与火气相应的南方。在九宫中，南方的位置属于九宫。 司天雨化之数五，中运水化之数二、在泉寒化之数一。 雨、火、寒都是正常的气化表现，因而叫做"正化日"。 对它引起的疾病，因为司天湿气所致的，适宜于苦温之品；因为中运火气所致的，适宜用咸温之品；因为在泉寒气所致的，适宜用甘热之品。 以上就是在癸未、癸丑年应该选用的药物与食品的性味。

甲申年、甲寅年：

在上是少阳相火司天，中运是太宫土运太过，在下是厥阴风木在泉。 司天火化之数二，中运雨化之数五，在泉风化之数八。 火、雨、风都是正常的气化表现，因而叫做"正化日"。 对它引起的疾病，因为司天火气所致的，适宜用咸寒之品；因为中运雨气所致的，适宜用咸平之品；因为在泉风气所致的，适宜用辛凉之品。 以上就是在甲申、甲寅年应该选用的药物与食品的性味。

乙酉年(为太一天符)、乙卯年(为天符)：

在上是阳明燥金司天，中运是少商金运不及，在下是少阴君火在泉。 火能克金，金运不及则火热之气偏胜，火气胜就会有寒水之气制约报复它。 这两年都是胜气为热，复气为寒，这些都不是上、中、下之气的正常气化表现，因而叫做"邪化日"。 又因为胜复之气是由于金运不及所引起的，所以灾害发生在与金气相应的西方。 在九宫中，西方的位置属于七宫。 司天燥化之数四，中运清化之数四，在泉热化之数二。 燥、清、热都是正常的气化表现，因而叫做"正化日"。对它引起的疾病，因为司天燥气所致的，适宜用苦小温之品；因为中运清气所致的，适宜用苦平之品；因为在泉热气所致的，适宜用咸寒之品。 以上就是在乙酉、乙卯年应该选用的药物与食品的性味。

丙戌年、丙辰年（两年均属天符）：

在上是太阳寒水司天，中运是太羽水运太过，在下是太阴湿土在泉。司天寒化之数六，中运寒化之数六，在泉雨化之数五。寒、雨都是正常的气化表现，因而叫做"正化日"。对它引起的疾病，因为司天寒气所致的，适宜用苦热之品；因为中运寒气所致的，适宜用咸温之品；因为在泉雨气所致的，适宜用甘热之品。以上就是在丙戌、丙辰年应该选用的药物与食品的性味。

丁亥年、丁巳年（两年均属天符）：

在上是厥阴风木司天，中运是少角木运不及，在下是少阳相火在泉。金能克木，木运不及则清凉的金气偏胜，金气胜就会有火热之气制约报复它。这两年都是胜气为清，复气为热，这些都不是上、中、下之气的正常气化表现，因而叫做"邪化日"。又因为胜复之气是由于木运不及所引起的，所以灾害发生在与木气相应的东方。在九宫中，东方的位置属于三宫。司天风化之数三，中运风化之数三，在泉火化之数七。风、火都是正常的气化表现，因而叫做"正化日"。对它所引起的疾病，因为司天风气所致的，适宜用辛凉之品；因为中运风气所致的，适宜用辛平之品；因为在泉火气所致的，适宜用咸寒之品。以上就是在丁亥、丁巳年应该选用的药物与食品的性味。

戊子年（天符）、戊午年（太一天符）：

在上为少阴君火司天，中运为太徵火运太过，在下为阳明燥金在泉。司天热化之数七，中运热化之数七，在泉清化之数九。热、清都是正常的气化表现，因而叫做"正化日"。对它引起的疾病，因为司天热气所致的，适宜用咸寒之品；因为中运热气所致的，适宜用甘寒之品；因为在泉清气所致的，适宜用酸温之品。以上就是在戊子戊午年应该选用的药物与食品的性味。

己丑年、己未年（两年均是太一天符）：

在上为太阴湿土司天，中运为少宫土运不及，在下为太阳寒水在泉。 木能克土，土运不及则风木之气偏胜，木气胜就会有清凉的金气制约报复它。 这两年都是胜气为风，复气为清，这些都不是上、中、下之气正常的气化表现，因而叫做"邪化日"。 又因为胜复之气是由于土运不及所引起的，所以灾害发生在与土气相应的中央。 在九宫中，中央的位置属于五宫。 司天雨化之数五，中运雨化之数五，在泉寒化之数一。 雨、寒都是正常的气化表现，因而叫做"正化日"。对它引起的疾病，因为司天雨气所致的，适宜用苦热之品；因为中运雨气所致的，适宜用甘平之品；因为在泉寒气所致的，适宜用甘热之品。 以上就是己丑、己未年应该选用的药物与食品的性味。

庚寅年、庚申年：

在上是少阳相火司天，中运是太商金运太过，在下是厥阴风木在泉。 司天火化之数七，中运清化之数九，在泉风化之数三。 火、清、风都是正常的气化表现，因而叫做"正化日"。 对它引起的疾病，因为司天火气所致的，适宜用咸寒之品，因为在泉风气所致的，适宜用辛凉之品。 以上就是在庚寅、庚申年应该选用的药物与食品的性味。

辛卯年、辛酉年：

在上是阳明燥金司天，中运是少羽水运不及，在下是少阴君火在泉。 土能克水，水运不及则湿土之气偏胜，土气胜就会有风木之气制约报复它。 这两年都是胜气为雨，复气为风，这些都不是上、中、下之气的正常气化表现，因而叫做"邪化日"。 又因为胜复之气是由于水运不及所引起的，所以灾害发生在与水气相应的北方。 在九宫中，北方的位置属于一宫。 司天清化之数九，中运寒化之数一，在泉热化之数七。 清、寒、热都是正常的气化表现，因而叫做"正化日"。对它引起的疾病，因为司天清气所致的，适宜用苦小温之品；因为中运寒气所致的，适宜用苦平之品；因为在泉热气所致的，适宜用咸寒之品。 以上就是在辛卯、辛酉年应该选用的药物与食品的性味。

壬辰年、壬戌年：

在上是太阳寒水司天，中运是太角木运太过，在下是太阴湿土在泉。 司天寒化之数六，中运风化之数八，在泉雨化之数五。 寒、风、雨都是正常的气化表现，因而叫做"正化日"。 对它引起的疾病，因为司天寒气所致的，适宜用苦温之品；因为中运风气所致的，适宜用酸平之品；因为在泉湿气所致的，适宜用甘温之品。 以上就是壬辰、壬戌年应该选用的药物与食品的性味。

癸巳年、癸亥年（两年都是同岁会）：

在上是厥阴风木司天，中运是少徵火运不及，在下是少阳相火在泉。 水能克火，火运不及则寒水之气偏胜，水气胜就会有湿土之气来制约报复它。 这两年都是胜气为寒，复气为雨，这些都不是上、中、下之气正常的气化表现，因而叫做"邪化日"。 又因为胜复之气是由于火运不及所引起的，所以灾害发生在与火气相应的南方。 在九宫中，南方的位置属于九宫。 司天风化之数八，中运火化之数二，在泉火化之数二。 风、火都是正常的气化，因而叫做"正化日"。 对它引起的疾病，因为司天风气所致的，适宜用辛凉之品；因为中运火气所致的，适宜用咸平之品；因为在泉火气所致的，适宜用咸寒之品。以上就是在癸巳、癸亥年应该选用的药物与食品的性味。

在上述六十年运气变化的周期中，岁运不及之年就有胜气与复气发生，气候就会反常而引起灾害；岁运太过之年，气化和平，称之为"正化"。 这些变化都有一定的规律性，必须加以认真研究。 所谓掌握了要领一句话就能说明问题，不能掌握要领就会漫无头绪，讲的就是这个意思。

黄帝道：五运之气，每年也有胜复问题吗？

岐伯说：五运之气，若被胜气抑郁太甚，就会发生复气，到了一定的时候就会发作。

黄帝道：请问它的道理是怎样？

岐伯说：五运之气有太过不及的分别，所以复气的发作也不一样。

黄帝道：我希望彻底了解一下。

岐伯说：气太过的发作起来急剧，气不及的徐缓。急剧的伤人，则病严重；徐缓的伤人，则病持续时间长。

黄帝道：太过和不及，与五行生成数是怎样相应的呢？

岐伯说：太过的是成数，不及的是生数，而惟有土不论太过与不及都用生数。

黄帝道：你说"郁极乃发"，那么它发作起来怎样呢！

岐伯说：土郁发作的时候，岩谷都会震动，气交之间雷声隆隆，尘埃蒙蔽，好像黄昏，湿气上蒸，化为白气，疾风骤雨发于高山深谷，冲击砂石，于是洪水泛滥，巨川奔腾四溢。大水退后，土石巋然，形如一群放牧的马。然后湿化之气开始敷布，雨水按时而降，万物正常生长化成。在这种时候人们多患心腹胀满，肠鸣并且频频泄泻等病，甚至发生心痛，胁胀，呕吐霍乱，痰饮、泄渫、浮肿，身体沉重等病。如果见到云往雨府聚集、霞光环绕着朝阳，山泽间隐有尘埃昏蒙之气，这就表明土郁要发作了。它的发作在四之气（夏秋之交）当令的时候，若见到湿气上腾，云气横于天山，或浮、或游、或生、或灭，是郁积将发的先兆。

金郁发作的时候，天气洁净，地气明朗，气候清爽急切，秋凉于是到来。草木之间像有浮烟一样，燥气流行，霜雾经常出现，肃杀之气应时而来，草木因而苍老干枯，金气开始发出切切的秋声。人们受了秋燥气候的影响，多患咳嗽气逆，心胁胀满连及少腹，常常突然疼痛，不能翻身，咽干，面色难看，好像蒙上灰尘。山泽干涸，地上结着白盐碱，像霜一样，这就表明金郁要发作。它的发作是在五气（秋分）当令的时候。而夜降白露，草木里好像发出凄切的声音，这是金郁将发的先兆。

水郁发作的时候，阳气退避，阴气突然发动，极寒之气来到，川泽之水急结成冰，寒冷的空气结为霜雪，甚至水气昏暗黄黑，流于气交之中，于是霜降而冻杀草木，水也就开始结冰了。这时人们多感寒邪，患心痛、腰痛，大关节运动困难，屈伸都不便利，经常厥冷，痞硬，腹中胀满。阳气失其作用，天空聚满阴沉之气，白色尘埃之气蒙蔽天空，这就表明水郁要发作了。水郁发作的时令，是在君火与相火当令的前后，而天色高远，微黄色黑，其气如散麻一样，稍微看到而又隐约不清，则是郁积将发的先兆。

木郁发作的时候，天空中尘埃昏暗，云气扰动，大风到来，屋角上的饰物纷纷被风吹掉，树木也被摧折，这都是木气暴发所致。这时人们多患胃脘当心而痛，两胁胀满，咽喉隔塞不通，饮食不能下咽，甚至耳鸣眩晕，眼花认不清人，时常突然僵直仆倒等病。天色苍茫如尘，辨不出是天是山，有时黄黑之气郁结不散，又像云横天空而不降雨，这是它发作时的气象。风气之起没有定期，但是可以测验，假如看到长川边的野草被风吹得倒下，柔软的叶子反转而呈现出背面，高山上有松涛怒吼，如峰峦中的虎啸之声，这就是木郁将发的先兆。

火郁发作的时候，天空的太阳被遮盖，不太明亮，炎火流行，暑热之气到来，山泽之间热如火烤，树木被烤得流出汁液，高厅大厦上烟气升腾，地面浮起一层霜卤，井水日渐减少，细茎而长的蔓草变得焦黄。由于热极风生，风热交炽，有的人言语不清，湿气的敷布也不能及时。所以人们多患气不足，疮疡痈肿，胁腹胸背面头四肢胀大，肉皮发紧，或生痱疹，呕逆，四肢抽搐挛急，骨痛，骨节里像有东西蠕动，泄泻如注，温疟，腹中急剧疼痛，血热妄行，出血如流，津液减少，眼目红赤，心中烦热，甚至昏昏烦闷，心中懊恼不安，常常突然死亡等病。在三之气终了时，应该凉爽反而大热，汗液从汗孔里排出来，这就表明大暑的天气要发作了，它发作的时候，是在四气当令之时。动后必静，阳之极反为阴，热极则生湿，湿土之气敷布则万物因而化成。当百花开放之时，河水却结冰，霜雪满地，那是火气正被抑制，若见朝南的池塘，有阳气上腾，就是郁积将发的先兆。

有将发的先兆，而后才有报复之气。凡是报复之气据观察都是郁积到了极点，然后才发作的。木的复气，发作没有定时，水的复气，发作在二火的前后，仔细察看它的时令，那么疾病产生的原因就可以知道了。如果不知时令，违反岁气，就是五行之气失其运行，生化收藏之事，都没有了常规，那还能够知道胜复的异常变化吗？

黄帝道：木郁之发而见雹雪，土郁之发而见风暴，木郁之发而见毁折，金郁之发而见清明，火郁之发而见昏昧，是什么气使它们这样呢？

岐伯说：五运之气有太过不及，其发作也就有轻微的，有厉害的。轻微的是正当其本气，厉害的就兼其下承之气，只要观察它所承之气，就可知道它发作的微甚了。

黄帝道：讲得好。五气的发作有时不应其时，为什么？

岐伯说：因为气有盛衰，它来的时候也就有先有后，所以有差数。黄帝道：它先后的差数，有一定的日数吗？

岐伯说：其先后的差数都是三十天有零。

黄帝道：气到来的时候，有先后的不同，为什么？

岐伯说：岁运太过，则气的到来就早，岁运不及，则气的到来就迟，这是气候的常规。黄帝道：气有适当其时而到来的，为什么？

岐伯说：这既不是太过，也不是不及，所以气到来就适当其时，否则，就会发生灾害。

黄帝道：气有不是它所主之时而行其治化的，为什么？

岐伯说：其气太过的，当其时行其治化；而不及之气，便表现了胜己之气的作用。

黄帝道：四时之气到来，有早晚、高下、左右的不同，怎样察验呢？

岐伯说：气行有顺有逆，气至有慢有快，所以其气太过的，其化先天时而至。　其气不及的，其化后天时而至。

黄帝道：我希望知道气行逆顺、迟速是怎样的情形。

岐伯说：春气由东向西而行，夏天由南向北而行，秋气由西向东而行，冬气由北向南而行；所以春气开始于下，秋气开始于上，夏气开始于中，冬气开始于末；春气开始于东，秋气开始于西，冬气开始于北，夏气开始于南，这是四时的正常气化。　所以极高的地方，常有冬气存在，极低下的地方，常有春气存在，必须仔细考察。

黄帝问道：五运六气所属之运表现于外，那么六气的常态和变异的要领是怎样的呢？

岐伯回答说：六气的正纪，有正化、有变化、有胜气、有复气、有利和、有病害，它们的征象都不一样，您要问的是什么呢？

黄帝道：我希望全听听。

岐伯说：那就让我详细说吧！六气到来时，厥阴之气是和煦的，少阴之气是温和的，太阴之气是湿润的，少阳之气是炎热的，阳明之气是清凉劲急的，太阳之气是寒冷的，这是四时气化的正常现象。

厥阴之气所至是风之所聚，象征着草木萌芽；少阴之气所至，是火之所聚，象征着万物荣美；太阴之气所至，是雨之所聚，象征着万物周备丰满；少阳之气所至，是热之所聚，象征着气行于外；阳明之气所至，是肃杀之气所聚，象征着万物变为苍老；太阳之气所至，是寒之所聚，象征着万物潜藏。

这是六气厥阴之气所至，为万物生发，又为风的动摇；少阴之气所至，为万物荣美又为形态的显现；太阴之气所至，为万物化生，又为云雨的润泽；少阳之气所至，为万物长养，又为茂盛鲜明；阳明之气所至，为万物收敛，又为雾露下降；太阳之气所至，为万物闭藏，又为阳气周密，这是六气正常变化的现象。

厥阴之气所至，则有风生，末了是肃静的；少阴之气所至，则有热生，但其中气是寒冷的；太阴之气所至，则有湿生，末了是暴雨；

少阳之气所至，则有火生，末了是湿热；阳明之气所至，则有凉生，末了是燥气；太阳之气所至，则有寒生，但其中气是温暖的。 这是六气自然变化的一般现象。

厥阴之气所至，有毛的动物化育；少阴之气所至，有翅膀的动物化育；太阴之气所至，倮体的动物化育；少阳之气所至，有翼虫的虫类化育；阳明之气所至，有甲的动物化育，太阳之气所至，有鳞的动物化育；这是六气化育万物的正常现象。

厥阴之气所至，为生发之化；少阴之气所至，为万物向荣之化；太阴之气所至，为万物濡润之化；少阳之气所至，为万物茂盛之化；阳明之气所至，为万物坚实之化；太阳之气所至，为万物闭藏之化；这是六气敷布，万物顺其变化的一般规律。

厥阴之气到来时，大风怒吼，气候大凉；少阴之气所至，则大热大寒；太阴之气所至，则雷霆大作、暴雨狂风；少阳之气所至，则旋风起，气候火热，夜间露结为霜；阳明所至之气，则草木散落，而气候反见温暖；太阳之气所至，则见寒雪，冰雹，地面又现白埃之气；这是六气过亢生变的一般规律。

厥阴之气到来时，万物有扰动、有飘摇；少阴之气所至，有高明、有赤黄色的火光；太阴之气所至，有阴沉天气，有白色灰尘，有湿土之气上蒸，暗藏不明；少阳之气所至，有光显，有赤云，有炎热；阳明之气所至，有烟尘，有霜，有西风劲切，有秋虫凄鸣；太阳之气所至，有冰坚硬，有风刺骨，有物成熟。 这是六气行使职权时的一般规律。

厥阴之气到来时，会有筋脉缩急的病；少阴之气到来时，会有疡疹发热的病；太阴之气到来时，会有水饮积滞、胸脘痞塞的病；少阳之气到来时，会有喷嚏、呕吐、疮疡的病；阳明之气到来时，有肌肤浮肿的病；太阳之气到来时，有关节屈伸不利的病。 这是在六气影响下生病的一般规律。

厥阴之气到来时，会有两胁支撑作痛的病；少阴之气到来时，会有疑惑，恶寒战栗，胡言乱动的病；太阴之气到来时，会有腹中胀满的病；少阳之气到来时，会有惊躁，满闷，昏昧的病；阳明之气到来时，会有鼻塞流涕，喷嚏，太阳之气到来时，有腰痛的病，这也是在六气影响下生病的一般规律。

厥阴之气到来时，会有肢体软缩，扭转不便的病；少阴之气到来时，会有无故悲笑，衄血和血污的病；太阴之气到来时，会有霍乱呕吐下泻的病；少阴之气到来时，会有喉痹、耳鸣、呕逆的病；阳明之气到来时，会有肌肤粗糙的病；太阳之气到来时，会有寝汗，抽筋的病；这又是在六气影响下生病的一般规律。

厥阴之气到来时，会有胁痛、呕吐、泄泻的病；少阳之气到来时，会有语笑不休的病；太阴之气到来时，会有身重浮肿的病；少阳之气到来时，会有暴泄、肌肉跳动、筋脉抽搐的病，有的会突然死亡；阳明之气到来时，会有鼻塞流涕、喷嚏的病；太阳之气到来时，会有二便失禁或二便不通的病；这还是在六气影响下生病的一般规律。

总括以上十二种变化，可以看出六气赋予万物"德化政令"，而万物都有相应的回复。六气所至的位置，有高下、前后、中外的不同，应在人体上，也有高下、前后、中外的不同。所以风气胜就痛，热气胜就肿，燥气胜就皱干，寒气胜就腹中疖痛，湿气胜就水泻，甚至小便不通、浮肿。总之，要根据病气的所在来研究它的变化。

黄帝道：我愿意听听它们的气化作用。

岐伯说：六气的气化作用，都是加于不胜之气而产生的：太阴湿气，加于太阳寒水为化；太阳寒气，加于少阴君火而为化；少阴热气，加于阳明燥金而为化；阳明燥气，加于厥阴风木而为化；厥阴风气，加于太阴湿土而为化；这要各随六气的所在方位来预测。

黄帝道：六气在本位上发挥作用是怎样的？

岐伯说：自得其方位，这是气化的常态。

黄帝道：我希望听听它的所在方位是什么。

岐伯说：明确了六气命名的位次，它的方隅与月时就可以知道了。

黄帝道：六气有余和不足的情况怎样？

岐伯说：太过不及，两者是不同的，太过的气到来时急暴但很快就消失，不及的气到来时缓慢却能持久。

黄帝道：司天在泉之气盈虚是怎样？

岐伯说：司天之气不足，则在泉之气随之上升，在泉之气不足，则司天之气就随之下降；岁运之气居于气交之中，它的升降，常在天气地气的前面，它厌恶所不胜之气而归属于同和之气，但同和则助其气，所以随之就产生病变。所以司天之气胜，天气就下降，在泉之气胜，地气就上升。根据它胜的多少就决定了升降的程序：胜气微的差别就小，胜气甚大的差别就大。如相差过甚，则气交的位置移易，移易就要发生变化而疾病也就产生了。《大要》上说：胜甚之年差别为七分，微甚之年差别为五分，其间的差别是可以看出的，就是这个意思。

黄帝道：讲得好。论中说过，用热不要侵犯热，用寒不要侵犯寒。我想不避忌寒，也不避忌热，这怎么办？

岐伯说：你问得真详细啊！发表不必忌热，攻里不必忌寒。

黄帝道：若不发表，也不攻里，而犯了寒天用寒，热天用热的禁忌，那会怎样呢？

岐伯说：这样，寒热之气就会内伤脏腑，它的病就要加重了。

黄帝道：对于没病的人来说怎样？

岐伯说：没病的人，会因此生病，有病的人，会因此加重。

黄帝道：生了病又怎样？

岐伯说：不避热就会生热病，不避寒就会生寒病。寒太甚，就产生胸部坚痞、腹部胀满，急剧疼痛，下痢等病。 热太甚，就产生发烧、吐泻、霍乱、痈疽疮疡、神志昏昧、泄泻、身体抽搐、肿胀、呕吐、流鼻涕出血、头痛、骨节变化、肉痛、吐血、便血、小便淋漓或癃闭等病。

黄帝道：怎样治疗呢？

岐伯说：必须顺四时的时序加以治疗，假如是违犯了四时忌宜而发生的病，在治疗时，就应该热病用寒、寒病用热。

黄帝问道：妇人怀孕，用药性峻烈的药品怎样？ 岐伯说：针对疾病而使用相应的药物，既不伤害母体，也不伤害婴儿。

黄帝道：我希望听听这是什么原因？

岐伯说：大积大聚的病，那是可以用药性峻烈的药品的，因为主要是为去病，如果病邪已减了大半，就要停药，如用药过当就会使人死亡。

黄帝道：讲得好。 五气抑郁过甚的怎样治疗？

岐伯说：木气抑郁就应该用疏泄的方法使其条达。 火气抑郁就应该用发散的方法使心火外散，土气抑郁就应该用消导泻下的方法使脾气运化，金气抑郁就应该用宣泄之法使肺宣发如常，水气抑郁就应该用调理制约的方法使肾气平衡，这就是调和其气。 对太过的应折其势，可用相制的药来泄它。

黄帝道：其气有所假借的应怎样？

岐伯说：如有假借之气，就不必依照远寒远热的禁忌，这是主气不足而客气胜的缘故。

黄帝说：这个学说真是无比精深啊！ 天地气化的大道理，五行循行的总规律，六气上下作用的纲纪，阴阳变化的表现，寒暑时令的往来，以上这些除了先生谁还能通晓呢？ 请让我把它珍藏在灵兰之室，命名为"六元正纪大论"，不经过斋戒沐浴，不能随便翻阅它，更要审慎地传授给后人。

刺法论篇第七十二（遗篇）

刺法论：刺法，即针刺治疗方法。篇中主要讨论了运气失常、疫疠流行之事，同时提出了诸多预防方法，其中犹以刺法为主。故用"刺法"作为其篇名。

黄帝问曰：升降不前，气交有变，即成暴郁，余已知之。如何预救生灵，可得却乎？

岐伯稽首再拜对曰：昭乎哉问！臣闻夫子言，既明天元，须穷法刺，可以折郁扶运，补弱全真，泻盛蠲余，令除斯苦。

帝曰：愿卒闻之。

岐伯曰：升之不前，即有甚凶也。木欲升而天柱窒抑之，木欲发郁亦须待时，当刺足厥阴之井。火欲升而天蓬窒抑之，火欲发郁亦须待时，君火相火同刺包络之荥。土欲升而天冲窒抑之，土欲发郁亦须待时，当刺足太阴之腧。金欲升而天英窒抑之，金欲发郁亦须待时，当刺手太阴之经。水欲升而天芮窒抑之，水欲发郁亦须待时，当刺足少阴之合。

帝曰：升之不前，可以预备，愿闻其降，可以先防。

岐伯曰：既明其升，必达其降也。升降之道，皆可先治也。木欲降而地晶窒抑之，降而不入，抑之郁发，散而可得位，降而郁发，暴如天间之待时也，降而不下，郁可速矣，降可折其所胜也，当刺手太阴之所出，刺手阳明之所入。

火欲降而地玄窒抑之，降而不入，抑之郁发，散而可矣，当折其所胜，可散其郁，当刺足少阴之所出，刺足太阳之所入。

土欲降而地苍窒抑之，降而不下，抑之郁发，散而可入，当折其胜，可散其郁，当刺足厥阴之所出，刺足少阳之所入。

金欲降而地彤窒抑之，降而不下，抑之郁发，散而可入，当折其胜，可散其郁，当刺心包络所出，刺手少阳所入也。

水欲降而地阜窒抑之，降而不下，抑之郁发，散而可入，当折其土，可散其郁，当刺足太阴之所出，刺足阳明之所入。

帝曰：五运之至，有前后与升降往来，有所承抑之，可得闻乎刺法？

岐伯曰：当取其化源也。是故太过取之，不及资之。太过取之，次抑其郁，取其运之化源，令折郁气；不及扶资，以扶运气，以避虚邪也。资取之法令出《密语》。

黄帝问曰：升降之刺，以知其要，愿闻司天未得迁正，使司化之失其常政，即万化之或其皆妄，然与民为病，可得先除，欲济群生，愿闻其说。

岐伯稽首再拜曰：悉乎哉问！言其至理，圣念慈悯，欲济群生，臣乃尽陈斯道，可申洞微。太阳复布，即厥阴不迁正，不迁正气塞于上，当泻足厥阴之所流；厥阴复布，少阴不迁正，不迁正即气塞于上，当刺心包络脉之所流；少阴复布，太阴不迁正，不迁正即气留于上，当刺足太阴之所流；太阴复布，少阳不迁正，不迁正则气塞未通，当刺手少阳之所流；少阳复布，则阳明不迁正，不迁正则气未通上，当刺手太阴之所流；阳明复布，太阳不迁正，不迁正则复塞其气，当刺足少阴之所流。

帝曰：迁正不前，以通其要。愿闻不退，欲折其余，无令过失，可得明乎？

岐伯曰：气过有余，复作布正，是名不退位也。使地气不得后化，新司天未可迁正，故复布化令如故也。巳亥之岁天数有余，故厥阴不退位也，风行于上，木化布天，当刺足厥阴之所入；子午之岁，天数有余，故少阴不退位也，热行于上，火余化布天，当刺手厥阴之所入。丑未之岁，天数有余，故太阴不退位也，湿行于上，雨化布天，当刺足太阴之所入；寅申之岁，天数有余，故少阳不退位也，热行于上，火化布天，当刺手少阳之所入。卯酉之岁，天数有余，故阳明不退位也，金行于上，燥化布天。当刺手太阴之所入；辰戌之岁，天数有余，故太阳不退位也，寒行于上，凛水化布天，当刺足少阴之所入。故天地气逆，化成民病，以法刺之，预可平疴。

黄帝问曰：刚柔二干，失守其位，使天运之气皆虚乎？与民为病，可得平乎？

岐伯曰：深乎哉问！明其奥旨，天地迭移，三年化疫，是谓根之可见，必有逃门。

假令甲子，刚柔失守，刚未正，柔孤而有亏，时序不令，即音律非从，如此三年，变大疫也。详其微甚，察其浅深，欲至而可刺，刺之，当先补肾腧，次三日，可刺足太阴之所注。又有下位己卯不至，而甲子孤立者，次三年作土疠，其法补泻，一如甲子同罚也。其刺以毕，又不须夜行及远行，令七日洁，清净斋戒，所有自来肾有久病者，可以寅时面向南，净神不乱思，闭气不息七遍，以引颈咽气顺之，如咽甚硬物，如此七遍后，饵舌下津令无数。

假令丙寅，刚柔失守，上刚干失守，下柔不可独主之，中水运非太过，不可执法而定之，布天有余，而失守上正，天地不合，即律吕音异，如此即天运失序，后三年变疫。详其微甚，差有大小，徐至即后三年，至甚即首三年，当先补心腧，次五日，可刺肾之所入。又有下位地甲子，辛巳柔不附刚，亦名失守，即地运皆虚，后三年变水疠，即刺法皆如此矣。其刺如毕，慎其大喜欲情于中，如不忌，即其气复散也，令静七日，心欲实，令少思。

假令庚辰，刚柔失守，上位失守，下位无合，乙庚金运，故非相招，布天未退，中运胜来，上下相错，谓之失守，姑洗林钟，商音不应也，如此则天运化易，三年变大疫。详其天数，差有微甚，微即微，三年至，甚即甚，三年至，当先补肝腧，次三日，可刺肺之所行。刺毕，可静神七日，慎勿大怒，怒必真气却散之。又或在下地甲子、乙未失守者，即乙柔干，即上庚独治之，亦名失守者，即天运孤主之，三年变疠，名曰金疠，其至待时也，详其地数之等差，亦推其微甚，可知迟速尔。诸位乙庚失守，刺法同，肝欲平，即勿怒。

假令壬午，刚柔失守，上壬未迁正，下丁独然，即虽阳年，亏及不同，上下失守，相招其有期，差之微甚，各有其数也，律吕二角，失而不和，同音有日，微甚如见，三年大疫。当刺脾之腧，次三日，可刺肝之所出也。刺毕，静神七日，勿大醉歌乐，其气复散，又勿饱食，勿食生物，欲令脾实，气无滞饱，无久坐，食无太酸，无食一切生物，宜甘宜淡。又或地下甲子，丁酉失守其位，未得中司，即气不当位，下不与壬奉合者，亦名失守，非名合德，故柔不附刚，即地运不合，三年变疠，其刺法一如木疫之法。

假令戊申，刚柔失守，戊癸虽火运，阳年不太过也，上失其刚，柔地独主，其气不正，故有邪干，迭移其位，差有浅深，欲至将合，音律先同，如此天运失时，三年之中，火疫至矣，当刺肺之腧。刺毕，静神七日，勿大悲伤也，悲伤即肺动，而真气复散也，人欲实肺者，要在息气也。又或地下甲子，癸亥失守者，即柔失守位也，即上失其刚也，即亦名戊癸不相合德者也，即运与地虚，后三年变疠，即名火疠。

是故立地五年，以明失守，以穷法刺，于是疫之与疠，即是上下刚柔之名也，穷归一体也，即刺疫法，只有五法，即总其诸位失守，故只归五行而统之也。

黄帝曰：余闻五疫之至，皆相染易，无问大小，病状相似，不施救疗，如何可得不相移易者？

岐伯曰：不相染者，正气存内，邪不可干，避其毒气，天牝从来，复得其往，气出于脑，即不邪干。气出于脑，即室先想心如日。欲将入于疫室，先想青气自肝而出，左行于东，化作林木；次想白气自肺而出，右行于西，化作戈甲；次想赤气自心而出，南行于上，化作焰明；次想黑气自肾而出，北行于下，化作水；次想黄气自脾而出，存于中央，化作土。五气护身之毕，以想头上如北斗之煌煌，然后可入于疫室。

又一法，于春分之日，日未出而吐之。又一法，于雨水日后，三浴以药泄汗。又一法，小金丹方：辰砂二两，水磨雄黄一两，叶子雌黄一两，紫金半两，同入合中，外固，了地一尺筑地实，不用炉，不须药制，用火二十斤煅之也，七日终，候冷七日取，次日出合子，埋药地中，七日取出，顺日研之三日，炼白沙蜜为丸，如梧桐子大，每日望东吸日华气一口，冰水下一丸，和气咽之，服十粒，无疫干也。

黄帝问曰：人虚即神游失守位，使鬼神外干，是致夭亡，何以全真？愿闻刺法。

岐伯稽首再拜曰：昭乎哉问！谓神移失守，虽在其体，然不致死，或有邪干，故令夭寿。只如厥阴失守，天以虚，人气肝虚，感天重虚。即魂游于上，邪干厥大气，身温犹可刺之，刺其足少阳之所过，次刺肝之腧。人病心虚，又遇君相二火司天失守，感而三虚，遇火不及，黑尸鬼犯之，令人暴亡，可刺手少阳之所过，复刺心腧。人脾病，又遇太阴司天失守，感而三虚，又遇土不及，青尸鬼邪犯之于人，令人暴亡，可刺足阳明之所过，复刺脾之腧。人肺病，遇阳明司天失守，感而三虚，又遇金不及，有赤尸鬼干人，令人暴亡，可刺手阳明之所过，复刺肺之腧。人肾病，又遇太阳司天失守，感而三虚，又遇水运不及之年，有黄尸鬼干犯人正气，吸人神魂，致暴亡，可刺足太阳之所过，复刺肾腧。

黄帝问曰：十二脏之相使，神失位，使神彩之不圆，恐邪干犯，治之可刺，愿闻其要。

岐伯稽首再拜曰：悉乎哉问！至理道真宗，此非圣帝，焉究斯源，是谓气神合道，契符上天。心者，君主之官，神明出焉，可刺手少阴之源。肺者，相傅之官，治节出焉，可刺手太阴之源。肝者，将军之官，谋虑出焉，可刺足厥阴之源。胆者，中正之官，决断出焉，可刺足少阳之源。膻中者，臣使之官，喜乐出焉，可刺心包络所流。脾为谏议之官，知周出焉，可刺脾之源。胃为仓廪之官，五味出焉，可刺胃之源。大肠者，传道之官，变化出焉，可刺大肠之源。小肠者，受盛之官，化物出焉，可刺小肠之源。肾者，作强之官，伎巧出焉，刺其肾之源。三焦者，决渎之官，水道出焉，刺三焦之源。膀胱者，州都之官，精液藏焉，气化则能出矣，刺膀胱之源。凡此十二官者，不得相失也。是故刺法有全神养真之旨，亦法有修真之道，非治疾也。故要修养和神也。道贵常存，补神固根，精气不散，神守不分，然即神守而虽不去，亦能全真。人神不守，非达至真，至真之要，在乎天玄，神守天息，复入本元，命曰归宗。

【译文】

黄帝问道：岁气的左右四间气不得升降，当升不得升，当降不得降，气交发生了异常的变化，就可以形成暴烈的致病邪气，我已经晓得了这些道理。那么怎样从中得到一种能退却郁气的方法，挽救人类的生命呢？

岐伯再次跪拜后回答说：这个问题提得很高明啊！我曾经听先生说过，在明白了天地间六气变化的规律之后，还必须深刻熟练地掌握针刺方法，这样才能制伏邪气，扶助运气，补益虚弱，保全人体真气，泻除盛气，祛除余邪，消除由此而产生的病苦。

黄帝说：我想听你详尽地讲一讲这方面的道理。

岐伯说：间气应当上升而不能上升时，就会有严重的灾害发生。厥阴风木之气应当升为司天的左间气，如若遇到司天金气过胜，天柱阻抑，于是风木之气郁滞，等到木气当位时，木气才能郁发，由此所致的肝病，就应当取足厥阴肝经的井穴大敦刺治。少阴君火之气应当升为司天之气的左间，如若遇到司天寒水之气过胜，天蓬阻抑，于是火热之气郁滞，等到火气当位时，火气才能郁发，无论是少阴君火或少阳相火郁发致病，都应当取手厥阴心包络的荥穴劳宫刺治。太阴湿土之气应升为司天之气左间，如若逢司天之木气过胜，天冲阻抑，土气郁滞，待到太阴土气当位的时候，土气才能郁发，由此所致的脾病，当取足太阴脾经的输穴太白刺治。阳明燥金之气应当上升为司天的左间，若逢司天火气过胜，天英阻抑，金气郁滞，等到燥金之气当位的时候，金气才能郁发，由此所致的肺病，当取手太阴肺经的经穴经渠刺治。太阳寒水之气应当上升为司天的左间，如逢司天土气过胜，天芮阻抑，水气郁滞，等到太阳寒水之气当位的时候，水寒之气郁发，由此所致的肾病，应当取足少阴肾经的合穴阴谷刺治。

黄帝问道：岁气中的间气应当上升而不能上升的时候，其发病是可以预防的，我想听一听岁气中的间气应当下降而不能下降，这种情况下的发病是不是也可以预先防备呢?

岐伯回答说:明白了间气上升的道理,也就必然能通达间气下降的理论。间气不能上升、不能下降所致的疾病,都是可以预先调治的。例如厥阴风木应当降至在泉的左间,若逢在泉金气过胜,地晶阻抑,风木之气不能降入其位,木被抑为郁气,待到郁气散而木可降入其位时,气应当降而不能降时就会郁发,其暴烈程度与司天的间气应升不升的郁发相同,应当下降而不能下降,就会迅速形成郁气,下降就可以折减其胜气,由此所致的脾病,应当取手太阴肺经的井穴少商和手阳明大肠经的合穴曲池刺治。

少阴君火之气应当降为在泉之左间,如若逢在泉水气过胜,地玄阻抑,少阴君火不能降入其位,火气被抑为郁气,当火郁之气发散后就可降入其位,应当折减其胜气水,就可发散其郁气,由此所致的心病,应当取足少阴肾经的井穴涌泉和足太阳膀胱经的合穴委中刺治。

太阴湿土之气应当降为在泉的左间,如若逢在泉木气过胜,地苍阻抑,土气应当降入其位,土气被郁成为郁气,等到郁气散发后土气才能入位,应当折减其木之胜气,就可以发散其郁气,由此所致的脾病,应当取足厥阴肝经的井穴大敦,取足少阳胆经的合穴阳陵泉刺治。

阳明燥金之气应当降为在泉的左间,如若逢在泉火气过胜,地彤阻抑,燥金之气应当降而不能下降,就可以成为郁气,等郁气发散后金气就可降入其位,这时应当折减其火之胜气,就可以使郁气发散,由此所致的肺病,应当取手厥阴心包经的井穴中冲和手少阳三焦的合穴天井刺治。

太阳寒水之气应当下降为在泉之气左间,如若逢在泉土气过胜,地阜阻抑,水气应当下降而不能下降,就会被抑而成为郁气,待郁气散后水气可以降入其位,应当折减其胜气,就可以散去郁气,由此所致的肾病,应当取足太阴脾经的井穴隐白和足阳明胃经的合穴足三里刺治。

黄帝问道：五运之气的运行，有时会提前发生，有时会推迟到来，以及岁气的升降往来，相互有承袭和抑阻，这些变化所引起的疾病能不能进行针刺治疗，能讲给我听一听吗？

岐伯回答说：应当针对六气的化源进行治疗。所以岁气太过所致的病症用泻法治疗，岁气不足所致的病症应当用资助之法补益。凡太过之气所致的病症治疗，要根据致郁之气的五行生克次序抑制其所郁之气，治取五运之气的生化之源，折减郁气的致病作用。不及之气所致的病症应当用滋补法治疗，用以扶助运气不足所造成的伤害，从而达到外避邪气的目的。其治疗的方法，记录在《密语》之中。

黄帝问道：关于六气升降不前致病的刺治方法，已经知其大要，想再听一听司天之气不能升迁于正位，使司天之气的气化政令失常，也就是一切气化都失于正常而导致的民间疾病，能否预先测知并进行预防，以普济群生，请你讲一讲这个问题。

岐伯再次跪拜后回答说：你问的真详细啊！你谈到这些至理要言，体现了圣王你心存仁慈怜悯之念、普济天下百姓之心，我一定尽可能详尽地讲述其中的道理，把精深微妙的理论阐释明白。例如上一年司天的太阳寒水继续行使它的权力，今年的上半年厥阴风木就不能迁正；厥阴风木不能迁正，木气就会郁滞，这时就应当取足厥阴肝经的荥穴行间，用泻法刺治。如果上一年厥阴风木继续行使它的权力，今年的少阴君火就不能迁正；少阴君火不能迁正，火气就会在上半年郁滞，这时就应当取手厥阴心包经的荥穴劳宫，用泻法刺治。如果上一年少阴君火继续行使它的权力，今年的太阴湿土就不能迁正；太阴湿土不能迁正，土气就会在上半年滞留，这时就应当取足太阴脾经的荥穴大都刺治。如果上一年太阴湿土继续行使它的权力，今年的少阳相火就不能迁正；少阳相火不能迁正，今年上半年的气流就会闭塞不通，这时就应当取手少阳三焦经的荥穴液门刺治。如果上一年的少阳相火继续行使它的权力，阳明燥金就不能迁正；阳明燥金不能迁正，今年上半年的金气就不能上通，应当取手太阴肺经的荥穴鱼际刺治。如果上一年阳明燥金继续行使它的权力，太阳寒水就不能迁正；太阳寒水不能迁正，今年上半年的气流又会闭塞不通，应当取足少阴肾经的荥穴然谷刺治。

黄帝问道：关于岁气当迁正而不能迁正的道理，我已经懂得其中的要领了，还想听一听岁气应当退位而不能退位的问题，怎样折服它的有余之气，不使它太过而致病，能讲一讲吗？

岐伯回答说：如果上一年的司天之气太过有余，继续行使它的权力，这就叫不退位。因此，在泉之气也就不能退位于右间。新一年的司天之气不能迁居于正位，所以上一年的司天之气仍旧发挥它的作用。例如巳年、亥年的司天之气有余，超过常数，因此到了子年、午年，厥阴风木仍然不能退位，风气继续运行于上半年，布散风木的生化之气，在人体则肝气偏盛有余，应当取足厥阴肝经的合穴曲泉刺治。子年、午年司天之气有余，超过常数，因此到了丑年、未年少阴君火仍然不能退位，热气仍然运行于上半年，布散有余的火热之气，在人体则心气有余偏盛，应当取手厥阴心包经的合穴曲泽刺治。丑年、未年司天之气有余，超过常数，因此到了寅年、申年，太阴湿土之气仍然不能退位，湿气仍然运行于上半年，布散雨湿之气，在人体则脾气有余偏盛，应当取足太阴脾经的合穴阴陵泉刺治。寅年、申年司天之气有余，超过常数，因此到了卯年、酉年少阳相火之气仍然不能退位，有余的热气继续运行于上半年，布散火热之气，在人体则三焦之气有余偏盛，应当取手少阳三焦经的合穴天井刺治。卯年、酉年司天之气有余，超过常数，因此到了辰年、戌年阳明燥金之气仍然不能退位，燥金之气继续运行于上半年，布散燥金之气，在人体则肺气有余偏盛，应当取手太阴肺经的合穴尺泽刺治。辰年、戌年司天之气有余，超过常数，因此到了巳年、亥年太阳寒水之气仍然不能退位，寒水之气继续运行于上半年，布散凛冽的寒气，在人体则肾气有余偏盛，应当取足少阴肾经的合穴阴谷刺治。所以说，司天在泉之气出现异常变化，就会导致人体发病，按照上述方法取穴刺治，可以预先平定将要发生的疾病。

黄帝问道：刚干和柔干失守，司天在泉之位不能迁正，是否会使司天之气和中运之气都虚呢？是否会使人体发病？能不能设法避免呢？

岐伯回答说：这个问题很深奥啊！请允许我阐明其中的道理。司天在泉之气是逐年更迭变换的，如果发生刚柔失守的情况，三年左右就会造成疫疠之气流行，因此能弄清楚这里面的道理，就能找到其产生的根源，必定能有避免感染疫病的方法和门路。

假如甲子年刚柔失守，司天之刚气不能迁移正位，在泉之柔气也随之失守而空虚，四时的气候也会失去正常的寒温秩序，气候也会像音律一样不相和谐，经过三年左右的时间，就要发生大灾疫。应当审察刚柔失守的微甚深浅程度，在疫病将要发生之前，可用针刺方法预防。土疫容易伤害水脏，应当先取足太阳膀胱经的肾俞穴，用补法刺治，补肾水以固其根本，隔三天再取足太阴脾经的输穴太白，以泻所郁的土气。又如在泉之气己卯不能迁升正位，而司天甲子刚气孤立无配，在三年左右的时间，也可能发生土疫，预防时所用的补泻方法，同上述甲子刚气司天失守不能迁移正位而致疫的治法一样。针刺结束，在7天以内不能夜行和远行，要素食勿吃油腻，静居密室，神情安静，洁净养神，疫邪就不会再度侵袭。凡是素有肾病的人，可以在寅时，面向南方，集中精神，清除杂念，闭住气息，深吸气而不呼，连续七次，伸直颈项如同吞咽硬物一样用力咽下，这样连续七次以后，再把舌下的津液全都咽进去。

假如丙寅司天之年，刚柔失守，司天的刚干失守其位而不能迁移正位，在泉的柔干不能独主时令，由于司天之气不能迁移正位，所以丙年虽属于水运太过，但不要拘泥常法而论定。阳干之年中运虽有余太过，但因司天之气不得迁正则上失其位，司天在泉失守而上下不能相应，气候变化如同阳律阴吕一样不相协调，自然界的气候变化也会失去正常的秩序，在以后的三年左右时间，就会有疫病发生。要审察司天在泉之气失守的微甚程度和差异的大小，严重的可能在三年内发生疫情，徐缓的会在三年以后发生疾病，水疫容易伤害心脏，应当先取足太阳膀胱经的心俞穴，用补法针刺，补心火以固其本，隔五天，再取足少阴肾经的合穴阴谷，用泻法针刺，以泻肾水之邪。又如辛巳年，在泉的柔干不能迁移正位而附随于司天之刚干，这叫做失守，在泉之气必然空虚，以后的三年左右，就会发生水疫，其针刺补泻方法与上述丙寅刚柔失守，不能迁移正位致疫的方法相同。针刺结束后，要避免过分的喜悦等情欲纷扰，如果不注意这些禁忌，就会再度耗散正气。必须让病人心情安静，少思寡欲，心意坦然踏实，静养七天。

假如庚辰年，刚柔失守，司天之位失守，在泉之位不能与之相应，乙庚为金运，刚柔失守，上下不能相应，上一年阳明燥金司天之气不退位，在泉的少阴君火制胜今年的中运金气，这种司天在泉的主时之位相错，就叫做失守，气候变化就像太商阳律姑洗与少商阴吕林钟一样不能相应，天运的变化因此而失常，三年左右就要出现大疫，审察司天在泉之气失守的微甚程度，以及差异的大小，差异微小的年份疫气致病就轻微，三年左右就会发生疫病。差异甚大的年份疫气致病就严重，三年左右就会发生疫病，金疫容易伤害肝脉，应当先取足太阳膀胱经在背部的肝俞，用补法刺治。三天以后，再刺手太阴肺经的经穴经渠，用泻法刺治。针刺结束后，七天之内清静宁神，切勿发怒，大怒就会耗散真气。又如乙未年的司天在泉刚柔失守，在泉柔干乙未失守，不能迁移正位，司天之庚刚干独主时令，也叫失守。在司天和中运之气独主其位的年份，三年左右，就将发生金疫，这种疫气必于金运主岁之年才会发生，要审察在泉之气变化的差异，推测疫气的微甚，就可以知道疫病发生的迟速。凡是乙庚之年的司天在泉刚柔失守的刺治方法都相同。肝木应当保持平和，切勿发怒。

假如壬午年的刚柔失守，司天的刚干壬不能迁移正位，在泉的柔干丁孤立无配，壬虽为阳干主木运太过，由于不能迁移正位就变为亏虚而不同于正常之气，司天在泉上下失守，但有一定的时间，这种差异的微甚是可以计算的，就像太角的阳律与少角的阴吕失调，总会有相应的日期，如果其差异由微到甚出现，三年左右就可能发生大疫，木疫容易伤害脾土，应当先取足太阳膀胱经背部的脾俞穴，用补法刺治补脾土以固其本，三天以后再取肝经的井穴大敦，用泻法刺治，以泻肝木的盛气。针刺过后，七天内保持神情安静，切勿酗酒，沉溺歌乐，再度耗散正气，也不要吃得过饱，不要吃生冷食物，保持脾气充实，但不可饱满滞塞，不要久坐不动，不要吃太酸的食物，不可吃一切生的食物，宜食甘淡之味的食物。又或甲子、丁酉年的在泉之气未能及时迁移正位，失于中运的主持，不能与中运和司天之气相应，则在泉之气与司天之气不能奉合相应，也叫做失守，不能称为合德，因为柔不附刚，刚柔不相应，就是在泉之气与中运之气不相应合，三年左右就会发生疫气；其预防的方法与针刺木疫致病的方法相同。

假如戊申年的刚柔失守，虽然戊、癸年是火运，戊年阳干主火运太过，如果刚柔失守，则阳干之年也不会发生火运太过，司天之气不得迁移正位，上失其刚，在泉之柔干孤独无配，中运失常，邪气干犯，司天在泉之位更迭变移，其差异有深有浅，司天刚干与在泉柔干的相应，就好像阳律与阴吕的应同一样，像这样岁气岁运失于正常时位的情况，三年左右就要发生火疫，火疫容易伤害肺金，应当取足太阳膀胱经在背部的肺俞穴，用补法刺治。针刺过后，七天内静心宁神，切勿过分悲伤，悲伤就会扰动肺气，使真气再度耗散，使肺气充实，就要调节呼吸，深吸闭气。又或在泉干支癸亥失守，不能迁移正位，司天之刚干也会因此而失守无配，也称为戊癸不相合德。中运之气与在泉之气空虚，三年后将发生火疫。

所以运用五运之气分论五年，说明司天在泉刚柔失守的道理，就能测知疫疠之气的发生，这是根据司天在泉刚柔失守的不同而命名的，虽然有两种命名方法，但归根到底是相同的。就是刺治疫病的方法，也是上述五种，这也是在总结五运及司天在泉刚柔上下失守的基础上所提出的刺治方法，所以都可以运用五行的生克制化规律进行概括。

黄帝问道：我听说五疫发病，都有传染性，不论大人小孩，所表现的症状都相似，如果不用上述的针刺方法预防，怎样才能使人们不受感染呢？

岐伯回答说：五疫发病而不受传染的人，是因其正气充实内守，故邪气不干扰侵犯，此外还必须注意避免接触邪毒之气的侵袭。邪气从鼻孔吸入，又从鼻孔排出，正气充盈于脑，邪气就不会侵犯。使正气充盈于脑的具体方法是：在去病室前先要振作精神，觉得自己心中的阳气很充足，好像太阳一样的光明，将要进入病室时，先要想象自己的肝气很充实，好像有青气从肝脏发出，向左而运行于东方，化作为生机勃勃的繁林荣木，以诱发肝气；然后再想象肺气充实，好像有白气从肺脏出发，向右而运行于西方，化作为金戈铁甲，以诱发肺气；然后再想象心气充实，好像有赤气自心脏而出，向南运行于上方，化作为炎烈明耀的光芒，以诱发心气；其次再想象肾气充实，好像有黑气自肾脏出发，向北而运行于下方，化作为阴寒凛冽的冷气，以诱发肾气；然后再想象脾气充实，好像有黄气自脾脏出发，存留于中央，化作为生长万物的土壤，以诱发脾气。五脏之气充实，就可以防卫身体，之后，再想象头顶上有明亮的北斗星照耀，精力充沛，正气旺盛，然后才可以进入病室，就可以达到预防疫病传染的目的。

还有一种预防疫病传染的方法，就是在春分这一天太阳还未出来的时候运用吐法。还有一种方法，就是在雨水后，用药水洗浴三次，促使出汗，也可以达到驱除邪气，预防疫病发生的目的。还有一种方法，就是服用小金丹，小金丹方：辰砂二两，水磨的雄黄一两，上好的雌黄一两，紫金半两，把这些药一同放入盒中，外面密封牢固，在地上挖一尺深筑成坚实的地坑，不用火炉，也不用其他方法炮制，只需用燃料二十斤煅烧，七天煅烧完毕冷却，七日后从地坑中取出，第二天从盒子中取出。直接把药再埋入土坑中，七天后取出；每日研磨，三天后，用熬炼的白沙蜜做成梧桐子大小的药丸，每天清晨日初出的时候，面向东方，深吸一口大自然的精华之气，再用冰水送服药丸一粒，连同吸气一起咽下，服用十粒，就不会受到疫气的传染了。

黄帝问道：人体虚弱会使神气散乱，神志游离失守，从而使邪气易于干扰侵犯，因而会招致不正常的死亡，怎样才能保全人的真气呢？我想听一听关于针刺救治这种疾病的方法。

岐伯再次跪拜后恭敬地回答说：你提得这个问题很高明啊！虽然神气散乱，神志游离失守，但并没有完全离开人的形体，这样并不至于引起死亡；如果这时再有邪气侵袭，才会使人折寿夭亡。例如厥阴风木司天失守，不得迁移正位，司天之气空虚，如果人体肝气素虚，再感受虚邪之气，两虚相逢，便成重虚，就会使神魂不能归藏于肝而游离于上，邪气侵犯就会使气机厥逆，突然昏倒，身体温暖的，还可以用针刺方法救治，先取足少阳胆经的原穴丘墟刺治，再取背部肝俞穴，用补法刺治，以补肝固本。有心气素虚的人，遇到少阴君火或少阳相火司天不得迁移正位而失守其位，如果脾脏之气又受伤害，再感受外邪，就是三虚，如果逢到火运不及的年份，水疫之邪乘虚侵犯，就会使人骤然死亡，可以先取手少阳三焦经的原穴阳池刺治，再取背部心俞穴，用补法刺治以补心固本。有脾气素虚的人，又遇到太阴湿土之气司天不得迁移正位而失守其位，如果脾脏之气又受伤害，再感受邪气，就是三虚，若又逢土运不及时，木疫之邪乘虚侵犯，就会使人突然死亡，可先取足阳明胃经的原穴冲阳刺治，再取背部的脾俞穴，用补法刺治，以补脾固本。有肺气素虚的人，若逢阳明燥金之气司天不能迁移正位而失守其位，如果肺气又受伤害，再感受外邪，称为三虚，若又逢金运不及之年，火疫之邪侵犯，就会使人突然死亡，可以先取手阳明大肠经的原穴合谷刺治，再取肺脏的背俞穴肺俞，用补法刺治，补肺气以固本。 有肾气素虚的人，若逢太阳寒水之气司天不能迁移正位而失守其位，如果肾脏之气又受伤害，再感受邪气，称为三虚，若又逢水运不及之年，土疫之邪侵犯人的正气，人的神魂就像吸去一样，突然死亡，可以先取足太阳膀胱经的原穴京骨刺治，再取肾脏的背俞穴肾俞，针用补法，补肾气以固本。

黄帝问道：人体十二个脏器之间是相互联系、相互为用的，任何一个脏器不能保持其充足的神气，失守其位，就会使外表的神采不能丰满，容易受外邪的侵袭，能否用针刺方法进行治疗？我想听一听其中的要点。

岐伯再次跪拜后恭敬地回答说：你问得很详细啊！所问的这些重要道理的真正宗旨，如果不是圣贤的明君，又怎能深究其根源呢？就是人体的精气神的变化，既要合于正常的生命运动，又要符合于自然规律。 心的功能如同一国的君主，神明由此产生，有病时可取手少阴心经的原穴神门刺治。 肺的功能如同辅佐君王的宰相或太傅，能调节治理全身，有病时可以取手太阴肺经的原穴太渊刺治。 肝的功能如同将军，具有深谋远虑，运筹策划的功能，有病时可取足厥阴肝经的原穴太冲刺治。 胆的功能如同中正之官，有临事裁决，遇事判断的功能，有病时可取足少阳胆经的原穴丘墟刺治。 膻中的功能如同臣使，负责传达君主的喜乐意志，有病时可取手厥阴心包经的荣穴劳宫刺治。 脾的职能如同朝廷中的谏议大臣，有智慧周密的能力，有病时可取足太阴脾经的原穴太白刺治。 胃的职能如同仓廪，饮食五味由此产生，有病时可以取足阳明胃经的原穴冲阳刺治。 大肠是负责传导的器官，变化糟粕的功能由此产生，有病时可以取手阳明大肠经的原穴合谷刺治。 小肠是负责受盛的器官，主饮食的进一步消化，产生精微，有病可以取手太阳小肠经的原穴腕骨刺治。 肾有主管增强体能，技巧智能的功用，有病时可取足少阴肾经的原穴太溪刺治。 三焦负责疏通水道，水液代谢由此而出，有病时可取手少阳三焦经的原穴阳池刺治。 膀胱的职能如同州郡，为水液贮藏之处，通过气化，小便才能排出，有病时可取足太阳膀胱经的原穴京骨刺治。 这十二个器官之间必须密切配合，不能有所失调。 所以针刺方法有保全精神，调养真元之气的功能，也就是说刺法具有修养真气的作用，并非只为治病而设，所以要修养真气，调和精神。 调养神气的道理贵在持之以恒，补养神气，巩固根本，使精气不能离散，神气固守于内而不分离。 只有神守不去，才能保全真气，如果人的神气不能固守，就不能达到最完善的养生境界。 所以养生最为至真的要领，在于天玄之气，人的神气能与天地之气息息相通，再复归于本元，这就叫做归宗。

本病论篇第七十三（遗篇）

本病论：本病，即病本。 本篇论述了六气升降不前的气候变化与发病；六气不迁正、不退位的气候变化与发病；五运失守的气候变化与化疫致病规律，以及五脏虚实与气运失常而发病的关系。 由于六气五运失常是疾病发生的本源，故名。

黄帝问曰：天元九窒，余已知之，愿闻气交，何名失守？

岐伯曰：谓其上下升降，迁正退位，各有经论，上下各有不前，故名失守也。是故气交失易位，气交乃变，变易非常，即四时失序，万化不安，变民病也。

帝曰：升降不前，愿闻其故，气交有变，何以明知？

岐伯曰：昭乎问哉！明乎道矣。气交有变，是为天地机，但欲降而不得降者，地窒刑之。又有五运太过，而先天而至者，即交不前，但欲升而不得其升，中运抑之；但欲降而不得其降，中运抑之。于是有升之不前，降之不下者，有降之不下，升而至天者，有升降俱不前，作如此之分别，即气交之变。变之有异，常各各不同，灾有微甚者也。

帝曰：愿闻气交遇会胜抑之由，变成民病，轻重何如？

岐伯曰：胜相会，抑伏使然。是故辰戌之岁，木气升之，主逢天柱，胜而不前。又遇庚戌，金运先天，中运胜之，忽然不前。木运升天，金乃抑之，升而不前，即清生风少，肃杀于春，露霜复降，草木乃萎。民病温疫早发，咽嗌乃干，四肢满，肢节皆痛。久而化郁。即大风摧拉，折陨鸣紊。民病卒中偏痹，手足不仁。

是故巳亥之岁，君火升天，主室天蓬，胜之不前。又厥阴未迁正，则少阴未得升天，水运以至其中者。君火欲升，而中水运抑之。升之不前，即清寒复作，冷生旦暮。民病伏阳，而内生烦热，心神惊悸，寒热间作。日久成郁，即暴热乃至，赤风肿翳，化疫，温疠暖作，赤气彰而化火疫，皆烦而躁渴，渴甚，治之以泄之可止。

是故子午之岁，太阴升天，主室天冲，胜之不前；又或遇壬子，木运先天而至者，中木运抑之也。升天不前，即风埃四起，时举埃昏，雨湿不化。民病风厥涎潮，偏痹不随，胀满。久而伏郁，即黄埃化疫也，民病夭亡，脸肢府黄疸满闭，湿令弗布，雨化乃微。

是故丑未之年，少阳升天，主室天蓬，胜之不前。又或遇太阴未迁正者，即少阳未升天也，水运以至者。升天不前，即寒雰反布，凛冽如冬，水复涸，冰再结，暄暖乍作，冷复布之，寒暄不时。民病伏阳在内，烦热生中，心神惊骇，寒热间争。以成久郁，即暴热乃生，赤风气瞳翳，化成郁疠，乃化作伏热内烦，痹而生厥，甚则血溢。

是故寅申之年，阳明升天，主窒天英，胜之不前。又或遇戊申戊寅，火运先天而至。金欲升天，火运抑之，升之不前，即时雨不降，西风数举，咸卤燥生。民病上热，喘嗽血溢。久而化郁，即白埃翳雾，清生杀气，民病胁满悲伤，寒鼽嚏嗌干，手拆皮肤燥。

是故卯酉之年，太阳升天，主窒天芮，胜之不前。又遇阳明未迁正者，即太阳未升天也，土运以至。水欲升天，土运抑之，升之不前，即湿而热蒸，寒生两间。民病注下，食不及化。久而成郁，冷来客热，冰雹卒至。民病厥逆而哕，热生于内，气痹于外，足胫酸疼，反生心悸懊热，暴烦而复厥。

黄帝曰：升之不前，余已尽知其旨。愿闻降之不下，可得明乎？

岐伯曰：悉乎哉问！是之谓天地微旨，可以尽陈斯道，所谓升已必降也。至天三年，次岁必降，降而入地，始为左间也。如此升降往来，命之六纪者矣。

是故丑未之岁，厥阴降地，主窒地晶，胜而不前；又或遇少阴未退位，即厥阴未降下，金运以至中。金运承之，降之未下，抑之变郁，木欲降下，金承之，降而不下，苍埃远见，白气承之，风举埃昏，清躁行杀，霜露复下，肃杀布令。久而不降，抑之化郁，即作风躁相伏，暄而反清，草木萌动，杀霜乃下，蛰虫未见，惧清伤藏。

是故寅申之岁，少阴降地，主窒地玄，胜之不入。又或遇丙申丙寅，水运太过，先天而至。君火欲降，水运承之，降而不下，即彤云才见，黑气反生，暄暖如舒，寒常布雪，凛冽复作，天云惨凄。久而不降，伏之化郁，寒胜复热，赤风化疫，民病面赤心烦，头痛目眩也，赤气彰而温病欲作也。

是故卯酉之岁，太阴降地，主窒地苍，胜之不入。又或少阳未退位者，即太阴未得降也，或木运以至。木运承之，降而不下，即黄云见青霞彰，郁蒸作而大风，雾翳埃胜，折损乃作。久而不降也，伏之化郁，天埃黄气，地布湿蒸，民病四肢不举，昏眩肢节痛，腹满填臆。

是故辰戌之岁，少阳降地，主窒地玄，胜之不入。又或遇水运太过，先天而至也。水运承之，水降不下，即彤云才见，黑气反生，暄暖欲生，冷气卒至，甚即冰雹也。久而不降，伏之化郁，冷气复热，赤风化疫，民病面赤心烦，头痛目眩也，赤气彰而热病欲作也。

是故巳亥之岁，阳明降地，主窒地彤，胜而不入。又或遇太阴未退位，即少阳未得降，即火运以至之。火运承之不下，即天清而肃，赤气乃彰，暄热反作。民皆昏倦，夜卧不安，咽干引饮，懊热内烦，天清朝暮，暄还复作。久而不降，伏之化郁，天清薄寒，远生白气。民病掉眩，手足直而不仁，两胁作痛，满目晾晾。

是故子午之年，太阳降地，主窒地阜胜之，降而不入。又或遇土运太过，先天而至。土运承之，降而不入，即天彰黑气，暝暗凄惨，才施黄埃而布湿，寒化令气，蒸湿复令。久而不降，伏之化郁，民病大厥，四肢重怠，阴萎少力，天布沉阴，蒸湿间作。

帝曰：升降不前，晰知其宗，愿闻迁正，可得明乎？

岐伯曰：正司中位，是谓迁正位，司天不得其迁正者，即前司天以过交司之日。即遇司天太过有余日也，即仍旧治天数，新司天未得迁正也。

厥阴不迁正，即风暄不时，花卉萎瘁，民病淋溲，目系转，转筋喜怒，小便赤。风欲令而寒由不去，温暄不正，春正失时。

少阴不迁正，即冷气不退，春冷后寒，暄暖不时。民病寒热，四肢烦痛，腰脊强直。木气虽有余，位不过于君火也。

太阴不迁正，即云雨失令，万物枯焦，当生不发。民病手足肢节肿满，大腹水肿，填臆不食，飧泄胁满，四肢不举。雨化欲令，热犹治之，温煦于气，亢而不泽。

少阳不迁正，即炎灼弗令，苗莠不荣，酷暑于秋，肃杀晚至，霜露不时。民病瘄疟骨热，心悸惊骇；甚时血溢。

阳明不迁正，则暑化于前，肃杀于后，草木反荣。民病寒热鼽嚏，皮毛折，爪甲枯焦，甚则喘嗽息高，悲伤不乐。热化乃布，燥化未令，即清劲未行，肺金复病。

太阳不迁正，即冬清反寒，易令于春，杀霜在前，寒冰于后，阳光复治，凛冽不作，雾云待时。民病温疠至，喉闭嗌干，烦燥而渴，喘息而有音也。寒化待燥，犹治天气，过失序，与民作灾。

帝曰：迁正早晚，以命其旨，愿闻退位，可得明哉？

岐伯曰：所谓不退者，即天数未终，即天数有余，名曰复布政，故名曰再治天也，即天令如故而不退位也。厥阴不退位，即大风早举，时雨不降，湿令不化，民病温疫，疵废风生，民病皆肢节痛，头目痛，伏热内烦，咽喉干引饮。

少阴不退位，即温生春冬，蛰虫早至，草木发生，民病膈热咽干，血溢惊骇，小便赤涩，丹瘤疹疮疡留毒。太阴不退位，而取寒暑不时，埃昏布作，湿令不去，民病四肢少力，食饮不下，泄注淋满，足胫寒，阴萎闭塞，失溺，小便数。

少阳不退位，即热生于春，暑乃后化，冬温不冻，流水不冰，蛰虫出见，民病少气，寒热更作，便血上热，小腹坚满，小便赤沃，甚则血溢。

阳明不退位，即春生清冷，草木晚荣，寒热间作，民病呕吐暴注，食饮不下，大便干燥，四肢不举，目瞑掉眩。

太阳不退位，即春寒复作，冰雹乃降，沉阴昏翳，二之气寒犹不去，民病痹厥，阴痿失溺，腰膝皆痛，温疠晚发。

帝曰：天岁早晚，余以知之，愿闻地数，可得闻乎？

岐伯曰：地下迁正升天及退位不前之法，即地土产化，万物失时之化也。

帝曰：余闻天地二甲子，十干十二支，上下经纬天地，数有迭移，失守其位，可得昭乎？

岐伯曰：失之迭位者，谓虽得岁正，未得正位之司，即四时不节，即生大疫。（注《玄珠密语》云：阳年三十年，除六年天刑，计有太过二十四年，除此六年，皆作太过之用，令不然之旨。今言迭支迭位，皆可作其不及也。）

假令甲子阳年，土运太窒，如癸亥天数有余者，年虽交得甲子，厥阴犹尚治天，地已迁正，阳明在泉，去岁少阳以作右间，即厥阴之地阳明，故不相和奉者也。癸巳相会，土运太过，虚反受木胜，故非太过也，何以言土运太过？况黄钟不应太窒，木既胜而金还复，金既复而少阴如至，即木胜如火而金复微，如此则甲己失守，后三年化成土疫，晚至丁卯，早至丙寅，土疫至也。大小善恶，推其天地，详乎太一。又只如甲子年，如甲至子而合，应交司而治天，即下己卯未迁正，而戊寅少阳未退位者，亦甲己下有合也，即土运非太过，而木乃乘虚而胜土也，金次又行复胜之，即反邪化也。阴阳天地殊异尔，故其大小善恶，一如天地之法旨也。

假令丙寅阳年太过，如乙丑天数有余者，虽交得丙寅，太阴尚治天也，地已迁正，厥阴司地，去岁太阳以作右间，即天太阴而地厥阴，故地不奉天化也。乙辛相会，水运太虚，反受土胜，故非太过。即太簇之管，太羽不应，土胜而雨化，水复即风。此者丙辛失守其会，后三年，化成水疫，晚至己巳，早至戊辰，甚即速，微即徐，水疫至也。大小善恶，推其天地数，乃太乙游宫。又只如丙寅年，丙至寅且合，应交司而治天，即辛巳未得迁正，而庚辰太阳未退位者，亦丙辛不合德也，即水运亦小虚而小胜，或有复，后三年化疠，名曰水疠，其状如水疫，治法如前。

假令庚辰阳年太过，如己卯天数有余者，虽交得庚辰年也，阳明犹尚治天，地已迁正，太阴司地，去岁少阴以作右间，即天阳明而地太阴也，故地下奉天也。乙巳相会，金运太虚，反受火胜，故非太过也。即姑洗之管，太商不应，火胜热化，水复寒刑。此乙庚失守，其后三年化成金疫也，速至壬午，徐至癸未，金疫至也。大小善恶，推本年天数及太一也。又只如庚辰，如庚至辰，且应交司而治天，即下乙未未得迁正者，即地甲午少阴未退位者，且乙庚不合德也，即下乙未干失刚，亦金运小虚也，有小胜，或无复，后三年化疠，名曰金疠，其状如金疫也，治法如前。

假令壬午阳年太过，如辛巳天数有余者，虽交后壬午年也，厥阴犹尚治天，地已迁正，阳明在泉，去岁丙申少阳以作右间，即天厥阴而地阳明，故地不奉天者也。丁辛相合会，木运太虚，反受金胜，故非太过也。即蕤宾之管，太角不应，金行燥胜，火化热复。甚即速，微即徐，疫至大小善恶，推疫至之年天数及太一。又只如壬至午，且应交司而治之，即下丁酉未得迁正者，即地下丙申少阳未得退位者，见丁壬不合德也，即丁柔干失刚，亦木运小虚也，有小胜小复。后三年化疠，名曰木疠，其状如风疫，治法如前。

假令戊申阳年太过，如丁未天数太过者，虽交得戊申年也，太阴犹尚治天，地已迁正，厥阴在泉，去岁壬戌太阳以退位作右间，即天丁未，地癸亥，故地不奉天化也。丁癸相会，火运太虚，反受水胜，故非太过也。即夷则之管，太徵不应。此戊癸失守其会，后三年化疫也，速至庚戌。大小善恶，推疫至之年天数及太一。又只如戊申，如戊至申，且应交司而治天，即下癸亥未得迁正者，即地下壬戌太阳未退位者，见戊癸未合德也，即下癸柔干失刚，见火运小虚也，有小胜，或无复也，后三年化疠，名曰火疠也，治法如前。治之法可寒之泄之。

黄帝曰：人气不足，天气如虚，人神失守，神光不聚，邪鬼干人，致有夭亡，可得闻乎？

岐伯曰：人之五脏，一脏不足，又会天虚，感邪之至也。人忧愁思虑即伤心，又或遇少阴司天，天数不及，太阴作接间至，即谓天虚也，此即人气天气同虚也。又遇惊而夺精，汗出于心，因而三虚，神明失守，心为君主之官，神明出焉，神失守位，即神游上丹田，在帝太一帝君泥丸宫下，神既失守，神光不聚，却遇火不及之岁，有黑尸鬼见之，令人暴亡。

人饮食劳倦即伤脾，又或遇太阴司天，天数不及，即少阳作接间至，即谓之虚也，此即人气虚而天气虚也。又遇饮食饱甚，汗出于胃，醉饱行房，汗出于脾，因而三虚，脾神失守。脾为谏议之官，智周出焉，神既失守，神光失位而不聚也，却遇土不及之年，或己年或甲年失守，或太阴天虚，青尸鬼见之，令人卒亡。

人久坐湿地，强力入水即伤肾，肾为作强之官，伎巧出焉，因而三虚，肾神失守。神志失位，神光不聚，却遇水不及之年，或辛不会符，或丙年失守，或太阳司天虚，有黄尸鬼至，见之，令人暴亡。

人或恚怒，气逆上而不下，即伤肝也，又遇厥阴司天，天数不及，即少阴作接间至，是谓天虚也，此谓天虚人虚也。又遇疾走恐惧，汗出于肝。肝为将军之官，谋虑出焉，神位失守，神光不聚，又遇木不及年，或丁年不符，或壬年失守，或厥阴司天虚也，有白尸鬼见之，令人暴亡也。

已上五失守者，天虚而人虚也，神游失守其位，即有五尸鬼干人，令人暴亡也，谓之曰尸厥。人犯五神易位，即神光不圆也，非但尸鬼，即一切邪犯者，皆是神失守位故也。此谓得守者生，失守者死，得神者昌，失神者亡。

【译文】

黄帝问道：天元之气窒抑的情况，我已经知道了，还想听一听关于气交的变化，什么叫做失守呢？

岐伯回答说：凡是司天、在泉迁正退位和左右间气升降，都有一定的规律，司天、在泉不能正常升降迁正，就叫做失守。因此司天、在泉之气不能正常地更易其位，天地气交就要发生异常的变化，导致四时节令的时序发生紊乱，会影响万物而不能正常的生化，人们也会因此而患上疾病。

黄帝问道：岁气不能正常的上升和下降，我想了解一下这其中的道理，天地之间的气交发生了变化，又是怎样知道呢？

岐伯回答说：你问得很高明啊！这是必须要明白的道理。气交之所以发生一定的变化，这是由天地固有的运转机制所致，如果天气需要降而不能降，这是地之五气窒抑相胜而引起的。又有五运之气太过，气运先天时而至，天地之气就不能进行交会，岁气要升而不能上升，这是太过的中运之气阻抑的结果；岁气需要下降而不能下降，这也是太过的中运之气阻抑所致。于是，就会有不能上升的，也有不能下降的，也有不能下降反而上升至天的，也有上升和下降都不能进行

421

的，能作出这样的区别，就可以了解气交的变化。异常的变化，各有不同，给万物和人类所造成的灾害，也就有轻重的区别。

黄帝问道：想听你讲一讲天地所产生的相遇、相会、相胜、相抑的缘由，变而为灾，给人们造成或轻或重疾病，这又是怎样的情况呢？

岐伯回答说：天地之气的交会，逢到胜气，就要折伏成郁了。因此，在辰戌之年，太阳寒水司天，太阴湿土在泉。厥阴风木之气应从旧岁的在泉右间，上升为新岁的司天的左间，若逢到天柱金气过胜窒抑，金胜克木，木气就不能升至司天左间。又若逢到庚戌年，金运之气先天时而至，中运金气太胜，就会窒抑正在上升的厥阴风木之气。木气欲升司天左间，金气胜而窒抑木气，木气升而不前，就会出现乍暖回寒的少风天气，在春季反而出现肃杀之秋令气候，露霜降下，草木因之而枯萎。人们很早就患瘟疫，其病症多见咽喉干燥、胁肋胀满、肢节疼痛。木气不升日久成为郁气，郁极发作，会出现狂风大作、摧折万物的灾难。人们则易患卒中、半身麻痹、手足不仁等病。

因此，在巳亥之年，厥阴风木司天，少阳相火在泉，少阴君火应从旧岁的在泉右间升为新岁的司天左间，若逢天蓬水气过胜窒抑，水胜克火，少阴君火也就不能升于司天左间，这是因为水运在中间阻抑所致。少阴君火欲升司天左间，由于受水运阻抑而升之不前，清凉的气候就再度发作，早晚都会有冷气发生。人们易患阳气内郁之病，内热烦闷、惊悸、寒热交作。少阴君火抑郁日久，郁极发作，就要出现暴热发作，火热之气聚积，化为疫气，温疫多在温暖之时发作，可有心烦躁动、口渴等症，口大渴者可用泻热法治疗，可以制止病情的发展。

因此，子午之年，少阴君火司天，阳明燥金在泉。太阴湿土之气应从旧岁的在泉右间上升为新岁的司天左间，若逢天冲木气过胜窒抑，木胜克土，太阴湿土之气受阻而不能升至司天左间。若再逢壬子年，木运太过先天时而至，中运木气阴抑土气，太阳湿土也不能上升司天左间，风土尘埃就会四起，时常有昏暗的尘埃遮蔽，雨湿气候不能布化。人们易患风厥病、涎液上涌如潮、半身麻痹、腹胀等病。土气不升，久则成为郁气，郁极发作，就要发生尘埃土气，化为疫气，人们易患突然死亡、面部、四肢、六腑胀满闭塞、黄疸等病，湿气不能布化而雨水偏少。

因此，丑未之年，太阴湿土司天，太阳寒水在泉。少阳相火之气应从旧岁的在泉右间上升为新岁的司天左间，若逢天蓬水气过胜窒抑，水胜克火，少阳相火之气就不能升为司天左间。若再逢太阴湿土司天之气未能迁居司天正位，少阳相火之气也不能升于司天左间，这是水运已至而阻抑的缘故。少阳相火之气欲升为司天左间，受到水运的阻抑而不能上升，寒冷的雾气充塞天地间，气候凛冽严寒同冬天一样，河水干涸，冰冻再次凝结，偶尔出现温热的天气但很快又变冷了。忽冷忽热不时出现。人们在这种气候下易患阳气内伏、心中烦热、惊骇、寒热交作等病。少阳相火之气不升日久，化为郁气，郁极发作，就要出现暴热的气候，风火之气聚积覆盖，化为疫疠，变为郁热内烦、肢体麻痹、厥逆、甚则发生出血等病。

因此，寅申之年，少阳相火司天，厥阴风木在泉。阳明燥金之气应从旧岁的在泉右间上升为新岁的司天左间，若逢天英火气过胜窒抑，火胜克金，阳明燥金就不能升为司天左间。若再逢戊寅戊申年，火运太过则先于天时而至。阳明燥金应升为司天之左间，中运火运太胜阻抑，阳明燥金也就不能升为司天左间，应时的雨水不能降下，西风频作，大地干燥，硝卤泛于地面。人们易患上部热病及气喘咳嗽、出血等病。阳明燥金不升，日久就成为郁气，郁极发作时白色的大雾弥漫，气候清冷肃杀，人们就易患胁下胀满、悲伤、伤寒鼻塞、喷嚏、咽喉干燥、手皲裂、皮肤干燥等病。

因此，卯酉之年，阳明燥金司天，少阴君火在泉。太阳寒水之气应从旧岁的在泉右间上升为新岁的司天左间，若逢天芮土气过胜窒抑，土胜克水，就会阻抑寒水之气，使之不能升为司天左间。若再逢阳明燥金司天而未迁居司天正位，太阳寒水也不能升于司天的左间，中运土气应时而至，寒水之气受到中运土气的阻郁而不能升于司天左间，湿热之气相蒸，寒气发生于天地之间，人们易患泻下如注、食谷不化等病。 寒水之气被抑日久化为郁气，郁极发作，寒冷之气胜过客热之气，就会突然降下冰雹。 人们易患厥逆、呃逆、热生于内、气阻于外、足胫酸痛等病，症状多为心悸、懊热、烦热、突然心烦、厥逆等。

黄帝问道：六气升之不前的情况，我已经完全明白了其中的道理。 想听一听六气降之不下的情况，你可以明白地告诉我吗？

岐伯回答说：问得真详细啊！这是天地间极其精深的道理，我可以全面地告诉给你。 六气上升到司天之位后就必然下降。 六气中的每一气升天至左间、司天、右间三年以后，至次年就必然下降入地，开始于在泉的左间、在泉右间三年，这样升降往来，司天在泉四间气循环一周共为六年，叫做六纪。

因此，丑未之年，太阴湿土司天，太阳寒水在泉。 厥阴风木应从旧岁的司天右间下降为新岁的在泉左间，若逢地晶金气过胜阻抑，厥阴风木不能降入。 或者再逢少阴君火司天不得退位，厥阴风木之气也不能降于在泉左间，居中的金运就应时而至。 金运居于司天的下方而承制其气，不能下降的厥阴风木被抑阻而成为郁气，木被金承制而降之不下，就会造成青色的尘埃飘腾于天地清凉的燥气布散于地面，大风时至，尘土满天满地，清燥之气行其杀令，霜露再次降下，肃杀之气得以施布。 木气郁久不能下降就会成为郁气，气候转暖后反而更加清冷，草木虽然发芽而又被寒流冻伤，严寒的霜冻又出现，蛰虫仍藏伏不出，人们要谨防清冷之气伤害肝脏。

因此，寅申之年，少阳相火司天，厥阴风木在泉。 少阴君火应从旧岁的司天右间下降为新岁的在泉左间，若逢地玄水气过胜阻抑，少阴君火不能降入。 若再逢丙申丙寅年水运太过，先期而至，少阴君火要下降，水运居于司天下方而承制，水胜克火，使君火不能下降，赤色的云出现不久，黑色的云就又回来，本来是温暖舒适的气候，却又有寒雪时降，气候寒冷而凛冽。少阴君火久郁不降而成为郁气，郁极发作，所以在寒冷气候过后又有热的气候，火气化为疫气，人们易患面赤、心烦、头痛、目眩等病。火气过分显露，温病将要发生。

因此，卯酉之年，阳明燥金司天，少阴君火在泉。太阴湿土应从旧岁的司天右间下降为新岁的在泉左间，若逢地苍木气过胜阻抑，太阴湿土不能降入。若再逢少阳相火司天之气不退位，也影响太阴湿土而不能降入在泉左间；或逢木运应时而至，木运居于司天下方而承制其气，太阴湿土也不能降入在泉左间，这时黄云刚刚出现，又有青色云霞显露，郁滞成风，尘埃飞扬如雾，甚至拔树损木。如果太阴湿气久郁不降，就会成为郁气，郁极发作，天空就有黄色尘埃，地面的湿气郁蒸，人们易患四肢不能举动、头晕、目眩、肢节疼痛、腹胀胸满等病。

因此，辰戌之岁，太阳寒水司天，太阴湿土在泉。少阳相火应从旧岁的司天右间下降为新岁的在泉左间，若逢地玄水气过胜的阻抑，少阳相火就不能降入在泉的左间。若再逢水运太过，先期到来，水运居司天之下而承制，水胜制火，所以少阳相火也就不能降至在泉左间，赤色的云刚出现，黑色之云又发生。温暖之气刚要到来，寒冷气候却突然来袭，甚至结为冰雹。若少阳相火不降日久，伏抑化为郁气，郁极发作，冷气过后就会暴热，火气化为疫气，人们易患面赤、心烦、头痛、目眩等病。如果火气显露，热病就要发生。

因此，巳亥之年，厥阴风木司天，少阳相火在泉。阳明燥金应从旧岁的司天右间降为新岁的在泉左间，若逢地彤火气过胜的阻抑，阳明燥金就不能降为在泉左间。或逢旧岁的太阳寒水司天不能退位，阳明燥金也不能降入在泉左间。或火运应时而至，火运居于司天下位而承制燥金，阳明燥金也不能降于在泉的左间，天气清冷肃杀，火气显露反显温热。人们感到昏沉困倦、夜卧不安、咽喉干燥、口渴引饮、心烦发热。 本来早晚清冷，现在反而温热。 如果阳明燥金之气不降日久，就会化为郁气，郁极发作，天气清冷微寒，远处有白气产生。 人们易患眩晕、手足强直、麻木不仁、两胁疼痛、视物昏花不清等病。

因此，子午之年，少阴君火司天，阳明燥金在泉。 太阳寒水应从旧岁的司天右间降为新岁的在泉左间，若逢地阜土气过胜阻抑，土胜克水，太阳寒水就不能降入在泉左间。 若再逢土运太过，先天时而至，土运居于司天下方而承制，太阳寒水也就不能降为在泉左间，天地之间黑气弥漫，昏暗凄惨，黄色尘埃刚刚出现，又有湿气布散。 本来要寒化的气候，如今却蒸腾着湿热之气。 太阳寒水不降日久成为郁气，人们易患大厥、四肢困重而倦怠、阳痿乏力等病，天气阴沉，热气与湿气交替发作。

黄帝问道：关于间气不能上升和下降的情况，我已经明白了其中的意义，有关六气升迁司天正位的道理，能明白地告诉给我吗?

岐伯回答说：岁气迁居于一年的中位，就是所谓的迁正位。 司天之气不能升迁于正位，就是旧岁的司天之气超过了交司之日，也即旧岁的司天之气太过，主司的时间延长，仍旧治理着当年的司天之气，所以新岁的司天不能迁正。

巳亥之年，如果旧岁的太阳寒水司天不退位，本年的厥阴风木就不能迁居司天正位，风木的温暖之气不能及时行令，花草枯萎，人们易患淋病、目系转、转筋、易怒、尿赤等病。 风木之气欲施其令而寒气不去，寒暖气候失常，就失去正常的春天气候特点。

子午之年，如果旧岁的厥阴风木司天不退位，本年的少阴君火就不能迁居司天正位，寒冷气候不消退，春天先冷后寒，温暖的气候不能按时到来。 人们易患寒热病及四肢痛、心烦、腰脊强直等病。 旧岁的厥阴风木司天之气虽然太过有余，但其不退位所造成的气候异常不会超过主气二之气君火当位之时。

丑未之年，如果旧岁的少阴君火司天不退位，本年的太阴湿土就不能迁居司天正位，雨水不及时，万物焦枯，应当生长发育的而不能正常生长，人们易患手足肢节肿胀、大腹水肿、心胸胀满、不欲饮食、泄泻、完谷不化、胁满、四肢不能举动等病。 太阴湿土本应雨化施令，由于少阴君火不退位，还行其热令，所以气候虽然温暖，但却干旱少雨，万物失于润泽。

寅申之年，如果旧岁的太阴湿土司天不退位，本年的少阳相火就不能迁居司天正位，炎热的气候不能按时到来行令，草木的苗莠不能繁荣，少阳相火之气晚至，所以酷暑见于秋季，肃杀的燥金秋气推迟到来，霜露不能按时而降。 人们易患痎疟、骨蒸、心悸、惊骇，甚至出血等病。

卯酉之年，如果旧岁的少阳相火司天不退位，本年的阳明燥金就不能迁居司天正位，因而少阳相火暑热气候发生在前，火胜克金，阳明燥金的肃杀之气出现在后，草木反季节繁荣。 人们易患寒热、鼻塞、喷嚏、皮毛不华、爪甲干枯，甚至气喘咳嗽、呼吸气粗、悲伤不乐等病。 由于炎热的气候继续施化，燥金凉气不能行令，清肃的气候尚未到来，肺金因而又要患病。

辰戌之年，如果旧岁的阳明燥金司天不退位，本年的太阳寒水就不能迁居司天正位，因而冬天的寒冷气候，改行于春季，肃杀霜冻的气候发生在前，严寒冰雪出现在后，如果阳气重新行令，那么凛冽的寒冷之气就不会发生，白色的云雾要到一定的时候才会出现。 人们易发生温病疫疠、喉闭咽干、烦躁口渴、喘息有音等病。 太阳寒水之令，须待阳明燥金之气去后才能司天主治，如果燥金过期不退，时令就会失常，人间就会发生灾害。

黄帝问道：关于六气迁居司天正位的道理，我已经明白了其中的意义，我还想听一听六气退位的情况，可以明白地告诉给我吗？

岐伯回答说：所谓六气不退位的情况，就是司天之数未尽，即司天之数有余，这叫做复布政，所以又称为再治天。 这是由于司天之气有余而依然如故行令，不能从司天之位退居右间的缘故。

子午之年，如果旧岁的厥阴风木不能从司天之位退居右间，就会常刮大风，雨水不能按时而降，湿土之气不能布化，人们易患瘟疫、黑斑、肢体偏废等病。由于是风气过胜引起的，所以人们多有肢节疼痛、头目痛，热气郁伏于内而心烦、咽喉干燥、口渴引饮等的症状。

丑未之年，如果旧岁的少阴君火不能从司天之位退居右间，温暖的气候就会发生于冬春季节，蛰伏的虫类早早出现，草木提前发芽生长，人们易患膈热、咽干、出血、惊骇、小便色赤涩痛、丹瘤、疹、疮疡留毒等病。

寅申之年，如果旧岁的太阴湿土不能从司天之位退居右间，寒冷气候和暑热气候就不能按时发生，昏暗的尘埃漫布天空，太阴湿土之令不能退去，人们易患四肢无力、饮食不下、泄泻如注、小便淋痛、腹满、足胫寒冷、阳痿、大便闭塞、小便失禁或小便频数等病。

卯酉之年，如果旧岁的少阳相火不能从司天之位退居右间，春天就会出现炎热气候，暑热气候延期布化，冬天温暖不冷，流水不结冰，蛰虫出现，人们易患少气、寒热交替发作、便血、上部发热、小腹坚硬胀满、小便色赤、尿道灼热，甚至出血等病。

辰戌之年，如果旧岁的阳明燥金不能从司天之位退居右间，春天的气候就会过于清冷，草木推迟生长，寒冷气候与炎热气候交替发作，人们易患呕吐、暴骤泄泻、饮食不下、大便干燥、四肢不能举动、头晕目眩等病。

巳亥之年，如果旧岁的太阳寒水不能从司天之位退居右间，春天就会过于寒冷，冰雹降落，覆盖阴沉昏暗之气，到二之气时，寒冷气候仍未退去，人们易患痹病、厥病、阳痿、遗尿、腰膝疼痛等病，瘟疫发生较晚。

黄帝问道：关于司天之气迁正、退位的早晚情况，我已经知道了，还想听一听在泉的有关理论，你可以告诉给我吗？

岐伯回答说：在地的三气，每年有一气迁居在泉正位，有一气上升为司天左间，有一气从司天右间降至在泉左间，如果不能正常进行，就属不应地的三气之化，万物也就不能正常的生长化育了。

黄帝问道：我听说天地二甲子，十干与十二支配合，司天在泉相合而主治天地之间的气候，其气位能相互更移，有时会失守其位，可以明白地告诉给我吗？

岐伯回答说：失其更移之正位，就是说，虽然已得岁时之正位，但是未能主管正位的气候，会使四时气候失常，就要发生大疫。

譬如甲子年为阳干之年，土运太过而受阻抑，如果上一年癸亥年，司天的气数太过有余，在时间上虽然已经交给甲子主司，可是旧岁的厥阴风木仍然居于司天之位，本年的阳明燥金在泉之气已经迁正，旧岁的在泉之少阳相火已退居本年的在泉右间，这样旧岁厥阴风木司天在上不能退位，本年阳明燥金在泉在下已经迁于正位，因此两者不相协调。由于在上的癸和在下的己反而相合，本当太过的土运就变为虚衰而被司天的风木所胜制，所以就不属于土运太过了，如同黄钟之律管与太宫之音不相应一样。木气胜土，土之子气燥金来复，金气来复，若少阴君火随之而至，木之胜气就会随从君火之气，所以金之复气作用轻微，这样上甲与下己失守其位，其后三年就化成土疫，晚到丁卯年，早在丙寅年，土疫一定会发生，发作的大小轻重，要观察疫情发生之年的司天在泉之气的盛衰以及北极星所指的方位去判断。又如甲子年，甲与子配合，少阴君火交于司天以治天位，而在下的己卯未能迁居在泉的正位，上年戊寅的少阳相火在泉不能迁居正位，也属于上甲与下己未能合德，土运也不属太过，木气也会乘虚克土，上之子金气来复，反而化为土疫，司天、在泉的阴阳属性不同，所变化产生的疫气致病之力也有大小轻重的区别，这和司天、在泉失守的变化规律是相同的。

譬如丙寅年为阳干之年，水运太过，如果旧岁乙丑年的司天之气太过有余，在时间上虽然已经交给丙寅，可是旧岁的太阴湿土仍居司天正位，本年的厥阴风木在泉已经迁正，旧岁在泉的太阳寒水已退居本年的在泉右间，这样旧岁的司天之太阴湿土不能在上退位，本年的厥阴风木在泉已经在下迁于正位，因此在泉的厥阴风木不能奉和司天的气化。　在上的乙与在下的辛相会，本当太过的水运变为虚衰而被土气制胜，所以就不属于水运太过了，如同太簇之律管与太羽之音不能相应一样。　土胜而雨湿布化，水之子木气来复而风化，如此上丙与下辛失守不能相会，其后三年就会化为水疫，晚至己巳年，早在戊辰年。　甚者发作迅速，微者发作徐缓。　水疫发作致病的大小轻重，要根据水疫发生之年的司天、在泉之盛衰，以及北极星所指的方位推算。　又如丙寅年，在上的丙与在下的寅相合，少阳相火交于司天正位，而在下的辛巳（本年）厥阴风木不能迁居在泉正位，庚辰年（上一年）太阳寒水司天未得退位于司天右间，上位司天之丙不能得下位在泉的辛之配合，使水运小虚而有小胜小复，以后三年就要化为疠气，称作水疠。　其症状如水疫。　刺治方法同前。

　　譬如庚辰年为阳干之年，金运太过，如果上一年己卯年阳明燥金司天太过有余，在时间上虽然已经交给庚辰年，但阳明燥金仍居司天之位而行司天之令，本年的太阴湿土在泉已经迁正，而旧岁在泉的少阴君火已退居在泉右间，这样旧岁的阳明燥金在上司天不退位，本年的太阴湿土在下已经迁居在泉正位，因此在泉的太阴湿土不能奉和司天的太阳寒水之气化。　由于上己与下乙相会，那么本应金运太过却因此而变虚为火气制胜，所以就不属于金运太过了。　如同姑洗之律管与太商之音不相应一样。　火胜热化，金之子气水寒来复，气候先热后寒，这是上庚与下乙失守其位不得相会，以后的三年就化为金疫，早在壬午年，迟在癸未年，金疫就要发作，发作致病的大小轻重，可以根据疫病发作之年的司天在泉之盛衰及北极星所指方位推算。　又如庚辰年，在上的庚与辰相合，交于司天的太阳寒水迁居正位，在下的乙

430

未不能迁正，也就是旧岁甲午少阴未得退司天之位，也属于上庚与下乙不能合德，下乙的柔干与上庚刚干失于配合，使金运小虚而有小胜以致复气，后三年化成疫疬，叫做金疬。 治法同前篇《刺法论》中所举刺治方法。

譬如壬午年为阳干之年，木运太过，如果上一年辛巳年厥阴风木司天太过有余，在时间上虽然交给壬午年，但厥阴风木仍居于司天之位而行司天之令，本年的阳明燥金在泉已经迁正，旧岁的丙申年少阳相火司天已退为本年的司天右间，这样辛巳年的厥阴司天之气在上不退位，本年阳明燥金已经在下迁正，因此阳明燥金在泉不能上奉未迁正的少阴君火之气化。 在上的辛与在下的丁相会，那么本应木运太过因此而变虚为金气制胜，所以就不属于木运太过了。 如同蕤宾之律管与太角之音不相应一样。 金胜燥化，木之子火气来复，疫气甚则发作迅速，疫气微则发作徐缓，疫气致病的大小轻重，可以根据发病当年司天之气的盛衰和北极星所指的方位判断。 又如壬午年，在上的壬和在下的午相会，应时交于司天之气迁正，而在下的丁酉未得迁居在泉正位，就是下丁柔干与上壬刚干不能配合，也可使木运小虚并有小胜小复，其后三年化为疫疬，称作木疬，其症状和风疫相似。 治法同前篇《刺法论》中所述。

譬如戊申年为阳干之年，火运太过，如果上年丁未太阴湿土司天太过有余，在时间上虽然交给戊申年，但旧岁的太阴湿土仍居于司天之位而行司天之令，本年的厥阴风木在泉已经迁正，去年壬戌的太阳寒水已经退为本年司天右间，这样丁未的太阴司天之气在上不退位，本年癸亥的少阳相火在泉已经迁正而在下，因此在泉的少阳相火与太阴湿土司天之气不能奉和气化。 由于在上的丁与在下的癸相会，那么本应火运太过而变虚衰，反为水气制胜，所以就不属于火运太过了。就如同夷则之律管与太徵之音不相应一样，上戊与下癸失守不得相会，后三年就会化为疫疬，迅速的到戊申年发作，发作时大小轻重，

431

可根据当年司天之气盛衰及北极星所指方位进行推算。 又如戊申年，在上的戊与在下的申相会，应时交于司天之气迁正，而在下的癸亥未能迁居在泉正位，就是壬戌太阳未得退位，属于上戊下癸不能合德，就是下癸柔干不能上合刚干，使火运小虚有小胜气，或者无复气，其后三年化为疫疠，叫做火疠。 治法同前篇《刺法论》中所述。 可用寒法泄法治疗。

黄帝问道：人体的正气不足，天气也不正常，精神失守，神光不能聚敛，病邪伤人，导致突然死亡，可以听一听这个道理吗?

岐伯回答说：人的五脏如果有一脏不足，再逢岁气不收，就会感受邪气。 如果人过度忧愁思虑，就会损伤心脏，又逢少阴君火司天之气不及，太阴湿土之间气接替主司，这叫做天虚，也就是人体正气与天气同虚。 若再逢惊恐损伤精气，汗出而损伤心之液，便成为三虚，以致神明失守。 心为一身之君主，产生神明，心神失守其位，就会游离于上丹田，也就是泥丸宫下，神明失守则抵抗力低下，再遇到火运不及之年，一定有水疫流行，使人突然死亡。

人因饮食不节，劳倦过度就会伤害脾脏，又逢太阴湿土司天之气不及，间气少阴相火接替主司，这叫做天虚，也就是人体正气与司气同虚。 如果再逢饮食过饱，汗出损伤胃之液，或者醉饱之后行房，汗出损伤脾之液，便成为三虚，脾所主神志失守。 脾像谏议之官，产生周密的智慧，脾之神志失守，神光失位而不能聚敛，却遇到土运不及之年，或己年或甲年失于守位，或太阴湿土司天之气不及，就一定有风疫流行，使人突然死亡。

人因久居湿地，或者体力损耗过度又感受水湿邪气，就会伤害肾脏。 肾是主持增强体能的器官，技巧智能由此产生，现在形成了三虚，肾脏的神志失守而神光不能聚敛，却又遇到水运不及之年，或者与岁辛不相会合，或者逢丙年失守，或者太阳司天之气不及，就一定有土疫邪气发病，使人突然死亡。

有的人因愤怒气机上逆而不下行，就要损伤肝脏。 又遇厥阴风木司天之气不及，间气少阴君火代替行令，这叫天虚，成为天人两虚。又或者遇急走恐惧出汗而损伤肝之液。 肝的职能比之于将军，人的智谋由此产生，肝的神志失守而神光不能聚敛，又遇木运不及之年，或者丁年不相符合，或者壬年失守其位，或者厥阴风木司天之气不及，就一定有金疫邪气发病，使人突然死亡。

以上五种失守其位的情况，是由于天虚和人虚的缘故，致使神志游离失守其位，就会有五疫邪气侵犯人体，使人突然死亡，这叫尸厥。 如果人的五脏不能藏神，就会使神气亏损，不但是疫邪可以伤人，一切邪气都会趁机侵犯伤人，这都是由于神志失守其位的缘故啊！ 所以说，神志能够守藏就能生还，神志不能守藏就会死亡。 精神饱满的人就能保持健康，精神衰败的人就要死亡。

至真要大论篇第七十四

至真要大论：至，极的意思；真，精深、精微；要，为纲要之意。 "至真要"即其所论极为精微而重要。 本篇详细地阐述了五运六气之司天、在泉、胜复、主客为病的临床表现，以及治疗原则、用药规律、制方大法等，将运气理论落实到了临床诊治之中，具有重要的指导意义，诚如张志聪所说："此篇论六气司天，六气在泉，有正化，有胜复，有主客，有邪胜。 至真者，谓司天在泉之精气，乃天一之真元。 要者，谓司岁备物以平治其民病，无伤无地之至真，乃养生之至要也。"故名。

黄帝问曰：五气交合，盈虚更作，余知之矣。六气分治，司天地者，其至何如？

岐伯再拜对曰：明乎哉问也！天地之大纪，人神之通应也。

帝曰：愿闻上合昭昭、下合冥冥奈何？

岐伯曰：此道之所主，工之所疑也。

帝曰：愿闻其道也。

岐伯曰：厥阴司天，其化以风；少阴司天，其化以热；太阴司天，其化以湿；少阳司天，其化以火；阳明司天，其化以燥；太阳司天，其化以寒。以所临脏位，命其病者也。

帝曰：地化奈何？

岐伯曰：司天同候，间气皆然。

帝曰：间气何谓？

岐伯曰：司左右者，是谓间气也。

帝曰：何以异之？

岐伯曰：主岁者纪岁，间气者纪步也。

帝曰：善。岁主奈何？

岐伯曰：厥阴司天为风化，在泉为酸化，司气为苍化，间气为动化。少阴司天为热化，在泉为苦化，不司气化，居气为灼化。太阴司天为湿化，在泉为甘化，司气为黅化，间气为柔化。少阳司天为火化，在泉为苦化，司气为丹化，间气为明化。阳明司天为燥化，在泉为辛化，司气为素化，间气为清化。太阳司天为寒化，在泉为咸化，司气为玄化，间气为藏化。故治病者，必明六化分治，五味五色所生，五脏所宜，乃可以言盈虚病生之绪也。

帝曰：厥阴在泉而酸化先，余知之矣。风化之行也何如？

岐伯曰：风行于地，所谓本也，余气同法。本乎天者，天之气也；本乎地者，地之气也。天地合气，六节分而万物化生矣。故曰，谨候气宜，无失病机。此之谓也。

帝曰：其主病何如？

岐伯曰：司岁备物，则无遗主矣。

帝曰：先岁物何也？

岐伯曰：天地之专精也。

帝曰：司气者何如？

岐伯曰：司气者主岁同，然有余不足也。

帝曰：非司岁物何谓也？

岐伯曰：散也，故质同而异等也。气味有薄厚，性用有躁静，治保有多少，力化有浅深，此之谓也。

帝曰：岁主脏害何谓？

岐伯曰：以所不胜命之，则其要也。

帝曰：治之奈何？

岐伯曰：上淫于下，所胜平之，外淫于内，所胜治之。

帝曰：善。平气何如？

岐伯曰：谨察阴阳所在而调之，以平为期，正者正治，反者反治。

帝曰：夫子言察阴阳所在而调之，论言人迎与寸口相应，若引绳小大齐等，命曰平。阴之所在寸口何如？

岐伯曰：视岁南北，可知之矣。

帝曰：愿卒闻之。

岐伯曰：北政之岁，少阴在泉，则寸口不应；厥阴在泉，则右不应；太阴在泉，则左不应。南政之岁，少阴司天，则寸口不应；厥阴司天，则右不应；太阴司天，则左不应。诸不应者，反其诊则见矣。

帝曰：尺候何如？

岐伯曰：北政之岁，三阴在下，则寸不应；三阴在上，则尺不应。南政之岁，三阴在天，则寸不应；三阴在泉，则尺不应。左右同。故曰，知其要者，一言而终；不知其要，流散无穷，此之谓也。

帝曰：善。天地之气，内淫而病何如？

岐伯曰：岁厥阴在泉，风淫所胜，则地气不明，平野昧，草乃早秀。民病洒洒振寒，善伸数欠，心痛支满，两胁里急，饮食不下，鬲咽不通，食则呕，腹胀善噫，得后与气，则快然如衰，身体皆重。

岁少阴在泉，热淫所胜，则焰浮川泽，阴处反明。民病腹中常鸣，气上冲胸，喘不能久立，寒热皮肤痛，目瞑齿痛颇肿，恶寒发热如疟，少腹中痛腹大，蛰虫不藏。

岁太阴在泉，草乃早荣，湿淫所胜，则埃昏岩谷，黄反见黑，至阴之交。民病饮积，心痛，耳聋浑浑焞焞，嗌肿喉痹，阴病血见，少腹痛肿，不得小便，病冲头痛，目似脱，项似拔，腰似折，髀不可以回，腘如结，腨如别。

岁少阳在泉，火淫所胜，则焰明郊野，寒热更至。民病注泄赤白，少腹痛，溺赤，甚则血便。少阴同候。

岁阳明在泉，燥淫所胜，则霿雾清暝。民病喜呕，呕有苦，善太息，心胁痛不能反侧，甚则嗌干面尘，身无膏泽，足外反热。

岁太阳在泉，寒淫所胜，则凝肃惨栗。民病少腹控睾，引腰脊，上冲心痛，血见，嗌痛颔肿。

帝曰：善。治之奈何？

岐伯曰：诸气在泉，风淫于内，治以辛凉，佐以苦，以甘缓之，以辛散之；热淫于内，治以咸寒，佐以甘苦，以酸收之，以苦发之；湿淫于内，治以苦热，佐以酸淡，以苦燥之，以淡泄之；火淫于内，治以咸冷，佐以苦辛，以酸收之，以苦发之；燥淫于内，治以苦温，佐以甘辛，以苦下之；寒淫于内，治以甘热，佐以苦辛，以咸泻之，以辛润之，以苦坚之。

帝曰：善。天气之变何如？

岐伯曰：厥阴司天，风淫所胜，则太虚埃昏，云物以扰，寒生春气，流水不冰。民病胃脘当心而痛，上支两胁，膈咽不通，饮食不下，舌本强，食则呕，冷泄腹胀，溏泄瘕水闭，蛰虫不去，病本于脾。冲阳绝，死不治。

少阴司天，热淫所胜，则怫热至，火行其政。民病胸中烦热，嗌干，右胠满，皮肤痛，寒热咳喘，大雨且至，唾血血泄，鼽衄嚏呕，溺色变，甚则疮疡胕肿，肩背臂臑及缺盆中痛，心痛肺䐜，腹大满，膨膨而喘咳，病本于肺。尺泽绝，死不治。

太阴司天，湿淫所胜，则沉阴且布，雨变枯槁。胕肿骨痛阴痹，阴痹者按之不得，腰脊头项痛，时眩，大便难，阴气不用，饥不欲食，咳唾则有血，心如悬，病本于肾。太溪绝，死不治。

少阳司天，火淫所胜，则温气流行，金政不平。民病头痛，发热恶寒而疟，热上皮肤痛，色变黄赤，传而为水，身面胕肿，腹满仰息，泄注赤白，疮疡咳唾血，烦心胸中热，甚则鼽衄，病本于肺。天府绝，死不治。

阳明司天，燥淫所胜，则木乃晚荣，草乃晚生，筋骨内变，民病左胠胁痛，寒清于中，感而疟，大凉革候，咳，腹中鸣，注泄鹜溏，名木敛，生菀于下，草焦上首，心胁暴痛，不可反侧，嗌干面尘，腰痛，丈夫㿉疝，妇人少腹痛，目昧眦，疡疮痤痈，蛰虫来见，病本于肝。太冲绝，死不治。

太阳司天，寒淫所胜，则寒气反至，水且冰，血变于中，发为痈疡，民病厥心痛，呕血、血泄、鼽衄，善悲，时眩仆。运火炎烈，雨暴乃雹，胸腹满，手热肘挛掖肿，心澹澹大动，胸胁胃脘不安，面赤目黄，善噫嗌干，甚则色炲，渴而欲饮，病本于心。神门绝，死不治。所谓动气，知其脏也。

帝曰：善。治之奈何？

岐伯曰：司天之气，风淫所胜，平以辛凉，佐以苦甘，以甘缓之，以酸泻之；热淫所胜，平以咸寒，佐以苦甘，以酸收之；湿淫所胜，平以苦热，佐以酸辛，以苦燥之，以淡泄之；湿上甚而热，治以苦温，佐以甘辛，以汗为故而止；火淫所胜，平以酸冷，佐以苦甘，以酸收之，以苦发之，以酸复之；热淫同。燥淫所胜，平以苦湿，佐以酸辛，以苦下之；寒淫所胜，平以辛热，佐以甘苦，以咸泻之。

帝曰：善。邪气反胜，治之奈何？

岐伯曰：风司于地，清反胜之，治以酸温，佐以苦甘，以辛平之；热司于地，寒反胜之，治以甘热，佐以苦辛，以咸平之；湿司于地，热反胜之，治以苦冷，佐以咸甘，以苦平之；火司于地，寒反胜之，治以甘热，佐以苦辛，以咸平之；燥司于地，热反胜之，治以平寒，佐以苦甘，以酸平之，以和为利；寒司于地，热反胜之，治以咸冷，佐以甘辛，以苦平之。

帝曰：其司天邪胜何如？

岐伯曰：风化于天，清反胜之，治以酸温，佐以甘苦；热化于天，寒反胜之，治以甘温，佐以苦酸辛；湿化于天，热反胜之，治以苦寒，佐以苦酸；火化于天，寒反胜之，治以甘热，佐以苦辛；燥化于天，热反胜之，治以辛寒，佐以苦甘；寒化于天，热反胜之，治以咸冷，佐以苦辛。

帝曰：六气相胜奈何？

岐伯曰：厥阴之胜，耳鸣头眩，愦愦欲吐，胃鬲如寒，大风数举，倮虫不滋，胠胁气并，化而为热，小便黄赤，胃脘当心而痛，上支两胁，肠鸣飧泄，少腹痛，注下赤白，甚则呕吐，鬲咽不通。

少阴之胜，心下热善饥，脐下反动，气游三焦，炎暑至，木乃津，草乃萎，呕逆，躁烦，腹满痛，溏泄，传为赤沃。

太阴之胜，火气内郁，疮疡于中，流散于外，病在胠胁，甚则心痛热格，头痛，喉痹，项强，独胜则湿气内郁，寒迫下焦，痛留顶，互引眉间，胃满。雨数至，燥化乃见，少腹满，腰脽重强，内不便，善注泄，足下温，头重，足胫胕肿，饮发于中，胕肿于上。

少阳之胜，热客于胃，烦心、心痛，目赤，欲呕，呕酸、善饥，耳痛，溺赤，善惊谵妄，暴热消烁，草萎水涸，介虫乃屈，少腹痛，下沃赤白。

阳明之胜，清发于中，左胠胁痛，溏泄，内为嗌塞，外发㿉疝，大凉肃杀，华英改容，毛虫乃殃，胸中不便，嗌塞而咳。

太阳之胜，凝溧且至，非时水冰，羽乃后化。痔疟发，寒厥入胃，则内生心痛，阴中乃疡，隐曲不利，互引阴股，筋肉拘苛，血脉凝泣，络满色变，或为血泄，皮肤否肿，腹满食减，热反上行，头项囟顶脑户中痛，目如脱，寒入下焦，传为濡泻。

帝曰：治之奈何？

岐伯曰：厥阴之胜，治以甘清，佐以苦辛，以酸泻之；少阴之胜，治以辛寒，佐以苦咸，以甘泻之；太阴之胜，治以咸热，佐以辛甘，以苦泻之；少阳之胜，治以辛寒，佐以甘咸，以甘泻之；阳明之胜，治以酸温，佐以辛甘，以苦泄之；太阳之胜，治以甘热，佐以辛酸，以咸泻之。

帝曰：六气之复何如？

岐伯曰：悉乎哉问也！厥阴之复，少腹坚满，里急暴痛，偃木飞沙，倮虫不荣。厥心痛，汗发呕吐，饮食不入，入而复出，筋骨掉眩清厥，甚则入脾，食痹而吐。冲阳绝，死不治。

少阴之复，燠热内作，烦躁，鼽嚏，少腹绞痛。火见燔焫，嗌燥，分注时止，气动于左，上行于右，咳，皮肤痛，暴喑，心痛，郁冒不知人，乃洒淅恶寒，振栗谵妄，寒已而热，渴而欲饮，少气，骨痿，隔肠不便，外为浮肿，哕噫，赤气后化，流水不冰，热气大行，介虫不复，病疿胗疮疡，痈疽痤痔，甚则入肺，咳而鼻渊。天府绝，死不治。

太阴之复，湿变乃举，体重中满，食饮不化，阴气上厥，胸中不便，饮发于中，咳喘有声。大雨时行，鳞见于陆。头顶痛重，而掉瘛尤甚，呕而密默，唾吐清液，甚则入肾，窍泻无度。太溪绝，死不治。

少阳之复，大热将至，枯燥燔爇，介虫乃耗。惊瘛咳衄，心热烦躁，便数憎风，厥气上行，面如浮埃，目乃𥄮瘛，火气内发，上为口糜呕逆，血溢血泄，发而为疟，恶寒鼓慄，寒极反热，嗌络焦槁，渴引水浆，色变黄赤，少气脉萎，化而为水，传为胕肿，甚则入肺，咳而血泄。尺泽绝，死不治。

阳明之复，清气大举，森木苍干，毛虫乃厉。病生胠胁，气归于左，善太息，甚则心痛否满，腹胀而泄，呕苦，咳哕烦心，病在鬲中，头痛，甚则入肝，惊骇筋挛。太冲绝，死不治。

太阳之复，厥气上行，水凝雨冰，羽虫乃死，心胃生寒，胸膈不利，心痛否满，头痛善悲，时眩仆，食减，腰脽反痛，屈伸不便，地裂冰坚，阳光不治，少腹控睾，引腰脊，上冲心，唾出清水，及为哕噫，甚则入心，善忘善悲。神门绝，死不治。

帝曰：善。治之奈何？

岐伯曰：厥阴之复，治以酸寒，佐以甘辛，以酸泻之，以甘缓之；少阴之复，治以咸寒，佐以苦辛，以甘泻之，以酸收之，辛苦发之，以咸耎之；太阴之复，治以苦热，佐以酸辛，以苦泻之、燥之、泄之；少阳之复，治以咸冷，佐以苦辛，以咸耎之，以酸收之，辛苦发之。发不远热，无犯温凉；少阴同法；阳明之复，治以辛温，佐以苦甘，以苦泄之，以苦下之，以酸补之；太阳之复，治以咸热，佐以甘辛，以苦坚之。

治诸胜复，寒者热之，热者寒之，温者清之，清者温之，散者收之，抑者散之，燥者润之，急者缓之，坚者耎之，脆者坚之，衰者补之，强者泻之，各安其气，必清必静，则病气衰去，归其所宗，此治之大体也。

帝曰：善。气之上下何谓也？

岐伯曰：身半以上，其气三矣，天之分也，天气主之；身半以下，其气三矣，地之分也，地气主之。以名命气，以气命处，而言其病。半，所谓天枢也。故上胜而下俱病者，以地名之；下胜而上俱病者，以天名之。所谓胜至，报气屈伏而未发也，复至则不以天地异名，皆如复气为法也。

帝曰：胜复之动，时有常乎？气有必乎？

岐伯曰：时有常位，而气无必也。

帝曰：愿闻其道也。

岐伯曰：初气终三气，天气主之，胜之常也；四气尽终气，地气主之，复之常也。有胜则复，无胜则否。

帝曰：善。复已而胜何如？

岐伯曰：胜至则复，无常数也，衰乃止耳。复已而胜，不复则害，此伤生也。

帝曰：复而反病何也？

岐伯曰：居非其位，不相得也。大复其胜，则主胜之，故反病也，所谓火燥热也。

帝曰：治之何如？

岐伯曰：夫气之胜也，微者随之，甚者制之；气之复也，和者平之，暴者夺之。皆随胜气，安其屈伏，无问其数，以平为期，此其道也。

帝曰：善。客主之胜复奈何？

岐伯曰：客主之气，胜而无复也。

帝曰：其逆从何如？

岐伯曰：主胜逆，客胜从，天之道也。

帝曰：其生病何如？

岐伯曰：厥阴司天，客胜则耳鸣掉眩，甚则咳；主胜则胸胁痛，舌难以言。少阴司天，客胜则鼽嚏，颈项强，肩背瞀热，头痛，少气，发热，耳聋，目瞑，甚则胕肿，血溢，疮疡，咳喘；主胜则心热烦躁，甚则胁痛支满。太阴司天，客胜则首面胕肿，呼吸气喘；主胜则胸腹满，食已而瞀。少阳司天，客胜则丹胗外发，乃为丹㷍疮疡，呕逆，喉痹，头痛，嗌肿，耳聋，血溢，内为瘛疭；主胜则胸满，咳仰息，甚而有血，手热。阳明司天，清复内余，则咳衄，嗌塞，心鬲中热，咳不止而白血出者死。太阳司天，客胜则胸中不利，出清涕，感寒则咳；主胜则喉嗌中鸣。

厥阴在泉，客胜则大关节不利，内为痉强拘瘛，外为不便；主胜则筋骨繇并，腰腹时痛。少阴在泉，客胜则腰痛，尻股膝髀腨骱足病，瞀热以酸，胕肿不能久立，溲便变；主胜则厥气上行，心痛发热，鬲中，众痹皆作，发于胠胁，魄汗不藏，四逆而起。太阴在泉，客胜则足痿下重，便溲不时，湿客下焦，发而濡泻，及为肿隐曲之疾；主胜则寒气逆满，食饮不下，甚则为疝。少阳在泉，客胜则腰腹痛而反恶寒，甚则下白、溺白；主胜则热反上行而客于心，心痛，发热，格中而呕。少阴同候。阳明在泉，客胜则清气动下，少腹坚满而数便泻；主胜则腰重，腹痛，少腹生寒，下为鹜溏，则寒厥于肠，上冲胸中，甚则喘不能久立。太阳在泉，寒复内余，则腰尻痛，屈伸不利，股胫足膝中痛。

帝曰：善。治之奈何？

岐伯曰：高者抑之，下者举之，有余折之，不足补之，佐以所利，和以所宜，必安其主客，适其寒温，同者逆之，异者从之。

帝曰：治寒以热，治热以寒，气相得者逆之，不相得者从之，余已知之矣。其于正味何如？

岐伯曰：木位之主，其泻以酸，其补以辛；火位之主，其泻以甘，其补以咸；土位之主，其泻以苦，其补以甘；金位之主，其泻以辛，其补以酸；水位之主，其泻以咸，其补以苦。

厥阴之客，以辛补之，以酸泻之，以甘缓之；少阴之客，以咸补之，以甘泻之，以咸收之；太阴之客，以甘补之，以苦泻之，以甘缓之；少阳之客，以咸补之，以甘泻之，以咸缓之；阳明之客，以酸补之，以辛泻之，以苦泄之；太阳之客，以苦补之，以咸泻之，以苦坚之，以辛润之，开发腠理，致津液通气也。

帝曰：善。愿闻阴阳之三也何谓？

岐伯曰：气有多少，异用也。

帝曰：阳明何谓也？

岐伯曰：两阳合明也。

帝曰：厥阴何也？

岐伯曰：两阴交尽也。

帝曰：气有多少，病有盛衰，治有缓急，方有大小，愿闻其约奈何？

岐伯曰：气有高下，病有远近，证有中外，治有轻重，适其至所为故也。《大要》曰：君一臣二，奇之制也；君二臣四，偶之制也；君二臣三，奇之制也；君二臣六，偶之制也。故曰：近者奇之，远者偶之；汗者不以奇，下者不以偶；补上治上制以缓，补下治下制以急。急则气味厚，缓则气味薄。适其至所，此之谓也。病所远，而中道气味之者，食而过之，无越其制度也。是故平气之道，近而奇偶，制小其服也；远而奇偶，制大其服也。大则数少，小则数多。多则九之，少则二之。奇之不去则偶之，是谓重方。偶之不去，则反佐以取之。所谓寒热温凉，反从其病也。

帝曰：善。病生于本，余知之矣。生于标者，治之奈何？

岐伯曰：病反其本，得标之病，治反其本，得标之方。

帝曰：善。六气之胜，何以候之？

岐伯曰：乘其至也。清气大来，燥之胜也，风木受邪，肝病生焉；热气大来，火之胜也，燥金受邪，肺病生焉；寒气大来，水之胜也，火热受邪，心病生焉；湿气大来，土之胜也，寒水受邪，肾病生焉；风气大来，木之胜也，土湿受邪，脾病生焉。所谓感邪而生病也。乘年之虚，则邪甚也；失时之和，亦邪甚也。遇月之空，亦邪甚也。重感于邪，则病危矣。有胜之气，其必来复也。

帝曰：其脉至何如？

岐伯曰：厥阴之至，其脉弦；少阴之至，其脉钩；太阴之至，其脉沉；少阳之至，大而浮；阳明之至，短而涩；太阳之至，大而长。至而和则平，至而甚则病，至而反者病，至而不至者病，未至而至者病，阴阳易者危。

帝曰：六气标本，所从不同，奈何？

岐伯曰：气有从本者，有从标本者，有不从标本者也。

帝曰：愿卒闻之。

岐伯曰：少阳太阴从本，少阴太阳从本从标，阳明厥阴，不从标本从乎中也。故从本者，化生于本；从标本者，有标本之化；从中者，以中气为化也。

帝曰：脉从而病反者，其诊何如？

岐伯曰：脉至而从，按之不鼓，诸阳皆然。

帝曰：诸阴之反，其脉何如？

岐伯曰：脉至而从，按之鼓甚而盛也。是故百病之起，有生于本者，有生于标者，有生于中气者，有取本而得者，有取标而得者，有取中气而得者，有取标本而得者，有逆取而得者，有从取而得者。逆，正顺也；若顺，逆也。

故曰：知标与本，用之不殆；明知逆顺，正行无问，此之谓也。不知是者，不足以言诊，足以乱经。故《大要》曰：粗工嘻嘻，以为可知，言热未已，寒病复始。同气异形，迷诊乱经，此之谓也。

夫标本之道，要而博，小而大，可以言一而知百病之害。言标与本，易而勿损；察本与标，气可令调。明知胜复，为万民式，天之道毕矣。

帝曰：胜复之变，早晏何如？

岐伯曰：夫所胜者，胜至已病，病已愠愠，而复已萌也。夫所复者，胜尽而起，得位而甚，胜有微甚，复有少多，胜和而和，胜虚而虚，天之常也。

帝曰：胜复之作，动不当位，或后时而至，其故何也？

岐伯曰：夫气之生，与其化衰盛异也。寒暑温凉盛衰之用，其在四维。故阳之动，始于温，盛于暑；阴之动，始于清，盛于寒。春夏秋冬，各差其分。故《大要》曰：彼春之暖，为夏之暑；彼秋之忿，为冬之怒。谨按四维，斥候皆归。其终可见，其始可知，此之谓也。

帝曰：差有数乎？

岐伯曰：又凡三十度也。

帝曰：其脉应皆何如？

岐伯曰：差同正法，待时而去也。《脉要》曰：春不沉，夏不弦，冬不涩，秋不数，是谓四塞。沉甚曰病，弦甚曰病，涩甚曰病，数甚曰病，参见曰病，复见曰病，未去而去曰病，去而不去曰病，反者死。故曰：气之相守司也，如权衡之不得相失也。夫阴阳之气，清静则生化治，动则苛疾起，此之谓也。

帝曰：幽明何如？

岐伯曰：两阴交尽，故曰幽；两阳合明，故曰明。幽明之配，寒暑之异也。

帝曰：分至何如？

岐伯曰：气至之谓至，气分之谓分。至则气同，分则气异，所谓天地之正纪也。

帝曰：夫子言春秋气始于前，冬夏气始于后，余已知之矣。然六气往复，主岁不常也。其补泻奈何？

岐伯曰：上下所主，随其攸利，正其味，则其要也，左右同法。《大要》曰：少阳之主，先甘后咸；阳明之主，先辛后酸；太阳之主，先咸后苦；厥阴之主，先酸后辛；少阴之主，先甘后咸；太阴之主，先苦后甘。佐以所利，资以所生，是谓得气。

帝曰：善。夫百病之生也，皆生于风寒暑湿燥火，以之化之变也。经言盛者泻之，虚者补之，余锡以方士，而方士用之，尚未能十全。余欲令要道必行，桴鼓相应，犹拔刺雪污。工巧神圣，可得闻乎？

岐伯曰：审察病机，无失气宜，此之谓也。

帝曰：愿闻病机何如？

岐伯曰：诸风掉眩，皆属于肝；诸寒收引，皆属于肾；诸气膹郁，皆属于肺；诸湿肿满，皆属于脾；诸热瞀瘛，皆属于火；诸痛痒疮，皆属于心。诸厥固泄，皆属于下；诸痿喘呕，皆属于上；诸禁鼓栗，如丧神守，皆属于火；诸痉项强，皆属于湿；诸逆冲上，皆属于火；诸胀腹大，皆属于热；诸躁狂越，皆属于火；诸暴强直，皆属于风；诸病有声，鼓之如鼓，皆属于热；诸病胕肿，疼酸惊骇，皆属于火；诸转反戾，水液浑浊，皆属于热；诸病水液，澄彻清冷，皆属于寒；诸呕吐酸，暴注下迫，皆属于热。

故《大要》曰：谨守病机，各司其属，有者求之，无者求之，盛者责之，虚者责之。必先五胜，疏其血气，令其调达，而致和平，此之谓也。

帝曰：善。五味阴阳之用何如？

岐伯曰：辛甘发散为阳，酸苦涌泄为阴，咸味涌泄为阴，淡味渗泄为阳。六者或收或散，或缓或急，或燥或润，或耎或坚。以所利而行之，调其气使其平也。

帝曰：非调气而得者，治之奈何？有毒无毒，何先何后？愿闻其道。

岐伯曰：有毒无毒，所治为主，适大小为制也。

帝曰：请言其制。

岐伯曰：君一臣二，制之小也；君一臣三佐五，制之中也；君一臣三佐九，制之大也。寒者热之，热者寒之，微者逆之，甚者从之，坚者削之，客者除之，劳者温之，结者散之，留者攻之，燥者濡之，急者缓之，散者收之，损者温之，逸者行之，惊者平之，上之下之，摩之浴之，薄之劫之，开之发之，适事为故。

帝曰：何谓逆从？

岐伯曰：逆者正治，从者反治，从少从多，观其事也。

帝曰：反治何谓？

岐伯曰：热因热用，寒因寒用，塞因塞用，通因通用，必伏其所主，而先其所因。其始则同，其终则异。可使破积，可使溃坚，可使气和，可使必已。

帝曰：善。气调而得者何如？

岐伯曰：逆之从之，逆而从之，从而逆之，疏气令调，则其道也。

帝曰：善。病之中外何如？

岐伯曰：从内之外者，调其内；从外之内者，治其外；从内之外而盛于外者，先调其内而后治其外；从外之内而盛于内者，先治其外而后调其内；中外不相及，则治主病。

帝曰：善。火热复，恶寒发热，有如疟状，或一日发，或间数日发，其故何也？

岐伯曰：胜复之气，会遇之时，有多少也。阴气多而阳气少，则其发日远；阳气多而阴气少，则其发日近。此胜复相薄，盛衰之节。疟亦同法。

帝曰：论言治寒以热，治热以寒，而方士不能废绳墨而更其道也。有病热者，寒之而热；有病寒者，热之而寒，二者皆在，新病复起，奈何治？

岐伯曰：诸寒之而热者取之阴，热之而寒者取之阳，所谓求其属也。

帝曰：善。服寒而反热，服热而反寒，其故何也？

岐伯曰：治其王气，是以反也。

帝曰：不治王而然者何也？

岐伯曰：悉乎哉问也！不治五味属也。夫五味入胃，各归所喜攻，故酸先入肝，苦先入心，甘先入脾，辛先入肺，咸先入肾。久而增气，物化之常也，气增而久，夭之由也。

帝曰：善。方制君臣，何谓也？

岐伯曰：主病之谓君，佐君之谓臣，应臣之谓使，非上下三品之谓也。

帝曰：三品何谓？

岐伯曰：所以明善恶之殊贯也。

帝曰：善。病之中外何如？

岐伯曰：调气之方，必别阴阳，定其中外，各守其乡，内者内治，外者外治，微者调之，其次平之，盛者夺之，汗之下之。寒热温凉，衰之以属，随其攸利，谨道如法，万举万全，气血正平，长有天命。

帝曰：善。

【译文】

黄帝问道：五运之气交相配合，太过不及互相更替，这些道理，我已经知道了。那么六气分时主治，其司天在泉之气到来时所起的变化又是怎样呢？

岐伯行礼后回答说：问得多么清楚啊！这是天地变化的基本规律，也是人体与天地变化相适应的规律。

黄帝道：我希望听一下它怎样能上合于昭明的天道，下合于玄远的地气。

岐伯说：这是医学理论中的主要部分，也是一般医生所不甚了解的。

黄帝道：我希望听一下这一道理。

岐伯说：厥阴司天，气从风化；少阴司天，气从热化；太阴司天，气从湿化；少阳司天，气从火化；阳明司天，气从燥化；太阳司天，气从寒化；它们都是以客气所临的脏位来决定疾病名称的。

黄帝道：在泉之化是怎样的呢？

岐伯说：与司天是同样的，间气也是如此。

黄帝道：什么叫做间气？

岐伯说：分管司天在泉之左右的，就称为间气。

黄帝道：与司天在泉的区别在哪里呢？

岐伯说：司天在泉（主岁）之气，主一年的气化；间气，主六十天（一步）的气化。

黄帝道：岁的主气是怎样的呢？

岐伯说：厥阴在司天就为风化，在在泉就为酸化，在司岁运就为苍化，在间气就为动化；少阳在司天就为热化，在在泉就为苦化，它不司岁运之化，在间气就为灼化；太阴在司天就为湿化，在在泉就为甘化，在司岁运就为黄化，在间气就为柔化；少阳在司天就为火化，在在泉就为苦化，在司岁运就为丹化，在间气就为明化；阳明在司天就为燥化，在在泉就为辛化，在司岁运就为素化，在间气就为清化；太阳在司天就为寒化，在在泉就为咸化，在司岁运就为玄化，在间气就为藏化。所以治病的医生，必须明白六气的不同气化作用以及五味五色所产生的变化作用和五脏的喜恶。然后才可以说对气化的盈虚和疾病的发生有了头绪。

黄帝道：厥阴在泉而从酸化，我早就知道了，那么风行之化又怎样呢？

岐伯说：风气行于地，这是本于地之气而为风化，其他五气也是这样。因为本属于天的，是天之气，本属于地的，是地之气，天地之气相合，就有了六节之气的划分，于是万物就能化生。所以说，要特别注意观察气候的变化，别错过病情的变化，就是这个道理。

黄帝道：那些主治疾病的药物怎样？

岐伯说：根据岁气来采备药物，就没有遗漏了。

黄帝道：采备岁气所生化的药物，这是为什么？

岐伯说：因为能得天地专精之气，疗效比较大。

黄帝道：司运气的药物怎样？

岐伯说：司运气的药物与主岁的药物相同，但是有有余和不足的分别。

黄帝道：不是司岁的药物，又怎样呢？

岐伯说：其气散而不纯。所以本质虽同，而等次却不相同，如气味有厚薄的不同，性能有静躁的不同，疗效有多少的不同，药力有浅深的不同，这就是关于非司岁药物的说法。

黄帝道：岁主之气，伤害五脏，这是什么原因？

岐伯说：以其所不胜之气来说明，这是它的关键。

黄帝道：怎样治疗？

岐伯说：司天之气偏胜而淫于下，应该用能制约它的气味之药调理；在泉之气偏胜而淫于外，那就用能制约它的气味之药来治疗。

黄帝道：讲得好！但也有岁气平和而得病的，又怎样治呢？

岐伯说：这要细心地观察三阴三阳司天在泉的所在而加以调治，以达到正常为目的，正病用正治法，反病用反治法。

黄帝道：你说要观察阴阳的所在而调治，而有的书上说：人迎和寸口的脉象要相合，像引绳一样，大小相等的叫做平。那么少阴司天在泉时，在寸口应该怎样？

岐伯说：看主岁的是南政还是北政，就可以知道了。

黄帝道：我希望彻底了解一下。

岐伯说：北政主岁的时候，少阴在泉，则寸口脉沉细而伏，不应于指；厥阴在泉，则右寸沉细而伏不应指；太阴在泉，则左寸沉细而伏不应于指。南政主岁的时候，少阴司天，则寸口脉沉细而不应指；厥阴司天，则右寸沉细而伏不应指；太阴司天，则左寸沉细而伏不应于指。 凡是寸口脉不应的，"反其诊"就可见了。

黄帝道：尺部的脉候怎样？

岐伯说：北政主岁的时候，三阴在泉，则寸口不应；三阴司天，则尺部不应。 南政主岁的时候，三阴司天，则寸口不应，三阴在泉，则尺部不应。 左右脉的不应，同于上例。 所以说，懂得主要的道理，一句话就说完了，不懂得主要道理的所在，就漫无边际，就是指这说的。

黄帝道：天地之气，侵入人体内部而产生疾病的情形是怎样呢？

岐伯说：厥阴在泉的年份，风气偏胜，就会地气不明，平野昏暗，草提前抽穗。 人们多患发冷之症，如疟疾一样，常常呻吟，不住地打哈欠，心痛并感觉撑满，两胁拘急不舒，饮食不进，咽喉胸膈堵闷而不痛快，食后就要呕吐，肚腹发胀，多噫气，等大便或放屁后，觉得轻快并像软懒似的，全身乏力。

少阴在泉的年份，热气偏胜，气就升浮于川泽，阴处反觉明亮，人们患病多见腹中不时鸣响，逆气上冲胸脘，喘得不能久立，恶寒发热，皮肤痛，眼睛模糊，牙痛，项肿，寒热交争好像疟疾，少腹中痛，腹部胀大。 蛰虫也不伏藏。

太阴在泉的年份，湿气偏胜，使岩谷里昏暗浑浊，黄土变成黑色，这是湿土之气交合的现象。 人们多患饮邪积聚，心痛，耳聋，听觉不灵，咽肿，喉痛，淋血、便血，小腹痛肿，小便不通，感到气上冲头痛，痛得眼睛像要脱出，颈部好像要拔出，腰部像要折断，髀骨不能回转，膝窝凝涩扭转不灵，小腿肚转筋等。

少阳在泉的年份，火气偏胜，郊野就会光焰四射，天气时寒时热。 人们多患大便溏泄，下痢赤白，小腹痛，小便赤色，严重的就要出血便，其余症候与少阴在泉相同。

阳明在泉的年岁，燥气偏胜，就会雾气迷蒙看不见东西，天气薄寒。 人们多见呕吐，呕吐苦水，经常叹气，心与胁部疼痛，不能转身；病得厉害，就咽干，面如土色，全身肌肤干枯而不润泽，足外部觉得发热。

太阳在泉的年岁，寒气偏胜，天地之间，就呈现出凝肃惨栗的气象。人们多见小腹疼痛，牵引睾丸、腰脊，上冲心脘作痛，出血，咽痛，下巴颊肿。

黄帝道：讲得好！那么怎样治疗呢？

岐伯说：凡是在泉之气，风气太过而伤于体内的，主治用辛凉之药，辅佐用苦甘之药，用甘味缓和肝木，用辛味来散其风邪；热气太过而伤于体内的，主治用咸寒之药，辅佐用甘苦之药，用酸味收敛阴气，用苦药来发散热邪；湿气太过而伤于体内的，主治用苦热之药，辅佐用酸淡之药，用苦味药以燥湿，用淡味药以泄湿邪；火气太过而伤于体内的，主治用咸冷之药，辅佐用苦辛之药，用酸药收敛阴气，用苦药来发散火邪；燥气太过而伤于体内的，主治用苦温之药，辅佐用酸辛之药，用苦寒泄热，用咸味之药泻火；寒气太过而伤于体内的，主治用甘热之药，辅佐用苦辛之药，用辛味之药以温润之，以苦味之药坚实之。

黄帝道：讲得好！天气变化时，又怎样呢？

岐伯说：厥阴司天，风气偏胜，天空就会污浊不清，云物被风气鼓荡而扰动，寒天而行春令，流水不能结冰，蛰虫仍然伏藏。人们多患胃脘当心处疼痛，上撑两胁，食道阻塞不通，饮食不下，舌根强硬，食后就呕吐，冷泄腹胀，溏泄，以及气结成瘕，小便不通，这些病的根本是在脾脏。如冲阳脉绝，那是胃气已败，就会死亡而不能救治。

少阴司天，热气偏胜，闷热，大雨将至，君火行其政令。人们多患胸中烦躁而热，咽干，右胁痞满，皮肤疼痛，寒热咳喘，唾血，便血，鼻出血，喷嚏，呕吐，小便变色，甚则疮疡浮肿，肩、背、上臂及缺盆等处疼痛，心痛，肺胀，腹大而满，气喘咳嗽，这些病的根本是在肺脏。如尺泽脉绝，那是肺气已败，就会死亡不能救治。

太阴司天，湿气偏胜，就会阴沉之气密布，雨水过多，反使草木枯槁。 人们多患浮肿，骨痛阴痹，按之不知痛处。 腰脊头项疼痛，时常眩晕，大便困难，阴气不能运化，饥饿不愿吃东西，咳唾就有血。 心不安宁像悬空一样，这些病的根本是在肾脏。 如太溪脉绝，那是肾气已败，就会死亡不能救治。

少阳司天，火气偏胜，就会温热之气流行，金失其清肃之气，所以不能当令。 人们多患头痛，发热恶寒而发疟疾，热气在上，皮肤疼痛。 色变黄赤，热传于里，治节不行，变为水病，身面浮肿、腹满、仰息，泄泻暴注，赤白下痢，疮疡、唾血，心烦，胸中热，甚至鼻中流血，这些病的根本是在肺脏。 如天府脉绝，那是肺气已败，就会死亡不能救治。

阳明司天，燥气偏胜，则草木回春较晚。 在人则筋骨发生病变。大凉之气使天气反常，所以大树枝梢枯敛，而生气郁伏于下，草梢也随之焦干，应该蛰伏的虫类反而出现。 人们多患左胠胁疼痛，若再感受寒凉之邪，就会发为疟疾，此外，还有咳嗽、腹中鸣响，暴注泄泻，大便稀溏，心胁突然剧痛，不能转侧，咽喉发干，面如尘色，腰痛，男子颓疝，妇人小腹疼痛，眼角溃疡，疮疡痤痈等症，这些病的根本是在肝脏。 如太冲脉绝，那是肝气已败，就会死亡不能救治。

太阳司天，寒气偏胜，寒气会出其不意地到来，水要结冰。 如运气遇戊癸火化炎烈，就有暴雨冰雹。 人们体内血液生变，就会发生痈疡、厥逆心痛，呕血，下血，鼻流血，善悲，时常眩晕仆倒，胸腹满，手热，肘挛急，掖部肿，心悸不安，胸胁胃脘不舒，面赤、目黄，善噫气，咽喉干燥，甚至面黑如同烟灰，口渴想喝水等病，这些病的根本是在心脏。 如神门脉绝，那是心气已败，就会死亡不能救治。 所以说，由脉气的搏动，就可以知道它脏气的存亡。

黄帝道：怎样治疗呢？

岐伯说：由司天之气所胜而致病的，如属风淫所胜，以辛凉之药平其胜气，辅佐以苦甘之药。 以甘味药缓其急，以酸味药泻其邪；如属热淫所胜，以咸寒之药平其胜气，辅佐以苦甘之药，以酸味药收敛阴气；如属湿淫所胜，以苦味热性之药平其胜气，辅佐以酸淡之药，以苦味药燥湿，以淡味药渗泄湿邪；如湿邪盛于上部而且有热，就要以苦味温性之药治疗，辅佐以甘辛之药，以汗解法恢复其常态而止；如属火淫所胜，以咸味冷性之药平其胜气，辅佐以苦甘之药，以酸味药收敛阴气，以苦味药发泄火邪，以咸味药恢复阴液，热淫所胜的与此相同；如属燥淫所胜，以苦味温性之药平其胜气，辅佐以酸辛之药，以苦味之药下其燥结；如属寒淫所胜，以辛味热性之药平其胜气，辅佐以甘苦之药，以咸味药泻其寒邪。

黄帝道：邪气反胜所致之病，应怎样治疗？

岐伯说：风气司地，而清肃之金气反胜而乘之。当用酸温之药治之，辅佐以苦甘之药，用辛味药平其正气；热气司地，而寒气反胜而乘之，就用甘味热性之药治之，辅佐以苦辛之药，用咸味药平其正气；湿气司地，而热气反胜而乘之，就用苦味冷性之药治之，辅佐以咸甘之药，用苦味药平其正气；火气司地，而寒气反胜而乘之。就用甘味热性之药治之，辅佐以苦辛之药，用咸味药平其正气；燥气司地，而热气反胜而乘之，就用辛味寒性之药治之，辅佐以苦甘之药，用酸味药平其正气，凡是用药以和平为宜。寒气司地，而热气反胜而乘之，就用咸味冷性之药治之，辅佐以甘辛之药，用苦味药平其正气。

黄帝问：司天之气不足而邪胜的，应怎样治疗？

岐伯说：风气司天而清凉之气反胜而乘之，应用酸温之药治之，用甘苦之药佐之；热气司天，而寒气反胜而乘之，应用甘温之药治之，用苦酸辛之药佐之；湿气司天，而热气反胜而乘之，应用苦寒之药治之，用苦酸之药佐之；火气司天，而寒气反胜而乘之，应用甘热之药治之，用苦辛之药佐之；燥气司天，而热气反胜而乘之，应用辛寒之药治之，用苦甘之药佐之；寒气司天，而热气反胜而乘之，应用咸冷之药治之，用苦辛之药佐之。

黄帝道：六气相胜是怎样的情况？

岐伯说：厥阴风气偏胜，就会耳鸣头眩，心中烦乱想吐，胃脘之上及横膈之下，有寒感，大风时起，倮虫不能滋生。 人们多患胠胁之气偏于一边，化而成热，小便黄赤，胃脘当心之处疼痛，上肢两胁胀满，肠鸣飧泄，少腹疼痛，泄泻赤白，病的严重了就要呕吐，食道隔塞不通。

少阴热气偏胜，就会患心下热，常觉饥饿，脐下还痛，热气遍于三焦，炎暑到来，树木流水汁，草类因之枯萎。 人们患呕逆躁烦，腹部胀满而痛，大便溏泄，转变成为尿血。

太阴湿气偏胜，火气郁结在人体内，就会酝酿成为疮疡，流散在外，则病发于胠胁，甚则心痛。 热气阻格在上部，就发生头痛、喉痹、颈部僵直。 如湿气独胜，郁结于里，湿寒之气迫于下焦，就会囟顶痛，牵扯眉间也痛，胃中满闷。 时常下雨，鳞虫之类见于地上，于是湿化之象出现，少腹满胀，腰椎沉重僵直，湿蕴于内，而屈伸不利，时常泄泻下注，足下温暖，头部重，足胫肿，水饮发于内而上部出现浮肿。

少阳火气偏胜，热邪留于胃，于是出现许多症状，如烦心，心痛，目赤，欲呕，呕酸，常感饥饿。 耳痛，尿赤，易发惊恐，谵言妄语。 暴热之气消灼万物，草萎黄，水干竭，介虫屈伏不动；在人体上，就产生少腹疼痛，下痢赤白的病。

阳明燥气偏胜。 则清凉之气发于内，左肋胁疼痛，泄泻，内则咽嗌窒塞，外则㿉疝。 大凉之气肃杀，草木变为枯萎，有毛的虫类死亡。 在人体上，就会胸中不舒，咽嗌窒塞而且咳嗽。

太阳寒气偏胜，凝肃凛冽之气就要来到，不到结冰之时而水已结冰，羽类之虫延迟生化。 在人体病多发为痔疮，疟疾。 寒气入胃，气逆上冲，就会心痛，阴部生疮疡，小便不利，疼痛牵引两股内侧，

456

筋肉拘急引缩，血脉凝滞，所以络脉满而色变，或为便血，皮肤因水气郁积而肿，腹中痞满，饮食减少，热气上行，因之头颈巅顶脑门等处都觉得疼痛，眼珠痛得好像要脱出眼眶，寒气入于下焦，变为濡泻。

黄帝道：怎样治疗呢？

岐伯说：厥阴风气所胜之病，用甘凉的药品主治，用苦辛的药辅佐，用酸味药泻其胜气；少阴热气所胜之病，用辛寒的药品主治，用苦咸的药辅佐，用甘味药泻其胜气；太阴湿气所胜之病，用咸热的药品主治，用辛甘的药辅佐，用苦味药泻其胜气；少阳火气所胜之病，用辛寒的药品主治，用甘咸的药辅佐，用甘味药泻其胜气；阳明燥气所胜之病，用酸温的药品主治，用辛甘的药辅佐，用苦味药泻其胜气；太阳寒气所胜之病，用苦热的药品主治，用辛酸的药辅佐，用咸味药泻其胜气。

黄帝道：六气报复致病的情况怎样？

岐伯说：您问得真详细啊！厥阴之复，就会产生少腹部坚满，腹胁里拘急，突然疼痛的症状。在自然界就发生树木偃伏，沙土飞扬，倮虫不能发育等现象。在病变上就产生气厥心痛，出汗、呕吐，饮食不入，食入而又吐出，筋骨振颤，目眩，手足逆冷。严重的就会风邪入脾，成为食后又吐出的食痹之证。如果冲阳脉绝，那就是死证不能治了。

少阴之复，烦热从心里发生，烦躁，鼻流血，喷嚏，小腹绞痛，身热如焚烧，咽嗌干燥，大小便时下时止，气动于左边而向上逆行于右侧，咳嗽，皮肤痛，突然失音，心痛，神志昏昏不知人事，继则洒淅恶寒，打寒战，妄言乱语，寒战过后，又发烧，口渴而想喝水，少气，骨萎弱，肠道梗塞而大便不通，外现浮肿，呃逆嗳气。如少阴火热之气后化，流水不能结冰，热气因之大行，介虫不能生化繁育。这时人们多患痱、疮疡、痈疽、痤痔等外证，热邪过甚，就会入肺，发为咳嗽鼻渊。如天府脉绝，就是死证不能治。

太阴之复，湿气的病变就发生，身体沉重，胸满，饮食不消化，阴气上逆、胸中不爽快，水饮发于内，咳嗽的声音不断。 如大雨时常下降，鱼类游上陆地，人们就会头项痛而重，在受到惊恐或震动时候，更加厉害，呕吐，不愿动作，啐吐清水，甚则湿邪入肾，泄泻没有节制。 如太溪脉绝，就是死证不能治。

少阳之复，大热将要来到，枯燥灼热，介虫因此伤耗。 人们多患惊恐抽搐，咳嗽，衄血，心热烦躁，小便频数，怕风。 厥逆之气上行，面色就会像蒙上浮尘，眼睛也跳动抽搐。 火气内入，就会上为口干，呕逆，或为血溢，下行则便血。 发为疟疾，就有恶寒战栗的现象。 寒极转热，咽部干燥，渴欲饮水，面色变为黄赤，少气，血脉萎弱。 气蒸热化则为水病，转变成为浮肿，甚则邪气入肺，咳而出血。如尺泽脉绝，就是死证不能治。

阳明之复，清肃之气大行，众多的树木都苍老枯干，兽类多发生疫病。 人们的疾病生于胁，其气偏于左侧不舒，时时叹息，甚则产生心痛，痞满，腹胀，泄泻，呕吐，咳嗽，呃逆，烦心。 病在膈中，头痛，甚则邪气入肝，而发生惊骇、筋挛等证。 如太冲脉绝，就是死证不能治。

太阳之复，则寒气上行，水结冰，天下雪。 禽类因此死亡。 人们心胃多生寒气，胸中不爽快，心痛，痞满，头痛，多恐惧，经常眩晕仆倒，饮食减少，腰椎疼痛，屈伸极不方便。 地冻裂，冰厚而坚，有阳光不显温暖，人们就会少腹痛，牵引睾丸，甚至连腰脊都痛，逆气上冲于心，唾出清水，呃逆嗳气，甚则邪气入心，发生善忘善悲的现象。 如神门脉绝而不动，就是死证不能治。

黄帝道：讲得好！怎样治疗呢？

岐伯说：厥阴之复气所致的病，主治用辛寒的药，佐用甘辛的药，用酸药泻其邪，用甘药缓其急；少阴之复气所致的病，主治用咸寒的药，佐用苦辛的药，用甘药泻其邪，用酸味药收敛，用苦药发散，用咸药软坚；太阴之复气所致的病，主治用苦热的药，佐用酸辛的药，用苦药泻其邪，燥其湿，或泄其湿邪；少阳之复气所致的病，主治用咸冷的药，佐用苦辛的药，用咸药软坚，用酸药收敛，用苦药发汗，发汗之药不必避忌热天，别用温凉的药。　少阴之复气所致的病，用发汗之药与此同法；阳明之复气所致的病，主治用辛温的药，佐用苦甘的药，用苦药渗泄，用甘药发散，用酸药补虚；太阳之复气所致的病，主治用咸热的药，佐用甘辛的药，用苦药以坚其气。　凡治各种胜气复气所致的病，属于寒的用热药，属于热的用寒药，属于温的用清凉药，属于凉的用温性药，元气耗散的用收敛药，气抑郁的用疏散药，气燥的用滋润药，气急的用缓和药，病邪坚实的用软坚药，气脆弱的用固本药，衰弱的用补药，亢盛的用泻药，使五脏之气各安其所，清静无所扰乱，病气自然就会消退，那么其余也就各归其类属，无所偏胜，恢复到正常。　这是治疗上的大体方法。

黄帝道：人体的气有上下之分，这是怎么个情况？

岐伯说：身半以上，其气有三，属于人身与天相应的部分，是司天之气主持的；身半以下，其气有三，属于人身与地气相应的部分，是在泉之气主持的。　用上下来指明它的胜气和复气，用六气来指明人身的部位而说明疾病。　所谓"身半"，指天枢而言。　所以上部的三气胜而下部的三气都病的，以地气的名称，来称呼所受的疾病；下部的三气胜而上部的三气都病的，以天气的名称，来称呼所受的疾病。以上是指胜气到来，报复之气尚屈伏未发的情况而言，而复气到来时，就不以司天在泉之气来分别其病名，而应根据复气的变化来确定病名。

黄帝道：胜气复气的变化，有一定的时候吗？气的来与不来有一定的规律吗？

岐伯说：四时有一定的常位，而胜复之气来与不来，却并不是一定的。

黄帝道：希望听听这其中的道理。

岐伯说：初之气到三之气，是天气所主持，是胜气常见的时位；四之气到终之气，是地气所主持，是复气常见的时位。有胜气才有复气，没有胜气就没有复气。

黄帝道：有时复气已退而胜气又发生，这是什么原因？

岐伯说：胜气到来，就会有复气，这本无一定的规律，直到气衰才会停止。复气之后又有胜气发生，如胜后而没有复气相应发生就会为害，能够伤人生命。

黄帝道：有复气至而复气本身反病的，是什么原因？

岐伯说：这是复气到来的时节，不是它的时令的正位，其气与其位不能相得的缘故。复气若大复其胜气，那么复气本身就虚，而主时之气又胜它，所以复气反而自病，这是指火、燥、热三气来说的。

黄帝道：治疗的方法怎样？

岐伯说：胜气所造成的疾病，轻微的顺着它，严重的制止它；复气所致的疾病，和缓的加以平调，暴烈的就削弱它。总之，要随顺其胜气，安定那被抑伏之气，不必管用药的次数，以和平为止点，这是治疗的法则。

黄帝道：客气和主气的胜复怎样？

岐伯说：客气与主气二者之间，只有胜没有复。

黄帝道：其逆顺怎样区别？

岐伯说：主气胜是逆，客气胜是顺，这是天地间的常规。

黄帝道：其发生的病状是怎样的？

岐伯说：厥阴司天，客气胜就患耳鸣眩晕，甚则咳嗽；主气胜就病胸胁疼痛，舌僵难以说话。少阴司天，客气胜就患鼽嚏，颈项强，肩背发热，头痛，少气，发热，耳聋，目昏，甚则浮肿、血溢、疮疡，咳嗽气喘；主气胜就病心热烦躁，甚至胁痛胀满。太阴司天，客气胜就患头面浮肿，呼吸气喘；主气胜就病胸腹满，进食之后，精神错乱。少阳司天，客气胜就患丹疹发于皮肤，也许成为丹毒疮疡、呕逆、喉痛、头痛、咽肿、耳聋、血溢，内证是手足抽搐；主气胜就患胸满、咳嗽、仰息，甚至咳而有血，手热。 阳明司天，肃之气有余于内，就患咳嗽，衄血，嗌咽窒塞，心鬲中热，咳嗽不止，面白、血出不止者死。 太阳司天，客气胜就患胸中不快，流清涕，感寒则咳嗽；主气胜就病喉嗌中鸣响。

厥阴在泉，客气胜就患大关节不利，在内就发生痉挛强直抽搐，在外就发生动作不便的现象；主气胜就患筋骨摇动僵直，腰腹经常疼痛。 少阴在泉，客气胜就患腰痛，股、膝、髀、腨、胻、足等部位都不舒服，无规律地灼热而酸，浮肿不能久立，二便变色；主气胜就患逆气上冲，心痛发热，膈部诸痹都可出现，病发于胠胁，汗多不藏，四肢因之而致厥冷。 太阴在泉，客气胜，就发生足痿之病，下肢沉重，二便不正常，湿留下焦，就发为濡泻以及浮肿隐曲之疾；主气胜就会寒气上逆、痞满，饮食减少，甚至发生疝痛之病。 少阳在泉，客气胜就患腰腹痛，恶寒，甚至二便色白；主气胜就会热反上行而侵犯到心部、心痛发热，格拒于中，呕吐，其他各种症候与少阴在泉所致者相同。 阳明在泉，客气胜则清凉之气扰动于下，少腹坚满，屡次便泻；主气胜就患腰重腹痛，少腹部生寒气，在下大便溏泄，寒气逆于肠胃，上冲胸足，甚则气喘不能久立。 太阳在泉，寒复内余，就会腰骨、尾椎疼痛，屈伸不便，股、胫、足、膝中疼痛。

黄帝道：应该怎样治疗？

岐伯说：上冲的抑之使下，陷下的举之使升，有余的泻其实，不足的补其虚，再佐以有利的药物，调以恰当的饮食，使主客之气安泰，而适和其寒温。 客主同气的，是胜气偏甚，可逆而折之；若客主异气的，当视其偏强偏弱之气从而调之。

黄帝道：治寒用热，治热用寒，主客气相同的用逆治，相反的用从治，我已经知道了。 然而对于五行补泻的正味来说又是怎样的呢？

岐伯说：厥阴风木主气所致的，就用酸味泻之，用辛味补之；少

461

阴君火与少阳相火所致的，就用甘味泻之，用咸味补之；太阴湿土主气所致的，就用苦味泻之，用甘味补之；阳明燥金主气所致的，就用辛味泻之，用酸味补之，太阳寒水主气所致的，就用咸味泻之，用苦味补之。 厥阴客气为病，补用辛味，泻用酸味，发为甘味；少阴客气为病，补用咸味，泻用甘味，收用酸味；太阴客气为病，补用甘味，泻用苦味，缓用甘味；少阳客气为病，补用咸味，泻用甘味，软用咸味；阳明客气为病，补用酸味，泻用辛味，泄下用苦味；太阳客气为病，补用苦味，泻用咸味，坚用苦味，润用辛味。 这都是为了疏通腠理，引致津液，宣通阳气啊。

黄帝道：听说阴阳各有三，这是什么道理？

岐伯说：这是因为阴阳之气有多有少，它的性用也各不相同。

黄帝道：阳明是什么意思？

岐伯说：太阳、少阳二阳合明，所以称为阳明。

黄帝道：厥阴是什么意思？

岐伯说：太阴、少阴之气交尽，所以称为厥阴。

黄帝道：气有多少的不同，病有盛衰的不同，治法有应缓应急的不同，处方有大小的不同，希望听听划分它们的标准是什么？

岐伯说：邪气有高下之别，病有远近之分，症状表现，有在里在外之异，所以治法就需要有轻有重，总之，以药力达到病所为准则。《大要》说：君药一味、臣味二味，是奇方之法；君药二味，臣药四味，是偶方之法；君药二味，臣药三味，是奇方之法；君药三味，臣药六味，是偶方之法。 病在近所用奇方，病在远所用偶方；发汗之剂不用偶方，攻下之剂不用奇方；补上部、治上部的方制宜缓，补下部、治下部的方制宜急；气味迅急的药物其味多厚，性缓的药物其味多薄，方制用药要恰到病处，就是指此而言。 如果病所远，而在中道药的气味就已缺乏，就当考虑食前或食后服药，以使药力达到病所，不要违反这个规定。 所以平调病气的规律是：如病所近，不论用奇方或偶方，其制方服量要小；如病所远，不论用奇方或偶方，其制方服量要大。 方制大的，是药的味数少而量重；方制小的，是药的味数多而量轻。 味数多的可至九味，味数少的仅用到二味。 用奇方而病不去，就用偶方，这叫做重方；用偶方而病仍不去，就用反佐之药以顺其病情来治疗，这就属于反用寒、热、温、凉的药来治疗了。

黄帝道：病生于本的，我已经知道了。 病生于标的怎样治疗呢？

岐伯说：与本病相反的，就可知道这是标病。 在治疗时不从本病着眼，那就明白了治标的方法。

黄帝道：六气的胜气，怎样观察呢？

岐伯说：这要趁六气到来的时候观察。 清肃之气大来，是燥气之胜，燥胜则风木受邪，肝病就发生了。 热气大来，是火气之胜，火偏胜则金燥受邪，肺病就发生了。 寒气大来，是水气之胜，水偏胜则火热受邪，心病就发生了。 湿气大来，是土气之胜，土偏胜则寒水受邪，肾病就发生了。 风气大来，是木气之胜，木胜则土湿受邪，脾病就发生了。 这些都是所谓感邪而生病的。 如果正当岁气不足之年，则邪气更甚；如主时之气不和也使邪气更甚；遇月廓空的时候也使邪气更甚。 以上三种情况，若再感受邪气，病就很危险了。 凡是有了胜气，相继而来的必定是报复之气。

黄帝道：与六气相应的脉象怎样呢？

岐伯说：厥阴之气到来，其脉就应表现为弦；少阴之气到来，其脉应表现为钩；太阴之气到来，其脉应表现为沉；少阳之气到来，其脉应表现为大而浮；阳明之气到来，其脉应表现为短而清；太阳之气到来，其脉应表现为大而长。 气至而脉和是平人，气至而脉应太盛的是病，气至而脉相反的是病，气至而脉不至的是病，气未至而脉已至的是病，若阴阳之气变易而脉象交错的就很危险了。

黄帝道：六气的标本，变化所从不同，是什么原因？

岐伯说：六气有从本化的，有从标本的，有不从标本的。

黄帝道：我希望彻底了解这个道理。

岐伯说：少阳太阴从本化，少阴太阳既从本又从标，阳明厥阴不从标本而从其中气。从本的，是因为病邪生于本气。从标从本的，是因为病的发生有从本的，也有从标的。从中气的，是因为病的发生基于中气。

黄帝道：脉相从而病相反的，怎样诊断呢？

岐伯说：脉至与症状相一致，但按之不鼓击而无力的，这就不是真正阳病，各种阳证阳脉都是这样。

黄帝道：凡是阴证而相反的，其脉象怎样？

岐伯说：脉至与病症相一致，但按之鼓指而极盛的，这就不是真正的阴病。

所以各种疾病的起始，有发生于本气的，有发生于标气的，有发生于中气的。在治疗上有治其本气而得愈的，有治其标气而得愈的，有治其中气而得愈的，也有标气本气兼治而得愈的。有逆其势而治愈的，有从其情而治愈的。逆，是逆病之情，在治疗上是正治顺治，若顺治表面虽似顺，其实却是逆。所以说知道标与本，在临证时，就能没有危害，明白逆治顺治的道理，就能适当施行治疗而没有漏洞，就是这个意思。不知道这些道理，就不能谈诊断，却足以扰乱经气。所以《大要》上说：庸医沾沾自喜，以为所有病症都已知道了，但一结合临证，他谈论热证尚未终了，寒病征象又开始显出来了，他不了解同是一气而所生病变不同，于是心中迷惑，诊断不清，扰乱了经气，就是这个意思。

标本的道理，简要而应用极广，从小可以及大，通过一个例子可以明白一切病的变化。所以明白了标与本，就容易治疗而不会发生损害；观察属本还是属标，就可使病气调和。明确懂得六气胜复的道理，就可以作为一般医生的榜样，同时对于天地变化之道也就彻底了解了。

黄帝道：胜气复气的变动，有早有晚是怎样的情况？

岐伯说：所谓胜气，胜气到来时人已经病了，而病气蓄积的时候，复气就已经萌发了。那复气，在胜气终了时它乘机而起，得其时位，就会加剧。胜气有轻有重，复气有少有多，胜气平和，复气也就平和，胜气虚，复气也虚，这是天气变化的常规。

黄帝道：胜复的发作，有时并不恰合它的时位，有的后于时位而来，这是什么缘故？

岐伯说：这是因为六气的发生变化，都有衰和盛的不同。寒暑温凉盛衰的作用，表现就在四维。所以阳气的发动，开始于温暖而极盛于暑热，阴气的发动，开始于清凉而极盛于寒冽，春夏秋冬的气候，各有差别。所以《大要》上说：春天的温暖，发展而为夏天的暑热，秋天的清肃，发展而为冬天的凛冽。谨慎按照四维的变化，侦察其气候的回归，这样，可以见到气的终了，可以知道气的开始。就是这个意思。

黄帝道：四时气候的变迁，它的差别有常数吗？

岐伯说：大概是三十天的光景。

黄帝道：那么在脉上有什么反应呢？

岐伯说：脉搏的变化与正常的相同，只不过在判断时，将所差的时数去掉罢了。《脉要》说：春脉毫无沉象，夏脉毫无弦象，秋脉毫无数象，冬天毫无涩象，叫做四时之气闭塞。沉而太过的是病脉，弦而太过的是病脉，数而太过的是病脉，涩而太过的是病脉，脉气乱而参差的是病脉，气已去而脉复见的是病脉，气未去而脉先去的是病脉，气去而脉不去的是病脉，脉与气相反的是死脉。所以说四时之气相互联系，各有所守，各有所司，就像秤砣与秤杆一样，缺一不可。阴阳之气，清静时就会生化安宁，变动时就会产生疾病，说的就是这个意思。

黄帝道：什么是幽明？

岐伯说：两阴之气都尽就称作幽；两阳之气相合就称为明，幽明的配合，成为寒暑的不同。

黄帝道：分至是什么原因？

岐伯说：气来叫做至，气分叫做分，夏至与冬至，气候与季节完全一致，分别为阳热盛和阴寒盛；春分与秋分时令，为气候变化时，前者由温转热，后者由凉转寒。因此说，气至之时其气是相同的，气分之时其气是不相同的，这就是天地的一般规律。

黄帝道：夫子你说春秋之气开始于前，冬夏之气开始于后，这我已经知道了。但是六气往复运动，主岁之气又变换无常，其补泻的方法应怎样？

岐伯说：司天在泉，上下都有所主，应该随其所利而用补泻，考虑适宜的药物就是治疗的要点。左右间气的治法与此相同。《大要》说：少阳主岁，先用甘药，后用咸药；阳明主岁，先用辛药，后用酸药；太阳主岁，先用咸药，后用苦药；厥阴主岁，先用酸药，后用辛药；少阴主岁，先用甘药，后用咸药；太阴主气，先用苦药，后用甘药。辅以有利的药物，资助其生化之机，这样就算是适合了六气。

黄帝道：大凡各种疾病，都生于风、寒、暑、湿、燥、火六气的化与变，医书里说，盛就应该泻，虚就应该补。我把这些方法，教给医生，而医生运用后还不能收到十全的效果。我想使这些重要的理论得到普遍的运用，能够收到桴鼓相应的效果，好像拔除棘刺、洗雪污浊一样，使一般医生能够达到工巧神圣的程度，可以讲给我听吗？

岐伯说：仔细观察疾病的机理，不违背调和六气的原则，就可以达到这个目的。

黄帝道：希望听您说说病机是什么？

岐伯说：凡是风病而发生的颤动眩晕，都属于肝；凡是寒病而发生的筋脉拘急，都属于肾；凡是气病而发生的烦满郁闷，都属于肺；凡是湿病而发生的浮肿胀满，都属于脾；凡是热病而发生的视物昏花，肢体抽搐，都属于火；凡是疼痛、搔痒、疮疡，都属于心；凡是厥逆，二便不通或失禁，都属于下焦；凡是患喘逆呕吐，都属于上焦；凡是口噤不开，寒战、口齿叩击，都属于火；凡是痉病颈项强急，都属于湿；凡是气逆上冲，都属于火；凡是胀满腹大，都属于热；凡是躁动不安，发狂而举动失常的，都属于火；凡是突然发生强直的症状，都是属于风邪；凡是病而有声（如肠鸣），在触诊时，发现如鼓音的，都属于热；凡是浮肿、疼痛、酸楚，惊骇不安，都属于火；凡是转筋挛急，排出的水液浑浊，都属于热；凡是排出的水液感觉清亮、寒冷，都属于寒；凡是呕吐酸水，或者突然急泄而有窘迫的感觉，都属于热。 所以《大要》说，要谨慎地注意病机，了解各种症状的所属，有五行之邪要加以推求，没有五行之气也要加以推求，如果是盛要看为什么盛，如果是虚要看为什么虚。 一定得先分析五气中何气所胜，五脏中何脏受病，疏通其血气，使其调和畅达，而归于和平，这就是所谓疾病的机理。

黄帝道：药物五味、阴阳的作用是怎样的？

岐伯说：辛、甘味的药性是发散的，属阳；酸、苦味的药性是涌泄的，属于阴；咸味的药性也是涌泄的，所以属阴，淡味的药性是渗泄的，所以也属阳；这六种性味的药物，其作用有的是收敛，有的是发散，有的是缓和，有的是迅急，有的是干燥，有的是濡润，有的是柔软，有的是坚实，要根据它们的不同作用来使用，从而调和其气，使之归于和平。

黄帝道：有的病不是调气所能治好的，应该怎样治疗？有毒的药和无毒的药，哪种先用，哪种后用，希望听听这些道理。

岐伯说：用有毒的药，或用无毒的药，要以能治病为准则，然后根据病情来制定剂量的大小。

黄帝道：请你讲讲方制。

岐伯说：君药一味，臣药二味，这是小剂的组成；君药一味，臣药三味，佐药五味，这是中剂的组成；君药一味，臣药三味，佐药九味，这是大剂的组成。 病属于寒的，要用热药；病属于热的，要用寒药。 病轻的，就逆着病情来治疗；病重的，就顺着病情来治疗。 病邪坚实的，就削弱它。 病邪停留在体内的，就驱除它，病属劳倦所至的，就温养它。 病属气血郁结的，就加以舒散，病邪滞留的，就加以攻逐。 病属枯燥的，就加以滋润。 病属急剧的，就加以缓解，病属气血耗散的，就加以收敛。 病属虚损的，就加以补益。 病属安逸停滞的，要使其畅通。 病属惊怯的，要使之平静。 或升或降，或用按摩，或用洗浴，或迫邪外出，或截邪发作，或用开泄，或用发散，都以适合病情为好。

黄帝道：什么叫做逆从？

岐伯说：逆就是正治法，从就是反治法，所用从治药的应多应少，要观察病情来确定。

黄帝道：反治怎么讲呢？

岐伯说：就是"热因热用，寒因寒用，塞因塞用，通因通用"，要制伏其主病，但必先找出致病的原因。 反治之法，开始时药性与病情之寒热似乎相同，但是它所得的结果却并不相同，可以用来破除积滞，可以用来消散坚块，可以用来调和气血，可使疾病得到痊愈。

黄帝道：有六气调和而得病的，应怎样治？

岐伯说：或用逆治，或用从治，或主药逆治而佐药从治，或主药从治而佐药逆治，疏通气机，使之调和，这是治疗的正法。

黄帝道：病有内外相互影响的，怎样治疗？

岐伯说：病从内生而后至于外的，应先调治其内；病从外生而后至于内的，应先调治其外；病从内生，影响到外部而偏重于外部的，先调治它的内部，而后治其外部；病从外生，影响到内部而偏重于内部的，先调治它的外部然后调治它的内部；既不从内，又不从外，内外没有联系的，就治疗它的主要病症。

黄帝道：讲得好！火热之气来复，就使人恶寒发热，好像疟疾的症状，有的一天一发，有的间隔数天一发，这是什么缘故？

岐伯说：这是胜复之气相遇的时候有多有少的缘故。 阴气多而阳气少，那么发作的间隔日数就长；阳气多而阴气少，那么发作的间隔日数就少。这是胜气与复气相互搏击，盛衰互为节制的道理。疟疾的原理也是这样。

黄帝道：论中曾说，治寒病用热药，治热病用寒药，医生不能废掉这个规矩而变更治法。但是有些热病服寒药而更热的，有些寒病服热药而更寒的，这寒热两种病俱生，反又引起新病，应该怎样治呢？

岐伯说：凡是用寒药而反热的，应该滋阴，用热药而反寒的，应该补阳，这就是求其属类的治法。

黄帝道：服寒药而反热，服热药而反寒，这是什么缘故？

岐伯说：只治其偏亢之气，所以有相反的结果。

黄帝道：有的不是治了偏亢之气也出现这种情况，是什么原因？

岐伯说：问得真详尽啊！这是不治偏嗜五味的一类。五味入胃以后，各归其所喜的脏器，所以酸味先入肝，苦味先入心，甘味先入脾，辛味先入肺，咸味先入肾，长期服用某一种味，就能增加相应内脏之气，这是五味入胃后所起气化作用的一般规律。脏气增长日久而形成过胜，这便是导致疾病的原因。

黄帝道：制方有君臣的分别，是什么道理呢？

岐伯说：主治疾病的药物就是君，辅佐君药的就是臣，供应臣药的就是使，不是上中下三品的意思。

黄帝道：三品是什么意思？

岐伯说：所谓三品，是用来说明药性有毒无毒的。

黄帝道：对病的内在外在都怎样治疗？

岐伯说：调治病气的方法，必须辨别阴阳，确定其属内属外，各按其病之所在，在内的治其内，在外的治其外，病轻的调理它，较重的平定它，病势盛的就攻夺它。或用发汗法，或用泻下法，这要分辨病邪的寒、热、温、凉，根据病气的所属使之定消退，应根据天时气候、人体体质、疾病性质采用适宜的方法。谨慎地遵守如上的法则，就会万治万全，使气血和平，确保天年。

著至教论篇第七十五

著至教论：著，明显，即陈明昭著之意；至教，圣人的遗训，也就是至真至确的道理。 故名"著至教论"。

黄帝坐明堂，召雷公而问之曰：子知医之道乎？

雷公对曰：诵而未能解，解而未能别，别而未能明，明而未能彰，足以治群僚，不足治侯王。愿得受树天之度，四时阴阳合之，别星辰与日月光，以彰经术，后世益明，上通神农，著至教疑于二皇。

帝曰：善。无失之，此皆阴阳表里上下雌雄相输应也，而道上知天文，下知地理，中知人事，可以长久，以教众庶，亦不疑殆，医道论篇，可传后世，可以为宝。

雷公曰：请受道，讽诵用解。

帝曰：子不闻《阴阳传》乎？

曰：不知。

曰：夫三阳天为业，上下无常，合而病至，偏害阴阳。

雷公曰：三阳莫当，请闻其解。

帝曰：三阳独至者，是三阳并至，并至如风雨，上为巅疾，下为漏病。外无期，内无正，不中经纪，诊无上下，以书别。

雷公曰：臣治疏愈，说意而已。

帝曰：三阳者，至阳也，积并则为惊，病起疾风，至如礔砺，九窍皆塞，阳气滂溢，干嗌喉塞，并于阴则上下无常，薄为肠澼。此谓三阳直心，坐不得起，卧者便身全，三阳之病。且以知天下，何以别阴阳，应四时，合之五行。

雷公曰：阳言不别，阴言不理，请起受解，以为至道。

帝曰：子若受传，不知合至道以惑师教，语子至道之要。病伤五脏，筋骨以消，子言不明不别，是世主学尽矣。肾且绝，惋惋日暮，从容不出，人事不殷。

【译文】

黄帝坐在明堂里，召来雷公问道：你懂得医道吗？

雷公回答说：我读了医书，但不能够解释；即使能够解释，也还不能分析清楚；即使能够分析，也还不能明白它的道理；即使明白了，在临证时也还不能一一去做。因此，我的医道，能够治同僚的疾病，却还不够格治疗侯王的疾患。我愿意听你讲授天地运动的法则，帮我搞清四时阴阳和星辰日月的奥妙，从而使医经之法得以发扬光大，愈到后世，愈加显明。这就与远古的神农一脉相承，实在是最卓越的教化，你的功德可以与二皇相媲美。

黄帝道：你说得好！这些就是和阴阳、表里、上下、雌雄相互联系相互感应的道理。就医道来讲，应该上通天文、下通地理、中通人事，才可以长久存在，用它来教导群众，也才不致产生什么疑惑。把这些医学道理著于书籍，传之后世，可以说是很宝贵的。

雷公说：请把这些医论传给我，以便我进一步诵读、理解。

黄帝道：你有没有听说过《阴阳传》这部书？

雷公说：没有。

黄帝道：三阳的危害是，当它们上下运行时不如按一般规律，就会使外部邪气与内部邪气相合而产生疾病，偏害阴阳的活动。

雷公说：三阳之气并至，不可阻挡，请您讲一讲这其中的道理。

黄帝道：三阳独至，就是三阳之气并至，其来的时候像风雨一样迅疾，侵犯到人体上部，就发生头顶疾病，侵犯到下部就发生二便失禁的病。它所引起的疾患，在外没有明显的征象可期，在内没有准则可据，即与一般疾病的变化规律不一致，所以诊断就无法肯定其病变部位属上属下，应根据《阴阳传》上的论述加以识别。

雷公说：我对于这类病，极少能治愈，请说明这其中的意义，以解除我的疑惑。

黄帝道：阳是至盛之阳，积聚一起，就发为惊骇，病起时如风一样的迅速，如霹雳一样的猛烈，九窍都为之闭塞，阳气盈溢于外，因而就咽干喉塞。如果并入于阴，就会上下失常，下迫于肠，发生肠澼。这是三阳之邪积并上冲心膈，影响经脉，就会使人坐下就不能起立，躺着也觉得身子沉重。以上虽然说的是三阳之病，但从而可进一步了解天与人的关系，以及如何区别阴阳，适应四时以及如何与五行相配合。

雷公说：你明白地说这些道理，我尚不能分别清楚，你隐约地讲，我就更不能领会了。让我站起来聆听您的讲解，以便更深地领会这一至深的道理。

黄帝道：你虽然受了老师的传授，但不知道领会其精神实质，因此对老师所教的还有疑惑。现在，我告诉你至道的要点吧。如果病邪伤人五脏，筋骨就会日渐消损。像你所说的那样不理不别，世上的医学至理就要失传了，例如肾脉将绝，就表现为心中愦闷，傍晚时更厉害，身体懒得不想出门，没有精神应酬人事。

示从容论篇第七十六

示从容论：示，展示；从容，古经篇名。本篇通过讨论，展示出《从容》篇的主要内容。明·马莳："从容，系古经篇名，见第二节。本篇揭示从容之意，故名篇。"清·高世栻："圣人治病，循法守度，援物比类，从容中道，常以此理示诸雷公，故曰示从容。"本篇内容，主要讨论了对疾病诊断的分析方法，举例说明肾、肺、脾病具体脉象、症状和治法事宜，以及"比类"法的运用和重要性，对临床实践有重要的指导意义，故名"示从容"。

黄帝燕坐，召雷公而问之曰：汝受术诵书者，若能览观杂学，及于比类，通合道理，为余言子所长。五脏六腑，胆胃大小肠脾胞膀胱，脑髓涕唾，哭泣悲哀，水所从行，此皆人之所生，治之过失，子务明之，可以十全，即不能知，为世所怨。

雷公曰：臣请诵《脉经·上下篇》甚众多矣，别异比类，犹未能以十全，又安足以明之。

帝曰：子别试通五脏之过，六腑之所不和，针石之败，毒药所宜，汤液滋味，具言其状，悉言以对，请问不知。

雷公曰：肝虚、肾虚、脾虚，皆令人体重烦冤，当投毒药刺灸砭石汤液，或已或不已，愿问其解。

帝曰：公何年之长而问之少，余真问以自谬也。吾问子窈冥，子言上下篇以对，何也？夫脾虚浮似肺，肾小浮似脾，肝急沉散似肾，此皆工之所时乱也，然从容得之。若夫三脏土木水参居，此童子之所知，问之何也？

雷公曰：于此有人，头痛筋挛骨重，怯然少气，哕噫腹满，时惊不嗜卧，此何脏之发也？脉浮而弦，切之石坚，不知其解，复问所以三脏者，以知其比类也。

帝曰：夫从容之谓也。夫年长则求之于腑，年少则求之于经，年壮则求之于脏。今子所言皆失，八风菀熟，五脏消烁，传邪相受。夫浮而弦者，是肾不足也。沉而石者，是，肾气内著也。怯然少气者，是水道不行，形气消索也。咳嗽烦冤者，是肾气之逆也。一人之气，病在一脏也。若言三脏俱行，不在法也。

雷公曰：于此有人，四支解堕，喘咳血泄，而愚诊之，以为伤肺，切脉浮大而紧，愚不敢治，粗工下砭石，病愈多出血，血止身轻，此何物也？

帝曰：子所能治，知亦众多，与此病失矣。譬以鸿飞，亦冲于天。夫圣人之治病，循法守度，援物比类，化之冥冥，循上及下，何必守经。今夫脉浮大虚者，是脾气之外绝，去胃外归阳明也。夫二火不胜三水，是以脉乱而无常也。四支解堕，此脾精之不行也。喘咳者，是水气并阳明也。血泄者，脉急血无所行也。若夫以为伤肺者，由失以狂也。不引比类，是知不明也。夫伤肺者，脾气不守，胃气不清，经气不为使，真脏坏决，经脉傍绝，五脏漏泄，不衄则呕，此二者不相类也。譬如天之无形，地之无理，白与黑相去远矣。是失吾过矣，以子知之，故不告子，明引比类《从容》，是以名曰诊轻，是谓至道也。

【译文】

黄帝悠闲地坐在那里，召来雷公问道：你学习医术，诵读医书，还能够博览群书，旁通杂学，达到了取类比象的地步，可以说把医学道理融会贯通了。那么，你对我说说个人心得吧。如五脏、六腑、胆、胃、大小肠、脾、胞、膀胱、脑髓、涕唾，哭泣、悲哀以及水液的运行，这些都是人体之所赖以生存的，在治疗时容易发生错误的，你务必明了这些道理，治疗才能够万无一失，如不能了解，就会在治疗时误诊而要为人们所抱怨。

雷公说：我读了《脉经·上下篇》的许多内容，却对取类比象不够了解，在治病上，更不能达到十拿九稳，又怎能说是完全明白呢？

黄帝道：那么你在《脉经·上下篇》之外，根据你所通晓的，试述一下五脏的病变，六腑的不和，针石的坏证，毒药的适宜，汤液的滋味等，要说得详尽一些。你就把自己所不了解的提出来问吧，我也会详尽地回答你。

雷公说：肝虚、肾虚、脾虚，都能使人身体沉重、心情烦闷，曾经用过毒药、刺灸、砭石、肠液进行治疗，可是有的有效，有的却无效，希望听听你对这个问题的解释。

黄帝道：你的年纪这样大，而听到的医理怎么这样肤浅呢？我提的问题，也可能不太适当。我问的是较深的医理，为什么你只是用《脉经·上下篇》的话来回答呢？那脾脉虚浮如同肺脉，肾脉小浮像脾脉，肝脉急沉而散像肾脉，这些都是一般医生常常会弄混搞错的。但是，只要安定从容，还是可以一一辨别出来的。脾肝肾三脏都在膈下，部位相近，这些小孩子都能知道，你为什么还要问呢？

雷公说：这里有个病人，头痛，筋脉拘挛，骨节沉重，怯弱气短，呕哕嗳气，腹部胀满，时常惊恐，不想睡觉，这是哪一脏所发的病？他的脉象是轻按如弦，重按坚硬如石，我不知道如何解释这种脉象，我再问三脏，就是为了知道怎样比类。

黄帝道：应该从容地进行分析。一般来说，对于年长人的病，应从六腑去探求；对于年少人的病，应从经络去探求；对于壮年人的病，应从五脏去探求。现在你仅从三脏之脉来说，那就错了。八风蕴结为热会损伤五脏的阴精。同时，病邪在体内流传就会引起各种病理变化。脉浮而弦，说明是肾气不足；重按而石坚，说明是肾气阳气不足而阴气停滞；怯弱气短，说明是水津不能输布，以致形气消散；咳嗽烦闷，则是肾气上逆的缘故。因此说，这个人的病状，其病变在于肾脏，如果认为肝脾肾三脏都有病，那是不合医经之法的。

雷公说：这有个病人，四肢怠惰无力，喘息咳嗽，便血。我去诊断，以为是伤肺，可是切其脉浮大而虚，我不敢贸然治疗。有个粗率的医生用砭石治疗，病人出血更多，待血止后，全身立感轻快，这是什么病呢？

黄帝道：你所能治和所知道的病，也是很多了，可是就此病来说，是你错了。　这就好像鸿雁有时也会飞到高空，那个粗率的医生不过是碰巧成功而已。　高明医生治病，则是遵循法度，引物比类，通过思考分析，随机应变的。　察上可以及下，何必拘守经脉；现在病人脉象见浮大而虚，是脾气注胃，以致津液独归于阳，二火制不住三水，所以脉就乱而无常了。　四肢懈惰无力，是脾精不能输布的关系。　喘息咳嗽，是水气并走阳明所造成。　大便出血，是经脉缩急，血不畅行而溢出脉外的缘故。　假如认为是伤肺，那错误在于太随意了。　不能引物比类，主要是认识还不够明确。　如果是伤肺的病，应当脾气虚弱，胃功能紊乱，经脉之气不能起前导作用反使肺脏虚损败坏，经脉失去布散精气的作用，五脏的精气漏泄，会导致鼻出血和皮下出血，或者呕血，绝不是便血。　这是伤肺伤脾两种病的不同之处。　两者的差别是很大的，这就好像天无常形、地无际涯一样。　又好比白的颜色与黑的颜色，相差得太大了。　你这次诊断的失败，也是我的过错。我以为你已经知道了，所以没告诉你，没有使你懂得引物比类或者说从容不迫这一法则，而这正是诊断方法的精髓，是最高明的理论啊！

疏五过论篇第七十七

疏五过论：疏，陈述；五过，五种过错。　正如明·吴昆所说："篇内论诊治五过，为工者宜疏远之，因以名篇。"

黄帝曰：呜呼远哉！闵闵乎若视深渊，若迎浮云，视深渊尚可测，迎浮云莫知其际。圣人之术，为万民式，论裁志意，必有法则，循经守数，按循医事，为万民副。故事有五过四德，汝知之乎？

雷公避席再拜曰：臣年幼小，蒙愚以惑，不闻五过与四德，比类形名，虚引其经，心无所对。

帝曰：凡未诊病者，必问尝贵后贱，虽不中邪，病从内生，名曰脱营。尝富后贫，名曰失精。五气留连，病有所并。医工诊之，不在脏腑，不变躯形，诊之而疑，不知病名。身体日减，气虚无精，病深无气，洒洒然时惊，病深者，以其外耗于卫，内夺于荣。良工所失，不知病情，此亦治之一过也。

凡欲诊病者，必问饮食居处，暴乐暴苦，始乐后苦，皆伤精气，精气竭绝，形体毁沮。暴怒伤阴，暴喜伤阳，厥气上行，满脉去形。愚医治之，不知补泻，不知病情，精华日脱，邪气乃并，此治之二过也。

善为脉者，必以比类奇恒，从容知之，为工而不知道，此诊之不足贵，此治之三过也。

诊有三常，必问贵贱，封君败伤，及欲侯王。故贵脱势，虽不中邪，精神内伤，身必败亡。始富后贫，虽不伤邪，皮焦筋屈，痿躄为挛。医不能严，不能动神，外为柔弱，乱至失常，病不能移，则医事不行，此治之四过也。

凡诊者，必知终始，有知余绪，切脉问名，当合男女。离绝菀结，忧恐喜怒，五脏空虚，血气离守，工不能知，何术之语。尝富大伤，斩筋绝脉，身体复行，令泽不息。故伤败结，留薄归阳，脓积寒炅。粗工治之，亟刺阴阳，身体解散，四支转筋，死日有期。医不能明，不问所发，唯言死日，亦为粗工，此治之五过也。

凡此五者，皆受术不通，人事不明也。故曰：圣人之治病也，必知天地阴阳，四时经纪，五脏六腑，雌雄表里，刺灸砭石，毒药所主，从容人事，以明经道，贵贱贫富，各异品理，问年少长，勇怯之理，审于分部，知病本始，八正九候，诊必副矣。

治病之道，气内为宝，循求其理，求之不得，过在表里。守数据治，无失俞理，能行此术，终身不殆。不知俞理，五脏菀熟，痈发六腑。诊病不审，是谓失常，谨守此治，与经相明，《上经》、《下经》，《揆度》、《阴阳》，《奇恒》、《五中》，决以明堂，审于终始，可以横行。

【译文】

黄帝道：哎呀，医道真是太深奥了！研究医学就好像探视深渊，又好像面对着天空的浮云。深渊还可以测量，而浮云就很难知道它的尽头了。圣人的医术，是众人的典范，他讨论决定医学上的认识，必须有一定的法则。只有遵守常规和法则，按照医学的原则治疗疾病，才能给众人谋福利。所以在医事上面有五过和四德的规定，这你知道吗？

雷公离开座位再拜说：我年岁幼小，愚笨而又糊涂，没有听到五过和四德的说法，只能够在疾病的表象和名称上进行比类，空洞地引用经文，而在心里是茫然无底的。

黄帝道：凡是在诊病的时候，必须询问病人的生活情况。如果是以前高贵而以后卑贱的，那么虽然不中外邪，疾病也会从内而生，这种病叫做"脱营"。如果是以前富裕而以后贫困因而发病的，这种病叫做"失精"。这两种病都是由于情志不舒，气血郁结，渐渐积累成病的。当医生诊察时，因病的部位不在脏腑，躯体形态也没有变化，所以往往发生疑惑，认不清是什么病。但病人身体是一天天消瘦，气虚清耗，待到病势加深，就会毫无气力，并且怕冷，时常惊恐不安。这种病所以会日渐加深，就是因为情志抑郁，在外耗损了卫气，在内劫夺了荣血的关系。粗工的疏忽，是不注意它的病情，随便处理，这在诊治上是第一种过失。

凡要诊察病人，一定得问他饮食起居的情况，精神上有没有突然的欢乐、突然的痛苦。原先是否享过福或受过罪，这些都能伤害精气，使精气衰竭，形体毁坏。暴怒会损伤阴气，暴喜会损伤阳气。阴阳有了伤害，厥逆之气就会上行而经脉张满，形体羸瘦。医术粗浅的医生，诊治这些疾病时，不知道应该补还是应该泻，也不了解病情，以致病人五脏精气一天天损耗，而邪气愈加盛实起来，这是诊治上的第二种过失。

善于诊脉的医生，必然要把病人的脉象进行分类归纳，用正常脉象与病人的脉象进行比较，这叫做别异比类，分析奇恒，从而能更细致地掌握病的变化规律。假如做个医生而不懂得这个道理，那他的诊治就没有什么值得称许了。这是诊治上的第三种过失。

诊病时，对于病人的贵贱、贫富、苦乐三种情况，必须先问清楚。譬如原来的王公贵族，一旦降职罢官，虽然不中外邪，而精神上先已受伤，身体一定要败坏，甚至死亡。如先是富有的人，一旦贫穷，虽没有外邪的伤害，也会发生皮毛枯焦，筋脉拘挛，甚至到双腿不能行走的地步。对这种病人，医生如不能认真对待，转变患者的精神意识，而仅是屈从病人之意，敷衍诊治，那么病患就不能去掉，当然也就谈不上什么疗效了。这是诊治上的第四种过失。

凡是诊治疾病，必须了解发病的全部过程，同时还要做到察本而能知末。在切脉问证的时候，应注意到男女性别的不同，以及生离死别，情怀郁结，惊恐喜怒忧惧等因素，这些都能使五脏空虚，血气难以恃守。如果医生不知道这些，还谈什么治疗方法！譬如有人曾受严重的伤，以致筋脉的荣养断绝，可是不注意休养，使津液不能滋生，所以形体伤败，气血停留在经脉局部，日久溃烂成脓而产生发热寒战等症状。粗率的医生治疗时，屡次刺其阴阳经脉，本来病人五气就虚，又被针刺消耗更多正气，结果使病人的身体日见消瘦，难于行动，四肢拘挛转筋，死期不远了。而医生不能明辨，不问发病原因，只能说出哪一天会死，这也是粗率的医生。这是诊治上的第五种过失。

以上所说的五种过失，都是由于所学的医术不通，又不懂得贵贱、贫富、苦乐的人事的缘故啊！所以说，有修养的医生诊治疾病，必须知道天地阴阳，四时经络、五脏六腑的相互关系，针灸、砭石、毒药所治疗的主要病症，比类人事的变迁，掌握诊治的常规。 贵贱贫富，品质标格各有不同。 问年龄的少长，分析个性的勇怯，再审查病的所属部分，就可以知道疾病的根本原因；然后参对八正的时节、九候的脉象，那么诊治就一定精确了。

治病的关键在于保护人的正气，这是最重要的，应首先从内气的荣卫运行来探求邪正变化的原因。 假如不能切中，那么过失就在于对表里关系的认识了。 治疗时，应该守数据治，不要搞错取穴的理法。能这样进行治疗，可以一生不发生医疗上的过错。 若不知取穴的理法，妄施刺灸，就会使五脏郁热，六腑发为痈疡。 诊病不能审慎，叫做失去常规。 守常规来治疗，自然就与经旨相合了。 《上经》、《下经》二书，都是研究揆度阴阳奇恒之道的。 五脏之病，表现于气色，取决于精明，能从望诊上了解病的终始，可以无往而不利。

徵四失论篇第七十八

徵四失论：徵，即惩，惩戒的意思；四失，指医生在临床中易出现的四种过失和毛病。 本篇主要讨论了临床中常犯四种过失和原因，目的在于以此作为临床的惩戒，故名。

黄帝在明堂，雷公侍坐。黄帝曰：夫子所通书受事众多矣，试言得失之意，所以得之，所以失之。

雷公对曰：循经受业，皆言十全，其时有过失者，请闻其事解也。

帝曰：子年少智未及邪？将言以杂合耶？夫经脉十二，络脉三百六十五，此皆人之所明知，工之所循用也。所以不十全者，精神不专，志意不理，外内相失，故时疑殆。

诊不知阴阳逆从之理，此治之一失矣。

受师不卒，妄作杂术，谬言为道，更名自功，妄用砭石，后遗身咎，此治之二失也。

不适贫富贵贱之居，坐之薄厚，形之寒温，不适饮食之宜，不别人之勇怯，不知比类，足以自乱，不足以自明，此治之三失也。

诊病不问其始，忧患饮食之失节，起居之过度，或伤于毒，不先言此，卒持寸口，何病能中，妄言作名，为粗所穷，此治之四失也。

是以世人之语者，驰千里之外，不明尺寸之论，诊无人事。治数之道，从容之葆，坐持寸口，诊不中五脉，百病所起，始以自怨，遗师其咎。是故治不能循理，弃术于市，妄治时愈，愚心自得。呜呼！窈窈冥冥，孰知其道？道之大者，拟于天地，配于四海，汝不知道之谕，受以明为晦。

【译文】

黄帝在明堂里，雷公在一旁侍坐。黄帝道：你读书受业已经多时了，试谈谈你对治病的成功与失败的看法，为什么能够治愈，为什么治不愈？

雷公回答说：我从学授业之时，大家都说遵循经典上的理论和先师传授的技术去诊疗疾病，就可以得到十全十美的治疗效果。但我这样做之后，还是有过失，希望听听其中的说法。

黄帝道：你是因为年轻，智力达不到呢，还是受了其他杂学的影响而无法分析判断？十二经脉，三百六十五络脉，这是人人都明白了解的，也是医工们所经常遵循应用的。之所以不能得到十全的疗效，是由于精神不能集中，思想上不加分析，又不能参合色脉，因此时常产生疑问和困难。 在诊治上，不懂得阴阳逆从的道理，这是治疗工作中的第一个失败原因。

从师学习尚未卒业，就盲目地搞起别的疗法，并夸大地说这是真理，或窃取前人成果而更其名目，以为己巧，乱用砭石，结果给自己造成了罪过，这是治疗工作中第二个失败原因。

不理解贫富贵贱所处的环境，土地的薄厚，形体的寒温，不理解饮食上应该吃些什么，不能区别性情的勇怯，不知道应用比类异同的方法进行分析。 像这样，足以使自己头脑混乱，而不能够使自己有清楚的认识。 这是治疗工作中第三个失败原因。

诊断疾病，不问病起于何时，是由于精神方面的刺激呢还是饮食方面的不节制、生活起居方面的无规律还是由于中毒？这些都没有问清楚，就贸然诊察病人的脉息，怎能诊断出什么病呢？信口胡说，杜撰病名，就会因粗枝大叶而使自己陷于困境，这是治疗工作中的第四个失败原因。

所以有的医生，说起话来，可以夸大到千里之外，却不明白尺肤和寸部的诊法，论治疾病，也不考虑人事。 关于"治数"的原则，必定冷静从容安缓才能得到，仅知诊察寸口的办法，不能精确地判断五脏之脉，也不会知道百病所起的原因，碰到医疗上的事故，开始自怨所学不精，继则归罪于老师传授得不好。 所以治病如果不能遵循理论，就开业行医，炫耀于市，任意乱治，偶尔有治好的，就夸耀己功。 唉！医学的道理是微妙高深的，有谁能够了解其中的道理！医学理论的远大，能和天地相比，能和四海相配，你不了解明白医理的重要，即使受到明白医理的传授，也会依然糊涂。

阴阳类论篇第七十九

阴阳类论：本篇论述三阴三阳的概念、脉象、病症及预后等，而阐发这些问题，都是用阴阳比类的方法讨论的，故名。

孟春始至，黄帝燕坐，临观八极，正八风之气，而问雷公曰：阴阳之类，经脉之道，五中所主，十可脏最贵？

雷公对曰：春甲乙青，中主肝，治七十二日，是脉之主时，臣以其脏最贵。

帝曰：却念《上下经》、《阴阳》、《从容》，子所言贵，最其下也。

雷公致斋七日，旦复侍坐。帝曰：三阳为经，二阳为维，一阳为游部，此知五脏终始。三阳为表，二阴为里，一阴至绝作朔晦，却具合以正其理。

雷公曰：受业未能明。

帝曰：所谓三阳者，太阳为经，三阳脉至手太阴，弦浮而不沉，决以度，察以心，合之《阴阳》之论。所谓二阳者，阳明也，至手太阴，弦而沉急不鼓，炅至以病皆死。一阳者，少阳也，至手太阴，上连人迎，弦急悬不绝，此少阳之病也，专阴则死。

三阴者，六经之所主也，交于太阴，伏鼓不浮，上空志心。二阴至肺，其气归膀胱，外连脾胃。一阴独至，经绝，气浮不鼓，钩而滑。

此六脉者，乍阴乍阳，交属相并，缪通五脏，合于阴阳，先至为主，后至为客。

雷公曰：臣悉尽意，受传经脉，颂得"从容"之道，以合《从容》，不知阴阳，不知雌雄。

帝曰：三阳为父，二阳为卫，一阳为纪。三阴为母，二阴为雌，一阴为独使。

二阳一阴，阳明主病，不胜一阴，脉耎而动，九窍皆沉。三阳一阴，太阳脉胜，一阴不能止，内乱五脏，外为惊骇。二阴二阳，病在肺，少阴脉沉，胜肺伤脾，外伤四支。二阴二阳皆交至，病在肾，骂詈妄行，巅疾为狂。二阴一阳，病出于肾，阴气客游于心，脘下空窍，堤闭塞不通，四支别离。一阴一阳代绝，此阴气至心，上下无常，出入不知，喉咽干燥，病在土脾。二阳三阴，至阴皆在，阴不过阳，阳气不能止阴，阴阳并绝，浮为血瘕，沉为脓胕。阴阳皆壮，下至阴阳，上合昭昭，下合冥冥，诊决死生之期，遂合岁首。

雷公曰：请问短期。

黄帝不应。雷公复问。

黄帝曰：在经论中。

雷公曰：请闻短期。

黄帝曰：冬三月之病，病合于阳者，至春正月脉有死徵，皆归出春。冬三月之病，在理已尽，草与柳叶皆杀，春阴阳皆绝，期在孟春。春三月之病，曰阳杀，阴阳皆绝，期在草干。夏三月之病，至阴不过十日，阴阳交，期在潃水。秋三月之病，三阳俱起，不治自已。阴阳交合者，立不能坐，坐不能起。三阳独至，期在石水。二阴独至，期在盛水。

【译文】

在立春的这一天，黄帝很安闲地坐着，靠近窗户观看着八方的远景，候察着八风所至的方向，向雷公问道：按照阴阳的分析方法和关于经脉的理论，以及五脏主时的规律，你认为哪一脏最重要？

雷公回答说：春季属甲乙木，其色青，在五脏中主肝，肝旺于春季七十二日，也是肝脉当令的时候，我认为肝脏是最重要的。

黄帝道：我依据上下经阴阳比类分析的理论来体会，你认为最重要的，实际上却是最次要的。

雷公斋戒了七天，这天清晨又在黄帝的一旁陪坐。 黄帝道：人体中三阳为经，二阳为纬，一阳为游部，从这就可了解五脏之气的运行终始。 三阴为表，二阴为里，一阴是阴气之最终，也是阳气的开始，有如朔晦的交界，这就明确无误地印证了阴阳的道理。

雷公说：我没有明白其中的意义。

黄帝道：所谓三阳是指太阳经。 如果太阳经脉气显现在手太阴寸口，呈现出弦浮不沉的脉角，就要用四时的规律来分析，用心里的智慧来体察，参合阴阳之论，以确知它的好坏。 所谓二阳，就是阳明经。 如果阳明经脉气出现在手太阴寸口，呈现出弦而沉急的脉象而没有鼓动之象，那么到火热大至之时就会死亡的。 一阳就是足少阳经。足少阳经的脉气也显现在手太阴寸口，上连人迎。 如见弦急并且悬而不绝，这是少阳经的病脉，如见有阴而无阳的脉象，就要死亡。

三阴为手太阴肺经，这是六经的主宰。 其气往来交会于寸口，如果脉象沉伏，应指有力但不轻浮，这是脾肺病变影响到心，使心气空虚而形成的。 二阴是少阴经，少阴经的经脉之气也显现在手太阴肺经的寸口部位，足少阴肾经和膀胱经互为表里，肾气影响着膀胱的气化排尿功能，同时还影响着脾胃的升降功能。 一阴是厥阴经，厥阴经的脉气也显现在于手太阴肺经的寸口部位。 正常的厥阴脉象应该是弦而软滑的，如果脉气浮散而经脉气虚，则不能出现弦长而滑的脉象。 以上六种脉象，忽然阴，忽然阳。互相交错，连属在一起，与五脏相贯通，与阴阳相应合。 先见于寸口的为主，后见于寸口的为客。

雷公说：我已经完全明白你的意思了。 以前您传授给我的经脉之学和我自己诵读到的从容之道，与您今天所讲的从容之法是一致的，但我还不了解其中阴阳雌雄的意义。

黄帝道：三阳相当于高尊的父亲，二阳相当于护卫，一阳相当于枢纽，三阴相当于善养育的母亲，二阴像雌性那样内守家中，一阴如使者一般交通着阴阳。

二阳一阴是阳明主病。二阳不胜一阴，阳明脉软不动，九窍之气就要沉滞而不通利。三阳一阴为病，表现为太阳脉胜，一阴之气不能制止寒水，因而内乱五脏，外现惊骇。二阴二阳则病在肺，少阴脉沉，少阴之气在内伤肺脾，在外伤及四肢。二阴二阳交互为患，其病在肾。它表现的症状，是随意骂人，巅疾狂乱。二阴一阳，其病出于肾，阴气上逆心胞，下控少腹膀胱，以致闭塞不通，四肢就像分开一样失去正常的功能。一阴一阳软弱已极，这是厥阴之气上至于心所发生的病变。或上或下，而无定处，饮食无味，二便不能控制，咽喉干燥，其病在脾。二阳三阴为病，至阴脾脏也在内，阴气不能超越阳，阳气也不能约束阴，如阴阳互相隔绝了，那么阳浮于外时就会内成血瘕，阴沉于卫时就会外成脓烂。如阴阳之气都盛壮，则病变趋向于下，在男子则阳道生病，女子则阴器生病。上配合天，下配合地，必以阴阳之理，诊断病者死生之期，就要合计一岁之中何气是为岁首。

雷公说：请问有的疾病，怎么在极短时期内便能死亡？黄帝没有回答。雷公又问了一次，黄帝才说道：这在古医经里有说明。

雷公又说：请问怎样可以知道有些疾病在极短时期内就会死亡？

黄帝道：冬季三月的病，如属于阳盛，到春季正月而脉有死的征象，就大都死在春天。冬季三月的病，在天人之理来讲，势已将尽，草和柳叶都枯死了，阴阳之气都绝，所以死期就在正月。春季三月的病，名叫"阳杀"。阴阳之气都绝，死期在秋天草枯的时候。夏季三月的病，如不愈而又与至阴相交会的，那么死期不过十日；若脉见阴阳交错的，则死期当在初冬结薄冰的时候。秋季三月的病，如果三阴都见起色，不给治疗也会痊愈的。若是阴阳错合而产生的病，使人只能站立而不能坐下，一旦坐下就不能起来了；若三阳脉并至，独阳无阴，那么死期当在冰如坚石的时候。 三阴脉并至，独阴无阳，死期当在夏天雨季。

方盛衰论篇第八十

方盛衰论：方，是诊断的意思；盛衰，是指阴阳气血的多少。 阴阳气血多少是诊断盛衰的主要依据，而气血的盛衰则必须通过一定的方法才能诊断出来。 本篇主要讨论辨别人身阴阳之气的多少和逆从，以及五诊十度到诊断必须全面掌握情况，加以综合分析，切不可片面武断，故名"方盛衰论"。

雷公请问：气之多少，何者为逆？ 何者为从？

黄帝答曰：阳从左，阴从右，老从上，少从下，是以春夏归阳为生，归秋冬为死，反之，则归秋冬为生，是以气多少，逆皆为厥。

问曰：有余者厥耶？

答曰：一上不下，寒厥到膝，少者秋冬死，老者秋冬生。气上不下，头痛巅疾，求阳不得，求阴不审，五部隔无征，若居旷野，若伏空室，绵绵乎属不满日。是以少气之厥，令人妄梦，其极至迷。三阳绝，三阴微，是为少气。是以肺气虚则使人梦见白物，见人斩血藉藉，得其时则梦见兵战。肾气虚则使人梦见舟船溺人，得其时则梦伏水中，若有畏恐。肝气虚则梦见菌香生草，得其时则梦伏树下不敢起。心气虚则梦救火阳物，得其时则梦燔灼。脾气虚则梦饮食不足，得其时则梦筑垣盖屋。此皆五脏气虚，阳气有余，阴气不足，合之五诊，调之阴阳，以在《经脉》。

诊有十度，度人脉度、脏度、肉度、筋度、俞度。阴阳气尽，人病自具。脉动无常，散阴颇阳，脉脱不具，诊无常行，诊必上下，度民君卿，受师不卒，使术不明，不察逆从，是为妄行，持雌失雄，弃阴附阳，不知并合，诊故不明，传之后世，反论自章。

至阴虚，天气绝；至阳盛，地气不足。阴阳并交，至人之所行。阴阳并交者，阳气先至，阴气后至。是以圣人持诊之道，先后阴阳而持之，《奇恒》之势乃六十首，诊合微主事，追阴阳之变，章五中之情，其中之论，取虚实之要，定五度之事，知此乃足以诊。是以切阴不得阳，诊消亡，得阳不得阴，守学不湛，知左不知右，知右不知左，知上不知下，知先不知后，故治不久。知丑知善，知病知不病，知高知下，知坐知起，知行知止，用之有纪，诊道乃具，万世不殆。

起所有余，知所不足，度事上下，脉事因格。是以形弱气虚死；形气有余，脉气不足死；脉气有余，形气不足生。是以诊有大方，坐起有常，出入有行，以转神明，必清必净，上观下观，司八正邪，别五中部，按脉动静，循尺滑涩，寒温之意，视其大小，合之病能，逆从以得，复知病名，诊可十全，不失人情，故诊之或视息视意，故不失条理，道甚明察，故能长久。不知此道，失经绝理，亡言妄期，此谓失道。

【译文】

雷公问：气的盛衰，怎么样的算是逆，怎么样的算是顺？

黄帝答道：阳气从左而右；阴气从右而左；老年之气从上而下；少年之气从下而上。 所以阳归春夏则为顺、为生，阳归秋冬则为逆、为死。 反过来说，阴归秋冬则为顺、为生，阴归春夏则为逆、为死。所以不论气盛气衰，只要不顺就都会成为厥症。

雷公又问道：气有余也能成厥吗？

黄帝答道：阳气一味上行而不下，那么足部会厥冷到膝，如果是年少的，在秋冬见到这样症状就会死，但是，年老的在秋冬却可生；阳气上而不下，会发为头痛或巅顶疾患，这种厥症，说它属阳，找不出阳热，说它属阴，辨不清阴寒，五脏部分又隔得远，没有显著形症可作验证。病人好像置身旷野，又像伏居空室，细微的东西，就算全神贯注去看，也看不清楚。

所以气虚的厥，会使人胡乱做梦，达到极端，则梦多离奇迷乱。三阳脉气悬绝肺气虚，就会梦见白色东西，或梦见有人被杀流血、尸体交横；当金旺的时候，就会梦见战争。肾气虚就会梦见舟船淹死人；当水旺的时候，就会梦见自己潜伏在水里，好像遇到很害怕的事。肝气虚就会梦见菌香草木；当木旺的时候，就会梦见伏在树下不敢起来。心气虚就会梦见救火和见到雷电；当火旺的时候，就会梦见大火燔烧。脾气虚就会梦见饮食不够充足；在其当旺的时候，就会梦见筑墙盖房。这些都是五脏气虚，六腑的阳气有余，五脏的阴气不足，阴虚阳亢，所以才魂梦纷乱。此时，应该结合五脏病受可能出现的其他症状来调整病人的阴阳，审察十二经脉而加以治疗。

诊法有五度可用来衡量病人，那就是度脉度、脏度、肉度、筋度、俞度的阴阳虚实。如果诊法上彻底掌握了阴阳的原则，对病情就可以得到全面了解。脉息之动本无常规，或散阴，或偏阳，或搏动并不明显，所以诊法也没有固定的常规。诊时必须兼取病人的地位高上，又必考虑病人体志的好坏，形志的苦乐。如果从师不能卒业，医术没能达到高明地步，临症不能辨别顺逆，不是补阴伐阳，就是补阳耗阴。不知道阴阳平衡的道理，在诊断上就不会明确，这样的诊断方法，传给后人，就一定会使自己违背古训的缺点错误暴露得很清楚。

至阴虚，则阳气绝而不降；至阳盛，则阴气微而不升；能使阴阳融合交通，这是有修养医生的养生之道。阴阳之气融合交通，是阳气

489

先至，阴气后至。 所以高明医生的治病，诊脉要掌握阴阳的先后，参考奇恒之势六十首，综合从各种细微诊察所得的情况，推究阴阳的变化，清楚地了解五脏的病情，参合其中的原则，和虚实的纲要，再用五度加以判断。 知道了这些，才可以诊病。 所以只了解其阴而不能了解其阳，这是没有诊法；只了解其阳而不能了解其阴，说明所学的医道，是不深的。 知左而不知其右，知右而不知其左，知上而不知其下，知先而不知其后，这种治疗就不能长久。 既要了解不好的，也要了解好的；既了解有病的，也要了解无病的；既了解高，也了解下；既了解坐，也了解起；既了解行，也了解止。 这样就能做到有条不紊，诊法才算全备，而永远不会出差错了。

举其有余的一面，就得知道其不足的一面；考虑到病人的上下各部，诊脉就可穷究其理。 例如形弱气虚的，主死；形气太盛，脉气不足的，也主死；脉气太盛，形气不足的，主生。 所以诊病有一定的大法，医生应该坐起有准则，举动有规律，头脑灵活，而且一定冷静地上下观察，来分别四时八节，观察邪气中于五脏的何部；按其脉息的动静，循摸尺肤滑涩寒温的概况；视其大小便的变化，参合病态，从而知道是逆是顺，就可以知道病名了，这样诊视疾病、可以十不失一，也不会违背人情。 所以诊病的时候，或察其呼吸，或看其精神，都能不失去条理。 医理极高明了，自然长久不出事故。 假如不知道这些，违反了原则和原理，乱谈病情，乱下结论，这叫做违反规律。

解精微论篇第八十一

解精微论：解，释也；精微，精粹微妙之意。 本篇主要阐述了哭泣涕泪的产生与精神情感、水火阴阳的关系。 哭泣而流涕泪，其现象虽然普遍，其原理却精细微妙，故名"解精微论"。

黄帝在明堂，雷公请曰：臣授业传之，行教以经论，从容形法，阴阳刺灸，汤药所滋。行治有贤不肖，未必能十全。若先言悲哀喜怒，燥湿寒暑，阴阳妇女，请问其所以然者，卑贱富贵，人之形体所从，群下通使，临事以适道术，谨闻命矣。请问有龟愚仆漏之间，不在经者，欲闻其状。

帝曰：大矣。

公请问：哭泣而不出者，若出而少涕，其故何也？

帝曰：在经有也。

复问：不知水所从生，涕所从出也。

帝曰：若问此者，无益于治也，工之所知，道之所生也。夫心者，五脏之专精也。目者其窍也，华色者其荣也，是以人有德也，则气和于目，有亡，忧知于色。是以悲哀则泣下，泣下水所由生。水宗者积水也，积水者至阴也，至阴者肾之精也。宗精之水所以不出者，是精持之也，辅之裹之，故水不行也。夫水之精为志，火之精为神，水火相感，神志俱悲，是以目之水生也。

故谚言曰：心悲名曰志悲。志与心精，共凑于目也。是以俱悲则神气传于心精，上不传于志而志独悲，故泣出也。泣涕者脑也，脑者阴也，髓者骨之充也，故脑渗为涕。志者骨之主也，是以水流而涕从之者，其行类也。夫涕之与泣者，譬如人之兄弟，急则俱死，生则俱生，其志以早悲，是以涕泣俱出而横行也。夫人涕泣俱出而相从者，所属之类也。

雷公曰：大矣。请问人哭泣而泪不出者，若出而少，涕不从之何也？

帝曰：夫泣不出者，哭不悲也。不泣者，神不慈也。神不慈则志不悲，阴阳相持，泣安能独来。夫志悲者惋，惋则冲阴，冲阴则志去目，志去则神不守精，精神去目，涕泣出也。且子独不诵不念夫经言乎？厥则目无所见。夫人厥则阳气并于上，阴气并于下。阳并于上，则火独光也；阴并于下，则足寒，足寒则胀也。夫一水不胜五火，故目眦盲。是以冲风，泣下而不止。夫风之中目也，阳气内守于精，是火气燔目，故见风则泣下也。有以比之，夫火疾风生乃能雨，此之类也。

【译文】

黄帝在明堂，雷公问道：我接受了你传给我的医道，再教给别人，都根据经典所论的内容。如从容，形法，阴阳，刺灸，汤液，药滋等。可是在治疗上，有时收效好，有时没有收效，未必能够十不失一。我先教给学生悲哀喜怒、燥湿寒暑、阴阳妇女等方面的问题，然后再询问他们为什么会这样。至于病人的贫贱富贵和人的形体等方面的情况，都结合在临症实践中指导他们，以适应医学的理论。这些都听你讲过了。现在我还有愚妄简陋的问题，在经典里找不到，希望听听它的情况。

黄帝道：你谈得真重要。

雷公问道：哭泣而鼻涕眼泪皆出，或泪出而很少有鼻涕的，这是什么缘故？

黄帝道：这在医经里有记载。

雷公又问：我不知道眼泪是怎样产生，鼻涕是从哪里出来的。黄帝道：你问这些问题，对治疗虽没有益处，但是医生应该知道，因为它也是医理的所在。心脏是五脏和人身的主宰，两目是它的通窍，（面部的）光华色泽是它的外在表现，所以人有得意的事，则神气集中在两目，假如有失意的事，就表现出忧郁之色。所以悲哀就会哭泣，泣下的泪是水所产生的。水的来源，是体内积存的水液，而积存水液的，是至阴，至阴就是肾脏之精。来源于阴精的水液，平时所以不致流出，是受着肾脏的约制，肾中之阴精固摄着它、藏裹着它，所以泪水不致自流。 水的精气是志，火的精气是神，水火相互交感，神志都感到悲哀，因而泪水就流出来了。 所以俗语说，心悲叫做志悲。 因为肾志与心精，同时聚合于目。 所以心肾俱悲，神气就传到心精，而不下传于肾志，肾志独悲，水失去了精的约制，所以泪水就流出来了。 鼻涕属于脑，脑属阳，髓是要充满骨空的，所以脑髓渗漏而成涕。 肾志是骨的主宰，所以泪水流出而鼻涕也随着出来，这是因为涕、泪是同类的关系。 涕和泪，好像兄弟一样，危急则同死，生乐则共存。 如果肾志有了悲哀，那么涕、泪就会一起涌出。 涕泪所以俱出而相随，是由于涕泪同属于水的缘故。

雷公说：您讲的道理真是博大啊。 请问有人哭泣而哭不出来的，或泪少而且涕不随出的，这是什么道理？

黄帝道：哭而不出眼泪的，是内心里并不悲伤；不哭是心神没有感动，神不感动，志就不悲伤，阴阳相持而不能相互交感，眼泪怎么能流出来呢？ 假如志悲，就会有凄惨之意；志意凄惨，就会冲动阴气；阴气受到了冲动，肾志就会离开眼睛；肾志离开了眼睛，就会神不守精。 如果精和神都离开了眼睛，泪和鼻涕就会一起流出来了。

再说，你难道没有读过医经上的话吗？ 医经上说，厥则眼睛一无所见。 人有了厥证，阳气聚在上部，阴气聚在下部。 阳聚于上，则上部阳亢，阴聚于下则足冷，因而发生胀满。 一水不胜两火，所以眼睛就看不见东西了。

迎风流泪不止，是因风邪中于目造成的，阳气下守于精，遇风吹后，如同火势被风吹更加旺盛一样，所以见风就会流泪了。 打个比方说，与自然界中的急风生才能下雨这种情况是类似的。

下篇　黄帝内经·灵枢

九针十二原第一

九针十二原：九针，指九种针具；十二原，即人体的十二要穴，是脏腑之气输注于体表的所在，也是治疗脏腑相关疾患的十二个要穴，故名篇。

黄帝问于岐伯曰：余子万民，养百姓，而收其租税。余哀其不给，而属有疾病。余欲勿使被毒药，无用砭石，欲以微针通其经脉，调其血气，营其逆顺出入之会。令可传于后世，必明为之法。令终而不灭，久而不绝，易用难忘，为之经纪。异其章，别其表里，为之终始。令各有形，先立针经。愿闻其情。

岐伯答曰：臣请推而次之，令有纲纪，始于一，终于九焉。请言其道。小针之要，易陈而难入，粗守形，上守神，神乎，神客在门，未睹其疾，恶知其原。

刺之微，在速迟，粗守关，上守机，机之动，不离其空，空中之机，清静而微，其来不可逢，其往不可追。知机之道者，不可挂以发，不知机道，叩之不发，知其往来，要与之期，粗之闇乎，妙哉工独有之。

往者为逆，来者为顺，明知逆顺，正行无问。逆而夺之，恶得无虚，追而济之，恶得无实，迎之随之，以意和之，针道毕矣。

凡用针者，虚则实之，满则泄之，宛陈则除之，邪胜则虚之。

《大要》曰：徐而疾则实，疾而徐则虚。言实与虚，若有若无，察后与先，若存若亡，为虚与实，若得若失。

虚实之要，九针最妙，补泻之时，以针为之。泻曰：必持内之，放而出之，排阳得针，邪气得泄。按而引针，是谓内温，血不得散，气不得出也。补曰随之，随之意若妄之，若行若按，如蚊虻止，如留如还，去如弦绝，令左属右，其气故止，外门已闭，中气乃实，必无留血，急取诛之。

持针之道，坚者为宝，正指直刺，无针左右，神在秋毫，属意病者，审视血脉者，刺之无殆。方刺之时，必在悬阳，及与两卫，神属勿去，知病存亡。血脉者，在腧横居，视之独澄，切之独坚。

九针之名，各不同形：一曰镵针，长一寸六分；二曰员针，长一寸六分；三曰鍉针，长三寸半；四曰锋针，长一寸六分；五曰铍针，长四寸，广二分半；六曰员利针，长一寸六分；七曰毫针，长三寸六分；八曰长针，长七寸；九曰大针，长四寸。镵针者，头大末锐，去泻阳气。员针者，针如卵形，揩摩分间，不得伤肌肉，以泻分气。鍉针者，锋如黍粟之锐，主按脉勿陷，以致其气。锋针者，刃三隅，以发痼疾，铍针者，末如剑锋，以取大脓。员利针者，大如牦，且员且锐，中身微大，以取暴气。毫针者，尖如蚊虻喙，静以徐往，微以久留之而养，以取痛痹。长针者，锋利身薄，可以取远痹。大针者，尖如梃，其锋微员，以泻机关之水也。九针毕矣。

夫气之在脉也，邪气在上，浊气在中，清气在下。故针陷脉则邪气出，针中脉则浊气出，针太深则邪气反沉，病益。故曰：皮肉筋脉各有所处，病各有所宜，各不同形，各以任其所宜。无实无虚，损不足而益有余，是谓甚病，病益甚。取五脉者死，取三脉者恇；夺阴者死，夺阳者狂，针害毕矣。

刺之而气不至，无问其数；刺之而气至，乃去之，勿复针。针各有所宜，各不同形，各任其所为。

刺之要，气至而有效，效之信，若风之吹云，明乎若见苍天，刺之道毕矣。

黄帝曰：愿闻五脏六腑所出之处。

岐伯曰：五脏五腧，五五二十五腧；六腑六腧，六六三十六腧。经脉十二，络脉十五，凡二十七气，以上下，所出为井，所溜为荥，所注为腧，所行为经，所入为合，二十七气所行，皆在五腧也。节之交，三百六十五会，知其要者，一言而终，不知其要，流散无穷。所言节者，神气之所游行出入也，非皮肉筋骨也。

睹其色，察其目，知其散复；一其形，听其动静，知其邪正。右主推之，左持而御之，气至而去之。

凡将用针，必先诊脉，视气之剧易，乃可以治也。五脏之气已绝于内，而用针者反实其外，是谓重竭，重竭必死，其死也静，治之者，辄反其气，取腋与膺；五脏之气已绝于外，而用针者反实其内，是谓逆厥，逆厥则必死，其死也躁，治之者，反取四末。刺之害中而不去，则精泄；害中而去，则致气。精泄则病益甚而恇，致气则生为痈疡。

五脏有六腑，六腑有十二原，十二原出于四关，四关主治五脏。五脏有疾，当取之十二原，十二原者，五脏之所以禀三百六十五节气味也。五脏有疾也，应出十二原，而原各有所出，明知其原，睹其应，而知五脏之害矣。

阳中之少阴，肺也，其原出于太渊，太渊二。阳中之太阳，心也，其原出于大陵，大陵二。阴中之少阳，肝也，其原出于太冲，太冲二。阴中之至阴，脾也。其原出于太白，太白二。阴中之太阴，肾也，其原出于太溪，太溪二。膏之原出于鸠尾，鸠尾一。肓之原出于脖胦。脖胦一。凡此十二原者，主治五脏六腑之有疾者也。

胀取三阳，飧泄取三阴。

今夫五脏之有疾也，譬犹刺也，犹污也，犹结也，犹闭也。刺虽久，犹可拔也；污虽久，犹可雪也；结虽久，犹可解也；闭虽久，犹可决也。或言久疾之不可取者，非其说也。夫善用针者，取其疾也，犹拔刺也，犹雪污也，犹解结也，犹决闭也。疾虽久，犹可毕也。言不可治者，未得其术也。

刺诸热者，如以手探汤；刺寒清者，如人不欲行。阴有阳疾者，取之下陵三里，正往无殆，气下乃止，不下复始也。疾高而内者，取之阴之陵泉；疾高而外者，取之阳之陵泉也。

【译文】

黄帝对岐伯说：我把百姓当做自己的子女一样爱护，抚育他们，并征收他们的钱粮赋税。我哀怜他们时常不能自给自足，还接连不断地生病。我想使他们避免药物、砭石的伤害，打算用微小的针为他们治疗，疏通经脉，调和气血，使气血在经脉中逆顺运行、出入离合循行无阻，从而治愈疾病。同时，为了使这种疗法流传到后世去，就必须明确地制定出使用法则，而使它永远不会湮没，长久流传；并且这个法则还应该是容易运用而不易忘记的。要做到这一点，就必须使其有纲有纪，清楚地分出章节，辨明表里关系，确定气血终而复始的循行规律。而所用的针具也都要交代出具体的形状。为此，我想综合以上的问题编一部针，想听听你对于这个问题的意见。

岐伯回答说：请让我尽我所能推理分析并逐一陈述，使它条理清楚，就像万物起于一而终于九的规律一样清楚明白。 现在让我首先来谈一谈关于用针治病的一般道理。

运用九针治病的要领，说起来比较容易，可是要达到精妙的境界就不容易了。 一般技术粗浅的医生，只是拘泥于观察病人的形体，单从外表上辨别病情；而技术高明的医生则更注重病人的精神活动以及内在气血盛衰的情况。 高明的医生可以辨别神气的盛衰，并且还能了解正气与客邪交争于何经的门户所在。 要知道，没有看出疾病的性质，怎么能知道疾病的来源，而给以适当的治疗呢？

至于针刺的微妙之处，关键在于正确使用疾徐的不同手法。 医术粗率的医生，仅仅会依据症状而取用关节附近的若干与症状相对应的穴位来进行治疗；医术高明的医生，会根据病人经络中气机的变化，而选取相应的穴位来进行治疗。 人体经络气机的变化是离不开穴位孔窍的。 在这些孔窍中所反映出的气血虚实盛衰的变化，是至清至静而微妙的。 当邪势正盛的时候，切不可迎其势而用补法；而当邪气已去时，则不宜再用泻法去追泻邪气。 知道气机变化之理的医工，谨守着气的出入往来，及时运用补泻之法，不差之毫厘；不懂得气机运行之理的人，到了应该补泻的时候而不能及时地运用手法，就好像是箭扣在弦上却没有及时发出去一样。 用针的人必须知道气机的往来运行变化，并相应地根据气机运行来把握针刺的时间，只有这样才能取得良好的疗效。 粗率的医生对此昏昧不通；唯有高明的医生才能掌握针刺的要领。

至于气的逆顺，气已去的，脉气虚而小，为逆；气已来的，脉气平而和，为顺。 清楚地了解气的往来逆顺变化，就可以毫无疑问地及时施行针法。 根据经气的循行方向，朝着经气来的方向进针，和它的来势相逆，用泻法夺其有余，邪气怎么会不由实而虚呢？ 相应的，随着经气的去路进针，和它的去势相顺，用补法济其不足，正气怎么会不由虚转实呢？ 然而，迎而夺之的泻法，或是随而济之的补法，都应当在用心体察气机变化后，再灵活运用才能调和虚实。掌握了这个关键，针法的主要道理，就尽在其中了。

一般针法的运用原则是：属于虚证的，当用补法，使正气充实；属于满实症候的，当用泻法，以疏泄病邪；对于因恶血郁积日久而引起病症的，应当采用泻血法，以排除壅滞的病邪；对于病邪亢盛的，也应当采用泻法，以使邪气外泄，由实而虚。《大要》篇中说：徐缓进针而疾速出针，则能使正气充实，不致外泄，这属于补法；疾速进针而徐缓出针，则能使邪气随针外泄，由盛而虚，这属于泻法。所谓实与虚，是在针下得气之后所感觉到的，针下有气为实，针下无气为虚，不过得气的时候，气的来去迅速飙疾，必须细心体察才能感觉到。医生在针刺的时候一定要留心观察气机的前来和后至，以此来决定是否留针及留针时间的长短。不论采用补法或者泻法，都要使患者感到补有所得而泻有所失。

补虚泻实的主要方法，以运用九种不同的针具和手法最为理想，可以利用针刺与其时气的开合来去相配合来补虚泻实。所谓泻的手法，必须很快地持针刺入，而得气后要徐徐地出针，并摇大针孔，这样做主要是为了通过针刺打开一条出路，使体表的邪气得以随针外泄。如果病证当用泻法，而反用按住针孔后出针的手法，就会使邪气郁积于内，这就是一般所说的内温。内温会造成瘀血不得泄散，邪气不得外出的后果。所谓补的手法，主要是随着经气将去的方向而进针，以补其气。像这样在气去之后随之行针，医者的意念、手法可轻松随意。而在行针导气和按穴下针时，又要非常轻巧，如同蚊子用尖锐的嘴叮在皮肤上一样，似有似无。留针时，针石似乎在流连徘徊，出针时，又要像箭离开了弓弦那样干脆与迅疾。当右手施行出针手法时，左手应当随即按闭针孔，借以阻止中气外出，这就好像把在外面的门户关闭起来一样，如此，则中气自然就充实了。这种疗法之后瘀血一定不会出现在皮下，如果有，那就应当赶快用放血法将它放掉

499

去除。

持针的要领，以坚定有力最为可贵。进针时用右手拇、食、中三指夹持针具，要垂直刺下，切不可偏左或偏右。在操作过程中，必须聚精会神于针下的感觉，明察秋毫。同时还要留神于病者神态的变化，并细心观察病人血脉的虚实，唯有这样的针刺疗法，才不致发生不良的后果。刚开始针刺的时候，必先刺到表阳所主的卫分，然后再刺到脾阴所主的肌肉；而由此体察病者的神气及其各脏腑的气是否有散失，则可知道病的存在或消失。至于血脉横结在经穴之间的病证，尤其容易看得清楚，而用手去按切时，由于外邪的结聚，有病的部位必然显得特别坚实。

九针的名称和形状都各不相同：第一种叫镵针，长一寸六分；第二种叫员针，长一寸六分；第三种叫锟针，长三寸半；第四种叫锋针，长一寸六分；第五种叫铍针，长四寸，宽二分半；第六种叫员利针，长一寸六分；第七种叫毫针，长三寸六分；第八种叫长针，长七寸；第九种叫大针，长四寸。

九针的功用分别为：镵针，针头大而针尖锐利，适用于浅刺，以泻除皮肤肌表的邪热。员针，针尖椭圆如卵形，可作按摩之用，主治邪在分肉之间的疾患，用时，不致损伤肌肉，而得以疏泄分肉之间的邪气。锟针，针尖像白米一样圆而微尖，不致刺入皮肤，主要是用来按摩经脉、流通气血，但用时不宜过分压迫肌肉，否则，反会损伤正气。锋针，针锋锐利，三面有锋棱，适用于热毒痈疡或经络久痹的顽固性疾患。铍针，针尖如剑锋，适用于痈疡等疾患，用来刺肿排脓。员利针，针细如马尾，圆且锐利，针身略粗，能用于治疗急性病。毫针，针尖纤细如蚊虻之喙，可用于静候气的徐缓到来；而其针身微细，适宜于持久留针，以扶养真气；同时还适宜于治疗痛痹。长针，针尖锋利而针身细薄，可以治疗日久不愈的痹症。大针，针体如杖，粗而且巨，针尖略圆，可用来治疗水气停留于关节而致浮肿的疾患，作为泄水之用。 这就是有关九针的名称、形状与主治作用的详细介绍。

说到邪气侵犯经脉引起疾病的情况，一般是这样的：贼风邪气，常常由头部侵入，所以说邪气在上；由饮食不节所致的浊气，往往滞留在肠胃，所以说浊气在中；清冷寒湿之邪，大多从足部侵入，所以说清气在下。 在针刺的时候，上部取头部骨陷中的各经腧穴，则能使贼风邪气随针而出。 针刺中焦的经脉（指足阳明胃经），就可以排除滞留在肠胃中的浊气。 凡是病在浅表的，都不宜深刺；如果刺得过深，邪气反而会随之深入，而加重病情。 所以说：皮、肉、筋、脉各有自己固定的部位，而每种病也各有与之相适应的治疗方法。 九针的形状各不相同，各有其适应的病证，要根据病情适当选用。 实证不可以用补法，虚证不可以用泻法。 如果正气不足的反用了泻法，或是邪气有余的反用了补法，就会使病情更加严重，这就是所谓的病上加病。 在病重的时候，如果误泻了五脏阴经的经气，就会造成死亡；而如果误泻了六腑阳经的经气，就使病人形体衰败，难以恢复。 误泻阴经，使脏气耗竭，就会导致死亡；误泻阳经，损耗阳气，就会使人发狂。 这些都是误用补泻的害处。

进针之后，如果没有得气的感觉，就说明"气"还没有"至"，应当继续施行手法，而不须拘泥于捻转和进针次数的多少，应以待到"气至"为度。 如进针之后，有了得气的感觉（即"气至"），就可以出针，不须再行针刺和留针了。 九针各有它的适应证，因而针的形状也各不相同，要根据病情选用，才能适合不同的治疗需要。

针刺的要领，就在于达到气至，有了得气的感觉就表明有了疗效。 疗效确切的，就好像风吹云散，立刻看到了明朗的青天。 针刺的主要道理，就完全包括在这里了。

黄帝说：我想听你讲一讲五脏六腑的经气是从何处发出的。

岐伯说：五脏各有其自己的经脉，每条经脉各有井、荥、输、经、合五个腧穴，五条经脉各五个穴，共有二十五个腧穴。 六腑也各有其自己的经脉，每条经脉各有井、荥、输、原、经、合六个腧穴，六条经脉各有六个穴，共有三十六个腧穴。 人体共有十二条经脉、十五条络脉，合起来共有二十七条经络，从经络的脉气来讲，则总计共有二十七气。 这二十七气在全身上下循行出入。

脉气所发出的地方，如同泉水的源头，称作井；脉气所流过的地方，像刚涌出泉眼的微小水流，称作荥；脉气所灌注的地方，像水流渐渐汇聚输注于深处一样，叫做输；脉气所行走的地方，像大的水流急速流过一样，叫做经；脉气所进入的地方，如同百川的会合入海，叫做合。 十二经脉合十五络脉的二十七气所出入流注运行的地方，就是在这井、荥、输、经、合的五腧穴之中。

周身关节空隙的汇聚之处，共有三百六十五个腧穴。 如果掌握了这些关键之处，那么一句话就可以将它说清楚；如果没有掌握，诊疗时就会感到漫无边际不得要领，而对这么多腧穴也就无法完全了解。

必须说明的是，这里所说的关节空隙之处，指的是神气运行活动、出入内外的处所，着重于内部功能的反映，而并非指皮、肉、筋、骨的局部形态。

在进行针刺时，医者必须先观察病人的气色，注意病人的眼神，以了解病人的精神及正气是处于涣散状态还是有所恢复。 然后要力求使所诊知的疾病内在变化与反映在形体上的病象相一致；同时还要通过诊脉，从脉象的动静辨明邪正的盛衰情况。 在进针时，右手持针，主要任务是进针；左手以两指夹持住针身，防止其倾斜和弯曲。 针刺入后，等到针下有了得气的感觉，即可考虑出针。

凡是准备用针刺进行治疗之前，医者首先要诊察脉象，只有根据脉气所呈现出的病情轻重情况，才可以制定相应的治疗措施。 如果病人在内的五脏之气已经虚绝，这本是阴虚证，而医生反用针去补在外的阳经，补阳则愈虚其阴，虚上加虚，叫做"重竭"。 脏气重竭的病人必死。因为是五脏之气虚竭而死，所以临死前的表现是安静的。形成"重竭"的主要原因，是医者误治，违反了脏气阴虚理应补脏的原则，而误刺腋下和胸前的脏气所出之腧穴，使脏气外泻愈趋虚竭所致。至于五脏之气已虚于外的病人，乃属阳虚，而医者反去补在内的阴经，助阴则阳气愈竭，这就形成了阴阳气不相顺接的病变，叫做"逆厥"。厥证的病人也必死。因为是五脏之气有余，所以病者在临死前的表现是烦躁的。这也是由于医者的误治，违反了阳气已虚理应补阳的原则，反而误刺了四肢末梢的穴位，促使阳气外泻愈趋虚竭所致。

凡针刺用泻法的，已刺中了病邪的要害，但仍然留针而不出的，反而会耗损精气；刺中了要害，但未经运用适当的针刺手法，就立即出针的，就会使邪气留滞，进而郁壅。如果出针太迟，损耗了精气，病情就会加重，甚至使形体衰败。如果出针太快，邪气留滞于针刺之处，这里就会生成痈疡。

五脏有在外的六腑相应，互为表里，六腑与五脏之气表里相通。六腑与五脏之气相应的还有十二个原穴。十二个原穴的经气多出自两肘两膝以下的四肢关节部位。这些在四肢关节以下部位的腧穴，主治五脏的疾病。凡是五脏发生的病变，都应当针刺这十二个原穴来治疗。因为这十二个原穴，是全身三百六十五节裹受五脏的气化与营养而精气注于体表的部位。所以五脏有疾病时，其变化就会反映在十二个原穴相应的部位上。十二个原穴各有其相应的脏腑，由其各自穴位上所反映出的现象，就可以了解相应脏腑的病变情况了。五脏中的心肺二脏，位于胸膈以上，上为阳，其中又有阴阳的分别：阳中的少阴是肺脏，它的原穴是太渊，左右共有两穴；阳中的太阳是心脏，它的原穴是大陵穴，左右共有两穴。五脏中的肝、脾、肾三脏，都位于胸膈以下，下为阴，其中再分出阴阳：阴中的少阳是肝脏，它的原穴是太冲，左右共有两穴；阴中的至阴是脾脏，它的原穴是太白，左右共有两穴；阴中的太阴是肾脏，它的原穴是太溪，左右共有两穴。 在胸腹部脏器附近，还有膏和肓的两个原穴。 膏的原穴是鸠尾，属任脉，只有一穴；肓的原穴是气海，属任脉，也只有一穴。 以上五脏共十穴，加上膏和肓的各一穴，合计共有十二穴。 这十二个原穴，都是脏腑经络之气输注于体表的部位，可以用它们来主治五脏六腑的各种疾患。

凡患腹胀病的，当针刺足三阳经，即取足太阳膀胱经、足阳明胃经、足少阳胆经的穴位进行治疗。 凡患完谷不化的泄泻证的，当针刺足三阴经，即在足太阴脾经、足少阴肾经、足厥阴肝经的穴位进行治疗。

现在来说一说五脏有病的情况。 五脏有病，就好比人的皮肉中扎了刺，衣服上有了污点，绳子上打了结扣，河道中发生了淤塞一样。刺扎得日子虽久，但仍可以拔掉它；沾染的污点日子虽久，但仍可以洗掉它；打上的结扣日子虽久，但仍可以解开它；河道淤塞的日子虽久，但仍可以疏通它。 有些人认为沉积多年的老病是不能治愈去根的，这种说法是不对的。 善于用针的医生，其治疗疾病就好像拔刺、洗污点、解绳结、疏通河道一样，无论患病的日子多么久，都是可以治愈的。 说久病不能救治的人，那是因为他没有掌握真正的针灸治疗技术。

针刺治疗各种热病，适宜用浅刺法，手法轻快，就好像用手去试探沸腾的汤水一样，一触即还。 针刺治疗寒性和肢体清冷的病证，适宜用深刺留针法，静待气至，就好像旅人留恋着家乡不愿出行一样。在内的阴分为阳邪侵入而有热象的，应当取用足阳明胃经的足三里穴进行治疗，要正确地去进行治疗，不要松懈疏忽，直到气至而邪气下退，方可停针；如果邪气不退，则应持续治疗。 如果症候出现在上部，且内连五脏的病，就可以取用足太阴脾经的阴陵泉穴进行治疗；如果症候出现在上部，而外连六腑的病，则应该取用足少阳胆经的阳陵泉穴进行治疗。

本输第二

本输：本输，即主要的腧穴。 本篇主要是对各经的井、荥、输、经、合各穴的名称、部位，及手足之阳经脉、任督脉在颈项的穴名和部位，做了推本求源的论述，故名。

黄帝问于岐伯曰：凡刺之道，必通十二经络之所终始，络脉之所别处，五输之所留，六腑之所与合，四时之所出入，五脏之所溜处，阔数之度，浅深之状，高下所至。愿闻其解。

岐伯曰：请言其次也。肺出于少商，少商者，手大指端内侧也，为井木；溜于鱼际，鱼际者，手鱼也，为荥；注于太渊，太渊，鱼后一寸陷者中也，为腧；行于经渠，经渠，寸口中也，动而不居，为经；入于尺泽，尺泽，肘中之动脉也，为合，手太阴经也。

心出于中冲，中冲，手中指之端也，为井木；溜于劳宫，劳宫，掌中中指本节之内间也，为荥；注于大陵，大陵，掌后两骨之间方下者也，为腧；行于间使，间使之道，两筋之间，三寸之中也，有过则至，无过则止，为经；入于曲泽，曲泽，肘内廉下陷者之中也，屈而得之，为合，手少阴也。

肝出于大敦，大敦者，足大指之端及三毛之中也，为井木；溜于行间，行间，足大指间也，为荥；注于太冲，太冲，行间上二寸陷者之中也，为腧；行于中封，中封，内踝之前一寸半，陷者之中，使逆则宛，使和则通，摇足而得之，为经；入于曲泉，曲泉，辅骨之下，大筋之上也，屈膝而得之，为合，足厥阴也。

脾出于隐白，隐白者，足大指之端内侧也，为井木；溜于大都，大都，本节之后，下陷者之中也，为荥；注于太白，太白，腕骨之下也，为腧；行于商丘，商丘，内踝之下，陷者之中也，为经；入于阴之陵泉，阴之陵泉，辅骨之下，陷者之中也，伸而得之，为合，足太阴也。

肾出于涌泉，涌泉者，足心也，为井木；溜于然谷，然谷，然骨之下者也，为荥；注于太溪，太溪，内踝之后，跟骨之上，陷中者也，为腧；行于复留，复留，上内踝二寸，动而不休，为经；入于阴谷，阴谷，辅骨之后，大筋之下，小筋之上也，按之应手，屈膝而得之，为合，足少阴经也。

膀胱出于至阴，至阴者，足小指之端也，为井金；溜于通谷，通谷，本节之前外侧也，为荥；注于束骨，束骨，本节之后，陷者中也，为腧；过于京骨，京骨，足外侧大骨之下，为原；行于昆仑，昆仑，在外踝之后，跟骨之上，为经；入于委中，委中，腘中央，为合，委而取之，足太阳也。

胆出于窍阴，窍阴者，足小指次指之端也，为井金；溜于侠溪，侠溪，足小指次指之间也，为荥；注于临泣，临泣，上行一寸半陷者中也，为腧；过于丘墟，丘墟，外踝之前下，陷者中也，为原；行于阳辅，阳辅，外踝之上，辅骨之前，及绝骨之端也，为经；入于阳之陵泉，阳之陵泉，在膝外陷者中也，为合，伸而得之，足少阳也。

胃出于历兑，历兑者，足大指内次指之端也，为井金；溜于内庭，内庭，次指外间也，为荥；注于陷谷，陷谷者，上中指内间上行二寸陷者中也，为腧；过于冲阳，冲阳，足跗上五寸陷者中也，为原，摇足而得之；行之解溪，解溪，上冲阳一寸半陷者中也，为经；入于下陵，下陵，膝下三寸，胻骨外三里也，为合；复下三里三寸为巨虚上廉，复下上廉三寸为巨虚下廉也，大肠属上，小肠属下，足阳明胃脉也，大肠小肠，皆属于胃，是足阳明也。

三焦者，上合手少阳，出于关冲，关冲者，手小指次指之端也，为井金；溜于液门，液门，小指次指之间也，为荥；注于中渚，中渚，本节之后陷者中也，为腧；过于阳池，阳池，在腕上陷者之中也，为原；行于支沟，支沟，上腕三寸，两骨之间陷者中也，为经；入于天井，天井，在肘外大骨之上陷者中也，为合，屈肘乃得之；三焦下俞，在于足大指之前，少阳之后，出于腘中外廉，名曰委阳，是太阳络也。手少阳经也。三焦者，足少阳太阴之所将，太阳之别也，上踝五寸，别入贯腨肠，出于委阳，并太阳之正，入络膀胱，约下焦，实则闭癃，虚则遗溺，遗溺则补之，闭癃则泻之。

手太阳小肠者，上合手太阳，出于少泽，少泽，小指之端也，为井金；溜于前谷，前谷，在手外廉本节前陷者中也，为荥；注于后溪，后溪者，在手外侧本节之后也，为腧；过于腕骨，腕骨，在手外侧腕骨之前，为原；行于阳谷，阳谷，在锐骨之下陷者中也，为经；入于小海，小海，在肘内大骨之外，去端半寸陷者中也，伸臂而得之，为合，手太阳经也。

大肠上合手阳明，出于商阳，商阳，大指次指之端也，为井金；溜于本节之前二间，为荥；注于本节之后三间，为腧；过于合谷，合谷，在大指歧骨之间，为原，行于阳溪，阳溪在两筋间陷者中也，为经；入于曲池，在肘外辅骨陷者中，屈臂而得之，为合，手阳明也。

是谓五脏六腑之腧，五五二十五腧，六六三十六腧也。六腑皆出足之三阳，上合于手者也。

缺盆之中，任脉也，名曰天突，一次任脉侧之动脉，足阳明也，名曰人迎；二次脉手阳明也，名曰扶突；三次脉手太阳也，名曰天窗；四次脉足少阳也，名曰天容；五次脉手少阳也，名曰天牖；六次脉足太阳也，名曰天柱；七次脉颈中央之脉，督脉也，名曰风府。腋内动脉，手太阴也，名曰天府。腋下三寸，手心主也，名曰天池。

刺上关者，呿不能欠；刺下关者，欠不能呿。刺犊鼻者，屈不能伸；刺两关者，伸不能屈。足阳明挟喉之动脉也，其腧在膺中。手阳明次在其腧外，不至曲颊一寸。手太阳当曲颊。足少阳在耳下曲颊之后。手少阳出耳后，上加完骨之上。足太阳挟项大筋之中发际。阴尺动脉在五里，五腧之禁也。

肺合大肠，大肠者，传道之府。心合小肠，小肠者，受盛之府。肝合胆，胆者，中精之府。脾合胃，胃者，五谷之府。肾合膀胱，膀胱者，津液之府也。少阳属肾，肾上连肺，故将两脏。三焦者，中渎之府也，水道出焉，属膀胱，是孤之府也。是六腑之所与合者。

春取络脉诸荥大经分肉之间，甚者深取之，间者浅取之。夏取诸腧孙络肌肉皮肤之上。秋取诸合，余如春法。冬取诸井诸腧之分，欲深而留之。此四时之序，气之所处，病之所舍，脏之所宜。转筋者，立而取之，可令遂已。痿厥者，张而刺之，可令立快也。

【译文】

黄帝问岐伯说：凡是想了解针刺治病原理的人，都必须通晓十二经脉及其脉络循行的起点和终点；十五络脉沟通表里所别出的处所；井、荥、输、经、合这些五输穴在四肢的部位；六腑与五脏表里相合的关系；四季时令气候影响人体而显现出的相应的气血盛衰情况；五脏与经络之气流注聚结于体表的所在；经脉、络脉、孙络的宽窄程度，在深部与浅部的分布情形，以及上至头面、下至四肢末端的相接关系。对于这些问题，我想听一听你的见解。

岐伯说：让我按顺序来说吧！肺脏的脉气，开始于少商穴，少商穴的部位在手大指端的内侧，距指甲角一分许的地方，它被称为井穴，在五行归类中属木。脉气从井穴出发后，流于鱼际穴，鱼际穴的部位在手掌大鱼际的中后方，它被称为荥穴。脉气由此灌注于太渊穴，太渊穴的部位在手掌大鱼际后下一寸处的凹陷之中，它被称为输穴。脉气由此行于经渠穴，经渠穴的部位在寸口后方的凹陷中，即诊脉时中指所着之处，该处有桡动脉跳动不止，它被称为经穴。脉气由此进入于尺泽穴，尺泽穴的部位在肘横纹中央的动脉应手处，它被称为合穴。这就是手太阴肺经所属的五输穴。

心脏的脉气，开始于心包络经的中冲穴，中冲穴的部位在手中指的尖端，它被称为井穴，在五行归类中属木。脉气从井穴出发后，流于劳宫穴，劳宫穴的部位在掌中央中指本节的后方中间，它被称为荥穴。脉气由此灌注于大陵穴，大陵穴的部位在掌后腕关节第一横纹的中央部，桡骨、尺骨之间，桡侧腕屈肌腱的尺侧凹陷中，它被称为输穴。脉气由此行于间使穴，间使穴的部位在掌后三寸，两筋之间的凹陷中，当本经有病时，在这一部位上就会出现一定的反应，无病时则没有异常表现，它被称为经穴。脉气由此进入曲泽穴，曲泽穴的部位在肘横纹处肱二头肌腱内侧，屈肘时才能找得它，它被称为合穴。这就是手少阴心经所属的五输穴。

肝脏的脉气，开始于大敦穴，大敦穴的部位在足大趾趾端及三毛之中，它被称为井穴，在五行归类中属木。脉气从井穴出发之后，流于行间穴，行间穴的部位在足大趾、次趾之间，它被称为荥穴。脉气由此灌注于太冲穴，太冲穴的部位在行间上二寸的凹陷中，它被称为输穴。脉气由此行于中封穴，中封穴的部位在足内踝前一寸五分处的凹陷中；在针刺该穴时，如果违逆经气运行的方向，就会使气血郁结，如果顺应经气运行的方向，就会使气血通畅；取穴时要摇动足部。它是肝经脉迅速流过的经穴。脉气由此进入于曲泉穴，曲泉穴的部位在膝内辅骨突起的下方和大筋的上方处的凹陷中，屈膝才能取准该穴，它被称为合穴。 这就是足厥阴肝经所属的五输穴。

脾脏的脉气，开始于隐白穴，隐白穴的部位在足大趾的内侧前端，它被称为井穴，在五行归类中属木。 脉气从井穴出发之后，流于大都穴，大都穴的部位在足大趾本节后凹陷的中央，它被称为荥穴。脉气由此灌注于太白穴，太白穴的部位在足内侧核骨下方的凹陷中，它被称为输穴。 脉气由此行于商丘穴，商丘穴的部位在足内踝前下方的凹陷中，它被称为经穴。 脉气由此进入于阴陵泉穴，阴陵泉穴的部位在膝下内侧辅骨突起的后下方凹陷中；取穴时要把脚伸直，它被称为合穴。 这就是足太阴脾经所属的五输穴。

肾脏的脉气，开始于涌泉穴，涌泉穴的部位在足心的凹陷中，它被称为井穴，在五行归类中属木。 脉气从井穴出发之后，流于然谷穴，然谷穴的部位在足内踝前方大骨下部的凹陷中，它被称为荥穴。脉气由此灌注于太溪穴，太溪穴的部位在足内踝后方、跟骨上方的凹陷中，它被称为输穴。 脉气由此行于复溜穴，复溜穴的部位在足内踝上二寸、有动脉跳动不休的地方，它被称为经穴。 脉气由此进入于阴谷穴，阴谷穴的部位在膝内侧辅骨的后方、大筋的下方、小筋的上方、按之有动脉跳动应手的地方；取穴时要屈膝才能找到，它被称为合穴。 这就是足少阴肾经所属的五输穴。

膀胱经的脉气，开始于至阴穴，至阴穴的部位在足小趾外侧、距离趾甲一分许的地方，它被称为井穴，在五行归类中属金。 脉气从井穴出发之后，流于通谷穴，通谷穴的部位在足小趾外侧本节前的凹陷中，它被称为荥穴。 脉气由此灌注于束骨穴，束骨穴的部位在足小趾外侧本节后的凹陷中，它被称为输穴。 脉气由此通过于京骨穴，京骨穴的部位在足外侧大骨下方赤白肉际处的凹陷中，它被称为原穴。 脉气由此行于昆仑穴，昆仑穴的部位在足外踝后方、跟骨上方的凹陷中，它被称为经穴。 脉气由此过入于委中穴，委中穴的部位在膝部腘横纹中央处，它被称为合穴，取穴时伏身而屈膝才能取准它的位置。这就是足太阳膀胱经所属的五输穴和原穴。

胆腑的脉气，开始于窍阴穴，窍阴穴的部位在第四足趾末端的外侧，距离趾甲一分许的地方，它被称为井穴，在五行归类中属金。 脉气从井穴出发之后，流于侠溪穴，侠溪穴的部位在足小趾次趾之间、本节前的凹陷中，它被称为荥穴。 脉气由此灌注于临泣穴，临泣穴的部位，在侠溪穴上行一寸半、足小趾次趾本节后的凹陷中，它被称为输穴。 脉气由此通过于丘墟穴，丘墟穴的部位在足外踝前下的凹陷中，它被称为原穴。 脉气由此行于阳辅穴，阳辅穴的部位在足外踝上四寸、辅骨之前、绝骨末端的地方，它被称为经穴。 脉气由此进入于阳陵泉穴，阳陵泉穴的部位在膝下一寸、外辅骨头前下方的凹陷中，它被称为合穴，取穴时要伸展下肢才能取准此穴。 这就是足少阳胆经所属的五输穴和原穴。

　　胃腑的脉气，开始于历兑穴，历兑穴的部位在足大趾内侧的次趾顶端，它被称为井穴，在五行归类中属金。 脉气从井穴出发之后，流于内庭，内庭穴的部位在第二足趾之外侧的凹陷中，它被称为荥穴。 脉气由此灌注于陷谷穴，陷谷穴的部位在足中趾次趾之间、内庭上二寸、本节后方的凹陷中，它被称为输穴。 脉气由此通过于冲阳穴，冲阳穴的部位在足跗上五寸的凹陷中，它被称为原穴，取穴时要摇动足部才能取准此穴。 脉气由此行于解溪穴，解溪穴的部位在冲阳后一寸五分、足跗关节上的凹陷中，它被称为经穴。 脉气由此入于下陵穴，所谓下陵穴，就是在膝眼下三寸、胫骨外缘处的足三里穴，它被称为合穴。 由此再向下，在足三里穴下三寸的地方，就是上巨虚穴；再向下，在上巨虚穴之下三寸的地方，就是下巨虚穴。 大肠的脉气与上巨虚穴相连，小肠腑的脉气与下巨虚穴相连，这两个穴位都是属于足阳明胃经的腧穴，所以大肠和小肠都与胃相联系，脉气相通。这就是足阳明胃经所属的五输穴和原穴等的概况。

　　三焦的脉气，向上与手少阳三焦经相连。 它的脉气，开始于关冲穴，关冲穴的部位在小指外侧的无名指的前端，它被称为井穴，在五行归类中属金。 脉气从井穴出发之后，溜于液门穴，液门穴的部位在小指与无名指的指缝之间，它被称为荥穴。 脉气由此灌注于中渚穴，中渚穴的部位在本节之后、两骨之间的凹陷中，它被称为输穴。 脉气由此通过阳池穴，阳池穴的部位在手腕背侧横纹的凹陷中，它被称为原穴。 脉气由此行于支沟穴，支沟穴的部位在腕后三寸、两骨之间的凹陷中，它被称为经穴；脉气由此进入于天井穴，天井穴的部位在肘外侧大骨上方的凹陷中，它被称为合穴；取穴时要屈肘才能取到此穴。

三焦经的下腧穴（即下合穴），其脉气在足太阳膀胱经之前，上行足少阳胆经之后，别出于膝腘正中外一寸处的两筋之间的凹陷处，叫做委阳穴，它是太阳经的别络，属于少阳经。 由于三焦又与足少阴经及足太阳经互相联系，是足太阳经的别络，它的脉气在足踝上方五寸处从本经分出而进入并贯穿小腿肚，再从委阳穴出于体表并由此并入足太阳膀胱经的本经，然后进入腹腔内与膀胱相连，以约束下焦，因此委阳穴所主治的症候，就包括因为三焦气化异常而导致的属于膀胱病证的病变，如邪入三焦所致的小便不通之类的实证以及三焦虚弱所致的小便不禁之类的虚证。 属虚的当用补法治之；而属实的当用泻法治之。

手太阳小肠的脉气，开始出少泽穴，少泽穴的部位在手小指前端的外侧部，它被称为井穴，在五行归类中属金。 脉气从井穴出发之后，流于前谷穴，前谷穴的部位在手小指外侧本节前的凹陷中，它被称为荥穴。 脉气由此灌注于后溪穴，后溪穴的部位在手小指外侧本节后的凹陷中，它被称为输穴。 脉气由此通过于腕骨穴，腕骨穴的部位在手外侧腕骨前方的凹陷中，它被称为原穴。 脉气由此行于阳谷穴，阳谷穴的部位在掌后锐骨下方的凹陷中，它被称为经穴。 脉气由此进入于小海穴，小海穴的部位在肘内侧距离大骨外缘五分处的凹陷中，取穴时要伸展手臂才能取准此穴，它被称为合穴。 这就是手太阳小肠经所属的五输穴和原穴。

大肠的脉气，开始于商阳穴，商阳穴的部位在手大拇指内侧食指的前端外侧部，它被称为井穴，在五行归类中属金。 脉气从井穴出发之后，流于食指桡侧本节前方凹陷中的二间穴，它被称为荥穴。 脉气由此灌注于食指桡侧本节后方凹陷中的三间穴，它被称为输穴。 脉气由此通过于合谷穴，合谷穴的部位在手拇指和食指的掌骨之间，它被称为原穴。 脉气由此行于阳溪穴，阳溪穴的部位在腕关节桡侧、两筋之间的凹陷中，它被称为经穴。 脉气由此进入于曲池穴，曲池穴的部位在肘外辅骨内的凹陷中，取穴时要屈肘才能取准此穴，它被称为合穴。 这就是手阳明大肠经所属的五输穴和原穴。

以上所说的，就是五脏六腑的脉气出入流注所经过的主要腧穴。五脏各有五穴，共二十五个腧穴；六腑各有六穴，共三十六个腧穴。六腑的经气都出于足太阳、足阳明、足少阳这三条阳经，而同时其中的三焦腑、大肠腑、小肠腑的经气又向上和手三阳经分别相合。 这样就使每腑都有其相应的经脉，同时相互之间还构成了紧密的联系。

在左右缺盆之间的正中线，就是任脉的天突穴。 天突穴两旁的第二行经脉上的穴位，贴近于任脉之侧的动脉搏动处，属于足阳明胃经，叫做人迎穴。 人迎穴之外的第三行经脉上的穴位，属于手阳明大肠经，叫做扶突穴。 扶突穴之外的第四行经脉上的穴位，属于手太阳小肠经，叫做天窗穴。 天窗穴之后的第五行经脉上的穴位，属于足少阳胆经，叫做天容穴。 天容穴之后的第六行经脉上的穴位，属于手少阳三焦经，叫做天牖穴。 天牖穴之后的第七行经脉上的穴位，属于足太阳膀胱经，叫做天柱穴。 天柱穴之后居于颈之中央的第八行经脉上的穴位，属于督脉，叫做风府穴。 至于在腋内的动脉搏动处的穴位，属于手太阴肺经，叫做天府穴。 另外，在腋下三寸（乳头旁一寸）的穴位，则属于手厥阴心包络经，叫做天池穴。

针刺上关穴时，要张口才能发现穴位所在的凹陷，所以应张口取穴，不能闭口。 针刺下关穴时，要闭口才能发现穴位所在的凹陷，开口则凹陷消失，所以应闭口取穴，不能张口。 针刺犊鼻穴，要屈膝才能发现穴位所在的凹陷，所以应该屈膝取穴，不能伸展。 针刺内关穴和外关穴，应该伸展手臂取穴，不能弯曲。

足阳明胃经的人迎穴位于结喉两旁的动脉搏动处，与之脉气相通的该经腧穴还分布在胸壁之中。 其次是手阳明大肠经的扶突穴，它在足阳明经的人迎穴之外，但还不到曲颊，而在曲颊下一寸的地方。 由此旁开是手太阳小肠经的天窗穴，它的位置正当下颌角下方动脉搏动处的凹陷中。 由此斜向上是足少阳胆经的天容穴，它的部位在耳下部、曲颊的后方。 由此旁开是手少阳三焦经的天牖穴，它的部位在耳后方，在该处向上有完骨穴在它的上方。 由此旁开是足太阳膀胱经的天柱穴，它的部位在项部大筋外侧沿发际的凹陷中。

属于阴的尺动脉，在手阳明大肠经的五里穴的部位上，误刺该穴，会使井、荥、腧、经、合五输穴所内行的脏气衰竭，所以是一个禁用针刺的穴位。

肺和大肠相表里，大肠是输送糟粕、排泄粪便的器官；心和小肠相表里，小肠是接受胃所下移的腐熟的水谷，并分别水液和糟粕的器官；肝和胆相表里，胆是贮藏和排泄胆汁的器官；脾和胃相表里，胃是受纳、消化食物的器官；肾和膀胱相表里，膀胱是蓄积和排泄水液的器官。 手少阳三焦隶属于肾，而肾脏的经脉又上连于肺，肺能通调水道，所以肾脏能统率三焦与膀胱而主水液代谢。 三焦是全身水液通行的路径，有疏通水道的作用，它还下通膀胱，和膀胱有直接的联系。 不过如上所说的，肺心肝脾肾五脏都各有一腑与之相表里，在六腑之中，唯有三焦没有配属，所以称它为孤腑。 以上就是六腑与五脏的表里配属关系。

在春天进行针刺时，宜取用浅表部的络脉、十二经的荥穴以及大经的分肉之间的部位，病情严重的则可深刺之，病情轻微的就应浅刺之；在夏天进行针刺时，宜取用十二经的输穴、孙络以及浮现在肌肉皮肤表面的浅表部位；在秋天进行针刺时，宜取用十二经的合穴，而其余的方面，就如同春天用的刺法一样，也宜于取用大经分肉之间的部位，根据病情的轻重，或浅或深地进行针刺；在冬天进行针刺时，宜取用十二经的井穴以及各经的输穴或背腧穴之类，同时还要深刺并留针。 这些针刺方法都是为了顺应于四时气候演变的次序、经气应于四时而不同的流注部位、病邪在四季的不同居留部位以及五脏在四时的不同特性而采用的。 至于治疗转筋病，要让患者站立着取穴针刺，就可以使痉挛的症状迅速消除；至于治疗四肢偏废的痿厥病，要让患者仰卧并伸展四肢后再进行针刺，就可以使气血的运行畅通而立即感觉轻快。

小针解第三

小针解：小针，泛指九针。 九针虽有大小、长短之分，但较之砭石则微小，故在"九针十二原"中称为小针或微针。

所谓易陈者，易言也。难入者，难著于人也。粗守形者，守刺法也。上守神者，守人之血气有余不足，可补泻也。神客者，正邪共会也。神者，正气也。客者，邪气也。在门者，邪循正气之所出入也。未睹其疾者，先知邪正何经之疾也。恶知其原者，先知何经之病所取之处也。

刺之微在数迟者，徐疾之意也。粗守关者，守四肢而不知血气正邪之往来也。上守机者，知守气也。机之动不离其空中者，知气之虚实，用针之徐疾也。空中之机，清静以微者，针以得气，密意守气勿失也。其来不可逢者，气盛不可补也。其往不可追者，气虚不可泻也。不可挂以发者，言气易失也。扣之不发者，言不知补泻之意也，血气已尽而气不下也。

知其往来者，知气之逆顺盛虚也。要与之期者，知气之可取之时也。粗之暗者，冥冥不知气之微密也。妙哉！工独有之者，尽知针意也。往者为逆者，言气之虚而小，小者逆也。来者为顺者，言形气之平，平者顺也。明知逆顺，正行无问者，言知所取之处也。迎而夺之者，泻也。追而济之者，补也。

所谓虚则实之者，气口虚而当补之也。满则泄之者，气口盛而当泻之也。宛陈则除之者，去血脉也。邪胜则虚之者，言诸经有盛者，皆泻其邪也。徐而疾则实者，言徐内而疾出也。疾而徐则虚者，言疾内而徐出也。言实与虚若有若无者，言实者有气，虚者无气也。察后与先若亡若存者，言气之虚实，补泻之先后也，察其气之已下与常存也。为虚与实若得若失者，言补者似然若有得也，泻则恍然若有失也。

夫气之在脉也，邪气在上者，言邪气之中人也高，故邪气在上也。浊气在中者，言水谷皆入于胃，其精气上注于肺，浊溜于肠胃，言寒温不适，饮食不节，而病生于肠胃，故命曰浊气在中也。清气在下者，言清湿地气之中人也，必从足始，故曰清气在下也。针陷脉则邪气出者，取之上。针中脉则浊气出者，取之阳明合也。针太深则邪气反沉者，言浅浮之病，不欲深刺也，深则邪气从之入，故曰反沉也。皮肉筋脉各有所处者，言经络各有所主也。取五脉者死，言病在中，气不足，但用针尽大泻其诸阴之脉也。取三阳之脉者，唯言尽泻三阳之气，令病人恇然不复也。夺阴者死，言取尺之五里五往者也。夺阳者狂，正言也。

睹其色，察其目，知其散复，一其形，听其动静者，言上工知相五色于目，有知调尺寸小大缓急滑涩，以言所病也。知其邪正者，知论虚邪与正邪之风也。右主推之、左持而御之者，言持针而出入也。气至而去之者，言补泻气调而去之也。调气在于终始一者，持心也。节之交三百六十五会者，络脉之渗灌诸节者也。

所谓五脏之气已绝于内者，脉口气内绝不至，反取其外之病处与阳经之合，有留针以致阳气，阳气至则内重竭，重竭则死矣，其死也无气以动，故静。所谓五脏之气已绝于外者，脉口气外绝不至，反取其四末之输，有留针以致其阴气，阴气至则阳气反入，入则逆，逆则死矣，其死也阴气有余，故躁。所以察其目者，五脏使五色循明，循明则声章，声章者，则言声与平生异也。

【译文】

所谓"易陈"的意思，是说运用小针的关键用语言描述起来是很容易的。"难入"的意思，是说它要在诊治时结合病人病情的实际，是不容易使人掌握的。"粗守形"的意思，就是指水平低劣的医生，仅是机械地拘守刺法来进行针刺。"上守神"的意思，就是指高明的医生，能够辨别病人的血气盛衰虚实情况，而分别施用补法和泻法。"神客"的意思，就是说邪气与正气共同留于血脉中，相互抗争，而产生多种多样的疾病。"神"指正气而言，"客"指邪气而言。"在门"的意思，就是说邪气循着正气所出入的门户侵入人体，内外上下无所不至。"未睹其疾"的意思，就是指要进行针刺就必须首先明了邪正虚实以及病变发生的经脉。"恶知其原"的意思，就是说必须首先了解是哪一经发生了病变，才可以决定应该取用的经脉和穴位，而给以正确的治疗。

"刺之微在数迟者"的意思，就是说针刺法的微妙之处，主要是在于掌握针刺手法中进针、出针的快慢速度。"粗守关"的意思，就是指技术低劣的医生，在针刺时仅仅会依据症状而取用关节附近与症状相对应的穴位来进行治疗，而根本不懂得利用血气的往来盛衰和邪正的进退动静等情况把握气机施针。"上守机"的意思，就是说高明的医生，懂得观察和把握经气虚实的变化，并以此进行补泻治疗。"机之动不离其空中"的意思，就是指气机的活动情况都会在腧穴上表现出来，懂得这一点，就可以根据诊察到的气机的虚实变化情况，而正确地运用徐疾补泻的手法。"空中之机，清静以微"的意思，就是说穴位中气血活动的变化情况是至清至静而至为微妙的，当针下已有得气的感觉时，就要仔细地体察气的往来运行情况，只有这样才不致错过运用手法的时机。"其来不可逢"的意思，就是指邪气正盛的时候，切不可迎其势采用补的手法。"其往不可追"的意思，就是指邪气已去而正气亦虚的时候，则不能妄用泻法，以免导致真气虚脱。"不可挂以发"的意思，就是说针下已有得气的感应时，就应该适时地运用针刺手法而不能有毫发之差，因为在一刹那间这种得气的机宜是很容易消失的。"扣之不发"的意思，就是说不懂得要随着气机的虚实变化而抓住时机进行补泻的医者，往往会坐失良机，这就好像扣在弓弦上的箭，到了应发的时候而没有发射出去一样，这样就算白白耗尽患者的血气也达不到祛除邪气的目的。

"知其往来"的意思，就是说能够了解气的往来运行之中，气机逆顺盛虚的变化情况。"要与之期"的意思，就是指知道了气机变化的重要性，就能够及时把握最适当的时机进行针刺。"粗之暗"的意思，就是指水平低劣的医生，不能明察气机变化的微妙作用和奥秘所在。"妙哉！工独有之"的意思，就是指医术高明的医生，就是与众不同，他能够完全知晓运用针法和明了气机变化的意义所在。"往者为逆"的意思，就是说经气已去时，其脉中之气虚而小，小的叫做逆。"来者为顺"的意思，是说经气渐来时，则形气平和，平和的叫做顺。"明知逆顺，正行无问"的意思，是说倘若知晓了气机的逆顺关系，就可以毫无疑问地选取适当的穴位，大胆决定治疗措施。"迎而夺之"的意思，就是说根据经气的运行走向，迎其来势而进针，这是泻法。"追而济之"的意思，就是说循着经气运行走向的去势进针，这是补法。

所谓"虚则实之"的意思，就是说当寸口部位上出现虚弱的脉象时，就应当用补的针法，以充实正气。"满则泄之"的意思，就是说当寸口出现满盛的脉象时，应当用泻的针法，以泻除邪气。"宛陈则除之"的意思，就是指用泻血法来排除血脉中郁积已久的病邪。"邪胜则虚之"的意思，就是说如果有病邪亢盛的，就应该采用泻法，使邪气随针外泄。"徐而疾则实"的意思，就是说徐缓进针而疾速出针，这属于补法，能够补益正气。"疾而徐则虚"的意思，就是说疾速进针而徐缓出针，这属于泻法，能够泄除邪气。"言实与虚，若有若无"的意思，就是说所谓虚与实，指的是针下有得气感的属于正气实，针下没有得气感的就属于正气虚。"察后与先，若亡若存"的意思，就是说必须根据各条经脉的虚实以及邪气已退还是邪气尚存的情况，来决定针刺补泻的先后顺序。"为虚与实，若得若失"的意思，就是说采用补法补充正气，就要使病人感觉到正气充实而似若有所得；采用泻法祛除邪气，也要使病人感觉到浑身轻松而似其病若失。

所谓"夫气之在脉也，邪气在上"的意思，就是说不同的邪气侵入人体，侵犯的部位也不同，风寒外邪侵袭人体，大多先在头部发病，所以说邪气在上。"浊气在中"的意思，就是说人食水谷，都是先入于胃，胃消化水谷，再经脾的吸收和运化，将其中的精气上输于肺，并借着肺气的分布输送而供应全身，而其中的浊物废料，则流于肠胃，通过大小肠排出体外。如果不能适应寒温变化，饮食没有节制，就会影响到消化、吸收和排泄的作用而导致肠胃发生疾病，所以说浊气在中。"清气在下"的意思，就是说清冷潮湿的地气侵袭人体，大多先从足部开始发病，所以说清气在下。"针陷脉则邪气出"的意思，就是指邪气侵袭人体上部，在头部发病时，应根据外邪所侵入的经脉而在头部取穴，使邪气随针外泄。"针中脉则浊气出"的意思，就是指若欲使滞留在肠胃中浊气外出，就应取用中焦足阳明胃经的合穴足三里穴进行治疗。"针太深则邪气反沉"的意思，就是指邪气在表浅部位的疾病，不应当深刺，如误用深刺，反会使在表之邪气随针内陷而深入体内，所以说"反沉"。"皮肉筋脉各有所处"的意思，就是说皮、肉、筋、脉各有一定的部位，各个部位都属于一定的经络，这些部位都是经络出现症候及主治的所在。

"取五脉者死"的意思，就是说病在内脏而使五脏之气不足的，反而用针在五脏的各条阴经上，采用泻法猛泻其气，就会使五脏之气泄尽而造成死亡。"取三阳之脉"的意思，就是说不问虚实，就在六腑的三阳经上尽泻其气，就会使病人形体衰败而不易恢复。"夺阴者死"的意思，就是说如果取尺泽之上三寸的动脉，即肘上三寸属于手阳明大肠经的五里穴，就会使五脏阴气泄尽而死亡。"夺阳者狂"的意思，是指如果误泻了三阳经的正气，就会令阳气耗散而使人发狂。以上这些针刺禁忌都是对医者的郑重告诫，切不可漠视之。

"睹其色，察其目，知其散复，一其形，听其动静"的意思，是说高明的医生能够通过观察患者面色和眼睛的变化，诊察尺脉和寸口脉的小大、缓急、滑涩，来确切地诊断出是哪种病变。"知其邪正"的意思，是指能够了解疾病是由四时八节的贼风（虚邪），还是由因用力劳累后腠理开泄而遭受的风邪（正邪）所引起的。"右主推之，左持而御之"的意思，是在描述进针和出针时左右两手的不同姿势和动作。"气至而去之"的意思，是说针刺施用补泻手法时，下针后必须要使针下得气，使气机平调之后，才可以出针。"调气在于终始一"的意思，是说运针调气的主要关键在于要始终专心一意。"节之交三百六十五会"的意思，是指周身三百六十五穴，都是络脉将经脉之中的气血渗濡灌注到全身筋骨皮肉各部去的通会之处。

所谓"五脏之气，已绝于内"的意思，是说五脏在内的精气已经竭绝，而在脉口即微弱无根、按之欲无的，是属于肾虚、髓竭、精伤等内绝的阴虚证，治疗时理应补其阴精，但若在针刺时反而取用其外在病所之处的腧穴及阳经的合穴，并用留针的方法来补益在外的阳气，就会愈益其阳而愈损其阴，使内竭之五脏精气愈竭，如此，已经耗竭的五脏精气再经损耗，就必然会导致死亡。在临死时，因其脏气已经耗竭而虚脱，阴不生阳，无气以动，所以其表现出的病象是安静的。

所谓"五脏之气已绝于外"的意思，就是说五脏在外的精气已经竭绝，而在脉口出现微弱脉象，轻取似无的，是属于阳气衰绝的重症，治疗时理应补其阳气，但若在针刺时反而取用了四肢末梢部位的腧穴，并用留针的方法来补益在内的阴气，就会使阴气更盛，阴气盛就会使已经虚衰的阳气内入而愈发衰竭，阳气内陷就会发生阴阳逆乱的厥逆病证，发生厥逆就必然会导致死亡。在临死时，因阳并于阴，阴气有余，阴阳逆乱，所以病象是烦躁不安的。

之所以强调要观察患者眼部的色泽，是因为只有五脏六腑的精气上注于目，才能使目光有神、眼睛的色泽明润。眼睛的色泽明亮清润，说话的声音也必然洪亮。这里所谓声音洪亮的意思，是说它所发出的声音和平常的声音洪亮是不同的。

邪气脏腑病形第四

邪气：邪气，一般泛指各种致病的因素，这里指风雨寒暑等天之邪气。

黄帝问于岐伯曰：邪气之中人也奈何？岐伯答曰：邪气之中人高也。

黄帝曰：高下有度乎？

岐伯曰：身半已上者，邪中之也；身半已下者，湿中之也。故曰：邪之中人也，无有常，中于阴则溜于腑，中于阳则溜于经。

黄帝曰：阴之与阳也，异名同类，上下相会，经络之相贯，如环无端。邪之中人，或中于阴，或中于阳，上下左右，无有恒常，其故何也？

岐伯曰：诸阳之会，皆在于面。中人也方乘虚时，及新用力，若饮食汗出腠理开，而中于邪。中于面则下阳明，中于项则下太阳，中于颊则下少阳，其中于膺背两胁亦中其经。

黄帝曰：其中于阴奈何？岐伯答曰：中于阴者，常从臂胻始。夫臂与腑，其阴皮薄，其肉淖泽，故俱受于风，独伤其阴。

黄帝曰：此故伤其脏乎？岐伯答曰：身之中于风也，不必动脏。故邪入于阴经，则其脏气实，邪气入而不能客，故还之于腑。故中阳则溜于经，中阴则溜于腑。

黄帝曰：邪之中人脏奈何？

岐伯曰：愁忧恐惧则伤心。形寒寒饮则伤肺，以其两寒相感，中外皆伤，故气逆而上行。有所堕坠，恶血留内，若有所大怒，气上而不下，积于胁下，则伤肝。有所击仆，若醉入房，汗出当风，则伤脾。有所用力举重，若入房过度，汗出浴水，则伤肾。

黄帝曰：五脏之中风奈何？

岐伯曰：阴阳俱感，邪乃得往。

黄帝曰：善哉。

黄帝问于岐伯曰：首面与身形也，属骨连筋，同血合于气耳。天寒则裂地凌冰，其卒寒或手足懈惰，然而其面不衣何也？

岐伯答曰：十二经脉，三百六十五络，其血气皆上于面而走空窍，其精阳气上走于目而为睛，其别气走于耳而为听，其宗气上出于鼻而为臭，其浊气出于胃，走唇舌而为味。其气之津液皆上熏于面，而皮又厚，其肉坚，故天气甚寒不能胜之也。

黄帝曰：邪之中人，其病形何如？

岐伯曰：虚邪之中身也，洒淅动形。正邪之中人也微，先见于色，不知于身，若有若无，若亡若存，有形无形，莫知其情。

黄帝曰：善哉。

黄帝问于岐伯曰：余闻之，见其色，知其病，命曰明；按其脉，知其病，命曰神；问其病，知其处，命曰工。余愿闻见而知之，按而得之，问而极之，为之奈何？

岐伯答曰：夫色脉与尺之相应也，如桴鼓影响之相应也，不得相失也，此亦本末根叶之出候也，故根死则叶枯矣。色脉形肉不得相失也，故知一则为工，知二则为神，知三则神且明矣。

黄帝曰：愿卒闻之。

岐伯答曰：色青者，其脉弦也；赤者，其脉钩也；黄者，其脉代也；白者，其脉毛，黑者，其脉石。见其色而不得其脉，反得其相胜之脉，则死矣；得其相生之脉，则病已矣。

黄帝问于岐伯曰：五脏之所生，变化之病形何如？

岐伯答曰：先定其五色五脉之应，其病乃可别也。

黄帝曰：色脉已定，别之奈何？

岐伯曰：调其脉之缓、急、小、大、滑、涩，而病变定矣。

黄帝曰：调之奈何？

岐伯答曰：脉急者，尺之皮肤亦急；脉缓者，尺之皮肤亦缓；脉小者，尺之皮肤亦减而少气；脉大者，尺之皮肤亦贲而起；脉滑者，尺之皮肤亦滑；脉涩者，尺之皮肤亦涩。凡此变者，有微有甚。故善调尺者，不待于寸，善调脉者，不待于色。能参合而行之者，可以为上工，上工十全九；行二者，为中工，中工十全七；行一者，为下工，下工十全六。

黄帝曰：请问脉之缓、急、小、大、滑、涩之病形何如？

岐伯曰：臣请言五脏之病变也。心脉急甚者为瘛疭；微急为心痛引背，食不下。缓甚为狂笑；微缓为伏梁，在心下，上下行，时唾血。大甚为喉吤；微大为心痹引背，善泪出。小甚为善哕；微小为消瘅。滑甚为善渴；微滑为心疝引脐，小腹鸣。涩甚为瘖；微涩为血溢，维厥，耳鸣，颠疾。

肺脉急甚为癫疾；微急为肺寒热，怠惰，咳唾血，引腰背胸，若鼻息肉不通。缓甚为多汗；微缓为痿瘘，偏风，头以下汗出不可止。大甚为胫肿；微大为肺痹引胸背，起恶日光。小甚为泄；微小为消瘅。滑甚为息贲上气；微滑为上下出血。涩甚为呕血；微涩为鼠瘘，在颈支腋之间，下不胜其上，其应善痠矣。

肝脉急甚者为恶言；微急为肥气，在胁下若覆杯。缓甚为善呕；微缓为水瘕痹也。大甚为内痈，善呕衄；微大为肝痹阴缩，咳引小腹。小甚为多饮；微小为消瘅。滑甚为㿉疝；微滑为遗溺。涩甚为溢饮，微涩为瘛挛筋痹。

脾脉急甚为瘛疭；微急为膈中，食饮入而还出，后沃沫。缓甚为痿厥；微缓为风痿，四肢不用，心慧然若无病。大甚为击仆；微大为疝气，腹里大脓血，在肠胃之外。小甚为寒热；微小为消瘅。滑甚为㿉癃，微滑为虫毒蛕蝎腹热。涩甚为肠㿉；微涩为内㿉，多下脓血。

肾脉急甚为骨癫疾；微急为沉厥奔豚，足不收，不得前后。缓甚为折脊；微缓为洞，洞者，食不化，下嗌还出。大甚为阴痿；微大为石水，起脐已下至小腹腄腄然，上至胃脘，死不治。小甚为洞泄；微小为消瘅。滑甚为癃㿉；微滑为骨痿，坐不能起，起则目无所见。涩甚为大痈；微涩为不月沉痔。

黄帝曰：病之六变者，刺之奈何？

岐伯答曰：诸急者多寒，缓者多热，大者多气少血，小者血气皆少，滑者阳气盛，微有热，涩者多血少气，微有寒。是故刺急者，深内而久留之。刺缓者，浅内而疾发针，以去其热。刺大者，微泻其气，无出其血。刺滑者，疾发针而浅内之，以泻其阳气而去其热。刺涩者，必中其脉，随其逆顺而久留之，必先按而循之，已发针，疾按其痏，无令其血出，以和其脉。诸小者，阴阳形气俱不足，勿取以针，而调以甘药也。

黄帝曰：余闻五脏六腑之气，荥输所入为合，令何道从入，入安连过，愿闻其故。

岐伯答曰：此阳脉之别入于内，属于腑者也。

黄帝曰：荥输与合，各有名乎？

岐伯答曰：荥输治外经，合治内腑。

黄帝曰：治内腑奈何？

岐伯曰：取之于合。

黄帝曰：合各有名乎？

岐伯答曰：胃合于三里，大肠合入于巨虚上廉，小肠合入于巨虚下廉，三焦合入于委阳，膀胱合入于委中央，胆合入于阳陵泉。

黄帝曰：取之奈何？

岐伯答曰：取之三里者，低跗；取之巨虚者，举足；取之委阳者，屈伸而索之；委中者，屈而取之；阳陵泉者，正竖膝予之齐下至委阳之阳取之；取诸外经者，揄申而从之。

黄帝曰：愿闻六腑之病。

岐伯答曰：面热者足阳明病，鱼络血者手阳明病，两跗之上脉竖陷者足阳明病，此胃脉也。

大肠病者，肠中切痛而鸣濯濯，冬日重感于寒即泄，当脐而痛，不能久立，与胃同候，取巨虚上廉。

胃病者，腹䐜胀，胃脘当心而痛，上肢两胁，膈咽不通，食饮不下，取之三里也。小肠病者，小腹痛，腰脊控睾而痛，时窘之后，当耳前热，若寒甚，若独肩上热甚，及手小指次指之间热，若脉陷者，此其候也，手太阳病也，取之巨虚下廉。

三焦病者，腹气满，小腹尤坚，不得小便，窘急，溢则水，留即为胀，候在足太阳之外大络，大络在太阳少阳之间，亦见于脉，取委阳。

膀胱病者，小腹偏肿而痛，以手按之，即欲小便而不得，肩上热若脉陷，及足小指外廉及胫踝后皆热若脉陷，取委中央。

胆病者，善太息，口苦，呕宿汁，心下澹澹，恐人将捕之，嗌中吤吤然，数唾，在足少阳之本末，亦视其脉之陷下者灸之，其寒热者取阳陵泉。

黄帝曰：刺之有道乎？

岐伯答曰：刺此者，必中气穴，无中肉节，中气穴则针染于巷，中肉节即皮肤痛。补泻反则病益笃。中筋则筋缓，邪气不出，与其真相搏，乱而不去，反还内著，用针不审，以顺为逆也。

【译文】

黄帝问岐伯说：风、雨、寒、暑等天之邪气（即外邪）侵犯人体致病的情形是怎样的？ 岐伯回答说：外邪伤人，大多是侵犯于人体的上部。

黄帝问：邪气侵袭部位在上在下，有一定的法度吗？ 岐伯回答说：在上半身发病的，是感受了风寒等外邪所致；在下半身发病的，是感受了清冷湿邪所致。 但这只是一般的规律，事实并非绝对如此。因为邪气还有一个转变的过程，所以说：外邪侵犯了人体，发病的部位并不一定固定在它侵入的地方。 外邪侵袭了五脏的阴经，会流传到属阳的六腑，外邪侵袭了阳经，就只在六腑的本经之中流传发病。

黄帝说：阴经和阳经，虽然名称不同，但其实都同属于经络系统而为运行气血的组织，它们分别在人体的上部或下部相会合，而使经络之间的相互贯通像圆形的环一样周而复始，无始无终。 外邪侵袭人体时，有的侵犯阴经，有的侵犯阳经，而其病所又或上或下或左或右，没有固定的部位，这是什么缘故呢？

岐伯说：手足三阳经的会合之处，都是在头面部。 邪气侵袭人体，往往是在人体正气不足、有虚可乘的时候，如用力劳累之后，或因吃饭而出了汗，导致腠理开泄，这时容易被邪气所侵袭。 由于足三阳经的循行通路，都是由头至足，自上而下的。 所以邪气侵入面部，就由此下入于足阳明胃经；邪气侵入项部，就由此下入于足太阳膀胱经；邪气侵入颊部，就由此下入于足少阳胆经。 如果外邪并没有侵入头面部而是直接侵入了胸膺、脊背以及在两侧的胁肋部，也会分别侵入上述三阳经而在其各自所属的本经循行通路上发病。

黄帝问：外邪侵犯阴经的情况是怎样的？ 岐伯回答说：外邪侵入阴经，通常是从手臂或足胫的内侧开始的。 因为在手臂和足胫的内侧这些地方，皮肤较薄，肌肉也较为柔润，在身体各部位都同样感受风邪侵犯的情况下，这些部位最容易受伤。

黄帝问：外邪侵袭了阴经之后，会使五脏受到伤害吗？ 岐伯回答说：身体虽然感受了风邪，五脏不一定会受到影响。 因此，外邪侵入阴经后，若是五脏之气充实，即使有邪气侵入，也不能够在那里停留，而只能从五脏退还到六腑。 因此说阳经感受了邪气，就能直接在本经上发病；而阴经感受了邪气，若是脏气充实，邪气就会由里出表，流传到和五脏相表里的六腑而发病。

黄帝问：病邪侵袭人体五脏的情形是怎样的？

岐伯回答说：愁忧恐惧等情绪变化过久过激，就会使心脏受伤。形体受寒，又饮冷水，两寒相迫，就会使肺脏受伤。 因为此表里两种寒邪内外相应，而使在内之肺脏和在外之皮毛都受到伤害，所以就会导致肺气上逆不顺而不能清肃下降，进而发生喘、咳等病变。 从高处坠落跌伤，就会使瘀血留滞在内，若此时又有大怒的情绪刺激，就会导致气上逆而不下，血亦随之上行，郁结于胸胁之下，而使肝脏受伤。 倘若被击打或跌倒在地，或醉后行房事以致汗出后受风着凉，就会使脾脏受伤。 倘若用力提举过重的物品，或房事过度以及出汗后用冷水沐浴，就会使肾脏受伤。

黄帝问：五脏为风邪所侵袭，其情形是怎样的呢？

岐伯说：一定是在属阴的五脏内有所伤，属阳的六腑外有所感，以致内外俱虚的情况下，风邪才能内侵五脏。

黄帝说：说得真好。

黄帝问岐伯说：人的头脸和全身上下各部，所有筋骨密切相连，气血相合运行。但是当天气寒冷的时候，大地冻裂，水凝成冰凌，此时若是天气猝然变冷，人们往往都是缩手缩脚，懒于动作，而面部却能露出在外面，不用使用衣物覆盖，这是什么缘故？

岐伯回答说：周身的十二经脉以及与之相通的三百六十五络脉，其所有的血气都是上达于头面部而分别入于各个孔窍之中的。其阳气的精微上注于眼目，而使眼能够视；其旁行的经气从两侧上注于耳，而使耳能够听；其积于胸中的宗气上出于鼻，而使鼻能够嗅；还有胃腑之谷气，从胃上达于唇舌，而使舌能够辨别五味。尤其是各种气化所产生的津液都上行蒸腾于面部，加之面部的皮肤较厚，肌肉也坚实，所以即使在极冷的天气里，它也仍能抗拒寒气而不畏寒冷。

黄帝问：外邪侵袭人体，所导致疾病的外在表现是怎样的？

岐伯说：虚邪侵袭人体，发病比较严重，病人有恶寒战栗的症状。正邪侵袭人体，发病比较轻微，开始只在人的气色上略有所见，而在身体上是没有什么感觉的，好像有病，又好像没有病，好像所感受的病邪早已消失，又好像仍存留在体内，同时在表面上可能有一些病证的形迹表现出来，但也有毫无形迹的，所以就不容易明了它的病情。

黄帝说：说得真好。

黄帝问岐伯说：我听说，通过观察病人气色就能够知道病情的，叫做明；通过切按病人的脉象而知道病情的，叫做神；通过询问病人的病情而知道病痛所在的，叫做工。我希望听你说说为什么通过望诊就可以知道病情，通过切诊就可以晓得病况，通过问诊就可以彻底了解病痛的所在呢？

岐伯回答说：由于病人的气色、脉象和尺肤，都与疾病有一定的相应关系，这就好像看到木槌击鼓，随即就会听到响声一样，是不会有差错的；这也好似树木的根本与树木的枝叶之间的关系，树根死了，则枝叶也必然枯萎。病人的面色、脉象以及形体肌肉的变化，也是相一致的，它们都是内在疾病在体表上的反映。因此，在察色、辨脉和观察尺肤这三方面，能够掌握其中之一的就可以称为工，掌握了其中两者的就可以称为神，能够完全掌握这三方面并参合运用的就可以称为神而明的医生了。

黄帝说：有关面色脉象方面的问题，希望听你详尽地解释一下。

岐伯回答说：面色发青的病人，他的脉象应该是端直而长的弦脉；面色发红，他的脉象应该是来盛去衰的钩脉；面色发黄，他的脉象应该是软而弱的代脉；面色发白，他的脉象应该是浮虚而轻的毛脉；面色发黑，他的脉象应该是沉坚的石脉。如果诊察到了面色，却不能诊得与之相应的脉象，反而诊得了相反的脉象，这就是死脉，预示着病危或是死亡；倘若诊得了相生的脉象，则即使有病也会很快痊愈的。

黄帝问岐伯说：五脏所发生的疾病，以及它的内在变化和反映于体表的病状，是怎样的？岐伯回答说：首先要确定五脏与五色、五脉的对应关系，五脏的病情才可以辨别。

黄帝问：确定了气色和脉象与五脏对应的关系之后，怎么就能够判别病情了呢？岐伯说：只要再诊察出脉来的缓急、脉象的大小、脉势的滑涩等情况，就可以确定是什么病变了。

黄帝问：怎样来诊察这些脉象的情况呢？

岐伯回答说：脉来急促，则尺部的皮肤也显得紧急；脉来徐缓，则尺部的皮肤也显得松弛；脉象小，则尺部的皮肤也显得瘦薄而少气；脉象大，则尺部的皮肤也显得好像要隆起似的；脉象滑，则尺部的皮肤也显得滑润；脉象涩，则尺部的皮肤也显得枯涩。大凡这一类的变化，有显著的也有不甚显著的，所以善于观察尺肤的医生，有时可以不必诊察寸口的脉象；善于诊察脉象的医生，有时也可以不必察望面色。能够将察色、辨脉以及观察尺肤这三者相互配合而进行诊断的医生，就可以称为上工，上工治病，十个病人中可以治愈九个；对色、脉、尺肤这三方面的诊察，能够运用其中两种的医生称为中工，中工治病，十个病人中可以治愈七个；对色、脉、尺肤这三方面的诊察，仅能进行其中之一的医生称为下工，下工治病，十个病人中只能治愈六个。

黄帝说：请问缓、急、小、大、滑、涩这些脉象，它们所对应的病状情形是怎样的？

岐伯说：让我就五脏所对应的这些脉象的病变分别来说吧：心脉急甚的，会见到手足抽搐；微急的，会见到心痛牵引后背，饮食不下。 心脉缓甚的，会见到神散失态而狂笑不休；微缓的，是气血凝滞成形，伏于心胸之下的伏梁病，其滞塞感或上或下，能升能降，有时出现唾血。 心脉大甚的，会见到喉中如有物阻而梗塞不通；微大的，是血脉不通的心痹病，心痛牵引肩背，并时时流出眼泪。 心脉小甚的，会见到呃逆时作；微小的，是多食善饥的消瘅病。 心脉滑甚的，是血热而燥，会时时口渴；微滑的，会见到热在于下的心疝牵引脐周作痛，小腹肠鸣。 心脉涩甚的，会见到音哑而不能说话；微涩的，会见到血溢而发生吐血、衄血之类的病证、四肢逆厥以及耳鸣等头部疾患。

肺脉急甚的，是癫疾的脉象表现；微急的，是肺中有寒热并存的病证，可见到倦怠乏力，咳而唾血，并牵引腰背胸部作痛，或是鼻中有息肉而导致鼻腔阻塞不通、呼吸不畅等症状。 肺脉缓甚的，是表虚而多汗；微缓的，是手足软弱无力的痿证、瘘疮病、半身不遂以及头部以下汗出不止的症候。 肺脉大甚的，会见到足胫部肿胀；微大的，是烦满喘息而呕吐的肺痹病，其发作时会牵引胸背作痛，且怕见日光。 肺脉小甚的，是阳气虚而腑气不固的泄泻病；微小的，是多食善饥的消瘅病。 肺脉滑甚的，会见到喘息气急，肺气上逆；微滑的，会见到口鼻与二阴出血。 肺脉涩甚的，会见到呕血；微涩的，主因气滞而形成的鼠瘘病，其病发于颈项及腋肋之间，同时还会伴有下肢轻而上肢重的感觉，此外患者还常常会感到下肢酸软无力。

肝脉急甚的，会口出恶言，易怒少喜；微急的，是肝气积聚于胁下所致的肥气病，其状隆起如肉，就好像倒扣着的杯子一样。 肝脉缓甚的，会时时呕吐；微缓的，是水积胸胁所致的水瘕痹病，同时还会出现小便不利。 肝脉大甚的，主肝气郁盛而内发痈肿，其病症是时常呕吐和出鼻血；微大的，是肝痹病，其病会见到阴器收缩，咳嗽时牵引少腹部作痛。　肝脉小甚的，主血不足而口渴多饮；微小的，主多食善饥的消瘅病。　肝脉滑甚的，主阴囊肿大的㿉疝病；微滑的，主遗尿病。　肝脉涩甚的，是水湿溢于肢体的溢饮病；微涩的，主因血虚所致的筋脉拘挛不舒的筋痹病。

　　脾脉急甚的，主手足抽搐；微急的，是膈中病，症状多是因脾气不能上通而致饮食入胃后复吐出，或大便中多泡沫。　脾脉缓甚的，四肢会痿软无力而厥冷；微缓的，是风痿，会见到四肢偏废，但因其病在经络而不在内脏，所以心里明白，神志清楚，就好像没有病一样。脾脉大甚的，主猝然昏倒的病证，其病状就好像突然被击打倒地一样；微大的，是疝气，其病乃是由脾气壅滞而导致腹中的脓血在肠胃之外大量淤积。　脾脉小甚的，主寒热往来的病证；微小的，是多食善饥的消瘅病。　脾脉滑甚的，是阴囊肿大兼见小便不通的㿉癃病；微滑的，主腹中之湿热熏蒸于脾而生的各种寄生虫病。　脾脉涩甚的，是大肠脱出的肠㿉病；微涩的，是肠腑溃烂腐败的内㿉病，其病大便中会便下很多脓血。

　　肾脉急甚的，主病邪深入于骨的骨痿和癫疾；微急的，主肾气沉滞以致失神昏厥的病证以及肾脏积气的奔豚证，还会见到两足难以屈伸、大小便不通等症状。　肾脉缓甚的，主脊背痛不可仰的病证；微缓的，主洞病，这种洞病的症状，是食物下咽之后，还未消化即便吐出。　肾脉大甚的，是火盛水衰的阴痿病；微大的，是气停水积的石水病，其病会见到肿胀起于脐下，其肿势下至小腹，而使小腹胀满下坠，上至胃脘，它是属于不易治疗的死证。　肾脉小甚的，主直泻无度的洞泄病；微小的，是多食善饥的消瘅病。　肾脉滑甚的，是小便癃闭，兼见阴囊肿大的㿉癃病；微滑的，主热伤肾气的骨痿病，其病能坐而不能起，起则双目昏黑，视物不清，若无所睹。　肾脉涩甚的，会见到气血阻滞以致外发大痈；微涩的，主妇女月经不调的病证，或是日久不愈的痔疾。

黄帝问：对于在疾病变化过程中出现上述六种脉象时的情况，应该怎样进行相应的针刺治疗呢？

岐伯回答说：各种出现急脉的病证，大多是寒性的；出现缓脉的病证，大多是热性的；出现大脉的病证，属于阳盛而气有余，阴衰而血不足；出现小脉的病证，属于阳虚阴弱，气血皆少；出现滑脉的病证，属于阳气盛实而微有热；出现涩脉的病证，属于气滞，且阳气不足而微有寒（按：本句原文为"多血少气"，而涩脉实为气滞少血，故疑"多血"乃为"少血"之误）。所以，在针刺治疗出现急脉的病证时，因其多寒，且寒从阴而难去，故要深刺，并长时间留针；在针刺治疗出现缓脉的病变时，因其多热，且热邪从阳而易散，故要浅刺，并迅速出针，而使热邪得以随针外泄；在针刺治疗出现大脉的病变时，因其阳盛而多气，故可以微泻其气，但不能出血；在针刺治疗出现滑脉的病变时，因其阳气盛实而微有热，故应当在进针后迅速出针，且进针亦宜较浅，以疏泄体表的阳气而宣散热邪；在针刺治疗出现涩脉的病变时，因其气滞而不易得气，故在针刺时必须刺中患者的经脉，并且要随着经气的运行方向行针，还要长时间的留针，此外在针刺之前还必须先按摩经脉的循行通路，使其气血流通以利经气运行，在出针之后，更要迅速地按揉针孔，不使它出血，从而使经脉中的气血调和。至于各种出现小脉的病变，因其阳虚阴弱，气血皆少，内外的形气都已不足，故不适宜使用针法进行治疗，而应当使用甘药来进行调治。

黄帝说：我听说五脏六腑的脉气，都出于井穴，而流注于荥、输等各穴，最后进入合穴，那么，这些脉气是从什么通路上进入合穴的，在进入合穴时又和哪些脏腑经脉相连属呢？我想听你讲讲其中的道理。岐伯回答说：您所说的，是手足各阳经的别络入于体内，再连属于六腑的情况。

黄帝问：荥穴、输穴与合穴，都各有其特定的治疗作用吗？岐伯回答说：荥穴、输穴适用于治疗显现在体表和经脉上的病证；合穴适用于治疗内腑的病变。

黄帝问：人体内腑的疾病，该怎样来进行治疗呢？岐伯说：应当取用各腑之气与足三阳经相合的部位（即下合穴）来进行治疗。

黄帝说：六腑各自之腑气与足三阳经相合的部位有它自己的名称吗？岐伯回答说：胃腑的腑气合于本经的合穴足三里穴；大肠腑的腑气合于足阳明胃经的上巨虚穴；小肠腑的腑气合于足阳明胃经的下巨虚穴；三焦腑的腑气合于足太阳膀胱经的委阳穴；膀胱腑的腑气合于本经的合穴委中穴；胆腑的腑气合于本经的合穴阳陵泉穴。

黄帝说：这些下合穴的具体取穴方法是什么？岐伯回答说：取足三里穴时，要使足背低平才能取之；取上、下巨虚穴时，要举足才能取之；取委阳穴时，要屈伸下肢以判断出腘窝横纹的位置后，再到腘窝横纹的外侧部去寻找它；取委中穴时，要屈膝才能取之；取阳陵泉穴时，要正身蹲坐，竖起膝盖，然后再沿着膝盖外缘直下，至委阳穴的外侧部取之。至于要取用浅表经脉上的荥输各穴来治疗外经的疾患时，也应在牵拉伸展四肢，而使经脉舒展、气血畅通之后，再行取穴。

黄帝说：希望听你讲讲六腑的病变情况。

岐伯回答说：颜面发热的，是足阳明胃腑发生了病变；手鱼际部位之络脉充血，是手阳明大肠腑发生了病变；在两足背的冲阳脉出现了凸起或下陷的情况，是足阳明胃腑发生了病变，这一动脉还是测候胃气的要脉所在。

大肠腑病变的症状，表现为肠中阵阵剧痛，并伴有因水气在肠中往来冲激而发响的肠鸣；在冬天寒冷的季节里，如果再感受了寒邪，就会立即引起泄泻，并在脐周发生疼痛，其痛难忍，不能久立。因大肠的症候与胃密切相关，所以应该取足阳明胃经的上巨虚穴，来进行治疗。

胃腑病变的症状，表现为腹部胀满，在中焦胃脘部的心窝处发生疼痛，且痛势由此牵引两旁的胸胁作痛，胸膈与咽喉间阻塞不通，使饮食不能下咽，当取用足三里穴来进行治疗。小肠腑病变的症状，表现为小腹作痛，腰脊牵引睾丸发生疼痛，大便时时窘急难忍，同时还会在小肠经的循行通路上出现耳前发热，或耳前发冷，或唯独肩部发热，以及手小指与无名指之间发热，或是络脉虚陷不起等现象。这些症候，都是属于小肠腑病变的症状表现。可以取足阳明胃经的下巨虚穴来进行治疗。

三焦腑病变的症状，表现为气滞所致的腹气胀满，小腹尤为满硬坚实，小便不通而尿意窘急；小便不通则水道不利，水道不利则水液无所出，若水液泛溢于肌肤就会形成水肿，若水液停留在腹部就会形成胀病。三焦腑的病候变化，会在足太阳膀胱经外侧的大络上反映出来，此大络在足太阳膀胱经与足少阳胆经之间；此外，其病候变化，亦会在其本经(手少阳三焦经)的经脉上反映出来。三焦腑有病，当取足太阳膀胱经的委阳穴来进行治疗。

膀胱腑病变的症状，表现为小腹偏肿且疼痛，若用手按揉痛处，就会立即产生尿意，却又尿不出来；此外还会在膀胱经循行通路上出现肩背部发热，或是肩背部的经脉所在处陷下不起，以及足小趾的外侧、胫骨与足踝后都发热，或是这些部位的经脉循行处陷下不起。这些病证，都可以取用足太阳膀胱经的委中穴来进行治疗。

胆腑病变的症状，表现为时时叹息而长出气，口中发苦，因胆汁上溢而呕出苦水；心神不宁，胆怯心跳，就好像害怕有人要逮捕他一样；咽部如有物梗阻，多次想把它吐出来，却什么也吐不出。对于这些病变，可以在足少阳胆经循行通路的起点处或终点处取穴，来进行治疗；也可以找到因血气不足而致的经脉陷下之处，在那里施行灸法，来进行治疗；出现寒热往来症状的，就应当取用胆腑的阳陵泉穴，来进行治疗。

黄帝问：针刺以上各穴，有一定的法度吗？

岐伯回答说：针刺这些穴位时，一定要刺中气穴才行，切不可刺到皮肉之间、骨节相连的地方。若是刺中了气穴，则医者手下就会感觉到针尖好像游行于空巷之中，针体进出自如；若是误刺在皮肉骨节相连之处，则不但医者手下会感觉到针体进出涩滞，而且患者也会有皮肤疼痛的感觉。 倘若该用补法的却反用了泻法，而该用泻法的却反用了补法，就会使病情更加严重。 倘若误刺在筋上，就会使筋脉受损，弛缓不收，而病邪也不能被驱出体外：邪气和真气在体内相互斗争，就会使气机逆乱，而邪气依然不能祛除，甚至反而深陷于体内，使病情更加深重。 这些都是用针时不审慎，错识病性、乱用刺法而造成的恶果。

根结第五

根结：根，根本，本源，此指经气始生的穴位；结，归结，归宿，结束，指经气终止的穴位。 明·马莳注："内有阴阳诸经，根结于某穴，故名篇。"

岐伯曰：天地相感，寒暖相移，阴阳之道，孰少孰多？阴道偶，阳道奇，发于春夏，阴气少，阳气多，阴阳不调，何补何泻？发于秋冬，阳气少，阴气多，阴气盛而阳气衰，故茎叶枯槁，湿雨下归，阴阳相移，何泻何补？奇邪离经，不可胜数，不知根结，五脏六腑，折关败枢，开阖而走，阴阳大失，不可复取。九针之玄，要在终始，故能知终始，一言而毕，不知终始，针道咸绝。

太阳根于至阴，结于命门，命门者目也。阳明根于历兑，结于颡大，颡大者钳耳也。少阳根于窍阴，结于窗笼，窗笼者耳中也。太阳为开，阳明为阖，少阳为枢。故开折则肉节渎而暴病起矣，故暴病者取之太阳，视有余不足，渎者皮肉宛膲而弱也。阖折则气无所止息而痿疾起矣，故痿疾者取之阳明，视有余不足，无所止息者，真气稽留，邪气居之也。枢折即骨繇而不安于地，故骨繇者取之少阳，视有余不足。骨繇者，节缓而不收也。所谓骨繇者，摇故也，当穷其本也。

太阴根于隐白，结于太仓。少阴根于涌泉，结于廉泉；厥阴根于大敦，结于玉英，络于膻中。太阴为开，厥阴为阖，少阴为枢。故开折则仓廪无所输膈洞，膈洞者取之太阴，视有余不足，故开折者气不足而生病也。阖折即气绝而喜悲，悲者取之厥阴，视有余不足，枢折则脉有所结而不通，不通者取之少阴，视有余不足，有结者皆取之不足。

足太阳根于至阴，溜于京骨，注于昆仑，入于天柱、飞扬也。足少阳根于窍阴，溜于丘墟，注于阳辅，入于天容、光明也。足阳明根于历兑，溜于冲阳，注于下陵，入于人迎、丰隆也。手太阳根于少泽，溜于阳谷，注于少海，入于天窗、支正也。手少阳根于关冲，溜于阳池，注于支沟，入于天牖、外关也。手阳明根于商阳，溜于合谷，注于阳溪，入于扶突、偏历也。此所谓十二经者，盛络皆当取之。

一日一夜五十营，以营五脏之精，不应数者，名曰狂生。所谓五十营者，五脏皆受气。持其脉口，数其至也，五十动而不一代者，五脏皆受气；四十动一代者，一脏无气；三十动一代者，二脏无气；二十动一代者，三脏无气；十动一代者，四脏无气；不满十动一代者，五脏无气。予之短期，要在终始。所谓五十动而不一代者，以为常也，以知五脏之期。予之短期者，乍数乍疏也。

黄帝曰：逆顺五体者，言人骨节之小大，肉之坚脆，皮之厚薄，血之清浊，气之滑涩，脉之长短，血之多少，经络之数，余已知之矣，此皆布衣匹夫之士也。夫王公大人，血食之君，身体柔脆，肌肉软弱，血气慓悍滑利，其刺之徐疾浅深多少，可得同之乎？

岐伯答曰：膏粱菽藿之味，何可同也。气滑即出疾，其气涩则出迟，气悍则针小而入浅，气涩则大而入深，深则欲留，浅则欲疾。以此观之，刺布衣者深以留之，刺大人者微以徐之，此皆因气慓悍滑利也。

黄帝曰：形气之逆顺奈何？

岐伯曰：形气不足，病气有余，是邪胜也，急泻之。形气有余，病气不足，急补之。形气不足，病气不足，此阴阳气俱不足也，不可刺之，刺之则重不足，重不足则阴阳俱竭。血气皆尽，五脏空虚，筋骨髓枯，老者绝灭，壮者不复矣。形气有余，病气有余，此谓阴阳俱有余也，急泻其邪，调其虚实。故曰：有余者泻之，不足者补之，此之谓也。故曰刺不知逆顺，真邪相搏。满而补之，则阴阳四溢，肠胃充郭，肝肺内膜，阴阳相错。虚而泻之，则经脉空虚，血气竭枯，肠胃㑊辟，皮肤薄著，毛腠夭膲，予之死期。故曰用针之要，在于知调阴与阳，调阴与阳，精气乃光，合形与气，使神内藏。故曰上工平气，中工乱脉，下工绝气危生。故曰下工不可不慎也。必审五脏变化之病、五脉之应、经络之实虚、皮之柔粗，而后取之也。

【译文】

岐伯说：天气与地气互相交感，自然界气候时令的寒热交替转换。就阴阳的属性来说，春夏秋冬各个季节所含的是阴多还是阳多？阴阳的象数各不相同，阴的法则是偶数（二、四、六、八、十），阳的法则是奇数（一、三、五、七、九），由此构成了阴阳盛衰的各种现象。发生在春夏的疾病，因春夏属阳，夜短昼长，是阴气少而阳气多的季节，故而其病性一般也是阴气少而阳气多。对于这类阴阳不能调和的病变，应该在哪一经用补法、在哪一经用泻法呢？发生在秋冬的疾病，因秋冬属阴，昼短夜长，是阳气少而阴气多的季节，故而其病性一般也是阳气少而阴气多。因为此时阴气旺盛而阳气偏衰，所以草木的茎叶（相对于根部而属阳）因得不到阳气的温煦而枯萎凋零，水湿和雨露下渗并滋养于它的根部（相对于茎叶而属阴）而使之更加粗壮，根据这种阴阳盛衰相移的情况，发生在秋冬的疾病，又应该在哪一经用泻法、哪一经用补法呢？感受了四季反常气候而生的异常邪气离开经脉流传无定，甚至深入脏腑，由之造成的各种疾病真是数不胜数，这主要是因为不知道经脉的起始和终结，不了解五脏六腑之开、阖、枢的深浅出入的作用，以致机关折损，枢纽败坏，脏腑开阖失司，病邪在体内横冲直撞到处流传，体内的阴阳之气严重损耗，而正气也不能再起而抗邪所致的。至于运用九针调和根结本末的玄妙机理，其大要就在于经脉本末根结开阖的情况。所以如果能够懂得经脉本末根结开阖有始有终的含义，那么一句话就可以把九针的奥妙说完；如果不懂得终始的含义，那么针刺的理论也就要消亡了。

足太阳膀胱经起于足小趾外侧的至阴穴，归结于面部的命门。所谓命门，就是指目内眦的睛明穴。足阳明胃经起于足大趾外侧之次趾前端的厉兑穴，其上归结于额角处的颡大。所谓颡大，就是指耳之上方、额角部入发际处的头维穴。足少阳胆经起于足小趾内侧之次趾前端的足窍阴穴，其上归结于耳部的窗笼。所谓窗笼，就是在耳朵凹陷中的听宫穴。太阳为三阳之表，主表而为开；阳明为三阳之里，主里而为阖；少阳介乎表里之间，转输内外，如门户之枢纽而为枢。如果太阳主表的功能受损，就会使表阳不固、皮肤干枯，外邪易于侵袭人体而出现急暴发作的病证。所以对于这类暴发的病证，就可以取用足太阳膀胱经的腧穴，根据病情的虚实来进行治疗，泻其有余，补其不足。所谓"渎"字，是皮肤肌肉干枯消瘦而萎弱的意思。倘若阳明的功能受损，阳气就会"无所止息"而引起四肢痿软无力的痿疾。所以对于这类痿疾，就可以取用足阳明胃经的腧穴，根据病情的虚实来进行治疗，泻其有余，补其不足。所谓"无所止息"的意思，是说真气留滞不行，病邪盘踞不去而发生痿疾。如果少阳的功能受损，就会发生骨繇病而站立不稳。 所以骨繇病，可以取用足少阳胆经的腧穴，根据病情的虚实来进行治疗，泻其有余，补其不足。 之所以称它为"骨繇"，就是因为其患者骨节弛缓不收而出现身体动摇不定的病状。 对于以上各种病证，都要根据三阳经开、阖、枢的不同作用和相应的病候，从各种病证的具体病象中找出其致病的真正根源所在，才能给予正确的治疗。

足太阴脾经起于足大趾内侧端的隐白穴，其上归结于上腹部的太仓(即中脘穴)。 足少阴肾经起于足心的涌泉穴，其上归结于咽喉部的廉泉穴。 足厥阴肝经起于足大趾外侧端的大敦穴，其上归结于胸部的玉英穴(即玉堂穴)，向下联络于膻中穴。 太阴是三阴之表而为开；厥阴是三阴之里而为阖；少阴介于表里之间而为枢。 由于足太阴主脾，在表为开，所以开的功能受损，就会导致脾失运化，不能转输水谷精气，而在上出现痞塞不通的膈塞，在下出现直泻无度的洞泄。

对于这种膈塞以及洞泄的症候，应当取用足太阴脾经的腧穴，根据病情的虚实来进行治疗，泻其有余，补其不足。 足太阴脾经的功能受损，那就会因阴中之阳气不足而生病。 足厥阴的阖折有损，就会使病人的肝气阻绝，精神抑郁时常悲伤。 要治这种病，就要取足少阴肾经的腧穴，泻其不足，补其有余。 枢折有损，则病人会二便不利。 这种经气郁结不通的病，都属于虚证，当取用补其不足的方法来进行治疗。

足太阳膀胱经根部在本经的井穴至阴穴，其脉气流于原穴京骨穴，注于经穴昆仑穴，上入于天柱穴，下入于飞扬穴。 足少阳胆经根部在本经的井穴足窍阴穴，其脉气流于原穴丘墟穴，注于经穴阳辅穴，上入于天容穴，下入于光明穴。 足阳明胃经根部在本经的井穴历兑穴，其脉气流于原穴冲阳穴，注于合穴足三里穴，上入于人迎穴，下入于丰隆穴。 手太阳小肠经的根部在本经的井穴少泽穴，其脉气流于经穴阳谷穴，注于合穴小海穴，上入于天窗穴，下入于支正穴。 手少阳三焦经的根部在本经的井穴关冲穴，其脉气流于原穴阳池穴，注于经穴支沟穴，上入于天牖穴，下入于外关穴。 手阳明大肠经的根部在本经的井穴商阳穴，其脉气流于原穴合谷穴，注于经穴阳溪穴，上入于扶突穴，下入于偏历穴。以上所述，就是所谓手足三阳经左右共十二条经脉的根、流、注、入的部位，凡是属于血气在经络中满盛的病证，都可以取用这些穴位泻之。

经脉之气在一日一夜中周行于人体五十次，以运行五脏的精气。倘若其运行太过或不及，而不能恰好达到周行五十次的次数，就属于失常的状态，称做狂生。所谓运行五十周的主要作用，就是使五脏都能够得到精气的营养。这种内在的功能健全与否，可以通过切按寸口的脉象，计算其搏动的次数而知晓。如果在切按寸口脉时，脉搏在五十次跳动中，没有一次歇止，就说明五脏健全，精气充足，五脏都能够得到精气的充养；如果脉搏在四十次跳动中，就有一次歇止，则说明其中已有一脏未能得到精气的充养而衰败；如果脉搏在三十次跳动中，就有一次歇止，则说明其中已有两脏未能得到精气的充养而衰败；如果脉搏在二十次跳动中，就有一次歇止，则说明其中已有三脏未能得到精气的充养而衰败；如果脉搏在十次跳动中，就有一次歇止，则说明其中已有四脏未能得到精气的充养而衰败；如果脉搏在不满十次的跳动中，就有一次歇止，则说明五脏都已得不到精气的充养，而五脏之气也就都已衰败了。由此，根据脉搏跳动歇止的情况，就可以预测患者的死期，其大要在本经《终始》篇中已有了详细的阐述。也就是说，脉搏在五十次跳动之内没有一次歇止的，就是五脏健全、脏气充盛的正常脉象；倘若出现脉搏跳动有歇止或脉搏跳动出现忽快忽慢而搏动不规则的现象，那么，就表示病人的死期临近了。

黄帝说：一般所说的，人正常或异常的五种体质，是指其骨节有大有小，肌肉有坚有脆，皮肤有厚有薄，血液有清有浊，气的运行有滑有涩，经脉有长有短，营血有多有少以及经络的数目等方面来说的，这些我都已经知道了。但这都是对平民百姓等体格强壮的人而言的。而那些地位显贵的人，他们都是饮食精美、养尊处优的人，其身体柔脆，肌肉软弱，血气的运行也急疾而滑利，和那些辛苦劳作的人在体质状况和生活情况上都迥然不同，那么，在给他们进行治疗时，针刺手法的快慢、进针的深浅、取穴的多少，也都可以相同的吗？

岐伯回答说：吃肥甘美味的人和吃粗粮豆菜的人所患疾病的治法怎么能相同呢？ 一般针刺的原则是：气行滑利的出针就要早一些；气行涩滞的，出针就要迟一些。 血气运行强劲的人要用小针浅刺，血气运行涩滞的人要用大针深刺，深刺时要留针，浅刺的要快出。 根据以上所说的针刺原则来看，针刺平民百姓那一类形体壮实的病人，就要深刺并留针；针刺王公贵族那一类形体柔脆的病人，就适宜用细小的针徐缓轻刺并尽快出针，这都是因为这类人的经气运行急疾滑利的缘故。

黄帝问：形体的表现与受病脏腑的功能之表现有时一致，有时不一致，对于这种情况，应该如何区分并加以治疗呢？

岐伯说：如果外表形体不显强健，而受病的脏腑却功能亢进，就说明是邪气在体内占着优势，应该毫不犹豫地立即使用泻法来泻除邪气；相应的，如果外表形体魁伟强壮，而受病的脏腑却功能低下，就应该毫不犹豫地立即使用补法来补益正气。 倘若外表形体不显强健，而受病的脏腑也功能低下，这就属于阴阳表里血气都已经虚弱的情况。 对于这种情况，就不可以再用针刺进行治疗，如果误用了针刺，就会导致虚上加虚，虚上加虚就会导致内外阴阳全都衰竭，血气也都耗尽，五脏精气空虚，筋骨痿弱、骨髓枯涸。 老年人精气已衰的就会因此由衰而绝、甚至于死亡；壮年人精气充足的，也会因此耗损严重而难以恢复。 倘若外表形体强健壮实，而受病的脏腑也功能亢进，这就被称做阴阳表里血气都处于亢盛状态，应该立即使用泻法来泻除邪气，以达到排除病邪、调整正气的目的。 所以说，病气有余的属于实证，应当用泻法来治疗；病气不足的，属于虚证，应当用补法来治疗，就是这个道理。

所以说，施用针刺治病而不懂得经脉形气的逆顺，就会导致正气和邪气相互搏挣。 倘若对邪气满盛的病证误用了补法，就会使阴阳各经的血气满溢于外，肠胃之气壅滞不通、充塞腹内而致腹部胀满，肝肺二脏的脏气不得宣通而致气机壅塞于内，阴阳运行失常而发生错乱。 相应的，倘若对正气虚衰的病证误用了泻法，就会使经脉因得不到营养而空虚，血气因过分耗损而衰竭枯涸，肠胃运化软弱而无力，皮肤瘦薄而附骨，毛脱发折，腠理憔悴萎弱，见到这些症候，就可以预测到其死期不远了。

所以说运用针刺治疗疾病的关键，就是在于懂得要调和阴阳，使之达到平衡状态。 调和了阴与阳的太过与不及，就可以使精神气血充沛，形体与神气内外合一，神气得以内藏而不散。 所以说：医术高明的医生，就能够平复不正常的气血运行；医术一般的医生，诊断不够确切，治疗不够恰当，就往往会扰乱经气；医术低劣的医生，不分虚实，滥施补泻，就只会耗绝血气以致危及病人的生命。

所以说：在诊治病患时那种不分虚实乱用补泻的医生更应该特别谨慎。 在针刺之前，这种医生一定要首先审察清楚五脏传变化生而出现的各种病候，五脏脉的脉象与五脏病候的相应情况，经络的虚实，皮肤的柔嫩粗糙，然后才可以取用适当的穴位来进行治疗。

寿夭刚柔第六

寿夭刚柔：寿夭，指人的生命的长短；刚柔，指性格的刚直与柔和，后文"有刚有柔"同意。

黄帝问于少师曰：余闻人之生也，有刚有柔，有弱有强，有短有长，有阴有阳，愿闻其方。

少师答曰：阴中有阴，阳中有阳，审知阴阳，刺之有方，得病所始，刺之有理，谨度病端，与时相应，内合于五脏六腑，外合于筋骨皮肤。是故内有阴阳，外亦有阴阳。在内者，五脏为阴，六腑为阳；在外者，筋骨为阴，皮肤为阳。故曰：病在阴之阴者，刺阴之荥输；病在阳之阳者，刺阳之合；病在阳之阴者，刺阴之经；病在阴之阳者，刺络脉。故曰病在阳者命曰风，病在阴者命曰痹，阴阳俱病命曰风痹。病有形而不痛者，阳之类也；无形而痛者，阴之类也。无形而痛者，其阳完而阴伤之也，急治其阴，无攻其阳；有形而不痛者，其阴完而阳伤之也，急治其阳，无攻其阴。阴阳俱动，乍有形，乍无形，加以烦心，命曰阴胜其阳，此谓不表不里，其形不久。

黄帝问于伯高曰：余闻形气病之先后，外内之应奈何？

伯高答曰：风寒伤形，忧恐忿怒伤气。气伤脏，乃病脏；寒伤形，乃应形；风伤筋脉，筋脉乃应。此形气外内之相应也。

黄帝曰：刺之奈何？

伯高答曰：病九日者，三刺而已。病一月者，十刺而已。多少远近，以此衰之。久痹不去身者，视其血络，尽出其血。

黄帝曰：外内之病，难易之治奈何？

伯高答曰：形先病而未入脏者，刺之半其日；脏先病而形乃应者，刺之倍其日。此月内难易之应也。

黄帝问于伯高曰：余闻形有缓急，气有盛衰，骨有大小，肉有坚脆，皮有厚薄，其以立寿夭奈何？

伯高答曰：形与气相任则寿，不相任则夭。皮与肉相果则寿，不相果则夭。血气经络胜形则寿，不胜形则夭。

黄帝曰：何谓形之缓急？

伯高答曰：形充而皮肤缓者则寿，形充而皮肤急者则夭。形充而脉坚大者顺也，形充而脉小以弱者气衰，衰则危矣。若形充而颧不起者骨小，骨小则夭矣。形充而大肉，䐃坚而有分者肉坚，肉坚则寿矣；形充而大肉无分理不坚者肉脆，肉脆则夭矣。

此天之生命，所以立形定气而视寿夭者。必明乎此立形定气，而后以临病人，决死生。

黄帝曰：余闻寿夭，无以度之。

伯高答曰：墙基卑，高不及其地者，不满三十而死；其有因加疾者，不及二十而死也。

黄帝曰：形气之相胜，以立寿夭奈何？

伯高答曰：平人而气胜形者寿；病而形肉脱，气胜形者死，形胜气者危矣。

黄帝曰：余闻刺有三变，何谓三变？

伯高答曰：有刺营者，有刺卫者，有刺寒痹之留经者。

黄帝曰：刺三变者奈何？

伯高答曰：刺营者出血，刺卫者出气，刺寒痹者内热。

黄帝曰：营卫寒痹之为病奈何？

伯高答曰：营之生病也，寒热少气，血上下行。卫之生病也，气痛时来时去，怫忾贲响，风寒客于肠胃之中。寒痹之为病也，留而不去，时痛而皮不仁。

黄帝曰：刺寒痹内热奈何？

伯高答曰：刺布衣者，以火焠之。刺大人者，以药熨之。

黄帝曰：药熨奈何？伯高答曰：用淳酒二十升，蜀椒一升，干姜一斤，桂心一斤，凡四种，皆㕮咀，渍酒中。用绵絮一斤，细白布四丈，并内酒中。置酒马矢煴中，盖封涂，勿使泄。五日五夜，出布绵絮，曝干之，干复渍，以尽其汁。每渍必晬其日，乃出干。干，并用滓与绵絮，复布为复巾，长六七尺，为六七巾。则用之生桑炭炙巾，以熨寒痹所刺之处，令热入至于病所，寒复炙巾以熨之，三十遍而止。汗出以巾拭身，亦三十遍而止。起步内中，无见风。每刺必熨，如此病已矣，此所谓内热也。

【译文】

黄帝问少师说：我听说人生来就禀赋不同，性情有刚有柔，体质有强有弱，形体有高有矮，生理功能与病理变化也有阴阳属性的不同。我想听你谈一谈这方面的道理。

少师回答说：人体所含的阴阳，内容是多方面的，其属性也是相对而言的，阴之中还可以再分出阴，阳之中还可以再分出阳，只有明确了解和掌握了阴阳的规律，才能找到恰当的针刺方法来调其不和；只有知晓了开始发病时的病性，是属于阴的还是属于阳的，治疗起来才能有理有据；此外，还要认真诊察致病的原因，根据四季时令的变化来把握发病的性质和特点，同时，所选定的治疗方法，其功效在内要与五脏六腑的病候相合，其功效在外要与筋骨皮肤的病候相合，只有这样，才能取得良好的疗效。

不仅身体的内部有阴阳之分，身体的外部也有阴阳之分。在体内，五脏属阴，六腑属阳；在体表，筋骨属阴，皮肤属阳。根据这种内外阴阳的关系，再由病候所发生的部位，就可以初步选定针刺治疗所要用的穴位。所以说内为阴，体内的五脏亦属阴，如果五脏有病，即所谓的病在阴中之阴，就应当针刺阴经的荥穴和输穴；相应的，外为阳，体表的皮肤亦属阳，如果皮肤有病，即所谓的病在阳中之阳，就应当针刺阳经的合穴；此外，外为阳，体表的筋骨却属阴，如果筋骨有病，即所谓的病在阳中之阴，就应当针刺阴经的经穴；相应的，内为阴，体内的六腑却属阳，如果六腑有病，所谓的病在阴中之阳，就应当针刺阳经的络穴。至于疾病的症候，其发病的部位也可以用阴阳来分类。病邪在体表阳分的疾患叫做风；病邪在体表阴分的疾患叫做痹；体表的阴分和阳分都有病的疾患，叫做风痹。病患在外表有形态的变化而没有疼痛感的，是病在浅表、在皮肉筋骨，属于阳一类疾病；病患在外表没有形态的变化却有疼痛感的，是病在深处、在五脏六腑，属于阴一类疾病。在外表没有病形的表现却感到疼痛的这一类病证，其属阳的体表完好如常，只是属阴的五脏六腑有病，应该急速治疗其属阴的五脏六腑，而不要治疗其属阳的皮肉筋骨。 反之，在外表有病形的表现而不感到疼痛的这一类病证，其属阴的五脏六腑是没有病的，只是属阳的体表受到了损伤，应该急速治疗其属阳的皮肉筋骨，而不要治疗其属阴的五脏六腑。 至于表里阴阳经都发生病患时，则有时会在体表出现病形的表现，有时就会因病在脏腑而在体表没有病形的表现。 倘若此时再感到心中烦躁不安，那就叫做阴病甚于阳病，这时的病情就是所谓的既不全是在表，又不全是在里，表里阴阳都已受病的情况，这样的情况并不会持续太久的。

黄帝问伯高说：我听说外表的形体和体内的气机发生病变时，其发病之先后以及所发之在内在外的病证都是与其病因相应的，这之中的情形是怎样的？

伯高回答说：风寒之邪外袭，必先伤害在外的形体；忧恐愤怒等情志刺激，必先影响到体内气机的运行。 气机失调会造成五脏不和，而使五脏发病；寒邪侵袭形体，就会使在外的形体受伤，而在肌表出现相应的病证；风邪伤及筋脉，就会在筋脉出现相应的病证。 这就是形体与气机受到了伤害，而相应地在外与内发病的情况。

黄帝问：怎样根据病理的长短使用针刺治疗呢？

伯高回答说：得病已经九天的，针刺三次就可以痊愈；得病已经一个月的，针刺十次也可以痊愈。 不论病程时日的多少长短，都可以根据这一病三日就针刺一次的原则，来估计出祛除病邪最适当的治疗次数。 如果有久患痹病而不易祛除的，就应当诊察他的血络，在有瘀血的地方用刺络放血的方法出尽恶血。

黄帝问：外因与内因所致的疾病，在针刺时有难治与易治的不同，其具体情况是怎样的？

伯高回答说：外邪伤人，形体先病而尚未传入内脏的，是病在浅表，其针刺的次数可以按照一般的标准减去一半；内因所伤，内脏先病，再由里达表而影响到在外的形体，是病在深处，这时其针刺的次数就要按照一般的标准加上一倍。 这些都是外因与内因所致疾病在治疗上的难易区别。

黄帝问伯高说：我听说人的形体有缓有急，元气有盛有衰，骨骼有大有小，肌肉有坚有脆，皮肤有厚有薄，从这几方面去观察，怎样可以断定一个人是长寿还是短命？ 伯高回答说：形体与元气相称，内外平衡的，就会长寿；反之，不相称、不平衡的，就会短命。 皮厚肉坚，能够相称的，就会长寿；皮厚肉脆，互不相称的，就会短命。 血气经络旺盛充实，胜过外表形体的，就会长寿；反之，血气经络衰退空虚，其情况还不及形体的，就会短命。

黄帝问：什么叫做形体的缓急？

伯高回答说：形体充实而皮肤和缓的人，就会长寿；形体充实而皮肤紧张的人，就会短命。 形体充实而脉气坚大的，属表里如一内外俱强，就叫做顺；形体充实而脉气弱小的，属外实内虚，脉气不足，是气衰的征象，出现气衰就表明其寿命不长了。 形体充实而面部颧骨低平不起的，是骨骼弱小，出现这种骨骼弱小情况的人，就会短命。形体充实而臀部肌肉丰满，且在其肩、肘、髀、膝等肌肉突起的地方也都是肌肉坚实而肤纹清楚的，就叫做肉坚，像这样的肌肉坚实的人，就会长寿；形体充实而臀部肌肉瘦削，没有肤纹且不坚实的，就叫做肉脆，像这样的肌肉脆薄的人，就会短命。 这些都是由各人的先天禀赋不同所造成的，所以通过判定在外之形体和在内之元气的盛衰，就可以观察、推测出人的生命寿夭。 作为医生必须明了这个道理，知道如何确定形体的强弱，判定元气的盛衰，观察形与气之间平衡协调与否，然后才能在临床上诊察病人，决定治疗措施，判断生死预后。

黄帝说：我听说人的寿命长短可以通过观察某些部位而大致估计出来，但究竟能活到多少岁数，我还是无法测度。

伯高回答说：就面部来说，如果耳边四周的骨骼塌陷，低平窄小，高度还不及耳前的肌肉，这样的人不满三十岁就会夭亡；倘若再加上因外感内伤等原因而患了其他疾病，那么不到二十岁就会夭亡了。

黄帝问：形体与气两者相比有过与不及之时，怎样用它来辨别一个人长寿还是短命？

伯高回答说：平常之人，气足神全胜过形体的，即使外貌较为瘦小，也会长寿。得了病的人，如果形体肌肉已消瘦不堪而脱陷，即使气能胜形，形脱则气难独存，所以仍是会死亡的；倘若形能胜气，由于元气已经衰竭，气衰神衰，因此即使外表的形肉没有脱减，其病情也同样很危险，不会长寿。

黄帝说：我听说刺法中有"三变"的说法，什么叫做三变？

伯高回答说：所谓三变，就是根据不同的病证而设立的三种不同的针刺方法。其中有刺病在营分的，有刺病在卫分的，还有刺寒痹留滞在经络之中的。

黄帝问：针刺这三种病的方法都是怎样的？

伯高回答说：刺病在营分的，是用点刺放血的方法，使营分的病邪随瘀血而外泄；刺病在卫分的，是用摇大针孔的方法，以疏泄卫气，并使卫分的病邪得以消散；刺寒邪留滞经络而形成痹证的，要留针温经驱散寒邪。

黄帝问：营分病、卫分病以及寒痹的症状表现都是怎样的？

伯高回答说：营分病的症状表现，主要是寒热往来，气弱无力，邪在营血而上下妄行。卫分病的症状，主要是因气机不畅所致的气痛，表现为无形而痛，时来时去，忽痛忽止，此外还有腹部胀满不舒，或腹中肠鸣作响等症状，这些都是因风寒外袭，客于肠胃之中，气机不通而导致的。寒痹的症状，是因寒邪停留于经络之间，血脉凝滞不行所产生的，故而其症状表现为久病难去，肌肉时常疼痛并伴有皮肤麻木不知痛痒。

黄帝问：刺寒痹时使热气内入的方法是怎样的？伯高回答说：根据病人的体质不同，刺寒痹时使热气内入的方法会有所不同。对于平民百姓，他们身体强健，皮厚肉坚，可以用火针或艾灸的方法来进行治疗；而对于那些王公贵族，他们养尊处优，皮薄肉脆，则适宜采用针后药熨的方法来进行治疗。

黄帝问：药熨的制法及其应用是怎样的？伯高回答说：药熨的疗法，是取醇酒二十升，蜀椒一升，干姜一斤，桂心一斤，共四种药料。将后三种药都用牙齿嚼碎，然后一起浸泡在酒中；再取棉絮一斤，细白布四丈，也一起浸泡在酒中。此后再把盛有酒的酒器，放到燃烧的干马粪上去煨，不过酒器的盖子必须用泥土涂抹密封，不能让它露气。待到煨了五日五夜之后，将白布和棉絮取出晒干，晒干之后，再重复浸入酒中，不计次数，直到把酒吸尽为止。每浸泡一次，都要泡够一天一夜的时间，再取出晒干。待酒汁已被吸尽之后，就把药渣也取出来晒干，并将药渣与棉絮都放在夹袋内。这种夹袋，就是将双层的布再对折之后而制成的，每个夹袋都有六七尺长，一共要做六七个夹袋。使用的时候，先将夹袋放在生桑炭火上烤热，再用它来温熨寒痹局部施针的部位，使温热传入里面的病所；夹袋冷了，就放到生桑炭火上去烤热，烤热后再来熨，一共要熨三十次才能停止。熨后就会出汗，汗出来了，要用夹袋来擦拭身体，也是要擦三十次才能停止。擦干汗液之后，要在没有风的室内活动，切记不要受风。每次针刺都必须配合药熨，这样治疗，寒痹才能痊愈。这就是所谓的刺治寒痹的纳热之法。

官针第七

官针：指大家公认的针具和操作方法。明·张介宾："官，法也，公也，制有法而公于人，故曰官针。"

凡刺之要，官针最妙。九针之宜，各有所为，长短大小，各有所施也，不得其用，病弗能移。疾浅针深，内伤良肉，皮肤为痈。病深针浅，病气不泻，反为大脓。病小针大，气泻太甚，疾必为害。病大针小，气不泄泻，亦复为败。失针之宜，大者泻，小者不移，已言其过，请言其所施。

病在皮肤无常处者，取以镵针于病所，肤白勿取。病在分肉间，取以员针于病所。病在经络痼痹者，取以锋针。病在脉，气少当补之者，取以锃针于井荥分输。病为大脓者，取以铍针。病痹气暴发者，取以员利针。病痹气痛而不去者，取以毫针。病在中者，取以长针，病水肿不能通关节者，取以大针。病在五脏固居者，取以锋针，泻于井荥分输，取以四时。

凡刺有九，以应九变。一曰输刺：输刺者，刺诸经荥输脏腧也。二曰远道刺：远道刺者，病在上，取之下，刺腑腧也。三曰经刺：经刺者，刺大经之结络经分也。四曰络刺：络刺者，刺小络之血脉也。五曰分刺：分刺者，刺分肉之间也。六曰大泻刺：大泻刺者，刺大脓以铍针也。七曰毛刺：毛刺者，刺浮痹皮肤也。八曰巨刺：巨刺者，左取右，右取左。九曰焠刺：焠刺者，刺燔针则取痹也。

凡刺有十二节，以应十二经。一曰偶刺：偶刺者，以手直心若背，直痛所，一刺前，一刺后，以治心痹，刺此者傍针之也。二曰报刺：报刺者，刺痛无常处也，上下行者，直内无拔针，以左手随病所按之，乃出针复刺之也。三曰恢刺：恢刺者，直刺傍之，举之前后，恢筋急，以治筋痹也。四曰齐刺：齐刺者，直入一，傍入二，以治寒气小深者。或曰三刺：三刺者，治痹气小深者也。五曰扬刺：扬刺者，正内一，傍内四，而浮之，以治寒气之博大者也。六曰直针刺：直针刺者，引皮乃刺之，以治寒气之浅者也。七曰输刺：输刺者，直入直出，稀发针而深之，以治气盛而热者也。八曰短刺：短刺者，刺骨痹，稍摇而深之，致针骨所，以上下摩骨也。九曰浮刺：浮刺者，傍入而浮之，以治肌急而寒者也。十曰阴刺：阴刺者，左右率刺之，以治寒厥，中寒厥，足踝后少阴也。十一曰傍针刺：傍针刺者，直刺傍刺各一，以治留痹久居者也。十二曰赞刺：赞刺者，直入直出，数发针而浅之出血，是谓治痈肿也。

脉之所居深不见者刺之，微内针而久留之，以致其空脉气也。脉浅者勿刺，按绝其脉乃刺之，无令精出。独出其邪气耳。所谓三刺则谷气出者，先浅刺绝皮，以出阳邪；再刺则阴邪出者，少益深，绝皮致肌肉，未入分肉间；已入分肉之间，则谷气出，故《刺法》曰：始刺浅之，以逐邪气而来血气；后刺深之，以致阴气之邪；最后刺极深之，以下谷气。此之谓也。

故用针者，不知年之所加，气之盛衰，虚实之所起，不可以为工也。

凡刺有五，以应五脏。一曰半刺：半刺者，浅内而疾发针，无针伤肉，如拔毛状，以取皮气，此肺之应也。二曰豹文刺：豹文刺者，左右前后针之，中脉为故，以取经络之血者，此心之应也。三曰关刺：关刺者，直刺左右，尽筋上，以取筋痹，慎无出血，此肝之应也，或曰渊刺，一曰岂刺。四曰合谷刺：合谷刺者，左右鸡足，针于分肉之间，以取肌痹，此脾之应也。五曰输刺：输刺者，直入直出，深内之至骨，以取骨痹，此肾之应也。

【译文】

针刺的要点，就是要选择合乎规格的针具。 九种针具之所以适合于临床应用，就在于它们各有其不同的治疗作用，长的、短的、大的、小的，都各有其不同的施用对象；如果使用不得法，病证就不能治愈。 疾病在浅表，却用针深刺，就会损伤内部的肌肉，并导致皮肤上发生脓肿；疾病在深部，却用针浅刺，则非但病气不能泻除，而且皮肤上也会长出大的脓肿。病证轻微的，却用大针去刺，刺激过重，就会使元气泻伤太过而导致病情更加严重；病证严重的，却用小针微刺，邪气得不到疏泄，也难以获得一定的疗效。因此，如果不能选用适宜的针具进行针刺，应该用小针的时候却误用了大针，刺之过分，就会损伤正气；而应该用大针的时候却误用了小针，刺之不足，则病邪也不能祛除。以上我已经说明了误用针具的害处，下面再让我来谈一谈各种针具的正确使用方法。

病在皮肤浅表而游走不定的，当取用箭头形的镵针在病痛的所在处进行针刺，以泻除风热；但如果患部的肤色苍白而并无红肿充血的迹象，则说明热邪已去，就不能再取用镵针来进行治疗。病在皮下浅层的肌肉或肌腱之间的，当取用针端呈卵圆形的员针在病痛的所在处施行推摩，以流通气血。病在经络、属于顽固性的痹证的，当取用三棱形的锋针来进行治疗，以作刺络放血之用。病在经脉、属气虚不足的虚证而应施用补法的，当取用不刺入皮肤的锃针分别按压在各经的井穴、荥穴等腧穴上，以使其血气流通。病属于脓疡之类的，当取用剑形的铍针来进行治疗，以作切开排脓之用。病属痹证急性发作的，当取用既圆且锐的员利针来进行治疗，深刺之，以治暴痛。病属痹病疼痛日久不愈的，当取用细如毫毛的毫针来进行治疗，可较长时间地留针，以去痛痹。病已在深部的，当取用长针来进行治疗，以去内邪。患水肿病而在关节间气滞不通的，当取用针锋微圆的大针来进行治疗，以疏通关节。病在五脏而顽固盘踞、难以祛除的，当取用锋针来进行治疗，在各经的井穴、荥穴等腧穴上施用泻法，并根据这些腧穴与四季时令的相应关系，灵活取用。

一般而言，针刺有九种不同的方法，以适应于治疗九种不同的病情。第一种叫做输刺。输刺，就是针刺十二经在四肢部位的荥穴和输穴以及背部的五脏腧穴（即心腧、肺腧、肝腧、脾腧以及肾腧）。第二种叫做远道刺。远道刺，就是病在人体上部的，而取用距离病所较远的下部的腧穴，也就是针刺足三阳经所属的下肢的腧穴。第三种叫做经刺。 经刺，就是针刺患病经络之经与络间结聚不通的地方。 第四种叫做络刺。 络刺，就是针刺体表络脉所属的血脉（小静脉），使之出血以泻其邪。 第五种叫做分刺。 分刺，就是针刺肌和肉的间隙。邪在诸经分肉之间的用这种方法。

第六种叫做大泻刺。 大泻刺，就是用铍针切开排脓，以治疗较大的化脓性的痈疡。 第七种叫做毛刺。 毛刺，是浮浅的刺法，就是在皮肤上浅刺，仅入皮而不进肉，用以治疗皮肤表层的痹证。 第八种叫做巨刺。 巨刺，就是身体左侧的病证选取身体右侧的腧穴来进行针刺，身体右侧的病证选取身体左侧的腧穴来进行针刺的交叉针刺法。第九种叫做焠刺。 焠刺，就是用烧热的针来治疗寒痹证。 针刺方法还有十二种，以适应于治疗十二经之不同的病证。

第一种叫做偶刺。 偶刺法，就是用手直对着胸前和背后，当痛处之所在，一针刺在前胸，一针刺在后背的针刺法，用以治疗心气闭塞以致心胸疼痛的心痹证。 不过在使用这种刺法时，必须斜刺进针，以防伤及内脏。 第二种叫做报刺。 报刺法，是用于治疗疼痛没有固定的部位，痛势上下游走不定的病证。 针刺时，用右手在痛处直刺进针且不立即出针，再用左手随着疼痛的部位循按，等到按到新的痛处之后再将针拔出，并刺入新按到的疼痛部位。 第三种叫做恢刺。 恢刺法，就是直刺在筋的旁边，然后再或前或后地提插捻转，扩大针孔，以舒缓筋脉拘急之症状的针刺法。 这种刺法，适用于治疗筋脉拘挛而致疼痛的筋痹病。 第四种叫做齐刺。 齐刺法，就是在病变部位的正中直刺一针，在其左右两旁又各刺一针的针刺法，用以治疗寒气稽留范围较小而部位又较深的痹证。 这种针刺法，三针齐下，所以也有称它为三刺的。 运用三刺，主要就是为了治疗寒痹之气范围小且部位深的那一类疾病的。 第五种叫做扬刺。 扬刺法，就是在病变部位的正中刺一针，再在四周刺四针，且都用浅刺的针刺法，用以治疗寒气稽留面积较广而部位较浅的病证。 第六种叫做直针刺。 直针刺法，就是在针刺时将穴位处的皮肤提起，然后将针沿皮刺入，但不刺入肌肉的针刺法，用以治疗寒气稽留部位较浅的病证。 第七种叫做输刺。输刺法，在操作时，进针和出针的动作都较快，直刺而入，直针而出，取穴较少且刺入较深，用以治疗气盛而有热的病证，主泻热。 第八种叫做短刺。 短刺法，适用于骨节浮肿，不能活动，局部发冷的骨痹病。 进针时，要缓缓刺入，进针后，要稍稍摇动针体，再行深入，以使针尖达到骨的附近，再上下提插，以摩擦骨部。 第九种叫做浮刺。 浮刺法，就是从病所的旁边斜刺进针，浮浅地刺入肌表的针刺法，用以治疗肌肉挛急且属于寒性的病证。 第十种叫做阴刺。 阴刺法，就是左右并刺的针刺法，用以治疗阴寒内盛的寒厥证。 因为寒厥证和足少阴肾经有关，所以患了寒厥证，就必须取用足内踝后方之肾经的原穴太溪穴来进行治疗，且左右两边都要针刺。 第十一种叫做傍针刺。 傍针刺法，就是在病所直刺一针，再在其旁边刺一针的针刺法，用以治疗邪气久居不散的留痹证。 第十二种叫做赞刺。 赞刺法，其进针和出针的动作都较快，在患处快而浅地直刺几针，目的就在于使其出血以泄散局部的瘀血，这也是消散痈肿的一种针刺法。

脉络分布在深部而不显现于外、不能用肉眼看见的，在针刺时，要轻微地进针，刺入其内，并长时间地留针，以引导其脉气上行。 脉络分布在浅部而显现于外的，就不能直接针刺，必须先按压隔绝其脉，使血脉绝流，然后才可以进行针刺。 只有这样，才不致出血，也就不会使精气外泄，而只将邪气去除。

所谓"三刺"就可以使谷气出现的针刺法，就是先浅刺进入皮肤，以宣泄卫分的阳邪；然后再刺入一些，以使营分的阴邪能够外出，而其刺入的深度，也只是稍稍深一些，较皮肤的浅层略深，透过了皮肤，接近了肌肉，但还不能达到分肉之间；最后再将针尖深入到分肉之间，这时就会使谷气出而产生酸麻重胀等针感。 所以古医书《刺法》中曾说："开始时浅刺皮肤，是为了驱逐浅表的邪气，而使血气流通；此后再刺入较深，是为了宣散阴分的邪气；最后刺入极深，到了一定的深度，就可以通导谷气。"其内容说的正是这种"三刺"的针刺法。

所以运用针法来治疗疾病的医者，不知道每年风、寒、暑、湿、燥、火六气加临的时期，每一节气中六气盛衰的情况，以及因气候变化而引起病情的虚实变化，就不能成为良医。

针刺法中还有五种，可以适用于与五脏有关的病变。 第一种叫做半刺。 半刺法，就是浅刺进入皮肤后，很快就急速出针，而并不损伤肌肉的针刺法，其动作就好像拔去毫毛一样。 其主要目的就在于使皮肤轻微地感受一下刺激，以疏泄皮肤浅表部的邪气。 因为肺主皮毛，所以这是和肺脏相应的针刺法。 第二种叫做豹文刺。 豹文刺法，就是在病变部位的前后左右，针刺多下，而使刺点像豹的斑纹一样的针刺法。 这种刺法，以刺中络脉、放出瘀血为标准，用来消散经络中的瘀血。 因为心主血脉，所以这是和心脏相应的针刺法。 第三种叫做关刺。 关刺法，就是直刺两侧四肢关节附近之筋的尽端，用以治疗筋痹病。 但在针刺时要注意不能使它出血。 因为肝主筋，所以这是和肝脏相应的针刺法。 这种刺法，也称为渊刺。 此外，它还有一个名称，叫做岂刺。 第四种叫做合谷刺。 合谷刺法，就是在患处从中间向左右两侧各斜刺一针，形成"个"字形，就像鸡足一样，并将针刺入到分肉之间的针刺法，用以治疗肌痹病。 因为脾主肌肉，所以这是和脾脏相应的针刺法。 第五种叫做输刺。 输刺法，在操作时，进针和出针的动作都较快，直刺而入，直针而出，且要将针深刺至骨的附近，用以治疗骨痹病。 因为肾主骨，所以这是和肾脏相应的针刺法。

本神第八

本神：本，有本源，根本之意；神，指人在整个生活过程中的精神状态及其活动，即下文所述的"血、脉、营、气、精、神"等。 本神，见篇首"先必本于神"，指的是针刺时首先必须以病人的精神状态及其活动为根本依据。

黄帝问于岐伯曰：凡刺之法，先必本于神。血、脉、营、气、精、神，此五脏之所藏也，至其淫泆离脏则精失，魂魄飞扬，志意恍乱，智虑去身者，何因而然乎？天之罪与？人之过乎？何谓德气生精、神、魂、魄、心、意、志、思、智、虑？请问其故。

岐伯答曰：天之在我者德也，地之在我者气也，德流气薄而生者也。故生之来谓之精，两精相搏谓之神，随神往来者谓之魂，并精而出入者谓之魄，所以任物者谓之心，心有所忆谓之意，意之所存谓之志，因志而存变谓之思，因思而远慕谓之虑，因虑而处物谓之智。故智者之养生也，必顺四时而适寒暑，和喜怒而安居处，节阴阳而调刚柔，如是则僻邪不至，长生久视。

是故怵惕思虑者则伤神，神伤则恐惧流淫而不止。因悲哀动中者，竭绝而失生。喜乐者，神惮散而不藏。愁忧者，气闭塞而不行。盛怒者，迷惑而不治。恐惧者，神荡惮而不收。

心怵惕思虑则伤神，神伤则恐惧自失，破䐃脱肉，毛悴色夭，死于冬。脾愁忧而不解则伤意，意伤则悗乱，四肢不举，毛悴色夭，死于春。肝悲哀动中则伤魂，魂伤则狂忘不精，不精则不正当人，阴缩而挛筋，两胁骨不举，毛悴色夭，死于秋。肺喜乐无极则伤魄，魄伤则狂，狂者意不存人，皮革焦，毛悴色夭，死于夏。肾盛怒而不止则伤志，志伤则喜忘其前言，腰脊不可以俯仰屈伸，毛悴色夭，死于季夏。恐惧而不解则伤精，精伤则骨痠痿厥，精时自下。是故五脏，主藏精者也，不可伤，伤则失守而阴虚，阴虚则无气，无气则死矣。是故用针者，察观病人之态，以知精神魂魄之存亡得失之意，五者以伤，针不可以治之也。

肝藏血，血舍魂，肝气虚则恐，实则怒。脾藏营，营舍意，脾气虚则四肢不用，五脏不安，实则腹胀经溲不利。心藏脉，脉舍神，心气虚则悲，实则笑不休。肺藏气，气舍魄，肺气虚则鼻塞不利少气，实则喘喝胸盈仰息。肾藏精，精舍志，肾气虚则厥，实则胀，五脏不安。必审五脏之病形，以知其气之虚实，谨而调之也。

【译文】

黄帝问岐伯说：凡是使用针刺的治疗方法，一定都是以病人的精神活动情况作为诊治依据的。血、脉、营、气、精和神气，这些都是由五脏所藏的用以维持生命活动的物质基础和动力。若是过度放纵七情而使这些东西从五脏离散，就会使五脏的精气散失，魂魄飞荡飘扬，意志恍惚迷乱，并丧失智慧和思考能力，然而，是什么原因导致这样的病证产生的呢？是上天的惩罚，还是人为的过失呢？还有，什么叫做德气生精、神、魂、魄、心、意、志、思、智、虑，它们是怎样聚散变化的？请问其中的缘故。

岐伯回答说：天所赋予我们的生化之机叫德，地所赋予我们的是长养之气，地之长养之气随天之生化之德而动，才使万物化生而成形。所以，与生俱来维持人体生命活动的原始物质，就叫做精；阴阳两精相互结合而形成的生命活力，就叫做神；伴随着神气往来存在的精神活动，叫做魂；依傍着精气的出入流动而产生的神气功能，叫做魄；用来承受外界刺激并做出相应反应的机能，叫做心；心感受万物之后产生的思维活动叫做意；思维活动中所产生的对世界万物的认识，叫做志；结合认识而反复思考自身如何发展求变的过程，叫做思；在思的基础上进行由此及彼、由远及近的推想，叫做虑，由虑而形成的正确地看待万事万物的能力，叫做智。所以智者的养生方法，必定是顺应四季的时令，以适应气候的寒暑变化；不会大喜大悲，并能良好地适应周围的环境；节制阴阳的偏胜偏衰，并调和刚柔，使之相济。像这样，就能使病邪无从侵袭，从而延长生命，不易衰老。

所以恐惧思虑太过，就会伤损神气。神气被伤，就会时常使人产生惊恐畏惧的情绪，并使五脏的精气流散不止。因悲哀过度而伤及内脏的，就会使人神气衰竭消亡而丧失生命。喜乐过度的，神气就会消耗涣散而不能藏守于内。愁忧过度的，就会使上焦的气机闭塞而不得畅行。大怒的，就会使神气迷乱惶惑而不能正常运行。恐惧过度的，就会使神气流荡耗散而不能收敛。

心藏神，恐惧、惊慌、思虑太过，就会伤神。神被伤，就会使人感到恐慌畏惧而失去主宰自身的能力，并出现膝髀等处高起的肌肉陷败，遍体的肌肉消瘦等症状；再进一步发展，到了毛发憔悴凋零，皮色枯槁无华的程度，就会在冬季水旺的时候受克而死亡。脾藏意，忧愁太过且长期不能解除，就会伤意。意被伤，就会使人感到心胸苦闷烦乱，并出现手足举动无力等症状；再进一步发展，到了毛发憔悴凋零，皮色枯槁无华的程度，就会在春季木旺的时候受克而死亡。肝藏魂，悲哀太过而影响到内脏，就会伤魂。魂被伤，就会使人癫狂迷忘而不能清楚地认识周围环境，意识不清就会表现出异于常人的言行；此外，还会出现阴器萎缩，筋脉挛急，两胁肋处活动不利等症状；再进一步发展，到了毛发憔悴凋零，皮色枯槁无华的程度，就会在秋季金旺的时候受克而死亡。肺藏魄，喜乐太过而没有限制，就会伤魄。魄被伤，就会使人神乱发狂，发狂的人意识丧失，对外界的刺激无动于衷；此外，还会出现皮肤枯焦等症状；再进一步发展，到了毛发憔悴凋零，皮色枯槁无华的程度，就会在夏季火旺的时候受克而死亡。肾藏志，大怒太过而不能自止，就会伤志。志被伤，就会使人记忆力衰退，时常会忘记以前所说过的话；此外，还会出现腰脊转动困难，不能随意俯仰屈伸等症状；再进一步发展，到了毛发憔悴凋零，皮色枯槁无华的程度，就会在长夏土旺的时候受克而死亡。恐惧太过且长期不能解除，就会伤精。精被伤，就会出现骨节酸痛、痿软无力而厥冷，时常遗精滑泄等症状。综上所述，五脏是主管贮藏精气的，而精气又是生命活动的物质基础，属阴，所以每一脏的功能都不能受到损伤。 倘若五脏的功能受到了损伤，就会使五脏所藏的精气失于内守，流散耗伤而形成阴虚；真阴虚亏就会失去正气的化源，失去正气的化源就会导致死亡。 所以运用针刺治疗疾病的医者，就必须观察病人的全身状况和神情体态，以了解病人之精、神、魂、魄的存亡得失情况；倘若发现五脏及其所藏的精气都已受到损伤，那么就不可以再妄用针刺来进行治疗。

肝贮藏血液，代表精神意识的魂就寄附在肝血之中。 肝气虚怯，肝血不足，就会使人产生恐惧的感觉；肝气盛，就会使人变得容易发怒。 脾贮藏营气，属于精神活动之一的意就寄附在营气之中。 脾气虚弱，手足不能运动自如，五脏不能安和；脾气壅滞，运化不利，就会出现腹部胀满，小便不利等症状。 心主宰着人体周身血脉的运行，代表一切思维活动的神就寄附在血脉之中。 心气虚弱，会使人产生悲忧的感觉；心气盛，就会使人大笑不止。 肺贮藏人体的真气，代表器官活动功能的魄就寄附在真气之中。 肺气虚弱，就会使人感到鼻孔阻塞，呼吸不利而气短；肺气壅逆，就会出现气粗喘喝，胸部胀满，仰面呼吸等症状。 肾贮藏五脏六腑之阴精，属于精神活动之一的志就寄附在肾精之中。 肾气虚弱，元阳不足，就会出现手足厥冷等症状；肾气壅滞，就会出现下腹胀满等症状，并使五脏不能安和运转。 所以在进行治疗的时候，必须首先审察五脏疾患的症状表现，以了解各脏脏气的虚实，然后再根据病情慎重地加以调理，才能获得良好的疗效。

终始第九

终始：终，止也，结尾的意思；始，起也，开头的意思，这里指经脉气血运行的起止。

凡刺之道，毕于终始，明知终始，五脏为纪，阴阳定矣。阴者主脏，阳者主腑，阳受气于四末，阴受气于五脏。故泻者迎之，补者随之，知迎知随，气可令和。和气之方，必通阴阳，五脏为阴，六腑为阳，传之后世，以血为盟，敬之者昌，慢之者亡，无道行私，必得夭殃。

谨奉天道，请言终始。终始者，经脉为纪，持其脉口人迎，以知阴阳有余不足，平与不平，天道毕矣。

所谓平人者不病，不病者，脉口人迎应四时也，上下相应而俱往来也，六经之脉不结动也，本末之寒温之相守司也，形肉血气必相称也，是谓平人。

少气者，脉口人迎俱少而不称尺寸也。如是者，则阴阳俱不足，补阳则阴竭，泻阴则阳脱。如是者，可将以甘药，不可饮以至剂。如此者弗灸，不已者因而泻之，则五脏气坏矣。

人迎一盛，病在足少阳，一盛而躁，病在手少阳。人迎二盛，病在足太阳，二盛而躁，病在手太阳。人迎三盛，病在足阳明，三盛而躁，病在手阳明。人迎四盛，且大且数，名曰溢阳，溢阳为外格。脉口一盛，病在足厥阴，厥阴一盛而躁，在手心主。脉口二盛，病在足少阴，二盛而躁，在手少阴。脉口三盛，病在足太阴，三盛而躁，在手太阴。脉口四盛，且大且数者，名曰溢阴，溢阴为内关，内关不通死不治。人迎与太阴脉口俱盛四倍以上，命曰关格，关格者与之短期。

人迎一盛，泻足少阳而补足厥阴，二泻一补，日一取之，必切而验之，疏取之上，气和乃止。人迎二盛，泻足太阳，补足少阴，二泻一补，二日一取之，必切而验之，疏取之上，气和乃止。人迎三盛，泻足阳明而补足太阴，二泻一补，日二取之，必切而验之，疏取之上，气和乃止。脉口一盛，泻足厥阴而补足少阳，二补一泻，日一取之，必切而验之，疏而取之上，气和乃止。脉口二盛，泻足少阴而补足太阳，二补一泻，二日一取之，必切而验之，疎取之上，气和乃止。脉口三盛，泻足太阴而补足阳明，二补一泻，日二取之，必切而验之，疎而取之上，气和乃止。所以日二取之者，太阳主胃，大富于谷气，故可日二取之也。

人迎与脉口俱盛三倍以上，命曰阴阳俱溢，如是者不开，则血脉闭塞，气无所行，流淫于中，五脏内伤。如此者，因而灸之，则变易而为他病矣。

凡刺之道，气调而止，补阴泻阳，音气益彰，耳目聪明，反此者血气不行。

所谓气至而有效者，泻则益虚，虚者脉大如其故而不坚也，坚如其故者，适虽言故，病未去也。补则益实，实者脉大如其故而益坚也，夫如其故而不坚者，适虽言快，病未去也。故补则实，泻则虚，痛虽不随针，病必衰去。必先通十二经脉之所生病，而后可得传于终始矣。故阴阳不相移，虚实不相倾，取之其经。

凡刺之属，三刺至谷气，邪僻妄合，阴阳易居，逆顺相反，沉浮异处，四时不得，稽留淫泆，须针而去。故一刺则阳邪出，再刺则阴邪出，三刺则谷气至，谷气至而止。所谓谷气至者，已补而实，已泻而虚，故以知谷气至也。邪气独去者，阴与阳未能调，而病知愈也。故曰补则实，泻则虚，痛虽不随针，病必衰去矣。

阴盛而阳虚，先补其阳，后泻其阴而和之。阴虚而阳盛，先补其阴，后泻其阳而和之。三脉动于足大指之间，必审其实虚。虚而泻之，是谓重虚，重虚病益甚。凡刺此者，以指按之，脉动而实且疾者疾泻之，虚而徐者则补之，反此者病益甚。其动也，阳明在上，厥阴在中，少阴在下。

膺腧中膺，背腧中背。肩膊虚者，取之上。重舌，刺舌柱以铍针也。手屈而不伸者，其病在筋，伸而不屈者，其病在骨，在骨守骨，在筋守筋。补须一方实，深取之，稀按其痏，以极出其邪气；一方虚，浅刺之，以养其脉，疾按其痏，无使邪气得入。邪气来也紧而疾，谷气来也徐而和。脉实者，深刺之，以泄其气；脉虚者，浅刺之，使精气无得出，以养其脉，独出其邪气。刺诸痛者，其脉皆实。

故曰：从腰以上者，手太阴阳明皆主之；从腰以下者，足太阴阳明皆主之。病在上者下取之，病在下者高取之，病在头者取之足，病在足者取之腘，病生于头者头重，生于手者臂重，生于足者足重，治病者先刺其病所从生者也。

春气在毛，夏气在皮肤，秋气在分肉，冬气在筋骨，刺此病者各以其时为齐。故刺肥人者，秋冬之齐；刺瘦人者，以春夏之齐。病痛者阴也，痛而以手按之不得者阴也，深刺之。病在上者阳也，病在下者阴也；痒者阳也，浅刺之。

病先起阴者，先治其阴而后治其阳；病先起阳者，先治其阳而后治其阴。刺热厥者，留针反为寒；刺寒厥者，留针反为热；刺热厥者，二阴一阳；刺寒厥者，二阳一阴，所谓二阴者，二刺阴也；一阳者，一刺阳也。久病者邪气入深，刺此病者，深内而久留之，间日而复刺之，必先调其左右，去其血脉，刺道毕矣。

凡刺之法，必察其形气，形肉未脱，少气而脉又躁，躁厥者，必为缪刺之，散气可收，聚气可布。深居静处，占神往来，闭户塞牖，魂魄不散，专意一神，精气之分，毋闻人声，以收其精，必一其神，令志在针，浅而留之，微而浮之，以移其神，气至乃休。男内女外，坚拒勿出，谨守勿内，是谓得气。

凡刺之禁：新内勿刺，新刺勿内。已醉勿刺，已刺勿醉。新怒勿刺，已刺勿怒。新劳勿刺，已刺勿劳。已饱勿刺，已刺勿饱。已饥勿刺，已刺勿饥。已渴勿刺，已刺勿渴。大惊大恐，必定其气，乃刺之。乘车来者，卧而休之，如食顷乃刺之。出行来者，坐而休之，如行十里顷乃刺之。凡此十二禁者，其脉乱气散，逆其营卫，经气不次，因而刺之，则阳病入于阴，阴病出为阳，则邪气复生，粗工勿察，是谓伐身，形体淫泆，乃消脑髓，津液不化，脱其五味，是谓失气也。

太阳之脉，其终也，戴眼反折瘛疭，其色白，绝皮乃绝汗，绝汗则终矣。少阳终者，耳聋，百节尽纵，目系绝，目系绝一日半则死矣，其死也，色青白乃死。阳明终者，口目动作，喜惊妄言，色黄，其上下之经盛而不行则终矣。少阴终者，面黑齿长而垢，腹胀闭塞，上下不通而终矣。厥阴终者，中热嗌干，喜溺心烦，甚则舌卷卵上缩而终矣。太阴终者，腹胀闭不得息，气噫善呕，呕则逆，逆则面赤，不逆则上下不通，上下不通则面黑皮毛燋而终矣。

【译文】

关于针刺的理论和方法，都在《终始》篇中有了详尽而明了的阐述。明确掌握了终始篇的内容和含义，再以五脏为纲领，就可以确定阴阳各经的关系。手足三阴经为五脏所主，手足三阳经为六腑所主，阳经所禀受的脉气来自于四肢末梢，阴经所禀受的脉气来自于五脏。所以，泻法是迎着脉气的来向而进针，以夺其势；补法是随着脉气的去向而进针，以充其势。懂得迎随补泻的方法，就可以使脉气得以调和。但是要想掌握调和脉气的方法，就必须通晓阴阳的含义和规律，比如五脏在内而属阴，六腑在外而属阳等等。要将这种理论流传到后世，以造福百姓；而学习者也必须歃血盟誓要郑重地对待它。敬奉这一理论，生命就能延续发展；轻视它，只会招致自身的死亡，不遵循经脉理论而一味按照自己的意志行事，最后一定以失败为告终。

世间万事万物的变化都遵循着自然界的演变法则。现在，就让我根据自然界的规律，来谈一谈终始的意义。所谓终始，是以人体的十二经脉为纲纪，通过切按寸口脉和人迎脉的脉象，来了解五脏六腑之阴阳有余或是不足的内在变化，以及人体之阴阳平衡或是失衡的状况。这样，自然界反映于人体的变化规律也就基本上能被掌握了。

所谓平人，就是没有得病的正常人。没有得病的正常人，其脉口和人迎的脉象是与四季的阴阳盛衰相适应的；其脉气也是上下呼应而往来不息的；其手足六经的脉搏，既没有结涩不足，也没有动疾有余等病象；其属于本的内在脏气与属于末的外在肌肤，都能在寒温之性上保持协调一致；而其外表的形体肌肉与体内的血气也都能够均衡相称。这样的人就被称做"平人"。

元气虚少的病人，寸口和人迎之处都会出现虚弱无力的脉象，且脉搏的长度也达不到应有的尺寸。倘若出现这种情况，就说明患者的阴阳都已不足，这时，如果补其阳气，就会使阴气衰竭；如果泻其阴气，就会使阳气脱陷。对于这种情况，就只能用甘温的药物来调和它，而不能用大补大泻的汤剂去进行治疗。像这种情况的，也不能施行灸法。误用灸法就会耗竭真阴。倘若因为病患日久不愈，就改用泻法，那么就会使五脏的精气受到损坏。

人迎脉大于寸口脉一倍的，是病在足少阳胆经；大一倍且兼有躁动的，是病在手少阳三焦经。人迎脉大于寸口脉两倍的，是病在足太阳膀胱经；大两倍且兼有躁动的，是病在手太阳小肠经。人迎脉大于寸口脉三倍的，是病在足阳明胃经；大三倍且兼有躁动的，是病在手阳明大肠经。人迎脉大于寸口脉四倍，且其脉象大而且快的，是六阳经的脉气偏盛到了极点而盈溢于外的表现，这种情况就叫做溢阳；出现溢阳时，由于阳气偏盛至极，就会格拒阴气而使之不能外达，以致出现阳气不能与阴气相交的情况，所以此时的情形就称为外格。

寸口脉大于人迎脉一倍的，是病在足厥阴肝经；大一倍且兼有躁动的，是病在手厥阴心包络经。 寸口脉大于人迎脉两倍的，是病在足少阴肾经；大两倍且兼有躁动的，是病在手少阴心经。 寸口脉大于人迎脉三倍的，是病在足太阴脾经；大三倍且兼有躁动的，是病在手太阴肺经。 寸口脉大于人迎脉四倍，且其脉象大而且快的，是六阴经的脉气偏盛到了极点而盈溢于内的表现，这种情况就叫做溢阴；出现溢阴时，由于阴气偏盛至极，就会使阳气不能内入，而出现阴气不能与阳气相交的情况，所以此时的情形就称为内关。 出现内关，就说明阴阳表里已隔绝不通，这是难以治疗的死症。 人迎处与手太阴经所属的寸口处所出现的脉象都大于平常脉象四倍以上的，情况被称做关格；诊察到了关格的脉象，就可以断定患者将在短期内死亡。

人迎脉大于寸口脉一倍的，是病在足少阳胆经，治之当泻足少阳胆经补足厥阴肝经。 取两个用泻法的穴位，同时再取一个用补法的穴位（即以泻穴的数目倍于补穴的数目作为取穴的标准）来进行治疗，每天针刺一次。 此外，在治疗的同时还必须按切人迎与寸口的脉象以测验病势的进退，疗效的有无；倘若此时切按到了躁动不安的脉象，就要取用胆经和肝经之脉气所出部位的穴位来进行针刺，等到脉气调和了以后，针刺才能停止。

人迎脉大于寸口脉两倍的，是病在足太阳膀胱经，治之当泻足太阳膀胱经补足少阴肾经。 取两个用泻法的穴位，同时再取一个用补法的穴位来进行治疗，每两天针刺一次。 此外，在治疗的同时还必须按切人迎与寸口的脉象以测验病势的进退，疗效的有无；倘若此时切按到了躁动不安的脉象，就要取用膀胱经和肾经之脉气所出部位的穴位来进行针刺，等到脉气调和了以后，针刺才能停止。

人迎脉大于寸口脉三倍的，是病在足阳明胃经，治之当泻足阳明胃经补足太阴脾经。 取两个用泻法的穴位，同时再取一个用补法的穴位（即以泻穴的数目倍于补穴的数目作为取穴的标准）来进行治疗，每天针刺两次。 此外，在治疗的同时还必须按切人迎与寸口的脉象以测验病势的进退，疗效的有无；倘若此时切按到了躁动不安的脉象，就要取用胃经和脾经之脉气所出部位的穴位来进行针刺，等到脉气调和了以后，针刺才能停止。

寸口脉大于人迎脉一倍的，是病在足厥阴肝经，治之当泻足厥阴肝经补足少阳胆经。 取两个补法的穴位，同时再取一个泻法的穴位来进行治疗，每天针刺一次。 此外，在治疗的同时还必须按切人迎与寸口的脉象以测验病势的进退，疗效的有无；倘若此时切按到了躁动不安的脉象，就要取肝经和胆经之脉气所出部位的穴位来进行针刺，等到脉气调和了以后，针刺才能停止。

寸口脉大于人迎脉两倍的，是病在足少阴肾经，治之当泻足少阴肾经补足太阳膀胱经。 取两个补法的穴位，同时再取一个泻法的穴位来进行治疗，每两天针刺一次。 此外，在治疗的同时还必须按切人迎与寸口的脉象以测验病势的进退，疗效的有无；倘若此时切按到了躁动不安的脉象，就要取肾经和膀胱经之脉气所出部位的穴位来进行针刺，等到脉气调和了以后，针刺才能停止。

寸口脉大于人迎脉三倍的，是病在足太阴脾经，治之当泻足太阴脾经补足阳明胃经。 取两个补法的穴位，同时再取一个泻法的穴位来进行治疗，每天针刺两次。 此外，在治疗的同时还必须按切人迎与寸口的脉象以测验病势的进退，疗效的有无；倘若此时切按到了躁动不安的脉象，就要取脾经和胃经之脉气所出部位的穴位来进行针刺，等到脉气调和了以后，针刺才能停止。 之所以每天能够进行两次针刺治疗，主要是因为足太阴脾经和足阳明胃经的脉气都来源于位居中焦而主水谷之消化与吸收的胃，其所受纳的水谷精微之气最为丰富，因此在脾胃二经上每天可以进行两次针刺治疗。

人迎与寸口部位所出现的脉象都比平常的脉象大三倍以上的，是阴阳两气都偏盛而盈溢于脏腑的表现，叫做阴阳俱溢。 出现了这样的情况则内外不能疏通，则会使血脉闭塞，气机不通，真气无处可行而流溢于内，并内伤五脏。 像这种情况，如果认为灸法可以开通内外，而妄用灸法进行治疗，就会使病机转化而形成其他的疾患。

大凡针刺的原则，都是以使阴阳之气调和为最终目的；通过治疗而已经使阴阳之气调和的，就要停止针刺，不能太过，过则生变。内为阴，外为阳，补其内在的正气，泻其外来的邪气，就能使五脏精气充实、功能健全、声音洪亮、耳聪目明、身体健康。相反的，如果泻其在内的正气，补其在外的邪气，或是治疗太过，都会使血气不能正常运行。

　　治疗实证时，在针下产生了感应而说明针刺已经有了疗效的时候，此时如果再用泻法去泻其病气，就会使患者的病气更加削弱，此时的脉象仍和患病时的脉象一样大，但却没有患病时的脉象那样坚实；倘若用了泻法之后而脉象仍显坚实，就和患病时的脉象一样，那即便患者说他感觉已经恢复了健康状态，他的病患也还未完全除去。治疗虚证时，在针下产生了感应而说明针刺已经有了疗效的时候，此时如果再用补法去补其正气，就会使患者的正气更加充实，此时的脉象仍和患病时的脉象一样大，但却比患病时的脉象更加坚实；倘若用了补法之后而脉象不显坚实，仍和患病时的脉象一样，那即便患者说他已经感到轻快舒适，他的病患也还未完全除去。所以能准确地施用补法，就必定能使正气充实；能准确地施用泻法，就必定能使病邪衰退，这样，即使病痛在当时并没有随着针刺治疗的进行而立即消除，但其病情还是必定会减轻乃至痊愈的。要取得这样满意的效果，就必须首先通晓有关十二经脉的理论及其发病时所出现的症状和病理机转，然后才能了解《终始》篇的精义，进而在临床上取得良好的疗效。因此，要使阴阳虚实保持正常的状态而不发生改变和错乱，就必须取其所属的经脉穴位进行针刺。

　　大凡使用针刺的治疗，都要采用"三刺法"，即由浅至深地分三个步骤进行针刺，并由此引导谷气来复而产生针感，才能取得良好的疗效。如果出现邪僻不正之气与体内之气血相合而为患；或是应该居于内的阴僭越于外，而应该居于外的阳反沉陷于内，以致内外阴阳错乱；或是上下运行的气血，应该逆行的反而顺行，应该顺行的反而逆行，以致气血运行失常；或是经络之气运行部位的深浅发生了改变，以致内外经气各失其位，相杂而行；或是脉气不能与四时时令相应而出现升降浮沉的变化；或是外邪稽留于人体而使邪气满溢于脏腑经脉等病变，都应该用针刺去治疗，使之痊愈。运用"三刺法"时，初刺是将针刺入皮肤的浅表部位，以使阳分的病邪外出；再刺是将针刺到较深的部位，以使阴分的病邪外出；三刺是将针刺到更深的部位，到了一定的深度，就会使谷气出而产生针感，有了得气的感觉就表明已经取得了疗效，此时就可以出针了。所谓"谷气至"的情形，就是指用了补法，就会出现正气充实的表现，用了泻法，就会出现病邪衰退的表现；通过这些表现，医者就可以知道谷气已经出来了。倘若经过针刺而能使病邪得以排除，则即便此时人体的阴阳血气还没能得到调和，我们也能知道病患将要痊愈了。所以说，能准确地施用补法，就必定能使正气充实；能准确地施用泻法，就必定能使病邪衰退。这样，即使病痛在当时并没有随着针刺治疗的进行而立即消除，但其病情还是必定会减轻乃至痊愈的。

阴经邪气盛而阳经正气虚的，治疗时，应当首先补其阳经的正气，然后再泻其阴经的邪气，才能调和这种阴盛阳虚的病变；阴经正气虚而阳经邪气盛的，治疗时，应当首先补其阴经的正气，然后再泻其阳经的邪气，才能调和这种阴虚阳盛的病变。

足阳明胃经、足厥阴肝经和足少阴肾经这三条经脉的病变，都可以由其各自所属的在足大趾附近的动脉搏动情况反映出来。针刺时，必须首先明辨这三条经脉病证的虚实，才能再进一步决定治疗的措施。如果属于虚证的而误用了泻法，以致使患者虚上加虚的，就叫做"重虚"。重虚就会使病情更加严重。因此，凡是在针刺这三条经脉的穴位时，都应该用手指去按切其所属的动脉，再由其脉象来决定治疗的方法：如果动脉的搏动坚实而迅疾，就应当立即泻除其邪气；如果动脉的搏动虚弱而徐缓，就应当用补法补益其正气。倘若误用了与此相反的针法，实证用补，虚证用泻，就只会使病情更趋严重。这三条经脉各自所属之动脉各有其不同的搏动部位：足阳明胃经的在足跗之上（冲阳脉），足厥阴肝经的在足跗之内（太冲脉），足少阴肾经的在足跗之下（太溪脉）。

阴经的循行经过膺部（胸之两侧），膺俞是分布在胸部两旁的腧穴，用之可以治疗出现于膺部的、属于阴经的病变。 阳经的循行经过背部，背俞是分布在背部的腧穴，用之可以治疗出现于背部的、属于阳经的病变。 当肩膊部出现酸胀麻木等属虚的症状时，就应选择循经肩膊部的上肢经脉所属之腧穴来进行治疗。

治疗重舌病，应当取用剑形的铍针，针刺舌下的大筋，并排出恶血。

手指弯曲而不能伸直的，它的病位在筋，是筋病；手指伸直而不能弯曲的，它的病位在骨，是骨病。 病位在骨的，就应当治骨，而不可误治于筋；病位在筋的，就应当治筋，而不可误治于骨。

针刺时，施用补法还是泻法，都必须根据脉象的虚实来确定。 脉象坚实有力的，治疗时，就应当用深刺的方法去针刺，出针后也不要立即按闭针孔，以使邪气尽量外泄。 脉象虚弱无力的，治疗时，就应当用浅刺的方法去针刺，以调养脉气，使之不过于损耗，出针后还应急速地按闭针孔，不使邪气再行侵入。 邪气侵袭，来势正盛的时候，脉象的表现是坚紧而疾速的；谷气到来，正气渐盛的时候，脉象的表现是徐缓而平和的。 所以，脉象坚实的，就是邪气正盛的表现，应当用深刺的针法，以疏泄邪气；脉象虚弱的，就是正气虚弱的表现，应当用浅刺的针法，以使精气不得外泄，脉气得以滋养，而仅将邪气排出。 针刺治疗各种疼痛的病证，都应当采用泻法，因为它们的脉象表现都是坚实的。

所以说：根据循经近刺的取穴原则，腰部以上的各种病证，都在手太阴肺经和手阳明大肠经的主治范围之内；腰部以下的各种病证，都在足太阴脾经和足阳明胃经的主治范围之内。 根据循经远刺的取穴原则，病患在身体上半部的，可以取用身体下半部的腧穴来进行治疗；病患在身体下半部的，可以取用身体上半部的腧穴来进行治疗；病患在头部的，可以取用足部的腧穴来进行治疗；病患在腰部的，可以取用腘窝部的腧穴来进行治疗。病患始生于头部的，其头必重；病患始生于手部的，其臂必重；病患始生于足部的，其足必重。在治疗这些疾病的时候，根据治病求本的治疗原则，都首先要针刺其病患最初发生的部位，以治其本。

大凡针刺的法则，都要求医者必须要诊察患者形体的强弱与元气的盛衰。倘若患者的形体肌肉并未脱陷，只是元气衰少而脉象躁动，那么对于这种气虚脉躁而厥逆的病证，就必须采取左病刺右、右病刺左的缪刺法，由此才可以使耗散的精气收敛，聚积的邪气散去。在施用针法时，医者需要神定气静，就像深居于幽静的处所一样，以便能够体察到患者神气的活动情况。同时，医者还要精神内守，就像把门窗都关上而使内外隔绝一样，从而使医者的思想集中到一点而不分散，以便能够体察到患者精气的分合变化。在针刺时，医者不应去留意旁人的声音，以便能够收敛意念；意念收敛之后，就一定要使精神集中，并将注意力集中在针刺的操作上，此后才可以开始进行针刺的治疗。对于初次接受针刺治疗或是对针刺有畏惧心理的患者，要用浅刺并留针的方法来进行治疗。倘若患者仍有不适的感觉，就要更加轻微地捻针，并将针尖提至皮下，以转移患者的注意力，缓解其紧张情绪。

此后，医者就要耐心行针，直到针下有了得气的感觉才能停止针刺。在针刺前后，病人都要谨守禁忌，即男子忌入内室，女子忌出外房，以避免房事。倘若能这样谨守禁忌，就能使真气易于康复，也就是所谓的"得气"。

凡使用针刺进行治疗，都要遵守以下禁忌：行房后不久的，不可以针刺；而针刺后不久的，亦不可以行房。已经醉酒的，不可以针刺；而已经针刺完的，亦不可以醉酒。刚发完怒的，不可以针刺；而已经针刺完的，亦不可以发怒。刚劳累过的，不可以针刺；而已经针刺完的，亦不可以劳累。 已经吃饱饭的，不可以针刺；而已经针刺完的，亦不可以吃得过饱。 已经感到饥饿的，不可以针刺；而已经针刺完的，亦不可以受饥挨饿。 已经感到口渴的，不可以针刺；而已经针刺完的，亦不可以使病人口渴。 对于过度惊慌和恐惧的患者，必须要在使他的精神气血安定之后，才可以开始针刺。 坐车来就诊的病人，要让他卧在床上休息大约吃一顿饭的时间之后，才可以开始针刺；从远处步行来就诊的病人，要让他坐着休息大约走十里路的时间之后，才可以开始针刺。 凡是属于上述这十二种针刺禁忌范围内的病人，他们的脉气都是紊乱的，正气都是外散的，营卫运行也都是失常的，而其经脉气血也不能循经依次正常周流全身。 此时，如果不加诊察就草率地依据病证而妄行针刺，就会使本属浅表的病证深入于内脏，或是使本属内脏的病证由里出表而产生浅表的病证；如此，就会使邪气复盛，正气益衰。 医技粗率的医生，没有诊察这些禁忌，就妄用针刺，实际上就等于是在摧残病人的身体，这种情况就叫做"伐身"；其结果就只能是使病人的形肉身体过度耗伤，脑髓被消损，津液不能化生，甚至于不能运化饮食五味之精微以生精气，而终使真气消亡，这就是所谓的"失气"。

手足太阳经之脉气将绝之时，病人会出现两目上视不能转动，角弓反张，手足抽搐，面色苍白，皮肤不显血色，以及出绝汗等症状。绝汗一出，就表明病人将要死亡了。

手足少阳经之脉气将绝之时，病人会出现耳聋，周身骨节松弛无力，以及眼球联系于脑的脉气断绝而使眼珠不能转动等症状。 出现了这种眼珠不能转动的病象，就表明病人还有一天半的时间就会死亡；死的时候，病人面色青白。

手足阳明经之脉气将绝之时，病人会出现口眼抽动并牵引歪斜，惊悸不安，胡言乱语，以及面色发黄等症状。 手阳明经所属之动脉在上，足阳明经所属之动脉在下，当这上下两处之动脉出现躁动而盛的脉象时，就表明其胃气已绝而脉气不行，此时病人就会死亡。

手足少阴经之脉气将绝之时，病人会出现面色发黑，牙龈短缩而使牙齿露出的部分变长并积满垢污，腹部胀满，以及气机闭塞，上下不能相通等症状而死亡。

手足厥阴经之脉气将绝之时，病人会出现胸中发热，咽喉干燥，小便频数，以及心中烦躁等症状；再严重的就会出现舌卷、睾丸上缩等症状而死亡。

手足太阴经之脉气将绝之时，病人会出现腹部胀满闭塞以致呼吸不畅，以及时常嗳气、呕吐等症状。呕吐就会使气上逆，气上逆就会有面色红赤的表现；倘若气不上逆，就表明上下不能交通，上下不能交通就会使病人面色发黑，皮毛枯焦而死亡。

经脉第十

雷公问于黄帝曰：《禁脉》之言，凡刺之理，经脉为始，营其所行，制其度量，内次五脏，外别六腑，愿尽闻其道。

黄帝曰：人始生，先成精，精成而脑髓生，骨为干，脉为营，筋为刚，肉为墙，皮肤坚而毛发长，谷入于胃，脉道以通，血气乃行。

雷公曰：愿卒闻经脉之始生。

黄帝曰：经脉者，所以能决死生，处百病，调虚实，不可不通。

肺手太阴之脉，起于中焦，下络大肠，还循胃口，上膈属肺，从肺系横出腋下，下循臑内，行少阴心主之前，下肘中，循臂内上骨下廉，入寸口，上鱼，循鱼际，出大指之端；其支者，从腕后直出次指内廉，出其端。

是动则病肺胀满膨膨而喘咳，缺盆中痛，甚则交两手而瞀，此为臂厥。是主肺所生病者，咳，上气，喘渴，烦心胸满，臑臂内前廉痛厥，掌中热。气盛有余，则肩背痛风寒，汗出中风，小便数而欠。气虚则肩背痛寒，少气不足以息，溺色变。为此诸病，盛则泻之，虚则补之，热则疾之，寒则留之，陷下则灸之，不盛不虚，以经取之。盛者寸口大三倍于人迎，虚者则寸口反小于人迎也。

大肠手阳明之脉，起于大指次指之端，循指上廉，出合谷两骨之间，上入两筋之中，循臂上廉，入肘外廉，上臑外前廉，上肩，出髃骨之前廉，上出于柱骨之会上，下入缺盆络肺，下膈属大肠；其支者，从缺盆上颈贯颊，入下齿中，还出挟口，交人中，左之右，右之左，上挟鼻孔。

是动则病齿痛颈肿。是主津液所生病者，目黄口干，鼽衄，喉痹，肩前臑痛，大指次指痛不用。气有余则当脉所过者热肿，虚则寒栗不复。为此诸病，盛则泻之，虚则补之，热则疾之，寒则留之，陷下则灸之，不盛不虚，以经取之。盛者人迎大三倍于寸口，虚者人迎反小于寸口也。

胃足阳明之脉，起于鼻之交頞中，旁纳太阳之脉，下循鼻外，入上齿中，还出挟口环唇，下交承浆，却循颐后下廉，出大迎，循颊车，上耳前，过客主人，循发际，至额颅；其支者，从大迎前下人迎，循喉咙，入缺盆，下膈属胃络脾；其直者，从缺盆下乳内廉，下挟脐，入气街中；其支者，起于胃口，下循腹里，下至气街中而合，以下髀关，抵伏兔，下膝膑中，下循胫外廉，下足跗，入中指内间；其支者，下廉三寸而别，下入中指外间；其支者，别跗上，入大指间，出其端。

是动则病洒洒振寒，善呻数欠颜黑，病至则恶人与火，闻木声则惕然而惊，心欲动，独闭户塞牖而处，甚则欲上高而歌，弃衣而走，贲响腹胀，是为骭厥。是主血所生病者，狂疟，温淫汗出，鼽衄，口喎唇胗，颈肿喉痹，大腹水肿，膝膑肿痛，循膺、乳、气街、股、伏菟、骭外廉、足跗上皆痛，中指不用。气盛则身以前皆热，其有余于胃，则消谷善饥，溺色黄。气不足则身以前皆寒栗，胃中寒则胀满。为此诸病，盛则泻之，虚则补之，热则疾之，寒则留之，陷下则灸之，不盛不虚，以经取之。盛者人迎大三倍于寸口，虚者人迎反小于寸口也。

脾足太阴之脉，起于大指之端，循指内侧白肉际，过核骨后，上内踝前廉，上踹内，循胫骨后，交出厥阴之前，上膝股内前廉，入腹属脾络胃，上膈，挟咽，连舌本，散舌下；其支者，复从胃，别上膈，注心中。

是动则病舌本强，食则呕，胃脘痛，腹胀善噫，得后与气则快然如衰，身体皆重。是主脾所生病者，舌本痛，体不能动摇，食不下，烦心，心下急痛，溏、瘕、泄、水闭、黄疸，不能卧，强立，股膝内肿厥，足大指不用。为此诸病，盛则泻之，虚则补之，热则疾之，寒则留之，陷下则灸之，不盛不虚，以经取之。盛者寸口大三倍于人迎，虚者寸口反小于人迎也。

心手少阴之脉，起于心中，出属心系，下膈络小肠；其支者，从心系上挟咽，系目系；其直者，复从心系却上肺，下出腋下，下循臑内后廉，行太阴心主之后，下肘内，循臂内后廉，抵掌后锐骨之端，入掌内后廉，循小指之内出其端。

是动则病嗌干心痛，渴而欲饮，是为臂厥。是主心所生病者，目黄胁痛，臑臂内后廉痛厥，掌中热痛。为此诸病，盛则泻之，虚则补之，热则疾之，寒则留之，陷下则灸之，不盛不虚，以经取之。盛者寸口大再倍于人迎，虚者寸口反小于人迎也。

小肠手太阳之脉，起于小指之端，循手外侧上腕，出踝中，直上循臂骨下廉，出肘内侧两筋之间，上循臑外后廉，出肩解，绕肩胛，交肩上，入缺盆络心，循咽下膈，抵胃属小肠；其支者，从缺盆循颈上颊，至目锐眦，却入耳中；其支者，别颊上𬵌抵鼻，至目内眦，斜络于颧。

是动则病嗌痛颔肿，不可以顾，肩似拔，臑似折。是主液所生病者，耳聋目黄颊肿，颈颔肩臑肘臂外后廉痛。为此诸病，盛则泻之，虚则补之，热则疾之，寒则留之，陷下则灸之，不盛不虚，以经取之。盛者人迎大再倍于寸口，虚者人迎反小于寸口也。

膀胱足太阳之脉，起于目内眦，上额交巅；其支者，从巅至耳上角；其直者，从巅入络脑，还出别下项，循肩髆内，挟脊抵腰中，入循膂，络肾属膀胱；其支者，从腰中下挟脊贯臀，入腘中；其支者，从髆内左右，别下贯胛，挟脊内，过髀枢，循髀外从后廉下合腘中，以下贯踹内，出外踝之后，循京骨，至小指外侧。

是动则病冲头痛，目似脱，项如拔，脊痛腰似折，髀不可以曲，腘如结，踹如裂，是为踝厥。是主筋所生病者，痔疟狂癫疾，头囟项痛，目黄泪出衄衄，项背腰尻腘踹脚皆痛，小指不用。为此诸病，盛则泻之，虚则补之，热则疾之，寒则留之，陷下则灸之，不盛不虚，以经取之。盛者人迎大再倍于寸口，虚者人迎反小于寸口也。

肾足少阴之脉，起于小指之下，邪走足心，出于然谷之下，循内踝之后别入跟中，以上踹内，出腘内廉，上股内后廉，贯脊属肾络膀胱；其直者，从肾上贯肝膈，入肺中，循喉咙，挟舌本；其支者，从肺出络心，注胸中。

是动则病饥不欲食，面如漆柴，咳唾则有血，喝喝而喘，坐而欲起，目𥉂𥉂如无所见，心如悬若饥状，气不足则善恐，心惕惕如人将捕之，是为骨厥。是主肾所生病者，口热舌干，咽肿上气，嗌干及痛，烦心心痛，黄疸肠澼，脊股内后廉痛，痿厥嗜卧，足下热而痛。为此诸病，盛则泻之，虚则补之，热则疾之，寒则留之，陷下则灸之，不盛不虚，以经取之。灸则强食生肉，缓带披发，大杖重履而步。盛者寸口大再倍于人迎，虚者寸口反小于人迎也。

心主手厥阴心包络之脉，起于胸中，出属心包络，下膈，历络三焦；其支者，循胸出胁，下腋三寸，上抵腋，下循臑内，行太阴少阴之间，入肘中，下臂行两筋之间，入掌中，循中指出其端；其支者，别掌中，循小指次指出其端。

是动则病手心热，臂肘挛急，腋肿，甚则胸胁支满，心中憺憺大动，面赤目黄，喜笑不休。是主脉所生病者，烦心心痛，掌中热。为此诸病，盛则泻之，虚则补之，热则疾之，寒则留之，陷下则灸之，不盛不虚，以经取之。盛者寸口大一倍于人迎，虚者寸口反小于人迎也。

三焦手少阳之脉，起于小指次指之端，上出两指之间，循手表腕，出臂外两骨之间，上贯肘，循臑外上肩，而交出足少阳之后，入缺盆，布膻中，散落心包，下膈，循属三焦；其支者，从膻中上出缺盆，上项，系耳后直上，出耳上角，以屈下颊至颛；其支者，从耳后入耳中，出走耳前，过客主人前，交颊，至目锐眦。

是动则病耳聋浑浑焞焞，嗌肿喉痹。是主气所生病者，汗出，目锐眦痛，颊痛，耳后肩臑肘臂外皆痛，小指次指不用。为此诸病，盛则泻之，虚则补之，热则疾之，寒则留之，陷下则灸之，不盛不虚，以经取之。盛者人迎大一倍于寸口，虚者人迎反小于寸口也。

胆足少阳之脉，起于目锐眦，上抵头角，下耳后，循颈行手少阳之前，至肩上，却交出手少阳之后，入缺盆；其支者，从耳后入耳中，出走耳前，至目锐眦后；其支者，别锐眦，下大迎，合于手少阳，抵于颇，下加颊车，下颈合缺盆以下胸中，贯膈络肝属胆，循胁里，出气街，绕毛际，横入髀厌中；其直者，从缺盆下腋，循胸过季胁，下合髀厌中，以下循髀阳，出膝外廉，下外辅骨之前，直下抵绝骨之端，下出外踝之前，循足跗上，入小指次指之间；其支者，别跗上，入大指之间，循大指歧骨内出其端，还贯爪甲，出三毛。

是动则病口苦，善太息，心胁痛不能转侧，甚则面微有尘，体无膏泽，足外反热，是为阳厥。是主骨所生病者，头痛颔痛，目锐眦痛，缺盆中肿痛，腋下肿，马刀侠瘿汗出振寒，疟，胸胁肋髀膝外至胫绝骨外踝前及诸节皆痛，小指次指不用。为此诸病，盛则泻之，虚则补之，热则疾之，寒则留之，陷下则灸之，不盛不虚，以经取之。盛者人迎大一倍于寸口，虚者人迎反小于寸口也。

肝足厥阴之脉，起于大指丛毛之际，上循足跗上廉，去内踝一寸，上踝八寸，交出太阴之后，上腘内廉，循股阴入毛中，过阴器，抵小腹，挟胃属肝络胆，上贯膈，布胁肋，循喉咙之后，上入颃颡，连目系，上出额，与督脉会于巅；其支者，从目系下颊里，环唇内；其支者，复从肝别贯膈，上注肺。

是动则病腰痛不可以俯仰，丈夫癞疝，妇人少腹肿，甚则嗌干，面尘脱色。是肝所生病者，胸满呕逆飧泄，狐疝遗溺闭癃。为此诸病，盛则泻之，虚则补之，热则疾之，寒则留之，陷下则灸之，不盛不虚，以经取之。盛者寸口大一倍于人迎，虚则寸口反小于人迎也。

手太阴气绝则皮毛焦，太阴者行气温于皮毛者也，故气不荣则皮毛焦，皮毛焦则津液去皮节，津液去皮节者则爪枯毛折，毛折者则毛先死，丙笃丁死，火胜金也。

手少阴气绝则脉不通，脉不通则血不流，血不流则髦色不泽，故其面黑如漆柴者，血先死，壬笃癸死，水胜火也。

足太阴气绝者则脉不荣肌肉，唇舌者肌肉之本也，脉不荣则肌肉软，肌肉软则舌萎人中满，人中满则唇反，唇反者肉先死，甲笃乙死，木胜土也。

足少阴气绝则骨枯，少阴者冬脉也，伏行而濡骨髓者也，故骨不濡则肉不能著也，骨肉不相亲则肉软却，肉软却故齿长而垢发无泽，发无泽者骨先死，戊笃己死，土胜水也。

足厥阴气绝则筋绝，厥阴者肝脉也，肝者筋之合也，筋者聚于阴气，而脉络于舌本也，故脉弗荣则筋急，筋急则引舌与卵，故唇青舌卷卵缩则筋先死，庚笃辛死，金胜木也。

五阴气俱绝则目系转，转则目运，目运者为志先死，志先死则远一日半死矣。六阳气绝，则阴与阳相离，离则腠理发泄，绝汗乃出，故旦占夕死，夕占旦死。

经脉十二者，伏行分肉之间，深而不见；其常见者，足太阴过于外踝之上，无所隐故也。诸脉之浮而常见者，皆络脉也。六经络手阳明少阳之大络，起于五指间，上合肘中。饮酒者，卫气先行皮肤，先充络脉，络脉先盛，故卫气已平，营气乃满，而经脉大盛。脉之卒然动者，皆邪气居之，留于本末；不动则热，不坚陷且空，不与众同，是以知其何脉之动也。

雷公曰：何以知经脉之与络脉异也？黄帝曰：经脉者常不可见也，其虚实也以气口知之，脉之见者皆络脉也。

雷公曰：细子无以明其然也。

黄帝曰：诸络脉皆不能经大节之间，必行绝道而出，入复合于皮中，其会皆见于外。故诸刺络脉者，必刺其结上，甚血者虽无结，急取之以泻其邪而出其血，留之发为痹也。

凡诊络脉，脉色青则寒且痛，赤则有热。胃中寒，手鱼之络多青矣；胃中有热，鱼际络赤；其暴黑者，留久痹也；其有赤有黑有青者，寒热气也；其青短者，少气也。凡刺寒热者皆多血络，必间日而一取之，血尽而止，乃调其虚实；其小而短者少气，甚者泻之则闷，闷甚则仆不得言，闷则急坐之也。

手太阴之别，名曰列缺，起于腕上分间，并太阴之经直入掌中，散入于鱼际。其病实则手锐掌热，虚则欠㰦，小便遗数，取之去腕半寸，别走阳明也。

手少阴之别，名曰通里，去腕一寸半，别而上行，循经入于心中，系舌本，属目系。其实则支膈，虚则不能言，取之掌后一寸，别走太阳也。

手心主之别，名曰内关，去腕二寸，出于两筋之间，循经以上系于心，包络心系。实则心痛，虚则为头强，取之两筋间也。

手太阳之别，名曰支正，上腕五寸，内注少阴；其别者，上走肘，络肩髃。实则节弛肘废，虚则生肬，小者如指痂疥，取之所别也。

手阳明之别，名曰偏历，去腕三寸，别入太阴；其别者，上循臂，乘肩髃，上曲颊偏齿；其别者，入耳合于宗脉。实则龋聋，虚则齿寒痹隔，取之所别也。

手少阳之别，名曰外关，去腕二寸，外绕臂，注胸中，合心主。病实则肘挛，虚则不收，取之所别也。

足太阳之别，名曰飞阳，去踝七寸，别走少阴。实则鼽窒头背痛，虚则鼽衄，取之所别也。

足少阳之别，名曰光明，去踝五寸，别走厥阴，下络足跗。

实则厥，虚则痿躄，坐不能起，取之所别也。

足阳明之别，名曰丰隆，去踝八寸，别走太阴；其别者，循胫骨外廉，上络头项，合诸经之气，下络喉嗌。其病气逆则喉痹瘁瘖，实则狂巅，虚则足不收胫枯，取之所别也。

足太阴之别，名曰公孙，去本节之后一寸，别走阳明；其别者，入络肠胃。厥气上逆则霍乱，实则肠中切痛，虚则鼓胀，取之所别也。

足少阴之别，名曰大钟，当踝后绕跟，别走太阳；其别者，并经上走于心包，下外贯腰脊。其病气逆则烦闷，实则闭癃，虚则腰痛，取之所别者也。

足厥阴之别，名曰蠡沟，去内踝五寸，别走少阳；其别者，径胫上睾，结于茎。其病气逆则睾肿卒疝，实则挺长，虚则暴痒，取之所别也。

任脉之别，名曰尾翳，下鸠尾，散于腹。实则腹皮痛，虚则痒搔，取之所别也。

督脉之别，名曰长强，挟脊上项，散头上，下当肩胛左右，别走太阳，入贯膂。实则脊强，虚则头重，高摇之，挟脊之有过者，取之所别也。

脾之大络，名曰大包，出渊腋下三寸，布胸胁。实则身尽痛，虚则百节尽皆纵，此脉若罗络之血者，皆取之脾之大络脉也。

凡此十五络者，实则必见，虚则必下，视之不见，求之上下，人经不同，络脉异所别也。

【译文】

雷公问黄帝说：在《禁服》篇中曾说过，要掌握针刺治病的原理，首先就应该熟悉经脉系统，了解经脉循行的部位和起止所在，知道经脉之长、短、大、小的标准，明了经脉在内依次与五脏相属，在外分别与六腑相通的关系。对于这些道理，我想听您更详细、更全面地讲解一下。

黄帝说：人在开始孕育的时候，首先是源自于父母的阴阳之气会合而形成精，精形成之后再生成脑髓，此后人体才会逐渐成形：以骨骼作为支柱，以脉作为营藏气血的通道，以筋的刚劲来约束和强固骨骼，以肌肉作为保护内在脏腑和筋骨血脉的墙壁；等到皮肤坚韧之后，毛发就会生长出来，如此，人的形体就长成了。人出生以后，五谷入胃，化生精微而营养全身，就会使全身的经脉得以贯通，从此血气才能在脉道中运行不息，濡养全身，而使生命维持不息。

雷公说：我希望能够全面地了解经脉的起始所在及其在周身循行分布的情况。

黄帝说：经脉不但能够运行气血，濡养周身，而且还可以用来决断死生，诊断百病，调和虚实，治疗疾病，所以不能不通晓有关它的知识。

肺的经脉手太阴经，起始于中焦胃脘部，向下行，联络于与本经相表里的脏腑——大肠腑，然后自大肠返回，循行环绕胃的上口，向上穿过横膈膜，联属于本经所属的脏腑——肺脏，再从气管横走并由腋窝部出于体表，沿着上臂的内侧，在手少阴心经与手厥阴心包络经的前面下行，至肘部内侧，再沿着前臂的内侧、桡骨的下缘，入于桡骨小头内侧、动脉搏动处的寸口部位，上至手大指本节后手掌肌肉隆起处的鱼部，再沿鱼部的边缘到达手大拇指的指端；另有一条支脉，从手腕后方分出，沿着食指直行至食指的内侧前端，与手阳明大肠经相衔接。

手太阴肺经之经气发生异常的变动，就会出现肺部壅满，气喘，咳嗽，缺盆部疼痛等症状；在咳嗽剧烈的时候，病人常常会交叉双臂按住胸前，并感到眼花目眩、视物不清，这就是臂厥病，是由肺经之经气逆乱所导致的一种病证。

本经所主肺脏发生的病变，其症状是咳嗽气逆，喘促，口渴，心中烦乱，胸部满闷，上臂内侧前缘的部位疼痛、厥冷，手掌心发热。

本经经气有余时，就会出现肩背部遇风寒而疼痛发作，自汗出而易感风邪，以及小便次数增多而尿量减少等症状。本经经气不足时，就会出现肩背部遇寒而痛，呼吸气少不能接续，小便颜色改变等症状。

治疗上面这些病证时，属于经气亢盛的就要用泻法，属于经气不足的就要用补法；属于热的就要用速针法，属于寒的就要用留针法；属于阳气内衰以致脉道虚陷不起的就要用灸法；既不属于经气亢盛也不属于经气虚弱，而仅仅只是经气运行失调的，就要用本经所属的腧穴来调治。属于本经经气亢盛的，其寸口脉的脉象要比人迎脉的脉象大三倍；而属于本经经气虚弱的，其寸口脉的脉象反而会比人迎脉的脉象小。

大肠的经脉手阳明经，起始于食指的指端，沿着食指内侧的上缘，通过拇指、食指歧骨之间的合谷穴，向上行至拇指后方、腕部外侧前缘两筋之中的凹陷处，再沿前臂外侧的上缘，进入肘外侧，然后沿上臂的外侧前缘，上行至肩，出于肩峰的前缘，再向后上走到脊柱骨之上而与诸阳经会合于大椎穴，然后再折向前下方，进入缺盆，并下行而联络于与本经相表里的脏腑——肺脏，再向下贯穿隔膜，而联属于本经所属的脏腑——大肠腑；另有一条支脉，从缺盆处向上走至颈部，并贯通颊部，而进入下齿龈中，其后再从口内返出而挟行于口唇旁，左右两脉在人中穴处相交汇，相交之后，左脉走到右边，右脉走到左边，再上行挟于鼻孔两侧，而在鼻翼旁的迎香穴处与足阳明胃经相衔接。

手阳明大肠经之经气发生异常的变动，就会出现牙齿疼痛，颈部肿大等症状。

手阳明大肠经上的腧穴主治津液不足的疾病，其症状是眼睛发黄，口中干燥，鼻塞或鼻出血，喉头肿痛以致气闭，肩前与上臂疼痛，食指疼痛而不能活动。

本经经气有余时，就会出现经脉所过之处发热而肿的病象。本经经气不足时，就会出现发冷颤抖，不易恢复温暖等病象。

治疗上面这些病证时，属于经气亢盛的就要用泻法，属于经气不足的就要用补法；属于热的就要用速针法，属于寒的就要用留针法；属于阳气内衰以致脉道虚陷不起的就要用灸法；既不属于经气亢盛也不属于经气虚弱，而仅仅只是经气运行失调的，就要用本经所属的腧穴来调治。属于本经经气亢盛的，其人迎脉的脉象要比寸口脉的脉象大三倍；而属于本经经气虚弱的，其人迎脉的脉象反而会比寸口脉的脉象小。

胃的经脉足阳明经，起于鼻孔两旁（即迎香穴），由此上行，左右相交于鼻根部，并缠束旁侧的足太阳膀胱经的经脉，到达内眼角（即睛明穴）之后再向下行，沿鼻的外侧，入于上齿龈内，继而返出来挟行于口旁，并环绕口唇，再向下交会于口唇下方的承浆穴处，此后再沿腮部后方的下缘退行而出于大迎穴，又沿着下颌角部位的颊车，上行至耳的前方，通过足少阳胆经所属的客主人穴，沿着发际，上行至额颅部；它有一条支脉，从大迎穴的前方，向下走行至颈部的人迎穴处，再沿喉咙进入缺盆，向下贯穿横膈膜，而联属于本经所属的脏腑——胃腑，并联络于与本经相表里的脏腑——脾脏；其直行的经脉，从缺盆处下行至乳房的内侧，再向下挟行于脐的两侧，最后进入阴毛毛际两旁的气街部位（即气冲穴）；另有一条支脉，起始于胃的下口处（即幽门，大约相当于下脘穴所在的部位），再沿着腹部的内侧下行，到达气街的部位，而与前面所讲的那条直行的经脉相会合，再由此下行，沿着大腿外侧的前缘到达髀关穴处，而后直达伏兔穴，再下行至膝盖，并沿小腿胫部外侧的前缘，下行至足背部，最后进入足次趾的外侧间（即足中趾的内侧部）；还有一条支脉，在膝下三寸的地方分出，下行到足中趾的外侧间；又有一条支脉，从足背面（冲阳穴）别行而出，向外斜走至足厥阴肝经的外侧，进入足大趾，并直行到大趾的末端，而与足太阴脾经相衔接。

足阳明胃经之经气发生异常的变动，就会出现全身一阵阵发冷战栗，就好像被冷水淋洒过一样，以及频频呻吟，时作呵欠，额部暗黑等症状。发病时怕见人和火光，听到木器撞击所发出的声音，就会神慌惊恐，心中跳动不安，因此病人喜欢关闭门窗而独处室内。在病情严重时，就会出现病人想要爬到高处去唱歌，脱了衣服而乱跑，以及腹胀肠鸣等症状，这时的病证就被称做骭厥病。

足阳明胃经上的腧穴主治血所发生的疾病，如高热神昏的疟疾、温热之邪淫胜所致的大汗出，鼻塞或鼻出血，口角歪斜，口唇生疮，颈部肿大，喉部闭塞，腹部因水停而肿胀，膝髌部肿痛，足阳明胃经沿着胸膺、乳部、气街、大腿前缘、伏兔、胫部外缘、足背等处循行的部位都发生疼痛，足中趾不能活动自如等。

本经经气有余时，就会出现胸腹部发热；若气盛而充于胃腑，使胃腑之气有余，就会出现胃热所导致的谷食易消而时常饥饿，以及小便颜色发黄等症状。本经经气不足时，就会出现胸腹部发冷而战栗；若胃中阳虚有寒，以致运化无力，水谷停滞中焦，就会出现胀满的病象。

治疗上面这些病证时，属于经气亢盛的就要用泻法，属于经气不足的就要用补法；属于热的就要用速针法，属于寒的就要用留针法；属于阳气内衰以致脉道虚陷不起的就要用灸法；既不属于经气亢盛也不属于经气虚弱，而仅仅只是经气运行失调的，就要用本经所属的腧穴来调治。属于本经经气亢盛的，其人迎脉的脉象要比寸口脉的脉象大三倍；而属于本经经气虚弱的，其人迎脉的脉象反而会比寸口脉的脉象小。

脾的经脉足太阴经，起始于足大趾的末端，沿着足大趾内侧的白肉处，通过足大趾本节后方的半圆骨，上行到达内踝的前缘，再上行至小腿的内侧，然后沿胫骨的后缘，与足厥阴肝经相交会并穿行至其前方，此后再上行经过膝部、大腿之内侧的前缘，进入腹内，而联属于本经所属的脏腑——脾脏，并联络于与本经相表里的脏腑——胃腑，然后再向上穿过横膈膜，挟行于咽喉两侧，连于舌根，并散布于舌下；它的支脉，在胃腑处分出，上行穿过膈膜，注入心中，而与手少阴心经相衔接。

足太阴脾经之经气发生异常的变动，就会出现舌根强直，食则呕吐，胃脘疼痛，腹部胀满，时时嗳气等症状；在排出大便或放屁后，就会感到脘腹轻快，就好像病已祛除了一样。此外，还会出现全身上下均感沉重等病象。

足太阴脾经上的腧穴主治脾脏所发生的疾病，如舌根疼痛，身体不能活动，食物不能下咽，心中烦躁，心下牵引作痛，大便溏薄，痢疾，水闭于内以致小便不通，面目皮肤发黄之黄疸，不能安静睡卧等。勉强站立时，就会出现股膝内侧经脉所过之处肿胀而厥冷的病象。此外，还有足大趾不能活动等症状。

治疗上面这些病证时，属于经气亢盛的就要用泻法，属于经气不足的就要用补法；属于热的就要用速针法，属于寒的就要用留针法；属于阳气内衰以致脉道虚陷不起的就要用灸法；既不属于经气亢盛也不属于经气虚弱，而仅仅只是经气运行失调的，就要用本经所属的腧穴来调治。属于本经经气亢盛的，其寸口脉的脉象要比人迎脉的脉象大三倍；而属于本经经气虚弱的，其寸口脉的脉象反而会比人迎脉的脉象小。

心的经脉手少阴经，起始于心中，从心出来以后就联属于心的脉络，然后就向下贯穿横隔膜，而联络于与本经相表里的脏腑——小肠腑；它的支脉，从心的脉络向上走行，并挟行于咽喉的两旁，此后再向上行而与眼球连络于脑的脉络相联系，它直行的经脉，从心的脉络上行至肺部，然后再向下走行而横出于腋窝下，此后再向下沿着上臂内侧的后缘走行，且循行于手太阴肺经和手厥阴心包络经的后方，一直下行而至肘内，再沿着前臂内侧的后缘循行，直达掌后小指侧高骨的尖端，并进入手掌内侧的后缘，再沿着小指内侧到达小指的前端，而与手太阳小肠经相衔接。

手少阴心经之经气发生异常的变动，就会出现咽喉干燥，头痛，口渴而想要喝水等症状，这样的病证就叫做臂厥证。

585

手少阴心经上的腧穴主治心脏所发生的疾病，其症状是眼睛发黄，胁肋疼痛，上臂及下臂的内侧后缘处疼痛、厥冷，掌心处发热、灼痛。

治疗上面这些病证时，属于经气亢盛的就要用泻法，属于经气不足的就要用补法；属于热的就要用速针法，属于寒的就要用留针法；属于阳气内衰以致脉道虚陷不起的就要用灸法；既不属于经气亢盛也不属于经气虚弱，而仅仅只是经气运行失调的，就要用本经所属的腧穴来调治。属于本经经气亢盛的，其寸口脉的脉象要比人迎脉的脉象大两倍；而属于本经经气虚弱的，其寸口脉的脉象反而会比人迎脉的脉象小。

小肠的经脉手太阳经，起始于手小指外侧的末端，沿着手外侧的后缘循行而向上到达腕部，并出于腕后小指侧的高骨，由此再沿着前臂尺骨的下缘直行而上，出于肘后内侧两筋的中间，再向上沿着上臂外侧的后缘，出于肩后的骨缝处，绕行肩胛部，再前行而相交于肩上，继而进入缺盆，深入体内而联络于与本经相表里的脏腑——心脏，此后再沿着食管下行并贯穿横膈，到达胃部，最后再向下行而联属于本经所属的脏腑——小肠腑；它的一条支脉，从缺盆部分出，沿着颈部向上走行而到达颊部，再从颊部行至外眼角，最后从外眼角斜下而进入耳内。它的另一条支脉，从颊部别行而出，走向眼眶下方，并从眼眶下方到达鼻部，然后再抵达内眼角，最后再从内眼角向外斜行并络于颧骨，而与足太阳膀胱经相衔接。

手太阳小肠经之经气发生异常的变动，就会出现咽喉疼痛，颌部发肿，脖颈难以转动而不能回顾，肩部就像在被人拉拔一样紧张疼痛，上臂部就像已被折断一样剧痛难忍等症状。

手太阳小肠经上的腧穴主治体内水液异常所导致的疾病，其症状是耳聋，眼睛发黄，面颊肿胀，以及颈部、颌部、肩部、上臂、肘部、前臂等部位的外侧后缘处疼痛。

治疗上面这些病证时，属于经气亢盛的就要用泻法，属于经气不足的就要用补法；属于热的就要用速针法，属于寒的就要用留针法；

属于阳气内衰以致脉道虚陷不起的就要用灸法；既不属于经气亢盛也不属于经气虚弱，而仅仅只是经气运行失调的，就要用本经所属的腧穴来调治。属于本经经气亢盛的，其人迎脉的脉象要比寸口脉的脉象大两倍；而属于本经经气虚弱的，其人迎脉的脉象反而会比寸口脉的脉象小。

膀胱的经脉足太阳经，起始于内眼角，向上经过额部而交会于头部的最高处——巅顶；它的一条支脉，从巅顶走行至耳的上角；它直行的经脉，从顶巅向内深入而络于脑髓，然后返还出来，再下行到达颈项的后部，此后就沿着肩脚的内侧，挟行于脊柱的两旁，抵达腰部，再沿着脊柱旁的肌肉深入腹内，而联络于与本经相表里的脏腑——肾脏，并联属于本经所属的脏腑——膀胱腑；另有一条支脉，从腰部分出，挟着脊柱的两侧下行并贯穿臀部，而直入于膝部的腘窝中；还有一条支脉，从左右的肩脚骨处分出，向下贯穿肩脚骨，再挟着脊柱的两侧，在体内下行，通过髀枢部，然后再沿着大腿外侧的后缘向下走行，而与先前进入腘窝的那条支脉在腘窝中相会合，由此再向下走行，通过小腿肚的内部，出于外踝骨的后方，再沿着足小趾本节后的圆骨，到达足小趾外侧的末端，而与足少阴肾经相衔接。

足太阳膀胱经之经气发生异常的变动，就会出现：伴有气上冲之感觉的头痛，眼睛疼痛得就好像要从眼眶中脱出似的，颈项就好像在被牵拔一样紧张疼痛，脊柱和腰部就好像已被折断一样疼痛难忍，髋关节不能屈曲，膝腘部就好像已被捆绑住一样紧涩结滞、不能运动自如，小腿肚疼痛得就好像要裂开一样，以上这些病证就叫做踝厥病。

足太阳膀胱经上的腧穴主治筋上异常所导致的疾病，如痔疮，疟疾，狂病，癫病，头、囟与颈部疼痛，眼睛发黄，流泪，鼻塞或鼻出血，项、背、腰、尻、腘、小腿肚、脚等部位都发生疼痛，足小趾不能活动。

治疗上面这些病证时，属于经气亢盛的就要用泻法，属于经气不足的就要用补法；属于热的就要用速针法，属于寒的就要用留针法；

属于阳气内衰以致脉道虚陷不起的就要用灸法；既不属于经气亢盛也不属于经气虚弱，而仅仅只是经气运行失调的，就要用本经所属的腧穴来调治。属于本经经气亢盛的，其人迎脉的脉象要比寸口脉的脉象大两倍；而属于本经经气虚弱的，其人迎脉的脉象反而会比寸口脉的脉象小。

肾的经脉足少阴经，起始于足小趾的下方，斜行走向足心部，出于内踝前下方之然谷穴所在的部位，然后沿着内踝的后方，别行向下，入于足跟部，再由足跟部上行至小腿肚的内侧，并出于腘窝的内侧，此后再沿着大腿内侧的后缘，贯穿脊柱，而联属于本经所属的脏腑——肾脏，并联络于与本经相表里的脏腑——膀胱腑；其直行的经脉，从肾脏向上行，贯穿肝脏和横隔膜，而进入肺脏，再从肺脏沿着喉咙上行并最终挟傍于舌的根部：另有一条支脉，从肺脏发出，联络于心脏，并贯注于胸内，而与手厥阴心包络经相衔接。

足少阴肾经之经气发生异常的变动，就会出现虽觉饥饿却不想进食，面色像漆柴一样黯黑无泽，咳唾带血，喘息喝喝有声，刚坐下去就想站起来，视物模糊不清，就好像看不见东西一样，以及心中如悬挂在空中似的空荡不宁，其感觉就好像处于饥饿状态一样等症状；气虚不足的，就常常会有恐惧感，其病证发作时，患者心中怦怦跳动，就好像有人要来逮捕他一样，以上这些病证就叫做骨厥病。

足少阴肾经上的腧穴主治肾脏所发生的疾病，其症状是自觉口中发热，舌头干，咽部肿胀，气息上逆，喉咙干燥而疼痛，心中烦乱，心痛，黄疸，痢疾，脊柱及大腿内侧后缘疼痛，足部痿软而厥冷，嗜睡，足底发热并疼痛。

治疗上面这些病证时，属于经气亢盛的就要用泻法，属于经气不足的就要用补法；属于热的就要用速针法，属于寒的就要用留针法；属于阳气内衰以致脉道虚陷不起的就要用灸法；既不属于经气亢盛也不属于经气虚弱，而仅仅只是经气运行失调的，就要用本经所属的腧穴来调治。要使用灸法的患者，都应当增强饮食以促进肌肉生长，同时还要结合适当的调养——放松身上束着的带子，披散头发而不必扎紧，从而使全身气血得以舒畅；此外，即使病患尚未痊愈，也要经常起床——手扶较粗的拐杖，足穿重履，缓步行走，作轻微的活动，从而使全身筋骨得以舒展。 属于本经经气亢盛的，其寸口脉的脉象要比人迎脉的脉象大两倍；而属于本经经气虚弱的，其寸口脉的脉象反而会比人迎脉的脉象小。

心主的经脉手厥阴心包络经，起始于胸中，向外走行而联属于本经所属的脏腑——心包络，然后再下行贯穿横隔膜，由此而经过并联络于与本经相表里的脏腑——三焦；它的一条支脉，从胸中横出至胁部，再走行到腋下三寸处，此后再向上循行，抵达腋窝部，然后再沿着上臂的内侧，在手太阴肺经与手少阴心经这两条经脉的中间向下循行，进入肘中，再沿着前臂内侧两筋的中间下行，入于掌中，再沿着中指直达其末端；它的另一条支脉，从掌心别行而出，沿着无名指到达其末端，而与手少阳三焦经相衔接。

手厥阴心包络经之经气发生异常的变动，就会出现掌心发热，臂肘关节拘挛，腋下肿胀等症状；更严重的还会出现胸部、胁肋部支撑满闷，心中惊恐不安以致心脏跳动剧烈，面色发赤，眼睛发黄，喜笑不止。

手厥阴心包络经上的腧穴主治脉所发生的疾病，其症状是心中烦躁，心痛，掌心发热。

治疗上面这些病证时，属于经气亢盛的就要用泻法，属于经气不足的就要用补法；属于热的就要用速针法，属于寒的就要用留针法；属于阳气内衰以致脉道虚陷不起的就要用灸法；既不属于经气亢盛也不属于经气虚弱，而仅仅只是经气运行失调的，就要用本经所属的腧穴来调治。 属于本经经气亢盛的，其寸口脉的脉象要比人迎脉的脉象大一倍；而属于本经经气虚弱的，其寸口脉的脉象反而会比人迎脉的脉象小。

三焦的经脉手少阳经，起始于无名指的末端，向上走行而出于小指与无名指的中间，再沿着手背到达腕部，并出于前臂外侧两骨的中间，再向上循行，穿过肘部，沿着上臂的外侧，上行至肩部，而与足少阳胆经相交叉，并出行于该经的后方，此后再进入缺盆，分布于两乳之间的膻中处，并散布联络于与本经相表里的脏腑——心包络，再向下穿过横膈膜，而依次联属于本经所属的脏腑——上、中、下三焦。　它的一条支脉，从胸部的膻中处上行，出于缺盆，并向上走行到颈项，连系于耳后，再直上而出于耳上角，并由此曲折下行，绕颊部，而到达眼眶的下方；它的另一条支脉，从耳的后方进入耳中，再出行至耳的前方，经过足少阳胆经所属之客主人穴的前方，与前一条支脉交会于颊部，由此再上行至外眼角，而与足少阳胆经相衔接。

　　手少阳三焦经之经气发生异常的变动，就会出现耳聋，听声模糊，咽喉肿痛，喉咙闭塞等症状。

　　手少阳三焦经上的腧穴主治气所发生的疾病，其症状是自汗出，外眼角疼痛，面颊疼痛，耳后、肩部、上臂、肘部、前臂等部位的外缘处都发生疼痛，无名指不能活动。

　　治疗上面这些病证时，属于经气亢盛的就要用泻法，属于经气不足的就要用补法；属于热的就要用速针法，属于寒的就要用留针法；属于阳气内衰以致脉道虚陷不起的就要用灸法；既不属于经气亢盛也不属于经气虚弱，而仅仅只是经气运行失调的，就要用本经所属的腧穴来调治。　属于本经经气亢盛的，其人迎脉的脉象要比寸口脉的脉象大一倍；而属于本经经气虚弱的，其人迎脉的脉象反而会比寸口脉的脉象小。

　　胆的经脉足少阳经，起始于外眼角，向上循行至额角，再折而下行，绕至耳的后方，然后沿着颈部，在手少阳三焦经的前方向下走行，到达肩上，再与手少阳三焦经相交叉并出行到其后方，而进入缺盆；它的一条支脉，从耳的后方进入耳中，再出行至耳的前方，最后到达外眼角的后方；它的另一条支脉，从外眼角处别出，下行至大迎穴处，再由此上行而与手少阳三焦经相合，并到达眼眶的下方，此后再向后下方折行，到达颊车的部位，再向下循行至颈部，并与前述之本经的主干会合于缺盆部，然后再由缺盆部下行至胸中，穿过横膈膜，而联络于与本经相表里的脏腑——肝脏，并联属于本经所属的脏腑——胆腑，此后再沿着胁部的里面向下走行，出于少腹两侧的气街部，再绕过阴毛的边缘，而横行进入环跳穴所在的部位；其直行的经脉，从缺盆部下行至腋部，再沿着胸部通过季胁，并与前一支脉相合于环跳穴所在的部位，由此向下行，沿着大腿的外侧到达膝部的外缘，再下行到腓骨的前方，然后一直下行，抵达外踝上方之腓骨末端的凹陷处，再向下行而出于外踝的前方，并由此沿着足背，进入足之第五趾与第四趾的中间；还有一条支脉，从足背别行而出，进入足之大趾与次趾的中间，并沿着足大趾的外侧（靠近次趾的那一侧）行至其末端，然后再回转过来，穿过足大趾的爪甲部分，出于趾甲后方的三毛部位，而与足厥阴肝经相衔接。

足少阳胆经之经气发生异常的变动，就会出现口苦，时常叹气，胸胁部作痛以致身体不能转动等症状；病情严重时，还会出现面部像有灰尘蒙罩着一样黯无光泽，全身皮肤干燥而失去润泽之色，以及足外侧反觉发热等症状，以上这些病证就叫做阳厥病。

足少阳胆经上的腧穴主治骨所发生的疾病，其症状是头痛，颔部疼痛，外眼角痛，缺盆中肿痛，腋下肿胀，腋下或颈部病发瘰疬，自汗出而战栗怕冷，疟疾，胸胁、肋部、大腿、膝盖等部位的外侧，直至小腿外侧、绝骨、外踝前等部位以及胆经经脉循行所经过的各个关节都发生疼痛，足小趾旁侧之足趾（即第四足趾）不能活动。

治疗上面这些病证时，属于经气亢盛的就要用泻法，属于经气不足的就要用补法；属于热的就要用速针法，属于寒的就要用留针法；属于阳气内衰以致脉道虚陷不起的就要用灸法；既不属于经气亢盛也不属于经气虚弱，而仅仅只是经气运行失调的，就要用本经所属的腧穴来调治。属于本经经气亢盛的，其人迎脉的脉象要比寸口脉的脉象大一倍；而属于本经经气虚弱的，其人迎脉的脉象反而会比寸口脉的脉象小。

肝的经脉足厥阴经，起始于足大趾趾甲后方之丛毛的边缘，然后沿着足背的上缘向上走行，到达内踝前一寸的地方，再向上循行至内踝上方八寸的部位，而与足太阴脾经相交叉并出行到其后方，此后再上行至膝部腘窝的内缘，并沿着大腿的内侧，进入阴毛之中，然后环绕并通过阴器，而抵达少腹部，由此再挟行于胃的两旁，并联属于本经所属的脏腑——肝脏，再联络于与本经相表里的脏腑——胆腑，此后再向上走行，贯穿横膈膜，并散布于胁肋，然后再沿着喉咙的后方，向上进入于鼻腔后部之鼻后孔的地方，由此再向上走行，而与眼球连络于脑的脉络相联系，再向上行，出于额部，与督脉会合于头顶的最高处（即百会穴所在的部位）；它的一条支脉，从眼球连络于脑的脉络处别行而出，向下行至颊部的里面，再环绕口唇的内侧；它的另一条支脉，从肝脏别行而出，贯穿横膈膜，再向上走行并注于肺脏，而与手太阴肺经相衔接。

足厥阴肝经之经气发生异常的变动，就会出现腰部作痛以致不能前后俯仰，男子病发癫疝，女子少腹肿胀等症状；病情严重时，还会出现喉咙干燥，面部像蒙着灰尘一样黯无光泽等症状。

足厥阴肝经上的腧穴主治肝脏所发生的疾病，如胸中满闷，呕吐气逆，完谷不化的泄泻，睾丸时上时下的狐疝，遗尿，小便不通等。

治疗上面这些病证时，属于经气亢盛的就要用泻法，属于经气不足的就要用补法；属于热的就要用速针法，属于寒的就要用留针法；属于阳气内衰以致脉道虚陷不起的就要用灸法；既不属于经气亢盛也不属于经气虚弱，而仅仅只是经气运行失调的，就要用本经所属的腧穴来调治。属于本经经气亢盛的，其寸口脉的脉象要比人迎脉的脉象大一倍；而属于本经经气虚弱的，其寸口脉的脉象反而会比人迎脉的脉象小。

手太阴肺经之经气竭绝，就会出现皮毛焦枯的病象。因为手太阴肺经能够运行气血而温润肌表的皮肤和毫毛，所以倘若肺经之经气不足，不能运行气血以荣养皮肤和毫毛，就会使皮毛焦枯。 出现了皮毛焦枯的病象，就表明皮毛已经丧失了津液；皮毛丧失了津液的润泽，进而就会出现爪甲枯槁，毫毛断折等现象。 出现了毫毛折断脱落的现象，就表明毫毛已经先行凋亡了。 这种病证，逢丙日就会加重，逢丁日就会死亡。 这都是因为丙、丁属火，肺属金，火能克金的缘故。

手少阴心经之经气竭绝，就会使血脉不通；血脉不通，就会使血液不能流动；血液不能流动，头发和面色就会没有光泽。 所以倘若病人的面色黯黑，就好像烧焦的木炭一样，那就表明其营血已经先行衰败了。 这种病证，逢壬日就会加重，逢癸日就会死亡。 这都是因为壬、癸属水，心属火，水能克火的缘故。

足太阴脾经之经气竭绝，就会使经脉不能输布水谷精微荣养肌肉。 脾主肌肉，其华在唇，其脉连于舌本、散于舌下，因此由唇舌就能够观察出肌肉的状态，所以说唇舌为肌肉的根本。 经脉不能输布水谷精微以荣养肌肉，就会使肌肉松软；肌肉松软，就会导致舌体萎缩，人中部肿满；人中部肿满，就会使口唇外翻。 出现了口唇外翻的病象，就表明肌肉已经先行衰痿了。 这种病证，逢甲日就会加重，逢乙日就会死亡。 这都是因为甲、乙属木，脾属土，木能克土的缘故。

足少阴肾经之经气竭绝，就会出现骨骼枯槁的病象。 因为足少阴肾经是应于冬季的经脉，它走行于人体深部而濡养骨髓，所以足少阴肾经之经气竭绝，就会使骨髓得不到濡养，进而就会导致骨骼枯槁。 倘若骨骼得不到濡养而枯槁，那么肌肉也就不能再附着于骨骼上了；骨与肉分离而不能相互结合，就会使肌肉松软短缩；肌肉松软短缩，就会使牙齿显得长长了一些，并使牙齿上积满污垢，同时，还会出现头发失去光泽等现象。 出现了头发枯槁无泽的病象，就表明骨骼已经先行衰败了。 这种病证，逢戊日就会加重，逢己日就会死亡。 这都是因为戊、己属土，肾属水，土能克水的缘故。

足厥阴肝经之经气竭绝，就会出现筋脉拘缩拘急、不能活动的病象。 因为足厥阴肝经，是络属于肝脏的经脉，且肝脏外合于筋，所以足厥阴肝经与筋的活动有着密切的联系；再者，各条经筋都会聚于生殖器部，而其脉又都联络于舌根，所以倘若足厥阴肝经之经气不足以致不能荣养筋脉，就会使筋脉拘急挛缩。筋脉拘急挛缩，就会导致舌体卷屈以及睾丸上缩。所以如果出现了唇色发青、舌体卷屈以及睾丸上缩等病象，那就表明筋脉已经先行败绝了。这种病证，逢庚日就会加重，逢辛日就会死亡。这都是因为庚、辛属金，肝属木，金能克木的缘故。

五脏所主的五条阴经之经气都已竭绝，就会使眼球内连于脑的脉络扭转；眼球连络于脑的脉络扭转，就会使目睛上翻。出现了这种目睛上翻的病象，就表明病人的神志已经先行败绝了。倘若病人的神志已经败绝，那么他离死亡也就只剩下一天半的时间了。六腑所主的六条阳经之经气都已竭绝，就会使阴气和阳气相互分离；阴阳分离，就会使皮表不固，精气外泄，而流出大如串珠、凝滞不流的绝汗；这是人体精气败绝的病象，所以如果病人在早晨出现了这种病象，那就表明他将在当天晚上死亡，如果病人在晚上出现了这种病象，那就表明他将在第二天早晨死亡。

手足阴阳十二经脉，大都是隐伏在里而循行于分肉之间的，其位置都较深而不能在体表看到；通常可以看见的，只有手太阴肺经之脉经过于手外踝骨之上的那一部分，这都是因为该处的皮肤细薄，使经脉无所隐匿的缘故。所以大多数浮现在浅表以致平常可以看见的经脉，都是络脉。在手之阴阳六经的络脉之中，最明显突出而易于诊察的就是手阳明大肠经和手少阳三焦经这两条经脉的大络，它们分别起于手部五指之间，由此再向上会合于肘窝之中。饮酒之后，因为酒气具有剽疾滑利之性，所以它就会先随着卫气行于皮肤，充溢于浅表的络脉，而使络脉首先满盛起来。此后，倘若在外的卫气已经充溢有余，就会使在内的营气也随之满盛，进而就会使经脉中的血气也大大地充盛起来。倘若没有饮酒，经脉就突然充盛起来，发生异常的变动，那么就说明有邪气侵袭于内，并停留在了经脉自本至末的循行通路上。因为外邪侵袭人体，都是先入络后入经，所以如果经脉没有出现异常的变动，那就说明外邪尚在浮浅的络脉，此时的邪气不能走窜，就会郁而发热，从而使脉形变得坚实；如果络脉的脉形不显坚实，那就说明邪气已经深陷于经脉，并使络脉之气空虚衰竭。凡是被邪气所侵袭了的经脉，都会出现与其他正常经脉不同的异常表现，由此我们也就可以测知是哪一条经脉感受到了邪气而发生了异常的变动。

雷公问：怎样才能知道经脉或是络脉之中发生了病变呢？黄帝说：经脉隐伏在内，因此即使其发生了病变，在体表常常也是看不到的，其虚实的变化情况只能从寸口部位的脉象变化来测知。而在体表可以看到的那些经脉的病变，其实都是络脉的病变。

雷公说：我还是不能明白这样做的道理。黄帝说：所有的络脉都不能通过大关节所在的部位，因此在走行到大关节的部位时，络脉都要经过经脉所不到的地方，出于皮表，越过大关节后，再入里而与经脉相合于皮中，此外，它们相合的部位还都会在皮表部显现出来。因此，凡是针刺络脉的病变，都必须刺中其有瘀血结聚的地方，才能取得良好的疗效。而对于血气郁积的病证，虽然它还没有出现瘀血结聚的现象，但也应该尽快采用刺络的方法去进行治疗，以泻除其病邪而放出其恶血；如果把恶血留在体内，就会导致血络凝滞、闭塞不通的痹证。

在诊察络脉病变的时候，如果络脉所在的部位呈现青色，那就表明它是寒邪凝滞于内，气血不通而痛的病证；如果络脉所在的部位呈现红色，那就表明它是体内有热的病证。例如，胃中有寒的病人，其手鱼部的络脉大多都会呈现出青色；而胃中有热的病人，其鱼际部的络脉就会呈现出红色。络脉所在部位突然呈现出黑色的，那就说明它是留滞已久的痹病。络脉所在部位的颜色时而发红、时而发黑、又时而发青的，那就说明它是寒热相兼的病证。颜色发青且脉络短小的，那是元气衰少的征象。一般在针刺邪在浅表以致寒热并作的病证时，因为病邪尚未深入于经，所以就应该多刺浅表的血络，同时还必须隔日一刺，直到把恶血完全泻尽才能停止，然后才可以再根据病证的虚实来进行调治。 络脉色青且脉形短小的，是属于元气衰少的病证。如果对元气衰少很严重的病人使用了泻法，就会使他感到心胸烦闷，烦闷至极就会出现昏厥倒地、不能言语等症状；所以，一旦这种病人出现了心胸烦闷的症状，就应赶快将他扶起坐好。

手太阴肺经别出的络脉，名叫列缺。 它起始于手腕上部的分肉之间，由此而与手太阴肺经的正经并行，直入于手掌内侧，并散布于鱼际的部位。 倘若它发生病变，其属于实证的，就会出现腕后之锐骨部与手掌部发热的症状；而其属于虚证的，就会出现张口呵欠，小便失禁或频数等症状。 对于以上这些病证，都可以取用位于腕后一寸半处的列缺穴来进行治疗。 这条络脉就是手太阴肺经走向并联络于手阳明大肠经的主要分支。

手少阴心经别出的络脉，名叫通里。 它从手掌后方距离腕关节一寸处别行分出，由此而沿着手少阴心经的正经向上走行，并进入心中，然后再向上循行而联系于舌根，并连属于眼球内连于脑的脉络。倘若它发生病变，其属于实证的，就会出现胸膈间支撑不舒的症状；而其属于虚证的，就会出现不能言语的症状。 对于以上这些病证，都可以取用位于手掌后方一寸处的通里穴来进行治疗。 这条络脉就是手少阴心经走向并联络于手太阳小肠经的主要分支。

手厥阴心包络经别出的络脉，名叫内关。 它在距离腕关节两寸处，从两筋的中间别行分出，由此再沿着手厥阴心包络经的正经向上走行，而联系于心，并包绕联络于心脏与其他脏腑相联系的脉络。 倘若它发生病变，其属于实证的，就会出现心痛的症状；而其属于虚证的，就会出现头颈部僵硬强直的症状。 对于以上这些病证，都可以取用位于手掌后方、两筋之间的内关穴来进行治疗。

手太阳小肠经别出的络脉，名叫支正。 它从腕关节上方五寸的地方别行分出，由此再向内走行而注于手少阴心经之中；它有一条别行的支脉，在支正穴处别行而出，此后就向上走行，到达肘部，然后再向上循行，而联络于肩髃穴所在的部位。倘若它发生病变，其属于实证的，就会出现骨节弛缓，肘关节痿废而不能活动等症状；而其属于虚证的，就会在皮肤上生出赘疣，其中小的就像指头中间干结作痒的痂疥一样大小。对于以上这些病证，都可以取用手太阳小肠经的络脉从其本经所别出之处的络穴——支正穴来进行治疗。

·手阳明大肠经别出的络脉，名叫偏历。它在手掌后方距离腕关节三寸的部位从本经分出，由此而别行并进入于手太阴肺经的经脉；它的一条别行的支脉，在偏历穴处别行而出，然后就沿着手臂上行，经过肩髃穴所在的部位，再向上走行，而到达曲颊的部位，进而斜行到牙根部并联络之；它的另一条别出的支脉，走入耳中，而与耳部的宗脉相会合。倘若它发生病变，其属于实证的，就会发生龋齿、耳聋等病证；而其属于虚证的，就会出现牙齿发冷，胸膈间闭塞不畅等症状。对于以上这些病证，都可以取用手阳明大肠经的络脉从其本经所别出之处的络穴——偏历穴来进行治疗。

手少阳三焦经别出的络脉，名叫外关。它在手掌后方距离腕关节两寸的部位从本经分出，由此而向外绕行于臂部，然后再向上走行，注于胸中，而与手厥阴心包络经相会合。倘若它发生病变，其属于实证的，就会出现肘关节拘挛的症状；而其属于虚证的，就会出现肘关节弛缓不收的症状。对于以上这些病证，都可以取用手少阳三焦经的络脉从其本经所别出之处的络穴——外关穴来进行治疗。

足太阳膀胱经别出的络脉，名叫飞扬。它在足之上方、距离外踝七寸的部位从本经分出，由此而别行并走向足少阴肾经的经脉。倘若它发生病变，其属于实证的，就会出现鼻塞不通，头背部疼痛等症状；而其属于虚证的，就会出现鼻塞或鼻出血。对于以上这些病证，都可以取用足太阳膀胱经的络脉从其本经所别出之处的络穴——飞扬穴来进行治疗。

足少阳胆经别出的络脉，名叫光明。它在足之上方、距离外踝五寸的部位从本经分出，由此而别行并走向足厥阴肝经的经脉，然后再向下走行，而联络于足背部。 倘若它发生病变，其属于实证的，就会出现下肢厥冷的症状；而其属于虚证的，就会出现下肢痿软无力以致难以步行，以及坐下后就不能再起立等症状。 对于以上这些病证，都可以取用足少阳胆经的络脉从其本经所别出之处的络穴——光明穴来进行治疗。

足阳明胃经别出的络脉，名叫丰隆。 它在足之上方、距离外踝八寸的部位从本经分出，由此而别行并走向足太阴脾经的经脉；它有一条别行的支脉，在丰隆穴处别行而出，然后就沿着胫骨的外缘向上走行，一直走到头项部，与其他各经的经气相会合，然后再向下走行，并最终联络于咽喉部。 如果它的脉气向上逆行，就会导致咽喉肿闭，突然失音而不能言语等病证。 如果它的经脉发生病变，其属于实证的，就会出现神志失常的癫狂证；而其属于虚证的，就会出现两足弛缓不收，小腿部肌肉枯萎等症状。 对于以上这些病证，都可以取用足阳明胃经的络脉从其本经所别出之处的络穴——丰隆穴来进行治疗。

足太阴脾经别出的络脉，名叫公孙。 它在足大趾本节后方一寸远的地方从本经分出，由此而别行并走向足阳明胃经的经脉；它有一条别行的支脉，向上走行，进入腹部而联络于肠胃。 如果它的脉气厥逆上行，就会导致吐泻交作的霍乱证。 如果它的经脉发生病变，其属于实证的，就会出现腹部痛如刀绞的病证；而其属于虚证的，就会出现腹胀如鼓的病证。 对于以上这些病证，都可以取用足太阴脾经的络脉从其本经所别出之处的络穴——公孙穴来进行治疗。

足少阴肾经别出的络脉，名叫大钟。 它从足内踝的后方别行分出，由此再环绕足跟至足的外侧，而走向足太阳膀胱经的经脉；它有一条别行的支脉，与足少阴肾经的正经并行而上，抵达心包络，然后再向外下方走行，贯穿腰脊。 如果它的脉气上逆，就会出现心烦胸闷的症状。 如果它的经脉发生病变，其属于实证的，就会出现二便不通的症状；而其属于虚证的，就会出现腰痛的症状。 对于以上这些病证，都可以取用足少阴肾经的络脉从其本经所别出之处的络穴——大钟穴来进行治疗。

足厥阴肝经别出的络脉，名叫蠡沟。它在足之上方、距离内踝五寸的部位从本经分出，由此而别行并走向足少阳胆经的经脉；它有一条别行的支脉，经过胫部而上行至睾丸，并聚结于阴茎。如果它的脉气上逆，就会导致睾丸肿大、突发疝气。如果它的经脉发生病变，其属于实证的，就会导致阴茎勃起而不能回复；其属于虚证的，就会出现阴部奇痒难忍等症状。对于以上这些病证，都可以取用足厥阴肝经的络脉从其本经所别出之处的络穴——蠡沟穴来进行治疗。

任脉别出的络脉，名叫尾翳。它起始于胸骨下方的鸠尾处，由此再向下散于腹部。倘若它发生病变，其属于实证的，就会出现腹部皮肤疼痛的症状；而其属于虚证的，就会出现腹部皮肤瘙痒的症状。对于以上这些病证，都可以取用任脉的络脉从其本经所别出之处的络穴——尾翳穴来进行治疗。督脉别出的络脉，名叫长强。它起始于尾骨尖下方的长强穴处，由此再夹着脊柱两旁的肌肉向上走行到后颈部，并散于头上，然后再向下走行到肩胛部的附近，此后就别行走向足太阳膀胱经，并深入体内，贯穿脊柱两旁的肌肉。倘若它发生病变，其属于实证的，就会出现脊柱强直以致不能俯仰的症状；而其属于虚证的，就会出现头部沉重、振摇不定等症状。以上这些症状都是由本条络脉之夹行于脊柱两侧的部分发生病变而引起的；对于这些病证，都可以取用督脉的络脉从其本经所别出之处的络穴——长强穴来进行治疗。

脾脏的大络，名叫大包。它起始于渊腋穴下方三寸处，由此再散布于胸胁。倘若它发生病变，其属于实证的，就会出现全身各处都疼痛的症状；而其属于虚证的，就会出现周身骨节都弛纵无力的症状。此外，当它发生病变时，还会使大包穴附近出现网络状的血色斑纹。对于以上这些病证，都可以取用脾之大络从其本经所别出之处的络穴——大包穴来进行治疗。

以上所说的十五条络脉，它们在发病时，凡是属于脉气壅盛所致之实证的，其脉络必然会变得明显突出而容易看到；凡是属于脉气虚弱所致之虚证的，其脉络都必然会变得空虚下陷而不易察知。如果在络穴所在部位的体表处看不到任何异常的现象，那么就应当到该穴所在部位的附近去仔细观察。由于各人的经脉不完全相同，络脉也就会因此出现一些不尽相同的情况，对此应区别对待。

经别十一

黄帝问于岐伯曰：余闻人之合于天道也，内有五脏，以应五音、五色、五时、五味、五位也；外有六腑，以应六律，六律建阴阳诸经，而合之十二月、十二辰、十二节、十二经水、十二时、十二经脉者，此五脏六腑之所以应天道。夫十二经脉者，人之所以生，病之所以成，人之所以治，病之所以起，学之所始，工之所止也，粗之所易，上之所难也。请问其离合出入奈何？

岐伯稽首再拜曰：明乎哉问也！此粗之所过，上之所息也，请卒言之。

足太阳之正，别入于腘中，其一道下尻五寸，别入于肛，属于膀胱，散之肾，循脊，当心入散；直者，从膂上出于项，复属于太阳，此为一经也。足少阴之正，至腘中，别走太阳而合，上至肾，当十四椎，出属带脉；直者，系舌本，复出于项，合于太阳，此为一合。成以诸阴之别，皆为正也。

足少阳之正，绕髀入毛际，合于厥阴；别者，入季胁之间，循胸里属胆，散之上肝贯心，以上挟咽，出颐颔中，散于面，系目系，合少阳于外眦也。足厥阴之正，别跗上，上至毛际，合于少阳，与别俱行，此为二合也。

足阳明之正，上至髀，入于腹里，属胃，散之脾，上通于心，上循咽出于口，上颐顄，还系目系，合于阳明也。足太阴之正，上至髀，合于阳明，与别俱行，上结于咽，贯舌中，此为三合也。

手太阳之正，指地，别于肩解，入腋走心，系小肠也。手少阴之正，别入于渊腋两筋之间，属于心，上走喉咙，出于面，合目内眦，此为四合也。

手少阳之正，指天，别于巅，入缺盆，下走三焦，散于胸中也。手心主之正，别下渊腋三寸，入胸中，别属三焦，出循喉咙，出耳后，合少阳完骨之下，此为五合也。

手阳明之正，从手循膺乳，别于肩髃，入柱骨，下走大肠，属于肺，上循喉咙，出缺盆，合于阳明也。手太阴之正，别入渊腋少阴之前，入走肺，散之太阳，上出缺盆，循喉咙，复合阳明，此六合也。

【译文】

黄帝问岐伯说：我听说人体的组成是与天地万物相对应的。其在内，有属阴的五脏与自然界之五音、五色、五时、五味以及五位等相对应；其在外，有属阳的六腑与自然界之六律相对应。六律有阴阳之分，故人体就与之相应而有手足阴阳各经，这十二条经脉又与自然界之十二月、十二辰、十二节、十二条河流以及十二时等相对应。以上就是人体之五脏六腑与自然界各种现象相对应的情况。十二经脉，对生命的维持，疾病的形成，疾病的治疗以及疾病的发生都有着重要的作用。关于它的理论，是学医之人治学的基础，是医生尽善尽美的归宿，技艺不高的医生认为它很简单，医术高明的大家认为它很深奥难解。现在，为了能更深入地研究它，我想请问你：十二经脉之出入离合的情况是怎样的？

岐伯很恭谨地再三跪拜说：您问得真是英明啊！ 这是技艺不高者最易忽略的问题，只有医术高明的人才会悉心地去研究它。 下面，就让我来详细地说明一下吧。

足太阳膀胱经别行的正经，一条别行进入于腘窝之中，与足少阴肾经的经脉相合而上行；另一条上行到尻下五寸处，再向上别行进入于肛门，并向内行于膀胱腑，散行至肾脏，此后再沿着脊柱两旁向上走行，然后就进入于心并分散于心的内部；其直行的部分，从脊柱两旁向上走行并出于项部，此后再联属于足太阳膀胱经本经的经脉，从而使内外合为一经。 这就是足太阳膀胱经在本经之外别行的一条正经。

足少阴肾经别行的正经，走行到膝部腘窝中，再别行走向足太阳膀胱经并与之相会合，继而向上走行到肾脏，并在十四椎处向外走行而联属于带脉；其直行的部分，从肾脏上行而系于舌根部，然后再向外走行至项部，而与足太阳膀胱经的经脉相会合。 这就是足太阳膀胱经与足少阴肾经这两条互为表里的经脉在六合之中所形成的第一合。这种表里两经相合的关系，都是由各条阴经之经别上行并联系于与其相表里之阳经的正经而形成的；其他表里经的相配关系也莫不如此。所谓的经别，其实也都是正经，只不过是别道而行的正经罢了。

足少阳胆经别行的正经，绕过髀部，入于阴毛的边缘处，而与足厥阴肝经相会合；其别行的分支，进入季胁之间，然后再沿着胸壁的内侧，入内联属于胆腑，由此再散行至肝脏，并向上贯穿心部，此后再向上挟行于咽喉的两侧，出于腮部与颌部的中间，散于面部，与眼球内连于脑的脉络，最后与足少阴胆经的本经相合于外眼角处。

足厥阴肝经别行的正经，从足背部别行分出，上行到达阴毛的边缘，而与足少阳胆经的经脉相会合，此后它就会与足少阳胆经之别行的正经一同向上走行。 这就是足少阳胆经和足厥阴肝经这两条互为表里的经脉在六合之中所形成的第二合。

足阳明胃经别行的正经，上行至髀部，再向上进入腹中，而联属于胃腑，由此再散行至脾脏，并上行连通于心，此后再沿着咽喉部向上走行，从口部出来，上行到鼻梁和眼眶部，环绕连通眼球内连于脑的脉络，然后再与足阳明胃经的本经相会合。 足太阴脾经别行的正经，也上行至髀部，而与足阳明胃经的经脉相会合，此后它就与足阳明胃经之别行的正经一同向上走行，并最终结络于咽喉部，贯穿于舌中。 这就是足阳明胃经和足太阴脾经这两条互为表里的经脉在六合之中所形成的第三合。

手太阳小肠经别行的正经，是自上向下走行的，它从肩后的骨缝处别行分出，由此而进入腋下，走入心脏，并归于小肠腑。 手少阳心经别行的正经，从本经别行分出之后，就走入到腋下三寸处两筋之间的渊腋穴，并联属于心脏，由此再上行至喉咙，出于面部，而与手太阳小肠经的一条支脉会合于内眼角处。 这就是手太阳小肠经和手少阴心经这两条互为表里的经脉在六合之中所形成的第四合。

手少阳三焦经别行的正经，起始于人体最高处，它从人体头部巅顶处别行分出，由此而进入缺盆部，并向下走入本经所属的脏腑——三焦腑，最后散布于胸中。 手厥阴心包络经别行的正经，从本经别行分出之后，就下行至腋下三寸处的渊腋穴，由此再入于胸中，联属于三焦腑，此后再沿着喉咙向上走行，出于耳后，而与手少阳三焦经的经脉会合于完骨的下方。 这就是手少阳三焦经和手厥阴心包络经这两条互为表里的经脉在六合之中所形成的第五合。

手阳明大肠经别行的正经，从手部分出并向上走行，到达于胸部，之后再沿着侧胸与乳部的中间，别行出于肩髃穴所在的地方，由此再向上进入柱骨，其后再向下走至本经所属的脏腑——大肠腑，继而再折返向上，联属于肺脏，并沿着喉咙向上出于缺盆部，而最终与手阳明大肠经的本经相会合。 手太阴肺经别行的正经，从本经别行分出之后，就走行至渊腋穴处手少阴心经的前方，由此再进入体内并走到本经所属的脏腑——肺脏，进而再向下散行至大肠腑，此后它就折返上行，出于缺盆，并沿着喉咙走行，而与手阳明大肠经的经脉相会合。 这就是手阳明大肠经与手太阴肺经这两条互为表里的经脉在六合之中所形成的第六合。

经水十二

水：水指《灵枢》成书时代我国境内的清、渭、海、湖、汝、渑、淮、漯、江、河、济、漳等十二水。

黄帝问于岐伯曰：经脉十二者，外合于十二经水，而内属于五脏六腑。夫十二经水者，其有大小、深浅、广狭、远近各不同，五脏六腑之高下、小大、受谷之多少亦不等，相应奈何？夫经水者，受水而行之；五脏者，合神气魂魄而藏之；六腑者，受谷而行之，受气而扬之；经脉者，受血而营之。合而以治奈何？刺之深浅，灸之壮数，可得闻乎？

岐伯答曰：善哉问也！天至高，不可度，地至广，不可量，此之谓也。且夫人生于天地之间，六合之内，此天之高、地之广也，非人力之所能度量而至也。若夫八尺之士，皮肉在此，外可度量切循而得之，其死可解剖而视之，其脏之坚脆，腑之大小，谷之多少，脉之长短，血之清浊，气之多少，十二经之多血少气，与其少血多气，与其皆多血气，与其皆少血气，皆有大数。其治以针艾，各调其经气，固其常有合乎？

黄帝曰：余闻之，快于耳，不解于心，愿卒闻之。

岐伯答曰：此人之所以参天地而应阴阳也，不可不察。足太阳外合清水，内属膀胱，而通水道焉。足少阳外合于渭水，内属于胆。足阳明外合于海水，内属于胃。足太阴外合于湖水，内属于脾。足少阴外合于汝水，内属于肾。足厥阴外合于渑水，内属于肝。手太阳外合淮水，内属小肠，而水道出焉。手少阳外合于漯水，内属于三焦。手阳明外合于江水，内属于大肠。手太阴外合于河水，内属于肺。手少阴外合于济水，内属于心。手心主外合于漳水，内属于心包。凡此五脏六腑十二经水者，外有源泉而内有所禀，此皆内外相贯，如环无端，人经亦然。故天为阳，地为阴，腰以上为天，腰以下为地。故海以北者为阴，湖以北者为阴中之阴，漳以南者为阳，河以北至漳者为阳中之阴，漯以南至江者为阳中之太阳，此一隅之阴阳也，所以人与天地相参也。

黄帝曰：夫经水之应经脉也，其远近浅深，水血之多少各不同，合而以刺之奈何？

岐伯答曰：足阳明，五脏六腑之海也，其脉大血多，气盛热壮，刺此者不深弗散，不留不泻也。足阳明刺深六分，留十呼。足太阳深五分，留七呼。足少阳深四分，留五呼。足太阴深三分，留四呼。足少阴深二分，留三呼。足厥阴深一分，留二呼。手之阴阳，其受气之道近，其气之来疾，其刺深者皆无过二分，其留皆无过一呼。其少长大小肥瘦，以心撩之，命曰法天之常。灸之亦然。灸而过此者得恶火，则骨枯脉涩；刺而过此者，则脱气。

黄帝曰：夫经脉之小大，血之多少，肤之厚薄，肉之坚脆，及腘之大小，可为量度乎？

岐伯答曰：其可为度量者，取其中度也，不甚脱肉而血气不衰也。若夫度之人，痟瘦而形肉脱者，恶可以度量刺乎？审切循扪按，视其寒温盛衰而调之，是谓因适而为之真也。

【译文】

黄帝问岐伯说：人体的十二经脉，在外与自然界的十二条河流相对应，在内则分别连属于五脏六腑。 然而，十二条河流分布于各地，其面积的大小，水位的深浅，河床的广狭，以及源头的远近等都各不相同；五脏六腑分布在体内，其位置的高低，形态的大小，受纳水谷精微之气的多少也各不相等，那么，这两者的对应关系是怎样的？ 同时，江河受纳地面上的水流而通行各处；五脏集合精神气血魂魄等而加以闭藏；六腑受纳饮食水谷而加以传化，吸收精微之气而输布全身；经脉受纳血液而营灌全身。 如果想把以上这些情况结合起来运用到治疗上，应该怎样去做呢？ 还有，在治疗时，如何才能把握住针刺的深浅以及施灸的壮数呢？ 关于上面这些问题，你可以都解释给我听一下吗？

岐伯回答说：这个问题提的真好啊！ 天有多高，是难以计算的，地有多大，也是难以测量的，这的确是所谓不易解答的问题。 况且人体产生于天地之间，生活在四方上下之内，自始至终都处在这高不可攀的天和广阔无垠的地之中，在这种情况之下，再要想去以人力计算天的高度、测量地的广度，可以说是根本不可能的。 但是对于一个实实在在的八尺有形的躯体来说就不同了，它有皮有肉，其深浅广狭，在体表可以通过用一定的尺度去测量，或是用手按摸去感知；人死了，还可以通过解剖其尸体来详细观察其内部脏腑的情况。 由此，我们就可以知道，五脏坚脆的程度，六腑形态的大小，每一脏腑受纳谷气的多少，每条经脉的长短，血液清浊的程度，每一脏腑含有精气的多少，以及十二经脉中之某一经是多血少气，还是少血多气，是血气皆多，还是血气皆少等等，所以，这些是有规律可循的。 因此，在运用针刺艾灸治疗疾病，调理人体经气的时候，其针刺的深浅、手法的轻重，或艾炷的大小多少等不就有了与之相宜的标准了吗？

黄帝说：方才你讲的这些道理，听起来让人觉得很爽快，但心里仍是不能清楚地了解，我希望能听你更详尽的说一说。

岐伯回答说：这是人体应合于天地万物，而与阴阳相应的一个问题，是不得不深入研究的。 足太阳膀胱经，在外可应合于清水，在内则连属于膀胱腑，而与全身运行水液的道路相通。 足少阳胆经，在外可应合于渭水，在内则连属于胆腑。 足阳明胃经，在外可应合于海水，在内则连属于胃腑。 足太阴脾经，在外可应合于湖水，在内则连属于脾脏。 足少阴肾经，在外可应合于汝水，在内则连属于肾脏。足厥阴肝经，在外可应合于渑水，在内则连属于肝脏。 手太阳小肠经，在外可应合于淮水，在内则连属于小肠腑，全身的水道由此归于膀胱而排出体外。 手少阳三焦经，在外可应合于漯水，在内则连属于三焦腑。 手阳明大肠经，在外可应合于江水，在内则连属于大肠腑。手太阴肺经，在外可应合于河水，在内则连属于肺脏。 手少阴心经，在外可应合于济水，在内则连属于心脏。 手厥阴心包络经，在外可应合于漳水，在内则连属于心包络。

上述之与五脏六腑相通的十二经脉，其气血的流行，就像自然界十二条河流之水的流动一样，既有显现于外的源泉，又有隐伏在内的归巢，自然界的河流是内外相互贯通而像环一样没有尽头的，人体经脉之气血也和它一样，是内外贯通、循环不息的。

在上的天，属阳；在下的地，属阴。 相应的，人体腰部以上的部位，就应于天而属阳；人体腰部以下的部位，就应于地而属阴。 根据古法天南地北的阴阳位置，在海水以北的就称为阴，在湖水以北的就称为阴中之阴，在漳水以南的就称为阳，在河水以北到漳水所在之处的就称为阳中之阴，在漯水以南至江水所在之处的就称为阳中之太阳。 而人体之十二经脉的分布循行及其相互之间的关系，也与之相对应。 以上所述，只反映了自然界部分河流之流行分布与人体部分经脉循行分布的阴阳对应关系，但它足以说明人体和自然界是相互对应的。

黄帝说：我已了解了自然界之十二条河流与人体之十二经脉之间的相应关系，但是，每条河流的远近浅深及其水量的多少都各不相同，而与之相应的经脉也有远近浅深以及气血多少等方面的差别，怎样才能把两者相结合起来，并应用于针刺治疗呢？ 岐伯回答说：足阳明胃经，为五脏六腑之海，它是十二经之中最大的经脉，其所受盛的营血也最多，如果其经气亢盛而发病，则其热势也必然炽盛，所以在针刺治疗足阳明胃经的实证时，不深刺，就不能疏散邪气，不留针，就不能泻尽病邪。 一般而言，在针刺足阳明胃经时，其针刺的深度应该是六分，留针的时间应该是十呼；在针刺足太阳膀胱经时，其针刺的深度应该是五分，留针的时间应该是七呼；在针刺足少阳胆经时，其针刺的深度应该是四分，留针的时间应该是五呼；在针刺足太阴脾经时，其针刺的深度应该是三分，留针的时间应该是四呼；在针刺足少阴肾经时，其针刺的深度应该是两分，留针的时间应该是三呼。 在针刺足厥阴肝经时，其针刺的深度应该是一分，留针的时间应该是两呼。 至于手三阴经和手三阳经，由于它们接受脏气的距离较短，且其循行经过部位的皮肉都较薄、穴位都较浅，其脉气的运行还比较快，所以在对它们进行针刺时，其针刺的深度一般都不会超过二分，而留针的时间一般也都不会超过一呼。 然而，人还有年龄少长、身材大小、体格肥瘦等方面的不同，因而其体质也就会有所差异，对于这些方面，医者都必须做到心中有数，以根据各种不同的情况选择不同的处理方法。 能够根据病人的不同体质而灵活选择治疗措施，那就叫做顺应了自然之理。 灸法的运用也是如此——施灸壮数的多少，艾炷的大小，也应该因人而异，灵活运用。 倘若不顾病人的具体情况而妄用针灸，那么，当灸的壮数超过了一定的限度时，就会使患者受到具有危害性的"恶火"的侵袭，而出现骨节枯萎、血脉涩滞等症状；当针刺的深度和留针的时间超过了一定的限度时，就会使元气虚脱。

黄帝问：人体经脉的大小，营血的多少，皮肤的厚薄，肌肉的坚脆，以及腘窝部位的大小等等，都可以制定出一个统一的衡量标准吗？

岐伯回答说：对于这些方面，都是可以制定出一个统一的衡量标准的，但它们都是以身材适中且肌肉不很消瘦，血气没有衰败的健康人作为标准而测量出来的。 所以，对于那些身材、体质都与中等水平不相近的人，如形体消瘦且肌肉脱陷者，就不能用这种标准去量度分寸，进行针刺。 因而，医者在临证时，都应该首先仔细地按切脉象，循按肌肉，触摸皮肤，按压筋骨，以辨别患者的体质类型，然后再诊察病性的温寒、血气的盛衰，之后才可能进行适当的调治。 只有做到了这一点，才称得上是因人制宜，也才能说这个医生已经真正掌握了治病的真谛啊！

经筋第十三

经筋：本篇以介绍十二经筋的起止、病变和治法为主，由于经筋同十二经脉一样，也分手足三阴三阳，多运行于体表筋肉，故名。

足太阳之筋，起于足小指，上结于踝，邪上结于膝，其下循足外踝，结于踵，上循跟，结于腘；其别者，结于腨外，上腘中内廉，与腘中并上结于臀，上挟脊上项；其支者，别入结于舌本；其直者，结于枕骨，上头下颜，结于鼻；其支者，为目上网，下结于烦；其支者，从腋后外廉，结于肩髃；其支者，入腋下，上出缺盆，上结于完骨；其支者，出缺盆，邪上出于烦。其病小指支跟肿痛，腘挛，脊反折，项筋急，肩不举，腋支缺盆中纽痛，不可左右摇。治在燔针劫刺，以知为数，以痛为输，名曰仲春痹也。

足少阳之筋，起于小指次指，上结外踝，上循胫外廉，结于膝外廉；其支者，别起外辅骨，上走髀，前者结于伏菟之上，后者结于尻；其直者，上乘眇季胁，上走腋前廉，系于膺乳，结于缺盆；直者，上出腋，贯缺盆，出太阳之前，循耳后，上额角，交巅上，下走颌，上结于頄；支者，结于目眦为外维。其病小指次指支转筋，引膝外转筋，膝不可屈伸，腘筋急，前引髀，后引尻，即上乘䏚季胁痛，上引缺盆膺乳，颈维筋急，从左之右，右目不开，上过右角，并跻脉而行，左络于右，故伤左角，右足不用，命曰维筋相交。治在燔针劫刺，以知为数，以痛为输，名曰孟春痹也。

足阳明之筋，起于中三指，结于跗上，邪外上加于辅骨，上结于膝外廉，直上结于髀枢，上循胁，属脊；其直者，上循骭，结于膝；其支者，结于外辅骨，合少阳；其直者，上循伏菟，上结于髀，聚于阴器，上腹而布，至缺盆而结，上颈，上挟口，合于頄，下结于鼻，上合于太阳，太阳为目上网，阳明为目下网；其支者，从颊结于耳前。其病足中指，支胫转筋，脚跳坚，伏菟转筋，髀前肿，㿉疝，腹筋急，引缺盆及颊，卒口僻，急者目不合，热则筋纵，目不开。颊筋有寒，则急引颊移口；有热则筋驰纵缓，不胜收故僻。治之以马膏，膏其急者，以白酒和桂，以涂其缓者，以桑钩钩之，即以生桑灰置之坎中，高下以坐等，以膏熨急颊，且饮美酒，啖美炙肉，不饮酒者，自强也，为之三拊而已。治在燔针劫刺，以知为数，以痛为输，名曰季春痹也。

足太阴之筋，起于大指之端内侧，上结于内踝；其直者，络于膝内辅骨，上循阴股，结于髀，聚于阴器，上腹，结于脐，循腹里，结于肋，散于胸中；其内者，著于脊。其病足大指支，内踝痛，转筋痛，膝内辅骨痛，阴股引髀而痛，阴器纽痛，下引脐两胁痛，引膺中脊内痛。治在燔针劫刺，以知为数，以痛为输，命曰孟秋痹也。

足少阴之筋，起于小指之下，并足太阴之筋邪走内踝之下，结于踵，与太阳之筋合而上结于内辅之下，并太阴之筋而上循阴股，结于阴器，循脊内挟膂，上至项，结于枕骨，与足太阳之筋合。其病足下转筋，及所过而结者皆痛及转筋。病在此者主痫瘛及痉，在外者不能俯，在内者不能仰。故阳病者腰反折不能俯，阴病者不能仰。治在燔针劫刺，以知为数，以痛为输，在内者熨引饮药。此筋折纽，纽发数甚者，死不治，名曰仲秋痹也。

足厥阴之筋，起于大指之上，上结于内踝之前，上循胫，上结内辅之下，上循阴股，结于阴器，络诸筋。其病足大指支，内踝之前痛，内辅痛，阴股痛转筋，阴器不用，伤于内则不起，伤于寒则阴缩入，伤于热则纵挺不收。治在行水清阴气。其病转筋者，治在燔针劫刺，以知为数，以痛为输，命曰季秋痹也。

手太阳之筋，起于小指之上，结于腕，上循臂内廉，结于肘内锐骨之后，弹之应小指之上，入结于腋下；其支者，后走腋后廉，上绕肩胛，循颈出走太阳之前，结于耳后完骨；其支者，入耳中；直者，出耳上，下结于颔，上属目外眦。其病小指支，肘内锐骨后廉痛，循臂阴入腋下，腋下痛，腋后廉痛，绕肩胛引颈而痛，应耳中鸣痛，引颔目瞑，良久乃得视，颈筋急则为筋瘘颈肿。寒热在颈者，治在燔针劫刺之，以知为数，以痛为输，其为肿者，复而锐之。本支者，上曲牙，循耳前，属目外眦，上颌，结于角。其痛当所过者支转筋。治在燔针劫刺，以知为数，以痛为输，名曰仲夏痹也。

手少阳之筋，起于小指次指之端，结于腕，中循臂结于肘，上绕臑外廉，上肩走颈，合手太阳；其支者，当曲颊入系舌本；其支者，上曲牙，循耳前，属目外眦，上乘颔，结于角。其病当所过者即支转筋，舌卷。治在燔针劫刺，以知为数，以痛为输，名曰季夏痹也。

手阳明之筋，起于大指次指之端，结于腕，上循臂，上结于肘外，上臑，结于髃；其支者，绕肩胛，挟脊；直者，从肩髃上颈；其支者，上颊，结于顑；直者，上出手太阳之前，上左角，络头，下右颔。其病当所过者支痛及转筋，肩不举，颈不可左右视。治在燔针劫刺，以知为数，以痛为输，名曰孟夏痹也。

手太阴之筋，起于大指之上，循指上行，结于鱼后，行寸口外侧，上循臂，结肘中，上臑内廉，入腋下，出缺盆，结肩前髃，上结缺盆，下结胸里，散贯贲，合贲下，抵季胁。其病当所过者支转筋痛，甚成息贲，胁急吐血。治在燔针劫刺，以知为数，以痛为输，名曰仲冬痹也。

手心主之筋，起于中指，与太阴之筋并行，结于肘内廉，上臂阴，结腋下，下散前后挟胁；其支者，入腋，散胸中，结于臂。其病当所过者，支转筋前及胸痛息贲。治在燔针劫刺，以知为数，以痛为输，名曰孟冬痹也。

手少阴之筋，起于小指之内侧，结于锐骨，上结肘内廉，上入腋，交太阴，挟乳里，结于胸中，循臂，下系于脐。其病内急，心承伏梁，下为肘网。其病当所过者支转筋，筋痛。治在燔针劫刺，以知为数，以痛为输。其成伏梁唾血脓者，死不治。名曰季冬痹也。

经筋之病，寒则反折筋急，热则筋弛纵不收，阴痿不用。阳急则反折，阴急则俛不伸。焠刺者，刺寒急也，热则筋纵不收，无用燔针。足之阳明，手之太阳，筋急则口目为僻，眦急不能卒视，治皆如右方也。

【译文】

足太阳经的经筋，起始于足小指爪甲的外侧，向上结聚于足外踝，再斜向上结聚于膝关节处，然后向下沿着足的外踝，在足跟部结聚，沿着足跟向上行，在腘部结聚；该经筋的别支，从外踝向上行，结聚于小腿肚的外侧，向上到达腘窝中部的内侧，与从足跟上行的一支并行向上，结聚于臀部，再沿着脊柱两侧上行至颈项部；由颈部分出的一支，别出这一条经筋，进入舌，并在舌体结聚；另一条由颈部分出的经筋直行向上结聚于枕骨，向上到达头顶，又沿着颜面下行，结聚于鼻；下行经筋中分出一支，像网络一样行于眼的上睑部分，再向下结聚于颧骨；还有一条分支由挟脊上行的经筋别出，从腋窝后侧的外廉，上行结聚于肩髃部；另一条从腋窝的后外廉进入腋下，向上行至缺盆处，再向上在耳后的完骨处结聚；另一支从缺盆分出，斜向上进入颧骨部分，与从颜面部下行的结于颧骨的支筋相合。 太阳经的经筋发病，主要表现由足小趾分出的一支的症状，可见足跟肿痛，腘窝部拘挛，脊柱反张，颈部筋脉拘挛疼痛，肩不能抬举；腋窝处的分支还可见到缺盆中纠结作痛，不能左右摇摆。 治疗用燔针，疾进疾出，病愈则止，以疼痛的部位为针刺的腧穴，这种病叫做仲春痹。

足少阳经的经筋，起于足第四趾趾端，沿足背上行结聚于外踝，再沿着胫骨外侧，向上结聚在膝部的外缘。 足少阳经筋的一条分支，从外辅骨处分出，向上至大腿部，在此又分为两支。 行于前面的一支，结聚在伏兔之上；行于后面的一支，结聚在尾骶部；其直行的一支，向上行至胁下空软处及软肋部位，再向上行于腋部的前缘，横过胸旁，连结乳部，向上结聚于缺盆；它的另一直行支线，出腋部，穿过缺盆，穿出后行于足太阳经筋的前面，沿耳后绕至上额角，交会于巅顶，从头顶侧面向下走至颌部，又转向上结聚于颧部；还有一条支筋，从颧部发出，结聚在外眼角，成为眼的外维。 足少阳经的经筋发病时，见足第四趾掣引转筋，并牵扯膝部外侧转筋，膝部不能屈伸；腘窝部位筋脉拘急，前面牵引髀部疼痛，后面牵引尻部疼痛，向上则牵引胁下空软处及软肋部作痛，向上牵引缺盆、胸侧乳部、颈部所维系的筋发生拘急。 若拘急从左向右发展，则右眼不能张开，因为经筋上过右额角与跻脉并行，而阴阳跻脉在这里互相交叉，左右经筋也是互相交叉的，左侧的筋结聚到右侧，所以左额角筋伤，会引起右足不能活动，这就是"维筋相交"。治疗这一病证应当用火针疾刺疾出的方法，针刺的次数以病愈为度，感觉疼痛的地方就是针刺的穴位。这种病证就叫做孟春痹。

足阳明经之筋，起于足次趾与中趾之间，结聚于足背上；斜行的一支，从足背的外侧向上至辅骨，结聚于膝外侧，再直行向上结聚于髀枢，又向上沿着肋部络属于脊柱；直行的一支，从足背向上，沿胫骨结聚在膝部；由此分出的支筋，结聚于外辅骨，与足少阳的经筋相合；其直行的支筋，沿辅骨上行，结聚在大腿部，并结聚于阴器，又向上行，散布在腹部，上行至缺盆部结聚，然后上行通过颈部，环绕在口的周围，再汇合于颧部，向下结于鼻，从鼻旁上行与太阳经筋相合。太阳经的支筋构成上眼睑的网状筋脉，足阳明的支筋构成下眼睑的网状筋脉；另一条从颧部发出的支筋，通过颊部结聚于耳前。足阳明经的经筋发病，脚中趾牵引到腿胫转筋，足部有跳动感并有痉挛坚硬，伏菟部转筋，髀前肿，㿗疝，腹部筋脉拘急，向上牵引到缺盆及颊部，突然发生口角歪斜，筋脉拘急的一侧如有寒则眼睑不能闭合，如有热则筋脉弛纵眼不能睁开。颊筋如果有寒就发生拘急、牵引颊部而致口角歪斜；有热则筋脉弛缓、收缩无力，发生口角歪斜。治疗口角歪斜的方法，是用马脂油涂在拘急一侧的面颊上，以润养其拘急之筋，再以白酒调和桂末，涂在弛缓一侧的面颊上，使筋脉温通，然后再用桑钩钩住病人的口角，以调整其歪斜，使其复位。另外，用桑木炭火放入小壶中，举高放置到能烤到病人的颊部为宜，同时用马脂温熨拘急一侧的面颊，令患者喝一些酒，吃些烤肉之类的美味，不能饮酒的病人也要勉强喝一些，并再三地用手抚摩患处，以舒筋活络。其他病的治疗，可应用燔针，以疾进疾出的手法治疗，针刺的次数以病愈为度，以疼痛的部位为针刺的穴位，这种病叫做季春痹。

足太阴经的经筋，起于足大趾趾端的内侧，上行结聚于内踝；其直行的支线，向上结聚于膝内的腓骨，沿股内侧上行，结聚于髀部，继而结聚在前阴，再上行至腹部，结聚于脐部，沿腹内上行，然后结于两胁，散布于胸中。 其行于内侧的一支附着于脊柱两旁。 足太阴经的经筋发病，可见足大趾牵引内踝作痛，转筋，膝内辅骨疼，股内侧牵引至髀部作痛，阴器像扭转一样拘紧疼痛，并向上牵引脐部及两胁作痛，进而牵引胸及脊内作痛。 治疗本病应采取燔针，用速刺疾出法，针刺的次数以病愈为度，以痛处为针刺的穴位。 这种病证叫做孟秋痹。

足少阴经的经筋，起始于足小趾的下方，然后进入足心，行于足的内侧，与足太阴经筋并行，再斜行向上，至内踝之下，结聚于足跟，向下与足太阳经筋相合，向上结聚于内辅骨下方，在此与足太阴经筋并行，向上沿大腿根部内侧结聚于阴器，再沿着脊柱旁肌肉上行至项部，结聚于头后部的枕骨，与足太阳经筋相合。 足少阴经的经筋发病，可见足心发生转筋，且其经筋所经过和所结聚的部位，都有疼痛和转筋的症候出现。 足少阴经筋发生的主要病证还有痫证、抽搐和项背反张等。 病在背部的不能前俯，病在胸腹侧的不能后仰。 背为阳，腹为阴，阳病项背部筋急，腰部向后反折，身体就不能前俯；阴病腹部筋急，使身体向前曲，就不能后仰。 治疗这种病应采用燔针，用速刺疾出法，针刺的次数以病愈为度，以痛处为针刺的穴位。 病在胸腹内不宜针刺的，可熨贴患处，加以按摩导引以舒筋脉，并饮用汤药以养血。 若本经的经筋反折纠结，而且发作次数频繁，病情很重的，往往是不治之证。 这种病称做仲秋痹。

足厥阴经的经筋，起始于足大趾的上方，上行结聚在内踝之前，再向上沿着胫骨结于内侧辅骨之下，又沿着大腿根部的内侧上行结聚于前阴，并联络足三阴及足阳明各经的经筋。 足厥阴经的经筋发病，可见足大趾牵引内踝前部疼痛，内侧辅骨处也感到疼痛，腿的内侧疼痛转筋，前阴不能发挥作用，如果房劳过度耗伤了阴精，就会发生阳痿不举。 伤于寒邪就会发生阴器内缩，伤于热邪则出现阴器挺长不收。 治疗本病应采用利水渗湿及清化湿热的方法调节厥阴经之气；对于疼痛转筋一类的疾患，应采用燔针，用速刺疾出法，针刺的次数以病愈为度，以痛处为针刺的穴位。 这病称为季秋痹。

手太阳经的经筋，起始于手小指的上部，结聚于手腕，沿前臂内侧上行，结聚于肘内高骨的后边。 如果用手指弹拨此处的筋，酸麻的感觉能反映到小指上，再上行入结于腋下；其分支，向后行至腋窝的后缘，上绕肩脚，沿颈部行于足太阳经筋的前面，结聚在耳后的完骨；由此又分出一条支筋，进入耳中；它的直行部分，从耳出，上行，又向下结聚于腮部，再折上行，联属外眼角。 手太阳经的经筋发病，可见手小指掣引肘内高骨后缘疼痛，沿手臂侧至腋下及腋下后侧的部位，都感到疼痛，环绕肩脚并牵引到颈部也发生疼痛，并出现耳中鸣响疼痛，同时牵引颔部、眼部、眼睛闭合后，须经过较长时间，才能看清物体，恢复视力。 颈筋拘急时，可发生筋瘘、颈肿等证；寒热发生于颈部的，应采用燔针，以速刺急出的方法针刺，刺的次数以病愈为度，以痛处为穴。 刺后颈肿不消退的，再改用锐利的针刺治。这种疾病称为仲夏痹。

手少阳经的经筋，起始于无名指靠近小指的一侧，上行结聚在腕部，再沿着手臂上行结聚于肘部，向上绕着大臂的外侧，经过肩部行至颈部，与手太阳的经筋相合。 从颈部分出的一支，从曲颊处进入舌根；另一分支，向下走至颊车穴，沿着耳前行进，联属外眼角，向上经过额部，最终结聚在额角。 手少阳经的经筋发病，可见本经的经筋循行部位发生掣引、转筋和舌体卷曲的现象。 治疗时，应采用燔针，采用速刺疾出法，针刺的次数以病愈为度，以痛处为穴。 这种病称为季夏痹。

手阳明经的经筋，起始于食指靠近大指的侧端，结聚于腕部，沿着手臂上行，结聚在肘的外侧，沿大臂上行，进而结聚于肩髃。 它的分支，绕过肩脚，挟于脊柱的两侧；它的直行部分，从肩髃上行至颈部；从这里分出的一支，上行至颊部，结聚在颧部；直行的分支，从颈部向上，出于手太阳经筋的前方，上行至左额角，网络头部，再下行进入右腮部。 手阳明经的经筋发病，可见该经筋所循行和结聚的部位掣引转筋及疼痛，肩部不能抬举，颈部不能左右顾盼。 治疗这种病证，应采取燔针，速刺疾出法，针刺的次数以病愈为度，以疼痛处为针刺的穴位。 这种病称为孟夏痹。

手太阴经的经筋，起始于手大指的末端，沿大指上行，结聚在手鱼际之后，继续上行于寸口部位的外侧，再沿手前臂上行，结聚在肘中，再上行至臂部的内侧，进入腋下，出于缺盆，结聚在肩髃之前，又返回，向上结于缺盆，自腋下行的一支进入胸中，结于胸内，散布于横膈部，与手厥阴经的经筋合于膈部，继而下行抵达季胁部位。 手太阴经的经筋发病，可见本经筋所循行结聚的部位掣引、转筋、疼痛，严重的，可发展为息贲病，呼吸急促，气逆喘息，或胁下拘急，口中吐血。 治疗该病时，应采取燔针，速刺疾出，针刺次数以病愈为度，痛处为穴。 这种病证叫做仲冬痹。

手厥阴心包经的经筋，起始于手中指端，沿指上行，通过掌后与手太阴经筋并行，结聚于肘的内侧，向上行经过肘的内侧而结聚于腋下，从腋下前后布散，挟两胁分布；它的分支，入于腋下，散布于胸中，结聚于胃上贲门处。 手厥阴心包经的经筋发病，可见本经筋所循行、结聚的部位掣引、转筋，以及胸痛或成息贲病，出现呼吸急促、上逆喘息的病状。 治疗时应采取燔针，用速刺疾出法，针刺次数以病愈为度，以痛处为穴。 这种病就叫孟冬痹。

手少阴心经的经筋，起始于手小指的内侧，循小指上行，结聚于掌后小指侧高骨，再向上结聚于肘的内侧，继而上行入腋内，与手太阴经筋相交，走向胸部，伏行于乳内，结聚在胸中，沿胃上贲门处下行联系脐部。 手少阴经的经筋发病，可见胸内拘急，心下有积块坚伏，名为伏梁病。 上肢的经筋发病，肘部牵引拘急，屈伸不利。 总的来说，手少阴经筋发病，可见本经筋所循行或结聚的部位掣引、转筋和疼痛。 治疗时应采用燔针，用速刺急出法，针刺次数以病愈为度，以痛处为穴。 若病已发展成伏梁而出现吐脓血的，为脏气已损，病情加剧的死证。 这类疾病称为季冬痹。

大凡经筋发病，遇寒则筋脉拘急，遇热则筋脉松弛，甚至出现阳痿不举。 背部的筋挛急，则脊背向后反张；腹部的筋挛急，则身体向前弯曲而不能伸直。 焠刺是烧针的刺法，它治疗因受寒造成的筋急之病，如果是因热而造成的筋脉弛缓的病证，便不宜采用火针了。 足阳明经筋和手太阳经筋拘急，会发生口眼歪斜；眼角拘急时，有人会突然失明。 治疗这些病证，都应采用上述的焠针劫刺法。

骨度第十四

骨度：骨，骨骼；度，度数。 用骨骼的长短度数为基准，能测知脏腑的大小、经脉的长短，故名"骨度"。

黄帝问于伯高曰：《脉度》言经脉之长短，何以立之？

伯高曰：先度其骨节之大小广狭长短，而脉度定矣。

黄帝曰：愿闻众人之度，人长七尺五寸者，其骨节之大小长短各几何？

伯高曰：头之大骨围二尺六寸，胸围四尺五寸，腰围四尺二寸。发所复者，颅至项尺二寸，发以下至颐长一尺，君子终折。

结喉以下至缺盆中长四寸，缺盆以下至𩩲骬长九寸，过则肺大，不满则肺小。𩩲骬以下至天枢长八寸，过则胃大，不及则胃小。天枢以下至横骨长六寸半，过则回肠广长，不满则狭短。横骨长六寸半，横骨上廉以下至内辅之上廉长一尺八寸，内辅之上廉以下至下廉长三寸半，内辅下廉下至内踝长一尺三寸，内踝以下至地长三寸，膝腘以下至跗属长一尺六寸，跗属以下至地长三寸，故骨围大则太过，小则不及。

角以下至柱骨长一尺，行腋中不见者长四寸，腋以下至季胁长一尺二寸，季胁以下至髀枢长六寸，髀枢以下至膝中长一尺九寸，膝以下至外踝长一尺六寸，外踝以下至京骨长三寸，京骨以下至地长一寸。

耳后当完骨者广九寸，耳前当耳门者广一尺三寸，两颧之间相去七寸，两乳之间广九寸半，两髀之间广六寸半。足长一尺二寸，广四寸半。

肩至肘长一尺七寸，肘至腕长一尺二寸半，腕至中指本节长四寸，本节至其末长四寸半。

项发以下至背骨长二寸半，脊骨以下至尾骶二十一节长三尺，上节长一寸四分分之一，奇分在下，故上七节至于脊骨九寸八分分之七。

此众人骨之度也，所以立经脉之长短也。是故视其经脉之在于身也，其见浮而坚，其见明而大者，多血；细而沉者，多气也。

【译文】

黄帝问伯高说：《脉度》篇中所说的人身经脉的长短是依照什么标准确定的呢？

伯高回答说：先量出各骨节的大小、宽窄、长短，然后用这个标准来确定脉的长度。

黄帝说：我想了解普通人骨度的情况，如果人的身高为七尺五寸，全身骨节的大小、长短是多少呢？

伯高说：头围最大处是二尺六寸，胸围是四尺五寸，腰围是四尺二寸。 头发覆盖的部分称为颅，从前发际到后发际，整个头颅是一尺二寸；从前发际至腮的下部是一尺。 五官端正的人，面部上、中、下三部分的长度相等。

从结喉至缺盆中（指天突穴处）四寸，从缺盆到胸骨剑突长九寸，如果超过九寸，则肺脏大，不足九寸则肺脏小。 从剑骨至天枢穴之间（脐中）八寸，超过八寸的胃大，不足八寸的胃小。 从天枢穴至耻骨长六寸半，超过的大肠粗而长，不足的大肠细而短。 耻骨的长度是六寸半，从耻骨上缘到股骨内侧下缘长一尺八寸，胫骨突起上缘至下缘长三寸半，胫骨突起的下缘到足内踝长一尺三寸，从内踝至地长三寸，从膝部的腘窝至足长一尺六寸，从足背至地三寸，所以骨围大的骨也粗大，骨围小的，骨也细小。

从头上两旁高角往下直到第一颈椎棘突的长度是一尺，肩骨从柱骨之侧到腋中尽处是四寸长，从腋至季胁长一尺二寸，从季胁至髋关节长六寸，从髋关节至膝长一尺九，膝至外踝长一尺六寸，从外踝至京骨的突起处长三寸，从京骨的突起至地长一寸。

耳后两高骨之间长九寸，耳前的两耳门之间长一尺三寸，两颧之间距离七寸，两乳之间宽九寸半，两股骨之间距离六寸半。 足的长度是一尺二寸，宽四寸半。

肩至肘长一尺七寸，肘至腕长一尺二寸半，手腕至中指指掌关节长四寸，掌指关节跟部至手指尖长四寸半。

从项部后发际至第一椎骨长三寸半，大椎到尾骶骨共二十一椎，总长度是三尺，上七椎每节长一寸四分一厘，共长九寸八分七厘，其余的不尽之数都在以下诸节平均计算。

这就是普通人的骨度情况，可以用这个标准确定经脉的长度。 在观察人体经脉的时候，如果呈现于体表浮浅坚实或明显粗大的，是多血的经脉；细而深伏的，是多气的经脉。

五十营第十五

五十营：五十，指五十周次；营，即运行之意。

黄帝曰：余愿闻五十营奈何？

岐伯答曰：天周二十八宿，宿三十六分，人气行一周千八分。日行二十八宿，人经脉上下、左右、前后二十八脉，周身十六丈二尺，以应二十八宿。

漏水下百刻，以分昼夜。故人一呼，脉再动，气行三寸，一吸，脉亦再动，气行三寸，呼吸定息，气行六寸。十息气行六尺，日行二分。二百七十息，气行十六丈二尺，气行交通于中，一周于身，下水二刻，日行二十五分。五百四十息，气行再周于身，下水四刻，日行四十分。二千七百息，气行十周于身，下水二十刻，日行五宿二十分。一万三千五百息，气行五十营于身，水下百刻，日行二十八宿，漏水皆尽，脉终矣。所谓交通者，并行一数也，故五十营备，得尽天地之寿矣，凡行八百一十丈也。

【译文】

黄帝说：我想了解经脉之气在体内运行五十个周次的情况。

岐伯回答说：周天有二十八星宿，每个星宿之间的距离是三十六分。人体的经脉之气一昼夜运行五十次，合一千零八分。在一昼夜中太阳的运行周历了二十八星宿，分布在人体上下、左右、前后的经脉，有二十八条，周身经脉的长度是十六丈二尺，与二十八星宿相对应。

铜壶滴漏计时，以一百刻为标准来划分昼夜，计算经气在经脉中运行所需的时间。人一呼气，脉跳动两次，经气运行三寸；一吸气，脉又跳动两次，经气又运行三寸，一个呼吸过程，经气运行六寸，十次呼吸，经气运行六尺，太阳运行二分。 二百七十次呼吸，经气运行十六丈零二尺，其间气行上下，贯通八脉，运行一周，水下二刻，太阳运行二十分多一点。 五百四十次呼吸，脉气在全身运行两周，水下四刻，太阳运行四十分。 二千七百次呼吸，经气运行十次，水下二十刻，太阳运行五个星宿零二十分。 一万三千五百次呼吸，经气在体内运行五十周次，水下一百刻，太阳运行遍二十八星宿，铜壶里的漏水都滴尽了，经气也正好运行五十个周次。 前面所谈经气的"交通"，就是指经气在二十八脉运行一周。 如果人的经气保持一昼夜运行五十个周次，人就能够享尽天地所赋予的寿数。 经气在人体运行五十周次的总长度是八百一十丈。

营气第十六

黄帝曰：营气之道，内谷为宝。谷入于胃，乃传之肺，流溢于中，布散于外，精专者行于经隧，常营无已，终而复始，是谓天地之纪。

故气从太阴出，注手阳明，上行注足阳明，下行至跗上，注大指间，与太阴合，上行抵髀。从脾注心中，循手少阴出腋下臂，注小指，合手太阳，上行乘腋出颏内，注目内眦，上巅下项，合足太阳，循脊下尻，下行注小指之端，循足心注足少阴，上行注肾，从肾注心，外散于胸中。循心主脉出腋下臂，出两筋之间，入掌中，出中指之端，还注小指次指之端，合手少阳，上行注膻中，散于三焦，从三焦注胆，出胁注足少阳，下行至跗上，复从跗注大指间，合足厥阴，上行至肝，从肝上注肺，上循喉咙，入颃颡之窍，究于畜门。其支别者，上额循巅下项中，循脊入骶，是督脉也，络阴器，上过毛中，入脐中，上循腹里，入缺盆，下注肺中，复出太阴。此营气之所行也，逆顺之常也。

【译文】

黄帝说：营气能在人体发挥重要的作用，人们摄入的食物是其关键。 食物入胃，经过脾胃运化之后，其中的水谷精微之气传到肺，通过肺的输布作用流动并充溢在体内，营养脏腑。 同时，还分散的充溢在四肢百骸及皮肤肌表。 而水谷精微中精纯的精华物质则运行于人体的经脉通路之中，流动不息。 人体摄入的水谷滋养周身的过程就这样终而复始的循环，就像天地日月的规律一样。

营气的运行，起始于手太阴经，流注到手阳明经，沿手阳明经上行到面部，在面部进入足阳明经，沿着足阳明经下行，到达足背，行至足大趾间后，与起始于这里的足太阴经相合。 沿足太阴脾经向上行，到达脾脏。 从脾注入心中，沿着手少阴心经从腋下循小臂注入小指尖，合于手太阳经，然后沿着手太阳经上行，越过腋窝，向上出颧骨的内侧，经过眼睛的内眼角，上行至头顶，再向下行至颈项部，在此与足太阳经相合。 沿着脊柱向下经过尻部，向下一直到达足小指尖，行至足心，注入足少阴经，并沿着足少阴经到达肾脏。 经过肾脏注入心包络中，并向外散布于胸中，沿着心包经的主脉从腋下出，循臂下行，从小臂内侧的两条大筋之间注入掌中，达到中指的指端和无名指的指端，并在此合于手少阳经，上行注入两乳正中的膻中穴，并散布于三焦，从三焦注入胆，出胁部，注入足少阳经，向下行至足背上，又从足背注入足大趾间，合于足厥阴经，上行至肝，从肝再上行注入肺中，向上沿着喉咙，进入鼻的内窍，终止于鼻的外孔道。 而其循行的支脉，再向上沿着额部上行至巅顶，向下沿颈项部下行，循脊柱两侧继续下行，进入骶骨，这正是督脉的循行路线，继而环绕阴器，再向前向上经过阴部的毛际，上行进入脐中，再向上进入腹中，上行进入缺盆之中，再向下注入肺中，再次进入手太阴经，也就是下一个循环的开始。 这就是营气的循行路线，是气血循行的常规。

脉度第十七

脉度：脉，经脉。度，尺度。脉度，即经脉的长短尺度。本篇论述经脉尺度，经气营运，跷脉循行及功能等。因以脉度开篇，故名"脉度"。

黄帝曰：愿闻脉度。

岐伯答曰：手之六阳，从手至头，长五尺，五六三丈。手之六阴，从手至胸中，三尺五寸，三六一丈八尺，五六三尺，合二丈一尺。足之六阳，从足上至头，八尺，六八四丈八尺。足之六阴，从足至胸中，六尺五寸，六六三丈六尺，五六三尺，合三丈九尺。跷脉从足至目，七尺五寸，二七一丈四尺，二五一尺，合一丈五尺。督脉任脉各四尺五寸，二四八尺，二五一尺，合九尺。凡都合一十六丈二尺，此气之大经隧也。经脉为里，支而横者为络，络之别者为孙，盛而血者疾诛之，盛者泻之，虚者饮药以补之。

五脏常内阅于上七窍也，故肺气通于鼻，肺和则鼻能知臭香矣；心气通于舌，心和则舌能知五味矣；肝气通于目，肝和则目能辨五色矣；脾气通于口，脾和则口能知五谷矣；肾气通于耳，肾和则耳能闻五音矣。五脏不和则七窍不通，六腑不和则留为痈。故邪在腑则阳脉不和，阳脉不和则气留之，气留之则阳气盛矣。阳气太盛则阴不利，阴脉不利则血留之，血留之则阴气盛矣。阴气太盛，则阳气不能荣也，故曰关。阳气太盛，则阴气弗能荣也，故曰格。阴阳俱盛，不得相荣，故曰关格。关格者，不得尽期而死也。

黄帝曰：跷脉安起安止？何气荣水？

岐伯答曰：跷脉者，少阴之别，起于然骨之后，上内踝之上，直上循阴股入阴，上循胸里入缺盆，上出人迎之前，入颃属目内眦，合于太阳、阳跷而上行，气并相还，则为濡目，气不荣则目不合。

黄帝曰：气独行五脏，不荣六腑，何也？

岐伯答曰：气之不得无行也，如水之流，如日月之行不休，故阴脉荣其脏，阳脉荣其腑，如环之无端，莫知其纪，终而复始。其流溢之气，内溉脏腑，外濡腠理。

黄帝曰：跷脉有阴阳，何脉当其数？

岐伯答曰：男子数其阳，女子数其阴，当数者为经，其不当数者为络也。

【译文】

黄帝说：我想知道人体经脉的长度。岐伯回答说：手的六条阳经，从手至头，每条经脉长为五尺，六条经一共是三丈长。手的六条阴经，从手至胸中，每条是三尺五寸长，三六一丈八尺，五六三尺，六条一共是二丈一尺长。足的六条阳经，从足向上至头是八尺，六条经共为四丈八尺长。足的六条阴经，从足至胸中，每条六尺五寸长，六六三丈六尺，五六合三尺，六条共三丈九尺长。跷脉每一条从足至目的长度为七尺五寸，左右两条，二七一丈四尺，二五一尺，共为一丈五尺长。督脉、任脉各为四尺五寸，二四合八尺，二五合一尺，两条合为九尺。所有这些经脉合起来一共是一十六丈二尺长，这就是人体营气通行的主要通路。经脉的循行为里，其间分支出来并在经脉之间横行联络的叫做络脉，别出络脉的细小脉络叫做孙络。孙络中气盛而且血多的，应该立即用放血等方法快速地除去邪气，邪气盛的用泻的方法治疗，虚的服用药物来调补。

五脏精气的盛衰常常可以从人体头面七窍反映出来。肺气通鼻窍，肺的功能正常，鼻子才能闻到各种气味；心气通舌窍，心的功能正常，舌才能辨别出各种滋味；肝气通眼窍，肝的功能正常，眼睛才能辨别各种颜色；脾气通于口，脾的功能正常，口中才能辨别食物的各种味道；肾气通耳窍，肾的功能正常，双耳才能听见各种声音。五脏的功能失于调和，与其对应的七窍就不能正常地发挥功能；六腑的功能失于调顺，那邪气就会滞留结聚而生成痈。因此，若是邪气留在六腑之中，那么属阳的经脉就不能和顺通利，阳脉不和顺，阳气就会停歇、留滞，阳气留滞，就会相对的偏盛。阳气太盛就会导致阴脉不通利，阴脉不通利，会导致血流停滞，血流停滞则阴气过盛。如阴气过盛，就会影响阳气不能营运入内，这就叫做关。如阳气太盛，就会影响阴气不能外出与阳气相交，这就叫格。阴阳二气皆过盛，不能阴阳调和、互相荣养，就叫做关格。关格是阴阳离决、不相交通的表现，出现关格，预示着病人不能尽其天年而早亡。

黄帝说：跷脉起于何处？止于何处？它又是借助哪一条经气营运的呢？

岐伯回答说：阴跷脉是足少阴经脉的支别，起于然骨之后的照海穴，向上经过足内踝的上方，直行向上沿大腿内侧进入前阴，再向上到达胸部进入缺盆，继续上行出于人迎的前面，进入颧骨连属内侧的眼角，合于太阳、阳跷脉而继续上行，阴阳跷脉二气相合，可以滋润目睛，若是脉气不能荣养眼睛，就会出现目张不合的现象。黄帝说：阴跷之脉气只是行于五脏之间，而不能荣养六腑，是什么原因呢？岐伯回答说：脏气的运行是不停息的，就像水的流动，日月的运行，永无休止。因此，阴脉荣养其对应脏的精气，阳脉荣养其对应腑的精气，也是这样如环无端的运行，没有起点，也无法计算它的转流次数。跷脉之气不停地流动运行着，行在内则营养五脏六腑，溢在外则濡养肌肉皮肤。 黄帝说：跻脉有阴阳之分，那么用哪一条来计算它的长度呢？ 岐伯回答说：男子计算其阳跻脉的长度，而阴跻为络；女子计算其阴跻脉的长度，而阳跻为络。 一般计算的跻脉的长度为经脉，络脉的长度不在计算之内。

营卫生会第十八

营卫生会：营，即营气；卫，指卫气。 本篇着重讨论了营卫的生成与会合，故名"营卫生会"。 因营卫的生成、分布与功能，均与三焦有密切的联系，故本篇又论述了三焦的部位和功能。

黄帝问于岐伯曰：人焉受气？阴阳焉会？何气为营？何气为卫？营安从生？卫于焉会？老壮不同气，阴阳异位，愿闻其会。

岐伯答曰：人受气于谷，谷入于胃，以传与肺，五脏六腑，皆以受气，其清者为营，浊者为卫，营在脉中，卫在脉外，营周不休，五十而复大会。阴阳相贯，如环无端。卫气行于阴二十五度，行于阳二十五度，分为昼夜，故气至阳而起，至阴而止。故曰：日中而阳陇为重阳，夜半而阴陇为重阴。故太阴主内，太阳主外，各行二十五度，分为昼夜。夜半为阴陇，夜半后而为阴衰，平旦阴尽而阳受气矣。日中为阳陇，日西而阳衰，日入阳尽而阴受气矣。夜半而大会，万民皆卧，命曰合阴，平旦阴尽而阳受气，如是无已，与天地同纪。

黄帝曰：老人之不夜瞑者，何气使然？少壮之人不昼瞑者，何气使然？

岐伯答曰：壮者之气血盛，其肌肉滑，气道通，荣卫之行，不失其常，故昼精而夜瞑。老者之气血衰，其肌肉枯，气道涩，五脏之气相搏，其营气衰少而卫气内伐，故昼不精，夜不瞑。

黄帝曰：愿闻营卫之所行，皆何道从来？

岐伯答曰：营出于中焦，卫出于下焦。

黄帝曰：愿闻三焦之所出。

岐伯答曰：上焦出于胃上口，并咽以上贯膈而布胸中，走腋，循太阴之分而行，还至阳明，上至舌，下足阳明，常与营俱行于阳二十五度，行于阴亦二十五度一周也，故五十度而复大会于手太阴矣。

黄帝曰：人有热，饮食下胃，其气未定，汗则出，或出于面，或出于背，或出于身半，其不循卫气之道而出，何也？

岐伯曰：此外伤于风，内开腠理，毛蒸理泄，卫气走之，固不得循其道，此气慓悍滑疾，见开而出，故不得从其道，故命曰漏泄。

黄帝曰：愿闻中焦之所出。

岐伯答曰：中焦亦并胃中，出上焦之后，此所受气者，泌糟粕，蒸津液，化其精微，上注于肺脉，乃化而为血，以奉生身，莫贵于此，故独得行于经隧，命曰营气。

黄帝曰：夫血之与气，异名同类，何谓也？

岐伯答曰：营卫者精气也，血者神气也，故血之与气，异名同类焉。故夺血者无汗，夺汗者无血，故人生有两死而无两生。

黄帝曰：愿闻下焦之所出。

岐伯答曰：下焦者，别回肠，注于膀胱而渗入焉。故水谷者，常并居于胃中，成糟粕而俱下于大肠，而成下焦，渗而俱下，济泌别汁，循下焦而渗入膀胱焉。

黄帝曰：人饮酒，酒亦入胃，谷未熟而小便独先下，何也？

岐伯答曰：酒者，熟谷之液也，其气悍以清，故后谷而入，先谷而液出焉。

黄帝曰：善。余闻上焦如雾，中焦如沤，下焦如渎，此之谓也。

【译文】

黄帝问岐伯说：人是从什么地方得到的精气？阴阳是在哪里交会？什么气为营气？什么气为卫气？营卫二气是从哪里生成的？卫气又是如何与营气交会的？老人和壮年人气的盛衰不相同，营卫二气的运行部位也不同，我想知道他们是如何会合的。

岐伯回答说：人身的营卫之气是由水谷产生的，水谷进入胃中，化生为水谷精气，水谷精气传至肺，再借肺气的输布功能传送周身，从而五脏六腑皆可接受水谷精气。其水谷精气中清轻而富于营养作用者为营气，其中重浊而刚悍者为卫气，营气循行在经脉之中，卫气行于经脉之外，营卫二气没有休止地循行运转，一昼夜运行人体五十周次，然后会合一次。由此，沿着阴经阳经交替循环运转，没有终止。卫气的循行是夜间行于内脏二十五周，白天循行于阳经也是二十五周，以此而分出了昼夜。卫气行于阳经时，人便醒来开始活动；夜间气行于内脏时，人体就进入睡眠状态了。中午的时候，因为卫气都从内脏运转到了阳经，阳经的卫气最盛，故称为重阳；夜半时因为卫气都从阳经转运到了内脏，内脏的卫气最盛而称为重阴。营气行于脉中，起于手太阴肺经又终于手太阴肺经，因此说太阴主持营气的运行；卫气行于脉外，始于足太阳膀胱经又止于足太阳膀胱经，所以说太阳主持卫气的运行。营气周流十二经，昼夜各二十五周次，卫气昼行于阳，夜行于阴，亦各二十五周次，划分昼夜各半。夜半阴气最盛为阴陇，夜半过后则阴气渐衰，待到黎明时阴气已衰尽，而阳气渐盛。中午阳气最盛为阳陇，夕阳西下时阳气渐衰，黄昏之时阳气已衰尽，而阴气渐盛。夜半时，营气和卫气皆在阴分运行，正是二者相互会合的时候，人在这时都已经入睡了，因此称为合阴。 到黎明的时候内脏卫气衰尽，而阳经卫气开始运行。 就是这样没有中止，如同天地日月一样有规律。

黄帝说，老人在夜里睡眠不安是什么原因造成的？ 年轻人白天精力充沛，又是什么原理？

岐伯回答说：年轻力壮的人气血盛满，肌肉滑利，气道就通畅，营气和卫气就能很正常的运行，因此白天能精力充沛，夜里睡眠也安稳。 而老年人气血衰弱，肌肉枯槁，其气道就艰涩不通，五脏之气不能相互沟通和协调，营气衰少，卫气内扰，营卫失调，不能以正常规律运行，因此表现为白天精力不充沛，而夜里难以入睡。

黄帝说，我想知道营气和卫气，都是从什么地方发出的？ 岐伯回答说，营气出自于中焦，卫气出自于上焦。 黄帝说：我想听您说说三焦从何而起，又是如何运行的。 岐伯回答说：上焦起于胃的上口，走咽部上行并布散于胸中，经过腋下，沿手太阴经向手的方向运行，在手交会于手阳明经，向上到达舌，又交于足阳明经，循足阳明经运行。 上焦之气常与营气并行于阳二十五度，行于阴也是二十五度，一个昼夜是一个循环，共五十度，而后又回到手太阴经，为一周。

黄帝说：有的人吃很热的饭菜，刚刚吃下，还没有转化为水谷精气（即认为尚未转化为营卫之气），就已经出汗了，有的是面部出汗，有的是背部出汗，有的是半身出汗，都不是按照卫气的化生和循行路线，是什么原因呢？

岐伯说：这是由于在外受到了风邪的侵袭，在内又受食热之气的影响导致腠理开泄，毛孔张大而汗液蒸腾，在肌表腠理疏松的地方，卫气流泄，也就不能按照原来的路线循行了。 卫气的性质为剽悍滑利，行走迅速，遇到开放的孔道就会流泻而出，这种情况下就不能沿卫气本来循行的路线运行，这就命名为漏泄。

黄帝说：我想知道中焦之气是从什么地方发出？

岐伯回答说：中焦也是出自胃的上口，在上焦之下，中焦所受的水谷之气，经过排滗糟粕、蒸发津液，而将化生出精微的物质，上行注于肺脉，同时将水谷化生的精微物质化为血液，以濡养全身。这种气是人身上最珍贵的物质，能够独自通行于十二经脉之中，名为营气。

黄帝说：血和气，虽然名字不同，但是是同一类物质，这是什么意思呢？

岐伯回答说：营气和卫气都是源自水谷精气，血是神气的物质基础，也是水谷精气化生，因此血与营卫之气，只是不同名，却是同一类的物质。因此说血液耗伤过度的人不能再发其汗，因为汗脱则卫气亦伤；脱汗而伤卫气的人也不能再用活血放血疗法。所以如果既脱汗又亡血就是死证，仅有脱汗或仅有失血则尚有生机。

黄帝说：我想听你说说下焦是从什么地方发出的。

岐伯回答说：下焦是沿回肠曲折下行，至膀胱又将水液渗入其中的。人饮食水谷，一般是在胃中消化的，经脾胃的运化之后，其糟粕全部向下行至大肠，从而形成下焦，糟粕全部下行，同时其中还有水液不断地过滤，清者即水液渗入膀胱，浊者就是糟粕而归入大肠。黄帝说：人饮酒的时候，酒也是与水谷一起入胃的，但是为什么水谷尚未运化完，而小便已经先下来了呢？岐伯回答说：酒是粮食酿造出来的液体（即已经经过了人为的腐熟），其气强劲而且滑利（类似于卫气），所以即使是在水谷之后食入，但在食物消化完之前就成为水液排出了。

黄帝说：太好了。我明白了上焦心肺宣散营卫之气像雾露一样，轻清弥漫，灌溉全身；中焦脾胃腐熟消化饮食水谷，就像以水沤物一样使之发生变化；下焦肾、膀胱、大肠就像沟渠一样，不断地将水液和糟粕排出体外，这就是三焦的功能和特点。

四时气第十九

四时气：四时，指春夏秋冬四季；气，指气候。 因为本篇从针刺治疗内容方面概括了"天人相应"的整体思想，突出了"因时制宜"的针刺原则，开篇就首先论述了"灸刺之道，顺应四时而已"（明·马莳）的道理，故名篇。

黄帝问于岐伯曰：夫四时之气，各不同形，百病之起，皆有所生，灸刺之道，何者为定？

岐伯答曰：四时之气，各有所在，灸刺之道，得气穴为定。故春取经、血脉、分肉之间，甚者深刺之，间者浅刺之。夏取盛经孙络，取分间绝皮肤。秋取经腧，邪在腑，取之合。冬取井荥，必深以留之。

温疟汗不出，为五十九痏。风㽷肤胀，为五十七痏，取皮肤之血者，尽取之。飧泄，补三阴之上，补阴陵泉，皆久留之，热行乃止。转筋于阳治其阳，转筋于阴治其阴，皆卒刺之。

徒㽷，先取环谷下三寸，以铍针针之，已刺而筩之，而内之，入而复之，以尽其㽷，必坚，来缓则烦悗，来急则安静，间日一刺之，㽷尽乃止。饮闭药，方刺之时徒饮之，方饮无食，方食无饮，无食他食，百三十五日。著痹不去，久寒不已，卒取其三里。骨为干。肠中不便，取三里，盛泻之，虚补之。疠风者，素刺其肿上，已刺，以锐针针其处，按出其恶气，肿尽乃止，常食方食，无食他食。

腹中常鸣，气上冲胸，喘不能久立，邪在大肠，刺肓之原、巨虚上廉、三里。小腹控睾、引腰脊，上冲心，邪在小肠者，连睾系，属于脊，贯肝肺，络心系。气盛则厥逆，上冲肠胃，熏肝，散于肓，结于脐。故取之肓原以散之，刺太阴以予之，取厥阴以下之，取巨虚下廉以去之，按其所过之经以调之。善呕，呕有苦，长太息，心中憺憺，恐人将捕之，邪在胆，逆在胃，胆液泄则口苦，胃气逆则呕苦，故曰呕胆。取三里以下胃气逆，则刺少阳血络以闭胆逆，却调其虚实以去其邪。饮食不下，膈塞不通，邪在胃脘，在上脘则刺抑而下之，在下脘则散而去之。小腹痛肿，不得小便，邪在三焦约，取之太阳大络，视其络脉与厥阴小络结而血者，肿上及胃脘，取三里。

睹其色，察其目，知其散复者，视其目色，以知病之存亡也。一其形，听其动静者，持气口人迎以视其脉，坚且盛且滑者，病日进，脉软者，病将下，诸经实者，病三日已。气口候阴，人迎候阳也。

【译文】

黄帝问岐伯说：四季气候各不相同，各种疾病的发生大都与四时的气候有关，针灸缪刺的方法，也因各个季节的气候而各不相同，其中有什么规律呢？

岐伯回答说：每一个季节都有自己的气候特点，灸刺的方法，也是要以这一季节的气血特点为依据的。因此，春天灸刺，宜取经脉、血脉和分肉之间的气道，病重的用刺深法，病轻的用刺浅法。夏季针刺应取在这一季节偏盛经脉的孙络，或者用只刺透皮肤而到达分肉之间的浅刺法。秋季应取经脉的输穴，病邪在六腑就取六阳经的合穴。冬季宜取所病脏腑对应经脉的经穴和荥穴，而且一定要深刺并留针时间长些。

温疟病，没有汗出症状的，可用热病的五十九个腧穴进行治疗。

患风水病肌肤肿胀的，可以用五十七个治疗水病的腧穴治疗，如果是使用针刺放血的治疗方法，就应该将该穴位的恶血放干净。 脾胃虚寒所致的飧泄证，应该取三阴交，使用补的手法，再补阴陵泉，都要久留针，直至针下有热感的时候才能起针。 转筋病，其部位在外侧就取阳经的穴位针刺，在内侧就取阴经的穴位针刺，都使用火针针刺。

只是水肿病而没有风邪的，先取环谷穴之下三寸的穴位，用铍针刺，然后用中空如筒的针刺入，将水抽出后放掉，反复进行几次，抽空其中的水，然后用布带将腰腹部捆束。 如果束得过松就会使患者感到烦闷，绑紧就能舒适、安静，每隔一天治疗一次，直到水肿退尽为止。 同时服用通闭的药物以利小便，防止再肿。 就在开始针刺的时候服药，刚刚服用了药物不要进食，刚吃过饭也不能服药，并保持饮食清淡，不能食用伤脾助湿的食物。 这样的治疗及饮食，要坚持一百三十五天。 湿邪为主的邪气造成的著痹长久不愈，是寒湿邪气久留体内所致，使用疾进疾出的针刺方法取足三里穴。 湿邪在肠中造成肠胃不调的病证，治疗也取足三里穴，邪气盛的泻实，正气虚的补虚。 麻风病，一般都用针刺其肿胀的部位，针刺之后，再用锋利的针刺这一部位，再用手挤按该处以压出毒气和恶血，直到消肿为止。 要常食用些普通的食物，不要吃其他刺激性和油腻的食物。

腹中常有鸣响，腹中有气向上冲至胸中，喘息急促而不能久立，这些都是邪气在大肠的表现，应该针刺肓之原(气海)、巨虚上廉、足三里几个穴位。 小腹牵引睾丸疼痛，并牵及腰背和脊骨，向上冲至心胸部位，这是邪在小肠的表现。 小肠连于睾丸，向后附属于脊，其经脉贯通肝肺，络于心系。 所以小肠邪气盛就会表现为气机上逆，上冲肠胃，熏蒸肝脏，布散于肓膜，结聚于脐。 所以要取肓原穴以散肓之邪气，针刺手太阴经以补肺虚，刺厥阴经以泻肝实，取巨虚下廉以祛邪气，同时又要按压小肠经脉所过之处来调和气血。 病人经常呕吐，且呕吐物中挟有苦水，并常常叹气，心中恐惧不安，就像犯罪之人害怕随时被捕一样，这是邪气在胆腑，阳气上逆于胃的病证。 胆中的汁液外泄，所以口苦，胃气上逆所以呕吐苦水，这叫做呕胆。 治疗应当取足三里穴来和降胃气，并针刺足少阳胆经的血络以消除胆气上逆的症状。 根据病邪和正气的虚实状况斟酌以祛其邪气。 饮食不能下咽或者感觉胸膈阻塞不通，这是病邪留于胃脘的病证。 邪在上脘，就用针刺的方法抑制邪气的上逆而使气下行；邪在下脘，就用散法以祛除积滞。 小腹疼痛、肿胀，小便不利，是邪在膀胱，针刺取太阳大络，观察足太阳经之络脉与厥阴经的小络，如有瘀血结聚的，针刺以祛其瘀血。 如果小腹部肿痛向上连及胃脘的，取足三里。

诊断疾病时看病人的面色，观察患者的眼神，就能知道正气的散失或恢复的情况；观察眼睛的颜色，可以知道病邪是存在还是已经消失。 审查病人的形态、动静，再诊察寸口、人迎的脉象，脉象坚实、滑利且洪大的，是病证日渐加重的表现；如果脉象软弱和缓，就是病邪将要衰退的表现。 各经脉诊候的部位实而有力的，是正气旺盛的表现，三天左右就能痊愈了。 气口属肺脉，主候人体的阴气，人迎属胃脉，主候人体的阳气。

五邪第二十

五邪：五，指心、肝、脾、肺，肾五脏；邪，指病邪。 本篇主要讨论邪气损伤五脏而出现的症候及其针刺治法，因此篇名为"五邪"。

邪在肺，则病皮肤痛，寒热，上气喘，汗出，咳动肩背。取之膺中外腧，背三节五脏之傍，以手疾按之，快然，乃刺之，取之缺盆中以越之。

邪在肝，则两胁中痛，寒中，恶血在内，行善掣节，时脚肿，取之行间，以引胁下，补三里以温胃中，取血脉以散恶血，取耳间青脉，以去其掣。

邪在脾胃，则病肌肉痛。阳气有余，阴气不足，则热中善饥；阳气不足，阴气有余，则寒中肠鸣腹痛。阴阳俱有余，若俱不足，则有寒有热，皆调于三里。

邪在肾，则病骨痛，阴痹。阴痹者，按之而不得，腹胀腰痛，大便难，肩背颈项痛，时眩。取之涌泉、昆仑，视有血者尽取之。

邪在心，则病心痛喜悲，时眩仆，视有余不足而调之其输也。

【译文】

病邪在肺，则表现为皮肤疼痛，恶寒发热，气逆而喘，出汗，剧咳引动肩背作痛。治疗时应取胸部中、外侧的腧穴，以及背部的第三胸椎旁的腧穴，进针之前先用手快速的按压，患者有了舒适感以后再进针。取缺盆正中间的天突穴，以散解肺中的邪气。

病邪在肝，表现为两胁疼痛，中焦脾胃寒气偏盛，肝藏血，肝病则瘀血留滞体内，肝气不足以养筋，会出现小腿筋脉抽掣的现象，关节时有肿痛。治疗取足厥阴肝经的荥穴行间穴引气下行，以缓解胁痛；补足三里以温中焦脾胃，并针刺本经的络脉以除其中的瘀血，并刺双耳间的青络，可以缓解掣痛的症状。

邪气在脾胃，表现为肌肉痛，如果阳气有余，阴气不足，则胃腑阳热之邪盛而感到胃中灼热、消食善饥；如果阳气不足，阴气有余，就会脾气虚寒，而出现肠鸣腹痛的症状；如果阴气和阳气都有余，就会表现为邪气偏盛；阴阳都不足，就表现为正气不足，而病发寒热。但不论是寒是热，都可以针刺足阳明经的足三里穴进行调治。

邪气在肾，表现为骨痛阴痹的病证。阴痹，就是身痛而无定处，即使用手按压也不能确定疼痛的部位，腹胀满，腰酸痛，大便难，肩、背、颈、项都出现屈伸不利的疼痛，有时感到眩晕。治疗取涌泉、昆仑穴，有血络充盛之处刺络放血，以祛除邪气。

邪气在心，表现为心痛，情绪悲伤，时有眩晕甚至昏仆，治疗时根据其阴阳气血的有余和不足，来确定如何取本经的腧穴用补虚泻实的方法进行调治。

寒热病第二十一

寒热病：本篇主要介绍皮寒热、肌寒热、骨寒热以及骨痹、热痹的症候、治疗和预后，讲述天牖五部的部位和主治，描绘了针刺太过或不及所引起的病变，故名"寒热病"。

皮寒热者，不可附席，毛发焦，鼻槁腊，不得汗，取三阳之络，以补手太阴。

肌寒热者，肌痛，毛发焦而唇槁腊，不得汗，取三阳于下以去其血者，补足太阴以出其汗。

骨寒热者，病无所安，汗注不休，齿未槁，取其少阴于阴股之络；齿已槁，死不治。骨厥亦然。

骨痹，举节不用而痛，汗注烦心，取三阴之经，补之。

身有所伤血出多，及中风寒，若有所堕坠，四肢懈惰不收，名曰体惰，取其小腹脐下三结交。三结交者，阳明、太阴也，脐下三寸关元也。

厥痹者，厥气上及腹，取阴阳之络，视主病也，泻阳补阴经也。

颈侧之动脉人迎。人迎，足阳明也，在婴筋之前；婴筋之后，手阳明也，名曰扶突；次脉，足少阳脉也，名曰天牖；次脉，足太阳也，名曰天柱；腋下动脉，臂太阴也，名曰天府。

阳迎头痛，胸满不得息，取之人迎；暴瘖气鞭，取扶突与舌本出血；暴聋气蒙，耳目不明，取天牖；暴挛痫眩，足不任身，取天柱；暴瘅内逆，肝肺相搏，血溢鼻口，取天府。此为天牖五部。

臂阳明有入颅遍齿者，名曰大迎，下齿龋取之。臂恶寒补之，不恶寒泻之。足太阳有入颅遍齿者，名曰角孙，上齿龋取之，在鼻与颅前。方病之时，其脉盛，盛则泻之，虚则补之。一曰取之出鼻外。

足阳明有挟鼻入于面者，名曰悬颅，属口，对入系目本，视有过者取之，损有余，益不足，反者益其。

足太阳有通项入于脑者，正属目本，名曰眼系，头目苦痛取之，在项中两筋间，入脑乃别阴跷、阳跷，阴阳相交，阳入阴，阴出阳，交于目锐眦，阳气盛则瞋目，阴气盛则瞑目。

热厥取足太阴、少阳，皆留之；寒厥取足阳明、少阴于足，皆留之。

舌纵涎下，烦悗，取足少阴；振寒洒洒，鼓颔，不得汗出，腹胀烦悗，取手太阴。刺虚者，刺其去也；刺实者，刺其来也。

春取络脉，夏取分腠，秋取气口，冬取经输。凡此四时，各以时为齐。络脉治皮肤，分腠治肌肉，气口治筋脉，经输治骨髓、五脏。

身有五部：伏兔一，腓二，腓者腨也；背三，五脏之腧四，项五。此五部有痈疽者死。病始手臂者，先取手阳明、太阴而汗出；病始头首者，先取项太阳而汗出；病始足胫者，先取足阳明而汗出。臂太阴可汗出，足阳明可汗出。故取阴而汗出甚者，止之于阳；取阳而汗出甚者，止之于阴。

凡刺之害，中而不去则精泄，不中而去则致气；精泄则病甚而惋，致气则生为痈疽也。

【译文】

皮寒热病的表现为，皮肤疼痛发热而不能着席安卧，肺主皮毛，开窍于鼻。肺病寒热，故津液无以输布，而毛发焦黄，鼻中干燥，汗不能出。治疗时应泻足太阳之络以去表热，兼补手太阴经。

肌寒热病，表现为肌肉痛，毛发焦且口唇干裂，无汗。治疗时取足太阳经在小腿部位穴位以除其瘀血，再补足太阴经，达到出汗而愈的效果。

骨寒热病表现为病人焦虑不安，汗出淋漓不止。如果牙齿尚未枯槁，说明阴气尚存，治疗可取足少阴经在阴股部位的络脉；若是牙齿已经枯槁了，就是死证，无法救治了。骨厥病也是这样来判断的。

骨痹病，全身关节活动不自如，而且关节疼痛，汗出如注，心烦意乱。治疗应补三阴经。

受到外伤，出血较多，又受了风寒外邪，心中的感觉像正从高处急速堕落，四肢松散无力，这种病名为体惰。治疗应取病人小腹肚脐之下的三结交处。三结交就是足阳明胃经、足太阴脾经在脐下三寸处相交的关元穴。

厥痹，是厥逆之气由下上行至腹部。治疗应该取阴经或阳经的络脉，根据主要的病证，以泻阳经补阴经为原则进行治疗。

颈部两侧的动脉是人迎脉。人迎脉上的穴位名为人迎，属于足阳明经，位置在颈部两侧的筋脉之前。婴筋的后面是手阳明经的穴位，名为扶突。手阳明经之后是手少阳经的穴位，名为天牖。再后面是足太阳经的穴位，名为天柱。腋下的动脉是手太阴经的腧穴，名为天府。

阳热邪气上逆于阳经，会出现头痛，胸中满闷、呼吸不利的症状，治疗应取人迎穴。突然失音，喉舌强硬，应针刺扶突穴并点刺舌根出血。　突然耳聋，经气蒙蔽不通，耳失聪、目不明，治疗取天牖穴。　突然发生筋脉拘挛、癫痫、眩晕，两足软弱不能站立的，取天柱穴。　突然患热病，胸腹气机上逆，肝肺二经火邪相搏，致口鼻出血，取天府穴。　以上所取的五穴，天牖穴居中，其他四穴聚拢在其四周，因此称为天牖五部。

手阳明大肠经进入颧部而遍络齿龈，其经穴名叫大迎，所以治疗下龋齿应取大迎穴。　恶寒的当用补法，不恶寒的用泻法。　足太阳膀胱经入于颧部而遍络齿龈，其经穴名为角孙，治疗上龋齿应取角孙穴，也可取鼻与颧之前的穴位治疗。　刚得病的时候脉象充盈，应当用泻法，脉象虚弱就用补法。　另一种说法，也可以取鼻外侧的穴位治疗，在患病初期的时候，要遵循邪盛则泻，气虚则补的原则。

足阳明经脉循鼻的两侧行于面部，其穴名为悬颅，经脉下行联属于口，上行的部分进入对侧的目本之中，因此头痛引动腮部疼痛的，治疗时可以根据情况取悬颅穴，应实则泻之，虚则补之，否则便会加重病情。

足太阳经通过项部的玉枕穴进入脑室，直接连属于目本，名为眼系，头目疼痛的应在项中两条筋之间取玉枕穴进行治疗，这条经脉由项进入脑，分别连属于阴跷、阳跷二脉，这两条脉阴阳相交，阳气入而阴气出，阴阳气交于目锐眦，阳气过盛时则两目张而不合，阴气盛时则两目合而不张。

治疗热厥病应取足太阴脾经和足少阳胆经，针刺时应留针一段时间；治疗寒厥病应取足阳明胃经和足少阴肾经，也应该留针较长时间。

舌纵缓不收，口角流涎，胸脘烦闷的，是肾阴不足的表现，应针刺足少阴肾经。　畏寒战栗，两颔鼓动，汗不得出，腹部胀满，胸脘烦闷，是肺气不足之证，治疗应取手太阴肺经。　在进行针刺治疗时，属于虚证的，应该补养其正气，属于实证的，应该祛除其邪气。

四季针刺的规律是，春季刺络脉，夏季刺分肉、腠理间，秋季取气口，冬季刺经脉，一年四季的针刺治疗，各自以季节、时令为取穴的标准，不能混淆。刺络脉间的穴位可以治皮肤病，刺分腠之间的穴位可以治肌肉的病，刺气口的穴位可治筋脉的病，刺经脉的输穴可以治骨髓、五脏的病。

人身有五处重要的部位：一是伏菟；二是小腿肚；三是背部；四是背部与五脏有密切关系的腧穴所居的部位；五是项部。这五个部位如果发生痈疽就很难治愈了。

痈疽之类的病如果是从手臂发生的，就先取手阳明大肠经、手太阴肺经的穴位治疗，汗出而热散，病可得解；病从头面发生的，可以先取颈项部的足太阳膀胱经的穴位针刺治疗，汗出而愈；如果是从足胫部发生的，就先取足阳明胃经的输穴，汗出而愈。手太阴肺经的穴位可以发汗，足阳明胃经的穴位也能发汗。由于阴阳二气的相互制约，因此，若是取阴经发汗而又出汗过多的，可以取阳经穴位来止汗；若是取阳经穴位发汗而汗出过多的，可以取阴经的穴位来止汗。

针刺不当，其害处主要有以下几种：已经达到了针刺治疗的效果而仍留针不去的，就会导致人身精气的耗损；针刺时还没有刺中疾病就立即出针的，会使邪气聚而不散。精气耗散过多会使病情加重，形体羸瘦；邪气聚而不散则易引起痈疡。

癫狂第二十二

癫狂：癫狂是神志失常的疾病。本篇论述了癫狂病的发病原因，各种类型癫狂病的症状，以及针刺、艾灸治疗方法，其中某些类型癫狂的预后也有所涉及。故名"癫狂"。

目眦外决于面者，为锐眦；在内近鼻者为内眦；上为外眦，下为内眦。

癫疾始生，先不乐，头重痛，视举目赤，甚作极已，而烦心，候之于颜，取手太阳、阳明、太阴，血变而止。

癫疾始作而引口啼呼喘悸者，候之手阳明、太阳，左强者攻其右，右强者攻其左，血变而止。

癫疾始作先反僵，因而脊痛，候之足太阳、阳明、太阴、手太阳，血变而止。

治癫疾者，常与之居，察其所当取之处。病至，视之有过者泻之，置其血于瓠壶之中，至其发时，血独动矣，不动，灸穷骨二十壮。穷骨者，骶骨也。

骨癫疾者，顑齿诸腧分肉皆满，而骨居，汗出烦悗。呕多沃沫，气下泄，不治。

筋癫疾者，身倦挛急大，刺项大经之大杼脉。呕多沃沫，气下泄，不治。

脉癫疾者，暴仆，四肢之脉皆胀而纵。脉满，尽刺之出血；不满，灸之挟项太阳，灸带脉于腰相去三寸，诸分肉本输。呕多沃沫，气下泄，不治。癫疾者，疾发如狂者，死不治。

狂始生，先自悲也，喜忘苦怒善恐者，得之忧饥，治之取手太阴、阳明，血变而止，及取足太阴、阳明。

狂始发，少卧不饥，自高贤也，自辩智也，自尊贵也，善骂詈，日夜不休，治之取手阳明、太阳、太阴、舌下少阴，视之盛者，皆取之，不盛，释之也。

狂言、惊、善笑、好歌乐、妄行不休者，得之大恐，治之取手阳明、太阳、太阴。

狂，目妄见、耳妄闻、善呼者，少气之所生也，治之取手太阳、太阴、阳明、足太阴、头、两顑。

狂者多食，善见鬼神，善笑而不发于外者，得之有所大喜，治之取足太阴、太阳、阳明，后取手太阴、太阳、阳明。

忹而新发，未应如此者，先取曲泉左右动脉，及盛者见血，有顷已，不已，以法取之，灸骨骶二十壮。

风逆暴四肢肿，身漯漯晞然时寒，饥则烦，饱则善变，取手太阴表里，足少阴、阳明之经，肉清取荥，骨清取井、经也。

厥逆为病也，足暴清，胸若将裂，肠若将以刀切之，烦而不能食，脉大小皆涩，暖取足少阴，清取足阳明，清则补之，温则泻之。

厥逆腹胀满，肠鸣，胸满不得息，取之下胸二胁咳而动手者，与背腧以手按之立快者是也。

内闭不得溲，刺足少阴、太阳与骶上以长针，气逆则取其太阴、阳明、厥阴，甚取少阴、阳明动者之经也。

少气，身漯漯也，言吸吸也，骨酸体重，懈惰不能动，补足少阴。短气，息短不属，动作气索，补足少阴，去血络也。

【译文】

眼角向外凹陷于面颊一侧的，称为锐眦；内侧靠近鼻一侧的，称为内眦，而上眼睑属于外眦，下眼睑属于内眦。

癫病发作时，病人先是出现精神抑郁、闷闷不乐，感到头部沉重而疼痛，双目上视，眼白发红。癫病患者在严重发作之后就会出现心中烦乱。诊断的时候，可以通过观察其眉目之间的色泽来预知其发作。治疗这一类型的癫病时应取手太阳经、手阳明经和手太阴经的穴位，针刺泻其恶血，待其血色由紫暗的颜色变为正常了以后止针。

癫病开始发作时口角牵引歪斜，啼哭、呼叫、喘喝、心悸等症状出现时，应取手阳明大肠经和手太阳小肠经的穴位治疗，观察病情的变化，掌握其牵引的方向，左侧痉挛就在右侧经脉的穴位上施针，右侧痉挛就在左侧经脉的穴位上施针，针刺出血，直到血色变正常之后才能止针。

癫病开始发作的时候出现身体僵硬，脊柱疼痛的症状，治疗时选取足太阳膀胱经、足阳明胃经、足太阴脾经、手太阳小肠经的穴位，放血，血色变得正常之后才能止针。

要想很好的治疗癫病，就应该常与患者居住在一起，观察其发病过程中的情况和变化，取得丰富的资料。在发病的时候，观察其症状特点，判断病邪之所在，并断定发病时当取何经穴治疗。到病发的时候，取邪气最盛的经脉，选适当的穴位以泻法针刺，并取其血置于一个葫芦瓢里，下一次这个病人将要发病的时候，这个葫芦中的血就会动起来。如果不动，灸穷骨二十壮，穷骨就是骶骨，可以取得较好的治疗效果。

病位在骨的癫病，在腮、齿的各腧穴的分肉之间，因邪气壅滞而胀满，骨骼僵直，汗出、胸中烦闷，呕吐大量的涎沫，气陷于下，这是难以治愈的病证。

病位在筋的癫病，身体蜷曲，筋脉拘挛抽搐，脉大。治疗时可以针刺颈项部的足太阳膀胱经的大杼穴。若见呕吐大量涎沫，气泄于下，就是不能治愈的症候了。

癫病的病位在脉，表现为突然晕倒在地，四肢经脉都表现为满胀而纵缓。要是经脉胀满的，就针刺放血，使恶血尽出；若经脉不满，可以灸颈项两侧的足太阳膀胱经，并灸带脉上距腰三寸的部位，这两个部位经脉上的分肉和腧穴，都是可以酌情取用的。如果呕吐大量涎沫，气泄于下，就是无法治愈的症候。另外，癫病在发作时像狂病一样的症候，也是不治的死证。

狂病的发生，先见情绪低落，感到悲伤，善忘事，容易发怒，常常恐惧，得这种病大多是由过度的忧伤和饥饿所致。治疗时应针刺手太阴肺经、手阳明大肠经的腧穴放血，直到血色变为正常以后方可止针，还可以针刺足太阴经和足阳明经的穴位配合治疗。

狂病开始发作的时候，病人睡眠很少，不感到饥饿，认为自己是十分贤德的圣人，是最聪明的人，并且以为自己极其尊贵，常常谩骂不休、日夜不停。治疗时应针刺手阳明经、手太阳经、手太阴经、舌下和手少阴经的腧穴，根据病情，以上各条中，凡是经脉气血充盛的，就可以点刺出血，不充盛的就不能放血。

表现为言语狂妄、善惊、好笑、高声歌唱、行为狂妄没有休止的狂病，其患病原因一般是受到了极大的惊吓。治疗时应该针刺手阳明经、手太阳经和手太阴经的穴位。

狂病的症状表现为总是看见异物，听到异常的声音，时常呼叫，是由于神气衰少而致。治疗时应取手太阳经、手太阴经、手阳明经、足太阴经及头部和两腮的穴位。

狂病患者食量过大，幻视常似见鬼神，常笑但是不发出笑声，是由于大喜伤及心神所致。治疗时应取足太阴经、足太阳经、足阳明经的穴位，配以手太阴经、手太阳经和手阳明经的穴位。

狂病属于新起的，还没有见到以上诸证，治疗时先取足厥阴经的左右曲泉穴两侧的动脉，邪气盛的经脉就用放血疗法，病很快就能痊愈。如果是仍然不好，就依照前述的治法针刺，并灸骶骨二十壮。

风逆病的表现为突发的四肢肿，全身像被水淋一样出汗打冷战，口中发出唏嘘的声音，饥饿时心中烦闷，吃饱后动扰不宁。治疗的时候应该针刺手太阴肺经和与之相对应的手阳明大肠经，及足少阴肾经和足阳明胃经的腧穴。如果病人感到肌肉发冷，就选取上述经脉的荥穴治疗；如果病人感到寒冷入骨，就针刺上述经脉的井穴和经穴。

厥逆病的表现为两足冰凉，胸中疼痛得仿佛正在开裂，肠子像刀切一样疼得像要断开，吃不下饭，脉来不论大小都涩。这时如果病人身体还温暖，就取足少阴肾经的穴位；如果身体寒冷，就取足阳明胃经的穴位；寒则补之，温热则泻。如果厥逆的症状是腹部胀满，肠鸣，胸中满胀而呼吸不利，治疗时应针刺胸部之下的两胁部的穴位，取穴时让病人咳嗽，同时将手放在胁肋部，感到应手而动的地方就是穴位；再取背部的穴位，用手按压该穴时，患者马上感到畅快。

若有小便不通、无尿的症状，就针刺足少阴经、足太阳经，并用长针刺尾骨之上的穴位；若感到气上逆，就针刺足太阴经、足阳明经的腧穴，气逆较严重的，还可以针刺足少阴肾经和足阳明胃经上利于行气的腧穴。

正气衰少的病人，全身战栗，说话时还发出唏嘘的声音，身体酸重，四肢乏力，不愿活动，治疗时应补足少阴肾经之气。短气的病人，呼吸急迫短促而不能连续，身体只要有动作就会使呼吸更加困难，治疗时应施针以补足少阴肾经，有血络瘀阻的，就去其血络。

热病第二十三

热病：热病在此指外邪引起的以发热为主要症状的一类病证。本篇是《内经》论述热病的重要篇章，主要论述了热病的辨证、转归、预后和各种热病的针刺方法、禁刺原则及治热病的五十九穴的具体位置和分布，并论述了偏枯、痱、气满胸中喘息、心疝、喉痹、心痛、目中赤痛、风痉、癃、男子如蛊、女子如怚等热病类证的鉴别、刺法和要穴，故名"热病"。

偏枯，身偏不用而痛，言不变，志不乱，病在分腠之间，巨针取之，益其不足，损其有余，乃可复也。痱之为病也，身无痛者，四肢不收，智乱不甚，其言微知，可治，甚则不能言，不可治也。病先起于阳，后入于阴者，先取其阳，后取其阴，浮而取之。

热病三日，而气口静、人迎躁者，取之诸阳，五十九刺，以泻其热而出其汗，实其阴以补其不足者。身热甚，阴阳皆静者，勿刺也；其可刺者，急取之，不汗出则泄。所谓勿刺者，有死征也。

热病七日八日，脉口动喘而短者，急刺之，汗且自出，浅刺手大指间。

热病七日八日，脉微小，病者溲血，口中干，一日半而死，脉代者，一日死。热病已得汗出，而脉尚躁，喘且复热，勿刺肤，喘甚者死。

热病七日八日，脉不躁，躁不散数，后三日中有汗；三日不汗，四日死。未曾汗者，勿腠刺之。

热病先肤痛窒鼻充面，取之皮，以第一针，五十九，苛轸鼻，索皮于肺，不得索之火，火者心也。

热病先身涩，倚而热，烦悗，干唇口嗌，取之皮，以第一针，五十九，腹胀口干，寒汗出，索脉于心，不得索之水，水者肾也。

热病嗌干多饮，善惊，卧不能起，取之肤肉，以第六针，五十九，目眦青，索肉于脾，不得索之木，木者肝也。

热病面青脑痛，手足躁，取之筋间，以第四针，于四逆，筋躄目浸，索筋于肝，不得索之金，金者肺也。

热病数惊，瘛疭而狂，取之脉，以第四针，急泻有余者，癫疾毛发去，索血于心，不得索之水，水者肾也。

热病身重骨痛，耳聋而好暝，取之骨，以第四针，五十九，刺骨，病不食，啮齿耳青，索骨于肾，不得索之土，土者脾也。

热病不知所痛，耳聋不能自收，口干，阳热甚，阴颇有寒者，热在髓，死不可治。

热病头痛，颞颥目瘛脉痛，善衄，厥热病也，取之以第三针，视有余不足，寒热痔。

热病体重，肠中热，取之以第四针，于其腧及下诸指间，索气于胃络，得气也。

热病挟脐急痛，胸胁满，取之涌泉与阴陵泉，取以第四针，针嗌里。

热病而汗且出，及脉顺可汗者，取之鱼际，太渊、大都、太白，泻之则热去，补之则汗出，汗出太甚，取内踝上横脉以止之。

热病已得汗而脉尚躁盛，此阴脉之极也，死；其得汗而脉静者，生。热病者脉尚盛躁而不得汗者，此阳脉之极也，死；脉盛躁得汗静者，生。

热病不可刺者有九：一曰，汗不出，大颧发赤，哕者死；二曰，泄而腹满甚者死；三曰，目不明，热不已者死，四曰，老人婴儿，热而腹满者死；五曰，汗不出，呕下血者死；六曰，舌本烂，热不已者死，七曰，咳而衄，汗不出，出不至足者死；八曰，髓热者死；九曰，热而痉者死。腰折，瘛疭，齿噤齘也。凡此九者，不可刺也。

所谓五十九刺者，两手外内侧各三，凡十二痏；五指间各一，凡八痏，足亦如是；头入发一寸傍三分各三，凡六痏；更入发三寸边五，凡十痏；耳前后口下者各一，项中一，凡六痏；巅上一，囟会一，发际一，廉泉一，风池二，天柱二。

气满胸中喘息，取足太阴大指之端，去爪甲如薤叶，寒则留之，热则疾之，气下乃止。心疝暴痛，取足太阴、厥阴，尽刺去其血络。喉痹舌卷，口中干，烦心心痛，臂内廉痛，不可及头，取手小指次指爪甲下，去端如韭叶。目中赤痛，从内眦始，取之阴跷。风痉身反折，先取足太阳及腘中及血络出血；中有寒，取

三里。瘈，取之阴跻及三毛上及血络出血。男子如蛊，女子如
怚，身体腰脊如解，不欲饮食，先取涌泉见血，视跗上盛者，尽
见血也。

【译文】

偏枯病，表现为半身不遂而疼痛，如果病人言语如常，神志清
楚，表明病邪尚在分肉腠理之间，并未入里。治疗时可以让病人卧床
并发汗，再用九针中的大针治疗。补其不足，泻其有余，就可以康复
了。痱病的症状，身上没有疼痛的感觉，四肢弛缓，不能屈伸，神志
有些混乱，但不严重，语言虽然模糊，但令人可辨，是病情较轻，尚
可以治疗；如果病情严重，已经不能言语的，就难以治疗了。如果痱
病先起于阳分，而后深入阴分，治疗时应该先取阳经，后取阴经，对
于痱病的治疗，针一刺的程度应该比较浮浅。

热病的第三天，如果寸口的脉象平稳，而人迎部的脉象躁动，这
是邪在表而未入里，治疗可选阳经上治疗热病的五十九个腧穴进行针
刺，以达到祛除在表之热邪，使邪气随汗而解的作用。同时实其阴
经，以补益阴精的不足。发热很严重的病人，气口和人迎的脉象都显
得很沉静，此为阳病见阴证，一般不允许针刺；如果还有针刺的可能
性，就必须用疾刺法，虽没有汗出，但依然可泻出热邪。所谓不能针
刺，是由于脉证不符，而见死证的征象。

热病已经七、八日，寸口的脉象躁动，病人气喘而头晕目眩的，
应马上针刺治疗，使汗出热散，应取手大指间的穴位浅刺。

热病已经七、八天，若是脉象微小，是正气不足的表现，病人尿
血，口中干燥，是阳盛阴竭，一天半即将死亡；若是见到代脉，是脏
气已衰，一日就会死亡。热病已经出汗，可是脉象还是躁而不静，气
喘，并且不久热势又起的，不可针刺。若是气喘加剧，就会死亡。

热病已经七、八天，脉象已经不躁，或是有躁象但不散不疾者，

是邪气犹在，在后面的三天之中，能发汗的，邪气随汗而解；若是三天后仍未汗出，是正气已衰，到第四日死亡。在没有得汗的情况之下是不能针刺的。

热病患者，先有皮肤痛、鼻塞、面部浮肿症状的，是热伤皮毛的症候，治疗的时候应该浅刺各经的皮部，由九针中的第一针（镵针）在热病的五十九腧穴中选穴针刺；若是鼻生小疹，也是邪在皮毛的表现，因肺合皮毛，因此治疗要从肺经入手。如治疗无效，应从属火的心经腧穴入手治疗，因为火热属心，心火克制肺金。

热病初起，感到身体艰涩不爽，心中烦闷，唇燥咽干，应当刺其血脉，用九针中的第一针（镵针），在热病五十九穴中选穴施针。若是腹胀，口中干，出冷汗，是邪在血脉，因心主血脉，因此当治疗心经的腧穴。如治疗无效，应从属水的肾经腧穴入手，因为肾水能克心火。

热病，表现为咽中干，口渴喜饮，易受惊吓，不能安卧的，是邪客肌肉的病变，治疗时应用九针中的第六针（员利针）针刺热病五十九穴中的穴位。若眼角色青，属于脾经的病变，脾主肉，所以治疗时应当针刺至肌肉，从脾经入手。如治疗无效，应从肝主之木进行论治，因为肝木克脾土。

热病，面色青，头脑中痛，手足躁动等症，是邪客于筋的病变，治疗时应当针刺至筋。当用九针中的第四针（锋针），在手足四肢不利的地方施针。若是足不能行，泪出而不止，属于肝经的病患，肝主筋，所以刺至筋，也就是从肝论治。如无效，应从肺金论治，因为肺金克肝木。

热病，表现为惊癫多次发作，手足抽搐，精神狂乱，是邪热入心，治疗时应该深刺直至血络，用九针中的第四针（锋针），迅速泻其有余的邪热。若是时发癫病，毛发脱落，属于心经的病患，应治心所主之血脉。如无效，则应从肾水论治，因为肾水克制心火。

热病，表现为身体酸重，周身骨节疼痛，耳聋，双目常闭不欲开的症状，是邪热入肾，应刺深至骨，用九针中的第四针（锋针），在热病五十九穴中选穴施针。 若是骨病而不能食，牙齿相磨，双耳色青，属于肾经的病患，应当刺骨，是肾经所主。 如无效，则应从脾土论治，因为脾土克肾水。

热病，表现为说不清疼痛部位，耳聋，四肢不能灵活收放，口干，阳气偏盛的时候发热，阴气偏盛的时候发冷，这是邪热深入骨髓的症候，是死证，无可救治。

热病，表现为头痛，鬓骨的部位和眼睛周围的筋脉抽搐作痛，易出鼻血，这是厥热病，是热邪逆于上的病证，治疗时应用九针当中的第三针（锓针），根据其病情的虚实，以泻其有余，补其不足。 热厥病当中还应该注意，常会有寒热痔疮的发生。

热病，表现为身体沉重，胃肠灼热的，为邪热在脾胃所致，可以用九针中的第四针，刺脾胃二经的腧穴，并取在下部的各足趾间的穴位。 同时还可以针刺胃经的络脉，得气为佳。

热病，表现为脐周围突然疼痛，胸胁满胀，是邪在足少阴、太阴二经的表现，治疗时应用九针中的第四针刺涌泉穴与阴陵泉穴，因肾、脾二经均上络于咽喉部位，故又可针刺舌下的廉泉穴。

热病，汗出后，脉象表现为安静的，为顺，是阳证得阳脉，脉证相合，表明可以继续发汗，针刺手太阴肺经的鱼际、太渊、大都、太白穴，用泻法刺之则热去，若是用补法就可以继续发汗。 汗出太过的，可以针刺内踝上的三阴交穴，泻之则汗止。

热病，虽然出了汗，但是脉象仍然躁盛的，这是阴气欲绝，孤阳不敛，为死证；出汗之后脉象即平静安顺的，是顺证，预后良好。 热病脉象躁盛，但是已不能出汗的，这是阳气欲绝的死证；脉象躁盛，但发汗之后脉象马上表现为平静的，预后良好。

热病有九种情况是禁用针刺疗法的：第一，不出汗，两颧发红、呃逆，是虚阳上越的死证；第二，泄泻、腹中胀满严重的，为脾气败绝的死证；第三，双目视物不清、发热不退，是精气衰竭的死证；第四，老人和婴儿，发热而腹中满胀，这是邪热伤脾的死证；第五，不出汗，呕血、下血，为阴血耗伤的死证；第六，舌根已烂，热仍不止，为阴气大伤的死证；第七，咳血衄血，不出汗，即使是出汗，也达不到足部的，为真阴耗竭的死证；第八，热邪已入骨髓，是肾阴衰竭的死证；第九，发热而出现痉病，是耗伤阴血，热极生风的死证，发热而出现痉病时，会出现腰背角弓反张、抽搐、口噤不开和牙齿切磨的表现。上述几种情况，都是热邪过盛、真阴耗竭的死证，故不可施针。

什么是热病针刺常用的五十九个穴位呢？两手指端外侧各三穴，内侧亦各三穴，左右共十二穴；在五指之间各有一穴，双手共为八穴，双足亦是如此；头部入发际一寸处两旁开各三穴，共六穴，在入发际三寸处的两旁各五穴，双侧共十穴；耳前后各一穴，口下一穴，项中一穴，共为六穴；巅顶一穴，囟会一穴，前后发际各一穴，廉泉一穴，左右风池共二穴，左右天柱共二穴，共计九穴。上述各部位的穴位合起来一共是五十九穴。

胸中气满，喘息急促，治疗时应取足太阴大趾之端的穴位，位置在距爪甲约如韭菜叶宽的地方，若是寒证，就用留针的方法治疗；若是热证，就用疾刺法治疗，直到上逆之气下降，喘息停止为止。

心疝病，表现为腹中突然剧痛的，应针刺足太阴经和足厥阴经，使用放血的疗法，尽数祛除其经脉上的血络，以泻其邪。

喉痹，舌卷曲不伸，口干，心烦、心痛，手臂内侧疼痛，不能上举到头部，治疗可针刺手无名指小指侧的指端穴位，据爪甲约有韭菜叶宽的关冲穴。

双目红赤疼痛，从内眼角起，内眼角是阴阳跷脉会合之处，治疗时可以取用阴跷脉的起点照海穴施针。

风痉出现颈项强直、角弓反张等症状，应该先取足太阳经脉及腘窝中的委中穴施针，并在浅表的络脉上刺血络出血。内有寒的，应取足阳明经的足三里穴。

癃闭，治疗时可以取用阴跷脉的起点照海穴，和足厥阴经位于足大趾外侧三毛上的大敦穴，并在表浅的血络上放血以泻邪气。

男子患了像疝瘕一样的蛊病，女子患了月经阻隔的病，表现为腰脊如同要裂开一样疼痛，不思饮食，治疗时应先点刺涌泉穴出血，观察脚背上有血络盛满的地方，也要全部点刺出血，以泻邪气。

厥病第二十四

厥病：厥，气逆不顺之意。本篇主要讨论因气机逆乱而引起的头痛、心痛等病证及其针刺治疗，故名"厥病"。

厥头痛，面若肿起而烦心，取之足阳明、太阴。

厥头痛，头脉痛，心悲善泣，视头动脉反盛者，刺尽去血，后调足厥阴。

厥头痛，贞贞头重而痛，泻头上五行行五，先取手少阴，后取足少阴。

厥头痛，意善忘，按之不得，取头面左右动脉，后取足太阴。

厥头痛，项先痛，腰脊为应，先取天柱，后取足太阳。

厥头痛，头痛甚，耳前后脉涌有热，泻出其血，后取足少阳。

真头痛，头痛甚，脑尽痛，手足寒至节，死不治。

头痛不可取于腧者，有所击堕，恶血在于内，若肉伤，痛未已，可则刺，不可远取也。

头痛不可刺者，大痹为恶，日作者，可令少愈，不可已。

头半寒痛，先取手少阳、阳明；后取足少阳、阳明。

厥心痛，与背相控，善瘈，如从后触其心，伛偻者，肾心痛也。先取京骨、昆仑，发狂不已，取然谷。

厥心痛，腹胀胸满，心尤痛甚，胃心痛也。取之大都、太白。

厥心痛，痛如以锥针刺其心，心痛甚者，脾心痛也。取之然谷、太溪。

厥心痛，色苍苍如死状，终日不得太息，肝心痛也。取之行间、太冲。

厥心痛，卧若徒居，心痛间，动作痛益甚，色不变，肺心痛也。取之鱼际、太渊。

真心痛，手足清至节，心痛甚，旦发夕死，夕发旦死。

心痛不可刺者，中有盛聚，不可取于腧。

肠中有虫瘕及蛟蛕，皆不可取以小针。心肠痛，憹作痛，肿聚，往来上下行，痛有休止，腹热喜渴涎出者，是蛟蛕也，以手聚按而坚持之，无令得移，以大针刺之，久持之，虫不动，乃出针也。恚腹憹痛，形中上者。

耳聋无闻，取耳中。耳鸣，取耳前动脉。耳痛不可刺者，耳中有脓，若有干耵聍，耳无闻也。耳聋，取手小指次指爪甲上与肉交者，先取手，后取足。耳鸣，取手中指爪甲上，左取右，右取左，先取手，后取足。

足髀不可举，侧而取之，在枢合中，以员利针，大针不可刺。

病注下血，取曲泉。

风痹淫泺，病不可已者，足如履冰，时如入汤中，股胫淫泺，烦心头痛，时呕时悗，眩已汗出，久则目眩，悲以喜恐，短气不乐，不出三年死也。

【译文】

经气上逆而头痛，若表现为面部浮肿、心烦等症状，可以选取足阳明胃经和足太阴脾经的穴位针刺治疗。

经气上逆而头痛，若表现为头部血络胀痛，心情悲忧，常常哭泣，诊察其头部络脉搏动明显者，针刺放血，然后调治足厥阴肝经。

经气上逆而头痛，若表现为头沉重而疼痛，痛处不移，应选取头上纵行排列的五条经脉中的穴位，每行中选取五个，针刺以泻其邪，泻手少阴心经，然后调补足少阴肾经。

经气上逆而头痛，表现为记忆力减退，头痛时用手按头，却找不到疼痛的具体位置，治疗时可以取头面左右的动脉进行针刺，泻其邪气，然后可以再针刺足太阴脾经加以调理。

经气上逆而头痛，表现为项部先痛，随后腰脊相应作痛，治疗时应先以泻法针刺足太阳膀胱经的天柱穴，然后再取足太阳经的其他相应穴位治疗。

经气上逆而头痛，表现为头痛严重，耳前后的脉络发热，治疗时应先刺破脉络以放其血，然后取足少阳经调治。

真头痛，疼痛剧烈，全脑尽痛，手足冰冷到肘膝关节的，为不治之死证。

以下几种头痛是不能取远端的腧穴治疗的：因头部被击伤或摔伤撞伤之类的外伤，致使瘀血内留的，不能远端取穴；若是因肌肉损伤而疼痛不止，只能在局部针刺止痛，不可远端取穴。

不能使用针刺方法治疗的头痛是严重的痹证造成的头痛，若是每天都发作，针刺之后可以暂时缓解症状，但是不能根治。

偏头痛，而且伴有半边发凉的，治疗时可以先选取手少阳三焦经、手阳明大肠经的腧穴，再选取足少阳胆经、足阳明胃经的腧穴针刺治疗。

厥心痛牵引到后背，拘急抽掣，如同从背后撞击心脏一样，病人痛得弯腰曲背，这是肾经邪气上犯于心的心痛病，故名为肾心痛。治疗时应先取足太阳膀胱经的京骨穴和昆仑穴。若针后痛仍不止，就取足少阴肾经的然谷穴。

厥心痛，腹胀，胸中满闷，心痛十分严重的，属于胃经的邪气犯心的病证，故名胃心痛。治疗应取足太阴脾经的大都、太白二穴。

厥心痛，其痛如同锥子刺心一般剧烈，心痛十分严重，这是脾气犯心所致，故名为脾心痛。应该针刺足少阴肾经的然谷、太溪两穴。

厥心痛，面色苍青如同死灰一般，不能深呼吸，这是肝气犯心所致，故名为肝心痛。治疗时应取足厥阴肝经的行间、太冲二穴。

厥心痛，卧床休息或是闲暇安静的时候疼痛不甚，一旦有所动作，疼痛就会加剧，面色不变，这是肺气逆乱犯心所致，故名为肺心痛，治疗时应取手太阴肺经的鱼际、太渊穴。

真心痛，发作的时候手足冰冷，直至肘膝部位，心痛极其严重，经常是早上发作到晚上就死亡，或者晚上发作早上就死了。

心痛病不能使用针刺疗法的症候是体内有瘀血和积聚的实证，这是有形的实邪，不能用针刺腧穴以调理经气的方法来治疗。

肠中有虫聚集成瘕，或有寄生虫者，治疗的时候不能使用小针；虫病引起的心腹疼痛，表现为心中烦闷不舒，或者腹中有积聚之肿块，可以上下移动，时痛时止，腹内发热，口渴而流涎，是肠中有寄生虫活动所致。治疗时，用手按住肿块或者疼痛的地方，使之不能移动，用大针刺入，直到虫不动了的时候，再拔出针。只要出现满腹疼痛，烦闷不舒，腹中肿物上下移动的虫病，就用这种方法治疗。

耳聋，听不到声音，针刺位于耳中的穴位（听宫穴）；耳鸣，针刺耳前动脉旁的穴位(耳门)；耳痛，有些不能针刺，如由于耳中有脓，或由于耳垢充塞所致的耳痛。治疗耳聋应针刺手足无名指指甲上方与肉交界处的穴位，先刺手上的穴位，后刺足部的穴位；耳鸣应取手足中指(趾)的指(趾)甲上方的穴位，左耳鸣取右侧手足穴位，右耳鸣取左侧手足穴位，先取手上的穴位，后取足部的穴位。

大腿不能屈伸活动，令病人侧卧，取髀枢处的环跳穴，使用九针中的员利针，不要使用大针。因肝不藏血而下血的，针刺曲泉穴治疗。

风痹病发展到严重的阶段，甚至到了不可治疗的情况下，有时像足踏冰块一样寒冷，有时又像双足浸泡在滚烫的汤水中一样。下肢的严重病变向体内浸淫发展，就会出现心烦、头痛、呕吐、满闷的症状，还有目眩之后马上出汗，时间长了目眩更甚；情绪波动，有时悲伤，有时喜悦，有时恐惧，有时气短、心中不悦。这样发展下去，不出三年，就会死亡。

病本第二十五

病本：本篇以多种病证为例，反复说明在临床治疗复杂疾病时，必须首先分清标本，明辨不同症候的先后缓急及轻重，才能妥当地决定治疗的先后主次，从而正确地掌握治本、治标的原则，故名"病本"。

先病而后逆者，治其本。先逆而后病者，治其本。先寒而后生病者，治其本。先病而后生寒者，治其本。先热而后生病者，治其本。先泄而后生他病者，治其本，必且调之，乃治其他病。先病而后中满者，治其标。先病后泄者，治其本。先中满而后烦心者，治其本。

有客气，有同气。大小便不利，治其标；大小便利，治其本。

病发而有余，本而标之，先治其本，后治其标；病发而不足，标而本之，先治其标，后治其本。谨详察间甚，以意调之，间者并行，甚为独行。先小大便不利而后生他病者，治其本也。

【译文】

先患有某一种疾病，然后出现四肢厥逆的，应该治疗其原来的疾病；若是先有厥逆的症状，然后出现其他的病变，治疗时就应该先治疗厥逆；先有了寒病，再出现其他病证的，寒病为本，应先治疗寒病；先有了某种疾病而后产生寒证的，应该先治疗原来的疾病；先有了热病而后产生其他病变的，热病为本，治疗时应该先治疗热病；先有了某种疾病，而后发生热病的，应先治疗原来的本病；先有了某种疾病而后发生泄泻的，应该先治疗原来的本病；先有泄泻，而后转生其他病的，泄泻为本，应先调治泄泻，再治疗后来发生的其他的病变；先有某种疾病，而后发生中满的病证，应先治疗中满的标证；先患中满而后发生心烦的病变，中满为本，应当治疗其中满。

人体有感受了非时令之气的六淫之气而发病的，也有因为不能适应按时而至的六气而发的，不论是哪一种情况，只要出现大小便不利的情况，虽然大小便不利为标，但应先救治这一个紧急的标证；只有在大小便通利的情况下，方可先治其他的本病。

疾病发作之后出现实证的，治疗时应以祛邪为主要的治法，先治其本，后治其标；疾病发作以后表现为虚证的，治疗时应该先扶正，一般应该先治其标，后治其本；治疗当中还要谨慎地观察病情变化的深浅轻重，根据客观的情况，治疗也随症状而变化，精心调治。病情轻缓的，可以标本同治，病情深重的，要抓住症结之所在，先从一个主要的方面下手治疗。先有大小便不利的症状而后变生其他病证的，应先治疗大小便不利这个根本的病证。

杂病第二十六

杂病：杂，众多也。 本篇论述了多种疾病的临床表现及其治疗方法，由于病证范围广泛，所涉及的病证多而庞杂，互不关联，故名"杂病"。

厥挟脊而痛者，至顶，头沉沉然，目睆睆然，腰脊强，取足太阳腘中血络。

厥胸满面肿，唇漯漯然，暴言难，甚则不能言，取足阳明。

厥气走喉而不能言，手足清，大便不利，取足少阴。

厥而腹向向然，多寒气，腹中毂毂，便溲难，取足太阴。

嗌干，口中热如胶，取足少阴。

膝中痛，取犊鼻，以员利针，发而间之。针大如氂，刺膝无疑。

喉痹不能言，取足阳明；能言，取手阳明。

疟不渴，间日而作，取足阳明；渴而日作，取手阳明。

齿痛，不恶清饮，取足阳明；恶清饮，取手阳明。

聋而不痛者，取足少阳；聋而痛者，取手阳明。

衄而不止衃血流，取足太阳；衃血，取手太阳，不已，刺宛骨下，不已，刺腘中出血。

腰痛，痛上寒，取足太阳、阳明；痛上热，取足厥阴；不可以俯仰，取足少阳；中热而喘，取足少阴、腘中血络。

喜怒而不欲食，言益小，刺足太阴；怒而多言，刺足少阳。

颔痛，刺手阳明与颔之盛脉出血。

项痛不可俯仰，刺足太阳；不可以顾，刺手太阳也。

小腹满大，上走胃，至心，淅淅身时寒热，小便不利，取足厥阴。

腹满，大便不利，腹大，亦上走胸嗌，喘息喝喝然，取足少阴。腹满食不化，腹向向然，不能大便，取足太阴。

心痛引腰脊，欲呕，取足少阴。

心痛，腹胀啬啬然，大便不利，取足太阴。

心痛引背不得息，刺足少阴；不已，取手少阳。心痛引小腹满，上下无常处，便溲难，刺足厥阴。

心痛，但短气不足以息，刺手太阴。

心痛，当九节刺之，按已刺按之，立已；不已，上下求之，得之立已。

颅痛，刺足阳明曲周动脉见血立已；不已，按人迎于经，立已。

气逆上，刺膺中陷者与下胸动脉。

腹痛，刺脐左右动脉，已刺按之，立已；不已，刺气街，已刺，按之立已。

痿厥为四末束悗，乃疾解之，日二，不仁者十日而知，无休，病已止。

哕，以草刺鼻，嚏，嚏而已；无息而疾迎引之，立已；大惊，之亦可已。

【译文】

厥病，上逆之气导致脊柱两侧疼痛直达巅顶，头部昏昏沉沉，双目视物不清，腰背强直，这是足太阳经的病变，治疗时应取足太阳经的委中穴处的血络，点刺出血以泻邪气。

厥病胸中满闷，面部肿胀，涎液不能收，突然出现言语困难，甚

660

至不能言语的，这是足阳明胃经的病变，应取足阳明经的穴位。

气向上逆充塞咽喉，致使不能言语，手足清冷，大便不通，是足少阴肾经的病变，治疗时应取肾经的穴位。

厥气上逆而腹中胀满，寒气内盛，肠鸣，大小便不利等，病变在足太阴脾经，治疗时应取足太阴脾经的腧穴。

咽喉干燥，嘴巴燥热，口中津液稠粘似胶，是足少阴肾经的病变，应取足少阴肾经的穴位针刺治疗。

膝关节疼痛，应用员利针刺足阳明胃经的犊鼻穴，出针之后，间隔一段时间可以再次治疗，员利针是长似牛尾长毛的大针，十分适合针刺膝部。

喉痹，若是不能说话，就针刺足阳明胃经的腧穴；若是还能说话，就针刺手阳明大肠经。

疟病，不渴，每隔一日发作一次，应针刺足阳明胃经的穴位；若是口渴，而且每天发作，就取手阳明大肠经。

牙齿疼痛，不怕饮冷，治疗应针刺足阳明胃经穴位；若是怕冷饮，就取手阳明大肠经的穴位治疗。

耳聋但不疼痛的，应取足少阳经的穴位；耳聋而疼痛的，应取手阳明大肠经的穴位。

鼻出血不止，有血块的，治疗应取足太阳膀胱经的穴位；若是出血不多而兼有血块的，应针刺手太阳小肠经的穴位；仍不止血的，就针刺手太阳小肠经的腕骨穴；若还是不能止血，就针刺足太阳膀胱经的委中穴，采用针刺出血的方法治疗。

腰痛，若疼痛的部位发凉，就针刺足太阳膀胱经和足阳明胃经；若是疼痛的部位发热，就针刺足厥阴肝经；若是疼痛而不能俯仰身躯，就取足少阳胆经针刺。因感受热邪而发喘喝病的，治疗当取足少阴肾经，并在委中穴附近的血络处放血。

易怒而不欲饮食，言语很少的，应针刺足太阴脾经；常发怒且说话甚多的，治疗时应针刺足少阳胆经。

下颌部疼痛，应针刺手阳明大肠经和下颌部的颊车穴，刺之出血。

项部疼痛而头不能俯仰的，应针刺足太阳经；项部疼痛而不能左右回顾的，应针刺手太阳经的穴位。

小腹胀满，向上波及胃脘和心胸的，全身恶寒瑟缩而发热，小便不利，治疗时应取足厥阴经的穴位。

腹中胀满，大便不通，腹部胀大，中气上逆冲胸甚至咽喉，张口喘息并发出喝喝的声音，治疗时应该取足少阴肾经穴位进行针刺治疗。

腹中胀满，食谷不化，腹中有响声，大便不通利，治疗应当针刺足太阴脾经的腧穴。

心痛牵引腰脊作痛，恶心欲呕吐的，取足少阴经的穴位针刺治疗。

心痛，腹中胀满，大便涩而不通，取足太阴脾经的穴位针刺治疗。

心痛牵引至后背，致使喘息不利，应针刺足少阴肾经的穴位。若不愈，可以针刺手少阳三焦经的穴位。心痛牵引到小腹，上下疼痛不固定的，大小便不利，应刺足厥阴肝经的穴位。

心痛，仅见气短而呼吸困难症状的，应针刺手太阴肺经。

心痛，应当针刺第九椎之下的筋缩穴，如果疼痛不能止，就在针刺之后用手按压，一般就可以马上止痛。如果这样还没有效果，就在筋缩穴的附近寻找位置，只要找到了正确的位置，用这种方法马上就可以奏效。

下颌部疼痛，应针刺足阳明胃经颊车穴周围的动脉，针刺出血之后就会马上见效；若是不能止痛，用手按人迎穴旁边的动脉，很快就可止痛。

气逆上冲，针刺胸前足阳明胃经的膺窗穴或者屋翳穴，以及胸下的动脉。

腹中疼痛，针刺肚脐左右的天枢穴处的动脉，刺过之后用手按压，马上就好。 如果还不能好，就针刺足阳明胃经的气街穴，针刺过后用手按压，马上见效。

痿厥病，将病人的四肢都缠束起来，待病人有闭闷不舒感觉时，迅速将其解开。 这样的治疗方法每天做两次，四肢没有感觉的病人，十天之后就能有感觉了，然后坚持这样的治疗，不要半途而废，直至病愈为止。

呃逆的病，用草刺激病人的鼻腔，打喷嚏之后，呃逆可止；另外，屏住呼吸，到呃逆将至之时，迅速提气，然后呼气，使气下行，这样也很快能止住，或者当发作的时候，突然惊吓他一次，也能治愈。

周痹第二十七

周痹：风寒湿邪进入血脉之中，随血脉流行全身，发生全身游走性疼痛的病证，叫周痹。 本篇首先指出周痹与众痹的区别，然后详述两痹的疼痛特点、病变机理和治疗方法。 由于是以周痹为例概述了同类疾病的鉴别诊断和治疗，故名"周痹"。

黄帝问于岐伯曰：周痹之在身也，上下移徙随脉，其上下左右相应，间不容空，愿闻此痛，在血脉之中邪？将在分肉之间乎？何以致是？其痛之移也，间不及下针，其慉痛之时，不及定治，而痛已止矣，何道使然？愿闻其故。

岐伯答曰：此众痹也，非周痹也。

黄帝曰：愿闻众痹。

岐伯对曰：此各在其处，更发更止，更居更起，以右应左，以左应右，非能周也，更发更休也。

黄帝曰：善。刺之奈何？

岐伯对曰：刺此者，痛虽已止，必刺其处，勿令复起。

帝曰：善。愿闻周痹何如？

岐伯对曰：周痹者，在于血脉之中，随脉以上，随脉以下，不能左右，各当其所。

黄帝曰：刺之奈何？

岐伯对曰：痛从上下者，先刺其下以过之，后刺其上以脱之；痛从下上者，先刺其上以过之，后刺其下以脱之。

黄帝曰：善。此痛安生？何因而有名？

岐伯对曰：风寒湿气，客于外分肉之间，迫切而为沫，沫得寒则聚，聚则排分肉而分裂也，分裂则痛，痛则神归之，神归之则热，热则痛解，痛解则厥，厥则他痹发，发则如是。

帝曰：善。余已得其意矣。

此内不在脏，而外未发于皮，独居分肉之间，真气不能周，故命曰周痹。故刺痹者，必先切循其下之六经，视其虚实，及大络之血结而不通，及虚而脉陷空者而调之，熨而通之，其瘈坚，转引而行之。

黄帝曰：善。余已得其意矣，亦得其事也。九者，经巽之理，十二经脉阴阳之病也。

【译文】

黄帝问岐伯说：周痹这个病，病邪在人的身体中随着血脉上下的移动，疼痛的部位左右对称，时时在转移，又连续不断，我想知道这种疼痛是发生在血脉之中还是在分肉之间？ 这种病的形成机理是怎样的呢？ 这种疼痛转移得如此之快，以至于无法在疼痛的部位下针，当某一个部位的疼痛很明显的时候，还没有来得及决定怎样治疗，疼痛就已经停止了。 这是什么原因导致的呢？ 请您告诉我其中的缘故。

岐伯回答说：这是众痹病，而不是周痹病。

黄帝说：我也很想听你说一说众痹这个病。

岐伯回答说：众痹，其病邪分布于身体的各个部位，邪气随时发作，随时停止，痹邪聚积就发作，痹邪消散则缓解。 在症状上也表现为左右影响，左右对称，而不是全身都疼痛。 只是这种发作是有时发作，有时休止的。 黄帝说：针刺治疗用什么方法呢？ 岐伯回答说：一个部位的疼痛虽然很快就停止了，但还是要准确的针刺疼痛发作的那个部位，不要让它再发。

黄帝说：好极了。 我还希望您再讲一讲周痹这个病是怎样的。

岐伯回答说：周痹的病邪存在于血脉之中，随着血液在身体中流动而遍及全身，所以，在发病的时候，并不是左右对称的发作，而是病邪随血液流动，停在什么地方就在什么地方发病。

黄帝说：那么针刺治疗又如何呢？

岐伯回答说：疼痛是从上至下发展的，就先针刺疼痛部位之下的穴位，使邪气不再继续下传，再针刺其上部疼痛的部位以祛除病邪本身。

黄帝说：好的。 那么这种疼痛是怎样产生的呢？ 又为什么将这种疼痛称作周痹呢？ 岐伯回答说：风寒湿的邪气，从外至内逐渐浸入人体的分肉之间，迫使肌肉之间的津液停滞变为痰涎，痰涎因寒冷而凝聚，凝聚为有形之物后就更加排挤分肉而使之分裂，因此而生疼痛，疼痛发生之后，人的注意力就会集中在那个疼痛的部位上，心神集中在这个地方，就会使阳气聚敛，阳气聚而热生，痛因热解，疼痛解除之后，邪气就会继续流窜，在其他的部位聚集，于是疼痛也就随之转移到这一部位了，因此疼痛就会这样此起彼落。

黄帝说：好的。 我已经明白这其中的道理了。（岐伯接着说，）这种病邪在内并没有深入脏腑之中，在外也没有通过皮表发散出来，而是独留于分肉之间，致使人身的真气不能流畅地在周身贯通，因此叫做周痹。 在针刺治疗时，首先要沿着发病的经络，用手指按切诊察，以判断其病是虚是实，以及大络的血脉是不是有瘀结不通，以及经脉中有没有下陷空虚的情况，根据症候进行调治。 或用熨蒸的方法通其经络，若有牵引疼痛，拘急坚劲的情况，就用按摩导引等方法行其气血。 黄帝说：讲得好。 我明白这个病的机制了，也知道了治疗的方法。 原来使用九针除了能使经气顺达流畅之外，还能治疗十二经脉阴阳不调的各种疾病。

口问第二十八

口问：本篇主要论述了欠、哕、唏、振寒、嚏、噫、泣、涕、太息、涎下、耳鸣与啮舌等十二种病证的病因病机治疗和发病，由于这些内容过去经书上没有记载，是由口问师授而得到的，故名。

黄帝闲居，辟左右而问于岐伯曰：余已闻九针之经，论阴阳逆顺六经已毕，愿得口问。

岐伯避席再拜曰：善乎哉问也，此先师之所口传也。

黄帝曰：愿闻口传。

岐伯答曰：夫百病之始生也，皆生于风雨寒暑，阴阳喜怒，饮食居处，大惊卒恐。则血气分离，阴阳破败，经络厥绝，脉道不通，阴阳相逆，卫气稽留，经脉虚空，血气不次，乃失其常。论不在经者，请道其方。

黄帝问：人之欠者，何气使然？

岐伯答曰：卫气昼日行于阳，夜半则行于阴。阴者主夜，夜者卧。阳者主上，阴者主下。故阴气积于下，阳气未尽，阳引而上，阴引而下，阴阳相引，故数欠。阳气尽，阴气盛，则目瞑；阴气尽而阳气盛，则寤矣。泻足少阴，补足太阳。

黄帝曰：人之哕者，何气使然？

岐伯曰：谷入于胃，胃气上注于肺。今有故寒气与新谷气，俱还入于胃，新故相乱，真邪相攻，气并相逆，复出于胃，故为哕。补手太阴，泻足少阴。

黄帝曰：人之唏者，何气使然？

岐伯曰：此阴气盛而阳气虚，阴气疾而阳气徐，阴气盛而阳气绝，故为唏。补足太阳，泻足少阴。

黄帝曰：人之振寒者，何气使然？

岐伯曰：寒气客于皮肤，阴气盛，阳气虚，故为振寒寒慄。补诸阳。

黄帝曰：人之噫者，何气使然？

岐伯曰：寒气客于胃，厥逆从下上散，复出于胃，故为噫。补足太阴、阳明。一曰补眉本也。

黄帝曰：人之嚏者，何气使然？

岐伯曰：阳气和利，满于心，出于鼻，故为嚏。补足太阳荣眉本，一曰眉上也。

黄帝曰：人之𣂰者，何气使然？

岐伯曰：胃不实则诸脉虚，诸脉虚则筋脉懈惰，筋脉懈惰则行阴用力，气不能复，故为𣂰。因其所在，补分肉间。

黄帝曰：人之哀而泣涕出者，何气使然？

岐伯曰：心者，五脏六腑之主也；目者，宗脉之所聚也，上液之道也；口鼻者，气之门户也。故悲哀愁忧则心动，心动则五脏六腑皆摇，摇则宗脉感，宗脉感则液道开，液道开故泣涕出焉。液者，所以灌精濡空窍者也，故上液之道开则泣，泣不止则液竭，液竭则精不灌，精不灌则目无所见矣，故命曰夺精。补天柱，经侠颈。

黄帝曰：人之太息者，何气使然？岐伯曰：忧思则心系急，心系急则气道约，约则不利，故太息以伸出之。补手少阴、心主、足少阳留之也。

黄帝曰：人之涎下者，何气使然？岐伯曰：饮食者皆入于胃，胃中有热则虫动，虫动则胃缓，胃缓则廉泉开，故涎下。补足少阴。

黄帝曰：人之耳中鸣者，何气使然？岐伯曰：耳者，宗脉之所聚也，故胃中空则宗脉虚，虚则下溜，脉有所竭者，故耳鸣。补客主人，手大指爪甲上与肉交者也。

黄帝曰：人之自啮舌者，何气使然？岐伯曰：此厥逆走上，脉气辈至也。少阴气至则啮舌，少阳气至则啮颊，阳明气至则啮唇矣。视主病者则补之。

凡此十二邪者，皆奇邪之走空窍者也。故邪之所在，皆为不足，故上气不足，脑为之不满，耳为之苦鸣，头为之苦倾，目为之眩；中气不足，溲便为之变，肠为之苦鸣；下气不足，则乃为痿厥心悗。补足外踝下留之。

黄帝曰：治之奈何？

岐伯曰：肾主为欠，取足少阴，肺主为哕，取手太阴、足少阴。唏者，阴与阳绝，故补足太阳，泻足少阴。振寒者，补诸阳。噫者，补足太阴、阳明。嚏者，补足太阳、眉本。亸，因其所在，补分肉间。泣出，补天柱经侠颈，侠颈者，头中分也。太息，补手少阴、心主、足少阳留之。涎下，补足少阴。耳鸣，补客主人、手大指爪甲上与肉交者。自啮舌，视主病者则补之。目眩头倾，补足外踝下留之，痿厥心悗，刺足大指间上二寸留之，一日足外踝下留之。

【译文】

黄帝在闲暇独处的时候，屏退左右之后问岐伯说：我已经学到了九针针术方面的知识，也能判断阴阳顺逆的问题了，对六经也很熟悉，我还想学到一些你从别人的口述中了解的知识。

岐伯听罢，忙离开座位，对黄帝跪拜行礼，说：您问得真是太好了，有些是先师口传给我的，让我讲给你吧。黄帝说：我很想听一听。岐伯回答说：各种疾病的发生，大多是风雨寒暑侵袭于外，房事不节，或喜怒过度，饮食失调，起居无常，以及突受惊吓等原因造成体内血气分离而逆乱，阴阳失去平衡，经络闭塞、脉道不通，脉中之气阴阳逆乱，卫气不能如常地敷布于外而滞留于内，经脉虚空，气血循行紊乱，体内的一切平衡都失去正常的运转而造成疾病。下面请允许我谈一谈在经典上没有记载的一些相关的道理。

黄帝说：人打哈欠是什么气造成的？

岐伯回答说：卫气白天行于人身的阳分，夜间行于人身的阴分，阴气主于夜间，夜间人的主要生命活动是睡眠。阳气主生发而向上，阴气主沉降而向下。因此入夜之前，阴气沉积于下，阳气开始入于阴分，但还没有尽入的时候，阳气引阴气向上，阴气引阳气向下，阴阳相引，于是不停的哈欠。入夜之后，阳气已尽入于阴分，所以能够安静的睡眠；到黎明时阴气将尽，而阳气渐盛，就会清醒了。对于这样的病，应该泻足少阴经以抑其阴气，补足太阳经以助其阳气。

黄帝说：人患呃逆证，是什么缘故呢？

岐伯说：食物水谷入于胃，经过了胃的腐熟、消化，在脾气的推动之下将精微物质上注于肺。如果胃中素有寒气，饮食水谷进入胃中之后，新生的水谷精微之气与素有的寒气相搏，正邪相攻，二气混杂而上逆，再从胃中逆行而出，而成为呃逆之证。治疗应该补手太阴经，泻足少阴经。

黄帝说：有人经常唏嘘抽咽的，是什么缘故呢？

岐伯回答说：这是阴气盛而阳气虚，阴气运行快速而阳气受阻、运行缓慢，甚至阴气亢盛而阳气衰微而造成的，所以经常哽咽哀叹。治疗时应该补足太阳经并泻足少阴经。

黄帝说：人有时打冷战发寒是什么缘故？

岐伯回答说：这是由于阴寒之气留滞于皮肤，阴气盛而阳气虚，因此发冷而身体打战，治疗应采用温补以振奋阳气的方法。

黄帝说：人有经常出现嗳气的现象，是什么原因？岐伯回答说：寒气侵入胃中，扰乱了胃气，胃气不能顺利地和降而发生上逆，就成为嗳气证。治疗应补足太阴和足阳明经。

黄帝说：人打喷嚏是如何形成的？岐伯回答说：阳气调和运行畅快，满布于心中，并上出于鼻，成为喷嚏。治疗这种病应该补足太阳经的荥穴通谷，并针刺眉根的攒竹。

黄帝说：人出现了全身无力、疲困懈惰的亸证是什么原因？岐伯回答说：胃气虚，人体经脉气血不足，筋骨肌肉失于荣养也就懈惰无力，这种情况之下，再强行入房，元气大损，气不能马上恢复，就出现了亸病。因其病变主要发生在肌肉之间，治疗时就应该根据病证发生的具体部位，在分肉之间用补法进行针刺治疗。

黄帝说：人在哀伤的时候鼻涕和眼泪都会流出，是什么原因？

岐伯回答说：心是五脏六腑的主宰；目是诸多经脉汇聚的地方，五脏六腑的经气上注于目，也是经气由上而外泻的通道；口鼻为气之门户。所以悲伤、哀怨、愁苦、忧伤的情绪会牵动心神，心神不安就会使五脏六腑皆受影响，继而波及各经脉，经脉的波动使得各条排泄液体的通道尽皆开放，液道开放，所以鼻涕和眼泪会同时涌出。人体中的液体，有灌输精微物质以濡养各个孔窍的作用，所以当上液之道开放而流眼泪的时候，就会损耗精液，哭泣不止就可以耗竭精液使其无以输布，精液不能灌输孔窍则双目失明，名为夺精。 治疗应补足太阳经挟颈部的天柱穴。

黄帝说：人有时常叹息，是什么原因？ 岐伯回答说：过于忧思会造成心系拘急，心系拘急就会使气道受到约束，受到约束就会使气行不畅，因此深长地呼吸才能使得气机得以舒缓。 治疗应补手少阴经、手厥阴经、足少阳经，并采用留针法。

黄帝说：人中有口水分泌是什么原因造成的？

岐伯回答说：饮食水谷进入胃中，胃中有热，胃中的寄生虫因受热而蠕动，就会使胃气迟缓，胃通于口，胃气迟缓使得舌下的廉泉穴开张，口开而涎出不收。 由于足少阴肾经结于廉泉，故治疗针刺足少阴肾经以补肾水。

黄帝说：耳鸣的症状是什么原因造成的呢？ 岐伯回答说：耳是人身宗脉聚集的地方，若胃中空虚，水谷精微供给不足，则宗脉无以为养，脉中亦空虚，宗脉虚则阳气不升，精微不得上达，人耳的经脉气血不得充养而耗伤，而致耳中鸣响。 治疗时应在足少阳胆经的上关穴及位于手大指爪甲角的手太阴肺经的少商穴，以补法针刺。

黄帝说：人有时自咬其舌，是什么原因？ 岐伯回答说：这类疾病是由于厥气上逆，影响到各条经脉的脉气而分别上逆所致。 若是少阴脉气上逆，因足少阴肾经通到舌的根部，所以会自咬其舌；若是少阳经脉气上逆，因少阳经脉行于两颊部位，就会自咬其颊；若是阳明经脉气上逆，因阳明经脉环绕口唇部，所以会咬唇。 治疗应根据发病的部位，确定病在何经，施以扶正祛邪的方法针刺治疗。

以上提到的十二种病邪，都是邪气侵入孔窍所致的病证。 而邪气能侵入这些部位，都是由正气不足引起的。 凡是上焦气不足的病证，就会使得脑髓不充，有空虚之感，耳鸣，头部支撑无力而低垂，双目晕眩；中焦气不足，二便不调，肠中鸣响；下焦气不足，两足微弱无力而厥冷，心中窒闷，治疗应该用留针的补益方法刺足太阳经位于足外踝后部的昆仑穴。

黄帝说：上述的各病如何治疗？

岐伯回答说：以上诸病中，肾气所主的呵欠病，应补足少阴肾经的穴位；肺气所主的呃逆病，应补手太阴、足少阴经；唏嘘是阴盛阳衰的病证，应补足太阳、泻足少阴；身上发冷的振寒证，应补各条阳经上的穴位；嗳气病，补足太阴、足阳明经的穴位；时作喷嚏的，应补足太阳的攒竹穴；軃证，因其所在经脉的不同而各取其经的分肉之间；哭泣而涕泪俱出的，当补位于颈项之后中行两旁的足太阳经的天柱穴；叹气时作的，应补手少阴心经、手厥阴心包经以及足少阳胆经，针刺留针；口角流涎，应补足少阴肾经；耳鸣，应补足少阳胆经的客主人穴，以及位于手大指爪甲角部的手太阴肺经的少商穴；自咬其舌的，应根据发病的部位所属经脉而分别使用补法；双目昏眩、头垂无力的，补足外踝足大指本节之后二寸处，用留针的方法针刺，也可以在足外踝后的昆仑穴留针刺之。

师传第二十九

师传：本篇主要讨论了如何通过问诊掌握病情和生活上的顺逆情况；其次，对通过观察外部形体以测知脏腑虚实常变的方法，也作了一般性介绍。因其内容及治疗方法是先师心传的宝贵经验，而弗著于方，故名"师传"。

黄帝曰：余闻先师，有所心藏，弗著于方。余愿闻而藏之，则而行之，上以治民，下以治身，使百姓无病，上下和亲，德泽下流，子孙无忧，传于后世，无有终时，可得闻乎？

岐伯曰：远乎哉问也。夫治民与自治，治彼与治此，治小与治大，治国与治家，未有逆而能治之也，夫惟顺而已矣。顺者，非独阴阳脉，论气之逆顺也，百姓人民皆欲顺其志也。

黄帝曰：顺之奈何？

岐伯曰：入国问俗，入家问讳，上堂问礼，临病人问所便。

黄帝曰：便病人奈何？

岐伯曰：夫中热消瘅则便寒，寒中之属则便热。胃中热，则消谷，令人县心善饥，脐以上皮热；肠中热，则出黄如糜，脐以下皮寒。胃中寒，则腹胀；肠中寒，则肠鸣飧泄。胃中寒，肠中热，则胀而且泄；胃中热，肠中寒，则疾饥，小腹痛胀。

黄帝曰：胃欲寒饮，肠欲热饮，两者相逆，便之奈何？且夫王公大人，血食之君，骄恣从欲，轻人，而无能禁之，禁之则逆其志，顺之则加其病，便之奈何？治之何先？

岐伯曰：人之情，莫不恶死而乐生，告之以其败，语之以其善，导之以其所便，开之以其所苦，虽有无道之人，恶有不听者乎？

黄帝曰：治之奈何？

岐伯曰：春夏先治其标，后治其本；秋冬先治其本，后治其标。

黄帝曰：便其相逆者奈何？

岐伯曰：便此者，食饮衣服，亦欲适寒温，寒无凄怆，暑无出汗。食饮者，热无灼灼，寒无沧沧。寒温中适，故气将持，乃不致邪僻也。

黄帝曰：《本脏》以身形支节䏚肉，候五脏六腑之小大焉。今夫王公大人、临朝即位之君而问焉，谁可扪循之而后答乎？

岐伯曰：身形支节者，脏腑之盖也，非面部之阅也。

黄帝曰：五脏之气，阅于面者，余已知之矣，以肢节知而阅之奈何？

岐伯曰：五脏六腑者，肺为之盖，巨肩陷咽，候见其外。

黄帝曰：善。

岐伯曰：五脏六腑，心为之主，缺盆为之道，骺骨有余，以候髑骺。

黄帝曰：善。

岐伯曰：肝者主为将，使之候外，欲知坚固，视目小大。

黄帝曰：善。

岐伯曰：脾者主为卫，使之迎粮，视唇舌好恶，以知吉凶。

黄帝曰：善。

岐伯曰：肾者主为外，使之远听，视耳好恶，以知其性。

黄帝曰：善。愿闻六腑之候。

岐伯曰：六腑者，胃为之海，广骸、大颈、张胸，五谷乃容；鼻隧以长，以候大肠；唇厚，人中长，以候小肠；目下果大，其胆乃横；鼻孔在外，膀胱漏泄；鼻柱中央起，三焦乃约。此所以候六腑者也。上下三等，脏安且良矣。

【译文】

黄帝说：我听说先师有些医学心得，没有记载到书籍中，我愿意听取这些宝贵经验，并把它铭记在心，以便作为准则加以奉行。 这样，既可以治疗民众之疾病，又可以保养自己的身体。 使百姓免受疾病之苦，所有的人都身体健康、精神愉快。 并让这些宝贵经验永远造福于后代，使后世的人们不必担心疾病的困扰。 你能把这些宝贵经验讲给我听吗？

岐伯说：你所提的问题意义很深远，无论治民、治身、治此、治彼，治理大事小事以及治国理家，没有违背常规而能治理好的，只有顺应其内在的客观规律，才能处理好各种事情。所谓的顺，不仅是指阴阳、经脉、气血循行的顺逆，还包括了广大人民的情志顺逆。

黄帝问：怎样才能做到顺应呢？岐伯说：当进入一个国家，要首先了解当地的风俗习惯；到了一个家庭，应当首先了解人家有什么忌讳；进入别人的居室，要问清礼节；临证时，要问清病人的喜好，以便更好地诊治疾病。

黄帝说：怎样通过了解病人的好恶来诊察疾病的性质？

岐伯说：因内热而致多食易饥的消渴病，病人喜欢寒，得寒就会感到舒适；属于寒邪内侵一类的病，病人喜欢热，得到热就会感到舒适；胃中有热邪，则饮食容易消化，使病人常有饥饿和胃中空虚难忍的感觉，同时感到脐以上腹部的皮肤发热；肠中有热邪积滞则排泄黄色如稀粥样的粪便，脐以下小腹部有发热的感觉；胃中有寒邪，则出现腹胀；肠中有寒邪则出现肠鸣腹泻及粪便中有不消化的食物。胃中有寒邪而肠中有热邪的寒热错杂证，则表现为腹胀而兼见泄泻；胃中有热邪而肠中有寒邪的寒热错杂证，则表现为容易饥饿而兼见小腹胀痛。根据这些，就能大致判定疾病的性质。

黄帝说：胃中有热而欲得寒饮，肠中有寒而欲得热饮，二者相互矛盾。遇到这种情况怎样做才能顺应病情呢？还有那些有着高官厚禄、生活优裕的人，骄横自大，恣意妄行，轻视别人而不肯接受规劝，如果规劝他遵守医嘱就会违背他的意愿，但如果顺从他的意愿，就会加重其病情，在这种情况下，又应当如何处置呢？

岐伯说：愿意生存而害怕死亡，是人之常情，因此，应当对病人进行说服和开导，告诉他们不遵守医嘱的危害，说清楚遵从医嘱对恢复健康的好处。同时诱导病人接受适宜他的养生和保健方法，指明任何不适应疾病恢复的行为都只会带来更大的痛苦，照这样去做的话，即使再不通情理的人也不会不听从吧！

黄帝说：那怎样进行治疗呢？

岐伯说：春夏之际，阳气充沛体表，应先治其在外的标病，后治其在内的本病；秋冬之际，精气敛藏于内，应先治其在内的本病，而后治其在外的标病。

黄帝说：对于那种性情与病情相矛盾的情况，应当如何处治才合适呢？ 岐伯说：在这种情况下，要让病人调整饮食起居，顺应天气变化。 天冷时，应当加厚衣服而不要着凉；天热时，当减少衣服而不要热得出汗，饮食也不要过冷过热，而应寒热适中。 由此人的正气就能固守于体内，邪气就不会进一步侵害人体了。

黄帝说：在《本脏》篇中提到，根据人的形体和四肢、关节及隆起的肌肉，可以测知五脏六腑的大小。 但是如果在位的统治者以及地位显贵的王公大人想知道自己的身体情况，谁又敢抚摸他们的身体进行检查，然后再答复他们呢？ 岐伯说：形体、四肢、关节是覆盖在五脏六腑的外围组织，和内脏有一定的关系，这与直接观察面部情况的方法不同，但对于这些人还是可以采用观察面部的方法来进行推断。

黄帝说：通过诊察面部色泽来推测五脏精气的方法，我已经知道了。 那怎样根据形体肢节的情况推测内脏的情况呢？

岐伯说：在五脏六腑中，以肺的位置最高，而为五脏六腑的华盖，则可通过肩部的上下动态，咽部的升陷情况，来测知肺的虚实。

黄帝说：对。

岐伯说：心为五脏六腑的主宰，缺盆为血脉运行的主要通路，观察缺盆两旁肩端骨距离的远近，再配合观察胸骨剑突的长短，就可以测知心脏的大小坚脆等情况。

黄帝说：对。

岐伯说：肝为将军之官，开窍于目，欲知肝脏的坚固情况，则可以通过观察眼睛的大小来进行判断。

黄帝说：对。

岐伯说：脾运化和输布水谷精微，从而具有充养人体而卫外的能力。 它的强弱，可直接表现在食欲方面，所以通过观察唇舌口味的情况，可以推断脾病预后的好坏。

黄帝说：好。

岐伯说：肾脏的功能表现在外的就是人的听觉，因此根据耳朵听力的强弱，就可以判断肾脏的虚实。

黄帝说：对。 我还想听你再讲一下测候六腑的方法。 岐伯说：测候六腑的方法如下：胃为水谷之海，是容纳水饮食物的器官，如果颊部肌肉丰满、颈部粗壮、胸部宽阔，胃容纳水谷的量就多。 鼻道深长，可以推测大肠的功能正常。 口唇厚，人中沟长，可推测小肠的功能正常。 下眼睑大，胆气就强。 鼻孔向外掀，则膀胱不能够正常的存储尿液而致小便漏泄。 鼻梁中央高起的，则三焦固密功能正常。这些就是用来测候六腑情况的方法。 总之，面部的上、中、下三部相等，则内脏功能正常而安定。

决气第三十

决气：决，区别、区分，辨别之意；气，统指精、气、津、液、血、脉、此六者虽名称、性质、功能、病理有别，然总由一气所化，即本于先天真元之气，而生于后天水谷之气。 本文将一气分为六气，分别论述了六气的生理、病理及其关系和化源，故名“决气”。

黄帝曰：余闻人有精、气、津、液、血、脉，余意以为一气耳，今乃辨为六名，余不知其所以然。

岐伯曰：两神相搏，合而成形，常先身生，是谓精。

何谓气？

岐伯曰：上焦开发，宣五谷味，熏肤，充身泽毛，若雾露之溉，是谓气。

何谓津？

岐伯曰：腠理发泄，汗出溱溱，是谓津。

何谓液？

岐伯曰：谷入气满，淖泽注于骨，骨属屈伸，泄泽，补益脑髓，皮肤润泽，是谓液。

何谓血？

岐伯曰：中焦受气取汁，变化而赤，是谓血。

何谓脉？

岐伯曰：壅遏营气，令无所避，是谓脉。

黄帝曰：六气者，有余不足，气之多少，脑髓之虚实，血脉之清浊，何以知之？

岐伯曰：精脱者，耳聋；气脱者，目不明；津脱者，腠理开，汗大泄；液脱者，骨属屈伸不利，色夭，脑髓消，胫痠，耳数鸣；血脱者，色白，夭然不泽，其脉空虚，此其候也。

黄帝曰：六气者，贵贱何如？

岐伯曰：六气者，各有部主也，其贵贱善恶，可为常主，然五谷与胃为大海也。

【译文】

黄帝说：我听说人体有精、气、津、液、血、脉的说法，我认为这些不过是一种气罢了，现在却把它分为六种，我不懂这是怎么回事。

岐伯说：男女交合之后，可以产生新的生命体，在形体出现以前，构成人体的基本物质，就叫做精。

黄帝问：什么是气？岐伯说：上焦把饮食精微物质宣发布散到全身，可以温煦皮肤、充实形体、滋润毛发，就像雾露灌溉各种生物一样，这就叫做气。 黄帝问：什么是津？ 岐伯说：肌腠疏泄太过，汗出过多，这样的汗就叫做津。 黄帝问：什么是液？ 岐伯说：饮食入胃，水谷精微充满于周身，外溢部分输注于骨髓中，使关节屈伸灵活；渗出的部分可以补益脑髓，散布到皮肤，保持皮肤润泽的物质，就叫做液。 黄帝问：什么是血？ 岐伯说：位于中焦的脾胃接纳饮食水谷，吸收其中的精微物质，经过气化变成红色的液体，这就叫做血。 黄帝问：什么是脉？ 岐伯说：约束营血，使之不能向外流溢，就叫做脉。

黄帝问：上述精、气、津、液、血、脉六气的有余和不足各有什么表现？ 如何才能了解气的多少、脑髓的虚实、血脉的清浊呢？ 岐伯说：精的大量耗损，会使人耳聋；气虚的，可使人的眼睛看不清东西；津虚的，腠理开泄，使人大量汗出；液虚的，四肢关节屈伸不利，面色枯槁没有光泽，脑髓不充满，小腿酸软，经常耳鸣；血虚的，面色苍白而不润泽；脉虚的，脉管空虚下陷，从这些就可以了解六气异常的表现。

黄帝问：六气对人体作用的重要性有何不同？

岐伯说：六气分别统领于各自的脏器，它们在人体中的重要性及功能的正常与否，都取决于其所归属的脏器的情况。 但是，六气都是五谷精微所化生的，而这些精微物质又化生于胃，因此胃是六气化生的源泉。

肠胃第三十一

肠胃：本篇主要说明消化道各器官的大小、长短和部位。 因消化道以胃肠为主，故名"肠胃"。

黄帝问于伯高曰：余愿闻六腑传谷者，肠胃之小大长短，受谷之多少奈何？

伯高曰：请尽言之，谷所从出入浅深远近长短之度：唇至齿长九分，口广二寸半。齿以后至会厌，深三寸半，大容五合。舌重十两，长七寸，广二寸半。咽门重十两，广一寸半，至胃长一尺六寸。胃纡曲屈，伸之，长二尺六寸，大一尺五寸，径五寸，大容三斗五升。小肠后附脊，左环回周迭积，其注于回肠者，外附于脐上，回运环十六曲，大二寸半，径八分分之少半，长三丈二尺。回肠当脐，左环回周叶积而下，回运环反十六曲，大四寸，径一寸寸之少半，长二丈一尺。广肠传脊，以受回肠，左环叶脊，上下辟大八寸，径二寸寸之大半，长二尺八寸。肠胃所入至所出，长六丈四寸四分，回曲环反，三十二曲也。

【译文】

黄帝向伯高问道：我想了解一下六腑之中传送水谷的器官的状况，关于肠胃等脏器的大小、长短及容纳饮食谷物数量的多少是怎样的情况？　伯高说：请让我详细地给你讲一下，饮食物的出入及深浅、远近、长短的度数是这样的：口唇到牙齿间的距离是九分，两口角的宽度是二寸半，从牙齿向后到会厌的距离是三寸半，整个口腔可容纳五合食物。　舌的重量是十两，长七寸，宽二寸半，咽门的重量也是十两，宽一寸半。　从咽门至胃的长度是一尺六寸，胃的形态是迂屈曲折的，伸直了长二尺六寸，外周长一尺五寸，直径五寸，能容纳饮食物三斗五升。　小肠在腹腔依附于脊柱之前，向左环绕重叠，下口注于回肠，在外依附在脐的上方，小肠共计环绕重叠十六个弯曲，外周长二寸半，直径八又三分之一分，长三丈二尺。　回肠在脐部向左回环，环绕重叠向下延伸，也有十六个弯曲，外周长四寸，直径一寸又三分之一寸，共长二丈一尺。　直肠附于脊前与回肠相接，向左环绕重叠于脊椎之前由上到下逐渐宽大，最宽处周长八寸，直径二又三分之二寸，长二尺八寸。 整个消化道从食物入口至代谢物排出，总长度是六丈又四寸四分，共计有三十二个弯曲。

平人绝谷第三十二

平人绝谷：平人，指健康正常之人。 绝，断绝；谷，泛指饮食物。 本篇讨论正常人辟谷后的生理病理变化以及肠胃吸收功能的有关知识，故名。

黄帝曰：愿闻人之不食，七日而死，何也？

伯高曰：臣请言其故。胃大一尺五寸，径五寸，长二尺六寸，横屈受水谷三斗五升。其中之谷常留二斗，水一斗五升而满。上焦泄气，出其精微，慓悍滑疾，下焦下溉诸肠。

小肠大二寸半，径八分分之少半，长三丈二尺，受谷二斗四升，水六升三合合之大半。

回肠大四寸。径一寸寸之少半，长二丈一尺。受谷一斗，水七升半。

广肠大八寸，径二寸寸之大半，长二尺八寸，受谷九升三合八分合之一。

肠胃之长，凡五丈八尺四寸，受水谷九斗二升一合合之大半，此肠胃所受水谷之数也。

平人则不然，胃满则肠虚，肠满则胃虚，更虚更满，故气得上下，五脏安定，血脉和利，精神乃居。故神者，水谷之精气也。

故肠胃之中，当留谷二斗，水一斗五升，故平人日再后，后二升半，一日中五升，七日五七三斗五升，而留水谷尽矣。故平人不食饮七日而死者，水谷精气津液皆尽故也。

【译文】

黄帝说：正常的人七天不饮食就会死亡，我想知道这是什么原因？

伯高说：请允许我谈一谈其中的道理。胃的周长是一尺五寸，直径五寸，长二尺六寸，其形弯曲，能容纳三斗五升饮食，在通常情况下存留二斗食物和一斗五升水就满了。上焦具有输布精气的功能，也就是能够将中焦化生的精微物质布散全身，其中包括运行快速滑利的阳气，其余部分在下焦灌注到诸肠当中。

小肠的周长是二寸半，直径八又三分之一分，长三丈二尺，能容纳二斗四升食物和六升三又三分之二合水。回肠的周长是四寸，直径一又三分之一寸，长二丈一尺，能容纳一斗食物和七升半水。直肠的周长是八寸，直径二又三分之二寸，长二尺八寸，能容纳食物九升三合又八分之一合。肠胃的总长度，共计五丈八尺四寸，能容纳九斗二升一合又三分之二合食物，这就是肠胃能容纳饮食物的总数量。健康的人并不是上面所讲的那样，而是在胃中充满食物的时候，肠中是空虚无物的，当肠中充满食物的时候，胃中又没有了。这样，肠胃总是处于充满和空虚交替的状态，这样气才能够布散全身上下畅行。五脏功能正常，血脉调和通畅，精神才能旺盛。所以说神就是由饮食水谷的精微物质所化生。在人的肠胃中，一般存留二斗食物和一斗五升的水。健康人每天大便二次，每次排泄约二升半，一天就排出五升，七天共排出三斗五升，这样原来存留在肠胃的饮食物都排泄完了。因此健康人七天不进饮食就会死亡，这是饮食水谷化生的精微物质以及津液消耗枯竭的缘故。

海论第三十三

海论：海，是自然界百川汇聚之处；论，是分析和说理的文章。 本篇主要论述人体的胃、冲脉、膻中、脑四者分别是水谷、血、气、髓汇聚之处，为人体精气血的来源，功类于海，故称为人体之四海，以此与自然界四海相比拟，并进一步论述四海的流注所在、病证和针刺调治的方法。 由于本篇论述的中心内容是人体的四海，故名"海论"。

黄帝问于岐伯曰：余闻刺法于夫子，夫子之所言，不离于营卫血气。夫十二经脉者，内属于腑脏，外络于肢节，夫子乃合之于四海乎？

岐伯答曰：人亦有四海、十二经水。经水者，皆注于海，海有东西南北，命曰四海。

黄帝曰：以人应之奈何？

岐伯曰：人有髓海，有血海，有气海，有水谷之海，凡此四者，以应四海也，

黄帝曰：远乎哉，夫子之合人天地四海也，愿闻应之奈何？

岐伯答曰：必先明知阴阳表里荥输所在，四海定矣。

黄帝曰：定之奈何？

岐伯曰：胃者水谷之海，其输上在气街，下至三里。冲脉者为十二经之海，其输上在于大杼，下出于巨虚之上下廉。膻中者为气之海，其输上在于柱骨之上下，前在于人迎。脑为髓之海，其输上在于其盖，下在风府。

黄帝曰：凡此四海者，何利何害？何生何败？

岐伯曰：得顺者生，得逆者败；知调者利，不知调者害。

黄帝曰：四海之逆顺奈何？

岐伯曰：气海有余者，气满胸中，悗息面赤；气海不足，则气少不足以言。

血海有余，则常想其身大，怫然不知其所病；血海不足，亦常想其身小，狭然不知其所病。

水谷之海有余，则腹满；水谷之海不足，则饥不受食。

髓海有余，则轻劲多力，自过其度；髓海不足，则脑转耳鸣，胫酸眩冒，目无所见，懈怠安卧。

黄帝曰：余已闻逆顺，调之奈何？

岐伯曰：审守其输而调其虚实，无犯其害，顺者得复，逆者必败。

黄帝曰：善。

【译文】

黄帝问岐伯说：我听您讲述刺法，所谈的内容总离不开营卫气血。那么运行营卫气血的十二经脉，在内部联属于脏腑，在外部维系着肢节，您能把十二经脉与四海结合起来谈一下吗？

岐伯说：自然界有东西南北四个海，称为四海，河水都要流注到海中。人也有像自然界那样的四海和十二条大的河流，称为四海和十二经脉。黄帝说：人体四海是怎样与自然界的四海相应的呢？岐伯说：人体有髓海、血海、气海和水谷之海，这四海与自然界的四海相对应。

黄帝说：您把人体的四海与自然界的四海联系起来，先生你真是见地深远啊！我想听一下它们之间到底是如何相应的呢？

岐伯说：必须首先明确地了解人身的阴阳、表里和经脉的流行输注的具体部位，然后才可以确定人体的四海。

黄帝说：四海及其重要经脉的部位是怎样确定的呢？岐伯说：胃

的功能是接受容纳饮食水谷，是气血生化之源，故称为水谷之海。它的输穴部位，在上部是气冲穴，下部是足三里穴。冲脉是十二经脉阴血汇聚之处，可以灌注五脏六腑和阴阳诸脉，故称为十二经之海。它的输穴部位，在上部是大杼穴，在下部是上巨虚和下巨虚。膻中是宗气汇聚的地方，所以称为气海。它的输穴部位，在上部是天柱骨（即第七颈椎）上边的哑门穴和天柱骨下边的大椎穴，在前部是人迎穴。髓充满于脑，所以称为髓海。它的输穴部位在上是头顶正中的百会穴，下边是风府穴。

黄帝说：以上这四海的功能，什么因素有利于它们功能的正常发挥？什么因素对它们不利？怎样才能促进人的生命活动？怎样就会使人体虚弱衰败呢？岐伯说：四海功能正常，就会促进人体的生命活动；四海功能失常，就会使生命活动受到损害。懂得调养四海的，就有利于健康，不懂得调养四海的，就有害于健康。

黄帝说：人体四海的正常、反常有什么样表现呢？岐伯说：气海邪气亢盛，就会出现胸中满闷，呼吸喘促，面色红赤；气海不足，就会出现呼吸短浅，讲话无力。血海邪气亢盛，就会觉得自己身体胀大，郁闷不舒，但也不知道是什么病；血海不足，总是觉得自己身体瘦小，意志消沉，但是也说不出患了什么病。水谷之海邪气亢盛，就会出现腹部胀满；水谷之海不足，就会出现即使感觉到饥饿也吃不下东西的症状。髓海邪气亢盛则狂躁妄动，举止失常，其动作显得轻巧敏捷，皆非平日所能达到；髓海不足，就会出现头晕耳鸣，腿疲软无力，眼目昏花而头昏胸闷，身体疲倦乏力嗜睡。

黄帝说：我已经了解四海正常、反常的表现了，那么又如何调理治疗四海异常呢？岐伯说：应当仔细地审查并掌握四海的输注部位来调理治疗四海的偏虚偏实的病证，补虚泻实，切忌不要违背虚证用补法和实证用泻法的治疗原则。能够遵循这样的治疗法则，人体就能健康；违背这样的治疗规律，就会导致病情进一步恶化。黄帝说：说得好。

五乱第三十四

五乱：本篇论述气机逆乱所致五种病证的临床表现和治疗问题，故名"五乱"。

黄帝曰：经脉十二者，别为五行，分为四时，何失而乱？何得而治？岐伯曰：五行有序，四时有分，相顺则治，相逆则乱。

黄帝曰：何谓相顺？岐伯曰：经脉十二者，以应十二月。十二月者，分为四时。四时者，春秋冬夏，其气各异，营卫相随，阴阳已和，清浊不相干，如是则顺之而治。

黄帝曰：何谓逆而乱？岐伯曰：清气在阴，浊气在阳，营气顺脉，卫气逆行，清浊相干，乱于胸中，是谓大悗。故气乱于心，则烦心密嘿，俯首静伏；乱于肺，则仰俯喘喝，接手以呼；乱于肠胃，则为霍乱；乱于臂胫，则为四厥；乱于头，则为厥逆，头重眩仆。

黄帝曰：五乱者，刺之有道乎？

岐伯曰：有道以来，有道以去，审知其道，则谓身宝。

黄帝曰：善。愿闻其道。岐伯曰：气在于心者，取之手少阴、心主之输。气在于肺者，取之手太阴荣、足少阴输。气在于肠胃者，取之足太阴、阳明；不下者，取之三里。气在于头者，取之天柱、大杼；不知，取足太阳荣输。气在于臂足，取之先去血脉，后取其阳明、少阳之荣输。

黄帝曰：补泻奈何？岐伯曰：徐入徐出，谓之导气，补泻无形，谓之同精，是非有余不足也，乱气之相逆也。

黄帝曰：允乎哉道，明乎哉论，请著之玉版，命曰治乱也。

【译文】

黄帝说：人身的十二经脉，其属性分别与五行相合，又与四时相应，但不知因何失调而引起脉气运行的逆乱？ 又是什么原因使它正常运行？ 岐伯说：木、火、土、金、水五行的生克有一定的内在顺序，春、夏、秋、冬四季的变化也是有一定的规律的，而人体经脉的运行，也要与五行四季的规律相适应，才可以保持正常的活动，如果违反了这些规律就会引起经脉的运行紊乱。

黄帝说：怎样才能做到相互顺应的呢？ 岐伯说：人身十二经脉与一年的十二月相应。 十二个月分为四季，就是春、夏、秋、冬四季，这四季的气候特点各不相同，人体与之相适应，也有相应的差别。 人体营气与卫气是内外相随，运行有序，阴阳互相协调，清气与浊气的运行也不互相干扰侵犯，这样就能顺应自然界的变化而使经脉运行正常。

黄帝说：那逆乱的反常情况是什么样的呢？ 岐伯说：清阳之气应上升居于上部外部，浊阴之气应沉降居于下部内部，如果清气不能上升反居于下部内部，浊气不能下降反居于上部外部就是经气逆乱。 营气顺脉而行，而卫气运行却不循常规，这样清浊相扰，乱于胸中就叫做大悗。 气乱于心，可见心中烦闷，沉默不言，低头静伏而不欲动；气乱于肺，使人俯仰不安，喘息喝喝有声，两手按于胸前而呼吸；气乱于肠就会发生吐泻交作的霍乱；气乱于手臂足胫部，就会见四肢厥冷；气乱于头，就会见厥气上逆，头重眩晕，甚至昏倒在地。

黄帝说：对五乱的病证针刺有一定的规律吗？ 岐伯说：疾病的发生发展是有规律的，其治疗方法也有一定的规律，因此探明疾病的发生发展规律以及治疗规律，这对维护人体功能正常是很重要的。

黄帝说：好，我想听你讲讲关于治疗方面的规律。 岐伯说：气乱于心的，应针刺手少阴心经的输穴神门和手厥阴心包经的输穴大陵；气乱于肺的，应针刺手太阴肺经的荥穴鱼际和足少阴肾经的输穴太溪；气乱于肠胃的，应针刺足太阴脾经和足阳明胃经的输穴，如果不能治愈，可以再针刺足三里穴；气乱于头的，应针刺足太阳膀胱经的天柱穴和大杼穴，如果不能奏效，可再针刺足太阳膀胱经的荥穴通谷和输穴束骨；气乱于手臂足胫部的，如有瘀血可首先在相应部位的血脉上针刺放血，然后针刺再取手阳明大肠经的荥穴二间、输穴三间和手少阳三焦经的荥穴液门、输穴中渚治疗上肢的病变，取足阳明胃经的荥穴内庭、输穴陷谷和足少阳胆经的荥穴侠溪、输穴足临泣治疗下肢的病变。

黄帝说：如何运用补泻的手法呢？ 岐伯说：慢慢地进针慢慢地出针，这种手法叫做导气。 在不运用明显的补泻手法的情况下，这称为同精。 因为上述五乱病既不是邪气有余的实证，也不是正气不足的虚证，只是气机逆乱形成的病变，所以采用这种手法。

黄帝说：这些治疗方法十分恰当！ 上面的分析也是明白确切！请把这些记在玉版上，就叫做治乱吧。

胀论第三十五

胀论：本篇论述了胀病之概念、病因、分类，并以脏腑分证的方法，阐明五脏六腑胀的症状、脉象及治法。 故名"胀论"。

黄帝曰：脉之应于寸口，如何而胀？
岐伯曰：其脉大坚以涩者，胀也。
黄帝曰：何以知脏腑之胀也？
岐伯曰：阴为脏，阳为腑。
黄帝曰：夫气之令人胀也，在于血脉之中耶，脏腑之内乎？
岐伯曰：三者皆存焉，然非胀之舍也。
黄帝曰：愿闻胀之舍。

岐伯曰：夫胀者，皆在于脏腑之外，排脏腑而郭胸胁，胀皮肤，故命曰胀。

黄帝曰：脏腑之在胸胁腹里之内也，若匣匮之藏禁器也，各有次舍，异名而同处，一域之中，其气各异，愿闻其故。

黄帝曰：未解其意。再问。

岐伯曰：夫胸腹，脏腑之郭也。膻中者，心主之宫城也。胃者，太仓也。咽喉小肠者，传送也。胃之五窍者，闾里门户也。廉泉玉英者，津液之道也。故五脏六腑者，各有畔界，其病各有形状。营气循脉，卫气逆为脉胀，卫气并脉循分为肤胀。三里而泻，近者一下，远者三下，无问虚实，工在疾泻。

黄帝曰：愿闻胀形。

岐伯曰：夫心胀者，烦心短气，卧不安。肺胀者，虚满而喘咳。肝胀者，胁下满而痛引小腹。脾胀者，善哕，四肢烦悗，体重不能胜衣，卧不安。肾胀者，腹满引背央央然，腰髀痛。六腑胀：胃胀者，腹满，胃脘痛，鼻闻焦臭，妨于食，大便难。大肠胀者，肠鸣而痛濯濯，冬日重感于寒，则飧泄不化。小肠胀者，少腹䐜胀，引腰而痛。膀胱胀者，少腹满而气癃。三焦胀者，气满于皮肤中，轻轻然而不坚。胆胀者，胁下痛胀，口中苦，善太息。凡此诸胀者，其道在一，明知逆顺，针数不失。泻虚补实，神去其室，致邪失正，真不可定，粗之所败，谓之夭命。补虚泻实，神归其室，久塞其空，谓之良工。

黄帝曰：胀者焉生？何因而有？

岐伯曰：卫气之在身也，常然并脉循分肉，行有逆顺，阴阳相随，乃得天和，五脏更始，四时循序，五谷乃化。然后厥气在下，营卫留止，寒气逆上，真邪相攻，两气相搏，乃合为胀也。

黄帝曰：善。何以解惑？

岐伯曰：合之于真，三合而得。

黄帝曰：善。

黄帝问于岐伯曰：胀论言无问虚实，工在疾泻，近者一下，远者三下，今有其三而不下者，其过焉在？

岐伯对曰：此言陷于肉肓而中气穴者也。不中气穴，则气内闭；针不陷肓，则气不行；上越中肉，则卫气相乱，阴阳相逐。其于胀也，当泻不泻，气故不下，三而不下，必更其道，气下乃止，不下复始，可以万全，乌有殆者乎。其于胀也，必审其脉，当泻则泻，当补则补，如鼓应桴，恶有不下者乎？

【译文】

黄帝说：在寸口出现什么脉象是发生了胀病呢？

岐伯说：脉象表现出大、坚而又滞涩不利的，就是发生了胀病。

黄帝说：如何鉴别是五脏胀病或是六腑胀病呢？

岐伯说：出现阴脉是五脏胀，出现阳脉是六腑胀。

黄帝说：大凡气的运行不畅可以使人发生胀病，其病所是在血脉，还是在脏腑里面呢？　岐伯说：胀病与血脉、脏、腑三者都有关系，但是这些都不是胀病的发病部位。　黄帝说：我想听一听胀病的发病部位。　岐伯说：凡是胀病都是发生在脏腑之外，它向内压挤脏腑，向外扩张胸胁，使皮肤发胀，所以称为"胀病"。

黄帝说：五脏六腑在胸胁和腹腔里面，就好像贵重的东西收藏在匣柜中一样。　它们在体腔内各有一定的位置。　虽名称不同，但是都是居于胸腹腔之中。　同在体腔中的脏腑，又有不同的功能，我想听一听其中的缘故。　岐伯说：人体的胸腔围护在脏腑的外周，就好像护城的城墙一样；膻中居于胸腔之中，就像是君主之心居住的宫殿一样。胃容纳食物就像仓库一样。　咽喉和小肠是传送饮食物的通路。　咽门、贲门、幽门、阑门、魄门五窍是胃肠道的门户。 廉泉、玉英是津液外泄的通路。 五脏六腑有各自的边界，发病后也有不同的症状表现。 营气在脉中顺行，卫气逆行于脉外，就会发生脉胀；卫气并入脉中，循行于分肉之间，就会发生肤胀。 治疗时可取足三里穴，施用泻法。 如果胀病的部位离穴位近的，针一次就能治愈，如果病位远，病情重的，需针刺三次。 不论是虚证是实证，胀病初起时，关键在于急用泻法以去其邪。

黄帝说：我想听一听胀病的症状。 岐伯说：心胀病，心中烦乱，气短，睡眠不安；肺胀病，呼吸无力，胸部气胀而虚满，气喘咳嗽；肝胀病，胁下胀满疼痛而牵引至小腹。 脾胀病，呃逆频频，四肢胀闷不舒，身体沉重不能胜衣，睡眠不安宁；肾胀病，腹胀满牵引背部胀闷不舒，腰部和大腿疼痛。 六腑的胀病：胃胀病，腹部胀满，胃脘疼痛，鼻中常觉得闻到焦煳的气味而妨碍正常的饮食，大便不通畅；大肠胀病，肠鸣有声而腹部疼痛，如果在冬季又感受寒邪，就会出现完谷不化的泄泻；小肠胀病少腹胀满，牵引腰部疼痛；膀胱胀病，少腹胀满而小便不利。 三焦胀病，肢体胀满，气充满在皮肤之间，用手按时空而不坚实；胆胀病，胁下胀满疼痛，口苦，常做深呼吸而叹气。以上的这些胀病，它们的病机和治疗都有共同的规律，只要明确气血运行逆顺的道理，并且正确地运用针刺方法，就能够治愈。 但如果虚证用了泻法、实证用了补法，就会使得神气耗散，邪气侵袭而正气损伤，真气不能安定，这种低劣的医术所造成的恶果，就会导致人的寿命缩短。 如果做到虚证用补法、实证用泻法，就会使得神气内守，经常保持正气充足而肌肉腠理充实，这才是高明的医生。

黄帝说：胀病是怎样发生的？ 是什么原因引起的呢？ 岐伯说：卫气在体内运行，总是依傍着经脉而循行于分肉之间，它的运行有逆顺的不同，营气、卫气在脉内、脉外相互伴随，与自然界阴阳变化的规律相合，五脏之气的交替运行，就像四季变化一样有固定的次序，饮食谷物也可以正常地化生精微营养周身。　如果阴阳失调气逆于下，营气、卫气稽留而不能流行，寒邪侵入人体而上逆，正气与邪气相互斗争而搏结在一起，就形成了胀病。　黄帝说：好。　能不能再清楚解释一下呢？　岐伯说：邪气侵入人体与正气相搏结，分别停留在血脉、五脏、六腑三个地方，其反映出的症状就可以知道是否是发生胀病。黄帝说：好。

黄帝问岐伯说：前面讲过，在胀病初起时不管虚证实证，关键在于迅速用泻法针刺，病邪近而轻的针刺一次，病邪远而重的刺三次，就可以治愈。　但是，现在有针刺三次还不见效的，是什么缘故呢？岐伯说：前面谈到的针刺一次就能治愈，是指针刺时能够深入肌肉的空隙，刺中了气血输注的穴位而言。　如果没有刺中穴位，或没有深入肌肉的间隙，则经气依旧不能通畅而邪气仍停留在体内，若邪气上越，妄中肌肉，使得卫气更加逆乱，营气和卫气相互排斥更加不协调，对于胀病而言，当泻而未泻，厥逆之气不能下行，因此病不能愈。　针刺三次，厥逆之气仍不下，胀病不减的，就要更换针刺的部位，使厥逆之气下行，才能治好胀病。　如果胀病仍不好，可以调整部位重新再针刺，这样一来总会把病治愈，而且不会有什么害处。　对于那些不是危急的胀病，要采取治本的方法，一定要先慎重诊察其脉象，当泻就泻，当补就补，这样就会收效如槌下声随一样，病邪哪里有不除的道理啊！

五癃津液别第三十六

五癃津液：癃，指水液癃闭产生水胀病；津液，是人体重要物质，可以转化成汗、尿、唾、泪、髓五种不同形式。　本篇主要论述五种津液的生理病理以及与脏腑经络气血精的联系；其次涉及水液癃闭产生水胀的病因病机和临床表现。　故名。

黄帝问于岐伯曰：水谷入于口，输于肠胃，其液别为五，天寒衣薄则为溺与气，天热衣厚则为汗，悲哀气并则为泣，中热胃缓则为唾。邪气内逆，则气为之闭塞而不行，不行则为水胀，余知其然也，不知其何由生，愿闻其道。

岐伯曰：水谷皆入于口，其味有五，各注其海，津液各走其道。故三焦出气，以温肌肉，充皮肤，为其津；其流而不行者，为液。天暑衣厚则腠理开，故汗出；寒留于分肉之间，聚沫则为痛。天寒则腠理闭，气湿不行，水下留于膀胱，则为溺与气。五脏六腑，心为之主，耳为之听，目为之候，肺为之相，肝为之将，脾为之卫，肾为之主外。故五脏六腑之津液，尽上渗于目，心悲气并则心系急，心系急则肺举，肺举则液上溢。夫心系与肺，不能常举，乍上乍下，故咳而泣出矣。中热则胃中消谷，消谷则虫上下作，肠胃充郭故胃缓，胃缓则气逆，故唾出。

五谷之津液和合而为膏者，内渗入于骨空，补益脑髓，而下流于阴股。阴阳不和，则使液溢而下流于阴，髓液皆减而下，下过度则虚，虚故腰背痛而胫酸。阴阳气道不通，四海闭塞，三焦不泻，津液不化，水谷并行肠胃之中，别于回肠，留于下焦，不得渗膀胱，则下焦胀，水溢则为水胀，此津液五别之逆顺也。

【译文】

黄帝问岐伯说：饮食水谷进入口以后，又被输送到胃和肠，其化生的津液分为五种，如果在天气寒冷和衣服单薄时，津液就会化为尿和气；天气炎热和衣服过厚时，津液就化为汗；情绪悲哀，气并于上，津液出于目就化为泪；中焦有热，胃体弛缓，津液出于口就化为唾液；邪气侵入体内，阻滞津液输布，阳气闭塞而津液不化，水气不能宣散就形成水胀病。我知道这些情况，但是不知道其化生的机理，想请你讲一下。

岐伯说：饮食水谷都是由口进入人体，饮食物中有酸、苦、甘、辛、咸五味，分别注入相应的脏器及人体四海。饮食水谷所化生的津液分别沿着一定的道路输布。由三焦布散的精微物质，能够温润肌肉、充养皮肤，就是津；那些流注于脏腑、孔窍，补益脑髓而不布散的，就是液。天气炎热和穿衣太厚，腠理开泄而出汗。如果又感受寒邪，寒邪就会留滞在分肉里面，使得津液凝聚成沫，挤压分肉，阻碍阳气流行就会产生疼痛。天气寒冷，汗孔闭塞不能出汗，阳气不化，水液不得蒸化宣行则向下输注到膀胱，就形成尿液和气。在五脏六腑中，心主宰其他脏器的活动。耳听声音，眼看物体，都是为心服务。肺主气而朝百脉，起相辅的作用，犹如宰相。肝主谋虑，就像将军一样。脾主肌肉而护卫内在脏腑，就像卫士一样。肾主骨而支撑身体，所以可以主人体的外部。人体五脏六腑的津液都上达于目，人悲哀的时候气并于心，使心系拘急，心系拘急会使肺叶上举，肺叶上举就使得津液向上流溢。但是，心系不总是拘急，肺叶不总是上举，而是时发时止，所以发生咳嗽而流泪。中焦有热，胃中的饮食水谷就容易消化，食物消化以后，寄生虫追寻食物就会在胃肠中上下串行，导致肠胃扩张胃体迟缓，气因之上逆，津液随着上升，于是就出现了唾液从口外流的情况。

饮食水谷所化生的津液，混合成脂膏样的部分，向内渗灌到骨腔中，并可以向上补益脑髓，向下流注到阴部。精属阴，气属阳，如阴阳不和，则阳气不能固摄，精液向下流溢，从阴窍外泄。从而使滋养骨髓的津液也随着向下溢出而减少，如果下溢过度，真阴虚损，就会出现腰背疼痛和足胫酸楚。阴阳气道阻滞不畅，四海闭塞不通，三焦不能疏泄，津液不能正常的布化到全身，饮食水谷相互混杂在肠胃中运行，积于回肠，水液停留在下焦，不能渗灌于膀胱，这样就会使下焦胀满，水液若充溢于外就形成了水胀病。这些就是津液分为尿液、水气、汗液、泪液和唾液的正常和异常的情况。

五阅五使第三十七

五阅五使：本篇主要讨论五官五色与五脏生理病理之间的联系，故名"五阅五使"。

黄帝问于岐伯曰：余闻刺有五官五阅，以观五气。五气者，五脏之使也，五时之副也。愿闻其五使当安出？

岐伯曰：五官者，五脏之阅也。

黄帝曰：愿闻其所出，令可为常。

岐伯曰：脉出于气口，色见于明堂，五色更出，以应五时，各如其常，经气入脏，必当治里。

帝曰：善。五色独决于明堂乎？

岐伯曰：五官已辨，阙庭必张，乃立明堂。明堂广大，蕃蔽见外，方壁高基，引垂居外，五色乃治，平博广大，寿中百岁。见此者，刺之必已，如是之人者，血气有余，肌肉坚致，故可苦已针。

黄帝曰：愿闻五官。

岐伯曰：鼻者，肺之官也；目者，肝之官也；口唇者，脾之官也；舌者，心之官也；耳者，肾之官也。

黄帝曰：以官何候？

岐伯曰：以候五脏。故肺病者，喘息鼻张；肝病者，眦青；脾病者，唇黄；心病者，舌卷短，颧赤；肾病者，颧与颜黑。

黄帝曰：五脉安出，五色安见，其常色殆者如何？

岐伯曰：五官不辨，阙庭不张，小其明堂，蕃蔽不见，又埤其墙，墙下无基，垂角去外，如是者，虽平常殆，况加疾哉。

黄帝曰：五色之见于明堂，以观五脏之气，左右高下，各有形乎？

岐伯曰：腑脏之在中也，各以次舍，左右上下，各如其度也。

【译文】

黄帝问岐伯说：我听说用针刺治疗疾病时，对内在五脏所反映于五官的五种气色变化的观察，可有助于病情的诊断。所谓五气，是指五脏的内在变化反映于体表的现象。五脏之气是由五脏产生和支配的，它的盛衰与春、夏、长夏、秋、冬五季相配合的。请问五脏之气是怎样表现在面部的？

岐伯说：五官的变化就是五脏在身体外部的反映。

黄帝说：我想听一听五官的表现与五脏之间是如何反映的，以便把它作为诊断的常规。岐伯说：五脏的变化可以通过脉象的形式表现于寸口，也可以通过五色的形式表现在鼻部。五色交替出现，是与春、夏、长夏、秋、冬五季气候的变化相应，每一时令都有其正常现象，即五季分别出现青、赤、黄、白、黑五色是有一定规律的。如果经脉的邪气循经络深入内脏，必然出现五色的异常，则一定要从内在脏腑治疗。

黄帝说：好。诊察五色仅仅取决于鼻吗？岐伯说：正常人的五官能辨别颜色、气味、味道、声音等，眉间、额部开阔饱满，就可以观察鼻部的情况。如果鼻部宽阔高大，颊侧至耳门部肌肉丰满凸起，下颚高厚，耳周肌肉方正，耳垂凸露于外，面部五色表现正常，五官宽阔高起，端正匀称，这样的人就能够活到一百岁。观察到以上的表现，即使发生疾病，施用针刺也一定能够治愈。因为像这样的人，气血充足，肌肉坚实致密，所以能适应针刺疗法。

黄帝说：我想了解一下什么是五官。岐伯说：鼻是肺的官窍。

眼睛是肝的官窍，口是脾的官窍，舌是心的官窍，耳是肾的官窍。

黄帝说：从五官的表现，如何推断疾病呢？ 岐伯说：通过五官的表现，可以推断五脏的病变。 肺的病变，出现呼吸喘急，鼻翼翕动；肝的病变，出现目眦发青；脾的病变，出现口唇发黄；心的病变，出现舌体卷曲短缩，两颧发红。 肾的病变，出现两颧和额部发黑。

黄帝说：有的人平时脉象和五色都很正常，但一发生疾病就很危重，这是为什么呢？ 岐伯说：五官的功能失常不能辨别颜色、气味、味道、声音等，眉间前额的部位不开朗，鼻子也小，颊部和耳门瘦小而不饱满，面部无丰满的肌肉，下颚平陷，耳垂和耳上角尖窄而向外突出，像这样的人即使平时色和脉都正常也常常虚弱无力，更别提重疾来袭了。

黄帝说：五脏表现于鼻部，据此可以推断五脏之气的内在变化，那么在鼻的左右上下，有一定的反映部位吗？ 岐伯说：脏腑深居于胸腹之中，各有一定的位置，所以反映五脏之气盛衰的五色，在面部的左右上下也有一定的位置。

逆顺肥瘦第三十八

逆顺肥瘦：逆顺，是指经脉走向与气血上下往来之逆顺，也指依针刺法则施针为顺，反之则为逆；肥瘦，是指人体的胖瘦，也泛指体质状况而言。 本篇重在讨论依据不同针刺方法的基础，故名"逆顺肥瘦"。

黄帝问于岐伯曰：余闻针道于夫子，众多毕悉矣，夫子之道应若失，而据未有坚然者也，夫子之问学熟乎，将审察于物而心生之乎？

岐伯曰：圣人之为道者，上合于天，下合于地，中合于人事，必有明法，以起度数，法式检押，乃后可传焉。故匠人不能释尺寸而意短长，废绳墨而起平木也，工人不能置规而为圆，去矩而为方。知用此者，固自然之物，易用之教，逆顺之常也。

黄帝曰：愿闻自然奈何？

岐伯曰：临深决水，不用功力，而水可竭也。循掘决冲，而经可通也。此言气之滑涩，血之清浊，行之逆顺也。

黄帝曰：愿闻人之白黑肥瘦小长，各有数乎？

岐伯曰：年质壮大，血气充盈，肤革坚固，因加以邪，刺此者，深而留之，此肥人也。广肩腋项，肉薄厚皮而黑色，唇临临然，其血黑以浊，其气涩以迟，其为人也，贪于取与，刺此者，深而留之，多益其数也。

黄帝曰：刺瘦人奈何？

岐伯曰：瘦人者，皮薄色少，肉廉廉然，薄唇轻言，其血清气滑，易脱于气，易损于血，刺此者，浅而疾之。

黄帝曰：刺常人奈何？

岐伯曰：视其白黑，各为调之，其端正敦厚者，其血气和调，刺此者，无失常数也。

黄帝曰：刺壮士真骨者奈何？

岐伯曰：刺壮士真骨，坚肉缓节监监然，此人重则气涩血浊，刺此者，深而留之，多益其数；劲则气滑血清，刺此者，浅而疾之。

黄帝曰：刺婴儿奈何？

岐伯曰：婴儿者，其肉脆血少气弱，刺此者，以豪刺，浅刺而疾拔针，日再可也。

黄帝曰：临深决水奈何？

岐伯曰：血清气浊，疾泻之，则气竭焉。

黄帝曰：循掘决冲奈何？

岐伯曰：血浊气涩，疾泻之，则经可通也。

黄帝曰：脉行之逆顺奈何？

岐伯曰：手之三阴，从脏走手；手之三阳，从手走头。足之三阳，从头走足；足之三阴，从足走腹。

黄帝曰：少阴之脉独下行，何也？

岐伯曰：不然。夫冲脉者，五脏六腑之海也，五脏六腑皆禀焉。其上者，出于颃颡，渗诸阳，灌诸精；其下者，注少阴之大络，出于气街，循阴股内廉，入腘中，伏行骭骨内，下至内踝之后属而别；其下者，并于少阴之经，渗三阴；其前者，伏行出跗属，下循跗入大指间，渗诸络而温肌肉。故别络结则跗上不动，不动则厥，厥则寒矣。

黄帝曰：何以明之？

岐伯曰：以言导之，切而验之，其非必动，然后乃可明逆顺之行也。

黄帝曰：窘乎哉！圣人之为道也。明于日月，微于毫厘，其非夫子，孰能道之也。

【译文】

黄帝问岐伯说：我从您那里已了解到很多针刺规律。按照您所谈的这些道理运用时，经常手到病除，从来没有祛除不了的顽固病证。那您的知识是勤学好问得来的，还是通过仔细观察事物后而思考得来的呢？岐伯说：圣人认识事物的规律，要符合天地自然与社会人事的变化规律，而且一定要有明确的法则，这就形成人们应该遵循的方式、方法和规则，这样才可以流传于后世。所以犹如匠人不能脱离尺寸而随意猜测物体的长短，放弃绳墨去寻求物体的平直，工人不能搁置圆规去制成圆形，放弃矩尺而制成方形。懂得了运用这些法则，就能了解事物本身固有的自然特性；灵活地运用这些法则，就能掌握事物正常和反常的变化规律。

黄帝说：我希望能够听听事物的自然道理。岐伯说：从深处决堤放水，不用很大的气力就能把水放尽。只要循着地下的通道开决水道，水就很容易通行无阻。同样对于人体来说，气有滑涩的不同，血有清浊的区别，经脉运行有逆顺的变化，所以应当掌握其特点，因势利导地治疗。

黄帝说：人有皮肤黑白、形体胖瘦、年龄长幼的不同，那在针刺的深浅和次数方面有一定的标准吗？岐伯说：身体强壮的壮年人，气血充盛，皮肤坚固，感受外邪时，应采取深刺的方法，而且留针时间要长，这个方法适宜于肥壮的人。他们一般肩部宽阔，项部肌肉瘦薄，皮肤粗厚而色黑，口唇肥大，血液发黑而稠浊，气行滞涩缓慢，性格好胜而勇于进取，慷慨乐施，针刺的方法应是刺得深而留针时间长，并增加针刺的次数。

黄帝说：针刺瘦人的方法又是怎样的呢？岐伯说：瘦人的皮肤薄而颜色浅淡，肌肉消瘦，口唇薄，说话声音小，这种人血液清稀而气行滑利，气容易散失，血容易消耗，针刺的方法应是浅刺而出针快。

黄帝说：针刺一般人的方法是怎样的呢？岐伯说：这要辨别他肤色的黑白，并据此分别进行调治。对于端正敦厚的人，因血气调和，针刺时的方法不要违背一般常规的刺法。

黄帝说：针刺身体强壮、骨骼坚硬的人是怎样的呢？岐伯说：身体强壮的人、骨骼坚硬，肌肉结实，关节舒缓，骨节突出显露。这样的人如果是稳重不好动的，多属气行滞涩而血液稠浊，针刺的方法应当深刺而留针时间长，并增加针刺的次数；如果是轻劲好动的，气行滑利而血液清稀，针刺的方法应当浅刺而迅速出针。

黄帝说：针刺婴儿是怎样的呢？岐伯说：婴儿的肌肉脆薄而血少

气弱，针刺的方法，应当选用毫针浅刺而快出，一天可以针刺两次。

黄帝说：运用针刺时如遇前面所说的"临深决水"相类似的情况应当怎么办？ 岐伯说：血液清稀而气行滑利的人，如果采用疾泻法，就会使其真气耗竭。 黄帝说：那如遇前面所说的"循掘决冲"的那种情况，又应当怎么办？ 岐伯说：血液稠浊而气行滞涩的人，采用疾泻的方法，才能使经脉中气血通畅。

黄帝说：经脉循行的逆顺是怎样的呢？ 岐伯说：手三阴经都是从胸部经上肢走向手指；手三阳经都是从手指向上经肩部走向头部；足三阳经都是从头部经躯干和下肢走向足部；足三阴经都是从足部经下肢走向腹部。

黄帝说：足三阴经既然都是上行到腹的，而唯独足少阴经向下行，这是什么缘故呢？ 岐伯说：不像您说的那样，那不是足少阴经而是冲脉。 冲脉是五脏六腑经脉所汇聚的地方，五脏六腑都禀受冲脉气血的濡养。 冲脉上行的部分，在咽上部上面的后鼻道附近出于体表，然后渗入阳经，向其灌注精气。 冲脉下行的部分，注入足少阴肾经的大络，在气街出于体表，沿着大腿内侧下行，进入膝腘窝中，伏行于胫骨之内，再向下行到内踝后的跟骨上缘而分为两支。 向下行的分支，与足少阴经相并行，同时将精气灌注于三阴经；其向前行的一支，从内踝后的深部出于跟骨结节上缘，向下沿着足背进入足大趾间，将精气渗注到络脉中而温养肌肉。 所以当与冲脉相连的络脉瘀结不通时，足背上的脉搏跳动就会消失，这是由于经气厥逆，从而发生局部的足胫寒冷。

黄帝说：怎样查明经脉气血的顺逆呢？ 岐伯说：在检查病人的时候，首先要用言语来引导病人说清症状，然后切足背部脉搏来验其是否跳动。 如果不是经气厥逆，足背的动脉就一定会搏动，这样就可以明确经脉气血循行逆顺的情况了。

黄帝说：这些问题真是难解答啊！ 圣人所归纳的这些规律，比日月的光辉还明亮，比毫厘之物还细微，若不是先生您，谁还能阐明这样的道理呢。

血络论第三十九

血络论：血络，即布散于全身体表的络脉，其分布深浅不一。这里特指人体浅表可见的络脉，由于文中主要论述观察血络的方法，针刺血络所出现的各种不良反应的原因和防治原则等内容。故名"血络论"。

黄帝曰：愿闻其奇邪而不在经者。

岐伯曰：血络是也。

黄帝曰：刺血络而仆者，何也？血出而射者，何也？血少黑而浊者，何也？血出清而半为汁者，何也？发针而肿者，何也？血出若多若少而面色苍苍者，何也？发针而面色不变而烦悗者，何也？多出血而不动摇者，何也？愿闻其故。

岐伯曰：脉气盛而血虚者，刺之则脱气，脱气则仆。血气俱盛而阴气多者，其血滑，刺之则射；阳气畜积，久留而不泻者，其血黑以浊，故不能射。新饮而液渗于络，而未合和于血也，故血出而汁别焉；其不新饮者，身中有水，久则为肿。阴气积于阳，其气因于络，故刺之血未出而气先行，故肿。阴阳之气，其新相得而未和合，因而泻之，则阴阳俱脱，表里相离，故脱色而苍苍然。刺之血出多，色不变而烦悗者，刺络而虚经。虚经之属于阴者阴脱，故烦悗。阴阳相得而合为痹者，此为内溢于经，外注于络，如是者，阴阳俱有余，虽多出血而弗能虚也。

黄帝曰：相之奈何？

岐伯曰：血脉者，盛坚横以赤，上下无常处，小者如针，大者如筋，则而泻之万全也，故无失数矣，失数而反，各如其度。

黄帝曰：针入而肉著者，何也？

岐伯曰：热气因于针则针热，热则肉著于针，故坚焉。

【译文】

黄帝说：我想听你讲一下那种未侵入经脉的奇邪的情况。 岐伯说：没有侵入经脉的奇邪，留滞在络脉，会引起络脉瘀血，这就叫血络。

黄帝说：有时刺血络放血会使病人昏倒的原因是什么？ 有时针刺放血其出血呈喷射状是为什么？ 有时针刺放出的血量少但色黑质浊是为什么？ 有时血质清稀且其中一半像水液是为什么？ 有的拔针后局部肿起是为什么？ 有的无论出血量或多或少都出现面色苍白是为什么？ 有的拔针后面色不变但感觉心胸烦闷是为什么？ 有的虽然出血很多但病人没有任何不适是为什么？ 以上种种情况我想听听其中的道理。

岐伯说：经脉中气偏盛而血偏虚的，刺络脉放血则脱气，气脱就会使病人昏倒在地；经脉中气血俱盛而阴气较多的，血也流利滑疾，刺络放血时血液就会喷射而出；阳气蓄积于络脉之内，停留已久而不能外泻，可导致血色黑暗而稠浊，所以血也就不会远射；刚刚饮过水而水渗入到血络中，尚未与血液完全混合，所以针刺放出的血中有水液夹杂；那些不是由于刚饮过水的，由于体内原本有水液，因为水液停留日久，则蓄积形成水肿病；阴气积聚在阳分，已经渗入到络脉，所以在刺络脉时血还没有流出而气先流出，所以使局部肿起；阴气和阳气刚刚相遇而尚未彼此协调，就刺络脉放血使阴气、阳气同时外泻，使阴气、阳气都虚，且表里失去联系，所以使面色无华而呈现苍白色；刺络脉出血过多，虽面色不变而心胸烦闷，这是因为刺络脉放血使经脉空虚，若属于阴经空虚，而引起五脏的阴精亏损，产生心胸烦闷；表里的邪气内外相合滞留在体内，就会形成痹证，在内泛滥于经脉，在外渗注到络脉，使得经脉和络脉中都充满邪气，刺络放血时即使出血很多但泻出的大多是邪气，也不会引起虚弱的现象。

黄帝说：怎样来观察血络呢？

岐伯说：血脉中邪气亢盛的，血络大而坚硬、充盈于皮下而色红，上下没有固定部位，小的像针，大的像筷子一样粗细，遇到这种情况，施用泻法刺络放血是安全的。但在施治要注意，切不可违背治疗的常规，如果不按常规要求，非但没有疗效，还会出现各种不良反应。

黄帝说：进针以后，往往有肌肉紧紧地裹住针身的情况，这是为什么呢？

岐伯说：这是由于体内热气作用于针体，使针体随之而热，针体热则导致肌肉与针粘附在一起，所以出现针在肌肉中坚固而不能转动。

阴阳清浊第四十

阴阳清浊：本篇讨论了气血清浊（性质、状态）之气，在人体阴阳血脉中的不同输布及升降规律，以及失常时应采取的不同针刺治疗方法，故而名篇。

黄帝曰：余闻十二经脉以应十二经水者，其五色各异，清浊不同，人之血气若一，应之奈何？

岐伯曰：人之血气，苟能若一，则天下为一矣，恶有乱者乎。

黄帝曰：余问一人，非问天下之众。

岐伯曰：夫一人者，亦有乱气，天下之众，亦有乱人，其合为一耳。

黄帝曰：愿闻人气之清浊。

岐伯曰：受谷者浊，受气者清。清者注阴，浊者注阳。浊而清者，上出于咽；清而浊者，则下行。清浊相干，命曰乱气。

黄帝曰：夫阴清而阳浊，浊者有清，清者有浊，清浊别之奈何？

岐伯曰：气之大别，清者上注于肺，浊者下走于胃。胃之清气，上出于口；肺之浊气，下注于经，内积于海。

黄帝曰：诸阳皆浊，何阳浊甚乎？

岐伯曰：手太阳独受阳之浊，手太阴独受阴之清，其清者上走空窍，其浊者下行诸经。诸阴皆清，足太阴独受其浊。

黄帝曰：治之奈何？

岐伯曰：清者其气滑，浊者其气涩，此气之常也。故刺阴者，深而留之；刺阳者，浅而疾之；清浊相干者，以数调之也。

【译文】

黄帝说：我听说人体的十二经脉与自然界十二条大河流相对应，自然界十二条大河流的颜色青赤黄白黑各不一样，还有清浊的区别，而人体经脉中的气血都是一样的，怎样把它们与之相对应呢？

岐伯说：假若人体经脉中的气血都是一样的，那据此类推天下所有的人都一样了，又怎么会发生紊乱呢？

黄帝说：我问的是表现在一个人身上的情况，并不是询问整个社会所有的人啊！

岐伯说：一个人体内有逆乱之气，就跟整个社会上也总有作乱之人一样，总体的看来都是一个道理。

黄帝说：请你讲一讲人身之气的清浊情况。

岐伯说：人体受纳的饮食谷物所化生的气是浊的，禀受于自然界空气的是轻清之气。清气注于阴分入脏，浊气输布于阳分入腑，饮食谷物所化生的浊气中的清气，向上出于咽部；而清气中的浊气则可以下行。如果清气和浊气相互干扰而不能正常的升降，就叫做乱气。

黄帝说：清气注于阴，浊气输布于阳，浊中有清，清中有浊，这些情况是怎样辨别呢？

岐伯说：辨别以上情况大致是这样：清气先向上输注到肺脏，浊气向下行先入于胃腑。而胃内水谷浊气中的清气部分，可向上出于口；肺中清气的重浊部分，也可向下输注到经脉之中，并且在内积聚于胸中而成为气海。

黄帝说：所有的阳经都接受浊气的渗注，其中哪一经接受浊气最多呢？

岐伯说：在诸阳经中，手太阳小肠接受胃下输的水谷食糜，并分离清浊，所以唯独它所属的手太阳经浊气最多。在诸阴经中，肺主气而司呼吸运动，所以它所属的手太阴经接受的清气最多。大凡清气都向上到达头面部的孔窍，浊气都向下注入经脉之中。虽然说五脏都接受清气，但是由于脾主运化水谷精微所以唯独脾所属的足太阴经能够接受浊气。

黄帝说：人体的清气、浊气异常应当怎样治疗呢？

岐伯说：清气运行滑利，浊气运行滞涩，这是清气、浊气的正常表现。所以如果是由于浊气异常引起的病变，针刺时应当深刺而留针时间长；由于清气异常引起的病变，针刺时应当浅刺而快速出针。如果是由于清气与浊气相互干扰而导致升降失常的病变，就应当查明病情，了解清气、浊气相互干扰的程度和部位，再结合清气、浊气的特性，根据具体情况采取适当的方法调治。

阴阳系日月第四十一

阴阳系日月：阴阳，指人体手足三阴三阳；系，联系，相应；日月，当指太阳与月亮。 本篇以十天干代表太阳运行分别与左右两手十经相配，十二地支代表月球运行分别与左右两足十二经相配，并借日月运转的现象，来说明阴阳盛衰消长的情况，故名"阴阳系日月"。

黄帝曰：余闻天为阳，地为阴，日为阳，月为阴，其合之于人奈何？

岐伯曰：腰以上为天，腰以下为地，故天为阳，地为阴。故足之十二经脉，以应十二月，月生于水，故在下者为阴；手之十指，以应十日，日主火，故在上者为阳。

黄帝曰：合之于脉奈何？

岐伯曰：寅者，正月之生阳也，主左足之少阳；未者六月，主右足之少阳。卯者二月，主左足之太阳；午者五月，主右足之太阳。辰者三月，主左足之阳明；巳者四月，主右足之阳明。此两阳合于前，故曰阳明。申者，七月之生阴也，主右足之少阴；丑者十二月，主左足之少阴。酉者八月，主右足之太阴；子者十一月，主左足之太阴。戌者九月，主右足之厥阴；亥者十月，主左足之厥阴。此两阴交尽，故曰厥阴。

甲主左手之少阳，己主右手之少阳。乙主左手之太阳，戊主右手之太阳。丙主左手之阳明，丁主右手之阳明。此两火并合，故为阳明。庚主右手之少阴，癸主左手之少阴。辛主右手之太阴，壬主左手之太阴。

故足之阳者，阴中之少阳也；足之阴者，阴中之太阴也。手之阳者，阳中之太阳也；手之阴者，阳中之少阴也。

腰以上者为阳，腰以下者为阴。其于五脏也，心为阳中之太阳，肺为阴中之少阴，肝为阴中之少阳，脾为阴中之至阴，肾为阴中之太阴。

黄帝曰：以治之奈何？

岐伯曰：正月、二月、三月，人气在左，无刺左足之阳；四月、五月、六月，人气在右，无刺右足之阳，七月、八月、九月，人气在右，无刺右足之阴；十月、十一月、十二月，人气在左，无刺左足之阴。

黄帝曰：五行以东方为甲乙木王春，春者苍色，主肝。肝者，足厥阴也。今乃以甲为左手之少阳，不合于数，何也？

岐伯曰：此天地之阴阳也，非四时五行之以次行也。且夫阴阳者，有名而无形，故数之可十，离之可百，散之可千，推之可万，此之谓也。

【译文】

黄帝问：我听说天为阳，地为阴，日为阳，月为阴，它们与人体是怎样配合的呢？

岐伯答道：在人体，腰以上像天一样属阳，腰以下像地一样属阴。下肢的十二条经脉，同一年中的十二个月相对应，月是禀受水性而产生的，所以与十二个月相对应的下肢经脉属阴。在上肢，手有十指，同一旬中的十日相对应，日是禀受火性而产生的，所以与十日相对应的上肢经脉属阳。

黄帝问：十二个月和十日怎样同经脉相配合呢？

岐伯答道：以十二地支纪十二月，与下肢十二条经脉的关系是：十二地支的寅纪正月，此时阳气初生，主身体左侧下肢的足少阳胆经；未纪六月，主身体右侧下肢的足少阳胆经。 卯纪二月，主身体左侧下肢的足太阳膀胱经；午纪五月，主身体右侧下肢的足太阳膀胱经。 辰纪三月，主身体左侧下肢的足阳明胃经；巳纪四月，主身体右侧下肢的足阳明胃经。 正如前面所讲的那样，阳明处于太阳与少阳之间，两阳合明，所以称为阳明。 申纪七月，此时阴气初生，主身体右侧下肢的足少阴肾经。 丑纪十二月，主身体左侧下肢的足少阴肾经。酉纪八月，主身体右侧下肢的足太阴脾经；子纪十一月，主身体左侧下肢的足太阴脾经。 戌纪九月，主身体右侧下肢的足厥阴肝经。 亥纪十月，主身体左侧下肢的足厥阴肝经，厥阴处于少阴与太阴之间，足少阴经同足太阴经的经气交会，必须经过足厥阴经。 所以称为厥阴。

以十天干纪一旬的十日，同上肢十条经脉的关系是：甲日主身体左侧上肢的手少阳三焦经。 己日主身体右侧上肢的手少阳三焦经。乙日主身体左侧上肢的手太阳小肠经。 戊日主身体右侧上肢的手太阳小肠经。 丙日主身体左侧上肢的手阳明大肠经。 丁日主身体右侧上肢的手阳明大肠经。 在五行归类中丙、丁都属火，两火合并，所以称为阳明。 庚日主身体右侧上肢的手少阴心经。 癸日主身体左侧上肢的手少阴心经。 辛日主身体右侧上肢的手太阴肺经。 壬日主身体左侧上肢的手太阴肺经。

因为腰以上为阳，腰以下为阴，所以位于下肢的足三阳经，为阴中的少阳，阳气微弱。 位于下肢的足三阴经，是阴中的太阴，阴气最盛。 位于上肢的阳经，是阳中的太阳，阳气最盛。 位于上肢的阴经，是阳中的少阴，阴气微弱。

运用这个规律来说明五脏的阴阳属性：心位于膈上属火，为阳中之太阳，肺居于膈上而属金，为阳中之少阴，肝位于膈下属木，为阴中之少阳，脾位于膈下属土，阴中之至阴，肾位于膈下而属水，为阴中之太阴。

黄帝问：怎样把经脉与十二个月的阴阳相配规律运用到治疗之中呢？ 岐伯答道：在一年十二个月中，正月、二月和三月，人体的阳气分别偏重于身体左侧下肢的足少阳胆经、足太阳膀胱经和足阳明胃经，所以不宜针刺这些经脉。 四月、五月和六月，人体的阳气分别偏重于身体右侧下肢的足阳明胃经、足太阳膀胱经、足少阳胆经，所以不宜针刺这些经脉。 七月、八月和九月，人体的阴气分别偏重于身体右侧下肢的足少阴肾经、足太阴脾经和足厥阴肝经，所以不宜针刺这些经脉。 十月、十一月和十二月，人体的阴气分别偏重于身体左侧下肢的足厥阴肝经、足太阴脾经和足少阴肾经，所以不宜针刺这些经脉。

黄帝问：在五行归类中，方位的东方和天干中的甲、乙都属木，木气旺于春季，在五色中主青色，在五脏中主肝脏，隶属肝的经脉是足厥阴肝经，现在却把甲配属身体左侧上肢的手少阳三焦经，不符合天干配属五行的规律，这是为什么呢？

岐伯答道：这里所讲的，是根据自然界阴阳变化的规律来配合天干地支的，用来说明十二经脉的阴阳属性，不是按照四季的次序和五行属性来配合天干地支的。 此外，阴阳是一个抽象概念，而不是一种具体事物，所以它的运用非常广泛，同一个阴阳可以指一种事物，也可以扩展到十种、百种、千种、万种乃至无数的事物。 出现上述情况，就是因为这个道理。

病传第四十二

病传，即疾病在人体中不同阶段之间的发展，是指疾病过程中病理要素的显著改变。 本篇主要论述了邪气入脏后在脏腑之间的传变规律，故名"病传"。

黄帝曰：余受九针于夫子，而私览于诸方，或有导引行气、乔摩、灸、熨、刺、焫、饮药之一者，可独守耶，将尽行之乎？

岐伯曰：诸方者，众人之方也，非一人之所尽行也。

黄帝曰：此乃所谓守一勿失，万物毕者也。今余已闻阴阳之要，虚实之理，倾移之过，可治之属，愿闻病之变化，淫传绝败而不可治者，可得闻乎？

岐伯曰：要乎哉问。道，昭乎其如日醒，窘乎其如夜瞑，能被而服之，神与俱成，毕将服之，神自得之，生神之理，可著于竹帛，不可传于子孙。

黄帝曰：何谓日醒？

岐伯曰：明于阴阳，如惑之解，如醉之醒。

黄帝曰：何谓夜瞑？

岐伯曰：瘖乎其无声，漠乎其无形，折毛发理，正气横倾，淫邪泮衍，血脉传溜，大气入脏，腹痛下淫，可以致死，不可以致生。

黄帝曰：大气入脏奈何？

岐伯曰：病先发于心，一日而之肺，三日而之肝，五日而之脾，三日不已，死，冬夜半，夏日中。病先发于肺，三日而之肝，一日而之脾，五日而之胃，十日不已，死，冬日入，夏日出。病先发于肝，三日而之脾，五日而之胃，三日而之肾，三日不已，死，冬日入，夏蚤食。病先发于脾，一日而之胃，二日而之肾，三日而之脊、膀胱，十日不已，死，冬人定，夏晏食。病先发于胃，五日而之肾，三日而之脊、膀胱，五日而上之心，二日不已，死，冬夜半，夏日昳。病先发于肾，三日而之脊、膀胱，三日而上之心，三日而之小肠，三日不已，死，冬大晨，夏早晡。病先发于膀胱，五日而之肾，一日而之小肠，一日而之心，二日不已，死，冬鸡鸣，夏下晡。诸病以次相传，如是者，皆有死期，不可刺也；间一脏及二三四脏者，乃可刺也。

【译文】

黄帝说：我从您那里学到了九针的知识，而自己在阅读医书时看到治疗疾病的方法，有的运用导引行气，有的运用按摩、灸法、温熨、针刺、火针和汤药等某一种方法。 在运用这些方法的时候，是只采用一种方法呢，还是把所有的方法都使用上呢？

岐伯说：以上那些方法，是根据众多人所患多种疾病采用的不同方法，不是一个人患一种疾病就施用所有的方法。

黄帝说：这就是通常所说的，掌握了一个总的原则而不违背它，就能够处理各种复杂而具体的情况。 现在我已经懂得了阴阳的要点，虚实的道理，由阴阳气血盛衰导致疾病的病理及能够治愈的疾病，我还想了解一下疾病的变化，以及其演变导致脏气衰竭而成为不能治疗的疾病的情况，能讲给我听听吗？ 岐伯回答说：您所问的问题很重要啊！ 对于医学道理，如果明白了，就好像白天醒着一样清楚，如果不明白，就好像夜间睡觉一样昏昧。 能够全面掌握医学知识，并正确地应用于实际，在学习和实践中，认真研究体检，就能全部理解，医术自然会达到极高的水平，而达到极高水平的道理，应该写在竹帛上广泛流传，不应该只传给自己的后代据为己有。

黄帝问：什么是像白天醒着一样清楚呢？ 岐伯答道：明白了阴阳的道理，就好像从迷惑中解脱出来，从酒醉中清醒过来一样。 黄帝又问：什么是像夜间睡觉一样昏昧呢？ 岐伯回答说：不明医理，就好像暗哑的人一样不能察辨声响，也像在幽暗之处无法辨识形体一样。 其人毛发折断，腠理疏松开泄，正气外散而出现偏颇，亢盛的邪气蔓延扩散，通过血脉而内传到五脏，就会出现腹痛，精气下溢等病证。 此时已到了邪盛正虚的严重阶段，即使施用正确方法也会死亡而不能救治了。

黄帝问：亢盛的邪气侵入五脏的情况是怎样呢？ 岐伯答道：邪气首先侵入心而发病的，经过一天就会传到肺，再经过三天传到肝，再经过五天传到脾，如果再经过三天还不能治愈，就会死亡。 发生在冬季的，半夜死亡。 发生在夏季的，中午死亡。

邪气首先侵入肺而发病的，经过三天就会传到肝，再经过一天传到脾，再经过五天传到胃，如果再经过十天还未能治愈，就会死亡。发生在冬季的，日没时死亡，发生在夏季，日出时死亡。

邪气首先侵入肝而发病的，经过三天就能传到脾，再经过五天传到胃，再经过三天传到肾，如果再经过三天还不能治愈，就会死亡。发生在冬季的，日落时死亡。 发生在夏季的，早饭时死亡。

邪气首先侵入脾而发病的，经过一天就能传到胃，再经过二天传到肾，再经过三天传到脊背和膀胱，如果再经过十天还不能治愈，就会死亡。 发生在冬季的，黄昏人们刚入睡时死亡。 发生在夏季的，晚饭时死亡。

邪气首先侵入胃而发病的，经过五天就能传到肾，再经过三天传到脊背和膀胱，再经过五天向上传到心，如果再经过二天还不能治愈，就会死亡。 发生于冬季的，半夜死亡。 发生在夏季的，午后死亡。

邪气首先侵入肾而发病的，经过三天就会传到脊背和膀胱，再经过三天向上传到心，再经过三天传到小肠，如果再经过三天还不能治愈，就会死亡。 发生在冬季的，天大亮时死亡。发生在夏季时，黄昏时死亡。

邪气首先侵入膀胱而发病的，经过五天就会传到肾，再经过一天传到小肠，再经过一天传到心，如果再经过二天还不能治愈，就会死亡。 发生在冬季的，早晨鸡鸣时死亡。 发生在夏季的，午后死亡。

以上各脏腑发生的疾病，都按照一定的次序传变，按照这个规律推算，各脏腑的病变都有特定的死亡时间，不能运用针刺方法治疗。如果间隔一脏，或者间隔二脏、三脏、四脏传变的，才能够运用针刺方法治疗。

淫邪发梦第四十三

淫邪，泛指致病因素；发梦即做梦。本篇主要论述了淫邪侵扰淫溢内脏而致魂魄不宁，卧不得安而常做梦的机理。故称"淫邪发梦"。

黄帝曰：愿闻淫邪泮衍，奈何？

岐伯曰：正邪从外袭内，而未有定舍，反淫于脏，不得定处，与营卫俱行而与魂魄飞扬，使人卧不得安而喜梦。气淫于腑，则有余于外，不足于内；气淫于脏，则有余于内，不足于外。

黄帝曰：有余不足有形乎？

岐伯曰：阴气盛则梦涉大水而恐惧，阳气盛则梦大火而燔灼，阴阳俱盛则梦相杀。上盛则梦飞，下盛则梦堕，甚饥则梦取，甚饱则梦予。肝气盛则梦怒，肺气盛则梦恐惧、哭泣、飞扬，心气盛则梦善笑恐畏，脾气盛则梦歌乐、身体重不举，肾气盛则梦腰脊两解不属。凡此十二盛者，至而泻之，立己。

厥气客于心，则梦见丘山烟火。客于肺，则梦飞扬，见金铁之奇物。客于肝，则梦山林树木。客于脾，则梦见丘陵大泽，坏屋风雨。客于肾，则梦临渊，没居水中。客于膀胱，则梦游行。客于胃，则梦饮食。客于大肠，则梦田野。客于小肠，则梦聚邑冲衢。客于胆，则梦斗讼自刳。客于阴器，则梦接内。客于项，则梦斩首。客于胫，则梦行走而不能前，及居深地窌苑中。客于股肱，则梦礼节拜起，客于胞脏，则梦溲便。凡此十五不足者，至而补之立已也。

【译文】

黄帝说：我想了解邪气在人体内流散的情况是怎样的。

岐伯回答说：邪从外侵入人体，有时没有固定的侵犯部位，却向内侵犯脏腑，而且与营气、卫气一起在体内流行，致使魂魄不能安定，使人睡卧不宁而多梦。如果邪气侵犯六腑，就会使在外的阳气过盛而在里的阴气不足。如果邪气侵犯五脏，就会使在里的阴气过盛而在外的阳气不足。

黄帝问：人体阴气和阳气的过盛、不足，有具体表现吗？岐伯答道：如果阴气亢盛，梦见渡涉大水而感到恐惧。阳气亢盛，就会梦见大火烧灼的景象。阴气和阳气都亢盛，会梦见相互厮杀。人体上部邪气亢盛，梦见身体在天空飞翔。人体下部邪气亢盛，梦见身体向下坠堕。过度饥饿的时候，会梦见向人索取东西。过饱的时候，会梦见给予别人东西。肝气亢盛，会做愤怒的梦。肺气亢盛，做恐惧、哭泣和飞扬腾越的梦。心气亢盛，梦见好喜笑或恐惧畏怯。脾气亢盛，梦见歌唱奏乐或身体沉重不能举动。肾气亢盛，会梦见腰脊分离而不相连接。以上所谈的这十二种气盛所形成的梦境，分别使用针刺泻法，很快就能痊愈。

由于正气虚弱而邪气侵入于心，就会梦见山丘烟火弥漫。侵入肺的，梦见飞扬腾越或金石类奇形怪状的东西。侵入肝的，梦见山林树木。侵入脾的，梦见丘陵和大的湖泊，或者风雨中毁坏的房屋。侵入肾的，会梦见站在深渊的边沿或浸泡在水中。侵入膀胱的，梦见自己在水中漂荡游行。侵入胃的，梦见食物。侵入大肠的，梦见田野；侵入小肠的，梦见许多人聚集在广场或要塞。侵入胆的，梦见同人争斗、诉讼或自杀。侵袭到生殖器的，梦见性交。侵袭到项部的，梦见被杀头。侵袭到小腿的，梦见想走路而不能前进，或被困在地下深处的窖园中。侵袭到大腿的，梦见行礼跪拜；侵袭到尿道和直肠的，梦见解大便、小便。以上所谈这十五种正气不足而邪气侵袭的梦境，分别运用针刺补法，很快就能痊愈。

顺气一日分为四时第四十四

顺气一日分为四时：本篇从"天人合一"的观念出发，认为人体之气与自然界阴阳消长相适应，并将一日分为四个时段，以对应春生、夏长、秋收、冬藏之规律。在疾病则有旦慧、昼安、夕加、夜甚之变化，治疗疾病亦当顺应这些变化，故名篇。

黄帝曰：夫百病之所始生者，必起于燥湿寒暑风雨，阴阳喜怒，饮食居处，气合而有形，得脏而有名，余知其然也。夫百病者，多以旦慧、昼安、夕加、夜甚，何也？

岐伯曰：四时之气使然。

黄帝曰：愿闻四时之气。

岐伯曰：春生夏长，秋收冬藏，是气之常也，人亦应之，以一日分为四时，朝则为春，日中为夏，日入为秋，夜半为冬。朝则人气始生，病气衰，故旦慧；日中人气长，长则胜邪，故安；夕则人气始衰，邪气始生，故加；夜半人气入脏，邪气独居于身，故甚也。

黄帝曰：其时有反者何也？

岐伯曰：是不应四时之气，脏独主其病者，是必以脏气之所不胜时者甚，以其所胜时者起也。

黄帝曰：治之奈何？

岐伯曰：顺天之时，而病可与期。顺者为工，逆者为粗。

黄帝曰：善。余闻刺有五变，以主五输，愿闻其数。

岐伯曰：人有五脏，五脏有五变，五变有五输，故五五二十五输，以应五时。

黄帝曰：愿闻五变。

岐伯曰：肝为牡脏，其色青，其时春，其音角，其味酸，其日甲乙。心为牡脏，其色赤，其时夏，其日丙丁，其音徵，其味苦。脾为牝脏，其色黄，其时长夏，其日戊己，其音宫，其味甘。肺为牝脏，其色白，其音商，其时秋，其日庚辛，其味辛。肾为牝脏，其色黑，其时冬，其日壬癸，其音羽，其味咸。是为五变。

黄帝曰：以主五输奈何？

岐伯曰：脏主冬，冬刺井；色主春，春刺荣；时主夏，夏刺输；音主长夏，长夏刺经；味主秋，秋刺合。是谓五变，以主五输。

黄帝曰：诸原安合，以致六输？

岐伯曰：原独不应五时，以经合之以应其数，故六六三十六输。

黄帝曰：何谓脏主冬，时主夏，音主长夏，味主秋，色主春？愿闻其故。

岐伯曰：病在脏者，取之井；病变于色者，取之荣；病时间时甚者，取之输；病变于音者，取之经；经满而血者，病在胃；及以饮食不节得病者，取之于合。故命曰味主合。是谓五变也。

【译文】

黄帝说：各种疾病的发生，都是由于风雨寒暑燥湿等外邪侵袭，或者由于房室没有节制、喜怒过度等情志刺激，以及饮食和生活起居失常等原因引起。邪气侵入人体产生相应的病理表现，各种致病因素影响内脏会形成相应的疾病。这些内容我已经知道了。许多疾病，经常在早晨病情轻而病人精神清爽，中午病情安定，傍晚病情加重，夜间病情最重，这是为什么呢？

岐伯道：这是因为四季变化使人体阳气出现盛衰所造成的。

黄帝说：我想了解四季变化对人体影响的具体情况。

岐伯道：春季阳气生发，夏季阳气旺盛，秋季阳气收敛，冬季阳气闭藏，这是四季中自然界阳气变化的一般规律，人体的阳气变化也与它相对应。把一天按照四季划分，早晨相当于春季，中午相当于夏季，傍晚相当于秋季，半夜相当于冬季。早晨阳气生发，能够抵御邪气，邪气衰减，所以早晨病情轻而病人精神清爽。中午阳气旺盛，能够制伏邪气，所以中午病情安定。傍晚阳气开始衰减，邪气逐渐亢盛，所以傍晚病情加重。半夜人体的阳气都深藏内脏，形体只有亢盛的邪气，所以夜半病情最重。

黄帝又问：疾病在一天中的轻重变化，有时和上述情况不同，这是为什么呢？

岐伯答道：这类疾病的病情轻重不与时间决定的阳气变化相对应，只由内脏的盛衰主宰病情的轻重。而这类疾病也和时间有一定关系，像这样的病在本脏的五行属性被时日的五行属行所克的时候加重，在本脏的五行属性克制时日的五行属性的时候减轻。

黄帝说：怎样进行治疗呢？岐伯答道：掌握并且顺应时间因素对疾病的影响进行正确的治疗，疾病就有治愈的希望。正确运用这个规律的，是高明的医生；违背这个规律的，是拙劣的医生。

黄帝说：讲得好。我听说在针刺中有根据五种不同的病变情况，来针刺井、荥、输、经、合五输穴的情况，想了解一下其中的规律。

岐伯答道：人体有五脏，五脏各有相应的色、时、日、音、味的五种变化。五脏的各种变化分别选用井、荥、输、经、合五输穴，五脏各有五输穴所以共计二十五个腧穴，分别与春、夏、长夏、秋、冬五季相应。

黄帝说：我想了解五脏的五种变化是什么。

岐伯答道：肝是属阳的内脏，在五色中主青，在季节中主春，在五音中主角，在五味中主酸，在日主甲乙日。心是属阳的内脏，在五色中主赤，在季节中主夏，在日主丙丁日，在五音中主微，在五味中主苦。脾是属阴的内脏，在五色中主黄，在季节中主长夏，在日主戊己日，在五音中主宫，在五味中主甘。肺是属阴的内脏，在五色中主白，在五音中主商，在季节中主秋，在日主庚辛日，在五味中主辛。肾是属阴的内脏，在五色中主黑，在季节中主冬，在日中主壬癸日，在五音中主羽，在五味中主咸。这就是五脏的五种变化。

黄帝说：怎样根据五脏及其五种变化选用五输穴呢？岐伯答道：五脏与冬相应，所以冬季应针刺井穴。五色与春季相应，所以春季应针刺荥穴。五时与夏季相应，所以夏季应针刺输穴。五音与长夏相应，所以长夏应针刺经穴。五味与秋季相应，所以秋季应针刺合穴。这就是五脏及其变化所选用的五输穴。

黄帝说：以上所讲的五输穴分别与五时相应。在井、荥、输、经、合五输穴之外，六腑还有原穴，它是如何配合五时而形成六输穴呢？

岐伯答道：原穴不单独与五时相配合，而是以本经的经穴来配合五时，这样六腑各有井、荥、输、原、经、合六输穴，共计有六六三十六个输穴。

黄帝说：我想了解什么叫做脏主冬，时主夏，音主长夏，味主秋，色主春。

岐伯答道：疾病发生在内脏，邪气深，治疗时应取井穴；疾病出现面色变化，治疗时应取荥穴。疾病时轻时重，治疗时应取输穴。

疾病出现声音变化，治疗时应取经穴。 经脉壅满有瘀血，疾病发生在胃，以及由于饮食不节所引起的病变，治疗时应取合穴，所以称为味主合穴。 这就是五变所表现的不同特征及五输穴相应的针刺法则。

外揣第四十五

外揣：揣，估量、揣摩、推测之意。 本篇在阴阳学说和内外相应的整体思想指导下，探讨了用针之道和指导诊断治疗的理论，指出临床医生可以从反映于外的五音五色变化中，推测出内脏疾病，故称"外揣"。

黄帝曰：余闻九针九篇，余亲授其调，颇得其意。夫九针者，始于一而终于九，然未得其要道也。夫九针者，小之则无内，大之则无外，深不可为下，高不可为盖，恍惚无穷，流溢无极，余知其合于天道人事四时之变也。然余愿杂之毫毛，浑束为一，可乎？

岐伯曰：明乎哉问也！非独针道焉，夫治国亦然。

黄帝曰：余愿闻针道，非国事也。

岐伯曰：夫治国者，夫惟道焉。非道，何可小大深浅，杂合而为一乎？

黄帝曰：愿卒闻之。

岐伯曰：日与月焉，水与镜焉，鼓与响焉。夫日月之明，不失其影；水镜之察，不失其形；鼓响之应，不后其声。动摇则应和，尽得其情。

黄帝曰：窘乎哉！昭昭之明不可蔽。其不可蔽，不失阴阳也。合而察之，切而验之，见而得之，若清水明镜之不失其形也。五音不彰，五色不明，五脏波荡，若是则内外相袭，若鼓之应桴，响之应声，影之似形。故远者，司外揣内；近者，司内揣外，是谓阴阳之极，天地之盖。请藏之灵兰之室，弗敢使泄也。

【译文】

黄帝说：我学习了关于九针的九篇文章，亲身领会了这一充满智慧的理论，比较深地理解了其中的含义，可是九针的内容如此丰富，从一到九，层次繁复，道理深刻，准确地说，我还没有真正掌握其中的主要精神。 九针的理论，可以说是精得不能再精，多得不能再多，深得不能再深，高得不能再高了。 它的理论玄妙、庞杂而散漫，与自然、社会和四时变化等都有关联，我想把这些多如毫毛的论述，归纳成一个系统的体系，你看可以做到吗？ 岐伯答道：您对这个问题认识得很清楚了，不但九针的道理应该集中归纳成统一的体系，就连治理国家这样的大事，也应该这样做。

黄帝说：我想听的是用针的道理，而不是治国的方略。

岐伯道：治理国家也罢，用针也罢，都必须有统一的原则和法度。 就治国的道理而言，没有统一的法度，怎么能够使小的、大的、浅的、深的等各种复杂的事物统一到一起呢？ 用针的道理也是如此。

黄帝说：那就请你把有关的问题都讲给我听吧！

岐伯道：事物之间，都有着密切的联系，比如日与月，水与镜，鼓和声等，日月照耀物体，马上就会有影的出现。 水和镜都可以清楚地反映物体的形象，击鼓时会立刻发出响声。 这些都说明，当一种变化出现时，马上就会引起相应的连锁反应，就像影、形和声的出现一样。 了解了这个道理，用针的理论也就明白了。

黄帝说：这真是个深奥难解的问题呀！ 然而，其中蕴含的道理却像日月的光辉一样明显可见，无从遮蔽，为什么这样说呢？ 这是因为它的理论没有离开阴阳这一天地间的规律。 把临床的各种发现综合起来观察，用切诊来查验脉象的变化，用望诊来获知外部的征象，然后用阴阳进行分析归纳，得出结论，就像清水明镜反映物体形象一样的真切。比如，如果一个人声音沉滞而不响亮，面色晦暗无华，就说明了他的内脏发生了病变。内部病变能够反映到外部，是因为人体阴阳内外相互影响的结果。这种情况就如同以槌击鼓立刻发出声响，以及人的身影和形体相随而又相似一样。从外部说，掌握了外部变化就可以测知内脏的疾病，从内部说，察知内脏的疾病，就可以推测外部的症候。这些道理是阴阳理论的精髓，是天地自然的规律。请让我把它珍藏在精雅的灵兰之室，永不外泄！

五变第四十六

五变：变，指病变。五变即风厥、消瘅、寒热、痹、积聚等五种病变。本篇通过对这五种病变的外候及机理的讨论，说明了疾病的发生与变化同人体的骨节、肌肉、皮肤、腠理的坚固与否等体质因素的密切关系，并提出了"因形而生病"的体质发病学说，强调了体质在发病中的重要作用。由于这些理论是通过列举五种病变来说明的，故名"五变"。

黄帝问于少俞曰：余闻百疾之始期也，必生于风雨寒暑，循毫毛而入腠理，或复还，或留止，或为风肿汗出，或为消瘅，或为寒热，或为留痹，或为积聚，奇邪淫溢，不可胜数，愿闻其故。夫同时得病，或病此，或病彼，意者天之为人生风乎，何其异也？

少俞曰：夫天之生风者，非以私百姓也，其行公平正直，犯者得之，避者得无殆，非求人而人自犯之。

黄帝曰：一时遇风，同时得病，其病各异，愿闻其故。

少俞曰：善乎哉问！请论以比匠人。匠人磨斧斤、砺刀削，斫材木。木之阴阳，尚有坚脆，坚者不入，脆者皮弛，至其交节，而缺斤斧焉。夫一木之中，坚脆不同，坚者则刚，脆者易伤，况其材木之不同，皮之厚薄，汁之多少，而各异耶。夫木之蚤花先生叶者，遇春霜烈风，则花落而叶萎。久曝大旱，则脆木薄皮者，枝条汁少而叶萎。久阴淫雨，则薄皮多汁者，皮溃而漉。卒风暴起，则刚脆之木，枝折而杌伤。秋霜疾风，则刚脆之木，根摇而叶落。凡此五者，各有所伤，况于人乎。

黄帝曰：以人应木奈何？

少俞答曰：木之所伤也，皆伤其枝，枝之刚脆而坚，未成伤也。人之有常病也，亦因其骨节皮肤腠理之不坚固者，邪之所舍也，故常为病也。

黄帝曰：人之善病风厥漉汗者，何以候之？

少俞答曰：肉不坚，腠理疏，则善病风。

黄帝曰：何以候肉之不坚也？

少俞答曰：腘肉不坚而无分理，理者粗理，粗理而皮不致者，腠理疏。此言其浑然者。

黄帝曰：人之善病消瘅者，何以候之？

少俞答曰：五脏皆柔弱者，善病消瘅。

黄帝曰：何以知五脏之柔弱也？

少俞答曰：夫柔弱者，必有刚强，刚强多怒，柔者易伤也。

黄帝曰：何以候柔弱之与刚强？

少俞答曰：此人薄皮肤而目坚固以深者，长冲直扬，其心刚，刚则多怒，怒则气上逆，胸中蓄积，血气逆留，髋皮充肌，血脉不行，转而为热，热则消肌肤，故为消瘅，此言其人暴刚而肌肉弱者也。

黄帝曰：人之善病寒热者，何以候之？

少俞答曰：小骨弱肉者，善病寒热。

黄帝曰：何以候骨之小大，肉之坚脆，色之不一也。

少俞答曰：颧骨者，骨之本也。颧大则骨大，颧小则骨小。皮肤薄而其肉无䐃，其臂懦懦然，其地色殆然，不与其天同色，污然独异，此其候也。然后臂薄者，其髓不满，故善病寒热也。

黄帝曰：何以候人之善病痹者？

少俞答曰：粗理而肉不坚者，善病痹。

黄帝曰：痹之高下有处乎？

少俞答曰：欲知其高下者，各视其部。

黄帝曰：人之善病肠中积聚者，何以候之？

少俞答曰：皮肤薄而不泽，肉不坚而淖泽，如此则肠胃恶，恶则邪气留止，积聚乃伤。脾胃之间，寒温不次，邪气稍至；稽积留止，大聚乃起。

黄帝曰：余闻病形，已知之矣，愿闻其时。

少俞答曰：先立其年，似知其时，时高则起，时下则殆，虽不陷下，当年有冲通，其病必起，是谓因形而生病，五变之纪也。

【译文】

黄帝问少俞道：我听说各种疾病在开始发生的时候，都是由于风雨寒暑等邪气，沿着皮肤、毛孔侵入腠理。有的会从表而散，有的邪气停留在体内某一部位，有的形成以水肿、汗出为主症的风水病，有的成为消渴病，有的引起发冷发热类的疾病，有的导致长期不愈的痹证，有的发生积聚病。邪气侵入人体后，进一步发展演变，会造成无以数计的各种各样的疾病，我想了解其中的道理。另外，同时患病的，有的发生这种疾病，有的发生那种疾病，我推测是不是天专门为不同的人产生不同的邪气？究竟为什么会发生不同的疾病呢？

少俞回答说：自然界产生的邪气，不是专对某一个人的，邪气的影响对任何人都是不偏不倚的，只有被邪气侵犯的人才会发生疾病，能够躲避邪气的人就不会发生危险。疾病的发生，不是自然界的邪气有意侵袭人体，而是人自己触犯了它。

黄帝说：同是感受邪气而同时患病，不同的人所患的疾病却不相同，我想了解是什么缘故。

少俞答道：问得好啊！请让我以工匠砍伐树木为例来说明这个问题。工匠磨快了刀斧去砍伐木材，树木本身的阴面和阳面，有坚硬与松脆的不同。坚硬的不易砍入，松脆的容易被砍伐劈裂，砍在树木枝杈交结的地方，坚硬得连刀斧的刃都会崩损而出现缺口。同一棵树木的不同部位也有坚硬、松脆的区别，坚硬的地方不易被刀斧砍伐，松脆的地方就容易被砍伤，何况那些不同的树木，树皮的厚薄、所含汁液的多少也都不相同。在树木中，开花长叶较早的，遇早春的寒霜和大风，就会花凋叶枯。木质松脆、树皮薄的，遭长久曝晒或大旱，就会枝条汁液减少、树叶枯萎。树皮薄而汁液多的，逢长期阴雨连绵，就会树皮溃烂，水湿漉漉。本质刚脆的，如果遇到狂风骤起就会枝条折断而树干受伤，如果遭受秋霜和疾风就会根摇叶落。这五种情况，便是在五种不同气候条件下树木受到的不同伤害和表现，何况不同的人呢！

黄帝问：把人和上面论述树木的情况相对应，又是怎样的呢？

少俞回答说：树木的损伤，主要表现为伤及树枝，如果树枝坚硬刚强就不会被伤害。人体也是因为骨节、皮肤、腠理等部位不够坚固，邪气侵入而停留在这些地方，才会经常发生疾病。

黄帝说：人体易于患风厥汗出的病，怎样诊察呢？少俞答道：肌肉不结实，腠理疏松，就容易患风厥汗出的病。 黄帝说：怎么判断病人的肌肉腠理不结实致密呢？

少俞答道：肌肉丰隆之处不结实就没有正常肌肉所应有的纹理，即使有也是比较粗疏的纹理，由于肌肉的纹理粗疏所以皮肤松弛，故此腠理疏松容易感受外界的风邪。 这是说那些肌肉没有纹理而浑然不分的人。 黄帝说：有人容易得消瘅的病，这要怎样诊察？ 少俞答道：五脏都很柔弱的人，就容易患消瘅病。 黄帝说：怎样了解五脏是否柔弱呢？ 少俞回答道：五脏柔弱的人，必定有刚强的性情，性情刚强就容易发怒，柔弱的五脏就容易被情志变化所伤。 黄帝说：怎样诊察五脏柔弱和性情刚强呢？ 少俞答道：这类人皮肤薄，两眼直视锐利，眼睛深陷目眶中，两眉长而且直。 这样的人，性格刚强，容易发怒，发怒会使气上逆而蓄积在胸中，气血运行失常而留滞，使皮肤、肌肉充胀，血脉运行不畅，郁积而生热，热能伤耗津液而使肌肤消瘦，所以形成消渴病。 以上所讲的，就是性情刚暴而肌肉瘦弱一类人的情况。

黄帝说：人体容易患发冷发热病，怎样诊察呢？ 少俞答道：骨骼细小、肌肉瘦弱的人，容易患发冷发热的疾病。 黄帝说：怎样诊察骨骼的大小、肌肉的坚实、脆弱，以及气色的不一致呢？ 少俞答道：颧骨是人体骨骼表现的基本标志，颧骨大的，全身骨骼就大，颧骨小的，全身骨骼就小。 皮肤薄而肌肉瘦弱没有隆起肌肉的，两臂软弱无力，颜面地阁部位的色泽黑暗没有光泽，与天庭部位的色泽不一致，地阁的黑暗与其他部位的色泽都不同，这就是肌肉强弱，色泽不一致的外部表现。 此外，臂部肌肉消瘦的，阴精不足而骨髓空虚，所以容易患发冷发热的疾病。

黄帝说：怎样诊察人体易于患痹证呢？ 少俞答道：皮肤纹理粗糙而肌肉不坚实的，容易患痹证。 黄帝说：痹证发生的上下，有一定的部位吗？ 少俞答道：要想知道痹证发生的上下部位，要看各个部位的情况，虚的地方就容易患痹证。

黄帝说：人体易于患肠中积聚病，怎样诊察呢？ 少俞答道：皮肤薄而不润泽，肌肉不坚实摸着很柔弱，出现这种现象说明肠胃功能差，邪气便留滞在身体之中，形成积聚病。 因为饮食冷热失常，邪气逐渐侵袭脾胃，进一步形成蓄积停留，发生严重的积聚病。

黄帝说：我听了以上疾病的外部表现，已经知道从外部表现诊察疾病的常识，还想听一听时令与疾病的关系。 少俞答道：首先要确定代表某一年的天干、地支，从干支来推算每年的客气加临于主气时的顺逆情况，如果客气胜主气疾病就减轻，主气胜客气疾病就危重。 虽然也有不属主气胜客气的情况，由于年运的影响也会发生疾病，这是由于各人不同的形体、气质类型与年运五行属性的生克乘侮关系所导致的。 这些就是五变的一般规律。

本脏第四十七

本脏：本，根本；脏，指内脏，脏腑。 本篇讨论了人之血气精神皆化藏于脏腑，人体病变的产生，外在色泽、肤纹、皮肉的厚薄及形态变化等亦主于脏腑，人的体质强弱也与脏腑有着密切的关系。 人以脏腑为本，故名。

黄帝问于岐伯曰：人之血气精神者，所以奉生而周于性命者也。经脉者，所以行血气而营阴阳，濡筋骨，利关节者也。卫气者，所以温分肉，充皮肤，肥腠理，司关合者也。志意者，所以御精神，收魂魄，适寒温，和喜怒者也。是故血和则经脉流行，营覆阴阳，筋骨劲强，关节清利矣。卫气和则分肉解利，皮肤调柔，腠理致密矣。志意和则精神专直，魂魄不散，悔怒不起，五脏不受邪矣。寒温和则六腑化谷，风痹不作，经脉通利，肢节得安矣。此人之常平也。五脏者，所以藏精神血气魂魄者也。六腑者，所以化水谷而行津液者也。此人之所以具受于天也，无愚智贤不肖，无以相倚也。然有其独尽天寿，而无邪僻之病，百年不衰，虽犯风雨卒寒大暑，犹有弗能害也；有其不离屏蔽室内，无怵惕之恐，然犹不免于病，何也？愿闻其故。

岐伯对曰：窘乎哉问也！五脏者，所以参天地，副阴阳，而连四时，化五节者也。五脏者，固有小大高下坚脆端正偏倾者；六腑亦有小大长短厚薄结直缓急。凡此二十五者，各不同，或善或恶，或吉或凶，请言其方。

心小则安，邪弗能伤，易伤以忧；心大则忧不能伤，易伤于邪。心高则满于肺中，悗而善忘，难开以言；心下则脏外，易伤于寒，易恐以言。心坚则脏安守固；心脆则善病消瘅热中。心端正则和利难伤；心偏倾则操持不一，无守司也。

肺小则少饮，不病喘喝；肺大则多饮，善病胸痹喉痹逆气。肺高则上气肩息咳；肺下则居贲迫肺，善胁下痛。肺坚则不病咳上气；肺脆则苦病消瘅易伤。肺端正则和利难伤；肺偏倾则胸偏痛也。

肝小则脏安，无胁下之病；肝大则逼胃迫咽，迫咽则苦膈中，且胁下痛。肝高则上支贲，切胁悗为息贲；肝下则逼胃，胁下空，胁下空则易受邪。肝坚则脏安难伤；肝脆则善病消瘅易伤。肝端正则和利难伤；肝偏倾则胁下痛也。

脾小则脏安，难伤于邪也；脾大则苦凑眇而痛，不能疾行；脾高则眇引季胁而痛；脾下则下加于大肠，下加于大肠则脏苦受邪。脾坚则脏安难伤；脾脆则善病消瘅易伤。脾端正则和利难伤；脾偏倾则善满善胀也。

肾小则脏安难伤；肾大则善病腰痛，不可以俯仰，易伤以邪。肾高则苦背膂痛，不可以俯仰；肾下则腰尻痛，不可以俯仰，为狐疝。肾坚则不病腰背痛；肾脆则善病消瘅易伤。肾端正则和利难伤；肾偏倾则苦腰尻痛也。凡此二十五变者，人之所苦常病。

黄帝曰：何以知其然也？

岐伯曰：赤色小理者心小，粗理者心大。无𩩲骭者心高，𩩲骭小短举者心下。𩩲骭长者心下坚，𩩲骭弱小以薄者心脆。𩩲骭直下不举者心端正，𩩲骭倚一方者心偏倾也。

白色小理者肺小，粗理者肺大。巨肩反膺陷喉者肺高，合腋张胁者肺下。好肩背厚者肺坚，肩背薄者肺脆。背膺厚者肺端正，胁偏疎者肺偏倾也。

青色小理者肝小，粗理者肝大。广胸反骹者肝高，合胁兔骹者肝下。胸胁好者肝坚，胁骨弱者肝脆。膺腹好相得者肝端正，胁骨偏举者肝偏倾也。

黄色小理者脾小，粗理者脾大。揭唇者脾高，唇下纵者脾下。唇坚者脾坚，唇大而不坚者脾脆。唇上下好者脾端正，唇偏举者脾偏倾也。

黑色小理者肾小，粗理者肾大。高耳者肾高，耳后陷者肾下。耳坚者肾坚，耳薄不坚者肾脆。耳好前居牙车者肾端正，耳偏高者肾偏倾也。

凡此诸变者，持则安，减则病也。

帝曰：善。然非余之所问也。愿闻人之有不可病者，至尽天寿，虽有深忧大恐，怵惕之志，犹不能减也，甚寒大热，不能伤也；其有不离屏蔽室内，又无怵惕之恐，然不免于病者，何也？愿闻其故。

岐伯曰：五脏六腑，邪之舍也，请言其故。五脏皆小者，少病，苦燋心，大愁忧；五脏皆大者，缓于事，难使以忧。五脏皆高者，好高举措；五脏皆下者，好出人下。五脏皆坚者，无病；五脏皆脆者，不离于病。五脏皆端正者，和利得人心；五脏皆偏倾者，邪心而善盗，不可以为人平，反复言语也。

黄帝曰：愿闻六腑之应。

岐伯答曰：肺合大肠，大肠者，皮其应。心合小肠，小肠者，脉其应。肝合胆，胆者，筋其应。脾合胃，胃者，肉其应。肾合三焦膀胱，三焦膀胱者，腠理毫毛其应。

黄帝曰：应之奈何？

岐伯曰：肺应皮。皮厚者大肠厚，皮薄者大肠薄。皮缓腹里大者，大肠大而长，皮急者大肠急而短。皮滑者大肠直，皮肉不相离者大肠结。

心应脉。皮厚者脉厚，脉厚者小肠厚；皮薄者脉薄，脉薄者小肠薄。皮缓者脉缓，脉缓者小肠大而长；皮薄而脉冲小者，小肠小而短。诸阳经脉皆多纡屈者，小肠结。

脾应肉。肉䐃坚大者胃厚，肉䐃幺者胃薄。肉䐃小而幺者胃不坚；肉䐃不称身者胃下，胃下者下管约不利。肉䐃不坚者胃缓，肉䐃无小里累者胃急。肉䐃多小里累者胃结，胃结者上管约不利也。

肝应爪。爪厚色黄者胆厚，爪薄色红者胆薄。爪坚色青者胆急，爪濡色赤者胆缓。爪直色白无约者胆直，爪恶色黑多纹者胆结也。

肾应骨。密理厚皮者，三焦膀胱厚，粗理薄皮者三焦膀胱薄。疏腠理者三焦膀胱缓，皮急而无毫毛者三焦膀胱急。毫毛美而粗者三焦膀胱直，稀毫毛者三焦膀胱结也。

黄帝曰：厚薄美恶皆有形，愿闻其所病。

岐伯答曰：视其外应，以知其内脏，则知所病矣。

【译文】

黄帝问岐伯说：人体的血、气、精、神，是奉养身体而维持生命的物质。 经脉可以通行气血而营养人体内外的脏腑、组织和器官，濡润筋骨，保持关节活动滑利。 卫气可以温养肌肉，充养皮肤，滋养腠理，掌管汗孔的正常开合。 人的志意，可以统御精神，收摄魂魄，使人体能够适应四时气候的寒温变化，正常调节自身的情志变化。 所以血液调和，就能够在经脉中正常运行，遍布周身而营养身体的内外，从而保持筋骨强劲有力，关节滑利自如。 卫气的功能正常，就会使肌肉舒展滑润，皮肤光滑柔润，腠理致密。 意志调和，就会精神集中、思维敏捷、魂魄正常活动而不散乱，没有懊悔、愤怒等过度的情志刺激，五脏的功能正常而免受邪气的侵袭。 若人能对气候、饮食的寒温很好地调摄、适应，六腑传化水谷的功能就正常，就不会感受邪气而发生风痹病，肢体关节保持正常活动。 这就是人体的健康状态。 五脏是贮藏精、神、血、气、魂、魄的，六腑是传化水谷而运行津液的。 五脏和六腑的功能，都是人体禀受于先天的，不论是愚笨或聪明的，好人或坏人，都不会有不同。 但是，有的人能够享尽自然所赋予的寿命，不会因邪气侵袭而发生疾病，年纪虽然很大了却少有衰老的表现，即使遇到风雨、骤冷、酷暑等气候异常变化，也不能伤害他的形体。 有的人不离开掩蔽严密的居室，也没有惊恐的情志刺激，却还是不能避免病邪的侵害，我想知道这是什么原因呢？

岐伯答道：您提的这个问题真难啊！ 五脏与自然界相应，与阴阳相合，与四时相通，从而与五个季节的五行变化相适应。 五脏本来就有形体大小、位置高低、质地坚脆和形态端正偏斜的区别。 六腑也有大小、长短、厚薄、曲直、松紧和缓急的不同。 这二十五种情况各不相同，有的善、有的恶，有的吉、有的凶，请允许我阐述它们的规律：

心脏小的，神气安定收敛，外邪不易伤害，但容易受到忧愁等情志变化的伤害。 心脏大的，忧愁等情志变化不易伤害，却容易被外邪伤害。 心脏位置偏高的，易使肺气壅满，胸中烦闷不舒而健忘，难以用语言来开导。 心脏位置偏低的，心阳外散而易于被寒邪伤害，容易被人的言语恫吓。 心脏坚实的，功能活动正常，神气固守心中。 心脏脆弱的，容易患消瘅等内热病。 心脏端正的，脏气调和通利，邪气难以损伤。 心脏偏斜的，功能活动失常，神气外散，遇事缺乏主见。

肺脏小的，饮水偏少，不易患喘息病。 肺脏大的，饮水偏多，易常患胸痹、喉痹和气逆等病。 肺脏位置偏高的，气易上逆而抬肩喘息、咳嗽。 肺脏位置偏低的，肺体靠近胃上口，致肺的气血不通，所以常发生胁下疼痛。 肺脏坚实的，不易患咳嗽、气逆等病证。 肺脏脆弱的，气机不宣而化热，容易患消瘅病。 肺脏端正的，肺气调和通利，邪气难以伤害。 肺脏偏斜的，易出现一侧胸痛。

肝脏小的，功能活动正常，不易发生胁下的病痛。 肝脏大的，逼迫胃脘和食道，若压迫食道便会形成饮食不入的膈中证，并且胁下疼痛。 肝脏位置偏高的，向上支撑膈膜，紧贴着胁部，常形成息贲病。肝脏位置偏低的，逼迫胃脘，使胁下空虚，容易感受邪气。 肝脏坚实的，功能活动正常而邪气难以伤害。 肝脏脆弱的，容易患消瘅病。肝脏端正的，肝气调和通利，邪气难以伤害。 肝脏偏斜的，常胁下疼痛。

脾脏小的，功能活动正常，不容易被邪气损伤。 脾脏大的，胁下空软处常被充塞而疼痛，不能快步行走。 脾脏位置偏高的，胁下空软处牵引季胁疼痛。 脾脏位置偏低的，向下加临大肠的上面，便容易感受邪气。 脾脏坚实的，功能活动正常而邪气难以伤害。 脾脏脆弱的，容易患消瘅病。 脾脏端正的，脾气调和通利，邪气难以伤害。脾脏偏斜的，常见胀满病变。

肾脏小的，功能活动正常，不易被邪气伤害。　肾脏大的，易于患腰痛病而不能前俯后仰，容易被邪气伤害。　肾脏位置偏高，常脊背疼痛而不能前俯后仰。　肾脏位置偏低的，腰和尾骶骨部疼痛而不能俯仰，易形成狐疝病。　肾脏坚实的，不会发生腰背疼痛之类的疾病。肾脏脆弱的，容易患消瘅病。　肾脏端正的，肾气调和通利，邪气难以伤害。　肾脏偏斜的，会有腰和尾骶骨疼痛。　以上所谈的二十五种病变，是由于五脏的大小、坚脆、高低、斜正等因素造成的，所以是人体经常发生的病变。

　　黄帝问：怎样了解五脏的大小、坚脆等情况呢？　岐伯回答说：皮肤色红、纹理致密，心脏小。　纹理粗糙者，心脏大。　胸骨剑突不明显者，心脏的位置偏高。　胸骨剑突短小高起者，心脏位置偏低。　胸骨剑突长者，心脏多坚实。　胸骨剑突瘦小而薄者，心脏脆弱。　胸骨剑突挺直向下而不突起，心脏端正。　胸骨剑突歪斜者，心脏偏斜。

　　皮肤色白，纹理致密，肺脏小。　纹理粗糙的，肺脏大。　两肩宽厚高大，胸膺突出而咽喉下陷者，肺脏位置偏高。　两腋窄紧，胁部张开者，肺脏位置偏低。　肩部匀称，背部厚实者，肺脏坚实。　肩背瘦薄者，肺脏脆弱。　胸背宽厚者，肺脏端正。　胁部肋骨两侧疏密不匀称者，肺脏偏斜。

　　皮肤色青，纹理致密者，肝脏小。　纹理粗糙者肝脏大。　胸部宽阔，肋骨向外突起者，肝脏位置偏高。　肋骨紧缩内收者，肝脏位置偏低。　胸胁匀称者，肝脏坚实。　胁部肋骨软弱者，肝脏脆弱。　胸部和腹部匀称而彼此协调者，肝脏端正。　胁部肋骨一侧突起，肝脏偏斜。

　　皮肤色黄，纹理致密者，脾脏小。　纹理粗糙的，脾脏大。　口唇翘起而外翻者，脾脏位置偏高。　口唇低垂而纵缓者，脾脏位置偏低。口唇坚实者，脾脏坚实。　口唇大而松弛者，脾脏脆弱。　口唇上下端正、匀称，脾脏端正。　口唇不端正而一侧偏高者，脾脏偏斜。

　　皮肤色黑，纹理致密者，肾脏小。　纹理粗糙者，肾脏大。　耳的位置偏高者，肾脏的位置也同样偏高。 耳向后下陷者，肾脏的位置偏低。 耳坚挺厚实者，肾脏坚实。 耳瘦薄而不坚实者，肾脏脆弱。 耳端正匀称，向前贴近牙床者，肾脏端正。 一侧耳偏高者，肾脏偏斜。上述变化，能够注意调摄，保持功能正常，人体就会安然无恙。 如果不注意调摄，致使五脏受损，人体就会发生疾病。

黄帝说：讲得好！ 但是你讲的不是我所问的，我想了解的是：有的人从来不生病，而且可以享尽自然寿命，即便有忧愁、恐惧、惊吓等强烈的情志刺激，也不能使五脏虚弱，严寒酷热的外邪，也不会损伤五脏；有的人不离开掩蔽严密的居室，也没有惊恐等情志刺激，却不能避免发生疾病，我想知道这是为什么呢？

岐伯回答说：人的五脏六腑是邪气侵袭的地方，请允许我就这个问题谈谈其中的道理。 五脏都小的，较少因为外邪侵袭而发生疾病，但是容易心情焦虑，多愁善感。 五脏都大的，做事从容和缓，难得使他忧愁。 五脏位置都偏高的，举止行动好高骛远。五脏位置都偏低的，意志软弱，甘居人下。 五脏都坚实的，不会发生疾病；五脏都脆弱的，总是发生疾病。 五脏位置都端正的，性情柔顺，为人公正，办事深得人心。 五脏都偏斜的，心怀邪念而善于偷盗，不能与人们公平办事，前言后语不一致且不讲信用。

黄帝说：我想听听六腑与在外组织的相应关系。 岐伯答道：肺与大肠相合，大肠与皮相应。 心与小肠相合，小肠与脉相应。 肝与胆相合，胆与筋相应。 脾与胃相合，胃与肉相应。 肾与三焦、膀胱相合，三焦、膀胱与腠理、毫毛相应。

黄帝说：五脏六腑与各组织的相应关系如何体现呢？ 岐伯答道：肺与皮肤相应，又与大肠相合。 皮肤厚者，大肠就厚。 皮肤薄者，大肠也薄。 皮肤纵缓，腹围大者，大肠松弛而长，皮肤绷急者，大肠紧缩而短。 皮肤滑润者，大肠就通顺。 皮肤焦枯干燥者，大肠就干结滞涩。

心与脉相应，又与小肠相合。 皮肤厚的，脉也厚，脉厚的，小肠也就厚。 皮肤薄的，脉也薄，脉薄，小肠就薄。 皮肤纵缓的，脉就纵缓，脉纵缓的，小肠就粗大而长。 皮肤薄而脉弱小，小肠就短小。所有阳经经脉多弯曲的，小肠就干结滞涩。

脾与肉相应，与胃相合，隆起的肌肉坚实而大者，胃就厚。 隆起的肌肉瘦薄，胃就薄。 隆起的肌肉瘦小而弱者，胃就不坚实。 隆起的肌肉与身体其他部位不协调，胃的位置便偏低，胃体偏低则胃下口不能正常约束。 隆起的肌肉不坚实，胃体就纵缓。 隆起的肌肉周围没有较小突起的累累相连，胃体就紧缩。 隆起的肌肉周围有小突起累累相连的，胃便干结滞涩，胃干结滞涩则胃上脘不能正常收束约紧。

肝与爪相应，与胆相合。 爪甲厚而色黄，胆厚。 爪甲薄而色淡红，胆薄。 爪甲坚硬而色青，胆紧缩。 爪甲濡软、色红，胆纵缓。爪甲直正、色白无纹，胆气调畅。 爪甲畸形、色黑多纹，胆干结滞涩。

肾与骨相应，与膀胱、三焦相合。 纹理致密、皮肤厚的，三焦、膀胱就厚；纹理粗糙、皮肤薄的，三焦、膀胱就薄。 腠理疏松的，三焦、膀胱就弛缓。 皮肤紧急而无毫毛的，三焦、膀胱就紧缩。 毫毛润泽而粗的，三焦、膀胱通畅。 毫毛稀疏的，三焦、膀胱就干结滞涩。

黄帝说：脏腑的厚薄、好坏等都有外在表现，我想听听如何来诊测它们发生的病变。 岐伯答道：观察各脏腑外应的皮肉筋骨脉等组织的表现，来了解内在脏腑的状况，就能够推断各脏腑所发生的病变了。

禁服第四十八

禁服：禁，通"勤"；服，驾驭，引申为学习掌握。 禁服，医者对针刺要领应经常学习牢固掌握。 即下文"旦暮勤服之"。 因为本篇前半部分主要讨论了从医者应如何学习前人经验，运用前人经验的问题，故名"禁服"。

雷公问于黄帝曰：细子得受业，通于九针六十篇，旦暮勤服之，近者编绝，久者简垢，然尚讽诵弗置，未尽解于意矣。《外揣》言浑束为一，未知所谓也。夫大则无外，小则无内，大小无极，高下无度，束之奈何？士之才力，或有厚薄，智虑褊浅，不能博大深奥，自强于学若细子，细子恐其散于后世，绝于子孙，敢问约之奈何？

黄帝曰：善乎哉问也！此先师之所禁，坐私传之也，割臂歃血之盟也，子若欲得之，何不斋乎。

雷公再拜而起曰：请闻命于是也。

乃斋宿三日而请曰：敢问今日正阳，细子愿以受盟。黄帝乃与俱入斋室，割臂歃血。黄帝亲祝曰：今日正阳，歃血传方，有敢背此言者，反受其殃。

雷公再拜曰：细子受之。

黄帝乃左握其手，右授之书，曰：慎之慎之，吾为子言之。凡刺之理，经脉为始，营其所行，知其度量，内刺五脏，外刺六腑，审察卫气，为百病母，调其虚实，虚实乃止，泻其血络，血尽不殆矣。

雷公曰：此皆细子之所以通，未知其所约也。

黄帝曰：夫约方者，犹约囊也，囊满而弗约，则输泄，方成弗约，则神与弗俱。

雷公曰：愿为下材者，勿满而约之。

黄帝曰：未满而知约之以为工，不可以为天下师。

雷公曰：愿闻为工。

黄帝曰：寸口主中，人迎主外，两者相应，俱往俱来，若引绳大小齐等。春夏人迎微大，秋冬寸口微大，如是者名曰平人。

人迎大一倍于寸口，病在足少阳，一倍而躁，在手少阳。人迎二倍，病在足太阳，二倍而躁，病在手太阳。人迎三倍，病在足阳明，三倍而躁，病在手阳明。盛则为热，虚则为寒，紧则为痛痹，代则乍甚乍间。盛则泻之；虚则补之，紧痛则取之分肉，代则取血络且饮药，陷下则灸之，不盛不虚，以经取之，名曰经刺。人迎四倍者，且大且数，名曰溢阳，溢阳为外格，死不治。必审按其本末，察其寒热，以验其脏腑之病。

寸口大于人迎一倍，病在足厥阴，一倍而躁，在手心主。寸口二倍，病在足少阴，二倍而躁，在手少阴。寸口三倍，病在足太阴，三倍而躁，在手太阴。盛则胀满、寒中、食不化，虚则热中、出糜、少气、溺色变，紧则痛痹，代则乍痛乍止。盛则泻之，虚则补之，紧则先刺而后灸之，代则取血络而后调之，陷下则徒灸之，陷下者，脉血结于中，中有著血，血寒，故宜灸之，不盛不虚，以经取之。寸口四倍者，名曰内关，内关者，且大且数，死不治。必审察其本末之寒温，以验其脏腑之病，通其营输，乃可传于大数。

大数曰：盛则徒泻之，虚则徒补之，紧则灸刺且饮药，陷下则徒灸之，不盛不虚，以经取之。所谓经治者，饮药，亦曰灸刺。脉急则引，脉大以弱，则欲安静，用力无劳也。

【译文】

雷公向黄帝问道：我接受了您所传授的九针六十篇以后，每天从早到晚孜孜不倦地学习，现在阅读的部分，竹简的皮条都断了，从前看过的竹简也都破烂受损了，仍然不断地阅读和背诵。尽管如此，还是不能完全明白其中的含义。在"外揣"篇中读到，把复杂零散的问题归纳统一为一体，不知这句话指什么讲的。既然说九针的道理，大到不能再大，细到不可再细，它的巨细、高深已经到了无法度量的境地，如此博大精深的内容，如何归纳总结起来呢？况且人的聪明才智有高低的不同，有的智慧过人、思虑周密，有的见识浅薄，不能领会它的高深道理，又不能像我一样刻苦努力地学习。我担心长此以往，九针这一学术内容就会流散，子孙后代就不能继承下来，因此我想向您请教如何把它概括起来呢？黄帝道：你问的很好。这正是先师再三告诫的，不能随便轻易地传授给别人，必须经过割臂歃血的盟誓才能传授。你要想得到它，何不至诚地斋戒呢？雷公拜了两拜起来说：请让我按照您教导的去做。

于是雷公很虔诚地斋戒三日后才来请求说：在今天中午的时候，我想盟誓。黄帝和雷公一起进入斋室，举行割臂歃血仪式，黄帝亲自祝告说：今天中午，我们歃血盟誓，传授医学要道，如果谁违背了今天的誓言，必定遭受祸殃。雷公说：我接受盟戒。黄帝用左手握着雷公的手，右手将书交给雷公，并且说：一定要谨慎再谨慎呀，我给你讲其中的道理：一般针刺的道理，首先要掌握经脉，运用经脉的循行规律，了解经脉的长度及其中气血的数量。针刺时要内知五脏的次序，外别六腑的功能，同时要审察卫气的情况，作为治疗各种疾病的根本，调理疾病的虚实，病变也就停止了。病在血络，运用刺络放血法，使恶血、邪气排尽，疾病就会消除。

雷公说：您说的这些我明白，可是不知道如何把这些归纳起来掌握其要领。黄帝道：归纳医学理论的方法，就像捆扎袋子一样，袋子满了如不捆扎住袋口，袋子里的东西就会向外泄漏。医学理论学习后而不会归纳，就不能掌握它的精神而运用自如。雷公问：甘愿作下等人才的人，没有全部掌握就加以归纳，又会怎样呢？黄帝道：没有全部掌握医学理论和方法就进行归纳的人，只能成为一般的医生，不能成为天下的师表。

雷公说：我想学习做一般医生应知道的道理。 黄帝道：寸口脉主诊察在内的五脏，颈部的人迎脉主诊察在外的六腑，寸口脉和人迎脉彼此呼应、共同往来不息，它们的搏动就像牵引一根绳索那样一致。春季和夏季人迎脉稍微盛大一些，秋季与冬季寸口脉稍微盛大一些，出现以上的脉象，就是健康无病的人。

人迎比寸口脉的脉象盛大一倍，是病在足少阳经。 盛大一倍且搏动急疾的，是病在手少阳经。 人迎比寸口脉的脉象盛大二倍，是病在足太阳经。 盛大二倍且搏动急疾，是病在手太阳经。 人迎比寸口脉的脉象盛大三倍，是病在足阳明经。 盛大三倍而搏动急疾，是病在手阳明经。 人迎脉盛大为热，脉虚为寒，脉紧为痛痹，脉代则病时轻时重。 人迎脉盛大用泻法，脉虚用补法，脉紧且痹阻疼痛用针刺分肉间的输穴，脉代病在血络放血，并配合服汤药。 脉陷下不起的，用灸法治疗。 脉不盛大不空虚的，根据发病的经脉，采用相应治疗，此法称为经刺。 人迎比寸口脉的脉象盛大四倍，盛大的同时而且疾速，为阳气外溢，溢阳是阳气被阴气格拒于外的现象，属于死证而不能救治。除以上情况，还必须审察疾病的整个过程，辨明疾病寒热属性，以辨别五脏六腑的具体病变。

寸口脉比人迎脉的脉象盛大一倍，病在足厥阴经。 盛大一倍且搏动急疾，病在手厥阴经。 寸口脉比人迎脉的脉象盛大二倍，病在足少阴经。 盛大二倍且搏动急疾，是病在手少阴经。 寸口脉比人迎脉的脉象盛大三倍，病在足太阴经。 盛大三倍而且搏动急疾，病在手太阴经。 寸口脉主阴，盛大为阴气过盛，可出现胀满、寒盛中焦和饮食不化等症。 寸口脉虚弱，是阴气不足而化生内热，可出现热盛中焦、大便稀烂、少气和尿色变黄等症。 脉紧为痛痹，脉代则病时轻时重。寸口脉盛大用泻法，脉虚用补法，脉紧者先施针刺后用灸法，脉代者在血络放血，然后用药物调治。 脉陷下不起的只采用灸法。 寸口脉下陷，为血凝于脉，脉中有瘀血留着，这是因为血脉中有寒邪，所以应当施用灸法。 脉既不盛大也不空虚的，根据发病的经脉，采用相应治疗。 寸口脉比人迎脉盛大四倍，称为"内关"，脉象在盛大的同时而且疾速，属于死证而不能救治。 除上述情况外，还必须审察疾病整个过程中寒热的变化，来辨别脏腑的具体病变。 同时，必须通晓经脉的运行和输注，才能进一步传授针灸治病的大法。

针灸治病的大法是：脉盛的只采用泻法，脉虚的只采用补法，脉紧的采用灸法、刺法和汤药。 脉陷下不起的只采用灸法。 脉不盛大不空虚的，根据发病的经脉，采用相应治疗。 所谓根据经脉治疗，既可采用汤药、也可以采用灸法、针刺。 脉急促的采用导引法。 脉粗大而无力的，要安静调养，即使用力也不要导致疲劳。

五色第四十九

五色：本篇分别叙述了颜面部位的名称、脏腑肢节在颜面的望色部位及察色要点，认为通过望色可以判断疾病的性质、部位、间甚、转归及生死预后。 由于专论色诊，故名"五色"。

雷公问于黄帝曰：五色独决于明堂乎？小子未知其所谓也。

黄帝曰：明堂者鼻也，阙者眉间也，庭者颜也，蕃者颊侧也，蔽者耳门也，其间欲方大，去之十步，皆见于外，如是者寿必中百岁。

雷公曰：五官之辨奈何？黄帝曰：明堂骨高以起，平以直，五脏次于中央，六腑挟其两侧，首面上于阙庭，王宫在于下极，五脏安于胸中，真色以致，病色不见，明堂润泽以清，五官恶得无辨乎。

雷公曰：其不辨者，可得闻乎？

黄帝曰：五色之见也，各出其色部。部骨陷者，必不免于病矣。其色部乘袭者，虽病甚，不死矣。

雷公曰：官五色奈何？

黄帝曰：青黑为痛，黄赤为热，白为寒，是谓五官。

雷公曰：病之益甚，与其方衰如何？

黄帝曰：外内皆在焉。切其脉口滑小紧以沉者，病益甚，在中；人迎气大紧以浮者，其病益甚，在外。其脉口浮滑者，病日进；人迎沉而滑者，病日损。其脉口滑以沉者，病日进，在内；其人迎脉滑盛以浮者，其病日进，在外。脉之浮沉及人迎与寸口气小大等者，病难已。病之在脏，沉而大者，易已，小为逆；病在腑，浮而大者，其病易已。人迎盛坚者，伤于寒；气口盛坚者，伤于食。

雷公曰：以色言病之间甚，奈何？

黄帝曰：其色粗以明，沉夭者为甚，其色上行者病益甚，其色下行如云彻散者病方已。五色各有藏部，有外部，有内部也。色从外部走内部者，其病从外走内；其色从内走外者，其病从内走外。病生于内者，先治其阴，后治其阳，反者益甚；其病生于阳者，先治其外，后治其内，反者益甚。其脉滑大以代而长者，病从外来，目有所见，志有所恶，此阳气之并也，可变而已。

雷公曰：小子闻风者，百病之始也；厥逆者，寒湿之起也，别之奈何？

黄帝曰：常候阙中，薄泽为风，冲浊为痹，在地为厥，此其常也。各以其色言其病。

雷公曰：人不病卒死，何以知之？

黄帝曰：大气入于脏腑者，不病而卒死矣。

雷公曰：病小愈而卒死者，何以知之？

黄帝曰：赤色出两颧，大如母指者，病虽小愈，必卒死。黑色出于庭，大如母指，必不病而卒死。

雷公再拜曰：善哉！其死有期乎？

黄帝曰：察色以言其时。

雷公曰：善乎！愿卒闻之。

黄帝曰：庭者，首面也。阙上者，咽喉也。阙中者，肺也。下极者，心也。直下者，肝也。肝左者，胆也。下者，脾也。方上者，胃也。中央者，大肠也。挟大肠者，肾也。当肾者，脐也。面王以上者，小肠也。面王以下者，膀胱子处也。颧者，肩也。颧后者，臂也。臂下者，手也。目内眦上者，膺乳也。挟绳而上者，背也。循牙车以下者，股也。中央者，膝也。膝以下者，胫也。当胫以下者，足也。巨分者，股里也。巨屈者，膝膑也。

此五脏六腑肢节之部也，各有部分。有部分，用阴和阳，用阳和阴，当明部分，万举万当，能别左右，是谓大道，男女异位，故曰阴阳，审察泽夭，谓之良工。

沉浊为内，浮泽为外，黄赤为风，青黑为痛，白为寒，黄而膏润为脓，赤甚者为血，痛甚为挛，寒甚为皮不仁。五色各见其部，察其浮沉，以知浅深；察其泽夭，以观成败；察其散抟，以知远近；视色上下，以知病处；积神于心，以知往今。故相气不微，不知是非，属意勿去，乃知新故。色明不粗，沉夭为甚；不明不泽，其病不甚。其色散，驹驹然未有聚，其病散而气痛，聚未成也。肾乘心，心先病，肾为应，色皆如是。男子色在于面王，为小腹痛，下为卵痛，其圜直为茎痛，高为本，下为首，狐疝㿉阴之属也。

742

女子在于面王，为膀胱子处之病，散为痛，抟为聚，方员左右，各如其色形。其随而下至胝为淫，有润如膏状，为暴食不洁。

左为左，右为右，其色有邪，聚散而不端，面色所指者也。色者，青黑赤白黄，皆端满有别乡。别乡赤者，其色亦大如榆荚，在面王为不日。其色上锐，首空上向，下锐下向，在左右如法。

以五色命脏，青为肝，赤为心，白为肺，黄为脾，黑为肾。肝合筋，心合脉，肺合皮，脾合肉，肾合骨也。

【译文】

雷公向黄帝问道：青、赤、黄、白、黑五色变化，能单独从明堂来进行辨别吗？我不知道这究竟是怎么回事。

黄帝回答说：明堂就是鼻，阙就是两眉之间的部位，庭就是前额部，蕃就是两侧的脸颊，蔽是耳前方的部位。以上所谈到的明堂、阙、庭、蕃、蔽这些部位的正常现象应该是：端正、宽大、丰满，远离十步以后还能看得清楚。如果观察到某个人有以上的表现，他的寿命一定会达到一百岁。

雷公问：怎样辨别面部五官的表象呢？

黄帝回答说：鼻的正常表现应是：鼻骨高起，端正而平直。五脏与面部对应的色诊部位，按照一定的次序排列在面部的中央。六腑与面部对应的色诊部位，列于鼻子的两旁。头面的情况反映在两眉之间和前额，心的情况反映在两目之间的下极。胸腹中的五脏安定平和，五脏真气所化生的五色，正常地反映到面部，不出现异常的色泽，鼻部的色泽也明润。所以辨别脏腑的情况，怎么能不辨别面部五官的表现呢！

雷公问：您能给我讲讲不从观察五官诊察疾病的情况吗？ 黄帝回答说：五色在面部的表现，有其固定的位置。 如果在某个部位出现色泽隐晦如陷骨中的，就必定是发生了疾病。 如果某个脏腑的色诊部位出现了相应的子脏之色，即子色出现在母位，那病情很重也不会死亡。

雷公问：怎样通过观察五色来诊察疾病呢？ 黄帝回答说：青色和黑色主痛，黄色和赤色主热，白色主寒，这就是通过观察五色变化来推断疾病的大概情况。

雷公问：怎样判断疾病是在逐渐加重，或是在减轻呢？ 黄帝回答说：疾病在人体的表里内外都可以发生，对疾病进退的推断，不但要运用色诊，还要结合脉诊。 切按病人的寸口脉，脉象滑、小、紧而沉，为阴邪侵入五脏，疾病逐渐加重。 人迎脉大，紧而浮，为阳邪侵入六腑，疾病逐渐加重。 寸口脉浮滑，五脏的阴邪逐渐消退，疾病一天一天减轻。 人迎脉沉滑，六腑的阳邪逐渐消退，病情也一天一天好转。 寸口脉沉滑，五脏的阴邪逐渐亢盛，疾病一天一天加重。 人迎脉浮滑而盛大，六腑的阳邪逐渐亢盛，疾病也一天一天加重。 如果人迎脉和寸口脉的脉象浮沉、大小都一样，说明脏腑阳邪亢盛，疾病便难于治愈。 疾病发生在五脏，如果脉象沉而大，为正气充足，疾病就容易治愈。 如果脉象细小，是正气不足，疾病就难以治愈。 疾病发生在六腑，若脉象浮大，为正气充足，疾病就容易治愈。 若见小脉，为正气虚不能抗邪，病难治。 人迎脉盛大坚实，主感受寒邪的外感病。 寸口脉盛大坚实，主饮食不节的内伤病。

雷公问：如何根据面部的色泽变化来判断疾病的轻重呢？ 黄帝说：面部色泽明润而含蓄，病轻。 色泽沉滞而枯槁，病重。 五色从下向上蔓延，病情就逐渐加重。 五色从上向下，像云雾消散一样逐渐消退的，疾病将要痊愈。 五色在面部的表现，均与脏腑所主相应部位有关，整个面部分为内、外，内部归属五脏，外部归属六腑。 如果五色的变化是从外部开始，逐渐发展到内部，则疾病的发生，是从六腑开始，而逐渐影响到五脏。 五色的变化从内部开始，逐渐发展到外部，疾病则是从五脏开始，逐渐影响到六腑。 疾病由五脏影响到六腑，应当首先治疗五脏，然后治疗六腑，违背这个原则疾病就会加重。 疾病是由六腑而影响到五脏，就应当首先治疗六腑，然后治疗五脏，违背这个原则，疾病也会加重。 若脉象滑大或是长脉，为邪气从外侵袭人体。 表现目有所见的幻视和有厌恶感的精神异常，则是由于阳邪侵入阳分而阳气过盛引起的，治疗时应根据前面所述的原则灵活变通，疾病才能痊愈。

雷公问：我听说很多种疾病都是由风邪引起的，气血逆乱的痹证、厥证是由寒邪、湿邪引起的，应当怎样进行鉴别呢？ 黄帝回答说：一般通过观察两眉间的色泽来鉴别，色泽浮露润泽是风邪引起的变化，沉滞晦浊主痹证，若色泽沉滞晦浊出现在地阁，则主厥证。 这是一般规律，都是根据色泽的不同变化来诊断疾病的。

雷公问：人未患疾病却突然死亡，是什么原因呢？ 黄帝回答说：这是由于剧烈的邪气乘人体正气虚弱之时侵入脏腑，所以没有明显的疾病征象就突然死亡。 雷公又问：疾病稍微好转却又突然死亡，怎样才能解释这种情况呢？ 黄帝回答说：两颧出现拇指大小的赤色，即使疾病稍微好转，仍然会突然死亡。 天庭出现拇指大小的黑色，虽然没有明显疾病征象，也会突然死亡。

雷公拜了两拜说：讲得好啊！ 上述所言突然死亡的时间有规律吗？ 黄帝回答说：通过观察五色出现在面部的位置，按照五行生克乘侮的原则，就可以推测死亡的时间。 雷公说：好啊！ 我想听您详细地谈一谈。 黄帝道：脏腑肢体与面部各位置的关系是：天庭反映头面的状况；眉心的上部反映咽喉的状况；两眉之间反映肺的状况；两目之间反映心的状况；两目之间正下方的鼻柱部位，则反映肝的状况；肝所主部位的左面，反映胆的状况；鼻头反映脾的状况；鼻翼反映胃的状况；面颊的中央部位，反映大肠的状况；挟大肠所主部位的外侧，反映肾的状况；在身体上肾与脐正相对，所以肾所主部位的下方，反映脐的状况；鼻头的外侧上方，反映小肠的状况；鼻头下方的人中沟，反映膀胱和子宫的状况；两颧反映肩部的状况；两颧的外侧反映臂的状况；臂所主部位的下方，反映手的状况；内眼角的上方，反映胸部和乳房的状况；面颊外侧耳边的上方，反映背的状况；沿着颊车向下，反映大腿的状况；上下牙床中间的部位，反映膝的状况；膝所主部位的下方，反映小腿的状况；小腿所主部位的下方，反映足的状况；口角的大纹处，反映大腿内侧的状况；面颊下方曲骨的部位，反映膝部膑骨的状况。

以上就是五脏、六腑和肢体在面部的对应部位。五脏六腑和肢体发生病变，在相应的部位便会出现色泽异常。全身在面部所主的位置确定后，就能够正确地诊断疾病了。在治疗时，阴衰而导致阳盛的，应当补阴以配阳。阳衰而导致阴盛者，则应当助阳以和阴。明确了人体各部与面部位置的关系和阴阳盛衰状况，辨证治疗就一定会恰当。左右是阴阳升降的道路，所以辨别色泽在面部左右上下的移动，是辨别阴阳盛衰的重要规律。男子和女子面部色泽上下移动的诊断意义是不同的，男子左为逆右为顺，女子右为逆左为顺，这是因为男女阴阳属性不同。若医生善于辨别面部气色的润泽与枯槁，那可称得上是好医生了。

面色沉滞晦暗的，主在里、在脏的病变。浮露而鲜明的，主在表、在腑的病变。黄色和赤色主风病，青色和黑色主痛证，白色主寒证。在疮疡等外科疾病中，局部色泽黄润，软如脂膏者，是成脓的表现；局部颜色深红，是血瘀未成脓的表现。疼痛剧烈的，可以形成肢体拘挛。若寒邪甚，可出现皮肤麻痹。人体发生病变，面部就会出现相应位置的色泽变化。通过观察五色的浮露和沉滞，能够了解病位的浅深，观察面色的润泽与晦暗，就能推测疾病预后的好坏。观察五色的散漫和聚结，则能了解病程的长短。 观察五色出现在面部的位置，便能判断疾病发生的部位。 医生聚精会神地分析色泽的变化，就可以了解疾病以往的情况和当前的发展变化。 如果不细致入微地观察色泽的变化，连正常和异常都不能分辨清楚。 只有专心致志地分析研究，才能知道新病、旧病及其发展变化的规律。

面色不呈现应有的明润，却见沉滞枯槁，病情严重。 面色虽然不明润光泽，但是没有沉滞枯槁现象的，病情不重。 色散漫不聚的，病邪也会逐渐消散，即使气滞不通而引起疼痛，也不会形成积聚一类的病变。 肾脏的邪气侵犯心脏，是因为心先患虚证，肾脏的邪气才乘虚侵入心脏，此时肾所主的黑色会出现在面部心所主两目间的部位上。 一般发生疾病后，如果病色不出现在本脏所主的部位，均可以依次类推。

男子病色出现在鼻头上，主小腹疼痛，向下牵引睾丸也会发生疼痛。 如果病色出现在人中沟上，主阴茎疼痛，出现在人中沟上部则表现为阴茎根部疼痛，出现在人中沟下部的则阴茎头部疼痛。 这些都属于狐疝、阴囊肿大等疾病。

女子病色出现在鼻头上，主膀胱和子宫的病变。 病色散漫不收者，为气滞引起的疼痛。 病色凝聚不散，为血液凝结而形成积聚。积聚的表现，有的是方，有的是圆，有的在左边，有的在右边，都和病色的表象相一致，病色若随之下移到唇部，则表明患有带下污浊等病变。 若兼见唇色润泽如脂膏样者，为暴饮暴食、食不洁之物所引起的疾病。

面部色泽的异常变化与体内疾病发生的部位是一致的，病色出现在左侧，就表明左侧有病。 病色出现在右侧，说明是右侧有病。 面部色泽异常，例如聚结不散或散漫不收等不正常的现象，出现在面部的某一部位，就能判断出疾病的位置。 所谓五色，就是青色、黑色，赤色、白色、黄色。 在正常情况下，深浅适中而充满，分别表现在各自的部位上。 异常情况下，色泽会发生变化，如赤色出现在心所主的部位，像榆荚一样大小，主心发生病变。 如果出现在鼻头，说明疾病在近日内就会发生。 病色的形状，上部呈尖锐状的，表明头面部正气虚弱，邪气有向上发展的趋势。 下部呈尖锐状的，则身体下部正气虚弱，邪气有向下发展的趋势。 左侧或右侧呈尖锐状，与上部和下部的诊断意义一致。

把面部五色同五脏相互联系，青色属肝，赤色属心，白色属肺，黄色属脾，黑色属肾，五脏又同外在组织相合，肝同筋相合，心同脉相合，肺同皮相合，脾同肉相合，肾同骨相合，所以各组织也分别同五色相联系。

论勇第五十

论勇：本篇主要讨论了勇怯的形成原因、勇怯的体质特征和性格表现及其对四时邪气、疼痛的反应，并说明了其在诊断、治疗上的意义，故名"论勇"。

黄帝问于少俞曰：有人于此，并行并立，其年之长少等也，衣之厚薄均也，卒然遇烈风暴雨，或病或不病，或皆病，或皆不病，其故何也？

少俞曰：帝问何急？

黄帝曰：愿尽闻之。

少俞曰：春青风，夏阳风，秋凉风，冬寒风。凡此四时之风者，其所病各不同形。

黄帝曰：四时之风，病人如何？

少俞曰：黄色薄皮弱肉者，不胜春之虚风；白色薄皮弱肉者，不胜夏之虚风；青色薄皮弱肉，不胜秋之虚风；赤色薄皮弱肉，不胜冬之虚风也。

黄帝曰：黑色不病乎？

少俞曰：黑色而皮厚肉坚，固不伤于四时之风。其皮薄而肉不坚，色不一者，长夏至而有虚风者，病矣。其皮厚而肌肉坚者，长夏至而有虚风，不病矣。其皮厚而肌肉坚者，必重感于寒，外内皆然，乃病。

黄帝曰：善。

黄帝曰：夫人之忍痛与不忍痛者，非勇怯之分也。夫勇士之不忍痛者，见难则前，见痛则止；夫怯士之忍痛者，闻难则恐，遇痛不动。夫勇士之忍痛者，见难不恐，遇痛不动；夫怯士之不忍痛者，见难与痛，目转面盼，恐不能言，失气惊，颜色变化，乍死乍生。余见其然也，不知其何由，愿闻其故。

少俞曰：夫忍痛与不忍痛者，皮肤之薄厚，肌肉之坚脆缓急之分也，非勇怯之谓也。

黄帝曰：愿闻勇怯之所由然。

少俞曰：勇士者，目深以固，长衡直扬，三焦理横，其心端直，其肝大以坚，其胆满以傍，怒则气盛而胸张，肝举而胆横，眦裂而目扬，毛起而面苍，此勇士之由然者也。

黄帝曰：愿闻怯士之所由然。

少俞曰：怯士者，目大而不减，阴阳相失，其焦理纵，髑骭短而小，肝系缓，其胆不满而纵，肠胃挺，胁下空，虽方大怒，气不能满其胸，肝肺虽举，气衰复下，故不能久怒，此怯士之所由然者也。

黄帝曰：怯士之得酒，怒不避勇士者，何脏使然？

少俞曰：酒者，水谷之精，熟谷之液也，其气慓悍，其入于胃中，则胃胀，气上逆，满于胸中，肝浮胆横。当是之时，固比于勇士，气衰则悔。与勇士同类，不知避之，名曰酒悖也。

【译文】

黄帝问少俞道：假如有这样一些人，他们的行为举止一样，一块行走或是站立，年龄大小一致，穿着衣服的厚薄也相同。 可是，突然遇到狂风暴雨等异常气候变化，有人生病，有人不生病，有时都发病，有时都不发病，这是为什么呢？

少俞回答说：您想先了解哪方面的情况呢？

黄帝说：所有的问题我都想知道。

少俞说：春季吹的是温风，夏季是热风，秋季是凉风，冬季是寒风。 因为在四季分别感受不同风邪，所以发生疾病时就会有不同的症候。

黄帝问：四季不同的风邪分别侵袭人体，病人感受风邪会有什么区别呢？ 少俞回答说：面色黄、皮肤薄、肌肉柔弱的人，脾气不足，经受不住春季风邪的侵袭；面色白、皮肤薄、肌肉柔弱的人，肺气不足，经受不住夏季风邪的侵袭；面色青、皮肤薄、肌肉柔弱的人，肝气不足，经受不住秋季风邪的侵袭。 面色赤、皮肤薄、肌肉柔弱的人，心气不足，经受不住冬季风邪的侵袭。 黄帝问：面色黑的人，就不会感受风邪而发生疾病吗？ 少俞答：面色黑而皮肤厚、肌肉坚实的人，肾气充盛，当然不会遭受风邪的侵袭。 如果皮肤薄、肌肉不坚实、面色又不是始终保持黑色的人，到了长夏而感受风邪就会发生疾病。 如果面色黑、皮肤厚、肌肉坚实者，即使在长夏遇到风邪，也不会发生疾病。 面色黑、皮肤厚、肌肉坚实的人一定是寒邪已侵入体内，又感受风邪，外邪与内邪相结合才会生病。 黄帝说：讲得很好。

黄帝问道：人体能否忍受疼痛，不是根据性格勇敢与怯懦来区分的。 性格勇敢而不能忍耐疼痛者，遇到危难时可以挺身向前，可是感到疼痛时就会退缩不前；性格怯懦而能忍耐疼痛者，听到危难的事情就惊恐不安，遇到疼痛却能忍受而不动声色。 勇敢而又能忍耐疼痛者，遇到危难不恐惧，碰到疼痛也能忍受。 怯懦又不能耐受疼痛者，遇到危难和疼痛，就吓得头晕眼花，面容失色，侧头而不敢正视，吓得不敢说话，痛得死去活来。 我看到这些情况，不知是什么原因，想了解一下其中的道理。

少俞回答说：能否忍耐疼痛，是根据皮肤的厚与薄，肌肉的坚实与脆弱，以及纵缓与紧密的不同，不是根据性格的勇敢和怯懦来区分。

黄帝问：我想了解人体性格的勇敢和怯懦，是从哪些形式表现出来的。 少俞回答说：勇敢的人，两目凹陷而目光坚定，眉毛竖起而长直，皮肤肌肉的纹理是横向的，心脏端正而向下垂直，肝脏大而坚实，胆囊充盈而增大，发怒时怒气充满胸中而胸廓张大，肝气上升而胆气横溢，眼睛瞪得很大，目光逼人，毛发竖起，面色铁青等，这就是勇敢人的表现。

黄帝又问：性格怯懦的人有什么样的表现呢？ 少俞回答说：怯懦的人，眼睛虽然很大却不凹陷，阴阳气血不协调，皮肤肌肉的纹理是竖向的，胸骨剑突短小，肝系松弛，胆囊不充盈，肠胃挺直，胁下空软，即使发怒时，怒气也不能充满胸中，肝肺虽然因怒气而暂时上举，但是随着怒气的衰减，肝肺又重新下降，所以不能长时间地发怒，这就是怯懦人的表现。

黄帝问：怯懦的人喝了酒以后发怒时与勇敢的人相似，是哪些脏腑发挥作用使他这样呢？ 少俞回答说：酒是水谷的精华，由谷类酿造而成的液体，性质迅猛滑利。 酒入胃后使胃胀大，气机上逆，壅滞胸中，使肝气上升，胆汁横逆。 饮酒后，他的行为当然与勇敢的人相同，但是等到酒醒气衰以后，自己就会感到懊悔。 由于怯懦的人是在酒后才跟果敢的人类似，不懂得回避危难之事，所以把这种现象称作"酒悖"。

背腧第五十一

背腧：本篇主要介绍了位于背部五脏俞穴的位置和检查方法，所以称为"背腧"。

黄帝问于岐伯曰：愿闻五脏之腧，出于背者。

岐伯曰：胸中大腧在杼骨之端，肺腧在三焦之间，心腧在五焦之间，膈腧在七焦之间，肝腧在九焦之间，脾腧在十一焦之间，肾腧在十四焦之间。皆挟脊相去三寸所，则欲得而验之，按其处，应在中而痛解，乃其腧也。灸之则可，刺之则不可。气盛则泻之，虚则补之。以火补者，毋吹其火，须自灭也。以火泻之，疾吹火，传其艾，须其火灭也。

【译文】

黄帝问岐伯道：我想了解五脏的俞穴，都位于背部的什么位置。岐伯说：胸中的大俞穴在项后第一椎骨下的两侧，肺俞在第三椎下的两侧，心俞在第五椎下的两侧，膈俞在第七椎下的两侧，肝俞在第九椎下的两侧，脾俞在十一椎的两侧，肾俞在十四椎的两侧。 这些俞穴都在脊椎的两旁，左右穴位相距三寸，距离背正中线约一寸五分。 要想确定这些俞穴的位置，检验的方法是用手指按在穴位上，病人感到局部酸麻胀痛，体内的病痛得到缓解，便是取中了俞穴。 对于背俞穴，治疗上应当采用灸法，不能采用针刺方法。 在运用灸法时，邪气盛则施以泻法，正气虚则施以补法。 在运用灸法来补益正气时，不要吹火，要让艾柱慢慢烧尽然后自然熄灭。 用灸法泻除邪气时，艾火燃着后要迅速将它吹旺，然后用手拔捻艾柱，一定要让艾柱尽快烧尽然后熄灭。

卫气第五十二

卫气：本篇主要论述了十二经标本所在和六腑在胸、腹、头、胫四个气街部位、主治病证、预后、调治方法。 由于这些内容均与卫气有关，故名"卫气"。

黄帝曰：五脏者，所以藏精神魂魄者也。六腑者，所以受水谷而行化物者也。其气内于五脏，而外络肢节。其浮气之不循经者，为卫气；其精气之行于经者，为营气。阴阳相随，外内相贯，如环之无端，亭亭淳淳乎，孰能穷之。然其分别阴阳，皆有标本虚实所离之处。能别阴阳十二经者，知病之所生。候虚实之所在者，能得病之高下。知六腑之气街者，能知解结契绍于门户。能知虚石之坚软者，知补泻之所在。能知六经标本者，可以无惑于天下。

岐伯曰：博哉，圣帝之论！臣请尽意悉言之。足太阳之本，在跟以上五寸中，标在两络命门。命门者，目也。足少阳之本，在窍阴之间，标在窗笼之前。窗笼者，耳也。足少阴之本，在内踝下上三寸中，标在背腧与舌下两脉也。足厥阴之本，在行间上五寸所，标在背腧也。足阳明之本，在厉兑，标在人迎颊挟颃颡也。足太阴之本，在中封前上四寸之中，标在背腧与舌本也。

手太阳之本，在外踝之后，标在命门之上一寸也。手少阳之本，在小指次指之间上二寸，标在耳后上角下外眦也。手阳明之本，在肘骨中，上至别阳，标在颜下合钳上也。手太阴之本，在寸口之中，标在腋内动也。手少阴之本，在锐骨之端，标在背腧也。手心主之本，在掌后两筋之间二寸中，标在腋下下三寸也。

凡候此者，下虚则厥，下盛则热；上虚则眩，上盛则热痛。故石者绝而止之，虚者引而起之。

请言气街：胸气有街，腹气有街，头气有街，胫气有街。故气在头者，止之于脑。气在胸者，止之膺与背腧。气在腹者，止之背腧，与冲脉于脐左右之动脉者。气在胫者，止之于气街，与承山踝上以下。取此者用毫针，必先按而在，久应于手，乃刺而予之。所治者，头痛眩仆，腹痛中满暴胀，及有新积。痛可移者，易已也；积不痛，难已也。

【译文】

黄帝说：五脏是贮藏精、神、魂、魄等的器官，六腑是接受和传化饮食物的器官。由饮食所化生的精微物质，内入五脏，外布肢体关节。其中浮漂在外而不在经脉中运行的是卫气，在经脉中运行的是营气。属阳的卫气和属阴的营气相互依随，内外贯通，在体内的运行像圆环一样循环往复永无休止。营气和卫气运行的情况，谁能彻底弄明白呢？然而经脉又分为阴经与阳经，经脉都有各自的起点和终点，都有气血充盛和空虚的不同，经脉之间还有会合、分离的部位。所以分清属阴属阳的十二经脉，就能判断哪条经脉发生了病变，诊察经脉气血虚实的所在位置，便能了解患病部位是在上还是在下。了解六腑气机通行的道路，即能找到疾病治疗过程中解决关键问题的途径。了解疾病虚实的程度和对治疗的反应，就可以掌握补泻方法的具体运用。明白六经的标本，对各种疾病的认识和治疗，才不会产生疑惑。

岐伯道：您所谈论的问题是很高深博大的，请让我尽量详细地谈谈。足太阳膀胱经之本，在足跟以上五寸的附阳穴，标在双眼内眼角的睛明穴。足少阳经之本，在第四足趾外侧的窍阴穴，标在耳前方的听宫穴。足少阴肾经之本，在足内踝下缘向上三寸的复溜穴，标在背部十四椎下两旁的肾俞穴和舌下两条静脉上。 足厥阴肝经之本，在行间穴向上五寸的中封穴，标在背部第九椎下两旁的肝俞穴。 足阳明胃经之本，在第二足趾上的厉兑穴，标在颈部结喉旁的人迎穴和上颚鼻后孔至面颊之间的部位。 足太阴脾经之本，在中封穴前方向上四寸的三阴交穴，标在背部第十一椎下两旁的脾俞穴和舌根部。

手太阳小肠经之本，在手外踝后侧的养老穴，标在睛明穴向上一寸的地方。 手少阳三焦经之本，在第四与第五手指之间的液门穴，标在耳上角的角孙穴和外眼角的丝竹空穴。 手阳明大肠经之本，在肘部靠近骨的曲池穴，在手臂上部还有臂穴，标在额角与耳前交会点的头维穴。 手太阴肺经之本，在位于寸口的太渊穴，标在腋窝内侧动脉搏动处的天府穴。 手少阴心经之本，在掌后锐骨边上的神门穴，标在背部第五椎下两旁的心俞穴。 手厥阴心包经之本，在掌后二寸两筋间的内关穴，标在腋下三寸的天池穴。 一般诊察十二经标本的发病规律是：位于下部的本，阳气虚弱则发生厥逆，阳气亢盛则发生热证。 位于上部的标，阳气不足则出现眩晕，阳气亢盛则出现发热、疼痛。 标本病变属实的，应当用泻法，彻底驱除邪气而制止疾病的发展。 标本病变属虚的，应当用补法来振奋阳气。

请让我再谈谈气街的情况。 人体的胸部、腹部、头部和腿部的气，都有各自通行的道路和输注的部位。 头部运行之气，输注于脑。胸部运行之气，输注到胸膺和背部十一椎以上的背俞穴。 腹部运行之气，输注到背部十一椎以下的背俞穴和脐部左侧右侧动脉附近冲脉的腧穴肓俞与天枢等。 腿部运行之气，输注到足阳明胃经的气冲穴、承山穴和足踝的上下部位。 针刺这些部位，要使用毫针。 操作时，须首先用手在穴位上长时间地按压，使气到达手所压的部位，然后用毫针刺入施行补泻手法。 运用这种方法所治疗的病证有，头痛、头晕、突然昏倒、腹痛、腹部突然胀满及病程较短的积聚。 积聚病中，疼痛而切按能够移动的就容易治愈，切按时不能移动而不疼痛的就很难治愈。

论痛第五十三

论痛：本篇论述了体质因素与疾病治疗及预后转归的关系，重点阐述了体质差异对疼痛耐受性的影响，故名"论痛"。

黄帝问于少俞曰：筋骨之强弱，肌肉之坚脆，皮肤之厚薄，腠理之疏密，各不同，其于针石火焫之痛何如？肠胃之厚薄坚脆亦不等，其于毒药可如？愿尽闻之。

少俞曰：人之骨强筋弱肉缓皮肤厚者耐痛，其于针石之痛、火焫亦然。

黄帝曰：其耐火焫者，何以知之？

少俞答曰：加以黑色而美骨者，耐火焫。

黄帝曰：其不耐针石之痛者，何以知之？

少俞曰：坚肉薄皮者，不耐针石之痛，于火焫亦然。

黄帝曰：人之病，或同时而伤，或易已，或难已，其故何如？

少俞曰：同时而伤，其身多热者易已，多寒者难已。

黄帝曰：人之胜毒，何以知之？

少俞曰：胃厚色黑大骨及肥者，皆胜毒；故其瘦而薄胃者，皆不胜毒也。

【译文】

黄帝问少俞道：人体的筋骨有强壮与软弱的不同，肌肉有坚实与脆弱的区分，皮肤有厚薄之别，腠理有粗疏与致密之异，他们对于针刺和艾火灸灼所引起疼痛的忍耐能力如何呢？人体肠胃厚薄、坚实和脆弱也不相同，他们对于药物的耐受能力又怎样呢？希望你详尽地讲给我听听。

少俞回答说：骨骼强壮、筋脉软弱、肌肉舒缓、皮肤较厚的人，能够忍耐疼痛，无论是对针刺或艾火烧灼的疼痛，其耐受程度都是同样的。

黄帝问：怎么知道有些人能够耐受艾火烧灼的疼痛呢？ 少俞答道：不但骨骼强壮、筋脉软弱、肌肉舒缓、皮肤较厚，还有肤色较黑、骨骼发育完善而匀称，就能够耐受艾火烧灼的疼痛。 黄帝道：怎么知道有些人不能耐受针刺的疼痛呢？ 少俞说：肌肉坚实、皮肤薄的人，不能耐受针刺的疼痛，对于艾灸引起的灼痛也同样不能耐受。

黄帝问：在同一时间内患同样的病变，有的人容易治愈，有的不容易治愈，这是什么原因呢？ 少俞答道：同时患同样的疾病，如果以热证为主的，就容易治愈，以寒证为主的就难以治愈。

黄帝问：如何了解人体对药物的耐受力呢？ 少俞说：胃厚实、肤色偏黑、骨骼粗壮、身体肥胖的人，都对药物有较强的耐受力。 身体消瘦、胃薄弱者，对药物的耐受力就差。

天年第五十四

天年：指人的自然寿命。 本篇主要讨论了人体的生长、发育、衰老、死亡各个阶段的主要生理特点和血气的盛衰、脏器的强弱、神的存亡与度百岁、尽天年的关系，故名"天年"。

黄帝问于岐伯曰：愿闻人之始生，何气筑为基，何立而为楯，何失而死，何得而生？

岐伯曰：以母为基，以父为楯，失神者死，得神者生也。黄帝曰：何者为神？岐伯曰：血气已和，荣卫已通，五脏已成，神气舍心，魂魄毕具，乃成为人。

黄帝曰：人之寿夭各不同，或夭寿，或卒死，或病久，愿闻其道。

岐伯曰：五脏坚固，血脉和调，肌肉解利，皮肤致密，营卫之行，不失其常，呼吸微徐，气以度行，六腑化谷，津液布扬，各如其常，故能长久。

黄帝曰：人之寿百岁而死，何以致之？

岐伯曰：使道隧以长，基墙高以方，通调营卫，三部三里起，骨高肉满，百岁乃得终。

黄帝曰：其气之盛衰，以至其死，可得闻乎？

岐伯曰：人生十岁，五脏始定，血气已通，其气在下，故好走；二十岁，血气始盛，肌肉方长，故好趋；三十岁，五脏大定，肌肉坚固，血脉盛满，故好步；四十岁，五脏六腑十二经脉，皆大盛以平定，腠理始疏，荣华颓落，发颇斑白，平盛不摇，故好坐；五十岁，肝气始衰，肝叶始薄，胆汁始灭，目始不明；六十岁，心气始衰，苦忧悲，血气懈惰，故好卧；七十岁，脾气虚，皮肤枯；八十岁，肺气衰，魂魄离散，故言善误；九十岁，肾气焦，四脏经脉空虚；百岁，五脏皆虚，神气皆去，形骸独居而终矣。

黄帝曰：其不能终寿而死者，何如？

岐伯曰：其五脏皆不坚，使道不长，空外以张，喘息暴疾，又卑基墙，薄脉少血，其肉不石，数中风寒，血气虚，脉不通，真邪相攻，乱而相引，故中寿而尽也。

【译文】

黄帝问岐伯道：我想知道在人体生命刚开始形成时，以什么作为基础，又以什么作为保障，丧失了什么便会死亡，保持了什么才能生存呢？ 岐伯回答说：人体生命的开始，以母亲的阴血作为基础，以父亲的阳精作为保障，两者结合而产生神才有生命活动。 丧失了神气人就会死亡。 保持了神气人才能生存。

黄帝问：什么是神气呢？ 岐伯答道：在母体中，随着胎儿的逐渐发育，达到气血调和、营卫通畅，五脏成形时，便产生了神气。 神气产生后，藏于心中，魂魄也由此生成，这才构成一个健全的人。

黄帝说：人的寿命有长短的差别，有的人长寿，有的短命，有的人患病时间很短就突然死亡了，有的患病时间很久也不能治愈，我想听听其中的道理。 岐伯道：五脏强健而功能正常，血脉调和匀畅，肌肉间隙通利，皮肤致密，营气和卫气的运行正常，呼吸调畅，气按一定规律流行，六腑正常传化饮食，并将所化生的津液布散全身，身体各部的功能活动都正常进行，就能够长寿。

黄帝说：有的人会治到百岁才死去，怎么知道人能治到百岁呢？ 岐伯说：长寿的人，鼻道深邃而人中长，面部的颊侧和下颌等部位的骨高肉厚而且端正，营气和卫气的运行调和通畅，颜面上部的额角、中部的鼻和下部的下颌都隆起，骨骼高大、肌肉丰满。 有这些征象的人，活到一百岁才会死亡。

黄帝说：气在人一生中的盛衰情况，以及从出生到死亡整个生命过程中的表现，能讲给我听一听吗？ 岐伯道：人生长到十岁的时候，五脏发育到一定的健全程度，血气的运行完全畅通均匀，人体生长发育的根源是肾脏的精气，精气从下部而上行，所以喜爱跑动。 二十岁时，血气开始充盛，肌肉也趋于发达，所以行动敏捷，走路很快。 三十岁，五脏已经发育完善，肌肉发达而坚实，血脉充盈旺盛，步履稳健而喜欢从容不迫地行走。 四十岁的时候，人体的五脏、六腑、十二经脉，发育都非常健全，到了最旺盛阶段而逐渐衰退，腠理开始粗疏，颜面的色泽逐渐消退，发鬓开始斑白，因为精气已发展到最高阶段而开始衰减的缘故，所以愿意坐着而不想活动。 到五十岁的时候，肝气开始衰减，肝叶开始瘦薄，胆汁开始减少，两眼开始昏花。 到六十岁时，心气开始衰减，主神志的功能失常，以致经常出现忧愁悲伤的情志改变，又因为血气不足而运行缓慢，所以只想躺卧。 到七十岁，脾气虚弱，皮肤干枯而不润泽。 到了八十岁，肺气衰减，不能涵养魄而魄离散，所以言语容易发生错误。 九十岁，肾气枯竭，其余四脏的经脉气血也都空虚了。 到了一百岁，五脏及其经脉都空虚了，所藏的神气消散了，只有形体躯壳存在，也就死亡了。

黄帝问：有的人没活到一百岁就死亡了，这是为什么呢？ 岐伯答道：这种人的五脏都不坚固而功能失常，鼻道不深，鼻孔向外张开，呼吸急促。 另外面部的颊侧和下颌塌陷，脉体薄弱而脉中血少，肌肉不坚实，又屡次被风寒等外邪侵袭，使血气更虚，血脉不通畅。 总之，人体正气虚弱，邪气就容易侵入人体而又进一步伤害正气，所以没有活到一百岁就死亡了。

逆顺第五十五

逆顺：本篇主要论述了人体之气有逆顺，针刺有逆顺，故以"逆顺"作为篇名。 重点说明了针刺可刺与不可刺的时机主要在于人体之气与脉象的顺逆盛衰。 因此，针刺的逆顺包括两方面：一是时机上的逆顺，宜用针时而不用针则为逆，宜用针时即用针为顺。 二是刺法上的逆顺，如脉盛为邪实，用补法为逆，用泻法则为顺。

黄帝问于伯高曰：余闻气有逆顺，脉有盛衰，刺有大约，可得闻乎？

伯高曰：气之逆顺者，所以应天地、阴阳、四时、五行也。脉之盛衰者，所以候血气之虚实有余不足。刺之大约者，必明知病之可刺，与其未可刺，与其已不可刺也。

黄帝曰：候之奈何？

伯高曰：《兵法》曰：无迎逢逢之气，无击堂堂之阵。《刺法》曰：无刺熇熇之热，无刺漉漉之汗，无刺浑浑之脉，无刺病与脉相逆者。

黄帝曰：候其可刺奈何？

伯高曰：上工，刺其未生者也；其次，刺其未盛者也；其次，刺其已衰者也。下工，刺其方袭者也，与其形之盛者也，与其病之与脉相逆者也。故曰：方其盛也，勿敢毁伤，刺其已衰，事必大昌。故曰：上工治未病，不治已病。此之谓也。

【译文】

黄帝问伯高说：我听说气的运行有逆顺，脉象有盛衰，针刺方法有总的原则，能讲给我听听吗？

伯高答道：气行的逆顺与自然界的阴阳变化、四季的五行规律相对应。脉象的盛衰表现，可以诊察气血的虚实变化。针刺方法总的运用原则，必须明了哪些疾病可以运用刺法，哪些不能运用，哪些疾病已经不能通过针刺来救治了。

黄帝问：如何判断疾病是否适宜运用刺法呢？

伯高回答说：《兵法》上曾经说过，当敌人攻势迅猛的时候，不要迎面抵挡其攻击。对敌人声威浩大的军阵，也不能贸然进攻。《刺法》也记载有，热势炽盛的不能用刺法，大汗淋漓的不能用刺法，脉象盛大躁疾的急病不能用刺法，脉象和病情相反的也不能用刺法。

黄帝问：怎样确定哪些疾病适宜运用刺法呢？伯高回答说：高明的医生在疾病尚未发作的时候施用针刺来预防。其次，在疾病初期，邪气尚未亢盛的时候，施用刺法。再次，在邪气已经衰减而正气逐渐恢复时，因势利导地施用刺法。技术低劣的医生，在邪气亢盛、或表现的病证很重、或病情与脉象不相符的情况下进行针刺。所以说，在邪气亢盛时不要施用刺法而损伤元气，在邪气衰减的时候进行针刺，就一定能把疾病治愈。所以，高明的医生，注重预防尚未发生的疾病，而不是在疾病发生以后，才进行治疗，就是这个意思。

五味第五十六

五味：本篇主要论述了五谷、五果、五畜、五菜等的五色、五味，对人体五脏的生理、病理等所起的不同作用，故名"五味"。

黄帝曰：愿闻谷气有五味，其入五脏，分别奈何？

伯高曰：胃者，五脏六腑之海也，水谷皆入于胃，五脏六腑皆禀气于胃。五味各走其所喜，谷味酸，先走肝；谷味苦，先走心；谷味甘，先走脾；谷味辛，先走肺；谷味咸，先走肾。谷气津液已行，营卫大通，乃化糟粕，以次传下。

黄帝曰：营卫之行奈何？

伯高曰：谷始入于胃，其精微者，先出于胃之两焦，以溉五脏，别出两行，营卫之道。其大气之抟而不行者，积于胸中，命曰气海，出于肺，循喉咽，故呼则出，吸则入。天地之精气，其大数常出三入一，故谷不入，半日则气衰，一日则气少矣。黄帝曰：谷之五味，可得闻乎？伯高曰：请尽言之。五谷：秔米甘，麻酸，大豆咸，麦苦，黄黍辛。五果：枣甘，李酸，栗咸，杏苦，桃辛。五畜：牛甘，犬酸，猪咸，羊苦，鸡辛。五菜：葵甘，韭酸，藿咸，薤苦，葱辛。五色：黄色宜甘，青色宜酸，黑色宜咸，赤色宜苦，白色宜辛。凡此五者，各有所宜。五宜：所言五色者，脾病者，宜食秔米饭、牛肉、枣、葵；心病者，宜食麦、羊肉、杏、薤；肾病者，宜食大豆黄卷、猪肉、栗、藿；肝病者，宜食麻、犬肉、李、韭；肺病者，宜食黄黍、鸡肉、桃、葱。

五禁：肝病禁辛，心病禁咸，脾病禁酸，肾病禁甘，肺病禁苦。肝色青，宜食甘，秔米饭、牛肉、枣、葵皆甘；心色赤，宜食酸，犬肉、麻、李、韭皆酸；脾色黄，宜食咸，大豆、豕肉、栗、藿皆咸。肺色白，宜食苦，麦、羊肉、杏、薤皆苦。肾色黑，宜食辛，黄黍、鸡肉、桃、葱皆辛。

【译文】

黄帝道：五谷有酸、苦、甘、辛、咸五种味道，食物进入人体后，五味如何分别进入五脏呢？我想了解这些情况。伯高答：食物进入人体，首先到胃，五脏六腑要从胃接受食物所化生的精微物质，所以胃是五脏六腑所需水谷精微汇聚的地方。食物的五味同五脏的关系，是按五味、五脏的五行属性划分的，五味分别进入各自所亲和的脏。酸味的食物首先进入肝，苦味的首先进入心，甘味的首先进入脾，辛味的首先进入肺，咸味的首先进入肾。食物所化生的精微、液津，正常地流行而布散全身。营气和卫气旺盛、通畅而周流全身。余下的部分化成糟粕，自上而下依次传化而排出体外。

黄帝问：营气和卫气是如何运行的呢？伯高回答说：食物进入胃后，精微部分从胃出来而分别到达上焦和下焦，以营养五脏。水谷精微化生的精纯部分是营气，在脉中运行。水谷精微所化生的运行迅猛、滑利的部分是卫气，在脉外运行。这就是营气和卫气的运行道路。水谷精微的另一部分与吸入的清气结合而形成宗气。宗气不像营气、卫气一样周流全身，而主要是积聚在胸中，所以把胸中称为气海。 宗气出自于肺，沿着咽喉上行，呼则出，吸则入，保证人体正常的呼吸运动。 自然界为人类提供的营养物质，只有食物和空气进入人体后分别形成宗气、营气和卫气、糟粕三个方面，才能维持生命活动。 所以，半天不进饮食，人的气就要衰减，一天不进饮食，人的气就会缺少。

黄帝问：你能给我讲讲食物的五味吗？ 伯高说：请让我详细地讲述这些情况：五谷中，粳米味甘、芝麻味酸、大豆味咸、麦味苦、黄米味辛。 五果中，枣子味甘、李子味酸、栗子味咸、杏子味苦、桃子味辛。 在五畜中，牛肉味甘、狗肉味酸、猪肉味咸、羊肉味苦、鸡肉味辛。 五菜中，葵菜味甘、韭菜味酸、豆叶味咸、野蒜味苦、葱的味辛。 由五色来决定五味的适应情况：黄色适应甘味、青色适应酸味、黑色适应咸味，赤色适宜应苦味，白色适应辛味。 这就是五色分别适应五味的情况，上述五色所适应的五味；就是分别代表五脏病变所选用的适宜食物。

所谓“五宜”，是讲五脏所喜的滋味。 脾脏病变，宜食粳米饭、牛肉、枣、葵菜等。 心脏病变，宜食麦、羊肉、杏、野蒜等。 肾脏病变，宜食大豆黄卷、猪肉、栗子、豆叶等。 肝脏病变，宜食芝麻、狗肉、李子、韭等。 肺脏病变，宜食黄米、鸡肉、桃子、葱。

五脏病变的禁忌：肝脏病变禁忌辛味，心脏病变禁忌咸味，脾脏病变禁忌酸味，肾脏病变禁忌甘味，肺脏病变禁忌苦味。

肝脏病变面色青，肝病苦急，宜食甘味食物以缓急，如粳米饭、牛肉、枣、葵菜都是甘味食物。 心脏病变面色赤，心病苦缓，宜食酸味食物以收敛之，如狗肉、芝麻、李子、韭都是酸味食物。 脾脏病变面色黄，宜食咸味食物，如大豆、猪肉、栗子、豆叶都是咸味食物。肺脏病变面色白，苦气上逆，宜食苦味食物以泄之，如麦、羊肉、杏、野蒜都是苦味食物。 肾脏病变而面色黑，肾病苦燥，宜食辛味食物以润泽之，如黄米、鸡肉、桃子、葱都是辛味食物。

水胀第五十七

水胀：是由于津液代谢障碍，水湿停留所致肢体胸腹胀满的一种病证。 本篇讨论了水胀(肿)、肤胀、臌胀、肠覃、石瘕诸病证的病因、病机、症状、鉴别及治疗等。 由于这些病证虽名异而均有水肿或胀大的临床症状，故列为一篇以资鉴别。 因本篇首论水胀，故以"水胀"名篇。

黄帝问于岐伯曰：水与肤胀、鼓胀、肠覃、石瘕、石水，何以别之。

岐伯答曰：水始起也，目窠上微肿，如新卧起之状，其颈脉动，时咳，阴股间寒，足胫瘇，腹乃大，其水已成矣。以手按其腹，随手而起，如裹水之状，此其候也。

黄帝曰：肤胀何以候之？

岐伯曰：肤胀者，寒气客于皮肤之间，𣪏𣪏然不坚，腹大，身尽肿，皮厚，按其腹，窅而不起，腹色不变，此其候也。

鼓胀何如？

岐伯曰：腹胀、身皆大，大与肤胀等也，色苍黄，腹筋起，此其候也。

肠覃何如？

岐伯曰：寒气客于肠外，与卫气相搏，气不得荣，因有所系，癖而内著，恶气乃起，瘜肉乃生。其始生也，大如鸡卵，稍以益大，至其成如怀子之状，久者离岁，按之则坚，推之则移，月事以时下，此其候也。

石瘕何如？

岐伯曰：石瘕生于胞中，寒气客于子门，子门闭塞，气不得通，恶血当泻不泻，衃以留止，日以益大，状如怀子，月事不以时下。皆生于女子，可导而下。黄帝曰：肤胀、鼓胀可刺邪？岐伯曰：先泻其胀之血络，后调其经，刺去其血络也。

【译文】

黄帝问岐伯道：水胀、肤胀、臌胀、肠覃、石瘕与石水，如何进行鉴别呢？岐伯回答说：水胀发病之初，病人的下眼睑微肿，好像刚睡醒时的样子，人迎脉搏动明显，经常咳嗽，大腿内侧寒冷，脚和小腿浮肿，等到腹部也胀大，说明水胀病已经形成。用手按压病人腹部，放开手时，被按压的凹陷随手而起，就好像按在盛水的袋子上一样，这就是水胀病的特征。

黄帝问：肤胀病怎样诊断呢？岐伯答道：肤胀病是因为寒邪侵入皮肤之间引起的，尽管腹部胀大，但用手叩击腹部就好像鼓一样中空而不坚实，全身浮肿，皮肤厚，用手按压腹部，放开手时凹陷不能随手而起，腹部皮肤颜色没有变化，这就是肤胀病的特征。

黄帝问：臌胀病的表现是什么样呢？岐伯答道：臌胀病的腹部胀大和全身肿胀的表现与肤胀病相同。只是臌胀病的肤色青黄，腹部的青筋暴起，这就是臌胀病的特征。

黄帝问：肠覃的表现怎样呢？岐伯答道：寒邪侵袭肠体外面，与卫气相互搏结在一起，卫气不能正常运行，寒邪与卫气滞留在身体深处，附着于肠外，病邪逐渐增长，便生成了息肉。肠覃病初期，腹部的肿块像鸡蛋那样大，随着疾病的发展，肿块也逐渐增大，完全形成时，腹隆起好像怀孕一样。病程长的，可以历经数年。用手按压，肿块很坚硬，推之能够移动。月经仍旧按时来潮。这就是肠覃的特征。

黄帝问：石瘕的表现又是怎样的呢？岐伯答道：石瘕病灶在子宫

中，由于寒邪侵犯子宫口，使子宫口闭塞，气血不能流通，本应按时排泄的恶血不能排泄，以致凝结成块而滞留在子宫中，随时间而逐渐增大，腹部隆起也像怀孕一样，但是月经不能按时来潮。患这种病的都是女性，可以用通导攻下以祛除瘀血的方法治疗。

黄帝问：肤胀和臌胀病，可以运用针刺的方法治疗吗？岐伯答道：治疗这两种疾病，应首先用针刺泻除胀大的血络，然后再根据疾病的具体情况调理相应的经脉。但是，无论采取什么方法治疗，都必须首先用针刺祛除血络中的瘀血。

贼风第五十八

贼风：贼者，伤害也。贼风，泛指四时不正之气。自然界四时不正之气，常伤害人体而引发疾病。本篇主要讨论四时贼风伤人之病理、病证，故以"贼风"名篇。

黄帝曰：夫子言贼风邪气之伤人也，令人病焉，今有其不离屏蔽，不出空穴之中，卒然病者，非不离贼风邪气，其故何也？

岐伯曰：此皆尝有所伤于湿气，藏于血脉之中，分肉之间，久留而不去；若有所堕坠，恶血在内而不去。卒然喜怒不节，饮食不适，寒温不时，腠理闭而不通。其开而遇风寒，则血气凝结，与故邪相袭，则为寒痹。其有热则汗出，汗出则受风，虽不遇贼风邪气，必有因加而发焉。

黄帝曰：今夫子之所言者，皆病人之所自知也。其毋所遇邪气，又毋怵惕之所志，卒然而病者，其故何也？唯有因鬼神之事乎？

岐伯曰：此亦有故邪留而未发，因而志有所恶，及有所慕，血气内乱，两气相搏。其所从来者微，视之不见，听而不闻，故似鬼神。

黄帝曰：其祝而已者，其故何也？

岐伯曰：先巫者，因知百病之胜，先知其病之所从生者，可祝而已也。

【译文】

黄帝问道：你经常讲到，人体发生疾病都是因为贼风邪气侵袭人体引起的。 但是有些人并没有离开居处的房屋或遮蔽得很严密的地方，没有遭受贼风邪气的侵袭，却突然发生疾病，这是什么原因呢？

岐伯回答说：这种情况的形成，都是因为平素就受到邪气的伤害而没有察觉所造成的。 或曾经被湿邪伤害，湿邪侵袭人体后，藏伏在血脉和分肉中，长期不能消散；或从高处跌落，使瘀血留滞在体内；或暴喜大怒而情志活动不能节制；或饮食不适当；或不能根据气候的寒热变化而改变自己的生活习惯，导致腠理闭塞而不通畅。 若腠理开时感受风寒，使血脉凝滞不通，新感受的风寒与体内原有的邪气相互搏结，便会形成寒痹。 由上述原因使体内有热，则会形成身体出汗，在出汗时就容易感受风邪。 即便不是遇到贼风邪气的侵袭，也一定是外邪与体内原有邪气相互结合，才会使人发生疾病。

黄帝问道：上述疾病发生的原因，都是病人自己能感觉到的。 那些既感觉不到有邪气侵袭，又没有惊恐等情志的过度刺激，却突然发病，这是什么原因呢？ 是因为有鬼神作祟吗？

岐伯回答说：这种情况，也是有宿邪藏伏在体内而尚未发作。 由于性情有所厌恶，思想有所羡慕，而引起气血逆乱，逆乱的气血与藏伏在体内的宿邪相互作用便发生疾病。 因为这些疾病发生的原因不明显，既看不见，又听不到，所以就好像鬼神作祟一样。

黄帝问道：这类疾病既然不是鬼神作祟，为什么用祝由的方法能够治愈呢？ 岐伯回答说：古代的巫医，掌握一定治疗疾病的方法，又首先了解了疾病发生的原因，所以再用祝由的方法就能把疾病治愈。

卫气失常第五十九

卫气失常：本文主要论述卫气失常所引起的各种疾病及针刺治疗的方法。 还提了年龄上分小、少、壮、老四个阶段，同时论述了膏、脂、肉三种形体的生理特点，五体病的望诊以及因人制宜的治疗原则。 因本篇主要讨论卫气运行失常所引起的各种病变，故名"卫气失常"。

黄帝曰：卫气之留于腹中，搐积不行，苑蕴不得常所，使人肢胁胃中满，喘呼逆息者，何以去之？

伯高曰：其气积于胸中者，上取之；积于腹中者，下取之；上下皆满者，傍取之。

黄帝曰：取之奈何？

伯高对曰：积于上，泻人迎、天突、喉中；积于下者，泻三里与气街；上下皆满者，上下取之，与季胁之下一寸；重者，鸡足取之。诊视其脉大而弦急，及绝不至者，及腹皮急甚者，不可刺也。

黄帝曰：善。

黄帝问于伯高曰：何以知皮肉、气血、筋骨之病也？

伯高曰：色起两眉薄泽者，病在皮；唇色青黄赤白黑者，病在肌肉；营气濡然者，病在血气；目色青黄赤白黑者，病在筋；耳焦枯受尘垢，病在骨。

黄帝曰：病形何如，取之奈何？

伯高曰：夫百病变化，不可胜数，然皮有部，肉有柱，血气有输，骨有属。

黄帝曰：愿闻其故。

伯高曰：皮之部，输于四末。肉之柱，在臂胫诸阳分肉之间，与足少阴分间。血气之输，输于诸络，气血留居，则盛而起。筋部无阴无阳，无左无右，候病所在。骨之属者，骨空之所以受益而益脑髓者也。

黄帝曰：取之奈何？伯高曰：夫病变化，浮沉深浅，不可胜穷，各在其处，病间者浅之，甚者深之；间者小之，甚者众之，随变而调气，故曰上工。

黄帝问于伯高曰：人之肥瘦、大小、寒温，有老壮少小，别之奈何？

伯高对曰：人年五十已上为老，三十已上为壮，十八已上为少，六岁已上为小。

黄帝曰：何以度知其肥瘦？

伯高曰：人有肥、有膏、有肉。

黄帝曰：别此奈何？

伯高曰：䐃肉坚，皮满者，肥。䐃肉不坚，皮缓者，膏。皮肉不相离者，肉。

黄帝曰：身之寒温何如？

伯高曰：膏者其肉淖，而粗理者身寒，细理者身热。脂者其肉坚，细理者热，粗理者寒。

黄帝曰：其肥瘦大小奈何？

伯高曰：膏者，多气而皮纵缓，故能纵腹垂腴。肉者，身体容大。脂者，其身收小。

黄帝曰：三者之气血多少何如？

伯高曰：膏者多气，多气者热，热者耐寒。肉者多血则充形，充形则平。脂者，其血清，气滑少，故不能大。此别于众人者也。

黄帝曰：众人奈何？

伯高曰：众人皮肉脂膏不能相加也，血与气不能相多，故其形不小不大，各自称其身，命曰众人。

黄帝曰：善。治之奈何？

伯高曰：必先别其三形，血之多少，气之清浊，而后调之，治无失常经。是故膏人，纵腹垂腴；肉人者，上下容大；脂人者，虽脂不能大者。

【译文】

黄帝问道：卫气留滞在腹中，蓄积而运行失常，郁结又没有固定的部位，使人常发生胁部和胃脘胀满、喘息气逆等病证，应如何治疗呢？

伯高回答说：卫气积聚在胸中的，应当选用上部的腧穴治疗。 积聚在腹中的，应当选用下部的腧穴治疗。 胸部和腹部都有卫气积聚的，应当选用上部、下部和胸腹附近的腧穴治疗。 黄帝问：具体选用哪些腧穴治疗呢？ 伯高回答说：卫气积聚在胸中，泻足阳明胃经的人迎穴、任脉的天突和廉泉穴。 积聚在腹中，泻足阳明胃经的足三里穴和气冲穴。 胸腹部都有卫气积聚，应选用上部、下部的腧穴和季胁下面一寸足厥阴肝经的章门穴。 病情重的，取穴应当采用鸡足针法。切诊时，出现脉大而弦急，或脉搏动消失，以及腹部皮肤绷紧的，都不宜针刺治疗。 黄帝说：讲得好。

黄帝问伯高道：如何能知道皮、肉、气、血、筋、骨发生病变呢？ 伯高回答说：病色出现在两眉之间、光泽较少，是疾病发生在皮肤。 口唇出现青、黄、赤、白和黑色等色泽变化，是疾病发生在肌肉。 营气外泄，皮肤汗多而湿润的，是气血发生病变。 眼出现青、黄、赤、白和黑色等色泽变化的，是疾病发生在筋。 耳郭干枯而容易附着灰尘污垢的，疾病发生在骨。 黄帝问：疾病表现怎样，应如何治疗呢？

伯高答道：疾病的变化是多种多样，没有办法具体说明。 但是，皮肤有所表现的部位，肌肉有隆起的部分，气血有输注之处，骨骼有相互连接的地方，发病后相应部位分别出现不同的症候。

黄帝说：我想听听其中的道理。 伯高道：皮肤所表现的部位主要在四肢。 肌肉的主干主要在上肢和下肢所有阳经经过的肌肉隆起处，以及足少阴肾经经过的肌肉隆起处。 气血输注之处，主要在体表的血络。 若气血滞留其中，就会出现血络充盈胀起。 筋所主的部位没有阴、阳的区别，也没有左侧与右侧的不同，所有的地方都可以诊察筋的病变。 骨骼相连的地方，是关节腔，接受精气的滋养，并向上输注精气来补益脑髓。

黄帝问：如何进行治疗呢？ 伯高回答说：疾病的发展变化、病位的深浅、病情的轻重，无法数尽，应根据不同疾病的具体情况来进行治疗。 病情轻的，用浅刺的方法、少取些穴位，病情重的，用深刺的方法、多取些穴位。 随着疾病的发展变化而施以不同的治疗，这才是高明的医生。

黄帝问伯高道：人体型的肥瘦、大小，身体的寒温，年龄的老、壮、少、小，如何区别呢？ 伯高回答说：人的年龄，五十岁以上为老，三十岁以上为壮，十八岁以上为少，六岁以上为小。

黄帝问：用什么标准来衡量人的肥瘦呢？ 伯高答道：人有多脂、多膏、多肉的不同。 黄帝问：这三种类型又如何区别呢？ 伯高说：隆起的肌肉坚实、皮肤丰满润泽是多脂的人。 隆起的肌肉不坚实，皮肤松弛是多膏的人。 皮与肉紧紧粘连在一起是多肉的人。

黄帝问：人体的寒温怎样区别呢？ 伯高答道：多膏的人，肌肉柔润、纹理粗疏的身寒；纹理致密的身热。 多脂的人，肌肉坚实、纹理致密的身热；纹理粗疏的身寒。 黄帝问：如何区别人体的肥瘦、大小呢？ 伯高答道：多膏的人，阳气充盛，皮肤松弛，所以腹部肥大而下垂。 多肉的人，身体宽大。 多脂的人，身体较小。 黄帝问：这三种人气血的情况如何呢？ 伯高说：多膏的人多气，气多则阳气旺盛而耐寒。 多肉的人多血，血液充养形体，不偏寒也不偏热。 多脂的人，血液清稀、气少而流动滑利，所以身形不大。 这些与一般人是有区别的。

黄帝问：一般人又是怎样的呢？ 伯高答道：一般的人，皮、肉、脂、膏、血、气都没有偏多与偏少的情况，所以形体不大不小，各部分都很匀称，这就是一般人的表现。

黄帝说：好！ 那么上述的异常情况如何治疗呢？ 伯高道：必须首先辨别多膏、多肉、多脂三种不同的体型，血的多少和气的清浊，然后进行适当的调治。 具体治疗的时候，不要违背一般的治疗原则。要记住多膏的人腹壁松弛，肥肉下垂；多肉的人上下宽大，体格壮盛；多脂的人虽脂肉盈满但体形都小于常人。 治疗时要区别对待。

玉版第六十

玉版：玉石制成的版，将重要文献镌刻于玉版之上，以示珍贵，也便于永久保存，故称为"玉版"。 本篇论述痈疽的成因、刺治原则，阐明痈毒内陷，诸病逆象，不宜用针。 并把针刺的作用与兵器相比较，以说明针刺运用得当，可以救治病人；若妄用针刺，也可以致人命亡。 古人认为本篇内容很重要，必须"著之于玉版，传之后世"。 故名"玉版"。

黄帝曰：余以小针为细物也，夫子乃言上合之于天，下合之于地，中合之于人，余以为过针之意矣，愿闻其故。

岐伯曰：何物大于天乎？夫大于针者，惟五兵者焉。五兵者，死之备也，非生之具。且夫人者，天地之镇也，其不可不参乎？夫治民者，亦唯针焉。夫针之与五兵，其孰小乎？

黄帝曰：病之生时，有喜怒不测，饮食不节，阴气不足，阳气有余，营气不行，乃发为痈疽。阴阳不通，两热相搏，乃化为脓，小针能取之乎？

岐伯曰：圣人不能使化者，为之邪不可留也。故两军相当，旗帜相望，白刃陈于中野者，此非一日之谋也。能使其民，令行禁止，士卒无白刃之难者，非一日之教也，须臾之得也。夫至使身被痈疽之病，脓血之聚者，不亦离道远乎。夫痈疽之生，脓血之成也，不从天下，不从地出，积微之所生也。故圣人自治于未有形也，愚者遭其已成也。

黄帝曰：其已形，不予遭，脓已成，不予见，为之奈何？

岐伯曰：脓已成，十死一生，故圣人弗使已成，而明为良方，著之竹帛，使能者踵而传之后世，无有终时者，为其不予遭也。

黄帝曰：其已有脓血而后遭乎，不导之以小针治乎？

岐伯曰：以小治小者其功小，以大治大者多害，故其已成脓血者，其唯砭石、铍、锋之所取也。

黄帝曰：多害者其不可全乎？

岐伯曰：其在逆顺焉。

黄帝曰：愿闻逆顺。

岐伯曰：以为伤者，其白眼青黑，眼小，是一逆也；内药而呕者，是二逆也；腹痛渴甚，是三逆也；肩项中不便，是四逆也；音嘶色脱，是五逆也。除此五者为顺矣。

黄帝曰：诸病皆有逆顺，可得闻乎？

岐伯曰：腹胀，身热，脉大，是一逆也；腹鸣而满，四肢清，泄，其脉大，是二逆也；衄而不止，脉大，是三逆也；咳且溲血脱形，其脉小劲，是四逆也；咳，脱形身热，脉小以疾，是谓五逆也。如是者，不过十五日而死矣。其腹大胀，四末清，脱形，泄甚，是一逆也；腹胀便血，其脉大，时绝，是二逆也；咳，溲血，形肉脱，脉搏，是三逆也；呕血，胸满引背，脉小而疾，是四逆也；咳，呕，腹胀，且飧泄，其脉绝，是五逆也。如是者，不及一时而死矣。工不察此者而刺之，是谓逆治。

黄帝曰：夫子之言针甚骏，以配天地，上数天文，下度地纪，内别五脏，外次六腑，经脉二十八会，尽有周纪，能杀生人，不能起死者，子能反之乎？

岐伯曰：能杀生人，不能起死者也。

黄帝曰：余闻之则为不仁，然愿闻其道，弗行于人。

岐伯曰：是明道也，其必然也，其如刀剑之可以杀人，如饮酒使人醉也，虽勿诊，犹可知矣。

黄帝曰：愿卒闻之。

岐伯曰：人之所受气者，谷也。谷之所注者，胃也。胃者，水谷气血之海也。海之所行云气者，天下也。胃之所出气血者，经隧也。经隧者，五脏六腑之大络也，迎而夺之而已矣。

黄帝曰：上下有数乎？

岐伯曰：迎之五里，中道而止，五至而已，五往而脏之气尽矣，故五五二十五而竭其输矣，此所谓夺其天气者也，非能绝其命而倾其寿者也。

黄帝曰：愿卒闻之。

岐伯曰：窥门而刺之者，死于家中；入门而刺之者，死于堂上。

黄帝曰：善乎方！明哉道！请著之玉版，以为重宝，传之后世，以为刺禁，令民勿敢犯也。

【译文】

黄帝说：小小的针具是一种微不足道的东西，你却说它上合于天，下合于地，中合于人，我认为这是过分夸大了它的作用，希望你说说你那样认为的理由。 岐伯道：天能包罗万物，还有什么能够比天更大呢？ 对于人体的作用而言，大于针的，只有五种兵器，但五种兵器都是在战争中用来杀人的，而不是治病救人的。 自然界中最宝贵的就是人，针刺能够治病活人，小小针具难道就不能与天、地相参合吗？ 在治疗人们疾病的过程中，是时时刻刻都离不开这小小针具的。从这种意义上讲，针和五种兵器的作用，谁大谁小不是很清楚了吗！

黄帝问道：疾病发生之初，或情志过度刺激，或饮食没有节制，造成人体阴气不足，阳气有余，使营气的运行阻滞，便会形成痈疽病。 营卫气血阻滞不通，体内有余的阳热与营卫气血郁滞产生的热邪互相搏结，熏蒸肌肤而化为脓。 运用针刺能够治疗这类疾病吗？

岐伯回答说：即使圣人也不能使已化脓的痈消散，因为治这种病的关键在于不能让邪气久留体内，以免久留生变。 例如两军作战，旌旗相望，刀光剑影遍于旷野，绝不是一天的谋划。 能够使百姓服从政令，令行禁止，将士勇于冲锋陷阵，不怕牺牲，也不是一天教育的结果，顷刻间就能办得到的。 等到身体已经患了痈疽之病，大脓恶血已经形成，这时再用微针治疗，大大违背了治疗规律。 从痈疽的产生直到脓血的生成，既不是从天而降，也并非从地而生，而是病邪侵犯机体后，没有得到及时的治疗而逐渐积累形成的。 所以高明的医生能够防微杜渐，早期治疗，不使疾病发展。 愚笨的医生，不懂得早期防治，治疗的都是已经形成的痈疽病。

黄帝问：如果痈疽已经形成，没有及时进行治疗，脓已经生成又没有察觉，又该怎么办呢？

岐伯答道：脓已经形成的，绝大部分会死亡。所以高明的医生能早期诊断，不等疾病形成就消灭在萌芽状态，并将一些好的疗法，记载书上，使有才能的人能够继承下来，世代相传，使医生不再犯上述类似的错误。

黄帝问：已经形成脓血的不能用小针治疗吗？岐伯说：用小针治疗功效不大，用大针治疗，又可能会产生不良后果。所以对已经形成脓血的，只能用砭石，或用铍针、锋针及时排脓来进行治疗。

黄帝问：有些痈疽病已经向恶化方面发展，还能治愈吗？岐伯答道：这主要根据病证的逆顺来决定。黄帝说：我想听你谈谈病证的逆顺。岐伯道：痈疽之病伤人，白眼球部显青黑色，瞳孔缩小是逆证之一。服药后即呕吐是逆证之二。腹痛并且剧烈口渴是逆证之三。肩背颈项转动受限是逆证之四。声音嘶哑，面无血色是逆证之五。除此五种逆证外，其他便是顺证了。

黄帝问道：各种病都有逆顺，能讲给我听听吗？岐伯回答说：腹胀满、身发热、脉细小，为邪盛正虚，是一逆。腹满而肠鸣、四肢厥冷、脉大，为阴证得阳脉，是二逆。衄血不止、脉大，为阴虚而邪实，是三逆。咳嗽、小便尿血、肌肉消瘦、脉小而强劲，是四逆。咳嗽、肌肉消瘦而脱陷、身热、脉小而急疾为正气衰而出现真脏脉，是五逆。如果出现上述五逆证，十五、六天之内就会死亡。至于五逆的急证：腹大而胀、四肢厥冷、形体非常消瘦、泄泻不止，为脾阳已败，是一逆。腹胀满、大便下血、脉大而有间歇，为孤阳将脱，是二逆。咳嗽、小便溺血、形体极度消瘦、脉坚搏指，为胃气已绝，是三逆。呕血、胸部满闷连及背部、脉小而疾速，为真元大亏而邪气仍盛，是四逆。上有咳嗽、呕吐，中有腹胀，下有完谷不化的泄泻而脉绝不至，为邪气独盛、真元已脱，是五逆。 若出现这五种逆证的，一天之内就会死亡。 医生对这些危象，若不详加审察而妄加针刺治疗，就称为逆治。

黄帝问道：你说针刺的作用很大，能与天地相配，合乎自然规律的变化，内联五脏，外通六腑，并能疏通经脉而宣导气血，使二十八脉的循行畅通。 但是，若误用针刺，就会伤害人的生命而不能救治生命垂危的人。 你能告诉我运用针刺救治生命，而不伤害人性命的方法吗？

岐伯回答说：错误的针刺会伤害人的性命，正确的针刺也不会救活死人。 黄帝说：我听到这些，感到太缺乏仁爱了，我想听你具体地讲讲其中的规律，以免再错施于人。

岐伯道：这是非常明显的道理，也是必然的结果。 好像刀剑可以杀人，饮酒可以醉人一样，这个道理不用诊察也可以知道。 黄帝说：我想详尽地了解其中的道理。

岐伯道：人所禀受的精气，来源于食物，食物都进入胃，所以胃是食物化生气血的源泉。 在自然界，大海所蒸腾的云气，在广阔的天空浮游。 在人体，胃所化生的气血，则随着十二经脉流动。 经脉是联络五脏六腑的通道，如果在这些通道的要害部位，迎着经气运行的方向进行针刺，就会使真气耗竭而导致死亡。

黄帝问：经脉的要害部位在人体上下有一定的数目和部位吗？ 岐伯答道：如针刺手阳明大肠经的五里穴，就会使脏气运行到中途而停止。 某一脏的真气，大概误刺五次便会竭尽。 所以如果连续误治五次就会使某一脏的真气泻尽；连续泻二十五次，五脏的真气都会竭绝，此所谓劫夺了人的真元之气。 所以，不是针刺本身能够损伤人的性命，而是不知针刺治疗禁忌的人，误刺而劫夺真元之气的结果。

黄帝说：愿听你再详尽地说明一下。 岐伯道：在气血出入的要害部位妄行针刺，如果误刺较轻，病人能回到家中而死亡，如果误刺较重，病人会当即死在医生的诊疗室。黄帝说：你讲的这些针刺方法很好，道理也很明确，请让我把它刻录在玉版上，作为最珍贵的文献，留传后世，作为针刺治疗的戒律，使医生们不敢再违犯针刺规律。

五禁第六十一

五禁：禁，禁忌。五禁，五种针刺的禁忌症。本篇主要讨论针刺宜忌问题，同时介绍了五禁、五夺、五过、五逆、九宜等内容。篇首始论五禁，故名"五禁"。

黄帝问于岐伯曰：余闻刺有五禁，何谓五禁？

岐伯曰：禁其不可刺也。

黄帝曰：余闻刺有五夺。

岐伯曰：无泻其不可夺者也。

黄帝曰：余闻刺有五过。

岐伯曰：补泻无过其度。

黄帝曰：余闻刺有五逆。

岐伯曰：病与脉相逆，命曰五逆。

黄帝曰：余闻刺有九宜。

岐伯曰：明知九针之论，是谓九宜。

黄帝曰：何谓五禁？愿闻其不可刺之时。

岐伯曰：甲乙日自乘，无刺头，无发蒙于耳内。丙丁日自乘，无振埃于肩喉廉泉。戊己日自乘四季，无刺腹去爪泻水。庚辛日自乘，无刺关节于股膝。壬癸日自乘，无刺足胫；是谓五禁。

黄帝曰：何谓五夺？

岐伯曰：形肉已夺，是一夺也；大夺血之后，是二夺也；大汗出之后，是三夺也；大泄之后，是四夺也；新产及大血之后，是五夺也。此皆不可泻。

黄帝曰：何谓五逆？

岐伯曰：热病脉静，汗已出，脉盛躁，是一逆也；病泄，脉洪大，是二逆也；著痹不移，䐃肉破，身热，脉偏绝，是三逆也；淫而夺形，身热，色夭然白，及后下血衃，血衃笃重，是谓四逆也；寒热夺形，脉坚搏，是谓五逆也。

【译文】

黄帝问岐伯道：我听说针刺治疗时有五禁，什么叫五禁呢？岐伯回答说：五禁就是禁止针刺，凡遇到禁日，对某些部位应避免针刺。

黄帝说：我听说针刺有五夺，什么叫五夺？岐伯道：五夺，是指在气血衰弱，元气大伤时不能用泻法针刺，以免更伤元气。

黄帝说：我听说针刺有五过，什么叫五过？岐伯道：五过，是指补泻不要超过常度，超常则为过。

黄帝说：我听说针刺有五逆，什么叫五逆？岐伯道：疾病与脉象相反，就称为五逆。

黄帝说：我听说针刺有九宜，什么叫做九宜？岐伯道：精通九针的理论，并能恰当运用，称为九宜。

黄帝问道：什么叫五禁？我想知道什么时间不能针刺。岐伯回答说：天干与人体相对应，甲乙应头，所以每逢甲日和乙日，不要针刺头部，也不要用发蒙的方法针刺耳内。丙丁对应肩喉，每逢丙日和丁日，不要用振摇法刺肩、喉和廉泉穴。戊己对应手足四肢，每逢戊日和己日，不能刺腹部和用去爪法泻水。庚辛对应股膝，每逢庚日和辛日，不能刺股部和膝部的穴位。壬癸对应足胫，每逢壬、癸之日不能刺足胫的穴位。 此所谓五禁。

黄帝问：什么叫五夺？ 岐伯答道：五夺，是指五种因正气脱失而形成大虚的病证。 形体肌肉极度消瘦为一夺。 大失血之后为二夺。大汗出之后为三夺。 大泄泻之后为四夺。 分娩之后出血过多为五夺。 以上五种正气脱失的症状，不可再用泻法。

黄帝问：什么叫五逆？ 岐伯回答说：热性病，脉应洪大而反见沉静；汗出后，脉应沉静而反见躁动，脉症相反，为逆证之一。 患泻下病，脉宜沉静而反见洪大之脉，是正虚邪盛，为逆证之二。 患痹证缠绵不愈，隆起的肌肉溃破，身体发热，一侧脉搏断绝难以触及，为逆证之三。 久病遗精、淋浊、汗出等症导致阴血受损，形体消瘦，出现发热、肤色苍白无华、大便下紫黑血块严重，为逆证之四。 长时间发冷发热，身体消瘦，脉象坚硬搏指，是逆证之五。

动输第六十二

动输：本篇主要论述了十二经脉中手太阴、足阳明、足少阴这三条经脉分别在太渊、人迎、太溪穴处搏动不休的机理，以及它们和全身气血输注的关系，故名"动输"。

黄帝曰：经脉十二，而手太阴、足少阴、阳明独动不休，何也？

岐伯曰：是明胃脉也。胃为五脏六腑之海，其清气上注于肺，肺气从太阴而行之，其行也，以息往来，故人一呼脉再动，一吸脉亦再动，呼吸不已，故动而不止。黄帝曰：气之过于寸口也，上十焉息？下八焉伏？何道从还？不知其极。

岐伯曰：气之离脏也，卒然如弓弩之发，如水之下岸，上于鱼以反衰，其余气衰散以逆上，故其行微。

黄帝曰：足之阳明，何因而动？

岐伯曰：胃气上注于肺，其悍气上冲头者，循咽，上走空窍，循眼系，入络脑，出颅，下客主人，循牙车，合阳明，并下人迎，此胃气别走于阳明者也。故阴阳上下，其动也若一。故阳病而阳脉小者为逆，阴病而阴脉大者为逆。故阴阳俱静俱动，若引绳相倾者病。

黄帝曰：足少阴何因而动？

岐伯曰：冲脉者，十二经之海也，与少阴之大络，起于肾下，出于气街，循阴股内廉，邪入腘中，循胫骨内廉，并少阴之经，下入内踝之后，入足下；其别者，邪入踝，出属跗上，入大指之间，注诸络，以温足胫，此脉之常动者也。

黄帝曰：营卫之行也，上下相贯，如环之无端，今有其卒然遇邪气，及逢大寒，手足懈惰，其脉阴阳之道，相输之会，行相失也，气何由还？

岐伯曰：夫四末阴阳之会者，此气之大络也。四街者，气之径路也。故络绝则径通，四末解则气从合，相输如环。

黄帝曰：善。此所谓如环无端，莫知其纪，终而复始，此之谓也。

【译文】

黄帝问：在十二经脉中，为什么手太阴肺经、足少阴肾经、足阳明胃经这三条经脉搏动不止呢？ 岐伯答道：足阳明胃脉与经脉搏动有密切关系，因为胃是五脏六腑的营养来源，胃中食物所化生的精微物质，上输于肺，气从手太阴肺经开始，循行于十二经脉。 经脉的搏动，是依靠肺气的推动而发生的，所以，人一呼气脉跳动两次，一吸气脉也是跳动两次，呼吸不停止，脉搏的跳动也不停止。

黄帝问：脉气通过寸口时，为什么脉来时盛、脉去时弱？ 脉气的运行从什么道路上来去往返？ 我还不清楚这些道理。 岐伯答道：脉气离开内脏而外行经脉时，像离弦之箭一样疾急，如冲决堤岸之洪水一样迅猛，开始时脉势是强盛的。 当脉气上达鱼际后，就呈现由盛而衰的现象，这是因为脉气至此已经衰散，而且是上行的，所以它运行的气势就减弱了。

黄帝问：足阳明胃脉为什么搏动不止呢？ 岐伯答道：因为胃气上注于肺，其中迅猛而剽悍之气上冲于头部，循咽而上走于七窍，循眼系向内络循于脑，从脑出于面部，下行会于足少阳胆经的客主人穴，沿颊车合入足阳明经，再循经下行至结喉两旁的人迎穴。 这就是胃气别出阳明而又合于阳明，使阳明脉搏动不休的原因。 手太阴肺经上的寸口脉和足阳明胃经上的人迎脉，因阳明之气上下贯通，所以它们的跳动也是一致的。 阳亢而阳明脉反小是逆象。 阴衰而太阴脉大也是逆象。 在正常情况下，脉气的阴阳动静，是内外相应的，因此，寸口脉和人迎脉应当相互协调，搏动的至数、力量等都应当一致。 就像用一条绳索牵动两物一样，既联系又平衡，有一方偏盛而失去平衡就是病态。

黄帝问：足少阴肾经的动脉为何跳动不休呢？ 岐伯说：足少阴脉的搏动，是因为与冲脉并行的原因。 冲脉为十二经脉之海，它和足少阴的络脉，共同起于肾下，出于足阳明胃经的气冲穴，沿大腿内侧，向下斜行入于腘中，沿胫骨内侧，与足少阴经并行，下行进入于内踝之后，入于足下。 其中又分出一条支脉，斜入内踝，出足背外侧近踝处，经足背入大趾之间，最后进入络脉，发挥温养胫部和足部的作用，这便是足少阴经脉不停地跳动的原因。

黄帝问道：营气和卫气的运行，上下贯通，循环往返而不停息。若突然遇到邪气的侵袭，或受到严寒的刺激，外邪留滞四肢，使得手足懈惰无力。 在正常情况下，营卫在经脉内外有规律地运行。 若邪气滞留，营卫运行的通道和转输会合之处就会因外邪阻滞而运行失常。 如此营卫之气是如何往返循环的呢？ 岐伯回答说：四肢末端是阴阳会合的地方，也是营卫之气循行的必经之路。 邪气阻塞了小的络脉后，像四街这样的一些路径就能开通，营卫之气仍然能够运行。 当四肢末端的邪气祛除后，各络脉又沟通如初，营卫之气又从这里转输会合，周而复始，循环不止。 黄帝说：好！ 通过上述阐释，对于"如环无端、周而复始"的道理，我更加明白了。

五味论第六十三

五味论：本篇专论五味和五脏的关系。 五味能养五脏，同时五味亦能伤五脏，从而引起各种病证。 故名。

黄帝问于少俞曰：五味入于口也，各有所走，各有所病。酸走筋，多食之，令人癃；咸走血，多食之，令人渴；辛走气，多食之，令人洞心；苦走骨，多食之，令人变呕；甘走肉，多食之，令人悗心。余知其然也，不知其何由，愿闻其故。

少俞答曰：酸入于胃，其气涩以收，上之两焦，弗能出入也，不出即留于胃中，胃中和温，则下注膀胱，膀胱之胞薄以懦，得酸则缩绻，约而不通，水道不行，故癃。阴者，积筋之所终也，故酸入而走筋矣。

黄帝曰：咸走血，多食之，令人渴，何也？

少俞曰：咸入于胃，其气上走中焦，注于脉，则血气走之，血与咸相得则凝，凝则胃中汁注之，注之则胃中竭，竭则咽路焦，故舌本干而善渴。血脉者，中焦之道也，故咸入而走血矣。

黄帝曰：辛走气，多食之，令人洞心，何也？

少俞曰：辛入于胃，其气走于上焦，上焦者，受气而营诸阳者也，姜韭之气熏之，营卫之气不时受之，久留心下，故洞心。辛与气俱行，故辛入而与汗俱出。

黄帝曰：苦走骨，多食之，令人变呕，何也？

少俞曰：苦入于胃，五谷之气，皆不能胜苦，苦入下脘，三焦之道皆闭而不通，故变呕。齿者，胃之所终也，故苦入而走骨，故入而复出，知其走骨也。

黄帝曰：甘走肉，多食之，令人悗心，何也？

少俞曰：甘入于胃，其气弱小，不能上至于上焦，而与谷留于胃中者，令人柔润者也，胃柔则缓，缓则虫动，虫动则令人悗心。其气外通于肉，故甘走肉。

【译文】

黄帝问少俞道：食物进入人体后，五味分别进入相应的脏腑经络，在其影响下也会发生各自的病变。如酸味进入筋，食酸味偏多，会引起小便不通。咸味进入血液，食咸味过量，能引起口渴。辛味进入气分，食辛味太过，可使人心中发虚。苦味进入骨骼，食苦味太多，使人发生呕吐。甘味进入肌肉，过食甘味，使人感到心胸烦闷。我知道五味食用过度会导致上述病变，却不知其根源，现在，想了解其中的缘故。

少俞回答说：酸味入胃以后，由于酸味涩滞，具有收敛的作用，只能行于上、中二焦，而不能迅速吸收转化，便停滞在胃中。若胃中平和温暖，促使它下注膀胱，膀胱的尿脬薄而柔软，遇到酸味便会收缩卷曲，导致膀胱出口处也紧缩约束，影响水液的排泄，从而形成小便不利的病证。前阴是宗筋汇聚的地方，肝主筋所以说酸走筋。

黄帝问道：咸味善走血分，食咸味过多会使人口渴是什么道理呢？

少俞回答说：咸味入胃后，气味行于中焦，输注于血脉，与血相合，使血液浓稠，需要胃中的津液不断地补充调和。这样胃中的津液就不足，影响咽部的津液输布，使得咽部和舌根部均感到干燥，而出现口渴的现象。血脉是中焦化生的精微输布周身的通道，血液也出于中焦，咸味上行于中焦，所以咸味入胃后，就走入血分。

黄帝问道：辛味善走气分，多食辛味，使人觉得心中空虚是什么道理呢？少俞回答说：辛味入胃后，它的气味行于上焦。上焦的功能是将来自中焦的水谷精微布散到体表。过食葱、姜、蒜、韭之类的辛味就会熏蒸于上焦，使营卫之气受到影响，如果辛味久留于胃中，就会出现内心空虚的感觉。辛味常与卫阳之气同行，所以辛味入胃以后促使卫阳之气外达而汗出，辛味也随汗而排泄，这就是辛味走气的道理。

黄帝问道：苦味善走骨，多食苦味的东西容易使人呕吐，这又是什么道理呢？少俞回答说：苦味入胃后，五谷的其他气味都不能胜过它。当苦味进入下脘后，三焦的通路都受其影响而气机阻闭不通利。三焦不通，胃内食物不得通调、输散，胃气因而上逆形成呕吐。牙齿是骨的外露部分，苦味经过牙齿进入体内又随呕吐通过牙齿外出，也说明苦走骨的道理。

黄帝问道：甘味善走肌肉，过食甘味，使人感到心胸烦闷，是什么原因呢？少俞回答说：甘味入胃后，使胃气小而柔弱，不能达于上焦，而经常与食物一同停留在胃中，所以胃气也柔润。胃柔则气缓，容易化湿生虫，寄生虫因食甘味而在胃中蠕动，所以使人心中烦闷。甘味可以入脾，脾主肌肉，甘味外通于肌肉，所以，甘味善走肌肉。

阴阳二十五人第六十四

阴阳二十五人：本篇根据阴阳五行学说的基本理论，按照人的先天禀赋不同，将人的形体分为木、火、土、金、水五种类型，每一类型又根据五音太少、阴阳属性以及手足三阳经的左右上下、气血多少之差异再推演成五类，于是分出五五二十五种人的各自不同的体质类型。 并在此分法的基础上进一步论述了二十五种人在形体、生理病理和针刺法则等方面的特异性，故名"阴阳二十五人"。

黄帝曰：余闻阴阳之人何如？

伯高曰：天地之间，六合之内，不离于五，人亦应之。故五五二十五人之政，而阴阳之人不与焉。其态又不合于众者五，余已知之矣。愿闻二十五人之形，血气之所生，别而以候，从外知内何如？

岐伯曰：悉乎哉问也！此先师之秘也，虽伯高犹不能明之也。

黄帝避席遵循而却曰：余闻之，得其人弗教，是谓重失，得而泄之，天将厌之。余愿得而明之，金柜藏之，不敢扬之。

岐伯曰：先立五形金木水火土，别其五色，异其五形之人，而二十五人具矣。

黄帝曰：愿卒闻之。

岐伯曰：慎之慎之，臣请言之。

木形之人，比于上角，似于苍帝。其为人苍色，小头，长面，大肩背，直身，小手足，好有才，劳心，少力，多忧劳于事。能春夏不能秋冬，感而病生，足厥阴佗佗然。大角之人，比于左足少阳，少阳之上遗遗然。左角之人，比于右足少阳，少阳之下随随然。钛角之人，比于右足少阳，少阳之上推推然。判角之人，比于左足少阳，少阳之下枯枯然。

火形之人，比于上徵，似于赤帝。其为人赤色，广䏚，锐面小头，好肩背髀腹，小手足，行安地，疾心，行摇，肩背肉满，有气轻财，少信，多虑，见事明，好颜，急心，不寿暴死。能春夏不能秋冬，秋冬感而病生，手少阴核核然。质徵之人，比于左手太阳，太阳之上肌肌然。少徵之人，比于右手太阳，太阳之下慆慆然。右徵之人，比于右手太阳，太阳之上鲛鲛然。质判之人，比于左手太阳，太阳之下支支颐颐然。

土形之人，比于上宫，似于上古黄帝。其为人黄色，圆面，大头，美肩背，大腹，美股胫，小手足，多肉，上下相称，行安地，举足浮，安心，好利人，不喜权势，善附人也。能秋冬不能春夏，春夏感而病生，足太阴敦敦然。太宫之人，比于左足阳明，阳明之上婉婉然。加宫之人，比于左足阳明，阳明之下坎坎然。少宫之人，比于右足阳明，阳明之上枢枢然。左宫之人，比于右足阳明，阳明之下兀兀然。

金形之人，比于上商，似于白帝。其为人方面，白色，小头，小肩背，小腹，小手足，如骨发踵外，骨轻，身清廉，急心，静悍，善为吏。能秋冬不能春夏，春夏感而病生，手太阴敦敦然。钛商之人，比于左手阳明，阳明之上廉廉然。右商之人，比于左手阳明，阳明之下脱脱然。大商之人，比于右手阳明，阳明之上监监然。少商之人，比于右手阳明，阳明之下严严然。

水形之人，比于上羽，似于黑帝。其为人黑色，面不平，大头，廉颐，小肩，大腹，动手足，发行摇身，下尻长，背延延然，不敬畏，善欺绐人，戮死。能秋冬不能春夏，春夏感而病

788

生，足少阴汗汗然。大羽之人，比于右足太阳，太阳之上颊颊然。少羽之人，比于左足太阳，太阳之下纡纡然。众之为人，比于右足太阳，太阳之下洁洁然。桎之为人，比于左足太阳，太阳之上安安然。是故五形之人二十五变者，众之所以相欺者是也。

黄帝曰：得其形，不得其色何如？

岐伯曰：形胜色，色胜形者，至其胜时年加，感则病行，失则忧矣。形色相得者，富贵大乐。

黄帝曰：其形色相胜之时，年加可知乎？

岐伯曰：凡年忌下上之人，大忌常加七岁，十六岁、二十五岁、三十四岁、四十三岁、五十二岁、六十一岁，皆人之大忌，不可不自安也，感则病行，失则忧矣。当此之时，无为奸事，是谓年忌。

黄帝曰：夫子之言，脉之上下，血气之候，以知形气奈何？

岐伯曰：足阳明之上，血气盛则髯美长；血少气多则髯短；故气少血多则髯少；血气皆少则无髯，两吻多画。足阳明之下，血气盛则下毛美长至胸；血多气少则下毛美短至脐；行则善高举足，足指少肉，足善寒；血少气多则肉而善瘃；血气皆少则无毛，有则稀枯悴，善痿厥足痹。

足少阳之上，气血盛则通髯美长；血多气少则通髯美短；血少气多则少髯；血气皆少则无须，感于寒湿则善痹，骨痛爪枯也。足少阳之下，血气盛则胫毛美长，外踝肥；血多气少则胫毛美短，外踝皮坚而厚；血少气多则胻毛少，外踝皮薄而软；血气皆少则无毛，外踝瘦无肉。

足太阳之上，血气盛则美眉，眉有毫毛；血多气少则恶眉，面多少理；血少气多则面多肉；血气和则美色。足太阳之下，血气盛则跟肉满，踵坚；气少血多则瘦，跟空；血气皆少则喜转筋，踵下痛。

手阳明之上，血气盛则髭美；血少气多则髭恶；血气皆少则无髭。手阳明之下，血气盛则腋下毛美，手鱼肉以温；气血皆少则手瘦以寒。

手少阳之上，血气盛则眉美以长，耳色美；血气皆少则耳焦恶色。手少阳之下，血气盛则手卷多肉以温；血气皆少则寒以瘦；气少血多则瘦以多脉。

手太阳之上，血气盛则有多须，面多肉以平；血气皆少则面瘦恶色。手太阳之下，血气盛则掌肉充满；血气皆少则掌瘦以寒。

黄帝曰：二十五人者，刺之有约乎？

岐伯曰：美眉者，足太阳之脉，气血多；恶眉者，血气少；其肥而泽者，血气有余；肥而不泽者，气有余，血不足；瘦而无泽者，气血俱不足。审察其形气有余不足而调之，可以知逆顺矣。

黄帝曰：刺其诸阴阳奈何？

岐伯曰：按其寸口人迎，以调阴阳，切循其经络之凝涩，结而不通者，此于身皆为痛痹，甚则不行，故凝涩。凝涩者，致气以温之，血和乃止。其结络者，脉结血不和，决之乃行。故曰：气有余于上者，导而下之；气不足于上者，推而休之；其稽留不至者，因而迎之；必明于经隧，乃能持之。寒与热争者，导而行之；其宛陈血不结者，则而予之。必先明知二十五人，则血气之所在，左右上下，刺约毕也。

【译文】

黄帝说：我听说人有阴阳类型的不同，他们是如何区别的呢？

伯高道：天地宇宙之间的一切事物都禀受五行之气，也离不开五行运动变化的道理，人也如此。根据人的先天禀赋不同，也各自体现着木、火、土、金、水五行性质的特征。每一类型的人又表现出五种个体差异，所以，人群中出现了二十五种类型。然而二十五种人的形体特征、性格特点与阴阳类型的人是不同的。阴阳类型的太阴之人、少阴之人、太阳之人、少阳之人、阴阳和平之人的情况我已经知道了。我想了解一下二十五种人的具体情况，以及由于血气不同而产生的各种特点，从而在诊治时能分别观察，从外表了解内脏的变化。

岐伯说：问得真详细啊！这是先师秘而不传的，就是伯高也不能彻底明白其中的道理。黄帝离席后退几步，很恭敬地说：我听说，遇到适当的人而不把学术理论传授给他是重大损失，而得到了这种学术不加重视，随便泄漏，将会受到上天的厌弃。我迫切希望获得这种学术知识，并领会透彻，而后密藏在金柜，不随便传扬。

岐伯说：先明确木、火、土、金、水五种类型的人，后按照五色的不同加以区别，就容易知道二十五种人的形态了。

黄帝说：我希望听你详尽地讲讲。岐伯道：一定要慎而又慎啊！就让我给你讲讲吧。形体与性情秉承木性的人，属于木音中的上角，这类人的形态特征是：皮肤呈青色，像东方的苍帝一样，头小面长，肩背宽大，身躯挺直，手足小，有才智，好施心机，体力不强，经常被事务困扰。对时令季节的适应，能耐受春夏不耐秋冬，秋冬季节容易感受病邪而发生疾病。此类人，类属于足厥阴肝经，性格特征是身形修美而从容稳重，是禀受木气最全的人。另外还有四种禀受木气不全的人，分左右上下四种：在木音中属于大角一类的人，在左上方，属于左足少阳经之上，其特征是从容自得。在木音中属于左角一类的人，在右下方，属于右足少阳之下，其特征为随和顺从、唯唯诺诺。在木音中属于钛角一类的人，在右上方，类属于右足少阳经之上，其特征是急功近利。在木音中属于判角一类的人，在左下方，类属左足少阳经之下，其特征是刚直不阿。

形体与性情秉承火性的人，属于火音中的上徵，犹如南方的赤帝，这类人的特征是：皮肤呈红色，齿根宽广，颜面瘦而头小，肩背腰腹及两腿发育匀称，手足小，步履急速，心性急，走路时身体摇摆，肩背肌肉丰满，有气魄而不重钱财，但少信用，多忧虑，观察和分析事物敏锐而又透彻，容颜美好，性情急躁，不长寿而多暴死。这类人对时令的适应，耐春夏的温暖，不耐秋冬的寒冷，秋冬容易感受外邪而生病。这类人归于手少阴心经，是秉承火气最全的一类人，其特征是为人谦虚。另有四种禀受火气不全的人，分为左右上下四种：左上方，在火音中类属于质徵，归左手太阳之上，火气不足，其性格特征是光明正大而通晓事理。右下方，在火音中类属于少徵，归于右手太阳经之下，火气不足，其特征是疑心太重。右上方，在火音中类属于右徵，归于右手太阳经之上，火气不足，其特征是行事激进鲁莽。左下方，在火音中类属于判徵，归于左手太阳经之下，火气不足，其特征是乐观、怡然自得而无忧无虑。

形体与性情秉承土性的人，属于土音中的上宫，宛如中央的黄帝，这类人的形态特征是：黄色皮肤，大头圆脸，肩背丰满而健美，腰腹壮大，两腿健壮，手足小，肌肉丰满，身体各部发育匀称，步态轻盈而又稳健。性情安稳自若，沉着冷静，不骄不躁，助人为乐，不争逐权势，善于团结人。这种类型的人对时令的适应是能耐秋冬的寒凉，不能耐春夏的温热，春夏容易感受外邪而生病。这一类型的人属于足太阴脾经，是禀受土气最全的人，性格特征是诚恳而忠厚。秉承土气不全者也分为左右上下四种：左上方，土音中属于太宫，类属于左足阳明经之上，土气不足，这种人的特征是过于柔顺。左下方，在土音中属于加宫者，类属左足阳明经之下，土气不足，其特征是老成持重。右上方，土音中类属于少宫者，属于右足阳明经之上，土气不足，这类人的特征是为人圆滑、左右逢源。右上方，土音中类属于左宫者，属于右足阳明经之下，土气不足，其特征是特立独行。

　　形体与性情秉承金性的人，属于金音中的上商，好比西方的白帝，这类人的形态特征是：皮肤白，小头方脸，小肩背，小腹，手足小，足跟部骨骼显露，行走轻快，禀性廉洁，性急，平常沉静，行动迅猛，强悍异常，具有领导才能，善于判断。　对时令的适应是能耐受秋冬的寒凉，不能耐受春夏的温热，春夏易感受邪气而患病，这一类型的人属手太阴肺经，是禀受金气最全的人，其性格特征是刻薄而寡恩，严厉而冷酷。　此外，禀受金气不全的人分为左右上下四种：左上方，金音中属于钛商一类者，属左手阳明经之上，金气不足，其特征是廉洁自律。　左下方，金音中属于右商一类的人，属左手阳明之下，金气不足，其特征是清俊洒脱。　右上方，金音中类属太商者，归于右手阳明经之上，金气不足，其特征是善于明察秋毫。　右下方，在金音中属于少商一类的人，归于右手阳明经之下，金气不足，其特征是威严而庄重。

　　形体与性情秉承水性的人，属于水音中的上羽，就像北方的黑帝。　这类人的形态特征是：皮肤黑，颜面凹凸不平，大头颅，脸庞宽广，肩小腹大，手足喜动，走路时身体摇摆晃动，腰背及臀部较长，对人的态度既不恭敬又不畏惧，善于欺诈，常因作恶而致杀身丧命。在对时令的适应上，耐秋冬的寒冷，不耐春夏的温热，春夏季节容易感受邪气而发病。　这类的人属于足少阴肾经，是禀受水气最全的人，其特征是人格卑下、邪恶奸诈。　还有左右上下禀受水气不全的四种人：右上方，水音中属于大羽者，类属右足太阳经之上，水气不足，其性格特征是好洋洋自得。　右下方，水音中属于少羽者，类属右足太阳经之下，水气不足，其特征是善于与人周旋。　左上方，水音中属于桎羽一类者，类属左足太阳经之上，水气不足，其特征是安定而拘束。　因此，木火土金水五种形态的人，因彼此各有长短，众人之间才有了强弱胜负高下之相欺，原因即在于此。

黄帝问道：从五行理论的角度，人体已经具备了相应的体形特征，但并未显示出各型应出现的肤色，又将如何呢？ 岐伯回答说：按照五行生克的原理，形体的五行属性克制肤色的五行属性，或肤色的五行属性克制形体的五行属性，出现形色相克的现象，适逢年忌相加，再感受了病邪就会生病，若失治、误治，或自己疏忽，不重视保养，难免有性命之忧。 若形色相称，为形质气机调和，是平安康泰的表现。

黄帝问道：在形色相克制之时，年忌的相加能够推算出来吗？ 岐伯回答说：一般人重大的年忌，从七岁这一大忌之年算起，以后在此基数上递加九年，即十六岁、二十五岁、三十四岁、四十三岁、五十二岁、六十一岁，这些年龄，都是大忌之年。 要注意精神和身体的调养与保护，在生活起居和行为上，千万不要自我损害，不然容易感受病邪而发生疾病。 若发生疾病之后又疏于调治，便会有生命之忧。 所以，在上述年龄时，要谨慎保养，预防疾病的发生，更不要做那些奸邪之事，以免损伤精神和身体，以上讲的就是年忌。

黄帝问道：你曾说根据经脉在人体的上下循行和气血的多少变化，就可知道形气的强弱，这是怎么回事？ 岐伯回答说：循行于人体上部的足阳明经脉，如果气血充盛，那两侧面颊的胡须就长的华美而长。 血少气多，面颊部的胡须就短。 气少血多，面颊部的胡须就稀少。 血气均少则两颊部完全无胡须、口角两旁的纹理很多。 循行于人体下部的足阳明胃经，如果气血充盛，下部的阴毛美而长，毛可上至胸部。 血多气少则下部的阴毛虽美，但较短少，毛可上至脐部，走路时喜欢高抬脚，足趾的肌肉较少，足部常觉寒冷。 血少气多则容易生冻疮。 血气均不足，则无阴毛，即便有也很稀少且显枯槁，这种人易患痿、厥、痹等病。

循行于人体上部的足少阳经脉，若气血充盛，面颊两侧胡须连鬓而生、美好而长。 如果血多气少，两颊胡须连鬓，虽美但较短小。

血少气多则少长胡须。　血气都不足则胡须不生，感受寒邪湿气容易患痹证、骨痛、爪甲干枯等证。　循行于下部的足少阳经脉，若气血充盛，则腿胫部的毛美好而长，外踝附近的肌肉丰满。　如果血多气少则腿胫部的汗毛虽美好但较短小，外踝周围皮坚而厚。　若血少气多则腿胫部的毛少，外踝周围皮薄而软。　血气都少则毛不生，外踝处瘦而没有肌肉。

　　循行于上部的足太阳经脉，若气血充盛，则眉毛清秀而长，眉毛中并见长的毫毛。　如果血多气少，则眉毛枯悴不秀，脸面部多见细小的皱纹。　血少气多，面部的肌肉就丰满，气血调和且颜面秀丽。　循行于下部的足太阳经脉，若气血充盛，则足跟部肌肉丰满而坚实。　如果气少血多则足跟部肌肉消瘦。　气血均少者，容易发生转筋、足跟痛等症。

　　手阳明经脉的上部气血充盛，则唇上胡须清秀而美。　若血少气多，则唇上胡须稀疏无华。　血气都少则唇无胡须。　手阳明经脉的下部气血充盛，腋毛秀美，手部的肌肉经常是温暖的。　若气血都不足，则手部肌肉消瘦而且寒凉。

　　手少阳经脉的上部气血充盛，则眉毛美好而长，耳部的色泽明润。　气血均不足则耳部焦枯无华。　手少阳经脉的下部气血充盛，则手部的肌肉丰满，并且常觉温暖。　气血均不足，则手部肌肉消瘦并且寒凉。　气少血多则手部肌肉消瘦，并且络脉多浮显而易见。

　　手太阳经脉的上部血气充盛，唇下多胡须，面部丰满。　血气少则面部消瘦无光彩。　手太阳经脉的下部气血充盛，则掌上肌肉充实而丰满。　气血少则掌部肌肉消瘦而寒凉。

　　黄帝问道：这二十五种类型的人，在针刺治疗时，有一定的规则吗？　岐伯回答说：眉毛清秀美好，是足太阳经脉气血充盛。　眉毛稀疏无华，是该经脉气血均少。　人体肌肉丰满而润泽，是气血有余。肥胖而不润泽，是气有余而血不足。　消瘦而不润泽的是气血均不足。

根据人形体的外在表现和体内气血的有余与不足，便可测知疾病的虚实、病势的顺逆，这样就能做出恰当的治疗，不致贻误病机。

黄帝问：怎样去针刺三阴三阳经脉所患的病变呢？

岐伯答道：切按人迎、寸口脉，以诊察阴阳气血盛衰的变化，再沿着经络循行的部位，审视有无结聚等气血滞涩不通的现象。若气血阻滞不通，一般是患痛痹之病，是阳气严重不足，气行不畅，导致血液凝滞。治当用针刺调补气机，使阳气运行至该部位，以温通其涩滞的气血，待气血通调后，才能停止治疗。若气血结聚在小的络脉而造成浅表部瘀血，治当用针刺放血来开决疏通，气血即可运行。所以，凡上部病气有余的，应采取上病下取的取穴方法，引导病气下行。凡上部正气不足的，用推而扬之的针法，促使正气上行，使气血达到新的平衡。若气迟迟不至而没有针感，或是气行迟滞而中途滞留，应在滞留之处用针迅速刺治，以接引其气，使其运达病所。要先明确经脉的循行，才能正确采用各种不同的针刺方法。若出现寒热交争的现象，应根据阴阳盛衰的不同情况，补其不足而泄其有余，调理气血达到平衡。若脉中虽有郁滞而尚未瘀结的，也应区别不同情况，给予不同的治疗。总之，必须首先熟悉二十五种人的不同外部特征、各部经脉上下气血的盛衰以及内部的病理机制等具体情况，接下来针刺的各种方法和原则，也就能依此而定了。

五音五味第六十五

五音五味：本篇主要讨论了五音配属之人的经脉调治及五味宜忌，故以"五音五味"名篇。正如明·马莳所说："内论人身合五音、五谷、五畜等义故名。"篇中又以胡须生成为例，说明性别、先天禀赋等不同，而造成个体差异的原因，最后指出十二经脉气血的多少，作为针刺补泻的根据。

右徵与少徵，调右手太阳上。左商与左徵，调左手阳明上。少徵与大宫，调左手阳明上。右角与大角，调右足少阳下。大徵与少徵，调左手太阳上。众羽与少羽，调右足太阳下。少商与右商，调右手太阳下。桎羽与众羽，调右足太阳下。少宫与大宫，调右足阳明下。判角与少角，调右足少阳下。钛商与上商，调右足阳明下。钛商与上角，调左足太阳下。

上徵与右徵同，谷麦，畜羊，果杏，手少阴，脏心，色赤，味苦，时夏。上羽与大羽同，谷大豆，畜彘，果栗，足少阴，脏肾，色黑，味咸，时冬。上宫与大宫同，谷稷，畜牛，果枣，足太阴，脏脾，色黄，味甘，时季夏。上商与右商同，谷黍，畜鸡，果桃，手太阴，脏肺，色白，味辛，时秋。上角与大角同，谷麻，畜犬，果李，足厥阴，脏肝，色青，味酸，时春。

大宫与上角同，右足阳明上。左角与大角同，左足阳明上。少羽与大羽同，右足太阳下。左商与右商同，左手阳明上。加宫与大宫同，左足少阳上。质判与大宫同，左手太阳下。判角与大角同，左足少阳下。大羽与大角同，右足太阳上。大角与大宫同，右足少阳上。

右徵、少徵、质徵、上徵、判徵。左角、钛角、上角、大角、判角。右商、少商、钛商、上商、左商。少宫、上宫、大宫、加宫、左角宫。众羽、桎羽、上羽、大羽、少羽。

黄帝曰：妇人无须者，无血气乎？

岐伯曰：冲脉、任脉，皆起于胞中，上循背里，为经络之海。其浮而外者，循腹右上行，会于咽喉，别而络唇口。血气盛则充肤热肉，血独盛则澹渗皮肤，生毫毛。今妇人之生，有余于气，不足于血，以其数脱血也，冲任之脉，不荣口唇，胡须不生焉。

黄帝曰：士人有伤于阴，阴气绝而不起，阴不用，然其须不去，其故何也？宦者独去何也？愿闻其故。

岐伯曰：宦者去其宗筋，伤其冲脉，血泻不复，皮肤内结，唇口不荣，故须不生。

黄帝曰：其有天宦者，未尝被伤，不脱于血，然其须不生，其故何也？

岐伯曰：此天之所不足也，其任冲不盛，宗筋不成，有气无血，唇口不荣，故须不生。

黄帝曰：善乎哉！圣人之通万物也，若日月之光影，音声鼓响，闻其声而知其形，其非夫子，孰能明万物之精。是故圣人视其颜色，黄赤者多热气，青白者少热气，黑色者多血少气。美眉者太阳多血，通髯极须者少阳多血，美须者阳明多血，此其时然也。

夫人之常数，太阳常多血少气，少阳常多气少血，阳明常多血多气，厥阴常多气少血，少阴常多血少气，太阴常多血少气，此天之常数也。

【译文】

属于火音中的右徵和少徵类型的人，应调治右侧手太阳小肠经的上部。 属于金音中的左商和火音中的左徵类型的人，当调治左侧手阳明大肠经的上部。 属于火音中的少徵和土音中的大宫类型的人，应当调治左侧手阳明经脉的上部。 属于木音中的右角和大角类型的人，调治右侧足少阳胆经的下部。 属于火音中的太徵和少徵类型的人，调治左侧手太阳小肠经的上部。 对于水音中的众羽和少羽类型的人，调治右侧足太阳膀胱经的下部。 属于金音中的少商和右商类型的人，调治右侧手太阳小肠经的下部。 属于水音中的桎羽和众羽类型的人，调治右侧足太阳膀胱经的下部。属于土音中的少宫和大宫类型的人，调治右侧足阳明胃经的下部。属于木音中的判角和少角类型的人，调治右侧足少阳胆经的下部。属于金音中的钛商和上商类型的人，调治右侧足阳明胃经的下部。属于金音中的钛商和木音中的上角类型的人，调治左侧足太阳膀胱经的下部。

上徵与右徵同属于火音类型的人，用五谷中小麦、五畜中的羊肉、五果中的杏子等苦味食物调养，属于手少阴心经，表现为赤色，适宜苦味的食物，适应夏季的气候。上羽与大羽同属于水音类型的人，可以用五谷中的大豆、五畜中的猪肉、五果中的栗子等咸味的食物调养，属于足少阴肾经，表现为黑色，适宜咸味的食物，适应冬季的气候。上宫与大宫同属于土音类型的人，用五谷中的稷米、五畜中的牛肉、五果中的大枣等甜味食物调养，类属足太阴脾经，表现为黄色，适宜甜味的食物，适应长夏的气候。上商与右商同属于金音类型的人，用五谷中的黍米、五畜中的鸡肉、五果中的桃子等辛味的食物调养，类属手太阴肺经，表现为白色，适宜辛味食物，适应秋季。上角与大角同属于木音类型的人，用五谷中的芝麻、五畜中的狗肉、五果中的李子等酸味的食物调养，类属足厥阴肝经，表现为青色，适宜酸味的食物，适应春季的气候。

大宫属土音，上角属木音，这两种类型的人均可调治右侧足阳明胃经的上部，木音的左角与大角类型的人，都可以调治左侧足阳明胃经的上部。水音的少羽和大羽类型的人，调治右侧足太阳膀胱经的下部。金音的左商与右商类型的人，调治左侧手阳明大肠经的上部。土音的加宫与大宫类型的人，调治左侧足少阳胆经的上部。火音中的判徵和土音中的大宫类型的人，调治左侧手太阳小肠经的下部。木音中判角与大角类型的人，调治左侧足少阳胆经的下部。水音中的大羽与木音中的大角类型的人，调治右侧足太阳膀胱经的上部。木音的大角与土音的大宫类型的人，调治右侧足少阳胆经的上部。

右徵、少徵、质徵、上徵、判徵等五种属火音的不同类型。 右角、钛角、上角、大角、判角等五种属于木音的不同类型。 右商、少商、钛商、上商、左商等五种属于金音的不同类型。 少宫、上宫、大宫、加宫、左宫等五种属于土音的不同类型。 众羽、桎羽、上羽、大羽、少羽等五种属于水音的不同类型。

黄帝问：女性不长胡须，是没有血气的缘故吗？ 岐伯答道：冲脉和任脉都起于胞中，沿脊背里侧向上循行，是经脉和络脉气血汇聚的场所。 循行外部表浅部位者，循腹部上行，在咽喉部交会，其中的一个分支，别出咽喉、环口、唇循行。 血气充盛则肌肤得到气血温煦和濡养而肌肉丰满，皮肤润泽，只有营血亢盛且渗灌到皮肤中，毫毛才会生长。 但是，女性的生理特点是气有余而血不足，因为每月都有月经排出体外，冲任之脉的血气，不足以营养口唇周围，所以女性不生胡须。

黄帝又问道：男性中有人损伤了阴器，造成阳痿而不能勃起，丧失了性功能，但他的胡须仍然继续生长是什么原因呢，而宦官的胡须因受阉割便不再生长了，这又是什么原因呢？ 请你讲讲其中的道理。

岐伯回答说：宦官受阉割是将睾丸切除，伤及冲脉，血泻之后不能恢复正常，伤口愈合后皮肤干结，导致冲任二脉血液不能正常循行。 口唇周围得不到血液荣养，所以不再生胡须。

黄帝问：有人是天阉，宗筋没受外伤，也不像女性那样定期排出月经，但是也不长胡须，这是什么原因呢？

岐伯回答说：这属于先天性生理缺陷，这类人冲脉和任脉都不充盛，阴茎和睾丸发育也不健全、宗筋无势，虽然有气，而血不足，不能上行荣养口唇四周，所以也不能生长胡须。

黄帝说：讲得太好了！ 具有高度智慧的人能通晓万事万物，就像日月的光芒，立其竿就能见其影，擂鼓作响，听到声音就能知道它的形状，由此可以知彼，除你之外，谁还精通这些事理呢？ 所以有才智的人，看到他人容颜和气色的变化，便知道体内气血的盛衰。如面色黄赤，便知体内气血有热；出现青白色，就是气血有寒；黑色，是多血少气；眉目清秀是太阳经多血；须髯很长是少阳经多血；胡须美好是阳明经多血。这是常见的普遍现象。

人体内各经脉气血的正常规律是：太阳经通常是多血少气，少阳经一般是多气少血，阳明经多血多气，厥阴经多气少血，少阴经多血少气，太阴经也常是多血少气。

百病始生第六十六

百病始生：百病，泛指多种疾病；始生，即开始发生。本篇是《内经》论述发病的专篇。主要讨论了引起多种疾病的原因和发病机理，强调了正气在发病中的主导作用，并围绕"三部之气，所伤异类"，分别对三部病邪伤人的途径、部位、传变及其见证进行了阐述，提出了治疗疾病的基本原则。因篇首即论述疾病之始生，故名"百病始生"。

黄帝问于岐伯曰：夫百病之始生也，皆生于风雨寒暑，清湿喜怒。喜怒不节则伤脏，风雨则伤上，清湿则伤下。三部之气，所伤异类，愿闻其会。

岐伯曰：三部之气各不同，或起于阴，或起于阳，请言其方。喜怒不节，则伤脏，脏伤则病起于阴也；清湿袭虚，则病起于下；风雨袭虚，则病起于上，是谓三部。至于其淫泆，不可胜数。

黄帝曰：余固不能数，故问先师，愿卒闻其道。

岐伯曰：风雨寒热，不得虚，邪不能独伤人。卒然逢疾风暴雨而不病者，盖无虚，故邪不能独伤人，此必因虚邪之风，与其身形，两虚相得，乃客其形，两实相逢，众人肉坚。其中于虚邪也，因于天时，与其身形，参以虚实，大病乃成。气有定舍，因处为名，上下中外，分为三员。是故虚邪之中人也，始于皮肤，皮肤缓则腠理开，开则邪从毛发入，入则抵深，深则毛发立，毛发立则淅然，故皮肤痛。留而不去，则传舍于络脉，在络之时，痛于肌肉，其痛之时息，大经乃代。留而不去，传舍于经，在经之时，洒淅喜惊。留而不去，传舍于输，在输之时，六经不通，四肢则肢节痛，腰脊乃强。留而不去，传舍于伏冲之脉，在伏冲之时，体重身痛。留而不去，传舍于肠胃，在肠胃之时，贲响腹胀，多寒则肠鸣飧泄，食不化；多热则溏出麋。留而不去，传舍于肠胃之外，募原之间，留著于脉，稽留而不去，息而成积。或著孙脉，或著络脉，或著经脉，或著输脉，或著于伏冲之脉，或著于膂筋，或著于肠胃之募原，上连于缓筋，邪气淫泆，不可胜论。

黄帝曰：愿尽闻其所由然。

岐伯曰：其著孙络之脉而成积者，其积往来上下，臂手孙络之居也，浮而缓，不能句积而止之，故往来移行肠胃之间，水凑渗注灌，濯濯有音，有寒则䐜满雷引，故时切痛。其著于阳明之经，则挟脐而居，饱食则益大，饥则益小。其著于缓筋也，似阳明之积，饱食则痛，饥则安。其著于肠胃之募原也，痛而外连于缓筋，饱食则安，饥则痛。其著于伏冲之脉者，揣揣应手而动，发手则热气下于两股，如汤沃之状。其著于膂筋，在肠后者，饥则积见，饱则积不见，按之不得。其著于输之脉者，闭塞不通，津液不下，孔窍干壅。此邪气之从外入内，从上下也。

黄帝曰：积之始生，至其已成奈何？

岐伯曰：积之始生，得寒乃生，厥乃成积也。

黄帝曰：其成积奈何？

岐伯曰：厥气生足悗，悗生胫寒，胫寒则血脉凝涩，血脉凝涩则寒气上入于肠胃，入于肠胃则䐜胀，䐜胀则肠外之汁沫迫聚不得散，日以成积。卒然多食饮，则肠满；起居不节，用力过度，则络脉伤；阳络伤则血外溢，血外溢则衄血；阴络伤则血内溢，血内溢则后血；肠胃之络伤，则血溢于肠外，肠外有寒，汁沫与血相抟，则并合凝聚不得散，而积成矣。卒然外中于寒，若内伤于忧怒，则气上逆，气上逆则六输不通，温气不行，凝血蕴里而不散，津液涩渗，著而不去，而积皆成矣。

黄帝曰：其生于阴者，奈何？

岐伯曰：忧思伤心；重寒伤肺；忿怒伤肝；醉以入房，汗出当风，伤脾；用力过度，若入房汗出浴，则伤肾。此内外三部之所生病者也。

黄帝曰：善。治之奈何？

岐伯答曰：察其所痛，以知其应，有余不足，当补则补，当泻则泻，毋逆天时，是谓至治。

【译文】

黄帝问岐伯道：各种疾病的产生，都是由于风、雨、寒、暑、阴冷、潮湿等邪气的侵袭和喜怒哀乐等情志所伤。喜怒不加节制，会使内脏受损伤。风雨寒暑之邪，则伤人体外部。风雨之邪，会损伤人体的上部；阴寒潮湿之邪，会侵害人体的下部。造成人体上部、内部和下部损害的三种邪气不同，我想听听其中的道理。

岐伯回答说：喜、怒、哀、乐是人的情感，风、雨、寒、暑属于气候变化，阴冷潮湿则为大地环境，从致病的角度，它们是三种不同性质的邪气，所以有的先发生在阴分，有的先发生在阳分，我就此讲讲其中的道理。凡喜怒不节等情志不调而发病的，则内伤五脏，五脏属阴，所谓病起于阴。阴冷潮湿这种邪气容易乘虚侵害人体下部，所谓病起于下。风雨寒暑之邪容易侵袭人体的上部，所谓病起于上。这是根据邪气的致病特点分为三个方面。至于邪气侵袭人体而引起的各种变化，就更加复杂，难以计数了。

黄帝说：我对千变万化的病情当然不能讲清楚，所以才请教你，希望彻底明白其中的道理。

岐伯道：风雨寒热之邪，若不是遇到身体虚弱的情况，一般是不能侵害人体而致病的。突然遇到狂风骤雨而不生病，是因为他的身体健壮而不虚弱，邪气一般不能单独伤人致病。所以疾病的产生，首先是身体虚弱，又感受了贼风邪气的侵袭，两种因素相结合，才会产生疾病。一般人们在实际生活中，若身体强壮，肌肉坚实，四时之气也正常，就不容易发生疾病。凡是疾病的发生，决定于四时气候是否正常，以及身体素质是否强壮，即人体正气不足而邪气盛，就会发生疾病。邪气一般都根据其不同性质侵袭人体的一定部位，再根据不同的发病部位而确定其名称。人体从纵向划分为上、中、下三部；从横向层次划分为表、里和半表半里三部。

所以虚邪贼风侵袭人体，先从最表层的皮肤开始，若皮肤纵弛，腠理就会开泄，邪气趁机从毛孔而入，若逐渐向深处侵犯，一般会出现恶寒战栗，毫毛悚然竖起，皮肤也会出现束紧疼痛的感觉。若邪气滞留不除，就会渐渐传到络脉，邪气在络脉的时候，肌肉可出现疼痛。疼痛时作时止，是邪气将由络脉传到经脉。若病邪得不到解除而滞留在经脉，不时会出现刹那间的颤抖和惊悸的现象。邪气滞留不散可传入并潜伏在输脉，其在输脉时，足太阳经的六经俞穴受病，六经之气被邪气阻滞而不能通达四肢，四肢关节因而疼痛，腰脊也僵直而屈伸不便。 若邪气滞留不祛，则传入脊内的冲脉，冲脉受犯，就会出现体重身痛的症状。 若邪气滞留不能祛除，会进一步深入并藏伏在肠胃，邪在肠胃会出现肠鸣腹胀等症状。 寒邪亢盛，则泄泻完谷不化；热邪亢盛，则湿热下利或大便如糜而肛门灼热。 如果邪气滞留还不能祛除，传到肠胃之外半表半里的募原，留驻于血脉之中，邪气就会与气血相互凝结，久则聚结为积块。 总之，邪气侵犯人体后，或留在小的孙络、或留在络脉、或留在经脉，或留在输脉，或留在伏冲之脉，或留在脊筋，或留在肠胃外的募原，上连缓筋，邪气浸淫泛滥人体各个组织而造成各种各样的疾病，难以言尽。

黄帝说：我希望你能将其始末原因，内在机理讲给我听。 岐伯道：邪气停留在孙络而形成的积证，会上下往来移动，这是因积停著于孙络，而孙络表浅而又松弛，所以不能拘束积于一处而使之固定不移，所以疼痛表现呈游动性。 如果积停留于肠胃间的孙络，则肠胃之间的水液渗透灌注，则会形成水液停聚，吸收代谢失调，有时发出濯濯的水声。 寒邪盛则阳不化水，上下不运，气机不通，腹部胀满雷鸣，并出现刀割样疼痛。 若邪气留著在足阳明经而形成积滞，积滞位于脐的两旁，饱食后则积块显大，饥饿空腹时积块变小。 如果邪气留著在缓筋而成积，其形状表现和阳明经的积块相似，但疼痛的特点是饱食则出现疼痛，饥饿时则不痛。 邪气留著在肠胃之募原而成积，疼痛时牵连到肠外的缓筋，特点是饱食后不痛、饥饿时疼痛。 邪气留著在伏冲之脉而成积，用手切按腹部，积搏动应手，并随着搏动而阵阵作痛。 举手时则患者自觉有一股热气下行，放射到两股之间，就像用热汤浇灌一样，难以忍受。 邪气留著在脊筋而成积，饥饿时肠胃空虚，积形可以触摸得到，饱食后肠胃充实则触摸不到。 邪气留著在输脉而成积，脉道闭塞不通，津液不能上下输布，汗孔或其他孔窍干涩，壅塞不通。 这些都是邪气从外部侵犯到内部，从上部而转变到下部的临床表现。

黄帝问：积病从发生到形成，其发展过程是怎样的呢？ 岐伯答道：积病的起始，是受到寒邪的侵害而发生的，主要是寒邪厥逆上行而生成积病。

黄帝又问：寒邪导致积病的病理过程是怎样的呢？ 岐伯答道：寒邪造成厥逆之气，先使足部阳气不通，血液凝涩，逐渐又导致胫部寒冷，胫部寒冷进而使血脉凝滞，久之，寒冷之邪上逆进入肠胃，导致气机不通而腹胀，腹胀则肠道外组织间的水液汁沫聚积不得消散，这样日益加重而形成积病。 又因突然暴食暴饮，使肠胃经脉过于充盈，或因生活起居不慎，或因用力过度，均可以使细小的络脉损伤。 若表浅的阳络受到损伤，血会外溢，表现出各种衄血的症状。 若深部的阴络受到损伤，血则内溢，血内溢就出现便血的症状。 若肠胃的络脉受到损伤，血就溢散到肠道外的腹腔组织间，适逢肠外有寒邪寄留，肠外的水液汁沫同外溢的血液相搏结，凝聚在一起不能消散而发展成为积病。 此外，外感寒邪，内又有忧伤思虑，或是郁怒愤懑等情志损伤，使气机紊乱、上逆，继而影响六经气血运行不畅，阳气不运，不能温煦血液而形成凝血，凝血蕴结裹束不得消散，津液渗透不利，留著而不得布散，积病就形成了。

黄帝问：那些病"生于阴"的致病因素又有哪些呢？ 岐伯答道：忧愁思虑过度则伤心。 形体受寒，再加饮食生冷，双重的寒邪损伤肺脏。 愤恨恼怒过度则肝脏受伤。 酒醉后行房事，汗出又受风，则脾脏受伤。 用力过度，或行房事而大汗淋漓如同刚刚出浴，就容易损伤肾脏。 上述就是内外三部发生疾病的情况。 黄帝说：说得好。 怎样治疗呢？ 岐伯答道：审察疼痛的特点和部位，就可以知道病变之所在，根据其虚实和各种症候表现，当补则补、当泻则泻，同时不要违背四时气候和脏腑的关系，这就是正确的治疗原则。

行针第六十七

行针：指如何操作针具，即针刺方法。本篇主要讨论了由于人的体质有阴阳偏盛、偏衰的不同，其形态表现各异，对针刺治疗的反应有迟、早、逆、剧等差异。因而在治疗时就要因人而异，采取不同的针刺方法。否则，不明白人体形气的情况，不能因人施治，会直接影响医疗效果。由于本篇重点论述了有关针刺的问题，故名"行针"。

黄帝问于岐伯曰：余闻九针于夫子，而行之于百姓，百姓之血气各不同形，或神动而气先针行，或气与针相逢，或针已出气独行，或数刺乃知，或发针而气逆，或数刺病益剧，凡此六者，各不同形，愿闻其方。

岐伯曰：重阳之人，其神易动，其气易往也。

黄帝曰：何谓重阳之人？

岐伯曰：重阳之人，熇熇高高，言语善疾，举足善高，心肺之脏气有余，阳气滑盛而扬，故神动而气先行。

黄帝曰：重阳之人而神不先行者，何也？

岐伯曰：此人颇有阴者也。

黄帝曰：何以知其颇有阴也？

岐伯曰：多阳者多喜，多阴者多怒，数怒者易解，故曰颇有阴，其阴阳之离合难，故其神不能先行也。

黄帝曰：其气与针相逢奈何？

岐伯曰：阴阳和调而血气淖泽滑利，故针入而气出，疾而相逢也。

黄帝曰：针已出而气独行者，何气使然？

岐伯曰：其阴气多而阳气少，阴气沉而阳气浮者内藏，故针已出，气乃随其后，故独行也。

黄帝曰：数刺乃知，何气使然？

岐伯曰：此人之多阴而少阳，其气沉而气往难，故数刺乃知也。

黄帝曰：针入而气逆者，何气使然？

岐伯曰：其气逆与其数刺病益甚者，非阴阳之气，浮沉之势也，此皆粗之所败，上之所失，其形气无过焉。

【译文】

黄帝问岐伯道：我从先生这里了解了有关九针的理论，在施治过程中，发现人们的血气盛衰是不一样的，对针刺的反应也有明显的差异。有的在进针之前神情就有了变化，精神高度紧张，并对针感有强烈的反应。有的进针后马上就有得气的感觉。有的在出针后才有反应。还有的很不敏感，经过数次针刺才有反应。有的甚至下针后就出现气逆、晕针等不良反应。更有甚者，经过几次针刺治疗后病情反而加重。上述六种情况，表现各不相同，我想知道其中的道理。

岐伯回答说：重阳类型的人，易于激动，表现为高度敏感，对针感反应很强烈。

黄帝问：重阳类型的人是什么样呢？岐伯答道：重阳类型人的神气禀性如同火一样轰轰烈烈，精力充沛，说话爽朗流利，趾高气扬。因为这种人的心肺脏气有余，功能旺盛，阳气充盛滑利而易发越激扬，所以他的神情易于激动而对针刺反应强烈。

黄帝问：有些重阳类型的人，神气并不易被激动，这是什么道理呢？岐伯回答说：这种人虽然阳气炽盛，但阴气也盛，阳中有阴。

黄帝又问：怎么知道这种人阳中有阴呢？ 岐伯答道：多阳的人情绪高涨，精神愉快，常喜形于色。 多阴则精神抑郁，心情紧张，经常恼怒不快，好发脾气，但很容易缓解，根据上述特点说明这种人阳中有阴。 所以阳为阴滞，阴阳离合困难，神气就不易激动，反应也不那么强烈。

黄帝问：有的患者对针刺很敏感，下针后很快得气，这是什么道理呢？ 岐伯答道：这是因为人的阴阳均衡协调，气血濡润和畅，所以进针以后就很快出现得气的反应。

黄帝又问：有的人在起针以后，才出现反应，其内在的机制是什么呢？ 岐伯回答说：因为这种人多阴而少阳，阴的性质主沉降，阳的性质主升浮，阴偏盛则沉潜敛藏占优势，所以针刺时反应迟缓，当出针以后，阳气随其针而上浮，才出现反应。

黄帝问：经过几次针刺治疗才出现反应，是什么道理呢？ 岐伯答道：这是因为这种人多阴而少阳，其气机沉潜至深，运行困难而气难至，对针刺极不敏感，所以通过几次针刺后才出现反应。

黄帝问：有的人刚刚进针即出现气逆晕针的不良反应，这是什么道理？ 岐伯答道：进针后出现气逆晕针的不良反应，还有经过多次针刺治疗后病情反而加重恶化者，并不是患者的体质阴阳偏盛偏衰，以及气机的升浮沉降造成的，都是因为医生本身技术不高明，是治疗上的失误，与患者的形气体质无关。

上膈第六十八

上膈：上，指上脘部；膈，同"隔"，隔塞不通之意。 上膈，本指上脘部隔塞不通，食入还出的病症；本篇主要讨论的却是虫痈所致的下脘部隔塞不通的疾患。 原文始以"气为上膈"作其引文，因而篇名"上膈"，这种借宾定主的论理方法，在古医籍中屡见不鲜。

黄帝曰：气为上膈者，食饮入而还出，余已知之矣。虫为下膈，下膈者，食晬时乃出，余未得其意，愿卒闻之。

岐伯曰：喜怒不适，食饮不节，寒温不时，则寒汁流于肠中，流于肠中则虫寒，虫寒则积聚守于下管，则肠胃充郭，卫气不营，邪气居之。人食则虫上食，虫上食则下管虚，下管虚则邪气胜之，积聚以留，留则痈成，痈成则下管约。其痈在管内者，即而痛深；其痈在外者，则痈外而痛浮，痈上皮热。

黄帝曰：刺之奈何？

岐伯曰：微按其痈，视气所行，先浅刺其傍，稍内益深，还而刺之，毋过三行，察其沉浮，以为深浅。已刺必熨，令热入中，日使热内，邪气益衰，大痈乃溃。伍以参禁，以除其内，恬憺无为，乃能行气，后以咸苦，化谷乃下矣。

【译文】

黄帝问：因为气机郁结在上，形成食后即吐的上膈证，我已经知道了。至于因虫积在下所形成的下膈证，食后经过一天左右才吐出，我还不甚了解其中的道理，希望你详尽地给我讲。

岐伯答道：因为不能很好地调节情志活动，饮食没有节制，不能适应气候的寒温变化，使脾胃运化失常，寒湿流注肠道之中，肠道中的寄生虫因寒冷而集结在一起，虫聚积在下脘，肠胃扩张，卫气不能正常营运，邪气也稽留在这里。进餐时，寄生虫闻到气味，便上行觅食，使下脘空虚，邪气就乘虚侵入，稽留日久而形成痈肿。内部痈肿使得肠管狭窄而传化不利，所以食后经过一天的时间，仍会吐出。如果痈肿发生在下脘里边，疼痛的部位较深，痈肿发生在下脘外面，疼痛的部位较浅，同时，在发生痈的部位皮肤发热。

黄帝问：怎样用针刺治疗呢？岐伯答道：针刺的方法是，应当用手轻轻地按摩痈肿的部位，以观察痈肿部位的大小和病气发展的动向。 先浅刺痈肿周边，再逐渐深刺。 如此反复行针但不要超过三次。 进针的深浅，要根据病位的深度来决定。 针刺后须加用熨法，使热气直达体内。 只要每天用热气温熨患处，邪气日趋衰退，内痈也就逐渐消溃了。 在治疗的同时，还要配合适当的护理，清心寡欲，使元气得以恢复。 然后可服用咸苦的药物，以软坚化积，使食物得以消化而向下传输。

忧恚无言第六十九

忧恚（huì）无言：忧恚，即忧愁和忿怒；无言，即失音。

黄帝问于少师曰：人之卒然忧恚而言无音者，何道之塞，何气出行，使音不彰？愿闻其方。

少师答曰：咽喉者，水谷之道也。喉咙者，气之所以上下者也。会厌者，音声之户也。口唇者，音声之扇也。舌者，音声之机也。悬雍垂者，音声之关也。颃颡者，分气之所泄也。横骨者，神气所使，主发舌者也。故人之鼻洞涕出不收者，颃颡不开，分气失也。是故厌小而疾薄，则发气疾，其开阖利，其出气易；其厌大而厚，则开阖难，其气出迟，故重言也。人卒然无音者，寒气客于厌，则厌不能发，发不能下，至其开阖不致，故无音。

黄帝曰：刺之奈何？

岐伯曰：足之少阴，上系于舌，络于横骨，终于会厌。两泻其血脉，浊气乃辟。会厌之脉，上络任脉，取之天突，其厌乃发也。

【译文】

黄帝问少师道：有人由于突然忧郁或愤怒，引起张口说话但不能发音，是人体内哪一条通道阻塞了，又是哪种气机障碍而使气不能通行，才导致不能发声，希望听一听其中的道理。

少师回答说：咽部下通于胃，是受纳水谷的必经之路。喉咙下通于肺，是气息呼吸出入的道路。会厌在咽部和喉咙之间，能够开启和闭合，是声音发出的门户。口唇的开张和闭合，犹如开启言语声音的两扇门。舌体上下前后运动，是言语声音的枢机。悬雍垂，是发音成声的关键所在。颃颡又称后鼻道，声音气流一部分由此通过，协助发声。横骨因舌骨横于舌根而得名，受意识支配，是控制舌体运动的组织。所以，鼻腔涕液流而不能收摄，则颃颡闭塞不通，分气失职，多伴有鼻塞声重。会厌薄小的人一般呼吸畅快，开合流利，所以语言流畅；若会厌厚大，开合就不利，气体出入迟缓，所以说话滞涩或者口吃不畅。如果人突然失音，是因为会厌感受了风寒之邪，气道不利，会厌开阖失灵，气机不畅，发声器官功能失调，就形成了所谓的失音证。

黄帝问：如何用针刺治疗失音证呢？岐伯答道：足少阴肾的经脉，从足部上行，一直联结到舌根部，并联络着横骨，终止于喉间的会厌。针刺治疗时，应当取足少阴肾经上联于会厌的血脉，用泻法重复两次，放血泻其邪气，浊邪才能排除。足少阴肾经在会厌的络脉，同任脉相联结，再取任脉的天突穴进行刺治，会厌便能恢复开合，发声即可恢复正常。

寒热第七十

寒热：本篇专门讨论瘰疬的病因病机、临床表现、治法原则及其判断预后的方法。瘰疬是由寒热毒气所致，临床又有恶寒发热的表现，故名"寒热"。

黄帝问于岐伯曰：寒热瘰疬在于颈腋者，皆何气使生？

岐伯曰：此皆鼠瘘寒热之毒气也，留于脉而不去者也。

黄帝曰：去之奈何？

岐伯曰：鼠瘘之本，皆在于脏，其末上出于颈腋之间，其浮于脉中，而未内著于肌肉而外为脓血者，易去也。

黄帝曰：去之奈何？

岐伯曰：请从其本引其末，可使衰去而绝其寒热。审按其道以予之，徐往徐来以去之，其小如麦者，一刺知，三刺而已。

黄帝曰：决其生死奈何？

岐伯曰：反其目视之，其中有赤脉，上下贯瞳子，见一脉，一岁死；见一脉半，一岁半死；见二脉，二岁死；见二脉半，二岁半死；见三脉，三岁而死。见赤脉不下贯瞳子，可治也。

【译文】

黄帝问岐伯道：发冷、发热的瘰疬病，多发生在颈部和腋下，这是为什么呢？ 岐伯回答说：这是鼠瘘病的寒热毒气稽留在经脉，不能消除的结果。

黄帝问：这种病能否消除呢？ 岐伯答道：鼠瘘病的病根发于内脏，它所反映的症状，仅在颈部和腋部表现出来。 如果毒气只在表浅的经脉中浮游，而没有停留在深部的肌肉而腐烂成脓血的，便容易治疗。

黄帝问：如何进行治疗呢？ 岐伯答道：应从病的根源上着手治疗，以扶助正气，并通过治疗促使外在的瘰疬毒邪消散，以消除发冷发热的症状。 同时，要明察发病的脏腑经脉，以便循经取穴，行针治疗。 针刺时，慢慢地进针出针，达到扶正祛邪的目的。 瘰疬初起，形小如麦粒者，针刺一次便能见效，针刺三次就可痊愈。

黄帝问：如何推断瘰疬病的预后呢？ 岐伯答道：推断瘰疬病预后的方法是：翻开患者的眼睑进行观察，若眼中有红色的脉络，上下贯通瞳子，便是病情恶化的征兆。 若出现一条红色的脉络，死期当在一年之内；出现一条半，死期为一年半之内；出现两条，死期为两年之内；出现两条半，死期为两年半；出现三条，死期为三年；若只有红色的脉络而没有贯通瞳子，尚能够治疗。

邪客第七十一

邪客：邪，邪气。 与人体正气相对而言，泛指各种致病因素及其病理损害；客，侵袭，侵害。 本篇以邪气侵犯人体后，能使人发生失眠为例，说明卫气、营气、宗气的运行规律和功能；又用取象比类的方法，将人之身形肢节与自然界之日月星辰、山川草木等进行广泛的联系印证，阐明天人相应的观点；并举例说明经脉的曲折循行及手少阴经无"腧"的道理；最后介绍了"持针之数、内针之理"等针刺的具体方法和要求。 由于本文以讨论邪气客于人体而致失眠证开篇，故名"邪客"。

黄帝问于伯高曰：夫邪气之客人也，或令人目不瞑不卧出者，何气使然？

伯高曰：五谷入于胃也，其糟粕、津液、宗气分为三隧。故宗气积于胸中，出于喉咙，以贯心脉，而行呼吸焉。营气者，泌其津液，注之于脉，化以为血，以荣四末，内注五脏六腑，以应刻数焉。卫气者，出其悍气之慓疾，而先行于四末分肉、皮肤之间而不休者也。昼日行于阳，夜行于阴，常从足少阴之分间，行于五脏六腑。今厥气客于五脏六腑，则卫气独卫其外，行于阳，不得入于阴。行于阳则阳气盛，阳气盛则阳跷陷；不得入于阴，阴虚，故目不瞑。

黄帝曰：善。治之奈何？

伯高曰：补其不足，泻其有余，调其虚实，以通其道而去其邪，饮以半夏汤一剂，阴阳已通，其卧立至。

黄帝曰：善。此所谓决渎壅塞，经络大通，阴阳和得者也。愿闻其方。

伯高曰：其汤方以流水千里以外者八升，扬之万遍，取其清五升煮之，炊以苇薪火，沸置秫米一升，治半夏五合，徐炊，令竭为一升半，去其滓，饮汁一小杯，日三稍益，以知为度。故其病新发者，复杯则卧，汗出则已矣。久者，三饮而已也。

黄帝问于伯高曰：愿闻人之肢节，以应天地奈何？伯高答曰：天圆地方，人头圆足方以应之。天有日月，人有两目。地有九州，人有九窍。天有风雨，人有喜怒。天有雷电，人有音声。天有四时，人有四肢。天有五音，人有五脏。天有六律，人有六腑。天有冬夏，人有寒热。天有十日，人有手十指。辰有十二，人有足十指、茎、垂以应之；女子不足二节，以抱人形。天有阴阳，人有夫妻。岁有三百六十五日，人有三百六十节。地有高山，人有肩膝。地有深谷，人有腋腘。地有十二经水，人有十二经脉。地有泉脉，人有卫气。地有草蓂，人有毫毛。天有昼夜，人有卧起。天有列星，人有牙齿。地有小山，人有小节。地有山石，人有高骨。地有林木，人有募筋。地有聚邑，人有腘肉。岁有十二月，人有十二节。地有四时不生草，人有无子。此人与天地相应者也。

黄帝问于岐伯曰：余愿闻持针之数，内针之理，纵舍之意，扞皮开腠理，奈何？脉之曲折，出入之处，焉至而出，焉至而止，焉至而徐，焉至而疾，焉至而入？六腑之输于身者，余愿尽闻。少序别离之处，离而入阴里，别而入阳表，此何道而从行？愿尽闻其方。

岐伯曰：帝之所问，针道毕矣。

黄帝曰：愿卒闻之。

岐伯曰：手太阴之脉，出于大指之端，内屈循白肉际，至本节之后太渊留以澹，外屈上于本节下，内屈，与诸阴络会于鱼际，数脉并注，其气滑利，伏行壅骨之下，外屈出于寸口而行，上至于肘内廉，入于大筋之下，内屈上行臑阴，入腋下，内屈走肺，此顺行逆数之曲折也。心主之脉，出于中指之端，内屈循中指内廉以上留于掌中，伏行两骨之间，外屈出两筋之间，骨肉之际，其气滑利，上二寸，外屈出行两筋之间，上至肘内廉，入于小筋之下，留两骨之会，上入于胸中，内络于心脉。

黄帝曰：手少阴之脉独无腧，何也？

岐伯曰：少阴，心脉也。心者，五脏六腑之大主也，精神之所舍也，其脏坚固，邪弗能容也。容之则心伤，心伤则神去，神去则死矣。故诸邪之在于心者，皆在于心之包络，包络者，心主之脉也，故独无腧焉。

黄帝曰：少阴独无腧者，不病乎？

岐伯曰：其外经病而脏不病，故独取其经于掌后锐骨之端。其余脉出入曲折，其行之徐疾，皆如手少阴心主之脉行也。故本腧者，皆因其气之虚实疾徐以取之，是谓因冲而泻，因衰而补，如是者，邪气得去，真气坚固，是谓因天之序。

黄帝曰：持针纵舍奈何？

岐伯曰：必先明知十二经脉之本末，皮肤之寒热，脉之盛衰滑涩。其脉滑而盛者，病日进；虚而细者，久以持；大以涩者，为痛痹；阴阳如一者，病难治。其本末尚热者，病尚在；其热已衰者，其病亦去矣。持其尺，察其肉之坚脆、大小、滑涩、寒温、燥湿。因视目之五色，以知五脏而决死生。视其血脉，察其色，以知其寒热痛痹。

黄帝曰：持针纵舍，余未得其意也。

岐伯曰：持针之道，欲端以正，安以静，先知虚实，而行疾徐，左手执骨，右手循之，无与肉果；泻欲端以正，补必闭肤，辅针导气，邪得淫泆，真气得居。

黄帝曰：扦皮开腠理奈何？

岐伯曰：因其分肉，左别其肤，微内而徐端之，适神不散，邪气得去。

黄帝问于岐伯曰：人有八虚，各何以候？

岐伯答曰：以候五脏。

黄帝曰：候之奈何？

岐伯曰：肺心有邪，其气留于两肘；肝有邪，其气流于两腋；脾有邪，其气留于两髀；肾有邪，其气留于两腘。凡此八虚者，皆机关之室，真气之所过，血络之所游，邪气恶血，固不得住留，住留则伤筋络骨节，机关不得屈伸，故痀挛也。

【译文】

黄帝问伯高道：邪气侵袭人体，有时令人不能闭目安眠，为什么呢？

伯高回答说：食物进入胃中，通过消化吸收后，宗气聚于上焦，津液出于中焦，糟粕由下焦排出体外，这就是进入体内的食物的三条走向。上焦的宗气积聚在胸中，上出于喉咙，贯通心肺而行呼吸之气。 中焦化生营气，分泌津液，渗注于脉中而化为血液。 在外可以荣养四肢，向内灌注于五脏六腑，营运周身与昼夜的时间相应。 卫气，是食物中所化生的剽悍之气，流动迅猛滑利，首先行于四肢、分肉、皮肤之中。 白天从足太阳膀胱经开始运行于人体的阳分，夜间常以足少阴肾经为起点运行于阴分，不停地运行于周身，若有厥逆之气滞留五脏六腑，则迫使卫气只能在阳分运行而不得入于阴分。 由于卫气仅行于阳分，在表的阳气就偏胜，使阳跷脉气充满。 卫气不能入于阴分则阴虚，所以导致失眠。

黄帝说：讲得很好，该怎样治疗呢？ 伯高回答说：首先用针刺补阴分的不足，泻阳分的有余，使阴阳相互协调，疏通营卫运行的道路，消除引起营卫逆乱的邪气。 然后再服用半夏汤一剂，通调阴阳经气，便可立即安卧入睡。 黄帝说：讲得好，这种针药并用的治法，真好像决开水道，清除瘀塞一样，使经络通畅，阴阳调和。 希望把半夏汤的组成、制法和服用方法告诉我。 伯高回答说：半夏汤，是用千里长流水八升，先煮此水，用水勺扬之千万遍，然后沉淀澄清，取上面的清水五升，用芦苇做燃料再煮之，水沸后，放入秫米一升，制半夏五合，继续用火慢慢地煎熬，煎至药汤浓缩到一升半时，去掉药渣即成。 每次服用一小杯，每日服用三次，逐次稍微加量，以见效为度。若是新病，服药后很快就能入睡，出汗后病就痊愈了。 病程较长的，须服三剂才能痊愈。

黄帝问伯高道：人的肢体怎样与自然界的现象相联系呢？ 我想了解这方面的情况。 伯高回答说：天是圆形的，地是方形的，人体头颅呈圆形以应天，足呈方形以应地。 天上有日月，人有两只眼睛。 大地有九州，人体有九个孔窍。 天有风雨阴晴的气候变化，人有喜怒哀乐的情志活动。 天有电闪雷鸣，人有声音。 天有四季，人有四肢。天有五音，人有五脏。 天有六律，人有六腑。 天有冬夏相对的变迁，人有寒热不同的表现。 天有十干，人有手十指。 地有十二支，人有足十趾和阴茎、睾丸，女子不足十二数所以能够孕育人形。 天有阴阳相交感，人有夫妻相配偶。 一年有三百六十五天，人有三百六十五个穴位。 地有高山，人有膝肩。 地有深谷，人有腋窝和腿窝。 地上有十二条大的河流，人体有十二条主要经脉。 地下有泉水流动，人体有卫气运行。 地上有杂草丛生，人身有毫毛相应。 天有昼夜交替，人有起卧更迭。 天有列星，人有牙齿。 地上有小山丘，人体有小关节。 地有山石，人有高骨。 地面上有树木成林，人体内有筋膜密布。 地上有城镇，人体有隆起的肌肉。 一年有十二个月，人体四肢有十二个关节。 大地有四季草木不生的荒地，人有终生不能生育子女，这些都是人体与自然界相应的现象。

黄帝问岐伯道：我想了解持针的方法和进针的原理，以及用手指拉展皮肤而使腠理开泄的手法，还有经脉曲折迂回、出入会合的部位，在经气流注的过程中，从哪里出，到哪里止，在哪里缓慢，哪里又疾急，到哪里而入？ 又是在哪里进入六腑的输穴而通贯于全身？ 所有这些经脉循序运行的情况，我都希望得到了解。 另外，在经脉的经别分出的地方阳经是怎样以输穴分出而进入阴经，阴经又是怎样由输穴分出而进入阳经的呢？ 它们之间是通过什么路径沟通的呢？ 希望你能详尽地说明其中的道理。 岐伯回答说：你所提的问题，针法的要理全在其中了。

黄帝说：请你具体地讲讲吧。 岐伯讲道：手太阴肺的经脉，出于大指的指端，然后向内侧弯曲，沿着大指内侧的赤白肉际到大指本节后的太渊穴，经气汇合于此并形成寸口脉，再曲折向外上行于本节下，向内屈行与各阴脉络合在鱼际部位。 由于几条阴经都会合于此，所以其脉气充盈滑利。 手太阴肺经伏行于大指本节后的腕骨之下，再曲折向外，浮出于寸口部，循于臂曲侧外缘上行，到肘内侧而进入肘关节的大筋之下，又向内曲折上行，通过上臂内侧进入腋下，向内屈行进入肺中。 这就是手太阴肺经由手至胸逆行曲折出入的顺序。 手厥阴心包经，出于中指指尖，内屈沿中指内侧上行，流注于掌中的劳宫穴，然后伏行于尺骨和桡骨之间，再向外曲折出行于两筋之间的骨肉交界处，它的脉气流动滑利，离开腕部上行二寸后，向外曲折出行于两筋之间，上至肘内侧，进入小筋之下，流注于尺骨和桡骨在肘关节的会合处，再沿臂上行入于胸中，内联于心脏。

黄帝问：为什么唯独手少阴心经没有输穴呢？ 岐伯答道：手少阴心经是心所主的经脉，心是五脏六腑的主宰，是贮藏精气的内脏。 心脏坚固就不会被邪气侵犯，若邪气侵入并损伤心脏，就会使神气耗散，人也就死亡了，一般各种邪气凡侵袭心脏的，都侵犯到心包络。心包络所主的经脉是手厥阴心包经，所以唯独手少阴心经没有输穴。

黄帝问：唯独手少阴心经没有输穴，难道它不感受病邪吗？ 岐伯答道：脏腑各有经脉，脏居于内，经脉行于外，心脏坚固不能受邪，外行经脉则会感受邪气而发病。 所以，在心经有病时，可以针刺本经在掌后锐骨之端的神门穴。 其余经脉的出入曲折、运行的缓急，都与手太阴肺经和手厥阴心包经的循行情况相似，所以各经有病，都可以取本经的输穴。 治疗时，要根据各经经气的虚实缓急，分别调治，邪气盛用泻法，正气虚用补法。 消除邪气，坚固真气，这种治法符合自然规律。

黄帝问：针刺治疗的具体方法是怎样的呢？ 岐伯答道：首先应明确十二经脉的起止和皮肤的寒热，以及脉象的盛衰滑涩，然后决定是否运用针刺的方法。 如脉滑而有力，是病势正在发展的征象。 脉细无力，是久病气虚。 脉大而涩，是气血不通的痛痹。 若表里俱伤，气血都已衰竭，寸口脉和人迎脉气势表现大体一致，比较难治，不宜针刺。 凡是胸腹和四肢还在发热，是病邪没有消退，不要停止治疗；发热消退，说明邪气消除，病趋痊愈。 同时，通过诊察尺肤肌肉的坚实与脆弱，皮肤的滑涩与寒温、燥湿等情况，以及观察两目的五色，可以分辨五脏的病变，判断疾病的预后。 观察血络所呈现的不同色泽，便能推断是寒热、痈痹等证。

黄帝说：针刺治疗的操作方法和穴位的取舍，我还不能详细了解其内在的含义。岐伯道：持针的规律，首先要端正态度，心情安静，聚精会神，察明疾病的虚实，然后确定施行缓、急、补、泻的手法。用左手找准骨骼肌肉的位置，右手循穴进针，进针时不要用力过猛，防止针被肌肉裹住而发生弯针、滞针的不良后果。施行泻法时，必须针体垂直下针，施行补法，出针时必须用手按压针孔，以使其闭合，在针刺过程中还应采用提、插、捻、转等辅助行针方法，以导引正气，消散邪气，真气自然就固守体内了。

黄帝问：拉展皮肤使腠理开泄的刺法如何操作呢？岐伯答道：用手按在分肉间的穴位上，从穴位的皮肤上进针，轻微地用力，慢慢地垂立进针，这种刺皮而不伤肉的针法，恰好使神气不散乱而又能达到开泄腠理、排除病邪的效果。

黄帝问岐伯道：人体的肘窝、腋窝、髀窝、膝窝这八个气血经常流注的地方称为"八虚"，由此能分别诊察什么疾病呢？岐伯回答说：能诊察五脏的病变。黄帝问：如何诊察呢？岐伯答道：肺与心感受了病邪，能随着它的经脉流注到两肘窝。肝受了邪，可以随着经脉流注到两腋窝处。脾感病邪，随着经脉流注到髀窝。肾有了邪气，就随着经脉流注到两侧膝窝部。这八虚所在的部位都是四肢关节屈伸的枢纽，也是真气和血络通行、会合的重要处所，因此不能让邪气、恶血停滞在这些部位。若邪气恶血停留，便会损伤经络筋骨，导致肢体关节屈伸不利，从而发生拘挛的症状。

通天第七十二

通天：天，指自然界。通天，即人与自然界相通应之意。本篇从"天人相应"的观点出发，根据体质禀赋之阴阳盛衰，把人分为太阴、少阴、太阳、少阳、阴阳和平等五种形态类型。由于本篇取人与自然相通之意，故名"通天"。

黄帝问于少师曰：余尝闻人有阴阳，何谓阴人，何谓阳人？

少师曰：天地之间，六合之内，不离于五，人亦应之，非徒一阴一阳而已也，而略言耳，口弗能徧明也。

黄帝曰：愿略闻其意，有贤人圣人，心能备而行之乎？

少师曰：盖有太阴之人、少阴之人、太阳之人、少阳之人、阴阳和平之人，凡五人者，其态不同，其筋骨气血各不等。

黄帝曰：其不等者，可得闻乎？

少师曰：太阴之人，贪而不仁，下齐湛湛，好内而恶出，心和而不发，不务于时，动而后之，此太阴之人也。

少阴之人，小贪而贼心，见人有亡，常若有得，好伤好害，见人有荣，乃反愠怒，心疾而无恩，此少阴之人也。

太阳之人，居处于于，好言大事，无能而虚说，志发于四野，举措不顾是非，为事如常自用，事虽败而常无悔，此太阳之人也。

少阳之人，諟谛好自贵，有小小官，则高自宣，好为外交，而不内附，此少阳之人也。

阴阳和平之人，居处安静，无为惧惧，无为欣欣，婉然从物，或与不争，与时变化，尊则谦谦，谭而不治，是谓至治。古之善用针艾者，视人五态乃治之，盛者泻之，虚者补之。

黄帝曰：治人之五态奈何？

少师曰：太阴之人，多阴而无阳，其阴血浊，其卫气涩，阴阳不和，缓筋而厚皮，不之疾泻，不能移之。

少阴之人，多阴而少阳，小胃而大肠，六腑不调，其阳明脉

822

小而太阳脉大，必审而调之，其血易脱，其气易败也。

太阳之人，多阳而少阴，必谨调之，无脱其阴，而泻其阳，阳重脱者易狂，阴阳皆脱者，暴死不知人也。

少阳之人，多阳少阴，经小而络大，血在中而气外，实阴而虚阳，独泻其络脉则强，气脱而疾，中气不足，病不起也。

阴阳和平之人，其阴阳之气和，血脉调，谨诊其阴阳，视其邪正，安容仪，审有余不足，盛则泻之，虚则补之，不盛不虚，以经取之。此所以调阴阳、别五态之人者也。

黄帝曰：夫五态之人者，相与毋故，卒然新会，未知其行也，何以别之？

少师答曰：众人之属，不如五态之人者，故五五二十五人，而五态之人不与焉。五态之人，尤不合于众者也。

黄帝曰：别五态之人奈何？

少师曰：太阴之人，其状黮黮然黑色，念然下意，临临然长大，腘然未偻，此太阴之人也。

少阴之人，其状清然窃然，固以阴贼，立而躁崄，行而似伏，此少阴之人也。

太阳主人，其状轩轩储储，反身折腘，此太阳之人也。

少阳之人，其状立则好仰，行则好摇，其两臂两肘则常出于背，此少阳之人也。

阴阳和平之人，其状委委然，随随然，颙颙然，愉愉然，暶暶然，豆豆然，众人皆曰君子，此阴阳和平之人也。

【译文】

黄帝问少师道：我听说人有阴、阳的不同类型，什么样的人称为阴性之人，什么样的人称为阳性之人？ 少师回答说：自然界中，一切事物的归属，都离不开五行，人也不例外。 人不仅仅分为阴和阳两种类型，这只是概略地谈谈罢了，很难用简单的语言将它叙述清楚。

黄帝说：希望你能把其中的大意简略地讲给我听听，比方说其中的贤人和圣人，才智是超群的，他们的禀赋是否阴阳均衡，行为也不偏不倚呢？ 少师回答说：人大致分为太阴、少阴、太阳、少阳、阴阳和平五种类型。 这五种类型的人，他们的形态不同，筋骨的强弱，气血的盛衰也各不相同。

黄帝问：关于五种类型的人的不同点，能讲给我听听吗？ 少师答道：太阴类的人，内心贪婪而不仁义，表面谦卑而内心险恶，好得而恶失，喜怒不形于色，不识时务，只知利己，行动上惯用后发制人的手段，这是太阴之人的特征。

少阴型的人喜欢贪图小利，暗藏贼心而生性嫉妒，看到别人有损失，好像自己受益而幸灾乐祸，好伤害别人，看到别人有了荣誉，自己就感到愤怒，心怀忌恨而从不感恩报德，这就是少阴类型人的特征。

太阳类型的人，平时处处好表现自己，洋洋自得，喜欢讲大话，却没有能力去做，好高骛远，做事不顾后果，而自以为是，即使事情失败了也不后悔，这就是太阳类型人的特征。

少阳类型的人，做事精细审慎，自尊虚荣，有点小官职便沾沾自喜，好自我宣扬，善于对外交际，不愿默默无闻地埋头工作，这就是少阳类型人的特征。

阴阳和平的人，心中坦荡而不患得患失，清心寡欲而不过分欣喜，顺从事物发展的规律，从不计较个人的得失，善于适应形势的变化，地位虽高却很谦虚，常以理服人而不采用压制的手段整治别人，具有非常好的组织管理才能，这是阴阳和平类型人的特征。 古代善于应用针刺艾灸治病的人，便是根据人的这五种类型特征分别施治的，即阴阳偏盛的用泻法，阴阳偏虚的用补法。

黄帝问：对于五种不同类型的人怎样治疗呢？ 少师回答说：太阴类型的人，体质多阴而无阳，他的阴血浓浊，卫气滞涩，阴阳不调和，所以其筋缓而皮厚，治疗这种体质的人，若不迅速泻其阴分，便不能使病情好转。

少阴类型的人，体质为多阴少阳，胃小而肠大，六腑的功能不够协调。 胃小，足阳明胃经的脉气就微小；肠大，手太阳小肠经的脉气就盛大。 这种类型的人容易发生血液脱失和阳气衰败的病证。 须详察阴阳盛衰的情况而进行调治。

太阳类型的人，体质多阳少阴，对于这种类型的人，必须谨慎调治，不能泻其阴，以防止阴气虚脱，只能泻其阳，但要避免泻得太过，若阳气过度损伤，则容易导致阳气外脱，虚阳浮越于外，形成狂证。 若阴阳俱脱，便会暴死或突然不省人事。

少阳类型的人，体质为多阳少阴，由于这种类型人的经脉小而络脉大。 经脉深而属阴，络脉浅而属阳，所以，治疗应补其阴经而泻其阳络，便能恢复健康。 但是，少阳类型的人以气为主，若单独泻其络脉太过，又会迫使阳气快速消耗，而导致中气不足，病就难治了。

阴阳平和类型的人，其体质阴阳之气协调，血脉和顺。 应谨慎地察看阴阳的盛衰、邪气和正气的虚实，并且要端详其面容和仪表，以推断脏腑、经脉、气血的有余或不足，然后进行调治。 邪气盛用泻法，正气虚用补法，虚实不明显的病证则根据病邪所在的经脉取穴治疗。 以上所讲的调治阴阳，须根据五种类型人的特征分别施治。

黄帝问：上述五种类型的人，若素不相识，乍一见面，不了解他的行为，又凭什么进行辨别呢？ 少师回答说：一般人不具备这五种类型的特征，所以"阴阳二十五人"，不包括在五种类型的人之中。 因为五态之人是具有代表性的比较典型的五种类型，他们和一般人是不相同的。

黄帝问：如何辨别五种类型的人呢？ 少师回答说：太阴之人，面色阴沉黑暗，装做谦虚，身体虽高大，却卑躬屈膝，点头哈腰，故作姿态，这是太阴之人的表现。

少阴之人，外貌状似清高，但行动鬼祟，深藏害人之心，站立时躁动不安，走路时向前俯身，这是少阴之人的形态。

太阳型的人，昂首挺胸，挺膝䏶腹，洋洋自得，显得高傲自负，枉自尊大，这是太阳之人的形态。

少阳型的人，在站立时习惯于把头高昂，行走时惯于摇摆身体，常常双手反挽于背后，这是少阳之人的形态。

阴阳和平的人，外貌从容稳重，举止大方，性格温和，善于适应环境，态度严肃，品行端正，待人和蔼，目光慈祥，作风光明磊落，举止适度，处事有条理，大家称之为有德行的人。 这是阴阳和平之人的形态。

官能第七十三

官能：官，指官职，职责；能，指能力，资质。 官能，就是应该根据学医者个人不同的禀赋，培养可以发挥医者特长的技能，并述及培养这种技能的教学方法。 正如闵士先云："官之为言司也。 言各因其能而分任之，各司其事，故曰'官能'。"

黄帝问于岐伯曰：余闻九针于夫子，众多矣，不可胜数，余推而论之，以为一纪。余司诵之，子听其理，非则语余，请其正道，令可久传，后世无患，得其人乃传，非其人勿言。

岐伯稽首再拜曰：请听圣王之道。

黄帝曰：用针之理，必知形气之所在，左右上下，阴阳表里，血气多少，行之逆顺，出入之合，谋伐有过。知解结，知补虚泻实，上下气门，明通于四海，审其所在，寒热淋露，以输异处，审于调气，明于经隧，左右肢络，尽知其会。

寒与热争，能合而调之，虚与实邻，知决而通之，左右不调，把而行之，明于逆顺，乃知可治，阴阳不奇，故知起时，审于本末，察其寒热，得邪所在，万刺不殆，知官九针，刺道毕矣。

明于五输，徐疾所在，屈伸出入，皆有条理，言阴与阳，合于五行，五脏六腑，亦有所藏，四时八风，尽有阴阳，各得其位，合于明堂，各处色部，五脏六腑，察其所痛，左右上下，知其寒温，何经所在，审皮肤之寒温滑涩，知其所苦，膈有上下，知其气所在。

先得其道，稀而疏之，稍深以留，故能徐入之。大热在上，推而下之，从下上者，引而去之，视前痛者，常先取之。大寒在外，留而补之，入于中者，从合泻之。针所不为，灸之所宜，上气不足，推而扬之，下气不足，积而从之，阴阳皆虚，火自当之，厥而寒甚，骨廉陷下，寒过于膝，下陵三里，阴络所过，得之留止，寒入于中，推而行之，经陷下者，火则当之，结络坚紧，火所治之。不知所苦，两跷之下，男阴女阳，良工所禁，针论毕矣。

用针之服，必有法则，上视天光，下司八正，以辟奇邪，而观百姓，审于虚实，无犯其邪。是得天之露，遇岁之虚，救而不胜，反受其殃。故曰：必知天忌，乃言针意。法于往古，验于来今，观于窈冥，通于无穷，粗之所不见，良工之所贵，莫知其形，若神髣髴。

邪气之中人也，洒淅动形。正邪之中人也微，先见于色，不知于其身，若有若无，若亡若存，有形无形，莫知其情。是故上工之取气，乃救其萌芽；下工守其已成，因败其形。是故工之用针也，知气之所在，而守其门户，明于调气，补泻所在，徐疾之意，所取之处。

泻必用员，切而转之，其气乃行，疾而徐出，邪气乃出，伸而迎之，遥大其穴，气出乃疾。补必用方，外引其皮，令当其门，左引其枢，右推其肤，微旋而徐推之，必端以正，安以静，坚心无解，欲微以留，气下而疾出之，推其皮，盖其外门，真气乃存。用针之要，无忘其神。

雷公问于黄帝曰：《针论》曰：得其人乃传，非其人勿言。何以知其可传？

黄帝曰：各得其人，任之其能，故能明其事。

雷公曰：愿闻官能奈何？

黄帝曰：明目者，可使视色。聪耳者，可使听音。捷疾辞语者，可使传论。语徐而安静，手巧而心审谛者，可使行针艾，理血气而调诸逆顺，察阴阳而兼诸方。缓节柔筋而心和调者，可使导引行气。疾毒言语轻人者，可使唾痈呪病。爪苦手毒，为事善伤者，可使按积抑痹。各得其能，方乃可行，其名乃彰，不得其人，其功不成，其师无名。故曰：得其人乃言，非其人勿传，此之谓也。手毒者，可使试按龟，置龟于器下而按其上，五十日而死矣；手甘者，复生如故也。

【译文】

黄帝向岐伯问道：我从先生这里获得的有关九针方面的知识，多得无法计算。我推究其中的道理，经过归纳整理，成为系统的理论。现在我试着讲述给你听，如果理论上有不对的地方，就请告诉我，以便加以修正，从而使它长久地流传下去，让后世得以正确地理解，以避免受疾患的危害。 当然这样高深的理论必须传授合适的人，那些不适于学习继承的人，是不能得到真传的。 岐伯行礼再拜，恭敬地答道：请让我聆听圣明君王所倡导的理论吧。 黄帝说：用针的关键，必须知道脏腑形气所在的上下左右的部位，分别阴阳表里的关系以及十二经脉气血的多少，经气运行的逆顺情况，以及血气出入运行会合流注的腧穴等等，便可以结合各种情况来作为处理疾病的依据。 同时，要懂得如何解其结聚，并了解怎样运用补虚泻实的手法，和分清各条经脉中精气上下交通的气穴，明确认识经脉与气海、血海、髓海、水谷之海连接的通路。 观察疾病的所在，以及病发寒热、赢弱疲困等虚实症状，因病邪所侵袭的气血输注之处，其部位是各不相同的，所以治疗时要根据各经荥穴和输穴不同的部位以选取相应的穴位。 并且要严谨地调理气机，明确经脉的分布运行和表里联系，详细掌握经络与左右支络相交合的地方。

若有寒热交争等阴阳不和的现象，要参合具体症状进行调治。 对于虚实证表现疑似的病，也可以根据经脉的盛衰，而采用疏通的疗法。 如果外邪侵入大络，左侧邪气盛，影响到右边发病，右侧邪气盛，影响到左边发病，必须把握病邪逗留的处所，采用右病刺左、左病刺右的缪刺法。 明确了病情属顺属逆的特征，也就能预知顺者可治、逆者不可治的区别了。 如果脏腑经脉的阴阳没有偏差，因外界气候能影响内脏，所以由此可了解某些疾病的起因与时令有关。 同时也需要推究疾病的标本，观察其寒热的变化，懂得病邪侵入传变的规律及其盘踞的地方，可以说万刺万当而不会使疾病转趋危殆的。 若能了解九针的不同性能并能灵活运用，就是全面掌握了针刺治法。

要明确手足十二经的井、荥、输、经、合五输穴的功能，便可以根据虚实的病情施以疾徐的针法，经气的往来运行、屈曲伸展，出表入里都有一定的规律。 说到人体的阴阳两方面，也是和五行相合的。五脏六腑合于天地阴阳、五行属性，五脏贮藏精气，六腑传化水谷，四季八节之风，都有阴阳之分。 人身的面部，也分属阴阳五行，与脏腑相合，并集中反映在称为明堂的鼻部，根据其在各部显现出不同的色泽，可作为测候五脏六腑内在变化的标志。 如观察其疼痛的部位，结合在面部左右上下所显现的颜色，就可以知道疾病的属寒属温，以及哪条经脉有病。 审察皮肤的寒温、滑涩，可以知道患者的痛苦所在，以及疾病的阴阳虚实。 膈上为心肺所居，膈下为肝脾肾所居，审察膈的上下，可以知病气所在的脏器。 先明确经脉循行的规律，然后才能进针，依据病情，正确选择穴位。 若正气不足的，用针宜少而进针要慢，进到一定深度，久留其针以待正气恢复。 若在上部出现大热，当用推热下行的方法，使其下和于阴。 若病邪是由下而上发展的，应把上逆的热邪导引驱除。 疾病复杂的，治疗时要分先后，一般先病的应当先治。 剧烈寒邪在表的应当留针以补阳，助阳以胜寒；如寒邪入里的，宜取合穴使寒邪泻出。 凡病有不宜应用针刺的，可用艾灸法。 上部气不足的，可以采用"推而扬之"的方法，使其气充盛；下部气不足的，可以"积而从之"的方法留针随气以充实其下；阴阳两虚的，可以用艾灸治疗。 若因厥逆而寒象严重的，过于膝部并且骨侧肌肉下陷的，要用艾灸足三里穴。 又如阴络所分布的部位，有寒邪侵袭而留滞在里，或寒邪由络脉深入到内脏，就当采用"推而行之"的方法祛寒散邪。 如果寒邪凝结、经脉下陷的，当用艾灸治疗，以驱散寒邪。 如果络脉因寒邪聚结而坚紧的，同样采用艾灸治疗。 如果疼痛不知确切部位，应当取阳跷脉所通过的申脉穴和阴跷脉所通过的照海穴，不过，男子以阳跷为经，女子以阴跷为经，倘若男子误用阴跷，女子误用阳跷，则作用适得其反，这是高明的针灸大夫所禁忌的。 能熟练地掌握和运用这些技术，用针的理法就完备了。

运用针刺来治疗疾病，必须有一定的章法原则，首先应当了解自然界的各种现象，上须观察日月星辰的运行规律，在下还要结合四时节气的气候正常与否，以避免剧烈邪气的侵袭。 更重要的是把这些预防疾病的常识告诉百姓们，让他们了解邪气对人体的影响，及时加以预防，以免受邪气侵袭而发病。 假若受到与时令不符的风雨邪气的侵袭，或是在气运不足的年份未加以防范，而医生又不了解这些自然变化，不能及时治疗，病人就会遭受祸殃。 所以必须懂得天时的顺逆宜忌，才可以谈针刺的重要意义。 要取法古人的经验并验证于临床实践，还要汲取现实的治疗经验，只有细致入微地观察那些玄渺难见的形迹才可以通达变化无穷的疾病。 技术低劣的医生注意不到这些方面，而高明的医生却十分珍视它。 如果不善于诊察这些微小的形迹变化，那么疾病就显得神秘莫测，难以把握了。

虚邪伤害人体，会产生恶寒战栗的症状，正邪侵入到人体，发病时面色有轻微的改变，身体没有明显的异常感觉，邪气似有似无，若亡若存，症状也不明显，一般不易察觉，因而不能知道确切的病情。所以技术高明的医生是根据脉气的微小变化，在疾病处于萌芽状态时就进行治疗；技术低劣的医生不掌握这个方法，到疾病形成之后，才按常规治疗，这样无疑会使病人的形体受到严重损害。

所以医生在运用针刺治疗疾病时，首先应该知道脉气运行的情况，以及邪气的所在，然后守候其出入的门户，审时度势，掌握调理气机的方法，宜补宜泻，进针快慢，以及选择应取的穴位等。 如用泻法，手法必须圆活流利，逼近病所则捻转针，这样，经气就通畅，快速进针、缓慢出针，以引邪气外出，针尖的方向迎着经气的运行方向，出针时摇动针体使针孔扩大，以使邪气随针迅速外散。 运用补法时，手法必须沉稳，姿势端正，心静安和，从容而和缓，首先按抚皮肤，使肌肉放松而舒缓，然后看准穴位，左手按摩腧穴周围以引动经气，右手推循着皮肤，徐徐进针，轻轻地捻转，必须使针身保持端正，同时术者要平心静气，安神定志，坚持不懈地以候气至，气至后稍微留针，待经气流通就马上出针，揉按皮肤，掩闭针孔，这样使真气留存于内而不外泄。 用针的奥妙和关键，在于调养神气，这一点千万不要忽略。

雷公向黄帝问道：《针论》上说：针刺理论遇到合适的人才方可以传授，不适合的人则不能传给他。那么怎样挑选可以传授的人才呢？黄帝说：根据每个人的特点，让他承担一定的技术职能，在实际工作中观察他的技能，就能了解是否可以传授给他。雷公说：希望听一下怎样才能量材取用呢？黄帝说：眼睛明亮视力好的人，可以让他辨别五色；听觉灵敏的人可以让他辨别声音；口齿伶俐、思维敏捷的人可以让他传讲理论；言语缓慢，行动安静沉稳而手巧心细的人，可以让他从事针灸治疗的实际操作，来调理气血的逆顺，观察阴阳盛衰，并可兼做处方配药的精细工作；肢节和缓、筋骨柔顺、心平气和的人，可以让他承担按摩导引，用运行气血的方法来治病；生性嫉妒，言语刻薄，而看不起人的，可以叫他"唾痈咒病"。手足生硬狠毒，做事经常损坏器物的人，可用他按摩积聚瘤疾，治疗顽固的痹痛。按照各人的才能，发挥他的特长，各种治疗方法就能推行。这样，他们工作才能做好，名声就会流传开来。如果用人不当，就不能成功，老师的技能不能发扬光大，名声也会埋没。所以说，遇到合适的人，才能传授给他，不是合适的人选则不能轻易教给他，就是这个道理。至于是否手毒，可以用手按压乌龟来做实验，把龟放在一种器皿下面，人的手按在器皿上，每天按一次，手毒的人按，五十天龟就死了；手不毒而柔顺的人，即使按五十天，龟还仍旧活着。

论疾诊尺第七十四

论疾诊尺：尺，指尺肤，为腕肘之间的部位。本篇主要通过病人尺部皮肤之松紧、厚薄、滑涩、润泽、粗糙、寒热与肌肉丰满、坚实、消瘦、脆弱及络脉变化等情况来判断疾病，故名"论疾诊尺"，明·马莳曰："篇内详论各疾，诊尺知病，故名篇"。

黄帝问于岐伯曰：余欲无视色持脉，独调其尺，以言其病，从外知内，为之奈何？

　　岐伯曰：审其尺之缓急、小大、滑涩，肉之坚脆，而病形定矣。视人之目窠上微痈，如新卧起状，其颈脉动，时咳，按其手足上，窅而不起者，风水肤胀也。

　　尺肤滑其淖泽者，风也。尺肉弱者，解㑊，安卧脱肉者，寒热，不治。尺肤滑而泽脂者，风也。尺肤涩者，风痹也。尺肤粗如枯鱼之鳞者，水泆饮也。尺肤热甚，脉盛躁者，病温也；其脉盛而滑者，病且出也。尺肤寒，其脉小者，泄、少气。尺肤炬然先热后寒者，寒热也。尺肤先寒，久大之而热者，亦寒热也。

　　肘所独热者，腰以上热；手所独热者，腰以下热。肘前独热者，膺前热；肘后独热者，肩背热。臂中独热者，腰腹热；肘后粗以下三四寸热者，肠中有虫。掌中热者，腹中热；掌中寒者，腹中寒。鱼上白肉有青血脉者，胃中有寒。尺炬然热，人迎大者，当夺血。尺坚大，脉小甚，少气，悗有加，立死。

　　目赤色者，病在心，白在肺，青在肝，黄在脾，黑在肾。黄色不可名者，病在胸中。诊目痛，赤脉从上下者，太阳病；从下上者，阳明病；从外走内者，少阳病。诊寒热，赤脉上下至瞳子，见一脉，一岁死；见一脉半，一岁半死；见二脉，二岁死；见二脉半，二岁半死；见三脉，三岁死。

　　诊龋齿痛，按其阳之来，有过者独热，在左左热，在右右热，在上上热，在下下热。

　　诊血脉者，多赤多热，多青多痛，多黑为久痹，多赤、多黑、多青皆见者，寒热身痛。而色微黄，齿垢黄，爪甲上黄，黄疸也；安卧，小便黄赤，脉小而涩者，不嗜食。

　　人病，其寸口之脉，与人迎之脉小大等及其浮沉等者，病难已也。

女子手少阴脉动甚者，妊子。

婴儿病，其头毛皆逆上者，必死。耳间青脉起者，掣痛。大便赤瓣飧泄，脉小者，手足寒，难已；飧泄，脉少，手足温，泄易已。

四时之变，寒暑之胜，重阴必阳，重阳必阴，故阴主寒，阳主热，故寒甚则热，热甚则寒，故曰：寒生热，热生寒，此阴阳之变也。故曰：冬伤于寒，春生瘅热；春伤于风，夏生后泄肠澼；夏伤于暑，秋生痎疟；秋伤于湿，冬生咳嗽。是谓四时之序也。

【译文】

黄帝问岐伯说：我想不用通过望色、切脉的方法而单独依靠诊察尺肤，来说明某些疾病的部位和性质，从外在的表现推测内在的变化，临床上应用哪些具体方法才能做出正确的诊断呢？岐伯说：详细审察尺肤的缓急、小大、滑涩，肌肉的坚实与脆弱，就可以确定属于哪一类的病形了。如果人的上眼胞微微浮肿，好像刚刚睡醒起床的样子，颈部人迎脉搏动明显，并且时时咳嗽，再用手指按压患者的手背和足背部，被按之处凹陷不起，具备了这样几个条件，就可以确诊为风水肤胀。尺部的皮肤表面滑润而光泽，是风病。尺部肌肉瘦弱松软，身体倦怠，嗜睡，卧床不起，肌肉消瘦，是寒热虚劳之病，不容易治愈。尺部肌肤滑润如膏脂的，是风病。尺部肌肤涩滞不润的，是风痹。尺部肌肤粗糙不润，像干枯的鱼鳞，是脾土虚衰、水饮不化的溢饮病。尺部肌肤灼热，脉盛大而躁动，是温病。如果脉虽盛大但不躁动又表现滑利的，是病邪将被驱除，正气渐复，病将痊愈的佳兆。尺部肌肤寒冷不温，脉细小无力，是泄泻或气虚的病证。尺部肌肤高热灼手，先发热后发冷的，属于寒热往来一类的疾病；尺部肌肤先觉寒冷，但久按之后感觉发热的，也是寒热往来一类的疾病。 肘部皮肤单独发热，标志着腰以上有热象；手部单独发热，标志着腰以下有热象。 因为肘上应腰上，手部应腰下。 肘关节前面发热，标志着胸膺部有热象；肘关节后面发热，标志着肩背部有热象；手臂的中部发热，标志着腰腹部有热象；肘部后缘以下三四寸处发热，标志着肠道中有寄生虫存在；掌心发热，是腹中有热象的表现；掌心寒冷，是腹中有寒象的表现。 手鱼际白肉处显青紫脉络的，标志着胃中有寒邪。 尺部肌肤高热炙手，并且颈部人迎脉盛大，属于热盛伤阴、营血亏耗的失血证。 尺部肌肤急紧，人迎脉细小，则见于气虚元阳不足。如果加有烦闷现象，并且日趋严重，是阴阳俱绝的症候，在短时间内就会死亡。

眼睛发红，说明病在心；见白色，病在肺；见青色，病在肝；见黄色，病在脾；见黑色，病在肾。 见黄色而兼有其他颜色，并且难以名状形容的，说明病在胸中。 诊察眼睛的疾病，如果有赤色的脉络从上向下发展的，属于足太阳经的病；从下向上发展的，属于足阳明经的病；从目外眦向内走行的，属于足少阳经的病。 有寒热发作的瘰疬病时，如果目中有赤脉上下贯穿瞳仁，见一条赤脉的，一年死；见一条半赤脉的，一年半死；见两条赤脉的，两年死；见两条半赤脉的，两年半死；见三条赤脉的，三年死。 诊察龋齿导致的疼痛，要按压通过两侧面颊而交叉环绕于口周围的阳明脉，有经气太过的部位必然单独发热。 病在左侧的左边阳明脉热，在右的右热，在上的上热，在下的下热。 诊察肤表上呈现的血络，赤色愈多，热象愈重。 青色愈多，疼痛愈重。 黑色愈多，说明是经久不愈的痹证。 如果青色、黑色、赤色多处夹杂相见的，为寒热相兼的病证。 身体困乏隐痛而肤色微黄，牙垢发黄，指甲也呈现黄色，是黄疸病。 如果神疲嗜睡，小便黄赤，脉小而又艰涩不滑利，就会有不欲饮食的症状。

人患病以后，在手桡骨部位的寸口脉和颈部的人迎脉搏动力量大小齐等，浮沉现象表现又相一致的，是难以治疗的病证。

掌后尺骨侧凹陷的部位为神门穴，是手少阴心经的动脉所在之处。这条动脉平时细小而隐潜，如果妇女的这条动脉搏动明显增强，是怀孕的征象。

婴儿有病时，其头发如果蓬乱枯槁，并且向上竖立的，为不治之证。观察耳郭间细小脉络，如果出现脉色青黑紫暗，并且有隆起的现象，说明有筋肉抽搐、腹痛的症状。若大便泄泻呈青绿色而有乳瓣，是脾胃虚寒完谷不化的飧泄病。再加之脉细小无力，手足冰冷，是脾胃阳气欲竭，其病也难以治疗。假如脉细小，然而手足却温暖的，这样的泄泻就容易治疗。

一年四季的气候变化，暑往寒来，更替变迁。其规律是，阴盛至极则转变为阳，阳盛至极则转变为阴。阴主寒，阳主热，所以寒冷到一定程度就会变热，热到极点就会变冷，因此说寒极则生热，热极则生寒，这就是天地间阴阳相互消长转化的道理。所以，冬天感受了寒邪，不即刻发病，隐潜于人体内部形成伏邪，到春天就会形成温热病；春天伤于风邪，不即刻发病，到了夏天就会发生飧泄、痢疾之类的疾病；夏天感受了暑邪，不即刻发病，到了秋天就会发生疟疾；秋天感受了湿邪而潜伏体内，冬天就会发生咳嗽病。这是由于四季气候不同，依春、夏、秋、冬的时序特点而发生的各种疾病。

刺节真邪第七十五

刺节真邪：本篇讨论了刺节、五邪、解结和真邪等四个问题。作者只取前后两个内容作为篇名，故名"刺节真邪"。

黄帝问于岐伯曰：余闻刺有五节，奈何？

岐伯曰：固有五节：一曰振埃，二曰发蒙，三曰去爪，四曰彻衣，五日解惑。

黄帝曰：夫子言五节，余未知其意。

岐伯曰：振埃者，刺外经，去阳病也。发蒙者，刺腑输，去腑病也。去爪者，刺关节肢络也。彻衣者，尽刺诸阳之奇输也。解惑者，尽知调阴阳，补泻有余不足，相倾移也。

黄帝曰：刺节言振埃，夫子乃言刺外经，去阳病，余不知其所谓也，愿卒闻之。

岐伯曰：振埃者，阳气大逆，上满于胸中，愤膜肩息，大气逆上，喘喝坐伏，病恶埃烟，饲不得息，请言振埃，尚疾于振埃。

黄帝曰：善。取之何如？

岐伯曰：取之天容。

黄帝曰：其欬上气穷诎胸痛者，取之奈何？

岐伯曰：取之廉泉。

黄帝曰：取之有数乎？

岐伯曰：取天容者，无过一里，取廉泉者，血变而止。

帝曰：善哉。

黄帝曰：刺节言发蒙，余不得其意。夫发蒙者，耳无所闻，目无所见。夫子乃言刺腑输，去腑病，何输使然？愿闻其故。

岐伯曰：妙乎哉问也！此刺之大约，针之极也，神明之类也，口说书卷，犹不能及也，请言发蒙耳，尚疾于发蒙也。

黄帝曰：善。愿卒闻之。

岐伯曰：刺此者，必于日中，刺其听宫，中其眸子，声闻于耳，此其输也。

黄帝曰：善。何谓声闻于耳？

岐伯曰：刺邪以手坚按其两鼻窍而疾偃，其声必应于针也。

黄帝曰：善。此所谓弗见为之，而无目视见而取之，神明相得者也。

黄帝曰：刺节言去爪，夫子乃言刺关节肢络，愿卒闻之。

岐伯曰：腰脊者，身之大关节也。肢胫者，人之管以趋翔也。茎垂者，身中之机，阴精之候，津液之道也。故饮食不节，喜怒不时，津液内溢，乃下留于睾，血道不通，日大不休，俯仰不便，趋翔不能，此病荣然有水，不上不下，铍石所取，形不可匿，常不得蔽，故命曰去爪。

帝曰：善。

黄帝曰：刺节言彻衣，夫子乃言尽刺诸阳之奇输，未有常处也，愿卒闻之。

岐伯曰：是阳气有余而阴气不足，阴气不足则内热，阳气有余则外热，内热相搏，热于怀炭，外畏绵帛近，不可近身，又不可近席，腠理闭塞，则汗不出，舌焦唇槁，腊干嗌燥，饮食不让美恶。

黄帝曰：善。取之奈何？

岐伯曰：取之于其天府、大杼三痏，又刺中膂以去其热，补足手太阴以去其汗，热去汗稀，疾于彻衣。

黄帝曰：善。

黄帝曰：刺节言解惑，夫子乃言尽知调阴阳，补泻有余不足，相倾移也，惑何以解之？

岐伯曰：大风在身，血脉偏虚，虚者不足，实者有余，轻重不得，倾侧宛伏，不知东西，不知南北，乍上乍下，乍反乍复，颠倒无常，甚于迷惑。

黄帝曰：善。取之奈何？

岐伯曰：泻其有余，补其不足，阴阳平复，用针若此，疾于解惑。

黄帝曰：善。请藏之灵兰之室，不敢妄出也。

黄帝曰：余闻刺有五邪，何谓五邪？

岐伯曰：病有持痈者，有容大者，有狭小者，有热者，有寒者，是谓五邪。

黄帝曰：刺五邪奈何？

岐伯曰：凡刺五邪之方，不过五章，瘅热消灭，肿聚散亡，寒痹益温，小者益阳，大者必去，请道其方。

凡刺痈邪，无迎陇，易俗移性不得脓，脆道更行，去其乡，不安处所乃散亡。诸阴阳过痈者，取之其输泻之。

凡刺大邪，日以小，泄夺其有余，乃益虚，剽其通，针其邪，肌肉亲视之，毋有反其真。刺诸阳分肉间。

凡刺小邪，日以大，补其不足乃无害，视其所在迎之界，远近尽至，其不得外侵而行之，乃自费。刺分肉间。

凡刺热邪，越而苍，出游不归乃无病，为开通辟门户，使邪得出，病乃已。

凡刺寒邪，日以温，徐往徐来致其神，门户已闭气不分，虚实得调其气存也。

黄帝曰：官针奈何？

岐伯曰：刺痈者用铍针，刺大者用锋针，刺小者用员利针，刺热者用镵针，刺寒者用毫针也。

请言解论，与天地相应，与四时相副，人参天地，故可为解。下有渐洳，上生苇蒲，此所以知形气之多少也。阴阳者，寒暑也，热则滋雨而在上，根荄少汁。人气在外，皮肤缓，腠理开，血气减，汗大泄，皮淖泽。寒则地冻水冰，人气在中，皮肤致，腠理闭，汗不出，血气强，肉坚涩。当是之时，善行水者，不能往冰；善穿地者，不能凿冻；善用针者，亦不能取四厥；血脉凝结，坚搏不往来者，亦未可即柔。故行水者，必待天温冰释冻解，而水可行，地可穿也。人脉犹是也，治厥者，必先熨调和其经，掌与腋、肘与脚、项与脊以调之，火气已通，血脉乃行，然后视其病，脉淖泽者，刺而平之；坚紧者，破而散之，气下乃止，此所谓以解结者也。

用针之类，在于调气，气积于胃，以通营卫，各行其道。宗气留于海，其下者注于气街，其上者走于息道。故厥在于足，宗气不下，脉中之血，凝而留止，弗之火调，弗能取之。用针者，必先察其经络之实虚，切而循之，按而弹之，视其应动者，乃后取之而下之。六经调者，谓之不病，虽病，谓之自已也。一经上实下虚而不通者，此必有横络盛加于大经，令之不通，视而泻之，此所谓解结也。

上寒下热，先刺其项太阳，久留之，已刺则熨项与肩胛，令热下，合乃止，此所谓推而上之者也。

上热下寒，视其虚脉而陷之于经络者取之，气下乃止，此所谓引而下之者也。

大热遍身，狂而妄见、妄闻、妄言，视足阳明及大络取之，虚者补之，血而实者泻之，因其偃卧，居其头前，以两手四指挟按颈动脉，久持之，卷而切推，下至缺盆中，而复止如前，热去乃止，此所谓推而散之者也。

黄帝曰：有一脉生数十病者，或痛、或痈、或热、或寒、或痒、或痹、或不仁，变化无穷，其故何也？

岐伯曰：此皆邪气之所生也。

黄帝曰：余闻气者，有真气，有正气，有邪气，何谓真气？

岐伯曰：真气者，所受于天，与谷气并而充身也。正气者，正风也，从一方来，非实风，又非虚风也。邪气者，虚风之贼伤人也，其中人也深，不能自去。正风者，其中人也浅，合而自去，其气来柔弱，不能胜真气，故自去。

虚邪之中人也，洒晰动形，起毫毛而发腠理。其入深，内搏于骨，则为骨痹。搏于筋，则为筋挛。搏于脉中，则为血闭不通，则为痈。搏于肉，与卫气相搏，阳胜者则为热，阴胜者则为寒，寒则真气去，去则虚，虚则寒。搏于皮肤之间，其气外发，腠理开，毫毛摇，气往来行，则为痒。留而不去，则痹。卫气不行，则为不仁。

虚邪偏客于身半，其入深，内居荣卫，荣卫稍衰，则真气去，邪气独留，发为偏枯。其邪气浅者，脉偏痛。

虚邪之入于身也深，寒与热相搏，久留而内著，寒胜其热，则骨疼肉枯；热胜其寒，则烂肉腐肌为脓，内伤骨，内伤骨为骨蚀。有所疾前筋，筋屈不得伸，邪气居其间而不反，发于筋溜。有所结，气归之，卫气留之，不得反，津液久留，合而为肠溜，久者数岁乃成，以手按之柔。已有所结，气归之，津液留之，邪气中之，凝结日以易甚，连以聚居，为昔瘤，以手按之坚。有所结，深中骨，气因于骨，骨与气并，日以益大，则为骨疽。有所结，中于肉，宗气归之，邪留而不去，有热则化而为脓，无热则为肉疽。凡此数气者，其发无常处，而有常名也。

【译文】

黄帝向岐伯问道：我听说刺法有五节之分，具体内容是怎样的呢？ 岐伯说：刺法理论中确有五节的说法，它实质上指针刺的五种方法：第一种叫做振埃，第二种叫做发蒙，第三种叫做去爪，第四种叫做彻衣，第五种叫做解惑。 黄帝说：先生所谈到的这五节的方法，我还不知道它的含义是什么，请详尽地告诉我。 岐伯说：针刺中振埃的方法是指针刺浅表的经脉，用以治疗阳病。 发蒙的方法，是指针刺六腑的腧穴，治疗腑病。 去爪的方法，是指刺关节的支络。 彻衣的方法，是指遍刺六腑之别络。 解惑的方法，是指根据阴阳的变化机理，而补不足、泻有余，使偏颇的阴阳归于平衡，达到治愈疾病的目的。

黄帝说：刺节中的振埃，先生说是针刺浅表的经脉治疗阳病，我仍不明白其中的道理是什么，我愿意详细地听一听。 岐伯说：振埃的方法，具体说是治疗阳气暴逆于上，充满胸中，胸部胀满，呼吸时张口抬肩等病证的，或胸中之气上逆，以致发生气喘喝喝有声，或坐或伏而难以仰卧，并且害怕尘埃和烟雾。 一遇烟尘则病势加重，使得喉咙噎塞而有窒息感。 这种方法之所以称为振埃，是因为治疗这种病收效极快，立竿见影，甚至比振落尘埃还要迅速。 黄帝说：讲得好。那取什么穴位呢？ 岐伯说：取手太阳小肠经的天容穴。 黄帝说：若有咳逆上气，屈曲蜷缩着而胸部疼痛，这种情况取什么穴位呢？ 岐伯说：取任脉的廉泉穴。 黄帝说：取这两个穴位时，针刺有一定的规定吗？ 岐伯说：取天容穴时，针刺不要超过一寸；取廉泉穴时，看到病人面部血色改变时即当止针。 黄帝说：讲得好。

黄帝说：刺节中所讲的发蒙的方法，我还没弄懂其含义是什么。本来发蒙的针法，是治疗耳朵听不见，眼睛看不清的病变的。 先生却说针刺六腑的腧穴，治疗腑病，那到底哪个腧穴能治好这耳目病，我愿听你讲一讲其中的道理。 岐伯说：你问得太好了。 这是针刺中最绝妙的地方，它简直达到了登峰造极的地步，其中的奥妙必须心领神会，单凭平时口里说的和书本里记载的，还不能道出它出神入化的玄机。 我所说的发蒙，其奏效之迅捷，要比启发蒙聩还快得多。 黄帝说：太好了。 那你快把这方面的内容全部告诉我。 岐伯说：针刺这种病，必须在中午的时候，针刺手太阳小肠经的听宫穴，通过手法使针刺感应到瞳子。并使耳内能听到作响的声音，这就是治疗本病的主要腧穴。黄帝说：好。怎样才能使耳内能听到声音呢？岐伯说：针刺听宫的同时，用手紧捏住鼻孔，然后闭住口，怒腹鼓气，使气上走于耳目，这样耳内就会在针刺的同时相应地出现声响。黄帝说：太妙了。这真是在无形之中，使针刺感应加以传导，眼睛没有看到，效果却明显出现，实在是得心应手出神入化了。

黄帝说：刺节中所说的去爪的方法，先生说是指刺关节支络，我愿意听你详尽地说明其中的道理。岐伯说：腰脊是身体内较大的关节；下肢是人体行走的枢要，也是站立时的支柱；阴茎有生育繁殖的功能，可用来交媾排精，也是津液输出的道路。如果饮食不知节制调配，喜怒不时过度刺激，影响津液的运行和代谢，使得津液内溢，停聚于阴囊，水道不通，阴囊日益胀大，会使人体的俯仰、行动都受到限制。这种病是由于水液蓄积在内，使上下水道不能通调所致。用铍针砭石所治取的，就是这种因水肿而外形显著增大，衣裳也不能遮蔽的病证。因为治疗目的在于消除积水，就像修剪多余的指甲一样，所以叫去爪。黄帝说：你讲得很好。

黄帝说：刺节中所说的彻衣的方法，先生说是遍刺六腑之别络，没有固定的部位，请你详尽地讲给我听。岐伯说：这种方法适用于阳气有余而阴气不足的病。阴气不足会产生内热，阳气有余又会发生外热，内热外热相互搏结，则感到比怀抱炭火还要热。由于热势炽盛，所以只想袒露身体而不愿穿衣盖被，更不敢叫人靠近身体，甚至因怕热而身体不欲沾席。由于腠理闭塞，不得汗出，热邪不能外散，以至于舌干咽燥，口唇干裂，肌肉枯槁，饮食好坏也不辨其味。黄帝说：讲得好。那么怎样治疗呢？岐伯说：首先针刺手太阴肺经的天府穴和足太阳膀胱经的大杼穴各三次，再刺膀胱经的中膂穴用以泻热，然后补手太阴经和足太阴经，使病人出汗，待热退汗液减少时，病就痊愈了，其奏效之捷，比脱掉衣服都快。黄帝说：你讲得很好。

黄帝说：刺节中所谓解惑的方法，先生说要全部知道调和阴阳和运用补泻的道理，使人体内阴阳虚实相互变化移易，以达到平衡。 那么在错综复杂的病情中怎样辨清阴阳虚实而解除迷惑呢？ 岐伯说：人得了中风一类的病，血气必有偏虚之处，虚者是指正气不足，实者是指邪气有余，这样身体就感到肢体轻重不相称，身体倾斜反侧，左右欲倒。 严重时可导致神志昏乱，意识模糊，不能辨别东西南北，症状的出现忽上忽下反复多变，颠倒无常，所以它比单纯神志迷惑的病证还要严重。 黄帝说：讲得好。 那么怎样治疗呢？ 岐伯说：不管症候多么复杂，必须泻其邪气的有余，补其正气的不足，使之达到阴阳平衡。 这样用针是治其根本，其奏效迅速，比单纯解除神志迷惑要快捷。 黄帝说：讲得好。 我一定把这些理论知识著之于书册，秘藏在灵兰之室，很好地保存起来。 绝不敢轻易泄露出去。

黄帝说：我听说有刺五邪的方法，什么叫做五邪？ 岐伯说：病有痈肿的，有属实的，有属虚的，有属热的，有属寒的，这就叫做五邪。 黄帝说：五邪致病怎样针刺治疗呢？ 岐伯说：一般针刺治疗五邪的方法，不过五条。 对于瘅热的病证，应当消灭热邪；痈肿和积聚的病证，应当使其消散；寒痹在身，应助阳热以温血气；体虚邪微者，补益阳气而使其强壮；邪气盛大的必须驱除邪气。 下面请让我将具体的针刺方法告诉你。

一般治疗痈邪的方法，不可在初期病势隆盛的时候，迎其锐势而妄用铍针刺破排脓。 应耐心地加以调治，这样痈毒就会不化脓，此时应改换不同的方法进行针刺，使邪毒不在固定的部位留聚，这样，病邪就会渐行消散。 所以不论是阳经还是阴经，只要是经过痈肿所生的部位，就可以取本经的输穴来泻其毒邪。

一般刺治大邪（实邪），应用针刺迫使邪势减小，也就是泻其有余，从而使邪气日趋虚衰，在进行针刺治疗时，首先要疏通病邪，刺中病邪的所在，肌肉自然就亲附致密，观察到邪气泄去，真气就相应恢复了功能。 因实邪多在三阳，故宜针刺诸阳经分肉间的穴位。

一般小邪(虚邪)多在分肉间，针刺方法是必须日益壮大其真气，补其正气的不足，邪气就不致为害了。 同时审查邪气的所在，当其尚未深入的时候，迎而夺之。 这样远近的真气尽至，正气充足，外邪则难以内陷。 治疗时不要针刺太过，因为这样往往会损伤正气，所以，刺小邪之法，取在分肉间的穴位便可以了。

凡针刺热邪，应当把邪气发越于外，而使之由热转凉，邪被排出后，不再发热，即属无病了。 所以在针刺时要用疏泄的手法，为邪气疏通道路，开辟门户，使腠理开泄，邪有出路，病就可以痊愈。

凡刺寒邪，应当用温法，以保养正气，针刺时缓慢进针，待其得气则疾速出针。 出针后，针孔已闭合，正气才不会外散。 这样可使神气恢复正常，精气渐渐旺盛，从而达到补气行血散寒的目的，虚实即可调和，真气也就固密内存了。

黄帝说：刺五邪，应当各选用什么针具比较合适呢？ 岐伯说：刺痈邪当用有刃而锋利的铍针；刺实邪当用锋针；刺虚邪当用员利针；刺热邪当用镵针；刺寒邪当用毫针。

我再谈谈所谓解结的理论。 人与天地自然是相适应的，与四时季节有着密切的联系。 依据人与天地相参的道理，才可以谈论解结。比如下面有水湿的沼泽地，上面才能生长蒲草和芦苇，从它们的是否茂盛，可想到水泽面积的多少。 根据这个道理，从人体外形的强弱，就可以测知气血的多少了。 阴阳的变化，可以用寒暑的变化来说明。在天气炎热的时候，阳气发越于上，地面的水分被蒸腾而形成云雨，这时草木根茎的水分就减少了。 人体受热气的熏蒸，阳气也浮越于外，所以皮肤弛缓，腠理开泄，血气衰减而津液外溢，肌肉也滑利润泽。 在寒冷的时候，土地封冻，水寒结冰，人的阳气也收藏在内，所以皮肤致密，腠理闭合，汗不出，血气强，肌肉坚紧而滞涩。 严寒之下，善于游水行舟的人，不能在冰中往来；善于掘地的人，也不易凿开冻土。 善于用针的人，同样也不能治疗阴寒至盛条件下的四肢厥逆证。 如果血脉因寒而凝聚，坚结如冰冻，往来不流畅，不可能使它立即柔软起来。 所以行水的人必须等到天气转暖，冰冻融化以后才能在水上运行，大地也必须在解冻以后才能掘凿。 人体的血脉也是这样，要待阳气运行，血脉疏通才可以用针。 所以治疗厥逆病，必须先用温熨的方法，使经脉调和，在两掌、两腋、两肘、两脚以及项、脊等关节交会之处，施以熨灸，待温热之气通达各处，血脉也恢复正常的运行之后观察病情，如果血脉滑润流畅的，是卫气浮于体表，可采用针刺的方法使其平复；血脉坚紧的，是寒邪盛实之象，可用破坚散结的针法，待到厥逆之气衰落，阳气回复就止针。 像这样，根据邪气聚结的情况先疏通再治疗的方法，就是所谓解结。

采用针刺治病，主要在于调节气机，人气来源于水谷，水谷之气首先积蓄于胃中，化生的营气和卫气各自在一定的道路运行，宗气留积于胸中而为气之海，其下行的灌注于气街穴处，其上行的走向呼吸之道。 所以，当足部发生厥逆时，宗气就不能自上而下行，脉中之血也随之凝滞而运行不畅，因此，如果不先用火灸温熨的方法通调气血，针刺治疗就不可能达到预期的效果。 用针治病必须首先诊察经络的虚实，用手循行切按，弹动经脉，感觉到应指而动的部位，然后取针刺入穴内。 若手足六经经脉调和的，是无病的征象，就是有些轻微的小病，也可以不经治疗而自行痊愈。 如果任何一条经脉出现上实下虚而不通的，这必定是横行的支络有邪气壅盛，并且干扰了正经气血而形成壅滞不通。 治疗时应找出疾病的所在，施行泻法，这也是所说的解结的方法。

人体上部有寒象而下部发热的，应当首先取足太阳膀胱经在颈部周围的穴位，并作较长时间的留针。 针刺以后，还要温熨颈部及肩胛部，这样可以驱逐上部的寒邪，使热气上下融合，方可止针。 这就是所谓"推而上之"的方法。

如果人体上部发热，下部发冷，并察看到在下部经络上有陷下不充的虚脉，当用针刺，施以补法，使其阳气下行后止针，这就是所谓"引而下之"的方法。

遍身高热，神情狂躁不安，并有幻视，幻听，胡言乱语表现的，要察看足阳明经的正经、络脉的虚实情况，而后取穴针刺。 虚的用补法，有血郁而属实的就用泻法，同时在病人仰卧时，医者在病人头前，用两手的拇指和食指，挟持按揉患者两侧颈动脉部，挟持的时间要长一些。 并捏起肌肤，由上向下揉卷切按，一直到两锁骨上窝缺盆处。 然后重复上述动作，连续进行，等待身热退去方可休止。 这就是所谓"推而散之"的方法。

黄帝说：有一条经脉受邪而发生几十种病证的，有的表现为疼痛，或形成痈肿，有的发热，有的恶寒，有的痒，有的形成痹证，有的表现为麻木不仁，症候表现千变万化，这是什么原因呢？ 岐伯说：这都是由各种不同的邪气伤害而发生的。 黄帝说：我听说有真气，有正气，有邪气等不同的名称。 那么什么叫真气呢？ 岐伯说：所谓真气，就是禀受了先天的精气，和后天的谷食之气结合，充养全身。 它是人体生命活动的动力，并能抵御外邪。 所说的正气，又称正风，是指与季节相协调的正常气候，它是在不同的季节中，从这个季节中所主的方向而来的风。 如春季从东方来的风，夏季从南方来的风，秋季从西方来的风，冬季从北方来的风这些适时而至的风，一般不会致病。 所谓邪气，又称为虚风，它是不知不觉戕害人体的贼风，一旦中伤人体，容易深陷而不能自行消散。 而正风即使伤及人体，部位也比较表浅，发病也较轻微，所以能自行恢复，这是因为正风来势柔弱，不能战胜体内的真气，因此不用治疗就自行消散了。

虚邪贼风中伤人体，使人萧索寒栗，毫毛竖起，肌腠疏缓开泄，因此易于深陷。 如果邪气侵害在骨骼，就形成骨痹；侵害在筋，就会导致筋脉拘挛；侵害在脉中，就会导致血脉闭塞而不通，血气郁而化热形成痈肿；如果侵害在肉腠，与卫气搏结交争，阳气偏盛就会出现热象，阴气偏盛就会出现寒象，寒邪偏盛，就会使真气衰微消散，真气衰微就呈现一派虚象，人体正气虚衰，阳气不足，就会表现为形寒肢冷的征象；如果侵害于皮肤之间，与卫气搏结而发越于外，使腠理开泄，毫毛动摇，若邪气在皮腠之间往来为患，皮肤则瘙痒不止；如果邪气羁留不去，营卫不调，就会形成痹证；假若单纯导致卫气涩滞而不畅行，就会形成麻木不仁的症候。

虚邪贼风侵害半边身体，入里深犯，稽留于营卫之中，使营卫功能衰竭，导致真气消散，而邪气单独存留于内，就会形成半身不遂的偏瘫证。 假使邪气侵害的部位较浅，也会导致半身血脉不和而发生半身偏痛。

虚邪贼风侵害人体深部组织，寒热聚结，久留不去而附着于内，如果阴寒至盛，阳热不举，营卫寒凝涩滞，会引起骨节疼痛，肌肉枯萎；如果是热邪亢盛，阴不胜阳，会发生肌肉腐烂而化为脓。 如果虚邪进一步内陷而伤及骨骼，便形成骨骼坏死的骨蚀。 如果邪气聚于筋，会使筋脉挛缩而不得伸展，邪气久留其间不能消退，就会形成筋瘤；邪气结聚归于内，卫气积留而不能复出，以致阳不化水，津液不能输布，留于肠胃与邪气相搏结，成为肠瘤，但发展较缓慢，迁延数年，用手触按，质地柔软；如果邪气结聚而气归于内，津液停留不行，又连中邪气而凝结不散，日益加重并且发展迅速，邪气接连积聚，便形成赘瘤，用手按摸，质地坚硬；邪气结聚停留在深层的骨部，邪气在骨部为患，逐渐扩大，则形成骨瘤；邪气结聚在肌肉，宗气内走于此，随邪气留结，着而不去，如有内热可化而为脓，如无热可形成肉瘤。 上述这几种邪气致病，变化无穷，其发作也无一定部位，但是根据症候表现，都有一定的名称。

卫气行第七十六

卫气行：本篇主要论述了卫气在人体运行的概况，以及卫气运行与针刺的关系，故名"卫气行"。

黄帝问于岐伯曰：愿闻卫气之行，出入之合，何如？

岐伯曰：岁有十二月，日有十二辰，子午为经，卯酉为纬。天周二十八宿，而一面七星，四七二十八星，房昴为纬，虚张为经。是故房至毕为阳，昴至心为阴，阳主昼，阴主夜。故卫气之行，一日一夜五十周于身，昼日行于阳二十五周，夜行于阴二十五周，周于五脏。是故平旦阴尽，阳气出于目，目张则气上行于头，循项下足太阳，循背下至小指之端。其散者，别于目锐眦，下手太阳，下至手小指之间外侧。其散者，别于目锐眦，下足少阳，注小指次指之间。以上循手少阳之分，侧下至小指之间。别者以上至耳前，合于颔脉，注足阳明，以下行至跗上，入五指之间。其散者，从耳下下手阳明，入大指之间，入掌中。其至于足也，入足心，出内踝下，行阴分，复合于目，故为一周。

是故日行一舍，人气行一周与十分身之八；日行二舍，人气行二周于身与十分身之六；日行三舍，人气行于身五周与十分身之四；日行四舍，人气行于身七周与十分身之二；日行五舍，人气行于身九周；日行六舍，人气行于身十周与十分身之八；日行七舍，人气行于身十二周在身与十分身之六；日行十四舍，人气二十五周于身有奇分与十分身之二，阳尽于阴，阴受气矣。其始入于阴，常从足少阴注于肾，肾注于心，心注于肺，肺注于肝，肝注于脾，脾复注于肾为周。是故夜行一舍，人气行于阴脏一周与十分脏之八，亦如阳行之二十五周，而复合于目。阴阳一日一夜，合有奇分十分身之四，与十分脏之二，是故人之所以卧起之时有早晏者，奇分不尽故也。

黄帝曰：卫气之在于身也，上下往来不以期，候气而刺之奈何？

伯高曰：分有多少，日有长短，春秋冬夏，各有分理，然后常以平旦为纪，以夜尽为始。是故一日一夜，水下百刻，二十五刻者，半日之度也，常如是毋已，日入而止，随日之长短，各以为纪而刺之。谨候其时，病可与期；失时反候者，百病不治。故曰：刺实者，刺其来也；刺虚者，刺其去也。此言气存亡之时，以候虚实而刺之。是故谨候气之所在而刺之，是谓逢时。在于三阳，必候其气在于阳而刺之；病在于三阴，必候其气在阴分而刺之。

水下一刻，人气在太阳；水下二刻，人气在少阳；水下三刻，人气在阳明；水下四刻，人气在阴分。水下五刻，人气在太阳；水下六刻，人气在少阳；水下七刻，人气在阳明；水下八刻，人气在阴分。水下九刻，人气在太阳；水下十刻，人气在少阳；水下十一刻，人气在阳明；水下十二刻，人气在阴分。水下十三刻，人气在太阳；水下十四刻，人气在少阳；水下十五刻，人气在阳明；水下十六刻，人气在阴分。水下十七刻，人气在太阳；水下十八刻，人气在少阳；水下十九刻，人气在阳明；水下二十刻，人气在阴分。水下二十一刻，人气在太阳；水下二十二刻，人气在少阳；水下二十三刻，人气在阳明；水下二十四刻，人气在阴分。水下二十五刻，人气在太阳，此半月之度也。从房至毕一十四舍，水下五十刻，日行半度。

回行一舍，水下三刻与七分刻之四。大要曰：常以日之加于宿上也，人气在太阳。是故日行一舍，人气行三阳行与阴分，常如是无已，天与地同纪，纷纷盼盼，终而复始，一日一夜，水下百刻而尽矣。

【译文】

黄帝问岐伯说：我想听你谈一谈卫气在人体是如何运行的，什么时候出于体表，什么时候进入体内，又是在什么地方会合的？ 岐伯说：一年有十二个月，一天有十二个时辰，子位居正北方，午位居正南方，相对而成纵向之经线；卯位居正东方，酉位居正西方，相对而成横向之纬线。 天体的运行环周于星宿，分布在东西南北四方，每一方各有七个星宿，四方共计二十八星宿。 东方的房宿与西方的昴宿为纬，北方的虚宿与南方的张宿为经。 太阳从东方的房宿沿黄道经过南方到达西方的毕宿，时间是卯、辰、巳、午、未、申六个时辰，这六个时辰是白天，属阳；太阳从西方的昴宿，沿黄道经过北方到达东方的心宿，时间是酉、戌、亥、子、丑、寅六个时辰，这六个时辰是夜晚，属阴。 一昼夜中，卫气在体内运行五十个周次，白天行于阳分二十五个周次，夜间行于阴分二十五个周次，并周行于五脏之中。 在早晨的时候，卫气在阴分的循行过程结束，卫气从目进入阳分，眼睛也就睁开了，然后，卫气从目内眦上行于头部，沿颈部足太阳膀胱经的通路下行，再沿背部向下行，到足小趾外侧端（至阴穴）。 其中散行的部分，从目外眦分出来，沿手太阳小肠经下行，至手小指外侧端（少泽穴）；另一条散行的部分，也从目外眦分出，沿足少阳胆经下行注入足小趾与第四趾之间（窍阴穴）。 卫气又从上部循手少阳三焦经所过的部位向下行，到手小指与无名指之间（关冲穴）。 从手少阳别行的部分，行至耳的前方，会合于颔部的经脉，注入足阳明胃经，向下行至足背，散入足五趾之间（历兑穴）。 还有另一条散行的分支，从耳部下方，沿手阳明大肠经下行，入于手大指和食指之间（商阳穴），再进入手掌中间。 其中运行到足部的卫气，进入足心，出于内踝，再入足少阴肾经，由足少阴经行于阴分，沿着从足少阴经分出的阴脉向上行，又会合到目，交会于足太阳经的睛明穴。 这就是卫气运行一周的顺序。

因此，卫气依照天体昼夜间的运动时间而同步运行。 太阳运行一星宿的时间称为一舍，卫气在人体循行一周又十分之八。 日行二舍，卫气循行三周又十分之六。 日行三舍，卫气循行五周又十分之四。日行四舍，卫气循行七周又十分之二。 日行五舍，卫气循行九周。日行六舍，卫气循行十周又十分之八。 日行七舍，卫气循行十二周又十分之六。 日行十四舍，卫气循行二十五周及余数的十分之二。 这样，太阳运行周天的二分之一，由白天进入夜间，卫气也由阳气进入阴分。 刚刚进入阴分时，由足少阴肾经传注于肾脏，由肾脏注入心脏，由心脏注入肺脏，由肺脏注入肝脏，由肝脏注入脾脏，由脾脏再传注到肾脏而成为一周，和白天卫气行于阳分二十五周一样，夜间行于阴分也是二十五周。 所以，夜间太阳运行一舍的时间，卫气在阴分也是运行一又十分之八周，卫气在阴分循行二十五周以后，出于目内眦而进入阳分。 一昼夜卫气在人体运行五十周次，可是按照上述每舍卫气运行一又十分之八周计算，太阳运行二十八舍，卫气循行共计为五十周又十分之四，这样就有一个十分之四周的余数，包括阳分的十分之二周和阴分的十分之二周。 因此，平时人们睡卧劳作有早有晚，就是这十分之四周的余数造成的。

黄帝说：卫气在人体的运行，上下循行往返的时间不固定，如何选择时机而进行针刺呢？ 伯高说：根据太阳运行的位置不同，昼夜也有长短的差异，春夏秋冬各个不同的节气，昼夜长短都有一定的规律。 对此可以根据日出时间为基准，此时标志着夜尽昼始，为卫气行于阳分的开端。 以铜壶滴漏来计时，一昼夜水下一百刻。 所以二十五刻恰是半个白天的度数。 卫气就随着时间的推移而环周不止。 到了日没时，标志着白天结束。 这样，根据日出日没来确定昼与夜，再根据昼夜长短来判断卫气的运行出入情况，来作为针刺候气的标准。针刺时，要等到气至时再下针，才能得到预期的效果。 如果失去时机，违反了候气的原则而胡乱用针，则任何疾病也不能治愈。 候气而刺的方法，对于实证，应当在气到来的时候针刺，属于泻法；对于虚证，应当在气运行过去之后针刺，属于补法。 这就是说在气行盛衰之时，诊察虚实而进行针刺。 所以说，细心谨慎地审察气的运行部位而进行针刺，就叫做把握住了时机。 病在三阳经，必候气在阳分时进行针刺；病在三阴经，必候气在阴分时进行针刺。

从平旦开始，水下一刻的时间，卫气行于手足太阳经；水下二刻，卫气行于手足少阳经；水下三刻，卫气行于手足阳明经；水下四刻，卫气行于足少阴肾经；水下五刻，卫气又出阳分行于手足太阳经；水下六刻，卫气行于手足少阳经；水下七刻，卫气行于手足阳明经；水下八刻，卫气行于足少阴肾经；水下九刻，卫气行于手足太阳经：水下十刻，卫气行于手足少阳经；水下十一刻，卫气行于手足阳明经；水下十二刻，卫气行于足少阳肾经；水下十三刻，卫气行于手足太阳经；水下十四刻，卫气行于手足少阳经；水下十五刻，卫气行于手足阳明经；水下十六刻，卫气行于足少阴肾经；水下十七刻，卫气行于手足太阳经；水下十八刻，卫气行于手足少阳经；水下十九刻，卫气行于手足阳明经；水下二十刻，卫气行于足少阴肾经；水下二十一刻，卫气行于手足太阳经；水下二十二刻，卫气行于手足少阳经；水下二十三刻，卫气行于手足阳明经；水下二十四刻，卫气行于足少阴肾经；水下二十五刻，卫气行于手足太阳经。 这是半个白日中卫气运行的度数。 从房宿到毕宿运转十四舍，经过整个白天，水下五十刻，太阳运行半个周天；从昴宿到心宿，也是运转十四舍，经过整个黑夜，水下五十刻，又运转半个周天。

太阳每运行一星宿，水下三又七分之四刻。 大略说来，通常是太阳每运行到上一星宿刚过，下一宿开始的时候，卫气恰恰运行在手足太阳经，而每当转完一星宿的时间，卫气也循行完了三阳与阴分，再值太阳运行到下一星宿之上时，卫气又恰行于手足太阳经，这样周行不已，随着自然天体的运行节律而同步运动。卫气在人体内的运行虽然纷繁，但却是有条不紊，一周接着一周，终而复始。一昼夜水下一百刻的时间，卫气恰好在体内运行完毕五十周次。

九宫八风第七十七

九宫八风：本篇从人体与自然密切相应的观念出发，根据天体的运行规律，运用九宫八风的理论，阐述了自然界正常气候及其异常变化对人体产生的不同影响，故名"九宫八风"。

太一常以冬至之日，居叶蛰之宫四十六日，明日居天留四十六日，明日居仓门四十六日，明日居阴洛四十五日，明日居天宫四十六日，明日居玄委四十六日，明日居仓果四十六日，明日居新洛四十五日，明日复居叶蛰之宫，曰冬至矣。

太一日游，以冬至之日，居叶蛰之宫，数所在，日从一处，至九日，复返于一，常如是无已，终而复始。太一移日，天必应之以风雨，以其日风雨则吉，岁美民安少病矣，先之则多雨，后之则多汗。

太一在冬至之日有变，占在君；太一在春分之日有变，占在相；太一在中宫之日有变，占在吏；太一在秋分之日有变，占在将；太一在夏至之日有变，占在百姓。所谓有变者，太一居五宫之日，病风折树木，扬沙石。各以其所主占贵贱，因视风所从来而占之。

风从其所居之乡来为实风，主生，长养万物。从其冲后来为虚风，伤人者也，主杀、主害者。谨候虚风而避之，故圣人日避虚邪之道，如避矢石然，邪弗能害，此之谓也。

是故太一入徙立于中宫，乃朝八风，以占吉凶也。风从南方来，名日大弱风，其伤人也，内舍于心，外在于脉，气主热。

风从西南方来，名曰谋风，其伤人也，内舍于脾，外在于肌，其气主为弱。

风从西方来，名曰刚风，其伤人也，内舍于肺，外在于皮肤，其气主为燥。

风从西北方来，名曰折风，其伤人也，内舍于小肠，外在于手太阳脉，脉绝则溢，脉闭则结不通，善暴死。

风从北方来，名曰大刚风，其伤人也，内舍于肾，外在于骨与肩背之膂筋，其气主为寒也。

风从东北方来，名曰凶风，其伤人也，内舍于大肠，外在于两胁腋骨下及肢节。

风从东方来，名曰婴儿风，其伤人也，内舍于肝，外在于筋纽，其气主为身湿。

风从东南方来，名曰弱风，其伤人也，内舍于胃，外在肌肉，其气主体重。

此八风皆从其虚之乡来，乃能病人。三虚相搏，则为暴病卒死。两实一虚，病则为淋露寒热。犯其雨湿之地，则为痿。故圣人避风，如避矢石焉。其有三虚而偏中于邪风，则为击仆偏枯矣。

【译文】

北极星位于天极的正中，成为测定方位的中心坐标，北斗星围绕它旋转，是标定方向位置的指针，一年之内由东向西依次移行。在冬至这一天，斗柄指向正北方的叶蛰宫，并在这个区域运行四十六天，历经冬至、小寒、大寒三个节气；期满后的下一天，时交立春节，就开始移居东北方的天留宫，在这区间运行四十六天，历经立春、雨水、惊蛰三个节气；期满后的下一天，时交春分节，开始移居正东方的仓门宫，在这个区间运行四十六天，历经春分、清明、谷雨三个节气；期满后的下一天，时立立夏，移居东南方的阴洛宫，在这个区间运行四十五天，历经立夏、小满、芒种三个节气；期满后的下一天，时交至节，开始移居正南方的上天宫，在此区间运行四十六天，历经夏至、小暑、大暑三个节气；期满后的下一天，时交立秋节，开始移居西南方的玄委宫，在此区间运行四十六天，历经立秋、处暑、白露三个节气；期满后的下一天，时交秋分节，开始移居正西方的仓果宫，在此区间运行四十六天，历经秋分、寒露、霜降三个节气；期满后的下一天，时交立冬节，开始移居西北方的新洛宫，在此区间运行四十五天，历经立冬、小雪、大雪三个节气。期满后的下一天，北斗重新游回叶蛰宫，就又到了冬至日，历经三百六十六日（闰）回归年周期，这就是所谓的"太一游宫"。

北极星日复一日地游历九宫的规律，是以冬至这一天，开始临于正北方的叶蛰宫，在八卦中属于一数的坎位，这时阴气已极，天阳萌生，以此作为起点，来推算其逐日所在之处，其规律是：从开始必属于一数的坎位出发，在各个方位依次游行了九天，最后仍回复到属于一数的坎位。经常像这样循环不休，终而复始地轮转着。

北极星从一宫转向下一宫的第一天，也就是每逢交节的日子，必有风雨出现，如果当天和风细雨，是吉祥的象征。因为这样风调雨顺的年景，必然谷物丰收，禽畜兴旺，人民安居乐业，很少有疾病的发生。假若风雨出现在交节之前，就预示这一年多风多雨，发生洪涝灾害。反之，如果风雨出现在交节之后，就预示着少雨而干旱。

北极星临叶蛰宫，时交冬至节的这一天，气候如果有突然变化，它预示着国君的不测。 因为北极星是天元之主宰，居于宸极，南面而治。 冬至这一天又是一岁之首，位在正北，所以与君主相应；在交春分节的这一天，气候有暴变，就预示着国相有灾患，因为相位在左，职司教化布政，而春分东临卯正，春气阳和，所以与国相相应；北极星在中宫土旺主令的时间，也就是寄居于四隅立春、立夏、立秋、立冬各自交节的那些天，气候发生突变，预示国中大小官吏有灾变。 因为他们分治国中，各司其守，立春、立夏、立秋、立冬分治四隅与普通官吏相应；在交秋分节的这一天，气候有骤然变化，预示将军的灾患，因为将位在右，职司杀伐，而秋分西临酉正，秋气肃杀，所以与将军相应；在交夏至节的这一天，气候有剧烈变化，预示百姓们有祸患，因为夏至南临午正，阳气升发，庶物蕃盛，与操百业而生的亿万百姓相应。 所谓气候有突然变化，是指北极星临上述五宫的日子，出现折断树木，飞沙走石的狂风。 这种气候，根据出现在不同的节气，其伤害性会反映在不同的阶层。 因此，也是预测不同身份的人受病的依据。 同时还应当察看风向的来路，作为预测气候正常与否的依据。凡是风来自当令的方位，比如说时值冬至，位临子方，气候以阴寒为特点，应当以北风凛冽为顺；时交春分，位临卯方，天气温和，应当以东风拂煦为顺；时交夏至，位临午方，天气炎热，应当以南风烘熔为顺；时交秋分，位临酉方，天气清凉，应当以西风萧肃为顺。 这样的正位之风，又叫做实风，主生长，养育万物，反之，如果风从当令相对的方位而来，出现与季节相抵触的气候，叫虚风。 它能够伤人致病，主摧残，危害万物。 平时应密切注视这种异常气候，谨慎地加以预防。 所以那些对养生之道素有高度修养的人，时刻防避四时不正之气，免受它的危害，就像躲避箭矢礌石一样，从而使外邪不能内侵，保证机体健康，就是这个道理。

北极星位居于天极中央，成为定向的中心坐标，根据斗星旋转的指向，以中宫巡临八宫，从而定八风的方位，来推测气候的正常与异常，占卜吉凶。 从南方来的风，名叫大弱风，它伤害到人体，内可侵入于心，外在于血脉，因属于南方火热之邪，所以其气主热证。

从西南方来的风，名叫谋风，它伤害到人体，内可侵入于脾，外则在于肌肉。 脾为后天之本，所以其气主虚性病证。

从西方来的风，名叫刚风，它伤害到人体，内可侵入于肺，外则留于皮肤之间，由于西方属金，风性刚烈，所以其气主燥性病证。

从西北方来的风，名叫折风，它伤害到人体，内可侵入小肠，外在于手太阳经脉。 如果脉气竭绝，说明疾病恶化而深陷扩散；如果其脉气闭塞，气机聚结不通，往往会使人猝然死亡。

从北方来的风，名叫大刚风，它伤害到人体，内可侵入于肾，外在于骨骼和肩背的膂筋部；因为北风阴寒至盛，遏伤肾阳，所以其气主寒性病证。

从东北方来的风，名叫凶风，它伤害到人体，内可侵入大肠，外在于两胁腋骨下及肢体关节。

从东方来的风，名叫婴儿风，它伤害到人体，内可侵入于肝，外在于筋的连结之处。 因为东方为水乡湿地，东风多雨，所以其气主湿性病证。

从东南方来的风，名叫弱风，它伤害到人体，内可侵入于胃，外在于肌肉。 因为东南湿盛，其气重浊，所以其气主身体困重不扬之病证。

上面所说的八种风，凡是从当令节气相对的方向而来的，都属于虚风贼邪，因为是违背时令的不正之气，所以它能使人发生疾病。 人与自然息息相通，如果人体虚弱，时值这一年的气运衰微，恰逢月廓亏空，又失却时宜之和，这样三虚相结合，内外相因，正不胜邪，就会得暴病，猝然死亡。 如果三虚之中只犯一虚，也能发生疲劳困倦，寒热相兼的病证。 如果冒雨或涉水，或久居潮湿之地，感受湿邪，伤于肌肉，便会发生痿病。 所以，深知养生之道的人，预防贼风邪气，如同躲避弓箭和礌石的射击一样。不然的话，如果恰逢三虚相遇，就有可能偏中于邪风，而导致突然昏厥仆倒，或引起半身不遂一类的病证。

九针论第七十八

九针论：九，奇数，为阳，"天地之大数也"；针，指针刺的工具。本篇主要论述了九针的来源、命名、规格、用途、形状、禁忌症等内容，把九针与人体、自然密切配合起来，因本篇主要讨论九针的形状和用途，故名"九针论"。

黄帝曰：余闻九针于夫子，众多博大矣，余犹不能寤，敢问九针焉生？何因而有名？

岐伯曰：九针者，天地之大数也，始于一而终于九。故曰：一以法天，二以法地，三以法人，四以法时，五以法音，六以法律，七以法星，八以法风，九以法野。

黄帝曰：以针应九之数奈何？

岐伯曰：夫圣人之起天地之数也，一而九之，故以立九野；九而九之，九九八十一，以起黄钟数焉，以针应数也。

一者天也，天者阳也，五脏之应天者肺；肺者，五脏六腑之盖也；皮者，肺之合也，人之阳也。故为之治针，必以大其头而锐其末，令无得深入而阳气出。

二者地也，人之所以应土者，肉也。故为之治针，必筩其身而员其末，令无得伤肉分，伤则气得竭。

三者人也，人之所以成生者，血脉也。故为之治针，必大其身而员其末，令可以按脉勿陷，以致其气，令邪气独出。

四者时也，时者，四时八风之客于经络之中，为瘤病者也。故为之治针，必筩其身而锋其末，令可以泻热出血，而瘤病竭。

五者音也，音者，冬夏之分，分于子午，阴与阳别，寒与热争，两气相搏，合为痈脓者也。故为之治针，必令其末如剑锋，可以取大脓。

六者律也，律者，调阴阳四时而合十二经脉，虚邪客于经络而为暴痹者也。故为之治针，必令尖如氂，且员且锐，中身微大，以取暴气。

七者星也，星者，人之七窍，邪之所客于经，而为痛痹，合于经络者也。故为之治针，令尖如蚊虻喙，静以徐往，微以久留，正气因之，真邪俱往，出针而养者也。

八者风也，风者，人之股肱八节也，八正之虚风，八风伤人，内舍于骨解腰脊节腠理之间，为深痹也。故为之治针，必长其身，锋其末，可以取深邪远痹。

九者野也，野者，人之节解皮肤之间也，淫邪流溢于身，如风水之状，而溜不能过于机关大节者也。故为之治针，令尖如挺，其锋微员，以取大气之不能过于关节者也。

黄帝曰：针之长短有数乎？

岐伯曰：一曰镵针者，取法于巾针，去末寸半，卒锐之，长一寸六分，主热在头身也。二曰员针，取法于絮针，筩其身而卵其锋，长一寸六分，主治分间气。三曰鍉针，取法于黍粟之锐，长三寸半，主按脉取气，令邪出。四曰锋针，取法于絮针，筩其身，锋其末，长一寸六分，主痈热出血。五曰铍针，取法于剑锋，广二分半，长四寸，主大痈脓，两热争者也。

六曰员利针，取法于氂，针微大其末，反小其身，令可深内也，长一寸六分，主取痈痹者也。七曰毫针，取法于毫毛，长一寸六分，主寒热痛痹在络者也。八曰长针，取法于綦针，长七寸，主取深邪远痹者也。九曰大针，取法于锋针，其锋微员，长四寸，主取大气不出关节者也。针形毕矣，此九针大小长短法也。

黄帝曰：愿闻身形应九野奈何？

岐伯曰：请言身形之应九野也，左足应立春，其日戊寅己丑。左胁应春分，其日乙卯。左手应立夏，其日戊辰己巳。膺喉首头应夏至，其日丙午。右手应立秋，其日戊申己未。右胁应秋分，其日辛酉。右足应立冬，其日戊戌己亥。腰尻下窍应冬至，其日壬子。六腑膈下三脏应中州，其大禁，大禁太一所在之日及诸戊己。凡此九者，善候八正所在之处，所主左右上下身体有痈肿者，欲治之，无以其所直之日溃治之，是谓天忌日也。

形乐志苦，病生于脉，治之以灸刺。形苦志乐，病生于筋，治之以熨引。形乐志乐，病生于肉，治之以针石。形苦志苦，病生于咽喝，治之以甘药。形数惊恐，筋脉不通，病生于不仁，治之以按摩醪药。是谓形。

五脏气：心主噫，肺主咳，肝主语，脾主吞，肾主欠。

六腑气：胆为怒，胃为气逆哕，大肠小肠为泄，膀胱不约为遗溺，下焦溢为水。

五味：酸入肝，辛入肺，苦入心，甘入脾，咸入肾，淡入胃，是谓五味。

五并：精气并肝则忧，并心则喜，并肺则悲，并肾则恐，并脾则畏，是谓五精之气并于脏也。

五恶：肝恶风，心恶热，肺恶寒，肾恶燥，脾恶湿，此五脏气所恶也。

五液：心主汗，肝主泣，肺主涕，肾主唾，脾主涎，此五液所出也。

五劳：久视伤血，久卧伤气，久坐伤肉，久立伤骨，久行伤筋，此五久劳所病也。

五走：酸走筋，辛走气，苦走血，咸走骨，甘走肉，是谓五走也。

五裁：病在筋，无食酸；病在气，无食辛；病在骨，无食咸；病在血，无食苦；病在肉，无食甘。口嗜而欲食之，不可多也，必自裁也，命曰五裁。

五发：阴病发于骨，阳病发于血，以味发于气，阳病发于冬，阴病发于夏。

五邪：邪入于阳，则为狂；邪入于阴，则为血痹；邪入于阳，抟则为癫疾；邪入于阴，抟则为瘖；阳入之于阴，病静；阴出之于阳，病喜怒。

五藏：心藏神，肺藏魄，肝藏魂，脾藏意，肾藏精志也。

五主：心主脉，肺主皮，肝主筋，脾主肌，肾主骨。

阳明多血多气，太阳多血少气，少阳多气少血，太阴多血少气，厥阴多血少气，少阴多气少血；故曰：刺阳明出血气，刺太阳出血恶气，刺少阳出气恶血，刺太阴出血恶气，刺厥阴出血恶气，刺少阴出气恶血也。

足阳明太阴为表里，少阳厥阴为表里，太阳少阴为表里，是谓足之阴阳也。手阳明太阴为表里，少阳心主为表里，太阳少阴为表里，是谓手之阴阳也。

【译文】

黄帝说：我听你讲述的九针理论，真是博大精深，丰富多彩呀！但是我还有些问题不能领悟。请问九针是谁发明的？又是根据什么命名的呢？ 岐伯说：九针的产生，取法于天地间"九"这个最大的数。 天地的数理，从一起始，到九而终止。 与这种自然数理相对应：第一种针取法于天，第二种针取法于地，第三种针取法于人，第四种针取法于四时，第五种针取法于五音，第六种针取法于六律，第七种针取法于七星，第八种针取法于八风，第九种针取法于九野。

黄帝说：九针是怎样与自然数理相应的呢？ 岐伯说：古代的圣人们创立了自然数理，是从一到九止，因此把大地定为九个分野。 若九与九相乘，从而产生了黄钟数（阴阳六律中从黄钟至应钟的三分损益法，就是建立在这九九八十一数理之上的，事物内部的演变与发展，都有数理在其中），九针之数就是与此相对应的。

第一种针，比象于天，天属阳。 在人体五脏中，肺主呼吸，外与天气相应；肺的位置最高，称为五脏六腑的华盖，犹如天空覆盖万物一样。 肺外合于皮毛，皮毛位于体表，属阳分。 根据这种情况制成镵针，其式样，必须针头大，针尖锐利，从而便于浅刺而容易控制针刺深度。 这种针用于治疗邪在皮肤的病证，用来开泄阳气，解表退热。

第二种针，比象于地，地属土，人体与土相应的是肌肉。 因此制成圆针，针的式样，取其针身又圆又直，针尖呈卵圆形，适用于治疗邪气在肌肉的病证，针刺时不能损伤分肉，如果损伤了分肉就会使脾气衰竭。

第三种针，比象于人，人之所以能够成长和维持生命活动，有赖于血脉的输给和营养，所以为了适应治疗血脉的病证，制成锃针，取其针身大，针尖圆而钝，用它可以按压穴位，疏通血脉，引导正气得以充实，使邪气自然外出，以防因刺入过深而引邪内陷。

第四种针，比象于四时，四时的意思是，如果四时八风的贼风邪气，侵入人体的经络中，能使血脉留滞瘀结，而形成经久不愈的顽固性疾病。 为了治疗这种疾病，所以制成锋针，取其针身圆直、针尖锋利，用于刺络放血，开瘀泻热，使得顽固性疾病得以根除。

第五种针，比象于五音，音为五数，位于一、九两数中间。一数，代表冬至一阳初生之时，月建在子；九数，代表夏至阳气极盛之时，月建在午。而五数正当一到九数的中央，暑往寒来，阴阳消长的变迁，由此可分。这比喻人体阴阳也是处于两端，相互别离，寒热不调，而相互搏结，使肉腐化脓，则形成痈肿。这种病适用铍针治疗，取其针的末端如同剑刃一样锋利，用以刺破痈肿、排出脓血。

第六种针，比象于六律，因六律六吕，高低有节，协调阴阳四时，可以与四季中的十二月相应，与人体的十二经脉相合。如果贼风邪气侵入人的经络，使阴阳失调、气血壅闭、营卫不行，就会发生急性发作的痹证。因此制成员利针，取其针状如长毛，圆而锐利，针身中段略粗大，适用于刺治急性病。

第七种针，比象于北斗七星，在人体应于七窍。人的通身分布着许多孔窍，类如天空星辰密布，如果外邪从孔窍侵入经络之间而久留不去，使气血凝滞，就会发生痛痹。为了治疗此类疾病，所以制成毫针，取其针尖微细稍长，好像蚊虻的嘴那样。刺治时，手法要轻，慢慢地进针，轻微地提插。有了针感以后，要长时间留针，从而使正气得到充实，邪气一经消散，真气随即恢复。在出针以后，正气就可得到抚养。

第八种针，比象于八方之风，在人应于肱部和股部的肩、肘、髋、膝八处大关节。如果来自八方的贼风邪气侵袭人体，就会深入而留止在骨缝、腰背、关节及腠理之间，而形成邪深在里的痹证。故制成长针，取其针身长而针尖锋利，这样就可以刺治邪深病久的痹证。

第九种针，比象于九野，应于人的周身关节、骨缝和皮肤之间。如果邪气过盛，在体内逐渐蔓延，出现浮肿而状似风水病。这是由于水气流注，不能通过关节，以致肌肤积水而出现水肿。为治疗这种疾患，制成大针，取其针尖如杖而粗大，针锋微圆，用它通利关节，通达气机，以消除积水。

黄帝问：针的长短有一定的度数吗？ 岐伯说：第一种是镵针，模仿巾针的式样制成。 其针头较大，在距离针的末端约半寸许处，针尖部突出，呈箭头状，针的长度为一寸六分。 适用于浅刺，以通利疏泄在体表的阳气，主治热在头身的病证。 第二种是圆针，模仿絮针的式样制成。 针身圆直如竹管状，针尖呈卵圆形，长一寸六分。 主治邪气在分肉间的疾病。 第三种是锃针，模仿黍米的形状制成，圆而微尖。 长三寸半。 用它按摩经脉，行气活血，以驱邪气外出。 第四种是锋针，也是模仿絮针的式样制成，针身圆直，针尖锋利，长一寸六分，用它来泻热，刺络放血。 第五种是铍针，模仿剑锋制成，宽二分半，长四寸。 主治寒热搏结而形成痈肿化脓的病证，可以用它切刺排脓，来清除热毒。 第六种是员利针，模仿长毛的形状制成。 此种针型针尖长而针身短，可以深刺一寸六分，可治痈肿、痹证。 第七种是毫针，是模仿毫毛的形状制成，长一寸六分，主治寒热痛痹在络脉的病证。 第八种是长针，模仿綦针的形状制成。 但针锋略圆，长四寸。 主治阳气不能通过关节而积水成肿的病证。 以上所述，就是九针的形状及其大小长短的情况。

黄帝说：我想了解一下人体各部与九野是怎样相应的。 岐伯说：请让我谈谈身形应九野的情况吧。 春夏属阳，阳气从左而升，所以人的左足应于东北方的艮宫，在节气应于立春，其所值的是戊寅日、己丑日；左胁应于正东方的震宫，节气应于春分，其所值的是乙卯日；左手应于东南方的巽宫，在节气应于立夏，其所值的是戊辰日、己巳日；前胸、咽喉、头面应于南方的离宫，在节气应于夏至，正是阳气极盛的时候，其所值的是丙午日；秋冬属阴，阴气从右而降，自上而下，所以右手应于西南方的坤宫，在节气应于立秋，其所值的是戊申日、己未日；右胁应于正西方的兑宫，在节气应于秋分，其所值的是辛酉日；右足应于西北方的乾宫，在节气应于立冬，其所值的是戊戌日、己亥日；腰、尻、下窍应于正北方的坎宫，在节气应于冬至，这是阴气极盛，其所值的是壬子日；六腑和胸膈以下的肝、脾、肾三脏，应于中宫，它的大禁日期是北极星移居各宫所在之日以及各戊己日。上述九者，可以测候八方当令节气所在之处。按照九宫所主左右上下的方位，凡身体各部患有痈肿的，如果要进行治疗，切不可在它相应的时日里刺破排脓，这就是所谓的天忌日。

形体安逸而精神苦闷的人，疾病多发生在经脉，治疗时适宜用针法和灸法；形体过于劳苦，但精神愉快的人，疾病多发生于筋，治疗时适宜温熨导引的方法；形体和精神都很舒适而好逸恶劳的人，疾病多发生在肌肉，宜用针和砭石刺治；形体劳苦、精神也苦闷的人，多发生声嘶咽塞或呼吸不利，宜用各种味甘的药物调治；屡受惊恐而形神不安的人，筋脉气血不通，多发生肢体麻木不仁，治疗时，适宜用药酒和按摩。以上是五种形志生病各自的特点和治法。

五脏之气失调，各有所主的病证：心气不舒，发生嗳气；肺气不利，则发生咳嗽；肝气郁结，则表现多语；脾气不和，发生吞酸；肾气衰惫，出现呵欠频作。

六腑之气失调，各有所主的病证：胆气郁而不舒，易于发怒；胃气上逆则为呕吐呃逆；小肠不能泌别清浊，大肠传导失常，则形成泄泻；膀胱气虚而不能约束，则出现遗尿；下焦不通，水液泛溢，则积水为肿。

饮食五味入胃后，按其属性各归所合的脏腑：酸味属木入于肝，辛味属金入于肺，苦味属火入于心，甘味属土入于脾，咸味属水入于肾，这就是五味各自所入的脏腑。

五脏精气并入一脏的病证；精气并入于肝，则肝气抑郁，而生忧虑；并入于心，则心气有余而出现喜笑不休；并入于肺，则肺气郁结，而出现悲哀不止；并入于肾，则水盛火衰，而出现心悸善恐；并入于脾，使脾盛而胆虚，则出现胆怯畏惧。这就是五脏精气并于一脏所发生的各种病证。

五脏按其不同的性能，各有所厌恶：肝主筋，风能引起筋的拘急，所以厌恶风；心主血脉，高热能伤血脉，所以厌恶热；肺主气，寒则气滞不宣，所以厌恶寒；肾属水，其性喜润，所以厌恶燥；脾属土，其性喜燥，所以厌恶湿。这就是五脏有所厌恶的具体表现。

五脏各有所化生的水液：心脏主化生汗液，肝脏主化生泪液，肺脏主化生涕液，肾脏主化生唾液，脾脏主化生涎液。这就是五液的出处。

五种疲劳过度所致的损伤：久视则伤血，久卧则伤气，久坐则伤肌肉，久立则伤骨，久行则伤筋，这就是五种长期疲劳对人体损伤的具体情况。

五味归于五脏，按其属性，各有一定的走向：酸味入肝，肝主筋，故酸走筋；辛味入肺，肺主气，故辛走气；苦味入心，心主血，故苦走血；咸味入肾，肾主骨，所以咸走骨；甘味入脾，脾主肌肉，所以甘走肉，这就是五味走向各部的具体情况。

节制饮食的五种情况：酸性收敛，筋喜柔而不喜收敛，所以筋病不宜多食酸味；辛味发散，气宜聚敛不喜发散，所以气病不宜多食辛味；咸能软坚，骨宜坚不喜软，所以骨病不宜多食咸味；苦味主燥，血不喜燥，所以血病不宜多食苦味；甘味壅滞，肌肉不喜壅滞，所以肌肉病变不宜多食甘味。即使是自己最爱吃的东西。也不要吃得过多，必须自己加以节制，适可而止，这就是节制饮食五味的具体情况。

五脏之病的发生，各有其部位与不同的季节：肾为阴脏而主骨，则肾阴的病多发生在骨；心为阳脏而主血，则心阳的病多发生在血；脾为阴脏而主肌肉，则脾阴的病多发生在肌肉；肝为阳脏而主春，则属于肝脏的阳病发源于冬季；肺为阴脏而主秋，则属于肺脏的阴病发源于夏季。

邪气侵扰的五种病变：邪气入于阳分而阳盛热极，能使神志受扰而发生狂证；邪气入于阴分而阴寒至极，能使营血凝滞，发生血痹证；邪气入于阳分，阳与邪相搏，则发生头部巅顶的疾患；邪气入于阴分，阴与邪相搏，则导致喑哑。阳分的邪气入于阴分，病人则安静沉默；阴分的邪气出于阳分，病人则躁动易怒。

五脏各有所藏的精神意识活动为：心藏神，肺藏魄，肝藏魂，脾藏意，肾藏精和志。

五脏对躯体各部分分别有其所主：心主脉，肺主皮毛，肝主筋，脾主肌肉，肾主骨。

在六经中有气血多少的不同，因此，在针刺治疗疾病时，应根据气血的多少制定治疗法则。气多血多的，可以用泻法；气少血少的，就不能用泻法。阳明经中多血多气，所以针刺时，既可以泻其气，又可以泻其血；太阳经中多血少气，所以针刺时，只宜泻其血，不宜泻其气；少阳经中多气少血，针刺时只宜泻其气，不宜泻其血；太阴经中多血少气，针刺时只宜泻其血，不宜泻其气；厥阴经中多血少气，针刺时只宜泻其血，不宜泻其气；少阴经中多气少血，针刺时只宜泻气，不宜泻血。

足阳明胃经与足太阴脾经为表里，足少阳胆经与足厥阴肝经为表里，足太阳膀胱经与足少阴肾经为表里，这是足三阴经与足三阳经的表里配合关系。手阳明大肠经与手太阴肺经为表里；手少阳三焦与手厥阴心包经为表里，手太阳小肠经与手少阴心经为表里，这是手三阴经与手三阳经的表里配合关系。

岁露论第七十九

岁露论：岁，就是年。古人从冬至日开始到下一年的冬至日止，称为一岁。露，在此指不正常的自然界气候变化。本篇主要论述了一年四季不正常的风雨侵害人体的发病规律，通过观察岁首的天气变化，预测全年可能的发病情况，故名"岁露"。

黄帝问于岐伯曰：经言夏日伤暑，秋病疟，疟之发以时，其故何也？

岐伯对曰：邪客于风府，病循脊而下，卫气一日一夜，常大会于风府，其明日日下一节，故其日作晏。此其先客于脊背也，故每至于风府则腠理开，腠理开则邪气入，邪气入则病作，此所以日作尚晏也。卫气之行风府，日下一节，二十一日下至尾底，二十二日入脊内，注于伏冲之脉，其行九日，出于缺盆之中，其气上行，故其病稍益。至其内搏于五脏，横连募原，其道远，其气深，其行迟，不能日作，故次日乃稽积而作焉。

黄帝曰：卫气每至于风府，腠理乃发，发则邪入焉。其卫气日下一节，则不当风府奈何？

岐伯曰：风府无常，卫气之所应，必开其腠理，气之所舍节，则其府也。

黄帝曰：善。夫风之与疟也，相与同类，而风常在，而疟特以时休，何也？

岐伯曰：风气留其处，疟气随经络沉以内搏，故卫气应乃作也。

帝曰：善。

黄帝问于少师曰：余闻四时八风之中人也，故有寒暑，寒则皮肤急而腠理闭，暑则皮肤缓而腠理开。贼风邪气，因得以入乎？将必须八正虚邪，乃能伤人乎？

少师答曰：不然。贼风邪气之中人也，不得以时。然必因其开也，其入深，其内极病，其病人也卒暴；因其闭也，其入浅以留，其病也徐以迟。

黄帝曰：有寒温和适，腠理不开，然有卒病者，其故何也？

少师答曰：帝弗知邪入乎？虽平居，其腠理开闭缓急，其故常有时也。

黄帝曰：可得闻乎？

少师曰：人与天地相参也，与日月相应也。故月满则海水西盛，人血气积，肌肉充，皮肤致，毛发坚，腠理郄，烟垢著。当是之时，虽遇贼风，其入浅不深。至其月郭空，则海水东盛，人气血虚，其卫气去，形独居，肌肉减，皮肤纵，腠理开，毛发残，膲理薄，烟垢落。当是之时，遇贼风则其入深，其病人也卒暴。

黄帝曰：其有卒然暴死、暴病者何也？

少师答曰：三虚者，其死暴疾也；得三实者，邪不能伤人也。

黄帝曰：愿闻三虚。

少师曰：乘年之衰，逢月之空，失时之和，因为贼风所伤，是谓三虚。故论不知三虚，工反为粗。

帝曰：愿闻三实。

少师曰：逢年之盛，遇月之满，得时之和，虽有贼风邪气，不能危之也。

黄帝曰：善乎哉论！明乎哉道！请藏之金匮，命曰三实，然此一夫之论也。

黄帝曰：愿闻岁之所以皆同病者，何因而然？

少师曰：此八正之候也。

黄帝曰：候之奈何？

少师曰：候此者，常以冬至之日，太一立于叶蛰之宫，其至也，天必应之以风雨者矣。风雨从南方来者，为虚风，贼伤人者也。其以夜半至也，万民皆卧而弗犯也，故其岁民小病。其以昼至者，万民懈惰而皆中于虚风，故万民多病。虚邪入客于骨而不发于外，至其立春，阳气大发，腠理开，因立春之日，风从西方来，万民又皆中于虚风，此两邪相搏，经气结代者矣。故诸逢其风而遇其雨者，命曰遇岁露焉。因岁之和，而少贼风者，民少病而少死；岁多贼风邪气，寒温不和，则民多病而死矣。

黄帝曰：虚邪之风，其所伤贵贱何如？候之奈何？

少师答曰：正月朔日，太一居天留之宫，其日西北风，不雨，人多死矣。正月朔日，平旦北风，春，民多死，正月朔日，平旦北风行，民病多者，十有三也。正月朔日，日中北风，夏，民多死。正月朔日，夕时北风，秋，民多死。终日北风，大病死者十有六。正月朔日，风从南方来，命曰旱乡；从西方来，命曰白骨，将国有殃，人多死亡。正月朔日，风从东方来，发屋扬沙石，国有大灾也。正月朔日，风从东南方行，春有死亡。正月朔，天利温不风，籴贱，民不病；天寒而风，籴贵，民多病。此所谓候岁之风，残伤人者也。

二月丑不风，民多心腹病。三月戌不温，民多寒热。四月巳不暑，民多瘅病。十月申不寒，民多暴死。

诸所谓风者，皆发屋，折树木，扬沙石，起毫毛，发腠理者也。

【译文】

黄帝问岐伯：医经中曾说，夏天伤于暑邪，到了秋天就会发生疟疾，然而疟疾的发作有一定的时间性，这是什么原因呢？

岐伯回答说：暑虐之邪是从督脉的风府穴侵入人体，然后从颈项沿脊椎下行，而人体的卫气，一日一夜之间行于人体五十周次，月初时按常规首先会合于风府穴，与稽留于风府穴的邪气相遇，疾病就会发作，随着时间的推移，卫气的会合，循着脊椎逐日下行一节，这样卫气与邪气相遇，就一天晚于一天。因此，疟疾的发作时间，也就一天一天地向后推迟，因为邪气已先期稽留于人体的脊背。每当卫气运行到风府时，则腠理开泄，邪气便乘虚深入，则疾病发作。邪气日益深陷，卫气逐日下移，所以疟疾发作常常是一天晚于一天。卫气的运行，月初首先出入会合于风府，然后每天沿脊椎下行一节，到第二十一日，下行到尾骶骨。第二十二日，入于脊内，流注于伏冲脉。由此转为上行。这样到月底移行九天，上出于左右两缺盆的中间。由于这段时间卫气上行逐日升高，因此发病的时间，就一天早于一天。至于邪气深陷内迫于五脏，并累及募原的，是邪气已入里，由于距离体表较远，不能及时与外出的卫气相搏，病就不能每日发作，所以发病迟缓，以至于到第二天才会聚集发作一次，而形成间日疟。

黄帝说：卫气每当运行到风府时，就会使腠理开发，邪气便乘虚侵入而发病。但卫气逐日下移一节，这样就不是每天在风府处，为什么疟疾还会发作呢？岐伯说：邪气侵入人体，并没有固定的部位。也就是说，不是一成不变的固定在风府穴。卫气每日下行一节，其相应的部位，腠理必定开放，只要邪气留止在这个地方，必然引起邪正交争的反应。所以凡是卫气运行出入而邪气羁留的地方，就是发病的所在。

黄帝说：讲得好。风邪所引起的疾病和疟疾相似而同属一类型，但外感风邪的病证，常常持续存在，而疟疾的发病却有间歇地定时发作，这是什么原因呢？岐伯说：因为风邪常停留在肌表组织之间，卫阳之气不时地与之交争相搏，所以症候表现呈持续性，而疟疾病邪能随经络深入，搏结于内。所以，只有卫气行至疟邪所在之处，引起抗御病邪的反应时，疾病才会发作。黄帝说：讲得很好。

黄帝问少师：我听说四时八风伤害人体，本来有寒暑气候的不同。 寒冷时，人的皮肤紧束，腠理闭合；暑热时，人的皮肤弛缓，腠理开泄。 在这种情况下，贼风邪气是乘人体皮腠开泄而侵入的呢，还是必须遇到四时八风反常的气候才会伤人呢？ 少师回答说：不全是这样。 贼风邪气侵害人体，并不按固定的时间，刻板地依据四时八风的规律，但必须是人体皮腠开泄时，才会乘虚而入，这时人体内部往往精亏气虚，卫表不固，邪气容易深陷。 在这种情况下，病情就要严重些，发病也较急促。 如果在皮腠闭合时，即使邪气侵入，因人体正气不亏，也只能逗留在表浅部位，病势就会较轻，发病也比较迟缓。

　　黄帝说：有时气候寒温也适度，人本身也能恰当地调节衣着，人体腠理并没有开泄，然而也有突然发病的，其原因是什么呢？ 少师回答说：你不知道邪气侵入的原因吗？ 人们虽然处在正常的生活中，但腠理的开闭缓急，也是有内在的原因和一定的时间的。 黄帝说：可以听你谈谈吗？ 少师说：人与天地自然变化密切相关，日月运行亏满也会对人体产生影响。 所以，当月亮满圆的时候，海水向西涌起形成大潮。 此时人体气血也相应地充盛，肌肉坚实，皮肤致密，毛发坚韧，腠理闭合，皮肤润泽固密。 在这个时候，即使遇到贼风邪气的侵入，也较表浅不会深陷。 如果到了月亮亏缺的时候，海水向东涌起形成大潮，这时人体气血相应虚弱，体表卫气衰退，外形虽然如常，但肌肉消减，皮肤弛缓，腠理开泄。 毛发枯悴，肉理疏薄，皮肤纹理粗疏而表虚不固，在这个时候，若遇到贼风邪气的侵袭，就容易深陷入里，发病也急暴。

　　黄帝说：有人得病呈暴发性，或是突然死亡，这是什么原因？ 少师回答说：如果人体素质本来虚弱，又遇到三虚的情况，内外相因，会出现暴病暴死。 如果处于三实的环境，就不会为邪气所侵害了。黄帝说：我想听一听什么叫做三虚。 少师说：时逢岁气不及的虚年，又时值月晦无光，以及四时气候失和，在这种条件下，最容易感受贼风邪气的侵袭，这种情况称为三虚。 所以，如果不了解三虚的理论，即使医学知识达到相当的高度，但往往因这一点而像粗率庸俗的医生一样了。 黄帝说：那什么是三实呢？ 少师说：时逢岁气有余的盛年，又逢月望满圆，再遇到四时调和的气候，虽有贼风邪气，也不能危害人体，这就叫做三实。 黄帝说：这是多么深刻的道理啊！ 你讲得也很透彻。 请把它珍藏在金匮之中，命名叫做三实。 不过，这只是指个别人疾病的单发情况而言。

黄帝说：我还愿意听一听在一年之中，有许多人得相同的病，呈流行性。 这是什么原因造成的呢？ 少师说：这主要靠观察交立八节时，四正、四隅气候的正常与异常对人体的影响。 黄帝说：根据什么去观察呢？ 少师说：这种观察气象的方法，通常是在北斗星指向正北方的子正之位，太阳运行黄道北极，时间交至冬至，到了这一天，如果有风雨天气的出现，并且风雨从南方来的，叫做虚风。 这是能够伤害人体的贼风邪气。 如果风雨来时正在半夜，人们都居于室内安睡，邪气无从冒犯，这就预示着当年很少人生病。 如果风雨出现在白天，人们多在室外活动而防范松懈，就容易被虚风邪气所中伤，因此生病的人就较多。 假如在冬季感受了虚邪，由肾深潜入骨而不及时发病，形成伏邪。 到了立春，阳气逐渐旺盛，腠理开泄，那么伏邪就会待机发动，倘若再遇到立春这一天刮来的西风，人们又会被这种反常的气候再度中伤。 因此，伏邪合并新邪，留结在经脉之中，两种邪气交结，就会发病。 诸如此类，凡是正交八节之时迎面而来的不正之气，都会给人们带来普遍的危害。 一年之内出现的这种异常的风雨，称为岁露。 总之，一年之中气候调和，或很少有异常气候的出现，人们患病的就少，死亡的也少。 反之，一年之中寒温不时，风雨不调，人们患病的就多，死亡的也多。

黄帝说：虚风邪气，给人们造成危害的轻重，根据什么去判断呢？ 少师回答说：在正月初一这一天，月建在寅，北极星在东北方的天留宫，这一天如果刮西北风，而且没有雨，人们多有生病而死亡的。 正月初一早晨刮起北风，到了春天，人们多因病致死。 正月初一早晨如有北风刮起，则患病的人数多达十分之三。 正月初一，中午刮北风，到了夏天，就会造成疾病流行，而且多有死亡。 正月初一的傍晚刮北风，到了秋天，会有很多人病死。 如果这一天整天刮北风，就会大病流行，死亡的人数约占十分之六。 正月初一，如果风从南方刮来，这叫做旱乡，从西方刮来，称为白骨，大病流行于全国，人们常有死亡。 若这一天，风从东方刮来，就会掀翻房屋，飞沙走石，摧折树木，给人们造成严重的灾害。 如果这一天风从东南方刮来，到了春天，就会有很多人病死。 如果正月初一的天气晴好，气候暖和，而无风无雨，便预示这一年风调雨顺、五谷丰收、粮价低廉、人民康泰。 如果这一天的天气寒冷而有风，这是歉收年景的先兆，将会灾荒四起，粮价昂贵，人们也多灾多病。 这就是说，可以在正月初一的时候，来观察天气与风向，以预测当年虚邪贼风伤人的情况。

如果到了二月丑日，时近春分多风之际，春风仍不吹拂，人们每每患心腹之病。 到了三月戌日，春将尽夏将来时，而气候仍不温暖，人们多患寒热之病。 到了四月巳日，天阳始盛，夏天到来，如果气候仍然不热，那么人们容易患黄疸病。 到了十月申日，冬天已到，阴气始盛，但气候仍然不冷，人们往往会突然发病或猝然死亡。

以上所说的风，都是指那些能损坏房屋、折断树木、飞沙走石的大风。 这样的风能使毛骨悚然，腠理开泄，从而伤人致病。

大惑论第八十

大惑论：惑，有迷乱、困惑之意；大惑，言惑之甚者。 本篇首先论述登高俯视而发生复视、眩晕、迷惑，即恐高症的机理；其次还讨论善忘、善饥、不得卧、少瞑、多卧等病证的病机。 以"大惑论"名篇者，含义有二：一则本文以登高而惑开首；二则重点阐述上述病证的病理机制，以指点迷津、释疑解惑。

黄帝问于岐伯曰：余尝上于清泠之台，中阶而顾，匍匐而前则惑。余私异之，窃内怪之，独瞑独视，安心定气，久而不解。独博独眩，披发长跪，俛而视之，后久之不已也。卒然自上，何气使然？

岐伯对曰：五脏六腑之精气，皆上注于目而为之精。精之窠为眼，骨之精为瞳子，筋之精为黑眼，血之精为络，其窠气之精为白眼，肌肉之精为约束，裹撷筋骨血气之精而与脉并为系，上属于脑，后出于项中。故邪中于项，因逢其身之虚，其入深，则随眼系以入于脑，入于脑则脑转，脑转则引目系急，目系急则目眩以转矣。邪其精，其精所中，不相比也，则精散，精散则视歧，视歧见两物。

目者，五脏六腑之精也，营卫魂魄之所常营也，神气之所生也。故神劳则魂魄散，志意乱。是故瞳子黑眼法于阴，白眼赤脉法于阳也，故阴阳合传而精明也。目者，心使也；心者，神之舍也，故神精乱而不转，卒然见非常处，精神魂魄，散不相得，故曰惑也。

黄帝曰：余疑其然。余每之东苑，未曾不惑，去之则复，余唯独为东苑劳神乎？何其异也？岐伯曰：不然也。心有所喜，神有所恶，卒然相惑，则精气乱，视误故惑，神移乃复。是故间者为迷，甚者为惑。

黄帝曰：人之善忘者，何气使然？岐伯曰：上气不足，下气有余，肠胃实而心肺虚，虚则营卫留于下，久之不以时上，故善忘也。

黄帝曰：人之善饥而不嗜食者，何气使然？岐伯曰：精气并于脾，热气留于胃，胃热则消谷，谷消故善饥。胃气逆上，则胃脘寒，故不嗜食也。

黄帝曰：病而不得卧者，何气使然？岐伯曰：卫气不得入于阴，常留于阳。留于阳则阳气满，阳气满则阳跷盛，不得入于阴则阴气虚，故目不瞑矣。

黄帝曰：病目而不得视者，何气使然？岐伯曰：卫气留于阴，不得行于阳。留于阴则阴气盛，阴气盛则阴跷满，不得入于阳则阳气虚，故目闭也。

黄帝曰：人之多卧者，何气使然？岐伯曰：此人肠胃大而皮肤湿，而分肉不解焉。肠胃大则卫气留久，皮肤湿则分肉不解，其行迟。夫卫气者，昼日常行于阳，夜行于阴，故阳气尽则卧，阴气尽则寤。故肠胃大，则卫气行留久；皮肤湿，分肉不解，则行迟。留于阴也久，其气不清，则欲瞑，故多卧矣。其肠胃小，皮肤滑以缓，分肉解利，卫气之留于阳也久，故少瞑焉。黄帝曰：其非常经也，卒然多卧者，何气使然？岐伯曰：邪气留于上膲，上膲闭而不通，已食若饮汤，卫气留久于阴而不行，故卒然多卧焉。黄帝曰：善。治此诸邪奈何？岐伯曰：先其脏腑，诛其小过，后调其气，盛者泻之，虚者补之，必先明知其形志之苦乐，定乃取之。

【译文】

黄帝说：我曾经攀登那高高的清冷之台，上到台阶中层时，向四处观望，然后伏身前行，就感到头晕眼花，精神迷乱。这种异常的感觉，我暗自感到奇怪，尽管自己闭目宁神或睁眼再看，平心静气，力图使精神镇定下来，但是这种感觉长久不能消除，仍然感到头晕目眩。 即使是披散开头发，赤脚而跪在台阶上，力求形体舒缓，使精神轻松，但当向下俯视时，眩晕仍长久不止，有时这种症状在突然之间却又能自行消失，这是什么原因造成的呢？

岐伯回答说：五脏六腑的精气，都向上输注于人的眼部，从而产生精明视物的作用。 脏腑精气汇聚于眼窝，便形成眼睛。 其中肾的精气充养瞳子，肝的精气充养黑睛，心的精气充养内外眦的血络，肺的精气充养白睛，脾的精气充养眼胞。 脾的精气包裹着肝、肾心、肺的精气，与脉络合并，形成目系，向上连属于脑部，向后与颈部中间相联系。 如果邪气侵入颈部，乘人体虚弱而向深部发展，则沿着目系而侵入于脑部。 邪入于脑，便发生头晕脑胀，从而引起目系拘急而出现两目眩晕的症状。 如果邪气损伤眼部的精气，使精气离散，就会出现视歧的现象，即看一件东西好像有两件一样。 人的眼睛，既是脏腑的精气所形成，也是营、卫、气、血、精、神、魂、魄通行和寓藏的所在。 其精明视物的功能，是以神气为基础的。 所以人在精神过度疲劳的时候，就会出现魂魄失守，意志散乱，眼睛迷离而无神气。 眼的瞳子部分属于肾，黑睛属于肝，二者为阴脏的精气所滋养；白睛属肺，眼球的赤脉属于心，二者依赖阳脏的精气所滋养。 因此，阴脏的精气和阳脏的精气相互结合而协调，才能使眼睛具有视物清晰的功能。 眼睛的视觉功能，主要受心的支配，这是因为心主藏神的缘故。如果精神散乱，阴脏的精气和阳脏的精气不能相互协调，突然看到异常的景物，就会引起心神不安，精失神迷，魂飘魄散，所以发生迷惑眩晕。

黄帝说：我有些怀疑你所说的道理。 我每次去东苑登高游览，没有一次不发生眩晕迷惑的，离开那里，就恢复正常，难道说我唯独在东苑那个地方才会劳神吗？ 那为什么会出现这种异常的情况呢？ 岐伯说：不是这样。 就人的心情而言，都有自己喜好的东西和厌恶的东西，爱憎两种情绪突然相感，会使精神出现一时的散乱，所以视觉不正常而发生眩晕迷惑。 等到离开了当时的环境，精神也就转移，就会恢复正常状态。 总之，出现这种症状，较轻的仅是精神一时迷糊，好像不能辨别方向似的，较重的就会出现精神迷乱而头目眩晕。

黄帝说：人出现健忘，是什么原因引起的呢？ 岐伯说：这是由于心肺两脏不足，而使得人体上部气虚，肠胃充实而使得人体下部气盛。 心肺气虚就会使得营卫之气不能及时向上宣达敷布，长时间滞留于肠胃之间，导致神气失养，所以发生健忘。

黄帝说：人如果容易饥饿，却没有食欲，是什么原因造成的呢？岐伯说：饮食入胃后化生的精气，输送于脾。 如果邪热之气停留于胃，就会使胃热而消化力增强，所以容易饥饿。 热邪使得胃气上逆，导致胃脘滞塞，难以受纳，所以出现不欲饮食的症状。

黄帝说：因病而不能入睡，是什么原因引起的呢？ 岐伯说：卫气在白天行于阳分，人处于清醒状态，夜间卫气入于阴分，人就能入睡。 如果卫气不能入于阴分，经常停留在阳分，就会使卫气在人体的阳分处于盛满状态，相应的阳跷脉就偏盛，卫气不能入于阴分，就形成阴气虚，阴虚不能敛阳，所以就不能安睡。

黄帝说：因病而两目闭合不能视物，是什么原因引起的？ 岐伯说：这是因为卫气滞留于阴分，不能外行于阳分。 留滞在阴分使阴气偏盛，阴跷脉随之而盛满，卫气既然不得行于阳分，便形成阳虚，所以愿意闭目而不欲视物。

黄帝说：有的人经常困倦嗜睡，是什么原因引起的呢？ 岐伯说：这一类人的特点是肠胃较大而皮肤滞涩，肌肉之间又不滑利。 由于肠胃较大，卫气在人体内部滞留的时间就比较长；皮肤滞涩，分肉之间不滑利，卫气在体表的运行因受到阻止而迟缓。 卫气在人体循行的常规是白天行在阳分，夜间行于阴分。 当卫气随昼夜交替在人体阳分运行已尽，由阳入阴时，人就入睡了；卫气在人体阴分运行已尽，由阴出阳，人便觉醒。 既然这类人的肠胃较大，卫气在内滞留的时间比较长，再兼皮肤滞涩，分肉组织不滑利，因此卫气运行于体表就较迟缓，使得精神不能振作，所以困倦而嗜睡。那些肠胃较小、皮肤滑润弛缓，分肉组织之间又通畅滑利的人，卫气行于阳分的时间比较长，所以睡眠较少。黄帝说：有的人不是经常嗜睡，而是突然间出现多卧嗜睡现象，这是什么原因引起的呢？岐伯说：这是因为邪气滞留于上焦，使得上焦气机闭阻不通，又因饱食之后，暴饮热汤，卫气滞留在胃肠中，致使卫气久留于阴分，而不能外行于阳分，所以出现突然多卧嗜睡的症状。

黄帝说：讲得很好。对于上述疾病如何进行治疗呢？岐伯说：首先要观察脏腑的虚实，辨明病变的部位，即使是轻微邪气，也必须先加以消除，然后再调理营卫之气。邪气盛的采用泻法，正气虚的采用补法。还要首先审察患者形体的劳逸、情志的苦乐，做出正确诊断，然后才能进行治疗。

痈疽第八十一

痈疽：本篇以论痈、疽为主题，概述了痈疽形成的原因，并根据痈疽发病部位的不同，列举了各种痈疽的名称、证治和预后，篇末以痈疽在病机和症状特点方面的鉴别结束全文，故名《痈疽》。

黄帝曰：余闻肠胃受谷，上焦出气，以温分肉，而养骨节，通腠理。中焦出气如露，上注谿谷，而渗孙脉，津液和调，变化而赤为血，血和则孙脉先满溢，乃注于络脉，皆盈，乃注于经脉。阴阳已张，因息乃行，行有经纪，周有道理，与天合同，不得休止。切而调之，从虚去实，泻则不足，疾则气减，留则先后。从实去虚，补则有余。血气已调，形气乃持。余已知血气之平与不平，未知痈疽之所从生，成败之时，死生之期，有远近，何以度之，可得闻乎？

岐伯曰：经脉留行不止，与天同度，与地合纪。故天宿失度，日月薄蚀，地经失纪，水道流溢，草萱不成，五谷不殖，径路不通，民不往来，巷聚邑居，则别离异处，血气犹然，请言其故。夫血脉营卫，周流不休，上应星宿，下应经数。寒邪客于经络之中则血泣，血泣则不通，不通则卫气归之，不得复反，故痈肿。寒气化为热，热胜则腐肉，肉腐则为脓，脓不泻则烂筋，筋烂则伤骨，骨伤则髓消，不当骨空，不得泄泻，血枯空虚，则筋骨肌肉不相荣，经脉败漏，薰于五脏，脏伤故死矣。

黄帝曰：愿尽闻痈疽之形与忌日名。

岐伯曰：痈发于嗌中，名曰猛疽，猛疽不治，化为脓，脓不泻，塞咽，半日死；其化为脓者，泻则合豕膏，冷食，三日而已。

发于颈，名曰夭疽，其痈大以赤黑，不急治，则热气下入渊腋，前伤任脉，内薰肝、肺，薰肝、肺十余日而死矣。

阳留大发，消脑留项，名曰脑烁，其色不乐，项痛而如刺以针，烦心者死不可治。

发于肩及臑，名曰疵痈，其状赤黑，急治之，此令人汗出至足，不害五脏，痈发四、五日逞焫之。

发于腋下、赤坚者，名曰米疽，治之以砭石，欲细而长，疏砭之，涂已豕膏，六日已，勿裹之。其痈坚而不溃者，为马刀挟瘿，急治之。

发于胸，名曰井疽，其状如大豆，三、四日起，不早治，下入腹，不治，七日死矣。

发于膺，名曰甘疽，色青，其状如谷实蒌蓏，常苦寒热，急治，去其寒热，十岁死，死后出脓。

发于胁，名曰败疵，败疵者，女子之病也，灸之，其病大痈脓，治之，其中乃有生肉，大如赤小豆，剉陵翘草根各一升，以水一斗六升煮之，竭为取三升，则强饮厚衣，坐于釜上，令汗出至足已。

发于股胫，名曰股胫疽，其状不甚变，而痈脓搏骨，不急治，三十日死矣。

发于尻，名曰锐疽，其状赤坚大，急治之，不治，三十日死矣。

发于股阴，名曰赤施，不急治，六十日死，在两股之内，不治，十日而当死。

发于膝，名曰疵痈，其状大痈，色不变，寒热，如坚石，勿石，石之者死，须其柔，乃石之者生。

诸痈疽之发于节而相应者，不可治也。发于阳者，百日死；发于阴者，三十日死。

发于胫，名曰兔啮，其状赤至骨，急治之，不治害人也。

发于内踝，名曰走缓，其状痈也，色不变，数石其输，而止其寒热，不死。

发于足上下，名曰四淫，其状大痈，急治之，百日死。

发于足傍，名曰厉痈，其状不大，初如小指发，急治之，去其黑者，不消辄益，不治，百日死。

发于足指，名脱痈，其状赤黑，死不治；不赤黑，不死。不衰，急斩之，不则死矣。

黄帝曰：夫子言痈疽，何以别之？

岐伯曰：营卫稽留于经脉之中，则血泣而不行，不行则卫气从之而不通，壅遏而不得行，故热。大热不止，热胜则肉腐，肉腐则为脓。然不能陷，骨髓不为燋枯，五脏不为伤，故命曰痈。

黄帝曰：何谓疽？

岐伯曰：热气淳盛，下陷肌肤，筋髓枯，内连五脏，血气竭，当其痈下，筋骨良肉皆无余，故命曰疽。疽者，上之皮夭以坚，上如牛领之皮。痈者，其皮上薄以泽。此其候也。

【译文】

黄帝说：我听说肠胃受纳饮食物以后，所化生的精气沿着不同的通道运行于全身。 其中出于上焦的卫气，能够温煦全身的肌肉、皮肤，濡养筋骨关节，通达于腠理。 出于中焦的营气，像自然界雨露布洒大地一样，流注于人体肌肉的大小空隙之间，同时还渗入孙脉，加上津液和调，通过心肺的气化作用，就化成红色的血液而运行于人体的脉道之中。 血液运行和顺而有条不紊，首先充满孙络，再注入络脉，络脉充满了便注入经脉，这样阴经阳经的血气充盛，便随着呼吸而运行于全身。 营卫的运行有一定的规律和循环道路，与天体的运行一样，周而复始，无休无止。 如果发生病变，要细心地诊察虚实，然后进行调治。 用泻法去治疗实证，就能使邪气衰减，但泻得太过，反会损伤正气。 泻法宜急速出针，可迫使邪气衰减，若仅用留针法，不能及时泻邪，则病情先后如一，仍不见好转。 相反，用扶正的方法，可以消除虚弱的现象，但过于补了，也会助长邪之势。 经过调治，气血就会协调，形体和神气也就可以保持正常的生理活动了。 关于血气是否平衡的道理，我已经知道了。 但还不了解痈疽发生的原因和机理，又怎样把握其形成与恶化的时间及判断死生日期的远近呢？ 你可以讲给我听一听吗？

岐伯说：气血运行于经脉，循环不止，它与天地的运动规律相一致。 如果天体运转失其常度，就会出现日食月食；大地上江河淤塞或决堤，就泛滥四溢，水涝成灾，以致草木不长，五谷不生，道路不通而民众不能往来，使得长年居住在城里或乡间的百姓们流离失所。 人体的气血也是这样，请让我谈谈其中的道理。 人体的血脉营卫周流不息，与天上星宿的运转、地面河水的流行相应。 如果寒邪侵入经脉血络之中，就会使得血行滞涩，血行滞涩不通，卫气也就壅积不散，气血不能往复周流而聚结在某一局部，便形成痈肿。 寒气郁久化热，热毒盛积熏蒸，使肌肉腐烂，肌肉腐烂便化成脓液，脓液不得排出，又会使筋膜腐烂，进而伤及骨骼，骨髓也就随之消损了。 如果痈肿不在骨节空隙之处，热毒就不能向外排泄，煎熬血液而令其枯竭，使筋骨肌肉都得不到营养，经脉破溃败腐，于是热毒深入灼伤五脏。 由于五脏损伤，人就会死亡。

黄帝说：我想详尽地了解痈疽的形状、死生的期限和名称。 岐伯说：痈疽发生在喉结的叫做猛疽。 这种病如不及时治疗就要化脓，若不将脓液排出，就会使咽喉堵塞，半天就会死亡。 已经化脓的，要先刺破排脓，再口含凉的猪油，三天即可痊愈。

发生在颈部的，叫做夭疽。 这种痈部位较大，颜色呈赤黑色，如果不迅速治疗，热毒就会向下蔓延，侵入腋下的渊腋穴处，向前面可伤及任脉，向内可熏灼肝肺，使肝肺损伤，十几天就会死亡。

邪热亢盛，滞留于项部，上侵而消灼脑髓的，叫做脑烁。 表现为神色抑郁不欢，颈部剧痛如针刺，如热毒内攻而出现心中烦躁，是不治的死证。

发生在肩臂部的痈肿，叫做疵痈，局部呈赤黑色，应当迅速治疗，此证使人遍身汗出，直到足部，由于引起此痈的毒气浮浅而不深陷，不会伤及五脏，即使在发病四五天的时候速用艾灸治疗，也会很快痊愈。

痈肿发生在腋下，局部坚硬而呈深红色的，叫做米疽。 应当用细而长的石针稀疏地砭刺患处，然后涂上猪油膏，不必包扎、大约六天就能痊愈。 如果痈肿坚硬而没有破溃的，这叫马刀挟瘿，应当急速采取相应措施进行治疗。

生在胸部的痈肿，叫做井疽。 它的形状像大豆一样，在初起的三四天内如果不及早治疗，毒邪就会下陷而深入腹部，成为不治之证，七天就会死亡。

生在胸部两侧的，叫做甘疽。局部呈青色，形状好像楮实和瓜蒌的样子，时常发冷发热，应急速治疗以解除寒热。如果不及时治疗，可迁延十年之久而死亡，死后溃破出脓。

胁肋部生痈，名叫败疵，败疵主要发生于妇女。如果迁延日久，就会发展为大的脓肿，其中还生有赤小豆大小的肉芽。治疗这种病候，可用连翘的茎叶和根各一升切碎，加水一斗六升，煎取三升，乘热强饮，并多穿衣服，坐在盛有热汤的铁锅上熏蒸，使病人汗出至足部，即可痊愈。

痈疽生在大腿和足胫部的，名叫股胫疽。这种病的外部没有明显的变化，然而痈肿所化的脓紧贴骨上，如果不迅速治疗，约三十日即可死亡。

痈疽生在尾骶骨部的，名叫锐疽。其形状红、大而坚硬，应当迅速治疗，否则，约三十天就会死亡。痈疽发生在大腿内侧的，名叫赤施。如不迅速治疗，至六十天就会死亡。如果两腿内侧同时发病，是毒邪伤阴已极，多属不治之证，十天就要死亡。

发生在膝部的，名叫疵痈。其症状是外形肿大，皮肤颜色没有变化，伴有发冷发热，患处坚硬，这是尚未成脓的表现，切不可用砭石刺破，如果误用砭石刺破排脓，便会导致死亡。须待患处柔软成脓，再用砭石刺破，以排脓泻毒，疾病就会痊愈。

发生在关节的各种痈疽，并且出现内外、上下、左右对称发病的，都不易救治。生于阳经所在部位的，约一百天死；生于阴经所在部位的，约三十天死。

发生于足胫部的，名叫兔啮疽，其外形红肿，毒邪能够深入至骨，应当迅速治疗，如不急治，就会危害生命。

疽毒发于内踝的，名叫走缓。其外形如痈，但皮肤颜色没有变化。治疗时应当用石针屡屡砭刺痈肿所在之处，使寒热的症状消退，就不会死亡。

痈疽发生于足心、足背的，名叫四淫。其形状好像大痈一样，如不迅速治疗，约一百天就会死亡。

痈肿生在足四趾旁的，名叫厉痈。其外形不大，如果从足小趾开始发病，并呈现黑色，应当迅速治疗以消除黑色，如果黑色不消退，却逐渐加重，就不能治愈了，约一百天就会死亡。

发生在足趾的，名叫脱疽，如果疮色出现赤黑色，是毒气极重，多属不治的死证；如不呈现赤黑色，是毒气较轻，尚能救治。如经过治疗而病势仍不减轻，应当迅速截除其足趾，否则毒气内攻深陷于脏腑，必然导致死亡。

黄帝说：你所谈的痈疽应当如何鉴别呢？岐伯说：如果营气滞留在经脉中，血液就凝聚而不能畅行，从而使卫气受到影响也阻滞不通，壅积于内而化生毒热。如毒热发展不止，便使肌肉腐烂化脓。但是这种毒热仅仅浮浅在体表，不能深陷到骨髓，所以骨髓不会被灼伤而焦枯，五脏也不会受其伤害，这种疾病就叫做痈。

黄帝说：什么叫做疽呢？岐伯说：如果热毒亢盛，深陷于肌肤的内部，使筋膜溃烂，骨髓焦枯，同时还影响五脏，使血气枯竭，其发病部位比痈的发病部位深，使得筋骨肌肉等都溃烂无余，这样的疾病称之为疽。疽的特征是皮色晦暗而坚硬，如同牛脖子上部的厚皮一样；痈的特征，是表皮薄而光亮。这些便是痈和疽的不同症状。